1 MONTH OF
FREE
READING

at
www.ForgottenBooks.com

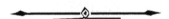

By purchasing this book you are eligible for one month membership to ForgottenBooks.com, giving you unlimited access to our entire collection of over 1,000,000 titles via our web site and mobile apps.

To claim your free month visit:
www.forgottenbooks.com/free1007971

ISBN 978-0-331-05208-4
PIBN 11007971

HANDBUCH

DER

GEBURTSHÜLFE.

BEARBEITET VON

R. v. BRAUN-FERNWALD, WIEN; E. BUMM, HALLE; S. CHAZAN, GRODNO; R. CHROBAK, WIEN; A. DÖDERLEIN, TÜBINGEN; A. DÜHRSSEN, BERLIN; H. W. FREUND, STRASSBURG; A. GOENNER, BASEL; O. v. HERFF, BASEL; M. HOFMEIER, WÜRZBURG; G. KLEIN, MÜNCHEN; F. KLEINHANS, PRAG; L. KNAPP, PRAG; B. KROENIG, JENA; A. O. LINDFORS, UPSALA; K. MENGE, LEIPZIG; H. MEYER-RUEGG, ZÜRICH; J. PFANNENSTIEL, GIESSEN; A. v. ROSTHORN, HEIDELBERG; O. SARWEY, TÜBINGEN; O. SCHAEFFER, HEIDELBERG; F. SCHENK, PRAG; B. S. SCHULTZE, JENA; L. SEITZ, MÜNCHEN; H. SELLHEIM, FREIBURG; F. SKUTSCH, LEIPZIG; E. SONNTAG, FREIBURG; P. STRASSMANN, BERLIN; M. STUMPF, MÜNCHEN; R. WERTH, KIEL; E. WERTHEIM, WIEN; F. v. WINCKEL, MÜNCHEN; TH. WYDER, ZÜRICH.

IN DREI BÄNDEN HERAUSGEGEBEN VON

F. VON WINCKEL
IN MÜNCHEN.

ERSTER BAND, I. HÄLFTE.

MIT ZAHLREICHEN ABBILDUNGEN IM TEXT UND AUF TAFELN.

WIESBADEN.
VERLAG VON J. F. BERGMANN.
1903.

Druck der kgl. Universitätsdruckerei von H. Stürtz in Würzburg.

orwort.

Es gab eine Zeit und sie liegt noch nicht lange hinter uns, da konnte man öfter den Satz hören, die Geburtskunde sei ein längst abgeschlossenes Terrain, einer weiteren Ausdehnung kaum fähig und so abgerundet nach allen Seiten, wie wenige Zweige der Heilkunde. Wenn man aber die Arbeiten der letzten drei bis vier Jahrzehnte auf diesem Gebiete mit den Leistungen anderer Sparten der Medizin vergleicht, so ist der Beweis leicht zu liefern, dass kaum auf einem Felde mehr Produktionskraft und zahlreiche litterarische Erzeugnisse aufzuweisen sind, als auf diesem — man denke blos an die Kapitel: Befruchtung, Eieinbettung, Syncytium, Cervixfrage, Extrauterin-schwangerschaft, Eklampsie und Puerperalfieber — ja dass kaum ein Thema der Geburtskunde von den neueren Forschungen unberührt, unverän-dert geblieben, dass vielmehr „alles wieder in Fluss gekommen" ist. Die zahlreichen neuen Lehrbücher, die ausserordentlich mannigfaltigen Journale, Archive, Beiträge, Monats- und Zeitschriften, die in der genannten Zeit in den meisten lebenden Sprachen über Geburtshülfe und Gynäkologie ent-standen, sind als glänzende Zeugen für das allgemeinste Interesse an diesen so wichtigen Gebieten ärztlicher Thätigkeit zu betrachten.

In der That ist denn auch die Menge der Publikationen selbst rein geburtshülflicher Arbeiten bereits eine so grosse, dass der Einzelne sie kaum noch zu bewältigen vermag und dass man oft die grösste Mühe hat, die Originale wichtiger Aufsätze sich zu verschaffen. Lehrbücher können die-selben nicht einmal mehr citieren, Journale höchstens kurze Auszüge derselben geben und Handbücher, die eine gründliche Verarbeitung der gesamten Litteratur bieten könnten, giebt es in der Geburtshülfe seit dem 1888 von Peter Müller in dem Verlage von F. Enke herausgegebenen dreibändigen Werke nicht mehr. Seit seinem Erscheinen aber hat sich so vieles verändert, dass ein neues Werk dieser Art für jeden Forscher in diesen Fächern ein unabweisliches Bedürfnis ist.

Wir haben nach dem Grundsatze „Divide et impera" viele Autoren an unserem gemeinschaftlichen Werk beteiligt; aber da aller Anfang schwierig ist, so haben sich auch hier mancherlei Hindernisse eingestellt, die die Vollendung dieses ersten Halbbandes zu unserem lebhaften Bedauern hintanhielten. Da dieselben nunmehr beseitigt sind, können wir versprechen, dass die folgenden Bände in rascher Reihenfolge erscheinen werden und wir geben uns der Hoffnung hin, dass dieses Handbuch als ein unentbehrliches Nachschlagebuch in der Hand ebenso vieler Praktiker als Gelehrten eine längst empfundene Lücke immer mehr ausfülle.

Sylt-Westerland, 7. August 1903.

F. v. Winckel.

Inhalts-Verzeichnis.

Erste Abteilung.

Physiologie und Diätetik der Schwangerschaft.

A. Anatomie und Physiologie.

B. Symptomatologie der Schwangerschaft.

I.

Ein Überblick über die Geschichte der Gynäkologie von den ältesten Zeiten bis zum Ende des XIX. Jahrhunderts.

Von

F. v. Winckel, München.

I. Einleitung.

Alles wiederholt sich nur im Leben.

In dem Leben des Einzelnen, wie in dem Leben der Völker machen sich überall Wellenbewegungen bemerkbar, Wellenberge wechseln mit Wellenthälern. Aller Fortschritt ist selten ein gleichmässiger, oft nur ein sprungweiser, selbst überstürzter, am häufigsten aber einer Wellenbewegung entsprechend. Immer neuer Impuls mit Nachlassen der Bewegung, langsames Ansteigen zur Wellenhöhe, etwas rascheres Abfallen, dann wieder langsame Erhebung. Treten keine Gegenströmungen ein, so wird das von der Welle Getragene allmählich in immer wiederholten kleinen Bewegungen endlich ans Land gebracht. Bewirkt aber die vom Lande rückläufige Unterströmung ein frühzeitigeres Überstürzen der Welle, so wandert der Balken, der dem Lande schon ganz nahe war, oft wieder weit in die See hinaus, um schliesslich nach weiteren Irrfahrten an ganz anderer Stelle zu landen.

Genau dieselben Vorgänge beobachten wir bei geschichtlichen Ereignissen recht häufig. Wie oft sind bedeutende Erfindungen und Entdeckungen schon in früherer Zeit gemacht worden und doch spurlos wieder vorübergegangen, bis sie nach Jahrzehnten oder gar Jahrhunderten an anderer Stelle neu auftauchten.

Wenn schon um das Jahr 1650 Phil. le Goust in der Ode „Humani foetus historia" an seinen Freund Marsac den Rhythmus der kindlichen

Herztöne mit dem Klappern einer Windmühle verglich, ein Vergleich, der den Schluss nahelegt, dass man damals schon die fötalen Herztöne direkt gehört hatte; dann aber erst im Jahre 1818 dieselbe Beobachtung von Major in Genf aufs neue gemacht und nun erst in ihrer Bedeutung vollauf gewürdigt wurde, so ist es sehr schwer zu entscheiden, ob mehr die allgemeine Bildung der damaligen Ärzte oder die politischen Zustände jener Zeit es verhinderten, dass die grossartige Bereicherung des Wissens, die in jenem überraschenden Funde lag, offenbar nicht erkannt wurde.

Denn selbst wenn die Kulturhöhe eines Volkes bereits eine sehr beträchtliche ist, so bedarf es oft noch besonders hervorragender Männer, um neuen Erfindungen Eingang zu verschaffen und alte Vorurteile zu überwinden. Bekannt ist, dass nachdem fast ein Jahrtausend hindurch die Wendung bloss deshalb aus der Reihe der geburtshülflichen Operationen verschwunden war. weil Paulus Aegineta, der Alkwabeli der Araber, sie in seinem Lehrbuche nicht beschrieben hatte, dieselbe erst durch Ambroise Paré 1550. nachdem sie schon von verschiedenen Operateuren, wie Benivieni († 1502). Nicole und Thierry de Hery, wieder aufgenommen worden war, zu allgemeiner Geltung und Anerkennung gebracht wurde.

Lesen wir ferner, wie bereits um 1545 Pierre Franco ein hervorragender französischer Arzt durch Einführung eines mehrblätterigen Speculums, in welches er den Kindskopf mit der Hand hineinzog, mit demselben ihn extrahierte, so wundern wir uns natürlich, dass der so nahe liegende Schritt zur Umwandlung dieses Spiegels in ein löffelförmiges Instrument, die Zange. nicht gemacht wurde; ohne zu bedenken, dass scheinbar sehr naheliegende Dinge oft jahrhundertelang unbekannt geblieben, oft nur durch Zufall und keineswegs methodisch durch folgerichtiges Denken gefunden worden sind, wie z. B. das von Marion Sims zuerst erdachte löffelförmige Spekulum.

Je höher die Kulturstufe ist, welche ein Volk erreicht hat, um so schneller, allseitiger, vielfältiger und überraschender werden seine Fortschritte, um so rapider deren Verbreitung. Da kommen denn oft in den entferntesten Teilen der Welt dieselben Gedanken fast gleichzeitig zur Ausführung, so dass es bisweilen recht schwer ist nachzuweisen, wer die Priorität gehabt hat. Wir denken hier z. B. an die im Frühjahr 1872 zuerst von Battey in Virginia ausgeführte Kastration gegen Neurosen des weiblichen Geschlechtes, welche Hegar ein wenig später ebenfalls machte, aber vor jenem publizierte.

Und doch ist es auch noch in dem eben beendeten Jahrhundert und bei einer so eminenten Entdeckung wie der von der Erhaltung der Kraft vorgekommen, dass dieselbe lange Zeit unbeachtet blieb, bis Helmholtz sie aus der Verborgenheit ans Licht zog und wiederum fast gleichzeitig ein Däne und ein Engländer mit derselben auftraten.

Nicht jeder Entdecker ist aber in dieser Beziehung so glücklich wie Karl v. Mayer mit Helmholtz; ein tiefes Bedauern ergreift uns, wenn wir sehen, dass auch heutigen Tages noch und wiederholt im eben verflossenen Jahrhundert hervorragende Gelehrte sich gegen eminente Erfindungen und

Entdeckungen in unglaublichster Weise ablehnend verhalten und ihrer Einführung erheblichen Widerstand entgegengesetzt haben. Man braucht nur an die Wiedererfindung des Spekulums durch Récamier und dessen anfängliche Beurteilung von manchen deutschen Autoren zu erinnern; ferner an die geburtshülfliche Auskultation und deren Missachtung seitens französischer und deutscher Gelehrter; vor allem aber an die harte Verurteilung, die Semmelweis und seine Lehre noch nach der Mitte des XIX. Jahrhunderts erfuhren. Hieraus ergiebt sich, dass nicht bloss die Einwirkung hervorragender Männer und nicht bloss mancherlei Zufälligkeiten für die Verbreitung neuer Thatsachen erforderlich sind, sondern dass ausserdem noch vielerlei Umstände mitwirken, wie z. B. der Ort der Publikation, die Art der Darstellung (Mayer, Semmelweis), vor allem aber persönliche Antipathien und Vorurteile — alles das sind Faktoren, die man, je weiter die Entdeckung hinter unserer Zeit zurückliegt, um so schwieriger und nur noch ausnahmsweise zu erkennen vermag.

Irren ist menschlich und die grössten Geister aller Zeiten haben sich oft erst durch schwere Irrtümer zur Wahrheit durchgerungen, aber sie haben dann auch ihre Irrungen bekannt und die Gründe derselben erforscht, um ihre Nachfolger vor denselben zu bewahren. Und gerade das Leben und die Thaten solcher Männer sind besonders geeignet, dem angehenden Jünger der Medizin ein Interesse für geschichtliche und biographische Studien einzuflössen.

In jedem Zweige der Medizin giebt es Forscher genug, deren Lebensgang, deren Thaten und Kämpfe, deren Leiden und Siege den Medizinstudierenden nicht oft genug vorgehalten werden könnten. Wenn ich z. B. aus den Gynäkologen des eben verflossenen Jahrhunderts nur einige in dieser Resistenz nennen sollte, so muss Ephraim Mc Dowell an deren Spitze gestellt werden, weil er durch die Einführung der Ovariotomie zum Retter unzähliger schwergefährdeter Frauen wurde, aber sein ganzes Leben lang wegen dieser seiner angeblichen Brutalität verfolgt wurde; während Spencer Wells der dieselbe Operation von 1857 ab zu allgemeinster Anerkennung brachte, ihretwegen zu hohen Ehren kam. Dann folgt Ign. Ph. Semmelweis, der den furchtbarsten Feind des gebärenden Weibes, das Puerperalfieber, zuerst sicher erkannte und energisch und mit glänzendem Erfolg bekämpfte, aber auch bis an sein Lebensende vergeblich gegen Vorurteile und Missgunst streiten musste, ohne den Sieg seiner guten Sache zu erleben. Wir nennen ferner G. A. Michaelis, den klassischen Beobachter und Darsteller der Lehre vom normalen und engen Becken; ferner E. C. J. von Siebold nicht bloss wegen seines ausgezeichneten Werkes „Versuch einer Geschichte der Geburtshülfe", sondern namentlich wegen seiner „geburtshülflichen Briefe", welche dem angehenden Gynäkologen einen heiteren, witzigen und amüsanten Einblick in den Werdegang eines Geburtshelfers von Fach gewähren und endlich Marion Sims, dessen selbstverfasste Lebensgeschichte, von seinem Sohn herausgegeben, eine solche Fülle interessanter Erlebnisse, schwieriger Situationen, offenherziger Selbstkritik und genauer Schilderungen begangener Irrtümer, neben bescheidenster Darstellung unermüdlichster Ausdauer, glänzendster

1*

Leistungen und grossartiger Anerkennungen enthält, dass ihre Lektüre jungen Ärzten nicht dringend genug empfohlen werden kann.

Trauriger noch als das Schicksal von Semmelweis war dasjenige von G. A. Michaelis, dessen eminente Leistungen unerkannt blieben, bis zu seinem so frühen Tode und dessen klassisches, von seinem Nachfolger herausgegebenes Werk „Das enge Becken", sogar in der ersten Ausgabe wieder eingestampft wurde, bis endlich Seifert (Prag) seinen ausgezeichneten Beobachtungen und Lehren Bahn brach.

Im Laufe unserer Darstellungen werden wir zeigen, dass noch viele Gynäkologen des XIX. Jahrhunderts der Jugend zum Beispiel und zur Nachahmung vorgeführt werden könnten; jedenfalls aber sind die eben genannten nicht bloss weil wir ihre hervorragenden Verdienste genau kennen, sondern auch über ihre Lebensschicksale auf das Genaueste orientirt sind, ganz besonders geeignet, die Liebe zu den historischen Studien zu erwecken, zeigen Sie uns doch einerseits, wie unendlich schwer sich oft die Wahrheit Bahn bricht und wie mancher im Kampf um dieselbe zu Grunde geht, andererseits aber auch wie so manchem nach schwer errungenem Siege schliesslich ein immergrüner Lorbeer zu teil wird.

Pflicht eines jeden Forschers, jedes Gelehrten wäre es, wenigstens einigermassen in der Geschichte seines Faches bewandert zu sein, schon um keine Ungerechtigkeiten zu begehen, sich nicht zu überheben; um Fehler zu vermeiden, welche früher schon gemacht und als solche erkannt wurden und um auf bereits vorhandenen sicheren Fundamenten rascher und fester weiterbauen zu können.

Dass dieser Anforderung leider nicht viele entsprechen, das ist allgemein bekannt und beklagt! „Hat doch kein Mensch mehr Zeit und Lust". so sagte vor fast 40 Jahren ein deutscher Autor, „bei der ungeheuren Überproduktion in jedem Fache, auch nur die litterarischen Erscheinungen seines eigenen Faches durchzuackern, wie sollte ihm da nun noch die Zeit bleiben, dem nachzuforschen, was lange vor seiner Zeit liegt." So bestechend die Wahrheit dieser Worte auf den ersten Blick erscheint, so unhaltbar sind diese Gründe; denn das ist doch wohl die geringste Forderung, welche man an einen Gelehrten stellen muss, dass ehe er eine Thatsache, die er gefunden zu haben glaubt, als neu erklärt, er sich gründlich in der Litteratur umgesehen haben muss, um zu dieser Behauptung wenigstens einigermassen berechtigt zu sein. Wer das versäumt, begeht ein schweres Unrecht. Wir aber dürfen uns bei Beginn unseres Handbuches der Geburtskunde dieser Sünde nicht schuldig machen, sondern müssen, ehe wir mit dem Neuen kommen, dem Alten gerecht werden und Derer treu gedenken, die vor uns gelebt und gewirkt und denen wir so viel zu verdanken haben!

Vom Historiker verlangen wir mit Recht, so sagte ein Kritiker neuerdings, dass er nicht einseitig ist, dass er das Thatsächliche gewissenhaft zusammen trägt und das Geschichtsbild einer Epoche mit verschiedenen

Farben malt. Nichtsdestoweniger soll seine rein persönliche, als solche zu erkennende Anschauung dem Ganzen ein warmes Leben einhauchen.

Wir können diese kurze Einleitung mit keinem besseren Wunsche schliessen, als dass es uns gelingen möge, diesen Anforderungen zu entsprechen!

· Wir Gynäkologen besitzen in dem bereits erwähnten „Versuch einer Geschichte der Geburtshülfe von E. C. J. von Siebold eine geradezu klassische Darstellung der Geburtshülfe. Leider ist dieselbe vergriffen; auch beschäftigt sie sich nicht eingehend genug mit der Gynäkologie; ferner ist sie nur bis 1845 fortgeführt und gerade seit dieser Zeit hat bekanntlich die Gynäkologie die allergewaltigsten Fortschritte gemacht. Im Vergleich zu den enormen Schwierigkeiten, welche ein K. Sprengel und Ed. v. Siebold bei ihren Quellenstudien zu überwinden hatten, wird es uns verhältnismässig leicht sein, den neueren Autoren gerecht zu werden.

Denn wir haben in dem vortrefflichen bibliographischen Lexikon der Ärzte aller Zeiten und aller Völker, welches Hirsch, Wernich, Gurlt und Pagel in Verbindung mit einer grossen Reihe namhafter Gelehrter aller Länder herausgegeben haben, eine Fundgrube trefflich gesichteten Materials, welches sämtliche bisher existierende Quellen erschöpfend bearbeitet hat und welches daher auch in den nachstehenden Blättern in ausgiebigster Weise benutzt worden ist. Dieses grosse Werk, welches bis etwa zum Jahre 1888 geht, ist endlich durch das vor kurzem vollendete Werk von Pagel bis zum Ende des 19. Jahrhunderts weiter geführt worden. Die zweite Hälfte des 19. Jahrhunderts haben wir nun nicht bloss selbst erlebt, sondern sind auch mit mit den bedeutendsten Forschern in unserem Fache in steter Berührung, lebhaftem persönlichen Verkehr und wissenschaftlichem Austausch gestanden, so dass wir manches, was in ihren Werken nicht erwähnt ist, beifügen, und ihre Persönlichkeit in das richtige Licht zu setzen vermögen. Ja wir sind sogar in der glücklichen Lage, manche hervorragende Gelehrte, die in diesen beiden grossen Werken vollständig fehlen, noch hinzufügen zu können. Aus naheliegenden Gründen werden wir aber nur die bis zum Ende des Jahres 1900 verstorbenen Autoren hier besprechen; die um diese Zeit noch lebenden Gynäkologen werden in Bezug auf ihre Leistungen und Verdienste auf allen Seiten unseres Handbuches eingehend besprochen. Selbstverständlich kann es sich bei einem solchen Abriss wie der vorliegende nicht um ausführliche Biographien handeln, wie etwa Siebold a. a. O. oder das vorhin erwähnte biographische Lexikon sie gebracht haben, sondern nur um kurze Übersichten der Entwickelung unserer Wissenschaft, der Männer, welche Bedeutendes in ihr geleistet haben und der Werke, durch welche sie sich ihre Verdienste erworben haben.

In Deutschland, Österreich, Italien und Russland hiesse es Eulen nach Athen tragen, wollte man ausführlich auseinandersetzen, dass die Lehren von den Geburtsvorgängen und von den Frauenkrankheiten aufs innigste zusammengehören, weil ja in den genannten Ländern an allen Universitäten die

Lehrer der Geburtshülfe auch die Vorträge über Frauenkrankheiten halten und überall zu gleicher Zeit die geburtshülflichen und gynäkologischen Kliniken dirigieren. In Frankreich, in England und Amerika ist dieses dagegen noch nicht der Fall: hier liegt die Gynäkologie, namentlich die operative, noch fast ganz in den Händen der Chirurgen, welche die von Geburtshelfern bei kranken Frauen ausgeübten Operationen als ein Überdringen auf das ihnen von alters her zugehörige Terrain betrachten und dieselben lebhaft bekämpfen. Im Jahre 1893 habe ich auf Bitten meines verstorbenen Freundes Theophil Parvin, des trefflichen Lehrers am Jefferson-College in Philadelphia, die wichtigsten Gründe besprochen, welche überall für die notwendige Vereinigung beider Disziplinen massgebend sein müssen. (Am. Obst. Journ. XXVII. 781. 1893 June.) Parvin hat diese in seiner Adresse an die gynäkologische Gesellschaft in Philadelphia vorgetragen. Ich werde also hier nicht näher auf dieselben eingehen, sondern will nur betonen, dass wir aus den gleichen Gründen hier nicht bloss einen geschichtlichen Abriss der Geburtshülfe, sondern der ganzen Gynäkologie, der Kunde von dem Leben des Weibes in allen Lebensaltern und in allen Stadien seiner Entwickelung, im gesunden sowohl, wie im kranken Zustande geben werden.

Indem wir aber zu der Einteilung unserer Aufgabe übergehen, werden wir wohl am einfachsten verfahren, wenn wir die Darstellung der gynäkologischen Kenntnisse der ältesten Völker nach der Zeit geben, in welcher dieselben im Mittelpunkte der Weltgeschichte stehend, aufeinander folgten.

II. Das Altertum.

1. Die Ägypter (3500—670).

Woenig, Am Nil. III.

F. v. Oefele, Die nicht pathologische Gynäkologie der alten Ägypter. 1894 und Materialien zu einer Geschichte der Pharaonenmedizin. IV. Die Geburtshülfe. Wien. klin. Wochenschrift. 1899. Nr. 27. S. 728.

Papyrus Ebers 1760—1550 v. Chr.

Kurze geschichtliche Bemerkungen.

Als ältestes Kulturvolk müssen wir heutigen Tages noch immer die Ägypter bezeichnen, da ihr ganzes Staatswesen vom König bis zum Priester- und Beamtentum in Memphis bereits im 4. Jahrtausend v. Chr. nach Pflichten und Rechten ganz genau geordnet war, während wir aus dieser Zeit von den Indern höchstens eine Reihe von Königsnamen kennen. Möglich, dass die Vorväter der Ägypter aus Asien in die Hochlande Abessyniens herübergekommen und dann nilabwärts gestiegen sind, — bewiesen aber ist diese Annahme bisher nicht. Wir verdanken den Ägyptern nicht bloss die Bestimmung des Sonnenjahres, sondern auch die Entwickelung der Buchstabenschrift, in welcher auch noch Bilder- und Silbenzeichen bewahrt wurden. Der berühmteste Herrscher der ägyptischen Geschichte war Ramses II. 1300—1230 v. Chr., aber schon 670 unterwarf der König Assyriens: Assurhadon, der Vater Sardanapals, das Nilland.

Die ägyptischen Ärzte gehörten zur Priesterordnung der Pastophoren; sie wurden in besonderen Tempelschulen zu Memphis, Theben, Heliopolis, Sais und Chennu ausgebildet und die besten unter ihnen in Heliopolis zu besonderen Spezialärzten gemacht, aus denen die Leibärzte der Könige hervorgingen.

Den gebärenden Frauen standen nur Frauen, nicht Priester bei; die Ägypter hatten auch eine besondere Göttin für jene, die Isis, Frau des Osiris, welche in der zu ihr und ihrer Tochter Ehren erbauten Stadt Bubastis auf Marmortafeln und Münzen verehrt wurde.

Es ist keinem Zweifel unterworfen, dass auch das ägyptische Hebammenwesen ebenso strenge wie das übrige altägyptische Medizinalwesen durch Medizinalpolizeivorschriften geordnet war. Schiphrah und Pûhah, die vom König Pharao mit der Tötung der jüdischen neugeborenen Knaben beauftragt wurden, waren offenbar die Oberhebammen des ganzen Landes.

Um zu sehen, ob eine Frau konzipieren könne resp. schwanger sei, gab man derselben Wassermelonen zerstossen und mit der Milch einer einen Knaben Stillenden; wenn sie diese erbrach, würde sie gebären[1]). Die Frage, ob eine Frau zur Niederkunft geeignet sei, entschieden die alten Ägypter ausserdem durch ein Massageverfahren, ein Pressen der Finger und des einen Arms der Frau, ein Hin- und Herfahren an ihrem Leibe und sonstiges Drücken und Streichen, nachdem ihre Arme und Schultern mit neuem Öl gesalbt waren; wenn bei jenem Reiben die Muskeln (Metu) zuckten, so schloss man aus diesen starken Reflexkontraktionen auf gleichgrosse Reflexerregbarkeit des Uterus und auf einen raschen und normalen Wehenverlauf.

Bemerkenswert ist ferner, dass die alten Ägypter Ehen mit der eigenen Mutter, Schwester oder Tochter für besonders gottgefällig ansahen.

Die ägyptischen Ärzte benutzten den Meerschaum als Amulet getragen und innerlich genommen zur Erleichterung der Konzeption, ebenso die Mandragora, deren Früchte gegessen, deren Wurzeln in das Ehebett gelegt wurden. Zur Verhütung der Konzeption wurde der Stein des Hassens (der Schalstein), gegen drohenden Abort der Adler- oder Klapperstein und wahrscheinlich eine Aristolochiaart gebraucht. Das Os sepiae gebrannt und mit Öl vermengt wurde bei nicht stillenden Wöchnerinnen auf ihren Rücken eingerieben, um die Milch zu vertreiben.

Im Papyrus Westcar findet sich die Beschreibung einer Drillingsgeburt unter dem Pyramidenerbauer Cheops.

Die Niederkunft findet unter Assistenz von vier Hebammen auf dem Geburtsstuhl statt, dessen hieroglyphische Bezeichnung diese ⫙ ist. Die Oberhebamme, die Göttin Isis, hockt vor der Gebärenden, rechts steht die Göttin Neckt, welche zur Beförderung der Geburt mit ihrer rechten Hand den Fundus uteri presst. Untersuchungen fanden sub partu öfter statt; auch Erweiterungen des Muttermundes mit dem Finger.

Jeder der Drillingsknaben wurde mit seiner Placenta geboren und erst, nachdem diese hervorgetreten, mit einem Steinmesser abgenabelt. Hebammen waren natürlich unrein und unehrlich, aber ihr Beruf wurde als göttlich dargestellt.

Für die oben erwähnte Drillingsgeburt erhielt jede der vier Hebammen etwa 10—15 Pfund Gerste, das sind etwa 80—120 Pfennige unseres Geldes. Das Ammenwesen war bei

---

[1]) Oefele hat l. c. darauf hingewiesen, dass Hippokrates dieselbe Vorschrift gebe; in περὶ ἀφορῶν (de sterilibus).

den Ägyptern schon sehr verbreitet. — Zur Erleichterung der Geburt wurde ein Amulet-
stein gebraucht oder vielleicht auch eine Betäubung mit weinigen Auszügen (v. Oefele).

Die Gebärende sass in einem besonderen Geburtszimmer auf einem besonderen Geburts-
oder Doppelstuhl (wörtlicher Doppelstein).

In dem spätestens 1550 v. Chr., in seinen einzelnen Teilen aber mehr oder
weniger noch früher (1760) niedergeschriebenen Papyrus Ebers sind an vielen
Stellen Mittel gegen Frauenkrankheiten angegeben, von denen folgende
zu erwähnen sind:

S. 20. Mittel Entzündung (Glut, Hitze) im Anus und in der Blase bei einer Person
zu vertreiben, die häufig Winde von sich giebt, ohne es zu wissen — hier ist wohl ein
Dammdefekt mit Incontinentia alvi gemeint. Das Rezept lautet: Abu-Pflanze
1 Teil, Salzwassermelone und Honig 1 Teil, zerrieben vermischt, zu einer Kugel geformt,
in den Anus zu bringen.

Sehr viele Mittel gegen Brennen am Anus und Entzündung desselben schliessen
sich daran, äussere sowohl als innere, besonders zahlreiche Rezepte für Zäpfchen, in den
Anus einzulegen.

Mittel gegen das Schreien des Kindes (S. 169): Kapseln von der Mohnpflanze,
Wespenkot, der an der Mauer ist, vermengen, durchziehen und vier Tage einnehmen! —
Der Wespenkot erinnert an unser Mückenfett!

Als Abortivmittel werden Frucht von Acanthus, Zwiebeln und Datteln zermahlen,
zerrieben in einem Gefäss mit Honig, Charpie damit besprengt und in die Vulva (dr =
Uterus, Vulva) gebracht.

Mittel, die Gebärmutter eines Weibes an ihren Ort treten zu lassen: Räucherungen
von trockenem Menschenkot in Weihrauch (S. 171).

Mittel, eine Frau niederkommen zu lassen: Pfeffermünz, auf welche sich die
Frau mit entblösstem Hintern setzen soll.

Ein anderes Mittel, ein Kind in dem Leib einer Frau zu lösen: 1 Teil frisches Salz,
1 Teil Honig, durchseihen und einen Tag einnehmen; Seesalz, weisser Weizen, weib-
liches Rohr (Arundinum species), ää 1 Teil, den Unterleib damit bepflastern (S. 172).

Ferner finden sich (S. 173) Mittel gegen Erkrankung und zur Erhaltung der
Fülle der Brust; gegen Fressen in der Vulva (Pruritus) und gegen Bennut-Blasen in
der Scheide; gegen Entstehen von Krankheiten in den Schamlippen (175), gegen Entzündungen der Vulva und des Uterus (176); für Zusammenziehen der Vulva und des Uterus:
besonders Flüssigkeiten zu Einspritzungen z. B. ää χεπερ-ur-Körner, Honig, Zwiebelwasser
und Milch.

Für Herbeiführen der Menstruation wurde 1 Teil Knoblauch mit 1 Teil Wein
injiziert.

Mittel gegen Entzündungsschmerzen um die Vulva (Uterus).

Mittel, um in den Uterus (Vulva) hineinzukommen (zur Beseitigung von Atresien,
S. 178).

Milch zu schaffen in eines Weibes Brust, um ein Kind zu säugen: Gräten vom
χρα-Fisch (Schwertfisch) in Öl erwärmt und das Rückgrat damit bestreichen.

Kyphi, aus 16 Substanzen zubereitet (Myrrhen, Wachholderbeere, Cyperus, Aloë-
Holz, Calmus, Mastix u. m. a.), wurden zerrieben, zermahlen vermengt, auf Feuer gethan,
um Haus und Kleider wohlriechend zu machen, oder in Form von Pillen und Kugeln den
üblen Geruch aus dem Mund, der Vulva und Vagina zu vertreiben (S. 180) und dieselben
zu parfümieren (vergl. auch Israeliten).

Die Stelle S. 182: Es sind zwei Gefässe zur Blase, die den Urin geben, kann wohl
nur auf die Ureteren gedeutet werden.

Bemerkenswert ist ferner noch: Mittel, um Tumoren im Leib zu entfernen
(Feigen, Lebesten, Weinbeeren, Milch, Brotteig, Mohnpflanzen ⅛, grüne Bleierde ¹⁄₃₂ (?),
Weihrauch ¹⁄₆₄ in Wasser feucht stehen lassen und vier Tage lang einzunehmen.

Um alle Krankheiten des Leibes zu vertreiben, werden empfohlen: geröstete Feigen, oder Weinbeeren oder Wacholderbeeren, aufgeweicht in frischem Baumöl zu mengen und von der Kranken trinken resp. essen zu lassen (S. 9).

Kurz sehr viele Mittel werden offenbar als Diaphoretica, andere als Diuretica und die letztgenannten wohl als Cathartica an Stelle des Ricinusöls gebraucht. Überhaupt war schon in den ältesten Zeiten der Heilkunde die Pharmakopoe sehr umfangreich. Dass auch schon eine Dreckapotheke existierte, zeigt die Stelle (S. 171):

Nach dem medizinischen Papyrus zu Berlin wurde eine rotlaufartige Entzündung, Umaon genannt, durch Frauenurin und Eselskot gehoben.

Gegen Bandwurm wurde bereits die Wurzelrinde des Granatbaumes verwendet. Ricinusöl mit Bier galt als vorzügliches Abführmittel und Ricinussamen zerstampft mit Öl vermischt, als Mittel zur Beförderung des Haarwuchses. Im ganzen nennt der Papyrus Ebers nicht weniger als 700 verschiedene Mittel aus dem Pflanzen-, Tier- und Mineralreich, die als Heilmittel vor 4000 Jahren in Ägypten gebraucht wurden. Es ist zweifellos, dass die Ägypter auch asiatische Droguen und Rezepte anwandten und im Papyrus Ebers sind auf Tafel 58 und 63 Belege dafür, dass sie von den Phöniziern ebenfalls solche bezogen.

Als besondere Spezialärzte gab es Kopf-, Augen-, Ohren-, Zahn- und Bauchärzte.

Es galt als gesetzliche Norm, die Entwickelung der Krankheit einige Tage zu beobachten und erst am vierten Tage mit einem entsprechenden Mittel wirksam einzugreifen.

Sehr wichtig waren die diätetischen Vorschriften der alten Ägypter: Jeder musste monatlich drei Tage lang seinen Körper durch Brechmittel, Purganzen, Waschungen und Klystiere bearbeiten, da die meisten Krankheiten aus Unreinigkeit des Magens und der Eingeweide entstehen sollten. Eben dieser Diät wegen hielt Herodot die Ägypter, neben den Libyern, für das gesündeste Volk der Erde. Ausserdem aber badeten und wuschen sich dieselben häufig, schon um den A'ussatz zu verhüten. Den Königen war sogar ein bestimmtes Quantum von Speisen und Getränken für den täglichen Gebrauch vorgeschrieben.

Von den wenigen Sätzen über die Erscheinungen, Erkenntnis und Verhütung von Krankheiten, die sich im Papyrus Ebers finden, führt Woenig (l. c. p. 57) den Ausspruch an: Beurteilung eines Kindes am Tage seiner Geburt: Wenn es sagt ni, so bedeutet dies am Leben bleiben, sagt es aber nba, so bedeutet dies sein Sterben.

Nach der Entwöhnung wurden die Kinder vorzugsweise mit den leicht verdaulichen Stengeln der Papyrusstaude ernährt, welche auf verschiedene Weise zubereitet, gewöhnlich aber in der Asche geröstet wurden.

Von Speisen, welche den Ägyptern verboten waren, sind Schweinefleisch, Seefische und Bohnen zu erwähnen. K. Sprengel fand den Grund für das erstgenannte Verbot in dem erhöhten Geschlechtstrieb, der durch Fleischspeisen hervorgerufen werde.

Seit uralter Zeit wurde in Ägypten zur Verhütung des Aussatzes und anderer Erkrankungen die Beschneidung vorgenommen, welche mit zu den staatlichen Einrichtungen gehörte und von den Ägyptern auf alle anderen orientalischen Völker, auch auf die Israeliten überging, nur mit dem Unterschiede, dass bei ersteren nicht bloss die Knaben, sondern auch die Mädchen beschnitten wurden. Letztere werden, wie ich an anderer Stelle erzählt habe [1]) noch heutigen Tages, aber nicht im ersten Lebensjahre, sondern erst gegen die Zeit der beginnenden Pubertät in besonders feierlicher Weise folgendermassen verstümmelt: Eine alte Fellachin sammelt die jungen Mädchen ihres Dorfes von 7, 8, 9 Jahren, zieht mit ihnen in die Wüste hinein und bereitet sie einige Tage durch Hunger und Durst für die auszuführende Operation vor; dann fasst sie das Köpfchen der Clitoris mit der einen Hand nebst den dasselbe umgebenden kleinen Schamlippen und schneidet mittelst eines Feuersteinmessers dicht über dem Knochen die gefassten Teile ab. Um der starken

---

[1]) Reise im Orient 1880; s. Deutsche med Wochenschr. 1880. Börner.

Blutung vorzubeugen, wird dann die Wunde in heissen Sand eingepresst. Gleichwohl geht manches Kind an dieser Prozedur zu Grunde. Nachdem die übrigen sich von dem Eingriff erholt haben, ziehen sie unter dem Geleite der Alten wieder in ihr Dorf zurück, wobei sich ebensowenig wie bei dem Auszug ein Mann blicken lassen darf und sind nun heiratsfähig.

Die anatomischen Kenntnisse der Ägypter waren sehr mangelhaft, zwar berichtete Plinius, dass die ägyptischen Könige das Secieren der Leichen geboten hätten, damit die Ärzte dabei ihr anatomisches Wissen bereichern könnten, aber es ist mehr als wahrscheinlich, dass dies nur auf eine sehr späte Zeit vielleicht während der Herrschaft der Ptolemäer Bezug haben kann, da die Ägypter aus religiösen und sittlichen Gründen den Leichnam als etwas Heiliges betrachteten und eine grosse Scheu vor Verletzung desselben hatten. Gleichwohl hätte man erwarten sollen, dass die Ärzte durch das Einbalsamieren sich richtigere Begriffe über die Lage, Grösse, Gestalt und den Zusammenhang der inneren Organe des Menschen verschafft hätten. Einige Kenntnisse mögen ja so auch erworben sein, keinesfalls aber waren sie bedeutend.

Aus den Angaben des altägyptischen Arztes Nebsecht (Papyrus Ebers Tafel 99) über das Herz und die Adern liesse sich vielleicht schon eine Kenntnis der Cirkulation des Blutes entnehmen. Denn er sagt: Vom Herzen aus gehen folgende Blutgefässe — metu und verteilen sich in den Körper: vier in die Wangen (zwei Säfte, zwei Blut gebend) . . . — wohin er nun auch seine Finger lege, sei es auf den Hinterkopf, sei es auf die Hände, sei es auf die Beine, so treffe er auf das Herz, weil dessen Gefässe in alle Glieder ausgingen, es sei der Knotenpunkt aller Gefässe des ganzen Körpers." Hieraus liesse sich entnehmen, dass der genannte Arzt durch sein Gefühl das Vorhandensein der mit dem Herzen kommunizierenden Gefässe durch ihren „Puls" erkennen konnte, aber bis zur Erkenntnis der wirklichen Kreisbewegung des Blutes war doch noch ein sehr weiter Schritt.

Wie viele Mittel die Ägypter schon kannten, deren wir uns noch heutigen Tages bedienen, beweist das im Papyrus Ebers als urintreibendes Mittel genannte, welches zusammengesetzt ist aus Crocus, lactuca, mel, Balsamum und Bacca juniperi. Auch diente ihnen die Meerzwiebel, Scilla maritima, als probates Medikament gegen die Wassersucht.

Wie ferner heutigen Tags mancher Reisende kleine Reiseapotheken mit sich nimmt, so kennen wir aus uralter Zeit die Reiseapotheke der Wittwe des Königs Mentschotep (11. Dynastie), welche unter Nr. 88 im Gräbersaal des ägyptischen Museums in Berlin sich befindet und in Woenigs Werk l. c. p. 78 abgebildet verschiedene Medikamente und 25 verschiedene Kräuterwurzeln enthält.

Bei diesen ungemein dürftigen Überlieferungen aus der altägyptischen Medizin muss es als besonders schmerzlich empfunden werden, dass nicht auch das sechste jener hermetisch-medizinischen Bücher, aus welchen die Ärzte der damaligen Zeit unterrichtet wurden, nämlich das Buch von den Frauenkrankheiten erhalten resp. bis jetzt gefunden worden ist; kein Zweifel, dass in demselben viele für die Gynäkologie wichtige Thatsachen enthalten waren, ja vielleicht mancherlei Instrumente (man denke nur an Specula und Zangen!) bereits geschildert wurden, die später wieder völlig in Vergessenheit gerieten.

Noch sind die Schätze unzähliger Gräber und Pyramiden Ägyptens nicht gehoben, hoffen wir, dass eine glückliche Hand einst auch dieses 6. Buch, das älteste Werk über Frauenkrankheiten, ebenso unversehrt und schön aus seinem Jahrtausende alten Grabe erstehen lässt, wie dies beim Papyrus Ebers der Fall war.

2. Die Assyrer und Babylonier (2000—625).

Kurze geschichtliche Bemerkungen.

Die ältesten Nachrichten von einem Reiche im jüdischen Mesopotamien, gegründet von den Semiten, stammt aus dem Ende des 5. oder Anfang des 4. Jahrtausend v. Chr. Seine Hauptstadt war um 3000 v. Chr. Ur, westlich vom unteren Euphrat. Dieses Reich wurde Ende des 15. oder Anfang des 14. Jahrhunderts von Salmanassar, dem Assyrer 1339—1310 (?), der von seiner Hauptstadt Ninive am Tigris auszog, erobert. Unter dessen Nachfolgern sind Assurhadon und sein Sohn Assurbanipal (669—626) hervorzuheben, welch letzterer eine grosse Keilschrift-Bibliothek in Ninive gründete. Bisher hat sich leider noch kein Assyriologe speziell mit assyrisch-medizinischen Fragen beschäftigt. Nur ein Krankenbericht des Arad Nana[1]), eines hochgestellten Arztes zur Zeit Assurbanipals, zeigt, dass die Chirurgie schon zu jener Zeit in hoher Blüte stand. Nach Assurbanipals Tode zogen die Skythen aus den Ebenen zwischen Ural und Dnjepr mit den uralo-finnischen Ureinwohnern über Armenien und Kleinasien nach Osten. Zugleich empörte sich der Statthalter von Babylonien Nabopolassar mit Kyaxares von Medien zusammen, nahm Ninive ein und zerstörte es gründlich — 625. 1890 wurde von Lieutenant Bower bei Kushar in Chinesisch-Turkestan ein Manuskript entdeckt, das auf Birkenrinde (55 Seiten) geschrieben, 525—475 v. Chr., verfasst, in drei seiner fünf Abteilungen medizinischen Inhalt hat; dasselbe ist aber bisher noch nicht für die Geschichte der Medizin ausgebeutet. Es ist das älteste bisher bekannte Sanskritmanuskript (cf. Oefele l. c. 1894, S. 6).

Von der babylonischen und assyrischen Medizin wissen wir bisher noch sehr wenig, hoffentlich erweisen sich die Reste der grossen Bibliothek in Ninive, welche aufgefunden worden sind, als wertvoll. Nach den Angaben von Baas: Grundriss d. Gesch. d. Medizin S. 42 sollen sich Spuren der assyrisch-babylonischen Medizin in dem Epos die Höllenfahrt der Istar finden, die identisch mit der Astarte in Assyrien, sich in Istar und Baaltis unterschied, die erstere der Venus Urania gleichend, die letztere der sinnlichen Astarte entsprechend. Diese waltete über der geschlechtlichen Fruchtbarkeit und Zeugung. Elementargeister waren Bringer der inneren Krankheiten, sogen. Adisina, die in des Meeres Tiefe, wie im Äther des Himmels, nicht männlich, nicht weiblich, Ordnung und Sitte nicht kennen, Gebete und Wünsche nicht erhören und nur dem Spruche einer Beschwörerin weichen, welche die Kranken zugleich mit magischen Binden umhüllt. Der Dämonenglaube und die Beschwörung der bösen Geister spielten also offenbar ebenso wie in der Rigveda in der assyrisch-babylonischen Heilkunde das α und ω alles ärztlichen Handelns.

---

[1]) Oefele, Allg. med. Centralztg. 1895. S. 22.

3. Die Inder.

Liétard, G. A., Gaz. hebdom. Paris 1863.

Haeser, Lehrb. d. Gesch. d Med. III. Aufl. I. Bd. S. 5—58. Jena 1875.

Fasbender, H., Entwickelungslehre der Geburtshülfe und Gynäkologie in den hippokratischen Schriften. Stuttgart 1897.

Kurze geschichtliche Bemerkungen.

Die Hindus, welche über 3000 Jahre v. Chr. in der Umgegend des
Himalaya sesshaft waren und zwischen 3000 und 2000 v. Chr. in Indien ein-
wanderten, führen ihre ältesten medizinischen Werke auf jene uralte Zeit
zurück, in der sie an den Abhängen des höchsten Gebirgskammes der Erde
wohnten. In der ältesten Zeit, in der ersten Periode um 1500 v. Chr. wurde
die Rig-Veda in Hymnen abgefasst, welche sich auf vielerlei hygienische und
pathologische Verhältnisse beziehen, wie die erfrischende Kraft der Seewinde,
der kalten Bäder, Gebete zum Schutz der Schwangeren gegen böse Geister
und zur Erleichterung der Geburtswehen. Man kannte die Befruchtungsur-
sache und die Dauer der Schwangerschaft (zehn Monate), aber bei den sehr
geringen anatomischen und physiologischen Kenntnissen bildeten die als Götter
personifizierten Naturkräfte, obwohl es schon Aerzte gab, die wichtigsten
Heilmittel, deren Wirkung durch Gebete angerufen wurde.

Erst in der folgenden II. Periode, der der Ayurveda entstanden die
Werke des Charaka und Susruta, in denen manche Autoren reichliche
Anklänge an die griechische Medizin der hippokratischen Schule gefunden
haben wollen, Ansichten, die aber von Haeser (I, S. 5—8) und mit Recht
zurückgewiesen werden. Die Zeit, in welcher die Werke jener beiden Autoren
verfasst wurden, ist sehr schwer festzustellen, die metrischen Teile scheinen
sehr alt (9.—3. Jahrhundert v. Chr.), die didaktischen viel jüngeren Datums.

Nach Fasbender (l. c. S. 70) scheint am meisten die Äusserlichkeit
der viel mehr planmässigen Einrichtung von Susrutas Werk, für dessen ge-
ringeres Alter zu sprechen.

Die der Gynäkologie gewidmeten Kapitel enthalten Bestimmungen über die untere
Grenze des heiratsfähigen Alters -- 12 Jahre bei den Mädchen. 25 Jahre bei dem Manne
— über die beste Zeit der Konzeption: während der Menses (die aus dem Chylus herge-
leitet, sich einen Monat lang im Uterus ansammeln und dann durch Luft ausgetrieben
werden, über die Dauer der Schwangerschaft: 9—12 Monate, in der Regel 10. Die Vorstellung von der Gestalt der Gebärmutter — gleich der eines Fischmaules — ist bei Susruta
richtiger, als bei den Hippokratikern. Zur Fortpflanzung lieferte der Mann den Samen,
das Weib das Menstrualblut. Die Anlage aller Körperteile der Frucht erfolgt gleichzeitig
und letztere wird durch den Nabel ernährt. Die Lage des Kindes im Uterus ist bis kurz
vor der Geburt mit dem Kopfe nach oben, das Gesicht nach hinten; einige Zeit vor der
Niederkunft bewegt sich der Kopf nach unten. Um Aborte zu verhüten, werden kalte
Begiessungen, kalte Bäder und Fomente angewandt. Die Frauen der höheren Kasten be-
geben sich in eine für die Entbindung errichtete Hütte, in ein Gebärhaus, sie kommen
unter der Hilfe von 4 Frauen, deren Nägel beschnitten sind, auf dem Geburtsbette nieder.
Die Ursachen des Geburtseintrittes liegen in der Reife des Kindes, welches wie eine reife

Frucht abfällt; der Nabelstrang wird mit einem Faden unterbunden, durchschnitten; die Nachgeburt wird durch Anwendung von Senföl von seiten des Arztes oder durch Erregen von Erbrechen entfernt. Die Wöchnerin ist 6 Wochen oder bis zum Eintritt der ersten Periode unrein. Die Kinder werden vom 10. Tage an durch Ammen der betreffenden Kaste sechs Monate lang ernährt, dann abgewöhnt. Als wichtigste Geburtsstörungen sind fehlerhafte Gestalt des kindlichen Kopfes, ferner des Beckens (?) und fehlerhafte Lage des Kindes bekannt.

Bei fehlerhaften Lagen des Kindes und bei fehlerhafter Haltung wurde letztere meist beseitigt und dann der Kopf eingeleitet. Bei einfacher Fusslage wurde der andere Fuss herabgeholt, ebenso wurden, wenn der Steiss allein vorlag, beide Füsse herabgeholt und an ihnen das Kind extrahiert. Ob wirklich schon bei der Schieflage des Kindes die Wendung auf die Füsse gemacht wurde, geht aus der betreffenden Stelle nicht zweifellos hervor. Auch Fasbender erklärt sich gegen jene Deutung, denn sie lautet: Wenn es in die Quere gekommen ist, wie ein querliegender Thorbalken, so wende er die hintere Hälfte nach oben, bringe die vordere Hälfte in gerader Richtung auf die Scheide zu, und hole es heraus. — Dagegen zeigt die folgende Stelle, dass man die Wendung auf den Kopf kannte: Wenn es mit beiden Armen angelangt ist, drücke er beide Schultern nach oben, führe den Kopf in gerader Richtung und hole es heraus. — Ein lebendes Kind wurde nicht zerstückelt und auch das tote nur dann, nachdem alle anderen Entbindungsmethoden vergeblich versucht worden waren. Bei schwanger Verstorbenen sollte der Arzt, falls der Unterleib zuckt, denselben augenblicklich aufschneiden und das Kind herausnehmen.

Die Indier kannten also, ebenso wie die Juden, den Kaiserschnitt, von dem bei Hippokrates nirgends die Rede ist.

Bei den Verkleinerungsoperationen spalteten die Inder den Kopf mit einem krummen oder einem Fingermesser, zogen die Knochen heraus, setzten den Haken in eine Kopföffnung oder Vertiefung ein, und zogen das Kind heraus.

Fasbender (l. c. p. 49—51) hat es mit Hilfe der Herren Oldenberg (Kiel) und Kielhorn (Göttingen) als ausgezeichneten Sanskritforschern zweifellos gemacht, dass die altindische Geburtshilfe das mütterliche Becken als Geburtshindernis noch nicht kannte und dass der missdeutete Ausdruck jaghana=Hinterteil sich nicht auf das Becken der Mutter, sondern auf die Beckengegend des Kindes bezieht.

Von den Störungen des Wochenbettes ist der Blutungen hier zu gedenken, weil ausser inneren Mitteln das Einbringen eines Stückes Tuch in die Scheide, also die Tamponade empfohlen wurde. Vom Selbststillen ist nirgends die Rede. Die ersten 3 Tage erhielt das Kind Butter mit Honig, dann Milch mit Butter und zwar zweimal täglich „so viel als man in eine Hohlhand fassen kann." Der eintretenden Amme werden nach Waschung des Kopfes reine Kleider angezogen.

Wochenbettfieber wird dadurch veranlasst, dass die Milch, welche nach altindischer Auffassung durch den Zudrang des Menstrualblutes zu den Brüsten während der Schwangerschaft entsteht, heruntertritt, also eine Art Milchversetzung erfolgt.

Endlich sei noch erwähnt, dass Zwillinge infolge von Teilung der Samenmenge durch die Luft und die Entstehung des Geschlechts bei den Indern, wie bei den Griechen zu der Seite der Mutter in Beziehungen gebracht werden, insofern ein Knabe zu erwarten war, wenn in der rechten Brust zuerst Milch, das rechte Auge gross, die rechte Hüfte stärker war und umgekehrt ein Mädchen.

Von Frauenkrankheiten erwähnte Susruta die Entzündungszustände der Scheide und Gebärmutter, die Lageveränderungen derselben, besonders den Vorfall, die Verengerungen des Muttermundes, die vermehrten, übelriechenden Ausflüsse, die Amenorrhoe und die Unfruchtbarkeit. Als Ursachen werden erregte und verdorbene Luft im Leibe, schlecht beschaffene Körperflüssigkeiten, verdorbenes Menstrualblut oder Samen (Gonorrhoe); ausserdem Wasser, Schleim, Blut oder Eiter erwähnt.

HANDBUCH DER GEBURTSHÜLFE.

und Zimmt besprengt. Vers 18: Komm lass uns genug buhlen. Ausser dem Zimmer und
Lager wurde aber auch der Körper der Dirne präpariert und parfümiert, wie wir aus dem
Buch Esther entnehmen, wo es in Kap. 2, Vers 12 lautet: Wenn aber die Reihe einer
jeglichen Dirne kam (im Frauenhause), dass sie zum König Ahasveros kommen sollte, nachdem sie 12 Monden nach der Ordnung der Frauen gewesen war (denn ihr Schmücken
musste so viel Zeit haben, sechs Monde mit Myrrhenbalsam, sechs Monde mit guter
Spezerei und was sonst zu der Weiber Schmücken gehört). Vers 13: Alsdann ging die
Dirne zum König — —. ja es ist sogar wahrscheinlich, dass die Frauen und Mädchen
durch Einlegen von wohlriechenden Suppositorien für den Kopulationsakt sich besonders
präparierten, ebenso wie bei den Ägyptern, s. S. 8.

Bemerkenswert ist ferner der Preis, welchen Saul von David für seine Tochter
Micha verlangt: David soll ihm 100 Vorhäute von den Philistern bringen, David aber
bringt ihm 200 (I. Buch Samuelis, Kap. 18, Vers 25 u. 27). Und noch merkwürdiger die
Angabe im II. Buch Samuelis, Kap. 16, Vers 21 u. 22: Ahitophel rät dem Absalon, Davids
Kebsweiber zu beschlafen, auf dass er sich bei seinem Vater stinkend mache und Absalon
beschlief die Kebsweiber seines Vaters vor den Augen des ganzen Israel; jedenfalls eine
eigentümliche Art von Rache am eigenen Vater und wiederum ein Beweis, welch hohe
Rolle der sexuelle Verkehr selbst im politischen Leben der Israeliten spielte.

Den Priestern war vorgeschrieben (III. Moses, Kap. 21, Vers 13, 14): Der Priester
soll eine Jungfrau zum Weibe nehmen, aber keine Wittwe, noch Verstossene, noch Ent-
ehrte, noch Hure.

Die Ehebrecherin wird (nach IV. Moses, Kap. 5, Vers 15—22) dadurch erkannt,
dass das Fluchwasser in sie geht und der Herr ihre Hüften schwinden und ihren Bauch
schwellen lasse.

Durch verschiedene Vorteile suchte man die Eheschliessung zu erleichtern (V. Moses,
Kap. 26, Vers 50): Wer sich neulich ein Weib genommen, bleibt von Auflagen und Kriegs-
dienst ein Jahr frei und V. Moses, Kap. 20, Vers 7 (vor dem Kriege): Und wo jemand ist,
der ein Weib ihm verlobet hat und hat sie noch nicht heimgeholet, der gehe hin und kehre
wieder zu seinem Hause, dass er nicht im Kriege sterbe und ein anderer hole sie heim.

In demselben Buch Mosis, Kap. 25, Vers 5 ist ferner die Bestimmung, dass wenn
Brüder bei einander wohnen und der eine von ihnen stirbt ohne Kinder, so soll der Schwager
die Wittwe zum Weibe nehmen und wenn er keine Lust dazu hat, so soll sie ihm (Vers 9)
einen Schuh ausziehen und ins Gesicht spucken mit den Worten, so thut man einem
Manne, der seines Bruders Haus nicht erbauen will.

Vorhin wurde bereits die Bezeichnung Onanie nach Ebstein als Coitus interruptus
gedeutet; dass schon in jener Zeit antikonzeptionelle Methoden bekannt und gebräuchlich
waren, ergiebt sich aus Jesus Sirach, Kap. 42, Vers 9—14, die Überwachung der Töchter
betreffend, wo es heisst: „oder wenn sie bei dem Manne ist, dass sie sich nicht recht
halten, oder er kein Kind mit ihr haben möchte".

Von der Schwangerschaft ist nach der heiligen Schrift bekannt, dass sie mit
vieler Mühsal verbunden sein konnte; die Schwangerschaft der Thamar wurde dem
Juda schon nach ungefähr drei Monaten gemeldet. Als Rebekka schwanger war, stiessen
sich die Kinder in ihrem Leibe (Genes., Kap. 25, Vers 21). Fehlgeburten und macerierte
Früchte waren ebenfalls bekannt: „ein Neugeborenes, dem aus dem Mutterleibe kommend
die Hälfte seines Fleisches verweset ist" (Num., Kap. XII, Vers 12). Als Ursache einer
Fehlgeburt wurde heftige Gemütsbewegung angegeben. I. Sam. Kap. 4 Vers 19 das Weib
des Pinear sank bei der Nachricht von der Wegnahme der Lade Gottes und dem Tode
ihres Mannes und Schwagers nieder und gebar. Auch Trauma: exod. Kap. 21 Vers 21—23
wenn eine schwangere Frau geschlagen wird, dass die Frucht abgeht und ihr geschieht
kein Schaden, so soll um Geld gestraft worden; wenn aber Schaden geschieht, so sollst
Du Leben geben um Leben.

I. Samuelis Kap. 1 Vers 20 ist als Dauer der Gravidität ganz allgemein der Umlauf eines Jahres genannt; in II. Maccabäer Kap. 7 Vers 27 sagt aber eine Mutter: Sohn erbarme Dich mein, der ich Dich neun Monate unter dem Herzen getragen habe.

Ob bei eingetretenen Wehen nun bloss Hebammen oder auch Geburtshelfer zugezogen wurden, ist nicht sicher zu entscheiden. Zwar gab es überall in Juda Ärzte, ja der Talmud bestimmte, jede Stadt müsse 1—2 Ärzte besitzen und man dürfe nicht an einem Orte wohnen, wo kein Arzt sich befinde; aber da sogar die Männer nicht bei den Entbindungen ihrer Frauen zugegen waren und das Schamgefühl der Jüdinnen ebenso ausgeprägt war, wie das ihrer orientalischen Nachbarinnen, so war der weitaus grösste Teil der Gebärenden sicher nur auf die Hilfe von Hebammen angewiesen. Diese wirkten meistens nur durch Zuspruch, Beruhigung, vielleicht auch durch Räucherungen und Bäder. Sie bereiteten ein Lager und machten gegen Ende der Geburt den Geburtsstuhl zurecht. Dieser Geburtsstuhl ist schon in II. Moses Kap. 1 Vers 16 ausdrücklich erwähnt, wörtlich auf oder an den Doppelsteinen (deren Verwechselung mit den Hoden oder einer Badewanne oder Töpferscheibe Kotelmann schon l. c. widerlegt hat).

Die jüdischen Frauen gebaren, wenn man der Entschuldigung der Hebammen Siphrah und Pua glaubt, sehr oft leicht und rasch, sitzend auf einem Stuhle oder dem Schoss einer Freundin. I. Moses Kap. 30 Vers 3 „dass sie auf meinem Schos gebäre". I. Moses Kap. 50 Vers 23: die Kinder Machir, Manasses Sohnes, wurden auch auf Josephs Schoss geboren, aber diese Angabe ist wahrscheinlich nicht wörtlich zu nehmen. Wenn die Wehenthätigkeit nicht genügte, so gab man wahrscheinlich schon Secale, da dasselbe mehr als einmal erwähnt ist (I Koenige 8, 37; Amos 4, 9; Hagg 2, 17). Verengerung und Verschluss des Muttermundes waren bekannt. Die Hebammen nabelten das Neugeborene ab und rieben es mit Salz ein, dem Symbol des Bestandes und der Lebenskraft. Der Prophet Hesekiel Kap. XVI Vers 4 sagte: „am Tage, da Du geboren wurdest, ist Dein Nabel nicht verschnitten, so hat man Dich auch mit Wasser nicht gebadet, dass du sauber würdest, noch mit Salz gerieben, noch in Windeln gewickelt". — Nach der Geburt des Kindes entfernte die Hebamme auch die Nachgeburt und zwar wahrscheinlich durch Ziehen (Kotelmann l. c. pag. 44). Interessant ist die Ansicht, dass der Abort häufiger bei weiblichen Früchten erfolge und oft durch ein schlechtes (luëtisches) Sperma bewirkt werde. Die spontane Wendung, das Schreien der Kinder im Mutterleibe und Zurückhaltungen der Nachgeburt waren bekannt.

Zwei Zwillingsgeburten sind im alten Testament beschrieben: die erste I. Moses Kap. 25 Vers 25, 26 von Esau und Jakob. Diese schon hat den Gelehrten viel Kopfzerbrechen gemacht, weil in Vers 26 gesagt ist „danach kam heraus sein Bruder, der hielt mit seiner Hand die Ferse des Esau." Friedreich hat gemeint, das sei bildlich zu nehmen und die Ferse halten im Sinne von „überlisten" zu erklären. Kotelmann deutet es so, dass bei der Geburt des ersten Kindes der Arm des zweiten vorgefallen und so die Ferse des Esau gefasst habe.

Eine andere Möglichkeit ist aber die, dass das erste Kind Esau in Kopflage, das zweite Jakob in Beckenendlage sich befand, so dass seine Arme in der Gegend der Füsse des Esau liegend geboren wurden. Dann würde der Ausdruck „hielt die Ferse mit seiner Hand" bildlich für „lag mit seiner Hand an der Ferse des Esau" aufzufassen sein. Die älteste Darstellung von Zwillingen im Uterus, welche wir im Rösslin finden, ist vielleicht gerade mit Erinnerung an diese biblische Stelle derart, dass der höher gelegene Zwilling den tiefer befindlichen Bruder an der Ferse, gleichsam nach unten schwebend über dem Muttermund erhält.

Noch interessanter ist die Geburt der Zwillinge der Thamar: Bei dieser fiel nach I. Moses Kap. 38 Vers 28 eine Hand heraus; die Wehemutter band einen roten Faden darum und sprach, der ist der erste herausgekommen. Vers 29: Da aber dieser seine Hand wieder hineinzog, kam sein Bruder heraus und sie sprach: warum hast Du um Deinetwillen solch einen Riss gerissen. — — Vers 30: Danach kam sein Bruder heraus, der den roten Faden um seine Hand hatte.

2*

Kotelmann übersetzt diese Stelle: Was reisst Du, auf Dich kommt der Riss — und diese Übersetzung ist besser als die obige. Wenn aber Siebold (I. 35), Israëls und Kotelmann (34 l. c) diesen Fall als das älteste Zeugnis einer Selbstwendung bezeichnen, weil durch den Vorfall des Armes bewiesen sei, dass dieses Kind in Querlage gelegen habe und nachher doch ungehindert geboren worden sei — so ist die eine Prämisse und darum auch der Schluss falsch, der Arm konnte neben dem Kopf ganz gut herabtreten, ohne dass das höher gelegene Kind eine Schieflage hatte; er wurde aber, indem der Kopf des zweiten Kindes sich voranschob, zur Seite geschoben, und kam dann wahrscheinlich später zugleich mit dem ihm zugehörigen Kopf, nachdem der Weg gebahnt, der Kanal erweitert war, zu Tage. Immerhin war er imstande, die Drehung und den Austritt des ersten Kopfes zu erschweren und daher die Entstehung des Dammrisses bei der alten Erstgebärenden ungezwungen zu erklären. Man braucht daher nicht mit Delitzsch und Knobel eine künstliche Erklärung für das „Was reisst Du?" etwa „was drängst Du Dich vor" zu setzen, sondern muss mit Slevogt, Israëls, Friedreich und Kotelmann an einen veritablen Dammriss denken.

Die Hebräer übten im Kriege ebenso (s. Prophet Amos I 13) wie ihre Feinde noch das grausame Verfahren, den Schwangern den Leib aufzuschneiden; allein den Kaiserschnitt an der Lebenden oder Verstorbenen kannten sie damals noch nicht; der wurde viel später zuerst im Talmud erwähnt.

Nach der Geburt eines Knaben war die Wöchnerin sieben Tage unrein und musste 33 Tage daheimbleiben, nach der eines Mädchens war sie zwei Wochen unrein und 66 Tage zu Hause zu bleiben gezwungen, wahrscheinlich weil das weibliche Geschlecht als das schwächere und geringer geschätzte auch das mehr verunreinigende war (Kotelmann); ebenso dauerte die Verunreinigung bei der nach der Geburt eines Knaben zuerst wiederkehrenden Regel nur sieben, nach der Geburt eines Mädchens dagegen 14 Tage.

Eine Mutter, die ihrem Kinde nicht selber die Brust reicht, wird mit den Straussenhennen der Wüste verglichen, die, nachdem sie ihre Eier in den Sand gelegt haben, sich nicht weiter darum kümmern. Selbst die Schakale können einer solchen zum Vorbild dienen, denn auch Schakale reichen die Brüste, säugen ihre Jungen, aber die Tochter meines Volkes ist grausam gleich den Straussen der Wüste — so klagte schon vor mehr als 2000 Jahren Jeremias. Aber es gab auch höhere Frauen unter den Jüdinnen, die sich ebensowenig, wie bei den Griechen (Telemach, Hektor) scheuten, ihre Kinder zu stillen. Und nur in fürstlichen Familien oder wo die Brüste trocken waren, oder die Mutter fehlte, wurde eine Amme engagiert. Dass diese, ebenso wie die Mütter, oft sehr lange stillten, geht aus II. Maccabäer Kap. 7 Vers 27 hervor, wo eine Mutter ihrem Sohne vorhält, dass sie ihn drei Jahre gesäugt habe, und den Rabbinen zufolge wurde die Entwöhnung oft erst nach 2 Jahren vorgenommen. Bei der Entwöhnung fand ein grosses Fest statt und nun erhielt das Kind zum erstenmale die gewöhnliche Kindernahrung: Milch und Honig.

Von den Geschlechtskrankheiten jüdischer Frauen waren hauptsächlich die „Ausflüsse", infolge der ihretwegen gegebenen medizinal-polizeilichen Vorschriften hervorzuheben. Wenn jemand aus seinem Scham einen Fluss hat, so ist solches ein unreiner Fluss. — Sehr bemerkenswert ist nun, dass der Speichel der Fliessenden sogar für unrein erklärt wurde; man schrieb ihm also offenbar ansteckende Eigenschaften zu. Als krankhaft wurden ferner nach III. Mosis Kap. 15 Vers 25 fgde. wie schon erwähnt, ausser der Periodenzeit eintretende Blutungen und ungewöhnlich lang dauernde Menses bezeichnet.

Mittel gegen Unfruchtbarkeit waren bei den Juden sehr im Schwange, da jene für eine Schande galt. Liebesäpfel, wie Kautzsch sie nannte, sind die Früchte von Mandragora officinalis, kugelige gelbliche Beeren von Kleinapfelgrösse.

Der Mutter Simsons, die vorher unfruchtbar war, hatte der Engel Jahwes Wein oder berauschendes Getränk verboten. Sie durfte sogar nichts, was vom Weinstock kam (Buch der Richter Kap. 13 Vers 14) und nichts Unreines geniessen.

Weiter sei noch erwähnt, dass im II. Buch Samuelis Kap. 21 Vers 20 gesagt wird: Der Gatte war ein langer Mann, der hatte sechs Finger an seinen Händen und sechs Zehen an seinen Füssen, wohl das erste Beispiel von Polydaktylie wie Ebstein hervorhebt, welches in der Litteratur berichtet wird. Hierzu ist jedoch zu bemerken, dass auf den ältesten ägyptischen Vasen derartige Vielfingrigkeit schon öfter abgebildet ist, vielleicht durch einen Irrtum der Töpfer, vielleicht aber auch mit Absicht oder aus Erfahrung.

Im II. Buch der Könige Kap. 2 Vers 19 berichten die 50 nach Jericho gesandt gewesenen an Elisa: Das Wasser ist böse und das Land macht Fehlgeburten. Vers 21: Elisa wirft dann Salz in die Quelle und sprach: So spricht der Herr: Ich habe dies Wasser gesund gemacht, es soll hinfort kein Tod noch Fehlgeburt daher kommen; bekanntlich ein Mittel, welches noch heutigentags zur Verbesserung des Wassers alter Brunnen verwendet wird.

Endlich glaubten die Juden gegen die Alterskälte auch noch ein souveränes Mittel gefunden zu haben. Denn so lautet es I. Buch der Könige Kap. 1 Vers 1—4 — da der König David alt war und wohl betagt, konnte er nicht warm werden, ob man ihn gleich mit Kleidern bedeckte. Vers 2: Da sprachen seine Knechte zu ihm: Lasset sie meinem Herrn Könige eine Dirne, eine Jungfrau suchen, die vor dem Könige stehe und seine Pflegerin sei und schlafe in seinen Armen, dass mein Herr der König warm werde. Vers 3; Und sie suchten eine schöne Dirne in allen Grenzen Israel und fanden Abisag von Sunem und brachten sie dem König. Vers 4: Und sie war eine sehr schöne Dirne und sie ward des Königs Pflegerin und diente ihm. Aber der König erkannte sie nicht.

Auch aus dieser schlichten Erzählung geht hervor, welch hohen Wert die Juden der Erregung des Geschlechtstriebes für die Kräftigung des Organismus zuschrieben.

Für die Überwachung der jüdischen sanitätspolizeilichen Gesetze waren ursprünglich die von Moses eingesetzten Priester bestimmt; nach ihnen kamen dann die Propheten, ausgebildet in den von Samuel gegründeten Prophetenschulen, in denen wahrscheinlich auch Heilkunde gelehrt wurde. Mit dem Untergang des Prophetentums schwand für lange Zeit aus der hebräischen Litteratur jede Spur von irgend einer ärztlichen Thätigkeit. Erst kurze Zeit vor Christi Geburt wurde der Orden der Essener gegründet, welcher auch die Arzneikunst, aber ebenso wie die Propheten gewöhnlich nur durch Hersagen heiliger Sprüche, Handauflegen u. s. w. ausübte.

Noch in dem ersten Teile des Talmud, der die Periode seiner Begründer, den Zeitraum der Tanaïten (70—220) n. Chr. umfasst, ist weder von Krankheiten, noch von Ärzten die Rede; dagegen wird in dem folgenden Zeitraum der Amoraïm (220—360) der ganze damalige Heilapparat mit dem Namen verschiedener bekannter Ärzte beschrieben. Es ist aber, was den Inhalt dieser Lehren betrifft, nirgendwo ein Anklang an Hippokrates, oder Aristoteles oder Galen in denselben zu finden; ebensowenig scheinen die jüdischen Ärzte von den persischen Magiern beeinflusst worden zu sein. Die talmudischen Ärzte waren nicht Ärzte von Haus aus, sondern grösstenteils Gelehrte, die sich ihr ganzes Leben hindurch dem Studium und der Erläuterung der mosaischen Gesetze widmeten und nur nebenbei mehr oder weniger Kenntnisse der damaligen Volksmedizin besassen. Für die Beschneidung und den Aderlass gab es allerdings besondere Künstler; im übrigen war die eigentliche Praxis in den Händen der Weiber.

Bergel (l. c. S. 5) bringt die Namen von 13 Talmudgelehrten, unter welchen Theodas aus Laodicea 100 p. Cn. bemerkenswert ist, weil er eine Kuh, deren Gebärmutter exstirpiert wurde, für lebensfähig erklärte und sich dabei auf seine in

Alexandrien gewonnenen Erfahrungen berief, wo alle von dort auszuführenden Kühe und Schweine, um ihre Fortpflanzung zu verhindern, dieser Operation unterworfen wurden.

Wie Angaben über Theodas, dann die über Jacob, den Manichäer, zeigen, haben diese bereits unter dem Einfluss der griechischen, römischen und persischen Medizin gestanden, so dass ein Teil ihrer nunmehr zu erwähnenden gynäkologischen Kenntnisse wohl nicht auf israelitischem Boden gewachsen sind.

Die Talmudisten verlegten den Sitz der Intelligenz in Herz und Nieren und sahen besonders das Herz als Ausgang aller Empfindungen an, eine Ansicht der auch Aristoteles huldigte, welcher alle Sinnesorgane mittelst eigener Kanäle mit dem Herzen in Verbindung setzte.

Die anatomischen Kenntnisse der Talmudisten waren sehr gering.

Sie glaubten, dass eine Konzeption auch ohne Kohabitation durch ein mit Sperma imprägniertes Badewasser möglich sei.

Die Schwangerschaftsdauer wurde auf 271—273 Tage festgesetzt, sollte aber auch über diese Zeit hinaus noch drei Monate andauern können. Der Embryo liege in ,den ersten drei Monaten im unteren, in den folgenden im mittleren und zuletzt im oberen Teil des Uterus; nahe zur Geburt stürze sich die Frucht dann wieder nach abwärts. Über die Menstruation als Zeichen der Zeugungsfähigkeit, über die beste Zeit für die Konzeption waren die Talmudisten genau unterrichtet; auch sie hielten das Menstrualblut für giftig. Sie bekämpften aber die alte Lehre, dass, wenn bei der ersten Kohabition kein Blut abgegangen, die betreffende Frau vorher defloriert gewesen sei. (Samuel.)

Als wichtigste hygienische Vorschrift betonten sie die höchste Reinlichkeit des Körpers, sie rieten also öftere Lokalwaschungen und allgemeine Bäder. Hygienische Ratschläge in Bezug auf die Kohabitation, namentlich die Vorschläge dieselbe nicht gleich nach dem Aderlasse oder schwerer Arbeit oder längerer Reise oder nach dem Besuche des Aborts vorzunehmen, zeigen, dass deren schädliche Folgen wohl bekannt waren. Durch Tamponade der Scheide die Konzeption zu hindern, war zarten, unreifen Mädchen, Schwangern und Säugenden gestattet. Den Säugenden wurden Fleisch, Wein. Eier, Fische, Petersilien, Koriander und Orangen empfohlen; dagegen der Genuss von Senf, Kresse, Thonerde abgeraten, weil bei jener Nahrung gesunde, kräftige und schöne, bei dieser hässliche, mürrische und kränkliche Kinder sich entwickeln sollten.

Unter den Amuletten, welche die Jüdinnen oft trugen, ist der sogenannte Erhaltungsstein, ein Meteorstein, zu erwähnen, den Schwangere zur Verhütung einer Fehlgeburt trugen.

Den Talmudisten war die Anwendung des tierischen Magnetismus in Form von Handauflegen und Bestreichen der kranken Teile (des Gesichts z. B. bei Zahnleiden) bekannt. Doch ist nirgends erwähnt, dass sie denselben bei Schwangern, Kreissenden, Wöchnerinnen oder gegen Frauenleiden angewandt hätten. — Unter den geburtshülflichen Operationen wurde der Kaiserschnitt an toten und lebenden Frauen ausgeführt; da die Talmudisten aber die Einwirkung des Eisens für reizend und schädlich hielten, so bedienten sie sich bei dieser Operation nur der beinernen Werkzeuge, oder angeblich einer „Gerstenähre" (?).

Sie kannten ferner schweisstreibende, abführende, brechenerregende Mittel und auch die Kälte zur Verminderung der Hyperämien; ja mit einem Gemisch von Wein und etwas Weihrauch suchten sie zum Tode Verurteilte bereits unempfindlicher zu machen.

Bezüglich der speziellen Gynäkologie sucht Dr. Bergel (l. c. S. 30) zu beweisen, dass der Schleimfluss aus den Genitalien, gegen welchen Moses so strenge Massregeln angeordnet hatte, nur der Tripper, aber nicht die Lues gewesen sein könne. Seine Gründe sind in der That durchaus stichhaltig. Mittel gegen jenen waren Alexandriner Gummi. Thonerde und Safran in Wein gekocht getrunken, ebenso in Wein gekochte persische Zwiebel; ausserdem Kümmel. Safran und Bockshorn ebenso in Wein gekocht, endlich Waschungen der Genitalien mit einer Abkochung der Graswurzel. Gegen den sich bis zum

Tode immer weiter ausbreitenden Krebs wandten die Talmudisten nur das Öl von sieben gerösteten Reiskörnern zum Beschmieren des Geschwürs an.

Wegen eines ekelhaften Geruches aus Nase und Mund, bei Erkrankungen der Schleimhaut des Rachens und der Nase konnte ein Weib die Scheidung von ihrem damit behafteten Mann fordern.

Im Talmud wird auch ein ägyptisches bierartiges Getränk, $\Sigma v \vartheta o \varsigma$ genannt, welches den Griechen und Römern ebenfalls bekannt war und aus gleichen Teilen Gerste oder Weizen, wildem Safran und Salz bestand, die durch irgend ein Ferment in Gärung versetzt und dann gekocht wurden. Dasselbe diente ebenso gegen Obstruktion wie gegen Diarrhoe.

Dem aus alexandrinischem Gummi, Bleiweiss und orientalischem Safran bereiteten Tranke wurde von den Talmudisten die Eigenschaft zugeschrieben, die Unfruchtbarkeit des Weibes zu bewirken. Schon in uralter Zeit sollen die Männer einen Teil ihrer Weiber mit diesem Tranke in ihrer jugendlichen Frische und Schönheit erhalten haben; derselbe diente aber ausserdem als Mittel gegen Ausflüsse aus den weiblichen Genitalien.

Bemerkenswert sind endlich noch die Eigenschaften, welche die Talmudisten dem Knoblauch zuschrieben und die wahrscheinlich sehr viel zu der häufigen Anwendung desselben in der jüdischen Küche beigetragen haben: er sollte sättigen, erwärmen, den Blick erheitern, den männlichen Samen vermehren, die Eingeweidewürmer töten und wurde besonders für jeden Freitagabend vor der Kohabitation zu nehmen empfohlen.

Während bereits durch Plinius in Ägypten das Vorkommen von Drillingen, Vier-, ja Fünflingen bekannt geworden war, sind merkwürdigerweise bei den doch ebenso fruchtbaren Jüdinnen angeblich nie mehr als Zwillinge geboren worden; von den Zwillingssöhnen des Gelehrten R. Hija soll aber der eine drei Monate später als der andere geboren worden sein.

Die Angaben über Missgeburten sind bei den Talmudisten schon ebenso phantasiereich wie 1000 Jahre später bei Ambroise Paré; sie kannten ferner auch Zwitter (ebensowohl androgyne als gynandrine) und ein lebend geborenes Kind mit zwei Köpfen (Bergel l. c. S. 72). Wie bekanntlich A. von Humboldt von einem Amerikaner berichtete, der während der Krankheit seiner Frau sein Kind 5 Monate mit der eigenen Brust stillte, so wird ein gleicher Fall im Talmud erzählt; auch Mardachai, der Oheim der persischen Königin Ester, soll diese seine Nichte selbst gesäugt haben.

Von diesem Mardachai wurde übrigens noch weiter erzählt, dass er ein Alter von 400 Jahren erreicht habe, während sonst um seine Zeit das menschliche Leben auf ein Maximum von 120 Jahren beschränkt war.

Aber der Begriff eines Jahres wurde in alter Zeit sehr verschieden aufgefasst, seine Länge verschieden berechnet und was auf der einen Seite viel zu kurz vielleicht nur nach Quartalen berechnet wurde, wurde in anderen Fällen offenbar viel zu weit gesteckt. Es ist ja unzweifelhaft, dass die Pubertät und mit ihr die Menstruation im Orient viel früher eintritt als in Mitteleuropa; also statt mit 14 schon mit 8—10—12 Jahren; immerhin werden wir Angaben, dass die geschändete Tochter des Patriarchen Jacob Dina bereits in ihrem achten Lebensjahre ihr uneheliches Kind geboren habe, und die Bathseba bei der Geburt des Salomo sogar nur sechs Jahre alt gewesen sein soll, cum grano salis aufzufassen haben.

6. Die Griechen.

Kurze geschichtliche Einleitung.

Etwa gegen 1300 v. Chr. wanderten die Danaer, das Hauptelement des späteren Griechentums in das von den Pelasgern bewohnte Griechenland ein.

Die ersten Mitteilungen über die griechische Geschichte geben uns die Gesänge H o m e r s, die Eroberung von Troja fällt etwa in das Jahr 1184 v. Chr·

Durch die ausgezeichneten Forschungen S c h l i e m a n n s wissen wir, dass jene Sänge nicht etwa Sagen und Märchen behandelten, sondern dass die Lobpreisungen ritterlicher Thaten und Schilderungen wirkliche Begebenheiten sind. Es fragt sich also, ob wir nicht auch aus ihnen gewisse Aufschlüsse über die Ärzte und die ärztliche Kunst jener Zeiten bekommen können. In der That giebt uns die Ilias mancherlei Einblick in das ärztliche Wissen der damaligen Zeit, in das Familienleben, die sexuellen Verhältnisse, in die Stellung der Frau, ja wir finden sogar Andeutungen von geburtshülflichen Fällen in ihnen.

In solchen Heldenliedern ist natürlich wenig von Gynäkologie die Rede, aber die Art, wie der Frauen an sehr vielen Stellen der Ilias seitens der rauhen Krieger gedacht wird, zeigt, dass die Stellung des Weibes in jener Zeit nicht bloss als Geliebte, sondern als Gattin und Mutter und auch als Beraterin des Mannes eine hochangesehene und der der späteren christlichen Frauen durchaus ebenbürtige war. Allerdings wurde ein strenges Hausregiment im Olymp wie auf Erden geführt; wird doch H e r e die stolze, von ihrem Sohne H e p h a e s t o s mit den Worten getröstet: Mutter, o fasse dich doch und trag's, wie bitter es schmerze! Dass ich nicht, o Teure, mit eigenen Augen noch sehe, wie Zeus dich schlägt. Aber wie lieblich klingen dagegen die Verse: „Denn wer einen Mond nur von seinem Weibe getrennt ist, der schon murrt unmutig im vielgeruderten Schiffe" und wenn S a r p e d o n klagt, dass ihm das Schicksal nicht die Heimkehr nach Hause gönne, „mein herzliches Weib zu erfreuen und das lallende Söhnlein", dann wie N e s t o r (15. Gesang) die flüchtigen Achäer ermahnt sich zu schämen: Scham vor anderen Menschen, noch mehr erinnere sich jeder seines W e i b e s und d e r K i n d e r, des Eigentums und der Eltern! Auch in der äusseren Erscheinung müssen die Frauen der damaligen Zeit prunkliebend gewesen sein, denn Hektor nennt sie „p r a c h t k l e i d s c h l e p p e n d e" Frauen.

Ergreifend aber ist die Scene, in der Hektor, bereit zum Kampf gegen den Peliden auszuziehen, von der trostlosen Mutter angefleht wird, „indem sie löste den Busen und hielt mit der anderen Hand ihm die Brust hin, Hektor! ihm zuruft, mein Kind, ach ehre doch dies und erbarme dich meiner, wenn ich die klagenstillende Brust dir bot, o gedenke dessen" — — und so ihn von dem Kampfe mit Achilles zurückzuhalten sucht.

Von der Schönheit des Weibes wird viel gesungen, die herrliche Jungfrau, Hellas die Frauenschöne genannt und von manchem h o c h b u s i g e n Weib in der Troer und Dardaner Stätten gesprochen, aber sie werden auch als Kriegsbeute erobert und es wird an ihnen für erlittene Leiden Rache genommen, denn N e s t o r rät deshalb den Achäern, keinem zuvor nach Hause zu kehren, ehe er geruht allhier bei einer der troischen Frauen und für die Mühe und Seufzer um Helena Rache genommen zu haben.

Der Ehebruch des P a r i s und seine Entführung der Helena wird von seinen Verwandten ebenso verurteilt wie von den Griechen. Auch H e l e n a selbst verurteilt sich als ein hündisches Weib und beschuldigt den P a r i s, dass er kein männliches Herz habe, noch jemals haben werde. Als dann H e k t o r von der H e l e n a zur lilienarmigen Gattin eilt, findet er sie mit dem Sohne und der schön gekleideten A m m e hoch auf dem Wartturm. Die angeführten Hexameter zeigen uns, dass schon in ältester Zeit nicht bloss die A m m e n als Ersatz der Mutterbrust dienten, sondern auch wie noch heutigentags, es beliebt war, diese mit schönen Kleidern und Gürteln zu schmücken.

Eine merkwürdige Ähnlichkeit zwischen dem bei den Israeliten geschilderten R a c h e - a k t (s. S. 18) des A b s a l o n an seinem Vater David finden wir in der Ilias in der Erzählung des P h ö n i x in den Versen: Ich floh vor des Vaters Groll, des Ormenossohnes Amyntor, der gar heftig erzürnt mir war um ein lockiges Kebsweib, dem er in Liebe sich zugewandt, nicht achtend die Gattin, meine Mutter. Sie flehte mich stets drum an, jene zuvor zu beschlafen, dass gram sie würde dem Greise; ihr gehorcht ich und that's. Doch sobald mein Vater es merkte, flucht er mir viel — — nur dass hier die eigne Mutter den Sohn zur Frevelthat antreibt!

Eine Stelle, in welcher der Wundschmerz mit dem Wehenschmerz verglichen wird, lesen wir im 11. Gesange wie folgt: Agamemnon ist in der Mitte des Arms mit einer Lanze durchstochen worden, kämpft aber weiter, während das Blut noch warm aus der offenen Wunde ihm hervordrang. Als nun aber ihm stockte das Blut in erstarrender Wunde, heftiger Schmerz durchschnitt da die heilige Macht des Atriden: Wie der Gebärerin Seele der Pfeil durchbohret der herbe, schneidende, welchen gesandt qualschaffende Eileithyen Heres heilige Töchter, die über die Wehen gesetzt sind.

Im 14. Gesange schildert ferner der Dichter, wie die Here, um den Zeus sich willfährig zu machen, sich aufs schönste zu schmücken beschliesst und hin nach dem Ida zu gehen, ob er begehrte vielleicht in Liebe zu ruhen an ihrem holden Leib. Sie wusch sich also erst mit Ambrosia von jeglichem Flecken die holde Haut rein und salbte sich darauf mit geschmeidigem Balsam feinen ambrosischen Öls, das mit Wohlgeruch ihr gewürzt war; dann kämmt sie das Haar und flechtet die Locken, legt um das weiche Gewand und den Gurt und geht zur Aphrodite, um von ihr den Zauber der Liebe und Sehnsucht zu erbitten, den ihr diese auch als künstlichen Gürtel von ihrem Busen giebt. So tritt sie vor Jupiter hin und dieser entbrennt auch sofort von Liebe und will sich ihr in Liebe nahen, hoch auf des Ida Gipfeln, wo alles ringsum zu sehen ist, sie aber verweigert ihm das, denn unanständig ja wäre es — später erst erkennt er, wie er durch sie überlistet wurde und Hektor und die Trojaner in Not geraten sind und er droht ihr mit der Geissel bis sie erkannt, ob ihr fromme das Liebeslager, wozu sie ihn zu verstricken kam vom Olympos her und ihn täuschte.

Hier sehen wir, dass bei den Griechen, ebenso wie bei den Babyloniern und alten Ägyptern die Frauen für den sexuellen Verkehr sich wuschen, einsalbten und mit wohlriechenden Ölen vorbereiteten.

Von Polymele ist im 16. Gesang gesagt, dass sie dem Hermes, dem Bringer des Heils, ihn schenkte den strahlenden Sprossen Eudoros, den in harten Wehen die helfende Eileithyia ans Licht gebracht habe.

Aber Here versteht noch in anderer Weise den Gatten zu überlisten, als er den Göttern verkündete, dass Alkmene an dem Tage den Herkules gebären werde, der einst alle Umherwohnenden beherrschen werde, da begiebt sie sich schleunigst zum achäischen Argos, wo ihr bekannt war Sthenelos edles Weib, des gebietenden Perseussohnes schwanger mit männlicher Frucht im siebenten Mond. Dies Kind nun förderte sie vorzeitig ans Licht und hemmte dagegen noch der Alkmene Geburt, ihr die Eileithyen entfernend. Und nun eilt sie zurück zu Zeus und teilt ihm mit, dass Eurystheus, Enkel des Perseus, geboren sei und also einst dieser die Argeier beherrschen werde.

Hier lernen wir sie als Here Eileithya kennen, wie sie mit 7 Monaten das lebensfähige Kind, dessen Geschlecht sie schon kennt, zur Welt bringt und bei einer anderen, der Alkmene, die Geburt noch verhindert. Was muss Homer schon für geburtshilfliche Kenntnisse gehabt haben, dass er bereits die Zeit der Lebensfähigkeit des Kindes genau wusste und sogar die „künstliche Frühgeburt" von der Göttin Here in aller Eile ausführen lässt, bei der Alkmene dagegen die schon eingetretenen Wehen wieder beseitigt.

Viel geringere Ausbeute in Bezug auf das Leben und Leiden des Weibes als die Ilias bietet uns die ihr folgende Odyssee. Auch durch sie geht wie ein roter Faden die hohe Verehrung, welche die Griechen damaliger Zeit ihren Frauen zollten, die nicht bloss im Rate der Unsterblichen, sondern

auch in dem der Sterblichen eine ebenso grosse Rolle, wie in der Ehe und
Familie spielten.

VI. 182: Denn nichts ist besser auf Erden, als wenn Mann und Weib in herzlicher
Liebe vereinigt, ruhig ihr Haus verwalten. Vergl. ferner VII. 65—75, wo die hohe Ver-
ehrung der Arete beschrieben ist. Zwar bestimmt nach dem Tode des Vaters der Sohn der
Mutter den zweiten Gatten — 2. Ges. 114 — sonst aber ist das Verhältnis zwischen den
Gatten und zwischen Mutter und Sohn ein sehr inniges. Die Verdammung des Ehebruchs
findet überall energischen Ausdruck. VIII. 307; andererseits findet die Thatsache, dass ein
Gatte mit Rücksicht auf seine Frau ein von ihm gekauftes Nebenweib eine Sklavin nicht
als Weib behandelt, Anerkennung; allerdings ist gesagt „aus Furcht vor dem Z o r n e der
Gattin". Dabei erfahren wir auch, dass eine solche Sklavin in jungfräulicher Blüte für
zwanzig Rinder zu haben war und dass Laërtes sie g l e i c h seiner edlen Gemahlin
p f l e g t e (1. Ges. Vers 430—434).

Beim Auszug in den Krieg wurden die Frauen seitens ihrer Männer unter die Obhut
von Freunden gestellt, so Klytaemnestra von Agamemnon unter die Obhut eines Sängers
(Ges. 3, Vers 268).

Blühende Jünglinge und alte Greise wurden als Gäste teils von den Töchtern des
Hauses, teils von den Mägden gebadet und gesalbt, „aber den blühenden Jüngling Telemachos
badete indessen Polykaste, die schöne, die jüngste Tochter des Nestor. Als sie ihn jetzo
gebadet und darauf mit Öl gesalbet, da umhüllte sie ihm den prächtigen Mantel (3. Ges.
Vers 464—487, 8. Ges. Vers 453) und Leibrock" — aber niemals ist dabei erwähnt, dass
sie sich hierbei in Liebe zu einandergesellet, wie etwa zur Zeit der Minnesänger in Deutschland es Sitte war und sonst an vielen anderen Stellen der Ilias und Odyssee erwähnt wird.
(Kap. 10 Vers 418.)

Und O d y s s e u s sagt auch 6. 221: aber ich bade mich nimmer vor euch, ich würde
mich schämen, nackend zu stehen in Gegenwart schönlockiger Jungfrauen.

Wie hoch in jener Zeit die ägyptischen Ärzte bei den Griechen in Ansehen standen,
zeigt uns die Stelle des 4. Ges. Vers 227: Siehe, so heilsam war die künstlich bereitete
Würze, welche Helenen einst die Gemahlin Thons, Polydamna, in Ägyptos geschenkt.
Dort bringt die fruchtbare Erde mancherlei Säfte hervor, zu guter und schädlicher Mischung.
D o r t i s t j e d e r e i n A r z t und übertrifft an Erfahrung alle Menschen, denn wahrlich, sie
sind vom Geschlechte Paieons.

Merkwürdig ist, dass in der Odyssee immer die F r a u e n m i t d e m S c h l e i e r erscheinen, was in der Ilias noch nicht der Fall ist. Beispiel 4. 623, 10. 545.

Im 11. Ges. Vers 448 ist von der Penelosteia gerühmt, dass ihr unmündiges Knäblein
ihr an der Brust gelegen habe, aber O d y s s e u s sagt von der E u r y k l e i a, seiner A m m e,
„Du hast mich an Deiner Brust gesäugt" 19. 482.

Die interessanteste Stelle für den Gynäkologen ist endlich die im 16. Ges. Vers 18,
welche uns zeigt, dass Homer s c h o n d i e E i n k i n d - S t e r i l i t ä t kannte, sie lautet:

Denn nur einzeln pflanzte K r o n i o n unser Geschlecht fort,
von Arkeisios war der einzige Erbe Laërtes,
Und von Laërtes war's nur Odysseus, aber Odysseus
zeugte nur mich — Telemachos.

Verfolgen wir nun in kurzen Zügen die Geschichte der Griechen nach
ihrer Rückkehr von Troja, so lagert über den nächsten Jahrhunderten noch
ein schwer zu lichtendes Dunkel, in welches aber S c h l i e m a n n s Ausgrabungen
von Mykenae auch schon manches Licht gebracht haben.

Von der Mitte des 8. bis zur Mitte des 6. Jahrhunderts v. Chr. waren
die Griechen ein thatkräftiges kolonisatorisches Volk. In das Jahr 776 fällt
die e r s t e Olympiade und damit der Beginn der Leibesübungen, welche die

Jugend frisch und behend und zu allen Strapazen geeignet machten. Diese Eigenschaften bewährten sie am meisten in den langen Kriegen mit den Persern. Der erste grosse Sieg über diese, die Vernichtung der persischen Flotte durch Themistokles fällt auf den 20. September 480 und das Jahr darauf schlug Pausanias dieselben den 25. September 479 in Attika bei Plataea, aber erst 14 Jahre später besiegte Kimon die Perser am Flusse Eurymedon 465.

Die Zeit seiner höchsten Blüte erreichte Griechenland unter Perikles, der von 493—429 lebte und die Kämpfe zwischen Athen und Sparta glücklich für Athen beendete. Nunmehr wurde Athen die gelehrteste und prachtvollste Stadt der Welt. Dichter und Bildhauer, Architekten, Historiker, Redner und Philosophen strömten von allen Seiten herbei und Männer wie Aeschylos (525—426), Sophokles (495—406), Aristophanes (455—387), Thukydides (471—391) und Alkibiades (450—404) waren die Zeitgenossen des Perikles.

Kein Wunder, dass zu gleicher Zeit auch die Medizin zu einer bisher nie geahnten Höhe emporstieg und dass zu derselben Zeit, in welcher die Bildhauer das Studium und die Darstellung der menschlichen Gestalt zu einer bewundernswerten Vollendung gebracht hatten, auch die Ärzte zum erstenmale zu einer staunenswerten Naturbeobachtung sich aufschwangen und mit ihren Zeitgenossen wetteiferten in der Erforschung und Kenntnis des äusseren und inneren Menschen.

Es ist also sicher kein Zufall, dass die Zeit, in der die grössten Bildhauer der Griechen gelebt haben, wie Myron, Kalamis, Pythagoras, Paeonios, namentlich aber Phidias, der grosse Freund des Perikles, welcher von 447—438 seine grössten Werke schuf und ferner auch Praxiteles von 370—330, zusammenfällt mit der Zeit, in welcher der grösste Arzt des griechischen Volkes, ja man kann sagen auch für die nächsten 1½ Jahrtausende seine für alle Zeiten bahnbrechenden Untersuchungen am gesunden und kranken Menschen begann.

Es hat zwar im ganzen sieben Ärzte mit dem Namen Hippokrates in jener Zeit gegeben, aber derjenige, um den es sich hier handelt, Hippokrates II. oder der Grosse lebte von 460—370 also gerade mitten in der oben geschilderten Epoche.

Es kann keinem Zweifel unterliegen und wir haben eine Reihe gut beglaubigter Thatsachen als Beweise dafür, dass auch schon vor Hippokrates II. eine Anzahl hervorragender griechischer Ärzte gelebt hat, kamen doch schon seit sehr langer Zeit oftmals ägyptische Ärzte ins Land, deren Einfluss auf die höchstbegabten Griechen, wie wir aus vielen Stellen der hippokratischen Lehren erkennen, ein sehr nachhaltiger gewesen sein muss.

Aus den medizinischen Thatsachen, welche schon vor Hippokrates in Griechenland bekannt waren, können wir, der ausgezeichneten Darstellung von Fasbender folgend, nachstehendes hervorheben.

Schon in der griechischen Mythe ist erzählt, dass Dionysos und Asklepios lebend aus dem Leibe ihrer toten Mütter herausgeschnitten wurden, aber in den hippokratischen Schriften ist nirgendwo des Kaiserschnittes an der Toten gedacht.

Bereits in sehr alter Zeit waren den Griechen Mittel zur Beförderung der Geburt bekannt.

Die Anatomie, speziell die der weiblichen Sexualorgane, war in der vorhippokratischen Zeit sehr wenig bekannt; man schloss aus den Befunden bei Tieren auf deren Beschaffenheit beim Menschen. Empedokles (504 v. Chr.) soll zuerst die Bezeichnung Amnios, die sich bei den Hippokratikern nicht findet, eingeführt haben.

In der Odyssee 11. 448 ist erwähnt, dass Hekuba und Penelope ihre Söhne selbst gestillt haben und aus der früher citierten Abschiedsscene zwischen Hektor und seiner Mutter geht ebenfalls hervor, dass diese ihn genährt hat. — Euryphon, ein älterer Zeitgenosse des Hippokrates, empfahl ausser inneren Mitteln Mutterzäpfchen und Schüttelungen der Kranken an einer Leiter zum Abgang der Nachgeburt; ferner umgekehrt Aufhängen derselben mit den Füssen nach oben an einer Leiter Tag und Nacht hindurch als Mittel gegen Prolapsus uteri.

Die Pythagoräer übertrugen ihre Zahlenphilosophie auch auf die Geburtshilfe bei Erörterung der Reife der Früchte und der Geburtstermine.

Nach der Ansicht von Pythagoras, Alkmaeon, Parmenides, Demokritus und Epikur lieferte ebenso wie der Mann auch das Weib zur Befruchtung seinen Samen. Und bei den Philosophen der vorhippokratischen Zeit (Empedokles und Pythagoras) bestand bereits eine Diskussion darüber, ob die Frucht mit 7 Monaten schon lebensfähig sei oder nicht; ferner suchten sie zu ermitteln, welche Momente bestimmend für die Entwickelung des Geschlechtes seien. So nahm Hippon den dünneren Samen für die Mädchen, den dichteren für die Knaben an; Alkmaeon die von dem einen oder anderen Gatten gelieferte grössere Samenmenge; Empedokles begründete hierdurch auch die Ähnlichkeit mit dem Vater oder der Mutter, ausserdem aber die grössere Wärme oder Kälte der Gebärmutter. Nach Empedokles entstehen Zwillinge aus der Spaltung der Samenmenge.

Knaben werden nach Parmenides häufiger in der rechten, Mädchen in der linken Seite getragen und nach Empedokles entstehen die Knaben aus dem Samen der rechten Körperhälfte, die Mädchen aus dem der linken.

Bemerkenswert ist aus jener Zeit auch die Aspasia (? 5 Jahrh. v. Chr.) aus deren Schriften Aëtius von Amida einiges citiert. Sie empfahl den künstlichen Abortus bei Kleinheit, Enge und carcinomatöser Erkrankung des Uterus. Sie war Ärztin, nicht Hebamme und beschäftigte sich auch mit Verhinderung der Konzeption durch Pessos. cf. Siebold Versuch I. 220.

Noch sind von griechischen Ärzten zu nennen Anaxagoras 500 — 428, ein Freund des Perikles, welcher die Entstehung der männlichen Frucht in der rechten Seite des Uterus, d. h. im rechten Horn annahm. Er schrieb die Wirkung des Samens der ihm eingepflanzten Wärme zu, glaubte dass an dem Embryo zuerst sich das Gehirn entwickele, und dass der Fötus durch den Nabel und den Mund ernährt werde.

Alkmaeon aus Kroton (500 v. Chr.), ein Schüler des Pythagoras, stellte zuerst Sektionen an Tieren an, um die Natur des Auges zu studieren. Er soll den Sehnerv entdeckt haben. Sitz der Seele sei das Gehirn, aus welchem der Same entstehe.

Sostros riet mit Euenor und Apollonios von Prusia die Nachgeburt zu fassen und hervorzuziehen.

Der Einfluss der altägyptischen Medizin auf die Hippokratiker ergiebt sich endlich sicher aus der Thatsache, dass aus dem altägyptischen Papyrus von Brugsch (Berlin) und Ebers, die ein Alter von etwa 1400—1760 Jahren v. Chr. haben, manche Stellen in die hippokratische Schrift περὶ αφόρων fast wörtlich übergegangen sind.

Hippokrates II. der Grosse wurde 450 v. Chr. geboren auf der Insel Kos. Sein Vater war Herakleides, seine Mutter Phainarete, eine Hebamme. Nachdem ihn sein Vater zuerst in der Heilkunde unterrichtet hatte, ging er zur Fortsetzung seiner Studien nach Athen. Zurückgekehrt praktizierte er erst einige Jahre in seiner Heimat, dann an mehreren Orten Thessaliens, demnächst auf der Insel Thasos, von wo er Reisen nach Kleinasien, Ägypten und Libyen unternahm; schliesslich zog er sich nach Thessalien zurück und starb daselbst gegen 370 in Larissa. Das ihm gewidmete Grabmal wurde noch im 2. Jahrhundert unserer Zeitrechnung zu Galens Zeiten zwischen Larissa und Gyrton gesehen.

Beginnen wir zunächst mit seinen Lehren über Geburtshilfe, so beweisen eine Menge seiner Beobachtungen, dass er bereits genaue Untersuchungen vorgenommen hat, oder wenigstens von seiner Mutter über solche genau instruiert war. Das zeigt z. B. der Satz: quaecumque uterum gestant, his osculum clausum est; ferner quae corrupturae sunt foetus his mammae graciles fiunt; ferner die Bemerkung: quae vero bene coloratae permanent marem plerumque gestant. Er wusste auch, dass glatte und harte Narben nach Geschwüren die Konzeption erschweren: uterus sanus esse debet (sc. ad conceptionem) et siccus et mollis ac neque contractus, neque proclivis, neque ore distorto aut deducto. Aber Hippokrates kannte nur den in zwei Sinus geteilten tierischen Uterus, in welchem rechts die Knaben, links die Mädchen liegen sollten. Waren ihm Mittel zur Tötung des Embryo und Fötus bekannt (pessarii subditii), so wusste er andererseits, dass auch durch äussere Verletzungen der Fötus bleibende Verletzungen erleiden könne. Er teilte zuerst die Schwangerschaft nach Mondsmonaten ein: qui enim septimo quadragenari (7×40 Tage) in lucem eduntur decimestres appellantur.

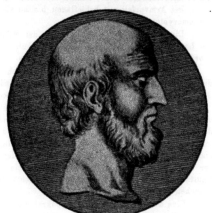

Fig. 1.

460—370. Nach einem Bilde, bezeichnet: Apud Fulvium Ursinum in nomismate cereo.

Der siebenmonatliche Fötus sei lebensfähig, octavo autem mense natus nullus unquam vixit, eine Behauptung, die, so irrig sie ist, seitdem 1½ Jahrtausende hindurch allgemein geglaubt wurde. Dasselbe gilt von seiner, der früher erwähnten indischen gleichen Angabe: Das Kind werde im 7. Monate in der Regel innerhalb der Gebärmutter umgewendet, so dass es sich mit dem Kopfe zur Geburt stelle; so könne es leichter und besser als in Fusslage geboren werden. Ursachen der Fusslagen seien zu grosse Weite der Gebärmutter oder unruhiges Verhalten der Schwangeren. Die Frucht gebäre sich selbst, sie zerreisse die Eihäute und trete heraus, indem der Uterus sie nicht zurückhalten könne. Hippokrates wusste ferner, dass nach einem Abortus die Placenta eher zurückbleibe als nach einer normalen Geburt. Zur Beförderung des Abganges der Nachgeburt wurden ausser dem Gebrauch von Niesemitteln namentlich Schüttelungen angewandt; ferner wurde das Kind, um einen leisen Zug am Nabelstrang auszuführen, auf Wasserkissen am Boden gelegt und diese wurden dann angestochen. Wenn er angiebt, bei der Geburt erweitere sich das Geäss, so muss man hierbei jedenfalls an die Weichteile und nicht an das Becken denken; ausserdem macht Faasbender darauf aufmerksam, dass Hippokrates diesen Ausspruch nur auf Erstgebärende bezog. Bei Steisslagen wandte er die Wendung auf den Kopf an; eine vorgefallene Extremität reponierte er. Seine Worte

(De superfoetatione I. 462): Quodsi extra uteri osculum, verum intra pudenda fuerit caput infantis reliquum corpus extra pudenda manibus immissis caput apprehensum extrahito, lehren uns, dass ihm gewisse Handgriffe zur Herausbeförderung des nachfolgenden Kopfes bekannt gewesen sind. Übrigens muss die Zerstückelung des Kindes zu seiner Zeit schon vielfach ausgeführt worden sein, wie aus den für dieselbe angegebenen Instrumenten: einem Messer, einem πίεστρον (Kranioklast) und ἑλκυστήρ (Haken) zu entnehmen ist. Geburts-lager war das Bett (κλίνη), aber am Ende der Austreibungsperiode begab sich die Kreis-sende auf einen Stuhl (δίφρον). In schwierigen Fällen halfen Männer.

Die Hippokratiker kannten weder die Eierstöcke, noch die Beckenenge als Geburts-hindernis, doch bezieht Fasbender (l. c. S. 294) den oben erwähnten Ausdruck „Gesäss" auf die Hüftbeine.

Bei vollkommener Fusslage liessen Hippokrates und seine Schüler die Geburt ohne Lagenveränderung des Kindes verlaufen.

Bei Armvorfall mit Schieflagen hielten sie die Frucht für abgestorben und wandten die Embryotomie an.

Die Entstehung der Menstruation, der Milch in den Brüsten, des Fruchtwassers und der Lochien erklärte die hippokratische Schule als Folgen der von denjenigen des Mannes sehr verschiedenen Körpergewebe des Weibes.

Die Zurückhaltung der Lochien war nach ihrer Ansicht eine sehr gefährliche und die meisten der auf sie bezogenen Symptome sind zweifellos infektiöser Natur, ja einzelne derselben bestimmt als puerperale Pyämie zu erkennen.

Sehr interessant ist weiter, dass in den hippokratischen Schriften auch die Lehre von den Frauenkrankheiten schon eine hohe Entwickelung zeigt. Als Unterschiede der Körpergewebe zwischen Mann und Weib fand man die Gewebe des weiblichen Körpers im allgemeinen lockerer, die Resorption vom Magendarmkanal schneller wie beim Mann und daher auch eine grössere Feuchtigkeit in den weiblichen Organen. Diese Eigenschaften des weiblichen Körpers sollten bei der Therapie ebenso berücksichtigt werden, wie Alter, Hautfarbe, Jahreszeiten, die Gegend, in welcher die Kranke lebe und ganz besonders die Ursachen der Erkrankungen.

Eine der wichtigsten von Hippokrates gegebenen Vorschriften war die, dass der Arzt bei der Behandlung von Frauenkrankheiten stets auf den ganzen Körper Rücksicht nehmen solle.

Eine grosse Rolle spielen in der gynäkologischen Therapie diätetische Vorschriften, welche sich auf Speisen, Getränke, Bewegungen, Lagerung, kurz auf die ganze Lebens-führung beziehen Von Medikamenten sind in erster Reihe Brech- und Abführmittel zu nennen, im ganzen aber hatten die Hippokratiker etwa 280 medikamentöse Heilmittel. — Bezüglich der örtlichen Therapie ist zu erwähnen, dass sie Klystiere in Anum, ebenso wie Scheideninjektionen anwandten und zwar mit Ölen, Milch, Fetten oder Adstringentien, z. B. dem Saft unreifer Feigen. Als Rohr wurde eine mit seitlicher Öffnung versehene Kanüle (Federkiel, Zinn - Bleierzrohr) gebraucht, an deren unterem Ende die Blase eines weiblichen Schweins (ausgekocht) zur Aufnahme der Flüssigkeit diente.

Sehr häufig gebrauchten sie auch globuli vaginales: προσθετά, dann auch Suppo-sitorien für den Mastdarm, bestehend aus Hirschfett, Honig u. a. — oder aus Hasen-haaren und Wolle, resp. Leinwand bestrichen mit Medikamenten. Diese προσθετά waren länglich, eichelförmig, rund und von verschiedener Grösse. Sie kannten ferner den Mast-darmspiegel (κατοπτήρ).

Besonders merkwürdig ist aber die Thatsache, dass die Hippokratiker sich auch schon der Sonde bedient haben ἡ μήλη, die aus verschiedenem Material, Zinn oder Blei, von ver-schiedener Dicke (5 Nummern) und solide oder hohl zur Sondierung, Öffnung und Erweite-rung des Muttermundes, zur Richtigstellung der Portion, zu Eingiessungen, Räucherungen und auch zur Einbringung von Medikamenten in das Innere der Gebärmutter benutzt wurde (Fasbender l. c. S. 97, 98, 217, 218).

Geläufig war den Hippokratikern ferner die Verlagerung und Richtigstellung der Portio vaginalis mit dem Finger, mit der Sonde und durch in die Vagina gebrachte Luft oder Öl; ausserdem das Ausräumen von Blutkoagulis aus der Gebärmutter, weiter die Einlegung von Retentionsmitteln bei Prolapsus uteri nebst Verwendung äusserer Bandagen. Sie applizierten trockene Schröpfköpfe auf die Scheide, auf die Brüste, zur Unterdrückung der Menses; sie bedienten sich gewisser Zangen zur Extraktion einer Neubildung aus dem Uterus, wandten das Messer zu allen möglichen (auch den Prolapsoperationen) und endlich mit besonderer Vorliebe auch das Glüheisen an.

Dämpfe, Räucherungen, Dampfbäder gegen die Vulva aber auch mit Einführung der σικύη in die Genitalien kamen bei Verhärtungen, Verlagerungen des Uterus recht oft zur Anwendung; ebenso kalte Begiessungen, Bäder und Sitzbäder.

Es würde uns zu weit führen, nun alle die pathologischen Zustände der weiblichen Genitalien anzuführen, gegen welche sie die oben erwähnten Heilmittel anwandten; wir begnügen uns zu erwähnen, dass sie Menstruationsanomalien (Retentio mensium, Amenorrhoe, Menorrhagien) kannten, dass sie die Ursachen der Sterilität ebenso beim Manne wie beim Weibe bekämpften, und ihre Ätiologie in ebenso eingehender Weise als die Therapie behandelten.

Von den Erkrankungen der Vulva — denn Bildungsfehler derselben kannten sie nicht — sind Wunden, Bläschen, Geschwüre, Auswüchse (Kondylome), Hämatome und „Jucken" genannt.

Unter den Gebärmutterkrankheiten — Bildungsfehler ausser einer Kleinheit des Organs erwähnen sie nicht — werden 1. Wanderungen derselben im ganzen Körper erwähnt.

2. Tiefer Stand und Vorfall; die ersten Andeutungen eines operativen Verfahrens bei Prolapsus uteri finden sich in folgendem Satz: Nachdem man die Haut der Gebärmutter der Länge und der Quere nach eingeschnitten hat, reibt man mit kleinen Leinwandstücken, schmiert mit Seehundsthran oder Pech ein, macht auch ein Kataplasma aus Granatblüten und legt weiche in Wein getauchte Schwämme vor, welche mit um die Schultern geführten Binden befestigt werden — darauf wird die Frau mit möglichst hochgehaltenen Beinen gelagert.

Offenbar beabsichtigte man bei diesem Verfahren eine bedeutende Eiterung der Schnittwunde mit nachheriger Vernarbung und Verengerung der Scheide zu bewirken.

3. Fehlerhafte Lage derselben nach oben, nach dem Gesäss hin, seitlich — infolge von Einwirkungen der Nachbarorgane — als wichtige Ursache von 2. und 3. werden die puerperalen Zustände erklärt; bessere Ernährung, häufiger Koitus, warme Bäder, Einlagen in Rektum oder Scheide, Dämpfe, Ausfüllung der Scheide mit Dämpfen, um die Portion nach oben zu verdrängen, manuelle Besserungen der Lage, ja sogar instrumentelle (mit Messer und Einreibungen, um Narben der Scheide zu bewirken) sind die angegebenen Heilmethoden.

4. Gebärmutterentzündungen und Geschwüre. Von den ersteren werden wiederholt die Erysipele genannt. Geschwüre am puerperalen und prolabierten Uterus (Decubitus-Geschwür), auch angeborene, werden angeführt und neben der lokalen auch die allgemeine Behandlung mit Brech- und Abführmitteln geraten.

5. Verhärtungen und Neubildungen der Gebärmutter. Unter letzteren ist der Gebärmutterkrebs anzuführen, bei welchem die Schwellung der Leistendrüsen erwähnt wird und gesagt, dass schliesslich alle Organe vom Krebs ergriffen würden. Von einer operativen Behandlung ist keine Rede, nur von Spülungen und inneren Tränken.

Dann ist noch der Abgang eines Uterussteines, eines verkalkten Myoms, oder richtiger die Entfernung eines solchen aus der Scheide durch eine bei der Kranken befindliche Frau erwähnt.

6. Überfüllung der Gebärmutter mit Schleim, Galle, Wasser, Eiter oder Luft.

7. Verschluss, weites Klaffen, Verhärtungen, Geschwüre am Muttermund.

8. Ausflüsse aus den weiblichen Genitalien, teils puerperale Blutungen, bei denen bereits die Tieflagerung des Kopfes angewandt wurde, dann auch die Einwickelung der Extremitäten (zuerst von Chrysippus um 350 v. Chr. in Knidos angegeben), ferner die Tamponade der Scheide; teils der gelbe, weisse, glasige, fleischwasserähnliche und ichorartige (nach Abort- und Placentarresten).

Konsensuelle Erscheinungen an den Brüsten bei Erkrankungen des Uterus werden in den hippokratischen Schriften öfter erwähnt: so ihre Erkrankung beim Erysipel der Gebärmutter. Die Entstehung des Gebärmutterkrebses führten sie auf das Ausbleiben der Menstruation zurück — sie kannten die ominöse Bedeutung der eingezogenen Brustwarzen. In dem Ausdrucke καρκίνωμα περὶ τὸ στῆθος könnte man sogar einen Beweis für die Behauptung finden, dass sie auch den Panzerkrebs von dem gewöhnlichen Carcinom der Brustdrüse zu unterscheiden wussten.

Von einer operativen Behandlung des Leidens ist aber keine Rede.

Soviel über den Stand der Lehre von den Frauenkrankheiten zur Zeit des grossen Hippokrates. Leider ist ja unter seinen Nachfolgern ein grosser Teil dieser Kenntnisse wieder abhanden gekommen, bezw. in Vergessenheit geraten und wenn wir bloss an die Uterussonde erinnern, so hat es über 2000 Jahre gedauert, bis dieselbe aufs neue erfunden wurde.

Wir erwähnten oben, dass die Mutter des Hippokrates II. eine Hebamme gewesen sei, auch von der Mutter des Sokrates (470—401) wird dasselbe behauptet, ihr sogar derselbe Name Phaenarete beigelegt. Die Hebammen jener Zeit waren sehr einflussreiche Personen, denn sie waren nicht bloss berechtigt, durch Arzneimittel und Zaubersprüche Wehen zu erregen und zu lindern; sie betrieben vielfach auch den künstlichen Abortus, ausserdem aber dienten sie als Heiratsvermittlerinnen. Sie nahmen ferner Schwangere zu deren Entbindung in ihre eigene Wohnung auf und hatten also bereits Privatentbindungsanstalten.

Die Erweiterung des bei den Chinesen, Japanern und anderen alten Völkern bereits gebräuchlichen besonderen Geburtszimmers oder der Geburtshütte zu einem eigentlichen Gebärhause finden wir nun zuerst bei den Griechen. Denn Pausanias (350 ? Arzt Alexanders des Grossen) erwähnt zuerst ein von Antonius von Epidaurus errichtetes Gebäude, welches offenbar mit einem Hospital oder einem Hospiz für alte Leute verbunden war, als ein locus religione consecratus.

Dasselbe war bestimmt ad moriendum aegris et ad pariendum muliebribus, quum Epidaurii fani accolae aegerrime ferrent, quod et feminae sub tecto non parerent et aegri sub dio animam agerent. Hiernach scheinen die Griechinnen, welche ebenso wie die Jüdinnen 40 Tage nach der Niederkunft unrein waren, oft im Freien geboren zu haben.

Die Nachfolger des Hippokrates.

1. Diokles aus Euboea lebte bald nach Hippokrates 360 v. Chr. Bruchstücke seines Werkes περὶ γυναικείων, welches von der Entwickelung des Embryo und von Frauenkrankheiten z. B. über die Menstruation, die Zeiten des bevorstehenden Abortus, die Behandlung hysterischer Anfälle, die Ursache schwerer

Geburten, die Behandlung des Gebärmuttervorfalles durch Einblasen von Luft mittelst eines Blasebalges handelte, finden sich bei Soran, Galen, Oribasius und Aurelianus.

In Soranus wird ferner aus jener Zeit erwähnt 2. Euenor 388 v. Chr., welcher die Entfernung der Nachgeburt durch Zug an den heraushängenden Teilen und den Gebärmuttervorfall durch Einlegung eines Stückes Ochsenfleisch zu behandeln riet.

3. Aristoteles (385—322), der Gründer der peripatetischen Philosophenschule, Sohn des Leibarztes von Amyntas II. und III., Nikomachus, geboren in Stagira auf Chalkidike ging 367 nach Athen wo er? praktizierte und mit Plato sich befreundete. 343 wurde er von Philipp von Macedonien als Erzieher Alexanders berufen, dem er auch Unterricht in der Heilkunde gab.

Wenn Aristoteles auch kein eigentlich ausübender Arzt war, so hat er direkt und indirekt sehr grossen Einfluss auf die Medizin ausgeübt. Er schrieb eine Reihe medizinischer Schriften, die leider verloren gegangen sind.

Sein System war aufgebaut auf der Zweckbetrachtung; der Leib war ihm nur Werkzeug für die Seele; die Fortpflanzung der letzteren geschehe durch die Wärme oder den Äther. Aristoteles kannte weder die Oxydation noch den Kreislauf des Blutes, noch die Nerven. Bei der Entstehung des Menschen gebe das Männliche die Form, das Weibliche — die Katamenien wären unvollkommener Samen — den Stoff für das Gezeugte. Aristoteles hat gegenüber Hippokrates die Lebensfähigkeit der 8 monatlichen Föten erwiesen. — Zur Belebung scheintoter Kinder riet er das Zurückdrängen des Blutes aus der Nabelschnur in den Fötus. Die Lage des Fötus mit dem Kopfe nach unten erklärte er aus den Gesetzen der Schwere. Seine vergleichende und induktive Methode und die kritische und auf strenge Naturbeobachtung basierte Empirie

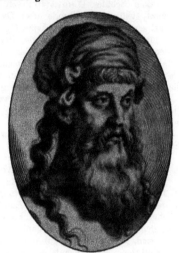

Fig. 2.

Aristoteles (385—322).

haben offenbar grossen Einfluss auf die von den Ptolemäern gegründete alexandrinische Schule geübt, wodurch sich sein weit in die christliche Zeitrechnung hineinreichender Einfluss zum Teil erklärt.

Bald nach seiner Zeit wurde die weibliche Geburtshülfe in Athen verboten, aber Agnodike, welche nach einem, wie Welcker erwiesen hat, zweifellosen Märchen in Männerkleidern dieselbe ausgeübt habe, soll es durchgesetzt haben, dass den Frauen i. J. 285 v. Chr. der Beistand bei der Geburt wieder gesetzlich gestattet wurde.

Die alexandrinische Schule (300 v. Chr. bis 200 n. Chr.).

Unter den Ptolemäern (304—30 v. Chr.) wurde die Medizin durch griechische Ärzte in Alexandrien auf eine hohe Stufe gebracht und sind als hervorragende Gynäkologen dieser Zeit zu nennen:

Herophilus (Ende des 4. Jahrhunderts) 335—280 v. Chr. in Chalkedon in Bithynien geboren, ein Schüler des Praxagoras, welcher von Ptolemaeus Soter zuerst an dem Museum von Alexandrien angestellt wurde. Von ihm wird behauptet, dass er zuerst Untersuchungen an menschlichen Leichen, ja sogar an zum Tode verurteilten Verbrechern angestellt habe (Kirchenvater Tertullian 2. Jahrh.). Er war daher auch der erste, welcher die Eierstöcke des Weibes erwähnte, ca. 300 v. Chr., und sie mit der Produktion von Samen in Verbindung brachte (Fasbender l. c. S. 109). Ausserdem aber schrieb er τὸ μαιωτικόν ein Hebammen-lehrbuch, welches von Soranus als tüchtig anerkannt wurde. Er war der Begründer einer auf vernünftiger Erfahrung beruhenden Ärzteschule, die bis etwa 100 n. Chr. hoch in Ansehen stand.

Sein Schüler Demetrius von Apamea (270 v. Chr.) in Soranus II. 54 erwähnt, teilte seine Theorie über Dystokien mit. Er sah nur die Kopflage als normal an und glaubte, die Arme lägen dabei gestreckt am Rumpfe und ihr Vorfall entstände durch Spreizen der Schenkel oder fehlerhafte Haltung der Frau. Unter den Ursachen der Dystokien gab er auch „schmale Hüften" an, weshalb Fasbender (l. c. p. 18, 167) ihn und nicht den Philumenos (nach E. C. J. v. Siebold), als den ersten bezeichnete, der an die pathol. Beeinflussung der Geburt durch die knöchernen Teile des Beckens gedacht habe.

Clodius, ein Schüler des Asklepiades, erkannte die Askariden als eine Ursache der geschlechtlichen Reizung in früher Zeit. Er lebte in ersten Jahrhundert v. Chr.

Athenion περὶ γυναικειων παθῶν (3 Jahrh. v. Chr.), er gehörte zu den Erasistrateern.

Elephantis, Salpe und Laïs waren wahrscheinlich Hebammen. Nach J. Ch. Huber schrieb letztere über Abortiva: Kohle mit Radix brassica und Myrte.

Erasistratos, der andere Hauptlehrer der alexandrinischen Schule, geboren in Julis auf Keos 304 v. Chr. stiftete ebenfalls eine nach ihm benannte Schule: er trennte die Nerven bereits in Empfindungs- und Bewegungsnerven, kannte die Milchgefässe, die Klappen der Hohlvene. Er verwarf viele hippokratische Lehren, auch den Aderlass, ebenso Purgantien; wirkte hauptsächlich durch Bäder, Klystiere, Friktionen, Schröpfen und gab minimale Dosen von Medikamenten. Er erfand auch den Katheter. Seine Schule reichte bis an 200 Jahre n. Chr.

Als dritte Alexandrinische, fast gleichzeitig mit der von Erasistratos (280 v. Chr. bis 117 n. Chr.) trat dann die empirische auf: von Ainesi-demos eingeleitet. Das Hauptgewicht wurde in ihr auf die Erfahrung gelegt, wobei Zufall, Geschichte und Anwendung ähnlicher Fälle den „empirischen Dreifuss" ausmachten. Philinos von Kos 280 v. Chr., ein Herophiläer, war der eigentliche Gründer derselben, welcher hauptsächlich auf der „Autopsie" bestand. Serapion 270 war Mitgründer; weitere Mitglieder dieser Schule waren: Poseidonius 70 v. Chr. und Kleopatra 46 v. Chr. (über Weiberkrankheiten).

Archagathes zog 219 v. Chr. als erster griechischer Arzt nach Rom und operierte dort so massenhaft und rücksichtslos, dass er und mit ihm alle griechischen Ärzte vom Volke nur als „Carnifex" bezeichnet wurden. Er erhielt das römische Bürgerrecht.

Apollonius gab mit Euenor und Sostros den Rath, die Placenta an dem vorliegenden Teile zu fassen und zu extrahieren.

Bacchius aus Tanagra erkannte neben den Blutungen aus Gefässzerreissung, auch solche per diapedesin. Er lebte 264 v. Chr.

Lykon um 250 v. Chr. beschäftigte sich mit der Physiologie der Zeugung, er war Nachfolger des Straton von Lampsakos (Lehrer des Ptolemaeus Philadelphus, ebenfalls eines alex. Arztes).

Aristanax riet das weibliche Kind später als nach 6 Monaten zu entwöhnen, weil es schwächer sei (Soranus ed. Dietz S. 201). Denselben Rat gab auch Mnesitheus, doch wurde derselbe von Soranus bekämpft.

Kleophantes schrieb über die Geburtserschwerungen bei Erstgebärenden (Soranus ed Dietz S. 100).

Antonius Musa (10 n. Chr.), Schüler des Themison, ein Methodiker, ist deswegen zu erwähnen, weil er den an Rheumatismus erkrankten Kaiser Augustus durch kalte Waschungen und Bäder heilte (23 v. Chr.) mithin der Begründer der Kaltwasserkuren war. Er wurde dafür durch die Ritterwürde und eine Bildsäule neben der des Äsculap geehrt und trug wesentlich zur Verbesserung des ärztlichen Standes bei.

Stratonicus ist als Lehrer Galens zu nennen, er behauptete dass das männliche Geschlecht beim Vorwiegen des männlichen Samens, das weibliche durch Vorrherrschen des weiblichen entstehe.

Athenaeus von Attalia (1. Jahrh. n. Chr.), Stifter der pneumatischen Schule ($\pi\nu\varepsilon\nu\mu\alpha$ als 5. Element), beschäftigte sich mit der Entwickelung der Zeugungsfähigkeit und des Embryo. In den Werken des Oribasius sind Fragmente seiner Schriften, darunter auch über die Verschiedenheit der Diät, je nach Alter, Geschlecht und Jahreszeit.

Dalion nach Plin. Hist. XX. 191 gab den Kreissenden aus Anisum cret. scil. und Apio Umschläge gegen Vulvaschmerz und ein Getränk „cum aneto". Hirsch VI. 666.

Xenokrates (75 n. Chr.) von Aphrodisias verwandte eine Menge widerlicher Substanzen z. B. Menstrualblut als Arzneien, auch Menschenfleisch.

Euphron beschäftigte sich mit den Zeichen der Empfängnis nach Valentin Rose: Euryphon s. d.

Heron, bekannt als tüchtiger Brucharzt, kannte die Nabelbrüche; war auch Geburtshelfer; er riet, die Hebamme solle in einer Vertiefung stehend die Hände anlegen.

Leonidas von Alexandrien lebte nach Galen und behandelte die Fistula ani, kannte den Hermaphroditismus, er operierte den Kropf; ferner den Krebs der Mamma mit dem Glüheisen.

Simon Magneter als Geburtshelfer von Soranus ed. Dietz S. 100 erwähnt, etwa zur Zeit des Herophilos.

Phaidros, Anatom von Soranus ed. Dietz p. 69 genannt, behauptete die Nabelgefässe gingen nicht, wie Empedokles gesagt, in die Leber, sondern ins Herz.

Petronas (Celsus III Kap. 14) gab Fiebernden Wein und Fleisch.

Salpe, eine ? römisch-griechische Hebamme, die als Aphrodisiacum: genitale in oleum fervens mergi jubet.

Menekrates, T. Cl. (54 n. Chr.) empfahl Cerat gegen Strumen und Verhärtung der Brustdrüse. Von ihm stammt das Emplastr. Diachylon, er war geboren in Zeophleta und Leibarzt des Kaisers Tiberius.

Sotira, Hebamme: tertianis quartanisque efficacissimum dixit plantas aegrotis supterlini multoque efficacius ab ipsa mulieri et ignoranti; sic et comitialis excitari. Hirsch VI. 1008.

Miltiades, ein Erisistratäer, verfocht die Theorie, dass die Weiber eigene Krankheiten hätten, er wurde zugleich mit Athenion genannt, etwa 50 v. Chr.

Die von den Ptolemäern gegründete alexandrinische Schule hat hohe
Verdienste um die Medizin, insofern sie erstlich die Anatomie des
Menschen durch Sektionen von Leichen, ja sogar durch Untersuchungen an
lebenden Menschen wesentlich förderte, indem sie weiter grosse Bibliotheken im Museion und Serapeion anlegte, die 700000 Rollen enthalten
haben sollen, leider aber nicht bloss dreimal, 47 v. Chr. und 390 und 632
n. Chr. durch Feuer zerstört, sondern sogar 398 n. Chr. im Auftrage
eines fanatischen Bischofs verwüstet wurden, ferner legte sie grosse
naturwissenschaftliche Sammlungen an — anatomische, botanische,
mechanische, zoologische, die jedermann zur Benutzung freistanden und
endlich erweiterte sie die medizinische Schule zu einer Universitas
litterarum, wo ausser Botanik, auch Mathematik und Physik neben
der Medizin gelehrt wurden und nicht bloss die Lehrer sondern auch
viele Schüler freie Wohnung und Unterhalt hatten — der erste Anfang der
Gründung von Bursen, die sich bis in die allerneueste Zeit
(Univ. von Palo Alto!) erhalten haben.

7. Die Römer.

Ein Volk, welches durchaus kriegerischer Natur, in fortwährenden
Kämpfen mit seinen Nachbarn, diese immer mehr unterwarf und schliesslich
über die ganze damalige kultivierte Welt herrschte, welches also in seinen
Kriegen mit menschlichen Leiden, Wunden und Verletzungen jeglicher Art
so vielfach bekannt werden musste, ein Volk, welches die Frau ursprünglich
in eine hohe verehrungswürdige Stelle gebracht und den Familiensinn gepflegt
hatte — von einem solchen Volk hätte man erwarten sollen, dass es Helfer
in allen Nöten, Ärzte, Wundärzte und Geburtshelfer in grosser Zahl und von
hervorragender Bedeutung hervorgebracht haben müsste. Allein bekanntlich
betrachtet der Krieger jeden, der nicht direkt mit den Waffen in der Hand
kämpft, als weit unter ihm stehend. So war es einstens in grauer Zeit
und so ist es, das lässt sich nicht verkennen, in vieler Beziehung auch heute
noch. Sechshundert Jahre hindurch sind die Römer zwar nicht ohne Arzneikunde, aber ohne Ärzte gewesen und die erstere bestand auch nur in Gebeten,
diätetischen Mitteln, Zaubersprüchen und Anrufen der Gottheiten welche sie
als speziell berufen zur Beseitigung gewisser Krankheiten sich ausgedacht
hatten, wie der Fluonia und Uterina, Carna, Prosa, Postventa; sie hatten
ferner ägyptische und griechische, medizinische Gottheiten, die von den betreffenden Landsleuten bedient wurden; sie hielten Prozessionen (bei Epidemien) und öffentliche Opfer für die Gottheiten ab. Die Haruspices und
Auguren sagten aus dem Fluge der Vögel und den Eingeweiden der Tiere
das Gedeihen der Bevölkerung oder das Eintreten von Epidemien voraus.

Man betrachtete bei den Römern die Medizin als eine inferiore Beschäftigung, und da fast ausnahmslos männliche Jugend für die Kriege

verwandt wurde, mussten sie ihre Ärzte von ausserhalb beziehen; deshalb war natürlich anfangs Kleinasien und Griechenland und später erst Ägypten eine Hauptquelle für diesen Bedarf. Anfangs wanderten viele niedere ärztliche Elemente, ausser den Badern und Quacksalbern in Rom ein und brachten durch ihre marktschreierisches Verhalten die griechischen Ärzte alle in Verruf. Allein allmählich gewannen die besseren derselben doch allgemeine Anerkennung. Unter diesen ist zuerst Asklepios von Prusa (128—56 v. Chr.) zu nennen, der Gründer der methodischen Schule, dann Themison von Laodike, ferner Thessalos, freilich ohne in Geburtshülfe oder Frauenkrankheiten nennenswertes geleistet zu haben.

Nur ein Werk aus der Zeit, in welcher die Republik in ein Kaiserreich umgewandelt wurde, eine Art von Encyklopädie der Medizin, stammt nicht von Griechen, sondern von einem edlen Römer: A. C. Celsus, welcher 30 v. Chr. geboren bis 50 n. Chr. gelebt hat. Er war, wie Häser angiebt, nicht Arzt, sondern Dilettant und betrieb nebenher Rhetorik und Philosophie. Als reicher, viel Land und Sklaven besitzender Römer kam er oft in die Lage, den ihm Untergebenen in Krankheitsfällen Rat zuerteilen und hatte sich aus diesem Grunde mit den damaligen Lehren der Medizin auf's genaueste bekannt gemacht. In seinen 8 Büchern über Medizin[1]) sind sowohl Geburtshülfe als Frauenkrankheiten abgehandelt.

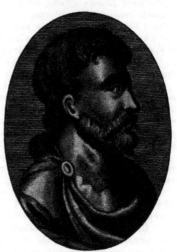

Fig. 3.

A. C. Celsus (30 v. Chr. bis 50 n. Chr.).

In Bezug auf den geburtshülflichen Teil des Werkes ist hervorzuheben, dass die Kreissende liegend gebar, das Haupt mit einer Binde umwickelt (wie bei den Japanern), in einem besonderen Gemach. Von männlicher Geburtshülfe ist nur bei toter Frucht die Rede. Das Kind wurde in eine Wiege gelegt, sehr oft von Ammen ernährt, eine Unsitte, welche schon Favorinus lebhaft bekämpfte. Celsus empfahl zuerst das Querlager bei geburtshülflichen Operationen, ferner die Wendung auf den Kopf und auf die Füsse. Bei nachfolgendem Kopf empfahl er Druck von aussen. Er riet ausserdem die Entfernung der Nachgeburt vor der Abnabelung des Kindes. Wenn er bei Vergleichung des weiblichen Beckens mit dem männlichen sagte: rectius os, quod pectinem vocant, in viris; recurvatum magis in exteriora in foeminis, ne partum prohibeat, so ist damit die Möglichkeit, dass fehlerhafte Biegung der Beckenknochen die Geburt hindern könne, offenbar ausgesprochen. Die Lehren, welche sich auf die Geburtshülfe beziehen, befinden sich im siebenten Buche Kap. 28 und 29.

---

[1]) In meinem Besitz ist die Ausgabe Th. J. ab Almeloveen: Aur. Corn. Celsi de Medicina libr. octo etc. Rotterodami 1750 (mit Bildnis von C.).

Im ersteren sind die Hindernisse für die Kohabitation „naturalia earum (sc. feminarum) nonnumquam inter se glutinatis oris; idque interdum evenit protinus in utero matris." — Si ex utero est membrana ori vulvae opposita est — er kennt also Atresie der Vulva und des Uterus und deren Ursache (Ulceration), und ihre chirurgische Beseitigung wird genau von ihm beschrieben.

Die Stellen über die Wendung auf die Füsse lauten: Medici vero propositum est, ut infantem manu dirigat vel in caput, vel etiam in pedes — Sed in pedes quoque conversus infans non difficulter extrahitur; namque his apprehensis per ipsas manus commode educitur. Die Behandlung der Nachgeburtsperiode bei toter Frucht schrieb er wie folgt vor: Quoties autem infans protractus est tradendus ministro est. Is eum supinis manibus sustinere medicus deinde sinistra manu leniter trahere umbilicum (sc. funiculum ubilicalem) debet ita, ne abrumpat, dextraque eum sequi usque ad eas, quas Secundas vocant quod velamentum infantis intus fuit, hisque ultimis apprehensis venulas, membranulasque sumes eadem ratione manu diducere a vulva, totumque illud extrahere et siquid intus praeterea concreti sanguinis remanet: Hier ist zum erstenmal die Extraktionsmethode der Nachgeburt beschrieben, welche bis zum Jahre 1862, der allgemeinen Einführung der Expressionsmethode — also etwa 1900 Jahre hindurch und auch heute noch in Frankreich in allgemeinem Gebrauch geblieben ist.

Von den Frauenkrankheiten erwähnt er die Steine der Blase und empfahl den Blasenschnitt inter urinae iter et os pubis, also über der Harnröhre.

Gegen Entzündungen der Vulva und Verhärtungen gebrauchte er medicamenta composita molli lana excepta, eaque lana naturalibus conditur = pessum. Kapitel 19 10: Si anus vel os vulvae procidit: empfiehlt er Sitzbäder mit Salz oder mit Kräutern, dann nach der Heilung der Geschwüre Reposition, darauf zur Auflage Hederich oder in Essig gekochte Weidenblätter und darüber Kompressen zur Retention; von einer operativen Behandlung spricht er nicht.

Gegen Fungus Ani aut vulvae Kap. 19 11 schlägt er verschiedene Umschläge vor, sed si hac ratione non tollitur vel aliis medicamentis similibus, vel vehementioribus ferro adurendum est.

Im Kap. 20 des vierten Buches: de vulvae morbo nennt er Verhärtungen und Geschwüre und Schmerzen und empfiehlt gegen dieselben Schröpfköpfe eventuell sogar unter den Brüsten, Senfumschläge am Unterleib, Riechmittel, Räucherungen, Umschläge u. s. w.

Über den Krebs spricht Celsus im Buch 5 Kap. 28 sub 2, ohne speziell den der Gebärmutter zu erwähnen, wohl aber nennt er den der Brüste und unterscheidet eine härtere und weichere Art und eine derjenigen Erkrankung ähnlich, welche die Griechen κονδυλώματα nannten; er kennt die häufigen Recidive, empfiehlt Ätzmittel, Excision und Glüheisen.

Einer der ausgezeichnetesten Ärzte, wahrscheinlich gegen Ende des ersten Jahrhunderts n. Chr. lebend, war Aretaeus von Cappadocien, der alexandrinischen Schule entsprossen, der in Alexandrien und Syrien lebte und das beste Kompendium der Medizin in jener Zeit geschrieben hat. Er zeichnete sich durch grosse anatomische Kenntnisse, genaue Naturbeobachtung, knappe und klare Darstellung, mehrfache Schilderung von bisher unbekannten Krankheitsbildern verschiedener Art, so z. B. der Dysenterie, der Diphtherie, des Diabetes u. a. aus.

In der von C. G. Kühn (Leipzig 1828) besorgten griechisch-lateinischen Ausgabe seiner Werke finden wir die auf die Gynäkologie bezüglichen Stellen zunächst auf Seite 69 der Einleitung „de Aretaei in rebus anatomicis scientia", wo von der Befestigung des Uterus und seinen Lageveränderungen die Rede ist: Membranae sunt ilibus affixae quae uteri ligamenta sunt nervosa: harum illae, quae uteri fundo inseruntur juxta lumbos, tenues sunt: alterae juxta cervicem ejus hinc atque hinc ilibus adhaerescentes valde nervosae existunt, lataeque tanquam navigii vela. Itaque si omnes hae membranae relaxentur, sede sua foras exit uterus. Apparet aliquando ex duabus uterum succingentibus membranis interior, et ab alterius continuitate divellitur: etenim duae tantum membranae istius divisurae sunt, quarum haec ob humoris fluxionem abscedit, sicut etiam ex abortu et partu violento, tum vero chorio adhaerescit; nam si illud vi extrahitur, simul prodit uteri tunica; at si foemina mortem evaserit in sedem suam regressa, ei ad amussim connectitur vel paululum extra propendet. Uteri aliquando osculum usque ad cervicem duntaxat prolabitur, sed ultro se recipit, si suffimenta adhibeantur, vel obstetricis manu sensim, placideque reponatur."

Obwohl also in obigem die Befestigungsbänder des Uterus so genau wie bisher noch niemals beschrieben sind und offenbar schon Ligamenta rotunda und lata (wie Segel eines Schiffes), so ist in Kap. XI des ersten Buches de Hysterica suffocatione gleichwohl die grösste Beweglichkeit des Uterus, seine Wanderung nach allen Richtungen hin angenommen und gesagt, dass, wenn er nach oben bis zum Pectoris cartilaginem wandere und hier länger verweile und die Eingeweide heftig drücke, die Kranken zuweilen ähnlich wie Epileptische sich verhielten; denn es würden in jener Enge die Leber, das Septum transversum (Zwerchfell), ja die Lungen und selbst das Herz rasch opprimiert und daraus entständen die Unregelmässigkeit des Atmens, die Kompression der Karotiden, die Schwere des Kopfes, die Benommenheit der Sinne mit einem gewissen Sopor. Zuweilen aber entstände bei Frauen ein ähnlicher Zustand, ubi suffocatio est et vocis interclusio, qui ab utero tamen non proficiscitur: quippe qui viros etiam, catochae more invadat. Hier erfahren wir also, dass Aretäus bereits zweierlei Arten von hysterischen Anfällen unterscheidet — solche, die vom Uterus ausgehen und solche die auch beim Manne vorkommen und mit dem Uterus nichts zu thun haben. Feminae juniores hac adfectu tentantur; sed aetate provectiores eo vacant: nam quibus aetas et mens et vita magis vaga, eae errabundum etiam habent uterum natu vero grandioribus stabilis est et aetas et vita, et mens et uterus.

In Kap. 12 De satyriasi bestreitet A. deren Vorkommen bei den Frauen (l. c. S. 65).

In Lib II de caus. et signis diuturnorum morborum Kap. 4 de vesicae adfectibus empfiehlt er die Excision grosser und kleiner Blasensteine und bemerkt auch: vesica crassitudinis est admodum exiguae. (S. 142.)

Kap. 5 desselben Buches ist der Gonorrhoea, sive seminis profluvio gewidmet: Morbo hoc tentantur etiam feminae: sed eae cum locorum pruritibus et voluptate cumque impudenti coitus libidine semen effundunt; viri autem ne minime quidem pruriunt. Hier sind offenbar die Pollutionen der Frau seitens der Bartholinschen Drüsen gemeint und der Pruritus vulvae, der so oft mit denselben verbunden ist.

Kap. XI. De uteri adfectibus: Uterus feminis est ad purgationem, atque partum utilis, multos autem gravesque morbos infert. Als letztere schildert er: Fluor albus, duritia, ulcera, prolapsus; unter dem Fluor albus nimmt er auch die weibliche Gonorrhoe auf. Ferner nennt er die phagedänischen Geschwüre und den Krebs; von letzterem kennt er ulceröse Formen und harte, derbe, knollige ohne Geschwüre. Beim Prolaps gedenkt er der Reposition durch übelriechende Räucherungen von unten und wohlriechende von oben, und der manuellen Reposition.

In Liber I de curatione acutorum morborum Kap. IV erwähnt er des durch den Katheter in der Blase bisweilen bewirkten Brandes „ne sphacelum inferat vesicae".

Gegen die Suffocatio hysterica empfiehlt er in Liber II de curatione acutorum morborum Kap. X: Räucherungen wie folgt: Uterus in mulieribus extentis hinc atque illinc secundum ilia membranis continetur; et perinde atque animal adfectus ex olfactu percipit etenim bene olentia expetit, ut iis se oblectet, foeda vero atque injucunda aversatur atque refugit. Siquid igitur hunc in superiori corporis parte offendat, uterus per naturalia prodit: et si quis ejusmodi ori vulvae adponatur sursum recedit, nonnumquam etiam hac illac, lienem versus aut jecur movetur; et membranae extentioni et contractioni cedunt, velorum instar navis.

Hier ist also nochmals die Fixation des Uterus durch die segelähnlichen Bänder desselben (Lig. lata) klar dargestellt und die angebliche Wanderung des Organes ebenfalls mit den Bewegungen eines Segels, dessen Peripherie fixiert

ist, verglichen, ein Vergleich der in der That sehr anschaulich und in mancher
Beziehung zutreffend die oben geschilderten Wanderungen des Uterus gegen das
Brustbein, Leber, Magen, Herz und Lungen sehr einschränkt.

Ausserdem empfiehlt A r e t a e u s gegen Hysterie: Cucurbitulae sine ferro, femoribus,
ilibus, coxis inguinibus attrahendae vulvae gratia et etiam spinae dorsi et inter scapulas
strangulatui succurratur.

Wenn aber die Suffokation aus Entzündung entstanden sei: Vena ad pubem pertingens
incidenda est, multumque sanguinis mittendum — — — et insuper danda opera est, ut
menstruae purgationes quam facillime profundantur.

Gegen Satyriasis endlich wendet er unter anderem: Cucurbitulae coxis aut ab-
domini und H i r u d i n e s qui optime faciunt ad sanguinem ex intimis locis educendum.

Nirgendwo finden wir in dem Werke von A r e t a e u s Mitteilungen über
puerperale Zustände; wohl deshalb ist es von E. C. J. von Siebold in
seinem „Versuche" auch gar nicht berücksichtigt worden. So ist denn
hier, was auch auffällig für die damalige Zeit bleibt, die Lehre von den Frauenkrankheiten mit denjenigen der inneren Medizin verbunden, ein Beweis, dass man
die Beschäftigung mit denselben damals doch nicht so infra viri dignitatem betrachtete,
als die Behandlung von Schwangern, Kreissenden und Wöchnerinnen.

R u f u s von Ephesus lebte 98—117 n. Chr., verfasste mehrere, in dem Sammelwerk des O r i b a s i u s fragmentarisch noch erhaltene Werke: über die Benennung
der menschlichen Theile, über Nieren- und Blasenkrankheiten, über Gicht und purgierende
Arzneimittel, über Beulenpest. Er soll durch Sezieren von Affen seine anatomischen
Kenntnisse erlangt haben. Er kannte die Eileiter, das Amnion und Chorion und
hielt das Fruchtwasser für den Schweiss des Fötus.

Weitaus der bedeutendste griechische, in Rom praktizierende Arzt war S o r a n u s
von E p h e s u s (110 n. Chr.). Er lebte zur Zeit des Trajan und Hadrian in Rom
und war besonders als Geburtshelfer sehr angesehen.

Er sezierte bereits menschliche Leichen, konstatierte, dass der Uterus der Frau keine
Hörner habe. Er kannte den Spiegel, er machte Injektionen in die Scheide. Der Streit
um die Frage, ob S o r a n u s Vagina und Uterus klar von einander getrennt habe, ist längst
zu seinen Gunsten dadurch entschieden, dass er ausdrücklich sagt, das obere Ende des
κολπος γυναικεῖος sei um den Hals der Gebärmutter herumgewachsen, περιπέφυκε τῷ τραχήλῷ
τῆς μητράς, wie bei dem Manne die Vorhaut um die Eichel — ὡς ἐπὶ τῶν ἀρρένων ἡπόσϑη
τῷ βαλάνῳ. S o r a n u s kannte ausserdem die Bedeutung der Gebärmutterbänder sehr gut;
denn er gab an, dass sie durch Verkürzung bei Entzündungen die Gebärmutter verlagerten
und bei Erschlaffung ihren Vorfall ermöglichten; er kannte ferner das Heraustreten der
Eierstöcke in Bruchsäcke.

S o r a n u s wusste, dass die Lagerung der Kreissenden von wesentlichem Einfluss auf
die Lagenverbesserung des Kindes sei, er beschrieb auch schon die Knieellenbogenlage.
Sobald das Chorion (die Fruchtblase) gefühlt war, wurde die Kreissende auf den Stuhl
gebracht. Der Damm wurde mit einem Leinen gestützt. Frauen mit breiten Schultern und
schmalen Hüften sollen nach S o r a n u s Ansicht schwieriger gebären. Er wusste auch
bereits, dass bei unvorsichtiger Entfernung der verwachsenen Nachgeburt eine Ein- und
Umstülpung der Gebärmutter entstehen könne.

Um die Geburt bei toter Frucht einzuleiten, brachte er einen trockenen Schwamm in
die Scheide oder ein Stück Papyros in den Muttermund.

S o r a n u s beschrieb die Eigenschaften, welche eine Hebamme haben soll, in Lib. I
Kap. 1 und 2 eingehend; schilderte in Kap. 3 die weiblichen Geschlechtsteile, Kap. 4—6
die Menstruation, Kap. 9 die beste Zeit zur Konzeption, dann die Schwangerschaft, die Entwickelung des Eies. Die Zeichen des drohenden Abortus und besonders ausgezeichnet stellt
er die Pflege des Kindes dar. Kap. 26—48. In Buch II handelt er in Kap. 1 von Amenorrhoe und Dysmenorrhoe, 2 Entzündung des Uterus, 3 Satyriasis, 4 hysterischer Stickkrampf,

7 Ödem des Uterus, 8 Scirrhus und Sklerom der Gebärmutter, 10 Blutungen, 11 Ausflüsse, 12 Gonorrhoe (de fluxu seminis mulierum, quem graeci gonorrian dicunt), 15 Flexion, Version und Elevation, 17 schwere Geburt, 20 zurückgehaltene Nachgeburt, 21—23 Abscesse, Geschwüre und Carcinome des Uterus. Fisteln, Warzen, Kondylome, Hämorrhoiden, Vorfall, Stenose und Atresie des Uterus waren ihm bekannt. Alle diese Angaben zeigen, dass das Werk des Soranus in der That eine vollständige Darstellung der damaligen Lehren über die Geburtshülfe, Frauen- und Kinderkrankheiten war.

Für denjenigen, welcher sich für die weiteren Lehren dieses ausgezeichneten Gynäkologen der frühesten christlichen Zeit interessiert, können wir das eingehende Studium des ausgezeichneten Werkes von Dr. ph. H. Lüneburg und Med.-Rat Dr. J. Chr. Huber, die Gynäkologie des Soranus von Ephesus München 1894 nicht dringend genug empfehlen.

In demselben ist zum Schluss auch eine sehr wertvolle alphabetische Übersicht der Materia medica et diaetetica des Soranus auf Seite 154—173 mitgeteilt, welche das Verständnis der Werke des Soranus wesentlich erleichtert.

Die ausgezeichnete Darstellung der zu seiner Zeit geltenden Lehren in der Gynäkologie, welche Soranus mit Nennung und Kritik der verschiedensten Autoren giebt, wollen wir an einigen Kapiteln noch näher wiedergeben, da kein anderes Werk aus jener Zeit existiert, welches in gleich ausführlicher Weise die ganze Gynäkologie mit Einschluss der Krankheiten der Neugeborenen behandelt.

Aus der Pflege der Schwangeren gegen Ende der Gravidität citieren wir aus Lib. I Kap. XVI, dass es zweckmässig sei, die Geschlechtsteile durch Schwitz- oder Sitzbäder zu erschlaffen, welche aus dem Dekokt von Leinsamen oder Bockshorn oder Malven bereitet würden, durch Einspritzungen mit süssem Öl, endlich durch Pessarien aus Gänsefett und Mark. Ausserdem soll die Hebamme fortwährend mit dem Finger den Muttermund öffnen und ringsherum salben, zumal bei erstgebärenden und kränklichen Frauen und solchen, die einen harten Uterushals hätten.

Aus den vielen trefflichen Kapiteln über die Pflege des Neugeborenen greifen wir Kap. 37 heraus: Soranus rät bezüglich der Art und Zeit wie dem Kinde die Brust zu geben sei: nicht gleich nach dem Bade, erst die Milch auszudrücken, es abwechselnd mit erhobenem Kopfe an beide Brüste anzulegen, die Brusthaut von der Nasengegend abzuhalten; das Kind dürfe nicht im Bett der Amme schlafen, um nicht erdrückt zu werden; auch nicht mit der Warze im Munde schlafen, um nicht zu ersticken; seine Augen seien vor zu grellem Licht zu schützen. Man dürfe das Weinen des Kindes nicht immer zur Veranlassung nehmen, dem Kinde die Brust zu reichen: denn es schreie nicht bloss aus Hunger; das Schreien sei eine nützliche Übung, nur wenn es zu lange schreie, könnten die Augen leiden und ein Herabtreten der Eingeweide in den Hodensack (Hernie) entstehen; es schreie, wenn es Schmerz habe, gedrückt werde, von einem Tier gebissen werde, ferner wegen Verstopfung, Entzündung — also müsse man genau die einzelne Ursache erst feststellen.

Auch sei das Kind nach dem Säugen nicht sofort zu schaukeln, da es Erbrechen bekomme; nach der Verdauung aber und vor dem Stillen sei das Schaukeln und später auch das Fahren gestattet.

In dem sehr interessanten und langen Kap. XVII des zweiten Buches von der schweren Geburt bespricht Soranus zuerst deren Definition von Herophilos und Demetrios, welche die Dystokie als eine schwere, oder als eine mit Hindernissen verbundene Geburt bezeichnet hätten. Soranus nennt sie eine aus irgend einem Grunde entstandene Schwierigkeit beim Gebären. Nachdem er dann die von Diokles, von Karystos, Kleophantos, Herophilos und Demetrios angegebenen Ursachen der Dystokie erörtert hat — unter denen Kleophantos besonders der Frauen mit breiten Schultern und schmalen Hüften gedenkt — folgt er der Einteilung derselben von Demetrios in solche, die von der Mutter, dem Kinde und den Gebärorganen ausgehen, hier sind auch wieder die hochgewachsenen, mit breiten Schultern

und schmalen Hüften genannt, bei denen die Geburten schwerer seien, weil ihnen die richtigen
Proportionen fehlten. Von seiten des Kindes werden erwähnt zu grosser Körper, dann ihre
Zahl 2 oder 3, dann ein totes Kind, weil es bei der Geburt nicht mitwirken könne, ferner
fehlerhafte Haltung und Lage. Ausserdem könne ein abgestorbener Fötus die Wandungen
der Gebärmutter durchbohren, wenn er keine Weichteile mehr besitze — hier ist offenbar
der Vorgang der Eliminierung der Frucht aus einer Tube beschrieben. Endlich könnten
die Weichteile der Mutter beim Ausziehen der Knochen mit den Haken durch jene verletzt
werden.

Von seiten der Gebärorgane seien zu enger und kleiner Muttermund oder Hals-
Grund zu Dystokien. „Manche haben von Natur einen kleinen Uterus"; dann zu grosse
Jugend oder zu hohes Alter der Gebärenden, Fleischgewächs im Halse oder Orificium uteri,
Überfüllung der Harnblase, Blasensteine, Kotstauung; Verwachsung der Schambeine, so
dass diese sub partu nicht auseinander zu gehen
vermöchten und Lordose der Lendenwirbel seien
ebenfalls Hindernisse.

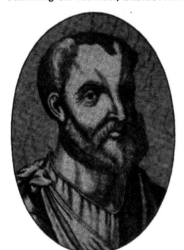

Aus den therapeutischen Vorschlägen,
die er bei Dystokien giebt, erwähnen wir:
bei Lordose der Lendenwirbel: Knielage,
welche auch für fette und fleischige Personen
empfehlenswert sei. Dagegen spricht er sich
gegen Aufhängen an Leitern und Schütteln
aus. Bei Blasenstein soll derselbe mit dem
Katheter aus dem kleinen Becken hinauf-
geschoben werden. Bei Handvorfall: Reposition; bei vorliegendem einen Fuss Herab-
holen des anderen, bei Steisslagen Herab-
holen beider Füsse, bei Schieflagen Wendung
auf Kopf oder Füsse. Bei zu grossem, totem
oder eingekeiltem Kinde Embryulcie oder
Embryotomie. Beim Gebrauch des Embryo-
ulkos solle man nicht nur in gerader, sondern
auch in schräger Richtung ziehen, um den Fötus
durch die Hebelwirkung leichter zu extrahieren. Nach der Perforation des Kopfes

Fig. 4.

Cl. Galenus (131—195 n. Chr.).

fasst er die Kopfknochen mit der Zahnzange
(ὀδοντάγρα) oder einer Knochenzange (ὀστεάγρα),
um sie zu zermalmen.

Wenn bei Fusslage durch ungeschicktes Ziehen der Kopf des Kindes abgerissen sei,
so solle man nicht, wie Sostratos, den linken Zeigefinger ins Rektum einführen und den
Kopf mit der rechten Hand (von aussen?) nach unten treiben, sondern denselben mit der
Hand im Uterus ergreifen, spiralig drehen und herabziehend ihn mit dem Haken extrahieren.

Soranus bekämpft das Verfahren des Euenor bei Gebärmuttervorfall, Stücke von
Fleisch in die Scheide einzulegen, empfiehlt dagegen, die Frau durch Beckenhochlagerungen
zu behandeln und bestimmte Medikamente auf die Scheidewände in Form von Kugeln (pessi)
zur Einwirkung zu bringen.

Der Gebärmutterkrebs und der Gebärmutterbrand beim Gebärmuttervorfall waren ihm
bekannt und es ist nach der unten angeführten Stelle wohl nicht dem mindesten Zweifel
unterworfen, dass wenigstens der sichtlich erkrankte Teil derselben schon damals öfter
abgeschnitten wurde; ja man kann eigentlich aus der Fassung derselben nur schliessen,
dass eventuell auch die ganze Gebärmutter herausgeschnitten wurde. Sie lautet:
Si vero frequenti casu alienata fuerit ut et nigrescat, utimur medicamentis, quibus cancrum
tollere consuevimus, vel ferro nigredinem ipsam alienatum et mortuam praecidimus. Si
autem et omnis matrix fuerit nigra, totam praecidimus.

Claudius Galenus (131—195 n. Chr.) geboren in Pergamos. Mit 17 Jahren fing er an in seiner Vaterstadt Medizin zu studiren, ging dann nach Smyrna, Korinth und Alexandrien. Im 28. Jahr war er in Pergamos Arzt an der Gladiatoren-schule. Mit 34 Jahren war er ein in Rom schon berühmter Arzt, später daselbst Leibarzt von Commodus.

Es ist also nicht richtig, wenn man von ihm behauptet hat, er sei ebenso-wenig wie Celsus Arzt gewesen. Die Zahl seiner Werke beläuft sich auf weit über 100. Seine anatomische Kenntnisse waren hauptsächlich durch Sektionen von menschen-ähnlichen Affen gewonnen. Er war ein glühender Verehrer von Hippokrates, wies überall auf die Naturbeobachtung hin und erkannte bereits die hohe Bedeutung des physiologischen Experimentes.

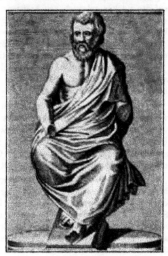

Fig. 5.

Moschion (117—138 n. Chr.).

Die Gynäkologie ist seine schwächste Seite, denn obwohl er noch gleichzeitig mit Soranus lebte, aber 20 Jahre jünger war wie derselbe, welcher den Uterus in anatomischer Hinsicht schon genau kannte, hielt Galenus den Uterus doch noch für bisinuatus, in welchem rechts die Knaben, links die Mädchen getragen würden. Er erklärte den Nutzen des Frucht-wassers gut. Unter den Geburtserschwerungen führte er Meatus angusti an, worunter natürlich nur zu enge Weichteile zu verstehen sind. Er rät, dass die Hebamme die Gebärende erst nach völlig geöffnetem Muttermunde auf den Gebärstuhl (δίφρον) bringe und mitpressen lasse. Noch heute ist sein Tadel derjenigen gültig, qui quum semel aut bis aliquid sunt conspicati, statim de eo in universum pronunciaro non dubitant.

Hygiene und Diätetik nehmen in seinen Lehren einen grossen Raum ein. Den Aderlass wandte er oft an. Praktischer Geburtshelfer ist er aber wohl nicht gewesen.

Ein Schüler von Soranus, welcher das erste uns erhaltene Hebammenbuch schrieb war Muscio, Moschion (117 bis 138 n. Chr).

Von der natürlichen Geburt sind bemerkenswert seine zweckmässigen Vorschriften über die Behandlung der Nachgeburtsperiode. Er erwähnt auch bereits den Situs in dontes, die Gesichtslagen des Kindes. Unter den Ursachen schwerer Geburten von seiten der Mutter nennt er: psychische Einwirkungen, zarte Konstitution, Fettsucht, Krankheiten des Uterus, Geschwülste, Blutungen, Blasensteine, Kotstauungen. Von seiten des Kindes: zu grosser Kopf, Wassersucht, Schwäche, Geschwülste, Tod und fehlerhafte Lage.

Nach den Angaben von Hirsch (Biogr. Lexikon IV, 323) soll Muscio oder Mustio nicht vor dem 6. Jahrhundert gelebt haben und hauptsächlich die Lehren des Soranus und Aurelianus excerpiert haben. Das Original ist 1882 durch Valentin Rose nach einer in der Kopenhagener Bibliothek befindlichen Handschrift in der lateinischen, der ursprünglichen Sprache, herausgegeben worden; denn die griechische Übersetzung des Werkes, welche zuerst bekannt wurde, stammt aus späterer Zeit und findet sich in dem von Kaspar Wolf in Basel 1566 herausgegebenen „Gynaeciorum".

Wie weit übrigens in diesen ersten Jahrhunderten nach Christi Geburt die Gynäkologie schon vorgeschritten war, das können wir am besten er-

kennen aus den Werken des Philumenos 80 n. Chr., über dessen Lebens-
zeit sehr verschiedene Angaben gemacht werden.

Nach Siebold (l. c. I S. 217) soll er 80 n. Chr. gelebt haben, Baas giebt dieselbe
Jahreszahl, Haeser (I. 273) um 50—80 n. Chr., dagegen behauptete Hirsch (IV. 559),
er habe im ersten Jahrhundert vor Christi Geburt gelebt und endlich J. Chr. Huber
(Hirsch, Biogr. Lex. VI. 963) wahrscheinlich am Anfang des vierten Jahrhunderts n. Chr.,
was mir doch zu spät erscheint.

Philumenos nennt unter den Geburtshindernissen eine zu feste Verbindung
der Schambeine untereinander, ferner eine Nimia lumborum cavitas (Lordose?), dann Füllung der Blase und des Darms. Die Schieflagen wurden von ihm richtig als Situs obliqui
bezeichnet und vor zu frühem und schnellem Operieren gewarnt. Bei künstlichen Entbindungen wurde die Parturiens mit niedriger liegendem Kopf und angezogenen Schenkeln
auf den Rücken gelagert, von kräftigen, erfahrenen Frauen gehalten und mit Brot und Wein
gestärkt. Bei höheren Kopflagen wurde die Wendung auf die Füsse gemacht. Bei eingekeiltem Kopf wurde der Haken angewandt.

Philumenos benutzte den ihm bekannten Spiegel, um Wucherungen am Muttermunde als Geburtshindernisse zu beseitigen.

Die Lehren des Philumenos blieben bis zum 7. Jahrhundert, ja noch in der arabi
schen Zeit der Medizin in Geltung und mit ihnen war eine Höhe erreicht, der nun leider
bald ein trauriger Abfall folgte.

Denn das Werk des Aëtius von Amida (502--576) in Mesopotamien,
welcher Christ und um 540 Leibarzt des Kaisers Justinian war, ist nur ein Sammelwerk aus Galen, Aspasia, Soranus und Philumenos und selbst das Werk des
Paulus Aegineta von der Insel Ägina, einer der letzten Ärzte der alexandrinischen Schule (625—690), welcher in Griechenland lebte, ist nur in seinem VII. Buche
über die Chirurgie selbständig, sonst aber nur eine Kompilation.

In dem Buche über die schwierige Geburt (Lib. III Kap. 6 und Lib. VI Kap. 74, 75)
hat er sich ganz nach Philumenos gerichtet, nur ist bei ihm von einer Wendung auf
die Füsse schon nicht mehr die Rede. Paulus Aegineta war Lehrer an der
Schule in Alexandrien und stand als solcher bei den Arabern im grössten Ansehen; sie
nannten ihn mit dem Ehrennamen: Alkwabeli, Geburtshelfer, wie Ludwig XIV. dem Leibarzt Clement den Ehrentitel Accoucheur gab. — Ausgezeichnet sind seine Schilderungen
über Frauenkrankheiten. Er gebrauchte das Spekulum, διόπτρον, zur Besichtigung der
inneren Sexualorgane; er beschrieb genau den Unterschied zwischen gut- und bösartigen
Verhärtungen des Uterus und schilderte in Kap. 70 bereits die Abtragung der Klitoris
bei Nymphomanie. Nach den Werken des Hippokrates und Galen erschienen seine
ἐπιτομῆς ἰατρικῆς βιβλία ἑπτα zuerst im Urtexte im Druck i. J. 1528 in Venedig und in
Basel 1538.

Ärztinnen in römischer Zeit.

Harless, Die Verdienste der Frauen. Göttingen 1830.

Die letzte der ägyptischen Königinnen aus dem Stamm des Ptolo-
mäus Lagus war die bekannte Geliebte des Antonius:

Kleopatra; sie ist nicht zu verwechseln mit der Kleopatra, welche über
Weiberkrankheiten schrieb; sie soll das Werk κοσμετικῶν βιβλίον verfasst haben
und werden aus demselben Rezepte von Galen und Aëtius angeführt, die um sehr
vieles älter sein sollen (Harless), als die in dem Werk von Weiberkrankheiten.
Aber Harless bezweifelt, dass das kosmetische Werk überhaupt von der Königin,
ja vielleicht nicht einmal von einer mulier medica geschrieben sei, sondern hält
einen Mann für den Verfasser.

Derselbe Autor erklärt ferner (l. c. S. 126), dass wenn das unter dem Namen einer Kleopatra bei dem Moschion vorkommende Fragment de partu et morbis muliebribus wirklich von einer Frau geschrieben worden, diese schwerlich vor dem 7. oder 8. Jahrhundert unserer Zeitrechnung gelebt habe!

Olympias aus Theben lebte etwa zu Augustus Zeiten und schrieb eine Sammlung von Rezepten gegen Weiberkrankheiten. Unter den Mitteln gegen Amenorrhoe und Sterilität wird auch Schlangenfett erwähnt.

Plinius, Galenus und Scribonius erwähnen wiederholt die Mulieres medicae, welche neben der Geburtshülfe in Rom auch die Medizin und kleine Chirurgie ausübten. Übrigens finden sie sich auch auf Leichensteinen erwähnt wie: Cornelius Melibocus sibi et Sentiae Elidi medicae contubernali; ferner Deis manibus Juliae A. L. Sabinae Medicae; endlich zeigt die aus dem Gudius von Walch citierte Inschrift: Forella T. L. Melaniona Medica a Mammis, dass unter ihnen die Trennung in Spezialisten bereits einen hohen Grad der Vollendung erreicht hatte.

Unter ihnen werden genannt: Fabulla Livia von Galen mit verschiedenen Heilmitteln, unter denen sich jedoch keins gegen Frauenleiden findet; ferner die Salvina obstetrix auch victoria genannt, welche am Ende des 4. Jahrhunderts lebte und welcher Theodor Priscianus, der Leibarzt des Kaisers Valentinian II einen Teil seiner Schriften widmete, als einer in der Behandlung der Weiberkrankheiten besonders geschickten und erfahrenen Frau (Harless l. c. S. 134).

Unter den byzantinischen Kaisern aber verbot der Kodex des Justinian den Frauen das öffentliche Kuriren und Arzneibereiten.

III. Das Mittelalter.

1. Die Araber (700—1300).

Kurze geschichtliche Bemerkungen.

Die Araber, ein fanatisch kriegerisches Volk, welches in fast ununterbrochenem Siegeslauf 637 Jerusalem, 640 Alexandrien, 711 Spanien eroberte, in Italien zum Teil bis zum 12. Jahrhundert herrschte und in Spanien sogar bis 1492 blieb, haben viele gelehrte Schulen in Bagdad, Bassora, Damaskus, Ispahan, Samarkand und in denselben grossartige Bibliotheken gegründet, von welchen diejenige in Cordova im 10. Jahrhundert bereits 250000 Bände enthielt. Der Koran, als Grundlage des islamitischen Bekenntnisses, musste genau von den Arabern befolgt werden; dadurch wurde die Kunst des Lesens und Schreibens für sie ein religiöses Bedürfnis, was wesentlich mitwirkte zur Beförderung der allgemeinen Bildung, der Kunst und Wissenschaft. Die arabischen Lehrer trugen die Medizin nicht bloss theoretisch vor, sondern an der 762 gegründeten Schule zu Bagdad wurde ein öffentliches Spital errichtet, in welchem Prüfungen angehender Ärzte stattfanden. Anerkannt ist, dass die Araber in der Arzneimittellehre, im Apothekerwesen, in der Chemie und Diätetik mancherlei leisteten, aber bahnbrechende Arbeiten haben sie auch auf diesem Gebiete nicht aufzuweisen. Besonders auffällig aber ist,

dass sie selbst in der Chirurgie trotz ihrer zahlreichen Kriege keine wesentlichen Fortschritte erzielten. Es hängt dieses wahrscheinlich damit zusammen,
dass ihnen die Vorschriften des Koran über die Behandlung der Leichen
jede anatomische und pathologische Forschung unmöglich machten. Vielleicht
aber auch mit ihrem Glauben an das Schicksal — Kismet — welcher ihnen
das Leben gleichgültiger wie Andern, den Eingang in das Paradies aber und
zu den Houris als besonders köstlich erscheinen liess.

Noch trauriger als in der Chirurgie war es mit ihrer Gynäkologie beschaffen. Nicht bloss die niedrige Stellung des Weibes, die Heimlichkeit und
Geheimniskrämerei in Bezug auf sein Geschlechtsleben, die Thatsache, dass
die gesamte Behandlung der Frauen nur in den Händen der Hebammen
lag und Männer nur im äussersten Notfalle und selbst dann nicht immer zu
Rate gezogen wurden, schloss selbständige Erfahrungen der letzteren in Geburtshülfe und Gynäkologie völlig aus. So wurden denn einfach die Lehren
der griechischen Ärzte, besonders des Paulus Ägineta abgeschrieben und da
dieser die Wendung auf die Füsse in seinem Werke nicht erwähnt hatte,
verschwand sie bei den Arabern ganz von der Bildfläche. Die Zahl der hervorragenden arabischen Ärzte ist daher auch in den 600 Jahren, in welchen
die Araber im Centrum der Weltgeschichte standen, eine auffallend kleine
und da diese Beschäftigung für unter der Würde des Mannes galt — die
Zahl derjenigen, welche die Gynäkologie behandelten, noch geringer.

Wir nennen zunächst den Syrer Serapion, in Damaskus geboren, nicht zu
verwechseln mit dem alexandrinischen Empiriker (250 n. Chr.); wo und wann er
als Arzt gewirkt hat, ist nicht bekannt, jedenfalls vor Rhazes, weil dieser ihn
citirt, also wahrscheinlich Ende des 9. Jahrhunderts.

Er empfahl wie schon Soranus bei sehr fetten Personen die Knieellenbogenlage
sub partu und riet ausserdem Pessarien aus Myrrhen, Helleborus niger, Opoponax und
Fel tauri zur Erleichterung der Geburt. Den Unterschied zwischen Verhärtung und Carcinom
des Uterus beschrieb er gut. Er kannte die Ursachen der Sterilität. Seine Werke, syrisch
geschrieben, sind hauptsächlich aus Alexander von Tralles entlehnt.

Einer der bedeutenderen Ärzte jener Zeit war Abu Bekkr Muhamed
ben Zakarja el Razi, genannt Rhazes, welcher 850 in Persien geboren, 932
als Vorsteher des Krankenhauses zu Ray in Izak starb.

Er ging zwar noch ganz im Galenismus auf, jedoch beeinflusste ihn Hippokrates insofern, als er dessen diätetische Vorschriften in seiner Therapie verwandte. Er nahm noch
die Zweihörnigkeit des Uterus an, erwähnte unter den Krankheiten desselben die Declinatio
uteri. Er warnte vor unnötigem Aderlass und vor Abführmitteln bei Schwangeren und
empfahl äusseres Streichen des Leibes. Er schildert die Eigenschaften einer Amme sehr
gut. Die grossen Kinder wurden mit einer Art Schlinge zu Tage gefördert (wie bei
den Tieren). Die Extraktion des Kindes und dessen Zerstückelung war den Hebammen
ganz geläufig. Den Uterus hielt Rhazes für ein Tier, welches nach Nahrung (Samen)
verlangt. Die Anzahl der Kinder, welche eine Frau noch gebären werde, könne man aus
den Knoten der Nabelschnur erkennen, ein Aberglaube, der sich bekanntlich bis
heute bei den Hebammen und im Publikum erhalten hat.

Haly el Abbas, ein Perser aus der Sekte der Magier, aus der ersten
Hälfte Jahrhunderts, starb 994. Er verfasste ein „Liber regius",
seligs Kompendium der Medizin, welches 1492 in Venedig in

lateinischer Sprache erschien. In demselben sind auch die geburtshülflichen Operationen geschildert.

Ali ben Abbas soll selbst eine Geburt von Vierlingen beobachtet haben; er beschrieb einen Fall von Superfötation. Forcipes ad caput conterendum sind angegeben. Die Behandlung der zurückgebliebenen Nachgeburt ist wenig von den Angaben des Philumenos unterschieden. Die Ärzte verschrieben nur Medikamente und gaben die operativen Vorschriften nur für die Hebammen.

Auch Avicenna, ein Perser, 980 geboren und 1038 gestorben, welcher in Hamdan und Ispahan lebte und für die Ärzte des Mittelalters das wichtigste Orakel blieb, hat in seinem Liber canonis medicinae, einem vollständigen System der Medizin, nur das Ererbte zusammengestellt und geordnet.

Bezüglich seiner geburtshülflichen Lehren sei hervorgehoben: Omnibus modis, quibus est possibile, lac matris infanti ad sugendum dandum est, woraus wohl hervorgeht, dass schon damals — vor mehr als 900 Jahren — das Selbststillen der Mutter oftmals umgangen wurde. Auf die Uroskopie legte Avicenna grossen Wert. Zur Einleitung des Abortus gebrauchte er ein der Cohenschen Methode zur künstlichen Geburt ähnliches Verfahren (Injektionen in den Uterus). Bei zu grossem Kinde riet er der Hebamme Schlingen event. ein Netz zum Herausziehen des Kopfes zu benützen. — Der Uterus war nach seiner Meinung noch zweihörnig; bei Jungfrauen sei ein Hymen vorhanden; das Geschlecht des Kindes könne willkürlich erzeugt werden. Von der Sterilität sind besonders die Ursachen und die Behandlung, speziell die Ratschläge, welche den Männern zu geben sind, besprochen.

Abul Kasim, in Alzahra bei Cordova geboren, wann ist ungewiss, gestorben 1013? oder 1122, der bekannte Verfasser des Altasrif, gab im ersten Teil desselben eine Darstellung der damaligen Lehre von der inneren Medizin, im zweiten von

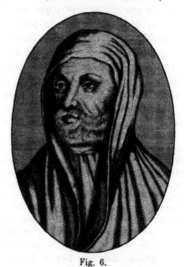

Fig. 6.

Avicenna (980—1038).

der Chirurgie. In diesem letzteren sind auch die geburtshülflichen Operationen nach Paulus Aegineta beschrieben und eine Anzahl Abbildungen damals gebräuchlicher chirurgischer und geburtshülflicher Instrumente hinzugefügt.

Die letzteren bestanden aus drei Ausdehnungswerkzeugen, einem Impellens zur Verschiebung des Fötus bei der Wendung (?), zwei Zangen (Almisdach) ad contundendum caput (mit Zähnen), zwei Haken und Skalpellen. Die Lage der Parturiens war damals die Rückenlage mit niedrig liegendem Kopf.

Abulkasem riet bei Fuss- und Knielagen durch Bäder, Niesemittel und Druck auf den Leib Kopflagen des Kindes einzuleiten. Die Lage der Parturiens war damals die Rückenlage mit niedrig liegendem Kopf.

Eine Extrauterinschwangerschaft mit Durchbruch der fötalen Knochen durch den Nabel wurde von Abulkasem beobachtet und beschrieben.

Sehr energisch warnte Abulkasem die Ärzte vor der leichtsinnigen Provokation des Abortus; unter keiner Bedingung dürfe solchem Begehren seitens der Frauen nach gegeben werden.

Endlich sei noch erwähnt, dass von Abdelletif, einem in Bagdad 1162 geborenen und 1231 gestorbenen Arzt, an Pestleichen die Unrichtigkeit der galenischen Schilderung des Kreuzbeins erkannt wurde.

2. Italien (XI.—XV. Jahrhundert).

Die italienischen Gynäkologen.

Kurze geschichtliche Bemerkungen.

Schon mit dem Ablauf des 5. Jahrhunderts n. Chr. — mit dem Siege Theodorichs, Königs der Ostgoten über Odoaker 493 — trat das Übergewicht der germanischen Welt über die antike Welt klar zu Tage. Mit Karl dem Grossen gewann erstere sogar eine fast die Weltherrschaft umfassende Bedeutung und zwar ebenso in politischer, wie in wissenschaftlicher Beziehung. Deutschland war damals eine Nation, an die sich erst nach einem Menschenalter die französische und dann die italienische anschlossen. Wie sehr das germanische Element von Bedeutung für die italienische Medizin geworden ist, geht erstlich daraus hervor, dass unter Friedrich I. Barbarossa die beiden hochberühmten Universitäten Bologna und Padua von Italienern gegründet wurden; ferner aber aus dem gewaltigen Einfluss, welchen Friedrich II., der Hohenstaufe, auf die italienische Medizin ausgeübt hat.

Er verordnete bekanntlich im Anfang des XIII. Jahrhunderts, dass jeder Medizinstudierende, welcher in Neapel die Heilkunde ausüben wollte, vom Collegium medicum in Salerno, welches 1213 zur Universität erhoben wurde, geprüft sein müsse; er bestimmte ausserdem: nec tamen post completum quinquennium practicabit, nisi per annum integrum cum concilio experti medici practicetur. Hier war also schon vor fast 700 Jahren nach der Studienzeit ein besonderes praktisches Jahr bei einem Arzte vorgeschrieben, wie es in Mittel- und Süddeutschland noch in der Mitte des vorigen Jahrhunderts existierte und welches jetzt in Deutschland in allernächster Zeit als sogen. klinisches oder Hospitaljahr wieder obligatorisch werden soll.

Bei den Salernitanern praktizierten auch schon Ärztinnen: die Trotula, Abella, Rebecca, Sextia Guarna.

Waren Deutsche also an der Entwickelung der italienischen Medizin von Anfang an wesentlich beteiligt, so haben im Laufe der Jahrhunderte die italienischen Universitäten tausende und abertausende von Deutschen angezogen, unterrichtet und ausgebildet, von denen wiederum manche als Lehrer an jenen eintraten, so in Bologna, Pisa, Ferrara, Venedig, Padua, Rom und Salerno und kein Volk ist mit den Deutschen seit 1½ Jahrtausenden in so innigem politischen, künstlerischem und wissenschaftlichem Verkehr gewesen wie die Italiener.

Zu den ältesten medizinischen Werken, die uns die italienische Litteratur brachte, gehört das Compendium Salernitanum und das Regimen Sanitatis der Schola salernitana, jenes kleine Compendium, welches in niedlichen Reimen alle jene Vorschriften enthielt, die bestimmt waren, das Leben angenehm zu machen und zu verlängern.

Dasselbe war als ein Gedicht dem 1101 in Salerno von einer Wunde geheilten englischen König Robert gewidmet; enthielt hauptsächlich diätetische Regeln und Beschreibung der guten und zweckmässigen Nahrungs- und Arzneimittel und des Gebrauches des Aderlasses in bestimmten Zeiten des Jahres.

Die salernitanische Schule, von der zuerst im Jahre 987 die Rede ist, war offenbar nach dem Vorbilde der arabischen Schulen gegründet. An derselben lehrten keine Mönche, sondern Laien, ja sogar wie erwähnt Frauen. Hier wurde schon die Würde eines M a g i s t e r s und D o k t o r s eingeführt und mit der letzteren, die unter besonderen Feierlichkeiten erteilt wurde, war dann auch die Berechtigung zur Praxis erworben. Johann von Mailand soll der Dichter des obengenannten Poëms sein, welches aus mehr als 2000 Versen bestehend ausser den bereits erwähnten diätetischen Regeln und einigen Ratschlägen über Aderlass, Keuschheit, Bäder- und allenfalls Fistelbehandlung, keine Vorschriften in Bezug auf das Leben der Frauen enthält.

Im XI. Jahrhundert lebte in Salerno T r o t u l a , ausgebildet wahrscheinlich in der Schule zu Salerno. Die in lateinischer Sprache erschienene Schrift: Trotulae curandarum aegritudinum muliebrium libellus rührt n i c h t von ihr her, sondern offenbar von einem Manne, und enthält Einfügungen und Citate aus viel späterer Zeit. Übrigens wird die Existenz einer Mulier medica Trotula nicht bloss durch eine Stelle, in dem eben genannten Buche sondern auch durch den neapolitanischen Historiker B a c c i u s bestätigt, welcher eine Trotola seu Trottolla de Ruggiero multae doctrinae matrona salernitana, quae librum scripsit de morbis mulierum et earum cura et alterum de compositione medicamentorum (verloren!) erwähnt. Dass diese Werke nicht der Eros, einem Medicus libertus der Julia Augusta zuzuschreiben sind, haben G r u n e r und H a r l e s s zur Genüge bewiesen.

S i e b o l d (l. c. I. 316) hat gezeigt, dass die geburtshülflichen Lehren der T r o t u l a meist aus Constantinus Africanus abgeschrieben sind und sonst nur abergläubische Mittel, Niesemittel, Amulette und zur Beförderung des Abganges der Nachgeburt Räucherungen mit Pferdehufen, Katzen- oder Schafkot empfohlen werden. Zur Erleichterung schwererer Geburten wurden Schwingungen der Kreissenden auf einem von vier kräftigen Männern gehaltenen resp. bewegten Leinwandlaken vorgeschrieben.

Einen bedeutenden Aufschwung nahm die italienische Medizin mit M o n d i n o di L i u c c i geb. um 1275 in Bologna, gestorben 1327 als Prof. in Bologna. Er war der Verfasser der berühmten 1316 beendigten in 25 Auflagen gedruckten „A n a t h o m i a" (80 Seiten), welche sogar zum Teil noch die pathologische Anatomie umfasste und fast das einzige Lehrbuch der Anatomie in den nächsten zwei Jahrhunderten blieb.

Wie gering übrigens seine Kenntnisse der weiblichen Genitalien waren, erhellt daraus, dass er die Vagina noch als Collum matris bezeichnete, dabei aber doch das Os uteri mit einem Os tincae verglich und in dem Uterus sieben Zellen annahm, in welchen das Sperma mit dem Menstrualblut gerinne und an den Öffnungen der Venen sich befestige.

F r a n c e s c o d i P i e d i m o n t e , welcher ungefähr 1330 in Neapel lehrte, gab nach Hippokrates, Galen und Serapion, als „Complementum zur Practica des Arabers M e s u ë" die beste Darstellung des Zustandes der Gynäkologie jener Zeit heraus.

Jedenfalls ist sein Rat (1343): ut dimittat naturae obstetrix et nihil agat —, dass die Hebamme also den Naturkräften mehr vertraue, sehr anerkennenswert und besser als seine Empfehlung der Psalmen Davids zur Geburtsbeschleunigung. Er kannte die Wendung auf den Kopf und nahm die Möglichkeit einer Überschwängerung an. Im Druck erschien sein Werk Venedig 1562, 1576, 1584.

Nikolaus Niculus, genannt Falcucci geboren in Florenz 13.. starb 1412, schrieb Sermones medicinales VII 1484, 1491 und 1533 in Papia und Venedig erschienen, in deren III und VI eine vollständige Übersicht der Gynäkologie jener Zeit enthalten ist[1]. Er ist nicht zu verwechseln mit dem Philologen Nicolus Nicoli.

Im 6. Sermon „De membris generationis" resp. in dem 3. Traktat desselben: De dispositionibus matricis et annexis ei sind die damaligen geburtshülflichen und gynäkologischen Ansichten dargestellt: Über Coitus, Zeugung, Unfruchtbarkeit, Bestimmung des Geschlechts im Mutterleibe. Ferner Abschnitte de situ foetus in matre, de partu in generali, de facilitate et difficultate partus u. s. w. Aus seinen eigenen Erfahrungen ist die in Trakt. III, Kap. 26 hervorzuheben: De precipitatione matricis et remotione ejus a suo loco naturali, in welchem er von der Frau eines Andreas Salsitia erzählt, dass sie viele Jahre nach der Exstirpation der Gebärmutter noch gelebt und ihrer Hauswirtschaft vorgestanden habe, eine Operation, die bekanntlich dem um 100 Jahre später lebenden Berengarius von Carpi meistens zugeschrieben wird. — Er öffnete in einem Fall von ektopischer Schwangerschaft die Bauchdecken und extrahierte die Fötalknochen durch den Nabel. Manche Autoren haben die Werke von Falcucci, Papiae 1484, Fol. maj. 4 voll. Venetiae 1491 und 1533, wegen ihrer Breite und ermüdenden Darstellung (Haller), wegen ihrer Kompilationen und der unterlassenen Nennung französischer Autoren (Malgaigne) verurteilt, indessen, wie obige Citate beweisen, doch mit Unrecht.

Aus dem 15. Jahrhundert sind ferner folgende Autoren hervorzuheben:

Pantaleone, M. da Confienza, Prof. der Medizin in Pavia und Turin ist insofern bemerkenswert, als er eine ausführliche Monographie über die Milch herausgab: Summa lacticinorum completa omnibus idonea, Turin 1477. Pavia 1517, 1525, 1568. Lyon 1525.

Aquila, Seb., 1475? geb., ist der Verfasser der ältesten Schrift über Syphilis: de morbo gallico, 1506 in Lyon zum ersten Male erschienen.

Guaineri, Ant., Prof. in Pavia und Padua, Leibarzt des Herzogs Ludwig von Savoyen noch im Jahre 1445, erlebte einen Fall von Gravidität, welche vor Beginn der Menses eingetreten war.

Benivieni, Ant., Prof. in Florenz † 1502, hatte bereits 20 menschliche Autopsien gemacht; er begründete den Anfang der pathologischen Anatomie und bewies den Übergang der Syphilis von der Mutter auf den Foetus. Er entfernte bereits Blasensteine bei Frauen durch Harnröhrenerweiterung. Aus seinem Tagebuche ist ein Fall zu erwähnen, in welchem er weder die Wendung auf den Kopf, noch wie er ausdrücklich angiebt — die Wendung auf die Füsse (!) machen konnte und deshalb bei der Schieflage den Haken in den Rücken des Kindes einsetzte und dasselbe mit ihm extrahierte.

Diese Bemerkung beweist entweder, dass die Wendung auf die Füsse im 15. Jahrhundert doch noch nicht vergessen war, sondern von einzelnen Autoren noch ausgeübt wurde; oder aber es ist dieser Fall als erster Anfang der Wiederaufnahme dieser Operation zu betrachten, welche jedenfalls dem grössten Teil der Ärzte jener Zeit nicht bekannt war.

Savonarola? 1384 geb., † 1466, Professor in Ferrara und Padua, machte auf die Bedeutung der Anamnese bezüglich vorangegangener Geburten aufmerksam und riet Kompression des Leibes bei schweren Geburten und Knieellenbogenlage.

Er glaubte übrigens an das Vorkommen tierischer Missgeburten neben einem menschlichen Embryo. Als geburtsbeförderndes Mittel nennt er Tanzen, Schreien, Stehen oder Knien. Das Os uteri soll mit einem Speculum eröffnet werden. Ausserdem aber empfiehlt

---

[1] Davidson, Monatsschr. f. Geburtskde. 1864. XXIII. 336.

er Gebete der Gebärenden ins Ohr zu sprechen, geweihte Amulette u. s. w. Dass solche Mittel sich bis in die neuere Zeit gehalten haben, wolle der Leser aus der folgenden Mitteilung meines Freundes J. v. Hefner, Alteneck, entnehmen[1]).

Es war im Jahre 1723, da lag meine Grossmutter, welche schon viele Kinder hatte, in schweren Kindsnöten; man hielt sie für verloren, selbst der sehr berühmte kurfürstliche Leibarzt Dr. Stark war ratlos. Da sagte eine Tante meinem Grossvater: „Die Herren Franziskaner besässen ein eigenhändiges Schreiben des heiligen Ignatius, welches in ähnlichen Fällen schon Wunder gethan habe". Mein Grossvater eilte zu diesen Herren und bat um Hülfe; sie erschienen mit Kruzifix, Kerzen, Weihwasser, legten den Brief auf, beteten, segneten die ganze Umgebung, diese kniete betend nieder und alles ging glücklich vorüber. Manche Ärzte, fährt v. Hefner fort, sagten mir: „Hätten wir ein ähnliches Mittel, um in solchen Fällen Mut, Vertrauen und Hoffnung zu erwecken, so würden wir auch oft als Wundermänner angesehen".

Buonaccioli, Lud., Prof. in Ferrara. Sein Werk Enneas muliebris ist (? 1480) der Lucrecia Borgia gewidmet und finden sich Auszüge desselben über Physiologie der Schwangerschaft und Geburt in Wolfs und Spachs Gynäcien 1597.

Berengario, Giacomo, † 1550, Prof. in Pavia und Bologna ist insofern als Vorläufer Vesals zu betrachten, als er bereits mehr als 100 menschliche Leichen secierte.

Biandrata, G., um 1515 Leibarzt der Königin Isabella von Ungarn ist der Verfasser des Werkes: Gynecearum ex Aristotile et Bonaciolo noviter excerpta de foecunditate, graviditate, partu et puerperio Argentinae 1589. Er lebte noch 1587.

Colombo, Realdo, in Cremona und Venedig war der Nachfolger Vesals in Padua. Er starb 1559, nach andern 1577. Er machte jährlich 15 Sektionen menschlicher Leichen, beschäftigte sich auch bereits mit Vivisektionen und gebrauchte zuerst statt der Schweine Hunde zu denselben. Berühmt ist er hauptsächlich durch die selbständige klare Schilderung des kleinen Kreislaufs, während ihm die Entdeckung des grossen noch nicht glückte.

Trincavella, Vitt., 1495—1586, muss hier um deswillen erwähnt werden, weil er seinen Vorlesungen den griechischen Text des Hippokrates zu Grunde legte und dessen Studium wieder zu Ehren brachte.

Monti, G. B., 1498 (Verona) 1561 (?) schrieb ein Opusculum de uteri affectionibus, Paris 1556. Am Ende des XV. und im Anfang des XVI. Jahrh. stand Alexander Benedetti aus Legnano 1490 in Griechenland 1493 in Padua, 1495 in Venedig Feldarzt; er starb 1525.

Ihm war die Beweglichkeit des Steissbeins gegen das Kreuzbein bekannt, auch der Unterschied zwischen männlichem und weiblichem Kreuzbein und er bekämpfte die Lehre vom Auseinanderweichen der Schambeinknochen. Auch verdankt ihm die Behandlung der Syphilis und Gonorrhoe mancherlei Fortschritte.

IV. Die neuere Zeit (XVI.—XVIII. Jahrhundert).

Mit der Erfindung der Buchdruckerkunst durch Johann Gutenberg 1440, des Schiesspulvers durch Berthold Schwarz 1354, mit der Entdeckung Amerikas durch Christoph Columbus 1492, mit dem Beginn der Reformation durch

---

[1]) Lebenserinnerungen. 1899. S. 9.

4*

M. Luther 1517 und endlich der Feststellung des Sonnensystems durch
Kopernicus 1530 kam eine so gewaltige Bewegung der Geister zu stande, dass
die mittelalterlichen bisher noch herrschenden Zustände in kürzester Zeit
wankend wurden und zusammenbrachen und neues Leben überall aus den
Ruinen hervorsprosste. Die rasch aufblühende Buchdruckerkunst sorgte für
schleunige Verbreitung der neu erworbenen Kenntnisse. Man begann die
Schätze der alten Litteratur durch den Druck zu vervielfältigen und die
durch die Eroberung Konstantinopels seitens der Türken vertriebenen griechischen Gelehrten trugen wesentlich dazu bei, das klassische Altertum wieder
zu Ehren zu bringen und den Ärzten das Studium des Hippokrates wieder
möglich und nutzbringend zu machen.

Gegen Ende des 15. und am Anfang des 16.—17. Jahrhunderts war die
italienische medizinische Schule immer noch die bedeutendste; von allen Seiten
zogen ihr wissbegierige Jünger zu, ganz besonders auch aus Deutschland und
eine grosse Reihe deutscher in Italien ausgebildeter Gelehrten wirkten bald
auch als Lehrer an den italienischen Universitäten. Bemerkenswert ist endlich, dass verschiedene neue, zum Teil epidemisch auftretende furchtbare
Krankheiten, das Interesse an der ärztlichen Thätigkeit, aber auch die
Kritik ihrer Leistungen lebhaft anregten und mit dazu beitrugen, manchen
längst veralteten Anschauungen ein jähes Ende zu bereiten. Hierher gehören
namentlich die Syphilis, der Flecktyphus und vor allem die Pest.

1. Die italienische Schule.

Die Verdienste der italienischen Ärzte im 16.—18. Jahrhundert
betreffen hauptsächlich die Anatomie (Cardano, Carcano, Aranzi), Embryologie (Fabricius ab Aquapendente), Physiologie (Ricini) und Mikroskopie
(Malpighi); aber auch in der klinischen Medizin brachten sie erfreuliche
Fortschritte durch die Einführung des klinischen Unterrichts (Monte und
Bottoni) durch die Erfindung des Thermometers; durch den Gebrauch der
Krankenwägung (Santorio); durch Transfusionsversuche an Tieren und Menschen (Manfredi) durch Schilderung von Fällen ektopischer Gravidität (Cornax, Batuna, Santorini, Benevoli) und durch die Erkennung der Krätze
als parasitärer Erkrankung (Redi). Ruini beschrieb bereits 1598 annähernd
richtig den Kreislauf des Blutes. Spallanzani wies 1785 experimentell die Befruchtung des Eies durch Samenkörperchen nach, 1620 vermachte der Professor
der Anatomie in Rom Lancisi, der eine chirurgische Lehranstalt daselbst gegründet hatte, sein Vermögen dem Ospedale san Spirito unter der Bedingung
der Erbauung eines besonderen Frauenhospitals und die Ärztin
Manzolini geb. Morandi, Professorin der Anatomie in Bologna stellte die
ersten Wachspräparate, darunter auch von geburtshülflichen Gegenständen
dar 1744. 1759 wurde auf Bertrandis Vorschlag in Turin ein Hebammeninstitut gegründet.

XVI. Jahrhundert.

Cardano, Gir., 1501—1596, Prof. in Rom, 1526 Rektor in Padua, 1539 in Mailand, wies bereits auf den Ersatz des Blutes durch die Transfusion hin; er soll auch originelle Beobachtungen in der patholog. Anatomie und Teratologie gemacht haben (Hirsch I 663).

Massaria, Al., 1510—1598, 1600: Praelectiones de morbis mulierum, conceptu et partu. Diese Vorlesungen wurden 1591 in Padua gehalten. Er war 1578 in Venedig und dann Nachfolger von Mercuriali als Prof. in Padua 1587.

Serveto, Miquel, 1511—1553, geboren zu Villanuova, studierte die Rechte in Toulouse, ging dann nach Barcelona, Bologna, Basel, Strassburg, Hagenau, Lyon und Genf. Auf Veranlassung von Champier (Leibarzt des Herzogs von

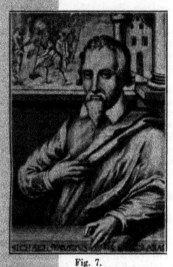 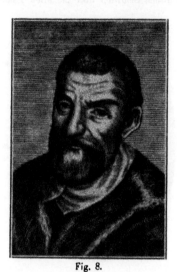

Fig. 7.

Serveto (1511—1553).

Fig. 8.

Fallopio (1523—1562).

Lothringen) begann Serveto 1535 in Paris das Studium der Medizin, wurde 1542 Leibarzt des Erzbischofs Palmier von Vienne; schrieb 1543 die Schrift Christianismi restitutio, die zu seiner Denunziation durch Calvin als eines Antichristen und zu seiner Verhaftung führte. Auf der Flucht aus dem Kerker wurde er in Genf ergriffen und daselbst am 27. Oktober 1553 öffentlich verbrannt. In der eben genannten Schrift ist der kleine Kreislauf genau beschrieben: nur irrt er noch darin, dass er glaubt, das Blut werde in der Leber bereitet und die Arterien seien mit einem Lebensgeist gefüllt.

Piccolomini, A., 1516—1605, Prof. in Rom. — Anatom bezeichnete die Linea alba zuerst als solche.

Augenio, Hor., 1527—1603, war eine zeitlang Prof. der Medizin in Rom: De hominis partu libri duo 1579 und 1580 Turin. Quod homini non sit certum nascendi tempus libri duo, hierin bestritt er die Nachteile der Geburt in 8 Monat für das geborene Kind (Hippokrates).

Aranzi (Arantius), 1530 (geb. in Bologna, vorzüglicher Anatom, 33 Jahre lang in seiner Vaterstadt Prof.), starb 1589, er schrieb 1564: de humano foetu liber. Er lehrte: die Vergrösserung, das Wachstum des Foetus bewirke auch eine Verdickung der Wand des Uterus. Er war Entdecker des Ductus art. Botalli und des Duct. venos. Arantii.

Fallopio, Gabriele, 1523—1562, wurde 1547 Prof. d. Anatomie in Ferrara, dann in Pisa, 1551 in Padua. Seine Observationes anatomicae Venedig 1562: ein vorzügliches anatomisches Werk. Ein grosser Verehrer von A. Vesal. Nach ihm wurde der Eileiter Tuba Fallopii benannt. Von Marcolini wurden nach seinem Tode seine sämtlichen Werke 1584 herausgegeben, darunter auch seine Erfahrungen über Chirurgie und speziell über Syphilis.

Mercuriali, Ger., 1530 (Forli)—1606, Prof. in Padua, Bologna, Pisa. Textkritische Schriften über die alten Klassiker. Seine Schrift: De morbis muliebribus praelectiones, Basel 1582, Venedig 1601 ist enthalten in den Gynaecien des Kaspar Bauhin, welcher sich das Manuskript dieser Vorträge in Italien selbst verschaffte und ohne Mercurialis Genehmigung abdruckte.

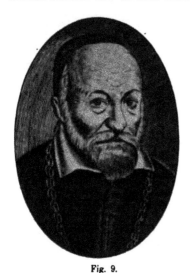

Fig. 9.

H. Fabricius (1537—1619).

Mercurii, Ger., geb. in Rom. Militärarzt 1578 in Bologna, † 1595? in Rom. La commare o raccoglitrice, Venedig 1501, 1607, 1620, 1642, 1676. Mailand 1618. Verona 1652. Deutschland 1652 v. Welsch, eine Kompilation aus Hippokrates, Aristoteles, Galen, Avicenna, Roesslin und Rueff, ohne alle Kritik. Bemerkenswert ist nur, dass unter den Indikationen zum Kaiserschnitt Mercurii auch das nach innen gebogene Schambein anführt.

Carcano, L. G., 1536—1606 in Pavia, Prof. der Anatomie: Sull unione dei vasi grossi del cuore nel feto. Seit Galen lieferte er die erste klare und genaue Beschreibung des foramen ovale und seiner Klappe im foetalen Herzen.

Campolongo, E., 1550, geb. in Padua —1604, Prof. seit 1578: de uteri affectibus.

Dadurch dass er weibliche Genitalien demonstrationis causa nach einer Sektion mit nach Hause genommen hatte, wurde auf Befehl der Behörden, die Bestätigung der Diagnose auf dem Leichentisch verboten.

Fabricius, Hieron., 1537 geb. in Aquapendente, starb 1619. Der gut deutsche Name „Schmidt" in Fabricius umgewandelt beweist wohl, dass wir es hier mit einem von deutschen Eltern in Italien (Aquapendente) geborenen Gelehrten zu thun haben, er war von Falloppio in Padua ausgebildet, 1604 erschien sein Opus de formato foetu.

Er hat sich die grössten Verdienste um die menschliche und vergleichende Entwickelungsgeschichte erworben, indem er die Entwickelung des Embryo und der Eihäute ausser bei Menschen bei Kaninchen, Meerschweinchen, Maus, Hund, Katze, Schaf, Pferd, Rind, Ziege, Hirsch, Reh, bei Vögeln, Schlangen und Haien studierte. Er gab Abbildungen von der Decidua humana, ferner von Umschlingungen der Nabelschnur. Auch beschrieb er die Verschiedenheit der Form der Placenta bei Menschen und Tieren; dann das Bauchfell in anatomischer Beziehung. Fabricius unterschied auch schon zwischen Lage (situs) und Haltung (habitus) der Frucht und gab gute Abbildungen von der schwangeren Gebärmutter. Er schrieb: De actione et utilitate partium foetus und nach seinem Tode kam erst heraus: De formatione ovi et pulli.

Cornax, M., um 1520, Prof. in Wien. Er publizierte den in seiner Gegenwart 1549 von Paul Dirlewang operierten Fall von Laparotomie bei seiner Extrauteringravidität im Jahre 1564.

E. C. J. v. Siebold erzählt (l. c. S. 99), dass Achilles P. Gassarus einen Fall veröffentlicht habe, in welchem er die Eröffnung eines Bauchabscess vornahm, aus dem nachher die Knochen des Foetus abgingen.

Plazzoni, Fr., Anatom und Chirurg in Padua, † 1622, schrieb: de partibus generationi inservientibus libri duo, Padua 1622.

Casserio, Giul., 1545—1606, zuerst Diener, dann Schüler, dann Nachfolger von Fabricius ab Aquapendente. Trattato iconografico, Tabulae de formato foetu (107 Kupfertafeln) Amsterdam 1645 nach seinem Tode herausgegeben.

Ruini, Senator in Bologna. Verfasser der 1598 erschienenen Schrift: Anatomia del cavallo, infirmitá et suoi rimedii mit ziemlich klaren und annähernd richtigen Anschauungen über den Kreislauf.

Santorio, Santoro, 1561—1635 aus Capo d'Istria, Prof. in Padua stellte die Perspiratio insensibilis fest und ist wegen seiner Wägungen Kranker, besonders aber bekannt als der Erfinder des Thermometers, mit dem auch der Arzt Sarpi 1552 in Verbindung gebracht wird, aber mit Unrecht, denn er benutzte bloss den Thermometer 1617.

Costeo, Giov., um 1550—1603, Lehrer der Medizin in Bologna schrieb: De humani conceptu, formatione, motus et partus tempore 1596, 1604. De morbis puerorum et mulierum, Bologna 1604.

Sassonia, E., 1550 oder 1551, starb 1607, geb. in Padua, er lehrte in Padua und Venedig; de humani conceptu, formationis motus et partus tempore, Bologna 1596.

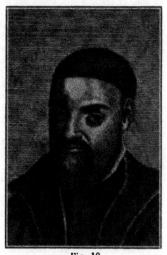

Fig. 10.

Bottoni (1596).

Venusti, A. M., im 16. Jahrh. in Mailand geb., studierte in Bologna, praktizierte in Venedig. . Discorso intern. generale alla generazione al nascimento degli uomini, Venedig 1562.

Sinibaldi, Giovanni Bened. der Vater, 1594—1658. De gener. hominis Rom 1642, dasselbe Frankf. 1669 mit der historia foetus Mussipontani 1669.

Bottoni, Alb.?, — 1596 Prof. in Padua. De morbis muliebribus, Padua 1585 (2. Aufl. 1588 Venedig) ist in der 2. Aufl. der Gynaecien von Kaspar Bauhin aufgenommen.

Bottoni hat das Verdienst den nach Montes Tode (1551) eingegangenen klinischen Unterricht 1578 auf Veranlassung der deutschen Studenten wieder eingeführt zu haben.

Sori, Giacomo, ? — 1632, ein sehr geschickter Chirurg am Ospedale in Alessandria, er empfahl auch die Sectio caesarea an der Lebenden.

XVII. Jahrhundert.

Guidetti, G. T., ? 1650. Ein Arzt in Ivrea, der über Zeugung und Entwickelungsgeschichte des Hühnchens schrieb.

Forti, R. G., 1603—1678, Prof. in Venedig und Padua, Consilia de febribus et morbis mulierum 1668.

Manfredi, P., 1660 Arzt in Lucca: ist einer der ersten italienischen Ärzte die Transfusionsversuche zuerst an Tieren und dann auch — 1668 — mit Glück vom Menschen zum Menschen angestellt haben.

Nigrisoli, G., 1621—1689 Prof. der Medizin in Ferrara empfahl zuerst 1665: appositio hirudinum internae parti uteri in puerperis ac mensium suppressione.

Redi, Fr., 1626, (Arezzo) † 1694, Prof. der Medizin in Pisa: Omne vivum ex ovo, er erklärte sich gegen die generatio originaria 1671, 1675, 1688. Er wusste schon, dass die Krätze durch einen Parasiten bewirkt werde.

Zambeccari, G., im 17. Jahrh., Prof. der Anatomie in Pisa. Brief an Redi, worin er diesem die ohne Nachteil von ihm an Tieren vorgenommene Exstirpation von Baucheingeweiden besonders von Darmteilen mitteilt.

Riva, 1627—1677, Leibchirurg des Papstes Clemens IX.: de duplice secundina humana. De conceptu vero pro falso habito.

Malpighi, M., 1628—1694, geb. bei Bologna, starb in Rom als Leibarzt des Papstes Innocenz, der berühmteste Anatom in Bologna, Schöpfer der mikroskopischen Anatomie 1661 Entdeckung des kapillaren Kreislaufs an der Lunge und der Harnblase des Frosches, bediente sich zuerst stark konvexer Linsen zur Vergrösserung (— 180).

Musitano, C., 1635—1714 (Neapel) ein Geistl., der Medizin studierte und mit päpstlicher Erlaubnis praktizierte. 1709 De morbis mulierum tractatus. De luc venerea libri IV, Neapel 1689.

Calvo, P. B., in Turin 1714 interessante Mitteilung über Tubenschwangerschaft.

Balestrini, Ph., Arzt und Anatom. Sullo sceletto del foetu et una storia notomica degli parto con la differenza degli ossi dopo la nascita. Genua 1708.

Barbato, H., ? 1650 in Padua. Diss. anatomica de formatione, organisatione, conceptu et nutritione foetus in utero, Padua 1676. Barbato entdeckte das Blutserum 1667.

Lancisi, G. M, 1654 (Rom) —1720, Prof. der Anatomie in Rom. Auf seine Veranlassung wurde 1815 in Rom eine klinische Lehranstalt gegründet und er vermachte sein Vermögen und seine bedeutende Bibliothek dem Ospedale san Spirito unter der Bedingung, der Erbauung eines besonderen Frauenhospitals!

Vallisnieri, Ant., Prof. der Medizin in Padua 1661—1730. Mikroskopische Untersuchungen über Ei, Generation, Befruchtung, Sterilität 1721.

Baglivi, G., Prof. der Medizin in Rom 1668—1707, mit Sydenham vertrat er energisch die Beobachtung am Krankenbett und machte Opposition gegen den Einfluss der hypothetischen Schulsatzungen auf die Therapie.

Santorini, G. D., geb. in Venedig 1681, starb 1731, ausgezeichneter Anatom und Geburtshelfer in Venedig. Emissaria Santorini, Arbeiten über Ovarien, Katamenien und storia d'un feto estratto delle parte derctanc.

Masotti, Dom., geb. in Faenza 1698, starb 1779. Er erfand 1756 ein Dilatatorium für die weibliche Harnröhre um Steine zu extrahieren und schrieb 1763: Lithotomie des femmes perfectionée.

Benevoli, Ant., lebte 1685—1756, Prof. d. Chir. in Florenz: Beschreibung eines Uterus im Zustande der Menstruation und einer Graviditas tubaria 1747.

Bianchi, Giov., 1693—1775 Hauptwerk: De monstris ac rebus monstruosis, ausgezeichneter Arzt und pathologischer Anatom.

Balbi, P., 1693—1772, Embryologe, in seiner Vaterstadt Bologna und Prof. der Physik.

Das XVIII. Jahrhundert.

Morgagni, Giov. Battista, 1682 geb. in Forli, starb am 6. Dez. 1771 als Prof. der Anatomie in Padua, Schöpfer der pathologischen Anatomie. Hauptwerk de sedibus et causis morborum libri V. Venedig 1761.

Pasta, A., 1706 (Bergamo), † 1782, Arzt in Bergamo: Discorso med. chir. intorno al flusso di sangue dell' utero delle donne gravide. Bergamo 1750 u. 1757.

Manzolini nata Morandi, 1716 (Bologna), eine Schülerin ihres Mannes des Dr. Manzolini, stellte die erste Wachspräparate dar, wurde Professorin

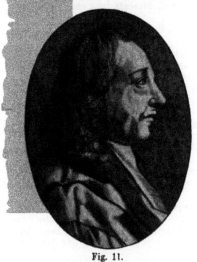

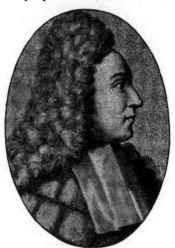

Fig. 11.   Fig. 12.

Malpighi (1628—1694).   **Morgagni (1682—1771).**

der Anatomie in Bologna 1744. Sie lehnte verschiedene Berufungen nach Petersburg und London ab. Hinterliess viele Präparate von geburtshülflichen Gegenständen.

Scardona, G. Fr., 1718—1800, de mulierum morbis aphorismi 1758.

Bedinelli, geb. gegen 1725, praktizierte in Rimini: Nuper perfectae androgynae structurae observatio. Pesaro 1755.

Bertrandi, G. A., 1723—1765, geb. in Turin: Observationes de glanduloso ovarii corpore, de placenta et de utero gravido 1759. Auf seinen Vorschlag wurde in Turin ein Hebammeninstitut und eine Tierarzneischule gegründet.

Caldani, L. M. A.. 1725—1813, Prof. der Frauen-, Kinder- und Gewerbekrankheiten, Nachfolger von Morgagni 1771 als Anatom.

Grottanelli, St., Prof. in Florenz, beschrieb eine rechtsseitige Tubarschwangerschaft, Pisa 1818 mit 2 Tafeln.

Spallanzani, L., 1729—1799, Abbate! Prof. in Reggio, Modena und Pavia, wo er starb, berühmte Versuche über Zeugung und Befruchtung, durch welche 1785 experimentell die Befruchtung der Eier durch Samenkörper beim Frosch und Seidenwurm bewiesen wurde.

Vespa Freiherr v., 1727—1804, Schüler von Levret in Paris, 1756—1760. Später Prof. der Geburtshülfe in Pisa und Florenz, starb in Wien als der älteste Leibarzt. Dell arte ostetricia trattato. Florenz 1761.

Angeli, L., 1739.—1829, Fall von ektopischer Gravidität: 1789 Arzt in Imola i. d. Romagna.

Calza, L., 1737—1784, Nachfolger von Caldani, Prof. der Gynäkologie in Bologna, wo 1769 ein Lehrstuhl dieser W. errichtet wurde. Er schrieb Mecanismo della gravidanza et del parto.

Moscati, O. Conte 1739—1824, wurde 1772 Prof. der Geburtshülfe und Direktor der Entbindungsschule und des Spitals Santa Catarina in Milano.

Batuna, B., 1738—? Epistola physico med. ad J. B. Morgagnum continens historiam foetus, sine involucris extra uterum inventi, placenta intra uterum haerente (Fall von Tubouteroabdom. Schwang.).

Pellegrini, G. P., 1737—1816 in Venedig. Leibarzt des Dogen: Catamenia in una bambina di anni 7.—1764.

Dana, G. P., 1736—1801. Foetus cum maxilla infer. immobili, uvula exserta lingulata osque necessario apertum cum lingua bifida inclusa inveniebatur, 1788. Foetus sine pene et vulva ultra biennium vivens 1788.

Uttini, G. G., 1738—1817, Arbeiten über die Lymphgefässe der Nachgeburt und Nabelschnur: 1806. — Descrizione di uno instrumento accustico 1806. Prof. in Bologna.

Azzoguidi, G., 1740 geb. in Bologna, † 1814, Prof. in Bologna. Observationes ad uteri constructionem pertinentes: gegen Astruc's Behauptung einer dritten Haut des Uterus. Thesen über Zeugung, Menstruation und Ernährung des Foetus.

Brugnone, Giov., 1741—1818, berühmter Lehrer an der Veterinärschule in Turin, Description d'un monstre humain. — De testium in foetu positu eorumque in scrotum descensu.

Nessi, G., 1741—1821, Prof. der Chirurgie und Geburtshülfe in Pavia. L'arte ostetricia teoretico-practica, Venedig 1790 und 1797. Discorso accademico sulle forze della natura per isbarrazarsi dai feti sviluppati ed entrati all abdomine alla lacerazione dell utero (1808). Verdienst um eine bessere Ausbildung der Hebammen; später in seiner Heimat: Como.

Paitoni, G. B., † 1788, Prior des Collegium medicum in Venedig 1772: Della generazione dell' uomo discorsi.

Palletta, G. B., 1747—1832, ungemein beliebter Prof. der Anatomie, Pathologie und Chirurgie in Milano, 1788 Leyden: de structura uteri. 1819: Storia d'una matrice amputata. — Storia di un simfisiotomia. — Sullo sclerema et induramento del tessuto cellulare nei neonati.

Manzoni, A., 1746 (Verona) —1819, Prof. der Geburtshülfe in Verona. Trattato sulla malattia del cancro dell utero 1811. — Alcune pratiche considerazione sull uso del forcipe.

Troja, 1747—1827. Leibarzt des Königs von Neapel, Erfinder des elast. Katheters, nachdem kurz vorher das Gummi elasticum nach Europa gekommen war.

Cangiamila, F. E., 1702—1763, ein Kleriker in Palermo, verfasste 1745 eine obstetric. Schrift, wonach der Priester in Ermangelung eines Chirurgen den Kaiserschnitt machen solle, um das aus dem Mutterleib entnommene Kind zu taufen. Hirsch VI. 593.

Pasquinelli, V., Chirurg um 1750 in Venedig schrieb: Excrescenza nel l'uretra di una donna 1766.

Assalini, P., 1759—1840, Schüler von Baudelocque, Prof. in Mailand, Chirurg Napoleon I., gab eine neue Geburtszange mit nicht gefensterten und ungekreuzten Löffeln und bogenförmigen Stielen und eine forcipe compressore an, ferner neue Perforations- und Enthirnungsinstrumente 1810. Ausserdem Vorschriften über Extraktion der toten Frucht bei engem Becken (Kaiserschnitt, Symphyseotomie Embryotomie).

Petrazzi, Seb., 1753—1800, ausgezeichneter Chirurg in Venedig. Guasto di utero e vagina cagionati da residui di un feto.

Baldini, Fil., vor 1750 Prof. der Medizin in Neapel. 1784 künstliche Ernährung der Kinder, siedelte 1786 nach Wien über.

Battisti, da Santo Giorgio, 1758. Abhandlung über die Krankheiten des schönen Geschlechts, Wien 1784, 3 Auflagen.

Giulio, C. St., 1757—1815, Prof. der Anatomie in Turin. Mit Rossi zusammen Beschreibung einer Missgeburt, nebst Untersuchungen: s'il faut rapporter tous les monstres à des causes accidentelles. ? 1804. —

Sografi, P., 1756—1815, geboren zu Padua, Nachfolger seines Vaters auf dem Lehrstuhl der Geburtshülfe daselbst: Corso elementare dell arte di raccogliere i parti 1788.

Carminati, B., 1750-1830. Über Zellgewebsverhärtung der Neugeborenen, sonst mit seinem richtigen Namen Sacchi Giacomo, Prof. in Pavia.

Tumiati, G., Prof. der Anatomie in Ferrara, 1761—1804, beschrieb 2 Fälle von Anhäufung von Haaren im Uterus zweier Frauen.

Ferrara, G. Franc., † 1840, Prof. der Naturgeschichte und Physik zu Catanea. Mestruazione per le mammelle, Napoli 1830.

Galbiati, Gennaro, 1776—1844, Hospitalarzt in Neapel. 1819 über Symphyseotomie, 1826: Saggio sulle più pericolose perdite di sangue dall utero delle donne gravide.

Malfatti, 1776 (?) zu Lucca geboren, starb 1859, J. Edler von Monteregio, kam mit Peter Frank nach Wien. Er schrieb: Über eine bösartige Scharlachfieberepidemie bei Kindbetterinnen 1801.

Squario, Eus., 1740? Arzt und Physiker in Venedig. Parto rarissimo dopo quattordici mesi di gravidanza. Questione medico legale e riflessione sopra questo avvenimento 1763.

Bongioanni, P., 1777—1827. Prof. der Geburtshülfe in Mailand, dann 1819 in Pavia: Incisioni alla bocca del utero. 1823: Lezioni elementari di ostetricia teorica e pratica, Pavia 1823 und 1826, ausgezeichneter Lehrer.

Colludrovich, F. J., Venedig 1744—1830 aus slavischer Familie. Soll zuerst (?) (siehe Ägypter) die Wirkungen des Ol. Ricini erprobt haben.

Farnesi, Tom., 1780—1829 (Moskau), Prof. in Mailand, Wien, Moskau für Anatomie und Chirurgie. Diss.: Sur l'organisation et les fonctions du foetus, Florenz 1808.

Garneri, Or., Prof. in Turin. Sur deux foetus nés d'un seul oeuf 1805. Observations sur une espèce particulière d'entérocèle 1813.

2. Die Deutschen vom XV.—XVIII. Jahrhundert.

Die Buchdruckerkunst war kaum Dreivierteljahrhundert in Deutschland erfunden, da erschien auf deutschem Boden ein Werk, welches eine schwere Wunde jener Zeit mutig aufdeckte und zu heilen versuchte, nämlich die Unwissenheit und Gefährlichkeit der damaligen Hebammen. Die kleine Schrift von Eucharius Roesslin: Der schwangeren Frauen und Hebammen Rosegarten, welches 1513 in Worms herausgegeben wurde und der Fürstin Katharina von Braunschweig-Lüneburg gewidmet war, machte enormes Aufsehen. Sie wurde 1522 in Strassburg, 1528 in Augsburg, 1532, 1544 und 1551 neu herausgegeben und ins lateinische, französische, holländische und englische übersetzt und manchen späteren Lehrbüchern zu Grunde gelegt. Gemeinden und Staaten beauftragten nunmehr ihre Physiker zur Abfassung derartiger offizieller Lehrbücher, von denen wir dasjenige von Lonicerus für Frankfurt a. M., das von Chr. Voelter für Württemberg, das von Sommer für Schwarzburg nennen. Ausserdem übersetzte damals Welsch das italienische Hebammenlehrbuch von Scipio Mercurio und verbesserte dasselbe durch eine Reihe von Abbildungen, die er dem Werke von Adrian Spiegel entlehnte, welche naturgetreuer als die meisten der damaligen Zeit waren.

In das Ende des 17. Jahrhunderts fällt auch die Thätigkeit der Justine Siegemundin, jener churbrandenburgischen Hofwehemutter, die sich selbst zur Hebamme ausgebildet hatte und die so berühmt wurde, dass sie wiederholt von Berlin ins Ausland nach Dänemark und Holland zu Hülfe geholt wurde.

Man kann sagen, dass Deutschland seit jener Zeit auf dem Gebiete des Hebammenunterrichtes Führerin geblieben ist. Sehr viele treffliche Hebammenschulen sind seitdem überall gegründet, vorzügliche Hebammenbücher verfasst worden. Keines aber dürfte sich, was Sorgfalt der Darstellung, Genauigkeit der Abbildungen und was die Zahl der Übersetzungen in fremde Sprachen betrifft, mit dem von B. S. Schultze in Jena verfassten vergleichen lassen.

Doch kehren wir zu dem 17. Jahrhundert zurück, so ist aus dem Voelterschen Hebammenlehrbuch noch die erste Abbildung einer bimanuellen Untersuchung (S. 127) zu erwähnen.

Ferner ist aus jener Zeit bemerkenswert, dass Ketham 1481 die ältesten anatomischen Abbildungen in Holzschnitten gab.

Ein Portugiese, Rod. a Castro, der aber von 1594—1627 in Hamburg praktizierte, verfasste ein vollständiges Lehrbuch der Gynäkologie.

Weit bedeutender aber ist die Thatsache, dass Christ. Lange, Professor der Physiologie in Leipzig, in dem erst nach seinem Tode herausgegebenen Werke 1666, der Begründer der Pathologia animata, also der parasitären Natur der meisten Krankheiten wurde, die er auf die Anwesenheit kleiner lebender Organismen im Körper des Menschen zurückführte.

Für die gerichtliche Medizin wurde die Thätigkeit von Joh. Schreyer bedeutsam, welcher 1683 zuerst die hydrostatische Lungenprobe in die Gerichtspraxis einführte.

Hier ist ausserdem auch Theodor Kerckring zu erwähnen, welcher die Entwickelung der fötalen Osteogenese eingehend studierte 1670.

Fügen wir hinzu. dass im 18. Jahrhundert auch die erste geburtshülfliche Klinik in Deutschland durch Roederer in Göttingen erbaut
wurde und dass dort sein klassisches Werk: Elementa artis obstetriciae auf
trefflichen Erfahrungen aufgebaut, das erste und beste Lehrbuch der Geburtshülfe für Mediziner erschien 1753, so erkennen wir in ihm besonders den enormen
Aufschwung, welchen die Geburtshülfe in jener Zeit in Deutschland genommen hatte. Von der Wendung auf die Füsse ist im Roesslin schon
1513, also vor A. Paré (1517—1590) die Rede; an der Erfindung der Zange
haben die Deutschen leider keinen Teil.

Die Lehre von den Frauenkrankheiten lag in jener Zeit noch in ihren
ersten Anfängen.

XV. Jahrhundert.

Der erste deutsche Hebammenlehrer, welcher schon im 15. Jahrhundert wirkte,
war Heinrich Stainhoewel, dieser wurde 1450 als Stadtphysikus nach Ulm berufen und auch mit dem Hebammenunterricht betraut. Ausserdem hatte er junge
Mediziner auszubilden, deren 4 bis zum Jahre 1482 schon als Meister neben ihm
praktizierten. Wann er in Wyl geboren (? 1385) und wann er gestorben, ist nicht
bekannt. Er war Leibarzt des Grafen Eberhart im Barte und verfasste eine „Ordnung der Gesundheit und ein Regimen pestilentiae". Beschreibung der Pest, die in
der 2. Hälfte des XV. Jahrhunderts in Deutschland wütete. — Jedenfalls ist er
der erste Lehrer der Geburtshülfe, der „den Frauen sollte in Kindsbanden helfen
und die Hebammen unterweisen".

Es war zu jener Zeit noch die arabische Medizin auch in Deutschland vorherrschend
und Stainhoewel citiert daher in seinen Schriften ausser Hippokrates, Aristoteles
und Galen: Avicenna, Haly, Rases, Almansor und Averroes und aus dem
Avicenna citiert er in seinem Ort der Gesundheit „das die leichnam der menschen
zwaier hand schaden undertaenig sind und der scheden jegklicher hat sinen ursprung
ettwen innwenndig, als so die natürlich feuchtigkait der vier element (Erden, Wasser, Luft
und Feuer) do wir von geschaffen sind, faul wird in den Menschen und überflüssig." Seine
diätetischen Vorschriften, in denen er überall Avicenna, Almansor u. a. anführt, sind
in vieler Beziehung interessant. Beim Aderlassen bespricht er die einzelnen Adern, an
denen dasselbe vorgenommen werden könne, darunter „Von Frowen Adern ader enckeln
zwü adern inwendig unter den knorren oder enckeln an beden füssen! so man si lasst, das
ist gut den frowen nach der gepurt das rainiget die mütter, dass si wol geschickt werden
zu enpfachen. Es ist ouch gut den frowen, die ire recht nit habenn. den pringt es ire
recht wider wan den frowen den ire recht ussbeleiben. an der Zyt dem prigt es grossen
schaden.

Widmann, Johannes, genannt Möchinger, geb. 1440 in Möching, starb 1524
in Pforzheim, studierte 1474 in Italien, wurde 1481 in Baden Leibarzt des Markgrafen,
1484 in Tübingen Professor der Medizin, 1491 Leibarzt des Grafen Eberhart des
älteren von Württemberg, 1497 Dekan der Universität, 1506 Stadtarzt in Ulm.
Empfahl zuerst das Quecksilber gegen die Syphilis. Schrieb: De pustulis
quae vulgato nomine dicuntur mal Franzos, Strassburg 1497. — De thermis ferinis,
über Wildpad-Wirtemberg 1523.

Roeslin (Rhodion), Eucharius, Geburtsjahr unbekannt, vielleicht um 1460,
da er 1509 bereits Arzt in Frankfurt a. M. war und daselbst als Physikus 1526
starb. Er hat das erste gedruckte deutsche Hebammenlehrbuch verfasst. Der
Schwangern Frawen und Hebammen Rosegarten, Worms 1513, der Fürstin Katharina
von Braunschweig-Lüneburg gewidmet, welches 1522 in Strassburg, 1528 in Augs-

burg, ferner 1532, 1544, 1551, dann von Adam Lonicerus s. d. 1561 und 1608, ferner lateinisch „De partu hominis 1534, 1536, französisch Paris 1536, 1540, 1563, 1577 und holländisch 1556, endlich auch englisch herausgegeben wurde — kurz ein deutsches Hebammenlehrbuch, welches in den ersten zwei Dritteln des 16. Jahrhunderts in der ganzen Welt gelesen wurde und dem an Verbreitung nur nur das von B. S. Schultze (Jena) geschriebene, im 19. Jahrhundert gleichgekommen ist.

Roeslin giebt in der Einleitung eine poëtische Schilderung der Unwissenheit der damaligen Hebammen und des Unfugs, welcher von denselben betrieben wurde und schildert als den Zweck seines Buchs, „dass nit so vil Mort ward geschehen, als oft und dick ich's hab gesehen". Roeslin hat die Geburtshülfe getrennt von der der Chirurgie. Er brachte zwar nur Bekanntes vor und seine Abbildungen zeigen viele anatomische Fehler und eine Menge von Phantasiebildern, aber bei Schieflagen riet er entweder den Kopf oder die Füsse herabzuholen, je nachdem der eine oder die anderen dem Ausgang näher lägen, und war also entschieden schon der Wendung sehr nahestehend. Und wenn auch höchst wahrscheinlich dem Verfasser ausgedehnte eigene Erfahrungen fehlten, und auch in den Mitteln zur Beförderung der Geburt noch der alte Aberglaube sich breit macht — er empfahl Einsalbungen, Räucherungen der Geschlechtsteile mit Taubenmist, Habichtskot u. s. w., so beweist doch die enorme Verbreitung dieses Hebammenbuches, dass man einen Fortschritt in ihm erkannte und dass offenbar der damalige Zustand der Geburtshülfe in den Händen der Hebammen überall ein sehr trauriger sein musste. Die älteste Ausgabe von 1513 hat ein buntes Titelblatt, auf dem E. Roeslin der Fürstin Kath. von Braunschweig, deren zwei Hofdamen hinter ihr stehen, sein Buch überreicht, das Wappen der Fürstin ist über ihrem Kopf angebracht, dasselbe Blatt, aber nicht koloriert, findet sich vor der Abteilung der Krankheiten der Neugeborenen.

Fuchs, Leonhard, geb. in Wemding 1501, gest. 1566 als Professor in Tübingen, von Karl V. geadelt. Er bekämpfte hauptsächlich die arabische Medizin; doch ist in seinem grossen Werke de medendis morbis lib. III. cap. 64: de difficultate partus nur ein Auszug aus den Werken des Philumenos, Aëtius und Paul v. Aegina. 1533 war er Professor in Ingolstadt, von wo er als Protestant durch die Jesuiten vertrieben wurde.

Lonicerus, Adam, geb. 1528 in Marburg, gest. in Frankfurt a. M. 1586, Professor der Mathematik, Dr. med. in Marburg und Stadtphysikus in Frankfurt a. M., bekannter Botaniker, nach welchem Linné die Gattung „Lonicera" benannte; er schrieb u. a. Hebammenkunst nach Eucharius Roesslin 1561. 4 — wahrscheinlich weil er als Stadtphysikus von Frankfurt a. M. den Hebammenunterricht zu geben hatte.

Voelter, Christ., geb. in Metzingen bei Urach, Chirurg bei den Schweden und Kaiserlichen, gab 1679 in Stuttgart das erste württembergische Hebammenlehrbuch heraus, welches 1687 und 1722 neu aufgelegt wurde, nach welchem mehr als 50 Jahre hindurch die Hebammen in Württemberg unterrichtet wurden.

In demselben sind eine grosse Reihe von Kupferstichen, so die Auffindung des Moses durch Pharaos Tochter (Titel-Kupfer), dann die Abbildung eines Geburtsstuhles. Ferner zu Seite 127 eine Abbildung, in welcher das Touchieren einer Schwangeren mit zwei Fingern der linken Hand dargestellt ist, während zu gleicher Zeit die rechte Hand den Kopf des Kindes von aussen fixiert, ein Beweis, dass man schon damals die bimanuelle Untersuchung und Einleitung des Kopfes ins Becken auf demselben Wege gut kannte!!

Die bildlichen Darstellungen der verschiedenen Kindslagen sind offenbar aus Roesslin entnommen. Interessant ist ferner die Darstellung der Untersuchung seitens eines Geburtshelfers, zu S. 176 und der Entbindung der Frau unter der Decke mit stumpfen, scharfen Haken und Messern. — Ausserdem die Darstellung des Kaiserschnittes mit dem Schnitt in der Mittellinie. — Alles zeigt, dass Voelter entschieden ein erfahrener und tüchtiger Geburtshelfer war. Sein Geburtsstuhl wurde etwa 100 Jahre lang in Schwaben gebraucht. Geburts- und Todesjahr des Chr. Voelter sind unbekannt. Der Titel seines Buches lautet: Neu eröffnete Hebammenschul oder nutzliche Unterweisung christlicher Hebammen und Wehemütter etc. etc., nebst einem ausführlichen Bericht wie tote Kinder so in Mutterleib abgestanden ohne Gefahr auszuziehen. Mit vielen dienlichen Observationibus aus gewisser eigentümlicher Praxis und Erfahrung erläutert, auch mit unterschiedlichen Kupfern gezieret von Christoph Völtern, hochfürstl. Durchl. zu Würtemberg Leibarzt. Zum 32. mal gedruckt Stuttgart 1722.

Ortolff von Bayerland im 15. Jahrhundert in Würzburg lebend, Verfasser des populären Arzneibuches (?) und der populären Schrift: Dies Büchlein sagt, wie sich die schwangeren Frauen halten sulle vor der gepurt, in der gepurt und nach der gepurt s. l. e. a. [1]).

Ketham, Johann de, deutscher Arzt des 15. Jahrhunderts, lebte in Venedig. Schrieb: Fasciculus medicinae Joanis de Ketham revisus per Geor. de Monteferrato u. s. w. Venedig 1491. Fol. 1495, 1500, 1513, 1522 bestehend aus einzelnen Abhandlungen über medizinische Gegenstände darunter: de matrice mulierum et impraegnatione. In dem Buche sind die ältesten anatomischen Abbildungen in Holzschnitten.

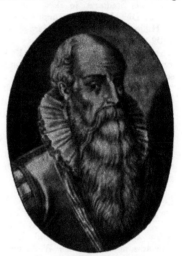

Fig. 13.

W. Fabricius Hildanus (1560—1634).

XVI. Jahrhundert.

Günther, Johann G., von Andernach 1487—1574, geb. in Andernach, gest. in Strassburg. Studierte in Utrecht, Deventer, Marburg, wurde Rektor in Goslar, Professor der griechischen Sprache in Löwen, Lehrer von Vesal; studierte Medizin 1525 in Paris, wo er 1530 promovierte, Leibarzt König Franz I. wurde, aber schliesslich als Lutheraner Paris verlassen musste; er ging dann nach Metz und Strassburg; besonders als Anatom — namentlich Osteologe, Myologe — berühmt: sehr gute Beschreibungen des weiblichen Beckens und des Uterus und der Scheide. Er schrieb ausserdem: Gynaeciorum commentarius de gravidarum parturientium, puerperarum et infantum cura Strassburg 1606, aus dem hervorgeht, dass er auch ein erfahrener Geburtshelfer war.

Castro, Roderich a, um 1546 zu Lissabon geboren, hatte in Portugal und Spanien (Salamanca) studiert, war Dr. med. et phil. Kam 1594 nach Hamburg, wo er sich bald eine sehr grosse und vornehme Praxis erwarb und 1627 starb. Er schrieb, ausser einem kurzen Traktat über die Pest, zuerst 1603: De universa muliebrium morborum medicina, novo et antehac a nemine tentato ordine opus ab-

---

[1]) Ein anderer Ortolfus, der von dem oben genannten nach Joh. Christ. Huber (Memmingen) jedenfalls verschieden sein soll, schrieb: Eyn neuw büchlin wie sich die schwangern Frawe vor der Geburt, in der Geburt, un nach der Geburt halten sollen. Durch den hochgelehrten Ortolfum Doctorem beschrieben und auss bit etlicher Erbaren Frawen, u'fs Kürtz begriffen in Truck gegeben 1534. Gedruckt zu Hagenau. Kl. 8. 10 Blätter.

solutissimum Hamburg, welcher 1604, 1617, 1662 neu aufgelegt wurde. Vom
ärztlichen Standpunkt aus, ohne eigene Erfahrungen — „haec ars viros dedecet" —
schildert er den Zustand der Geburtshülfe seiner Zeit in Teil I cuncta quae ad
mulieris naturam anatomicam, semen, menstruum, conceptum, uteri gestationem, foetus
formationem etc., attinent Teil II in qua mulierum morbi universi tam qui cunctis
foeminis sunt communes quam qui virginibus, viduis, gravidis, puerperis et lactanti-
bus peculiares singulari ordine traduntur. — Hier ist also ein vollständiges
Lehrbuch der Gynäkologie.

Herlitz, Herlicius, David 1557—1636; geb. in Zeitz, starb in Stargard, Professor in Greifswald, später Stadtphysikus in Stargard, schrieb ein Hebammenlehrbuch von geringem Werte. De curationibus gravidarum, puerper.
et infantum Anklam 1584, deutsch 1597 Greifswald, Stettin 1618.

Fabricius Hildanus, Wilhelm, geboren in Hilden bei Düsseldorf 1560,
starb als Stadtarzt in Bern 1634. Studierte bei verschiedenen Wundärzten in
Neuss, Düsseldorf, Metz und Genf, machte eine Reise durch Frankreich, liess sich
in Hilden, dann in Köln, darauf in Genf, nachher in Lausanne, wieder in Köln,
1602 in Payerne, nochmals in Lausanne nieder und wurde endlich 1614 nach
Bern als Stadtarzt berufen. — Er wird mit Recht als der deutsche Paré bezeichnet.
Er trieb auch Geburtshülfe und unterrichtete seine eigene Frau in derselben und
schrieb: Epistola de nova cara et admiranda herniae uterinae historia.

Corbejus, Hermann, geb. in Nürnberg Ende des 16. Jahrhunderts.
Er schrieb: Gynaecium sive de cognoscendis, praecavendis, curandisque praecipuis, mulierum affectibus libri duo Frankfurt 1620; er lebte in Dortmund. .

XVII. Jahrhundert.

Hartig, Johann, geb. 1573 in Zittau, starb 1632 an der Pest. Er verfasste
einen Bericht von zweien wunderlich verwachsenen Zwillingen, die 1629 in Zittau
geboren wurden.

Reinesius, Thomas, geb. in Gotha 1587, starb als sächsischer Rat in
Leipzig 1667: incredibili eruditione ad miraculum doctus (Haller). Er schrieb u. a.:
De vasis umbilicalibus eorumque ruptura observatio singularis, Leipzig 1624.

Grueling, Philipp Gerh., 1593 in Stolberg am Harz geb., 1667 daselbst als Bürgermeister und Leibarzt gest., verdienter Pestarzt; schrieb 1675:
Tractatus novus von den Weiberkrankheiten.

Rummel, Johann Konrad, geb. 1597, starb 1661 in Altdorf, Feld-
medicus des Grafen Mansfeld 1621 in Böhmen. 1630 in Altdorf Doktor. Schrieb
u. a. Partus humanus. s. diss. perbrevis de humani partus natura, temporibus et causis,
Norimberg 1624.

Besler, Michael, Robert 1607—1661, studierte in Altdorf und Padua,
1630 promoviert; schrieb 1640 (Nürnberg): Admirandae fabricae humanae muliebris
partium generationi potissimum inservientium, mit Tafeln in natürlicher Grösse.

Deusing, Anton, geb. 1612 in Mörs, starb 1666 als Leibarzt des Grafen
Wilhelm Friedrich von Nassau, Professor an der Gröninger Universität. Schrieb
u. a.: De lacte ac nutrimento foetus in utero, 1651, Gröningen. Ferner: Generis
microcosmi seu de generatione foetus in utero 1653. Foetus Mussipontanus (extra
uterum in abdomine genitus).

Doering, Michael, geb. ? in Breslau, starb daselbst 1644, war eine Zeitlang in Giessen Professor; er publizierte den von Trautmann in Wittenberg
verrichteten Kaiserschnitt 1612, war ein Freund von Fabricius Hildanus.

Lange, Christian, geb. 1619 zu Luckau, 1645 Professor der Physiologie
in Leipzig, hatte Reisen in Italien, Frankreich, Holland und England gemacht,
starb als Dekan der medizinischen Fakultät in Leipzig 1662, war der Begründer

der **Pathologia animata**, wonach die meisten Krankheiten auf Anwesenheit kleiner lebender Organismen zurückzuführen sind: Miscellanea medica curiosa, annexa disputatione de morbillis, quam prodromum esse voluit novae duae pathologiae animatae, nach seinem Tode herausgegeben 1666, 1669.

Welsch, Gottfried, geb. zu Leipzig 1618; studierte in L., besuchte Italien, Frankreich, Holland und England; später in Leipzig Professor der Physik, dann der Pathologie, dann der Therapie, starb 1690.

Er übersetzte: La commare del Scipione Mercurio, Kindermutter- oder Hebammenbuch, aus dem Italienischen in die hochdeutsche Sprache versetzt 1653. Ferner: Historia med. novum istum puerperarum morbum continens, qui ipsis der Friesel dicitur 1653, die erste Schrift in Deutschland über diese Krankheit; ausserdem De gemellis et partu numerosiore 1667. — De nutritione infantis ad vitam longam Helmontiana et morbis infantum 1667. — Welsch hatte das Werk Scipio Mercurios in Padua kennen gelernt und hat es (Mercurio starb schon 1602) vielfach verbessert, indem er nicht bloss Unrichtigkeiten ausmerzte, sondern nach Adrian Spigels Werk, Patav. 1626 folio, die Lagen der Kinder im Uterus hinzufügte.

In diesem Werke ist zum ersten Male die richtige Haltung des Kindes auf Tafel III, Fig. 2 und zweitens die richtige Weite des Uterus auf Tafel III, Fig. 1 dargestellt, der das Kind ganz gleichmässig umschliesst; auch ist in Tafel IV, Fig. 1 und 2 der Rücken des Kindes nach rechts gelagert, was ebenfalls neu und ein Fortschritt ist, während er allerdings auf Tafel III, Fig. 1 noch gerade vor der Wirbelsäule liegt.

In Tafel V, Fig. 1 und 2 ist ein Geburtsstuhl abgebildet, der leicht zu einem Bett umgewandelt werden kann. Auf Tafel VI—XXI sind jedoch wieder die alten phantastischen Abbildungen der Kindeslagen nach Roeslin reproduziert.

Hofmann, Moritz, geb. in Fürstenwalde 1622, starb als Professor in Altdorf 1698, entdeckte den Ductus pancreaticus 1641. Schrieb 1694: Dissertatio de procidentia uteri.

Seger, Georg, geb. in Nürnberg 1629, starb als Physikus in Danzig 1698. Schrieb mehrere Dissertationen über die Ernährung des Fötus. War ein Anhänger der Lehre Harveys.

Menzel, Alb., studierte 1583 in seiner Vaterstadt Ingolstadt, wurde Leibarzt und starb 1632 in Ingolstadt am Kriegstyphus. Er schrieb u. a.: Epistola medica de partu octimestri an vitali?

Lipstorp, Christian, geb. in Lübeck 1634, starb in Hamburg 1690. Schrieb 1655 Jena: Dissertatio de morbis mulierum.

Tiling, Matthias, geb. in Jever 1634, 1669 Professor der Medizin in Rinteln, wo er 1685 starb. Er schrieb: De Tuba uteri, Rinteln 1670. De placenta uteri disquisitio anatomica, Rinteln 1672.

Schreyer, Johann, Geburtsjahr unbekannt, 1660 in Jena promoviert, 1691 bekannt geworden dadurch, dass er die hydrostatische Lungenprobe zuerst 1683 in der Gerichtspraxis anwandte und deren Ergebnis in einem Gutachten verwertete. Damit führte er den Weg des Experiments und der Beobachtung in die gerichtliche Medizin ein. Die Probe selbst war Galen, Harvey, Bartholin und Swammerdamm schon bekannt. Schrift: Erörterung und Erläuterung der Frage, ob es ein gewisses Zeichen, wenn eines toten Kindes Lunge im Wasser niedersinket, dass solches im Mutterleibe gestorben sei, Zeitz 1691, Halle 1725, 1745.

Sommer, Georg, geb. 1634, starb 1705 in Arnstadt als schwarzburgischer Leibarzt. Verdienter Geburtshelfer. Gab auf seiner Herrschaft Befehl ein Hebammenbuch heraus, Arnstadt 1676, neue Auflage 1698 und zuletzt noch Coburg 1715. Notwendiger Unterricht, wie eine Hebamme gegen schwangere, gebärende und entbundene Weiber etc. sich zu verhalten habe.

Becke, David van der,? 1648 (Minden), schrieb 1683: Diss. anatomico-practica de procidentia uteri.

Kerckring, Theodor, 1640 in Hamburg geb., daselbst 1693 gest.; kam als Kind schon nach Amsterdam, studierte dortselbst und war mit Ruysch und Pechlin befreundet. Er entdeckte die Valvulae conniventes im Dünndarm und die Valvulae venarum und studierte die Entwickelung der fötalen Osteogenese, osteogeniam foetuum in qua quidcuique ossiculo singulis accedat mensibus et quidquid decedat et in eo per varia immutetur tempora accuratissime oculis subjicitur, Amsterdam 1670, 1673; ferner: Anthropogeniae ichnographia sive confirmatio foetus ab ovo usque ad ossificationis principia in supplementum osteogeniae foetuum Amsterdam 1671.

Hellwig, Christian von, geb. 1663 in Cölleda, starb 1721 in Erfurt, 1688 Arzt in Weissenfels, 1693 Licentiat der Medizin in Frankenhausen. Schrieb:

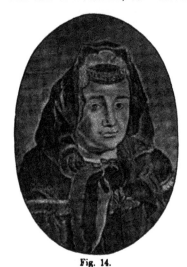

Fig. 14.

Justina Siegemundin.

De chlorosi, von der Jungferkrankheit, Liebesfieber, Leipzig 1702. — Kuriöses und nützliches Frauenzimmer Apotheckgen, Leipzig 1792. — Neu entdeckte Heimlichkeiten des Frauenzimmers 1714, 1715, 1719, 1725.

Petermann, Andreas, geb. 1649 zu Werblin, starb 1703 als Professor der Anatomie und Chirurgie in Leipzig. Auch beliebter Geburtshelfer. Schrieb: Gründliche Deduction vieler Handgriffe, die in dem Buche die kurfürstliche brandenburgische Hoff-Wehemutter genannt, gerühmt wurden, Leipzig 1692.

Hünerwolf, Jakob August, Geburtsjahr unbekannt, Stadtphysikus in Arnstadt in Thüringen; schrieb Fecundi gynociei mysteria oder sonderbare Frauenzimmergeheimnisse, Leipzig 1690.

Nymann, Gregor, geb. in Wittenberg 1694, gest. 1738. Professor der Botanik und Anatomie in Wittenberg; er schrieb: De vita foetus in utero, Wittenberg 1628, Leyden 1644, 1664.

Siegemundin, Justina, geb. Dittrich, Pfarrerstochter, geb. in Rohnstock bei Jauer, wann ist unbekannt; wurde obwohl nichtschwanger lange als angebliche Parturiens von Hebammen und Ärzten gequält, unterrichtete sich dann vom 21.--25. Jahre in allen Hebammenkünsten und trat mit 26 Jahren als Hebamme auf, wurde Stadthebamme in Liegnitz, vom Kurfürsten Friedrich Wilhelm nach Berlin berufen und als Hof-Wehemutter angestellt. Legte 1689 ihr selbstverfasstes Werk: Die kurfürstlich-brandenburgische Hof-Wehemutter der medizinischen Fakultät in Frankfurt a. O. zur Begutachtung vor und erhielt deren Billigung. Gegen dieses Werk begann der vorhingenannte Petermann, s. o., eine lebhafte Agitation, doch unterstützte die Fakultät die Siegemundin. Das Buch ist völlig Original und hat auch nur Originalabbildungen, welche viel besser als diejenigen von Rösslin und Rueff sind. Die Verfasserin war so berühmt, dass sie sogar nach Holland und Dänemark berufen wurde; ihr Werk wurde auch von Cornelis van Solingen ins Holländische übersetzt, 1691.

Ihre Vorschriften über die geburtshülfliche Untersuchung sind sehr zweckmässig, sie bestritt mit Recht die „Eröffnung der Geburtsschlösser", d. h. das Auseinanderweichen der Symphyse sub partu; mit grosser Vorliebe führte sie die Wendung aus und gab ein besonderes Stäbchen zur Anschlingung der Füsse an; bei Schiefstand des Kopfes leitete sie denselben durch besondere Handgriffe ein (Tafel III), aber nur durch innere, nicht wie Voelter durch bimanuelle. Dabei ist der Uterusraum fast stets oval oder fast kugelrund und die Placenta sitzt stets im Fundus. Auf Tafel II ist eine zweite Gesichtslage mit Vorfall der rechten Hand abgebildet, wo sie die Hand reponiert.

Auf Tafel B fast sie mit der rechten Hand das Hinterhaupt, um die Stirn hinaufzuschieben. Auf Tafel H bei Gesichtslage mit nach hinten gewandtem Kinn sucht sie das Hinterhaupt herabzubringen. Sie empfahl den Blasenstich zur Einleitung der Geburt bei Placenta praevia. Sie wusste auch bereits, dass zwei Kinder in einem Amnion liegen können.

Die erste Auflage ihres Werkes erschien 1690, die zweite 1692; später unter dem Titel: Die kgl. preussische und kurbrandenburgische Hof-Wehemutter, Berlin 1723, 1756. Ihr Todesjahr wird nirgendwo angegeben.

Fuss, Frau Margarethe, geb. Schiefelbein, Tochter einer geschworenen Leibamme aus adeligem Geschlecht, geb. 1558 zu Havelberg, studierte auch aus freiem Antrieb die Hebammenkunst und zwar in Strassburg i. E. und wurde auch in Köln a. d. Spree so bekannt, dass auch sie bis nach Dänemark und Holland geholt wurde, hat aber keine Schriften hinterlassen. Sie starb 1625.

Eine Nachahmerin der Justine Siegemundin war Anna Elisabeth Horenburgin, deren Vater Nik. Güldenapfel, Feldscheerer in Wolfenbüttel, früh starb. Als Kammerfrau einer Fürstin von Anhalt las sie einige Hebammenbücher und liess sich später mit ihrem Manne — einem Korporal — als Hebamme in Eisleben nieder. Nach dem Tode des Mannes wurde sie in Braunschweig als Stadthebamme angestellt. Ihr wohlmeinender und nötiger Unterricht der Hebammen erschien in Hannover und Wolfenbüttel 1700, steht aber weit hinter dem Werk der Siegemundin zurück.

Axt, Johann Konr., um 1650 in Arnstadt (Thüringen) geboren, wurde daselbst Arzt und Bürgermeister, schrieb: Dialogus de partu septimestri an sit perfectus, vegetus legitimus, Jenae 1679 und Abortus in morbis acutis lethalis, Jenae 1681.

Bertuch, Johann Mich., schrieb in der Mitte des XVII. Jahrhunderts: De ovario mulierum (1681), de sterilitate (1684).

Pauli, Johann Wilhelm, geb. in Leipzig 1658, starb als Professor der pathologischen Anatomie in Leipzig 1723. Seine Erfahrungen legte er in Programmen und Dissertationen seiner Schüler nieder: So de hysterotomia 1709. De periculosa uteri prolapsi resectione 1709.

Schrader, Friedrich, geb. in Helmstädt 1657, starb als Professor in Helmstädt 1704, war eine zeitlang Arzt in Groningen; schrieb: Diss. de imaginationis maternae in foetum efficacia, Helmstädt 1686.

Valentini, Michael Bernh., geb. in Giessen 1657, starb 1729 als Professor der Medizin daselbst; schrieb u. a.: De monstrorum Hassiacorum ortu atque causis, Marburg 1684.

Amthor, Ulrich Joach., geb. in Schleusingen, schrieb Jena 1652: de monstris disputatio physica.

Vater, Christian, geb. 1651 in Jüterbog, Professor der Medizin in Wittenberg, starb 1732; schrieb 1695: De partu caesareo.

Vater, Abr., Sohn des vorigen, geb. 1684 in Wittenberg, starb 1751 als Professor der Anatomie daselbst — entdeckte 1723 einen Ringmuskel im Fundus uteri. Hielt anatomische Demonstrationen für Frauen.

Vorwaltern, Johann Menrad von, geb. in Ingolstadt, studierte in Padua, wo er promovierte, war 4 Jahre Arzt in Rom, Stadtphysikus in Cham, Professor extr. in Ingolstadt, 1704 Leibarzt am kurfürstlichen Hofe in München, wo er 1724 starb. Schrieb u. a.: obs. med. de foetu frustillatim per umbilicum exempto, ruptis intestinis et eorum motu peristaltico extra abdomen conspicuo.

Woyt, Johann Jakob, geb in Elbing 1671, 1706 Professor in Königsberg, starb 1709; schrieb u. a.: Heimlichkeiten des ganzen weiblichen Geschlechts, Danzig 1700.

Merklin, Johann Abr., geboren in Nürnberg, gest. 1720, schrieb 1696: Opusculum de morbis mulierum, Nürnberg.

Coschwitz, Georg Daniel, 1679 in Konitz geboren, starb als Professor der Botanik, Anatomie, Chirurgie in Halle 1729. Schrieb u. a.: Dissertatio de parturientium declinatiome supina pro facilitando partu inutili, Halle 1725.

Schurig, Martin, studierte und promovierte in Erfurt 1688, war Physikus in Dresden, wo er 1733 starb. Er schrieb: Gynaecologia hoc est congressus muliebris etc., Dresden 1730.

Treyling, Johann Jakob, geb. 1680 in Eichstädt, in Wien promoviert als Dr. phil. u. med., 1711 als Professor der Anatomie nach Ingolstadt berufen, starb daselbst 1758. Bedeutender Lehrer, Anhänger von Kopernikus. Schrieb u. a.: An feminae civitate medica sint donandae. Orat. inaug. 1746.

3. Die Deutschen im XVIII. Jahrhundert.

Unter den deutschen Autoren, welche sich im 18. Jahrhundert als Lehrer, Forscher und Schriftsteller in der gesamten Gynäkologie am meisten auszeichneten, sind Röderer, G. W. Stein d. Ä., Wolff, Jäger, Frz. Ant. Mai, Weidmann, Frdr. Benjamin Osiander, Joh. Christ. Stark und Wenzel in erster Linie zu verzeichnen.

Was zunächst die Geschichte der Gynäkologie betrifft, so sind Schacher 1738 wegen seiner Schrift de feminis ex arte medica claris, ferner Schweickhard, der alle geburtshilfliche Dissertationen von 1515−1795 sammelte und Martens, der eine gute Geschichte der Zange verfasste, besonders erwähnenswert.

Die vielen Verdienste von Joh. Georg Röderer und G. W. Stein d. Ä. sind im Text ausführlich hervorgehoben. Unter Röderer wurde die erste deutsche Entbindungsanstalt zum Unterrichte Studierender errichtet. Kaspar Friedr. Wolff ist der Vater der heutigen Embryologie. Jäger, Ploucquet und Knebel sind die hervorragendsten Vertreter der gerichtlichen Geburtshilfe.

Blumenbach wurde zum Begründer der Anthropologie und Joh. Chr. Stark in Jena führte nicht bloss zuerst klinische Berichte aus dem Jenenser geburtshilflichen Institut ein, sondern gründete auch das erste geburtshilflichgynäkologische Archiv 1787.

Nachdem Deisch und Mittelhäuser wegen ihrer zahlreichen Kindestötungen berüchtigt und verurteilt worden waren, wurde leider auch durch die Lehren von G. W. Stein, vor allem aber durch Fr. Benj. Osiander die Geburtskunde zur Entbindungskunst, das Walten der Natur und deren

Kräfte dagegen nicht mehr genügend berücksichtigt — eine Unterlassung, die sich noch lange Zeit auch im 19. Jahrhundert in trauriger Weise geltend gemacht hat. — Als erfreuliche Fortschritte des 18. Jahrhunderts ist die von Frz. Anton Mai und von Wenzel in Deutschland eingeführte künstliche Frühgeburt zu erwähnen und die von K. K. von Siebold in Deutschland zuerst ausgeführte Symphyseotomie, 1778. Schüchterne Anfänge operativer Gynäkologie finden sich schon bei Pauli 1709 (s. S. 67), Tabor (1721) und Dietrichs (1745, Uterus-exstirpation).

Das XVIII. Jahrhundert.

von Sanden, Heinrich, geb. in Königsberg 1672, starb als Professor daselbst 1728, nachdem er 1720 Rektor gewesen. Schrieb u. a. De prolapsu uteri inversi ab excrescentia carneo-fungosa in fundo ejus interno ex potu infusi crepitus lupi enata, Leipzig 1722.

Harnisch, Johann Andreas, Stadtarzt in Gera, starb um 1770. Schrieb: medizinische Gedanken von Säugung eines neugeborenen Kindes, Gera 1753. Gedanken wie Hebammen ihr Amt und Pflicht in Acht nehmen sollten, Leipzig 1755.

Schaarschmidt, Samuel, geb. 1709 in Terci bei Astrachan, studierte in Halle, 1737 Professor der Physiologie und Pathologie am Collegium med. chir. in Berlin, starb 1747. Schriften: Getreue und vorsichtige Wehemütter, Leipzig 1738. Ferner nach seinem Tode von E. A. Nicolai publiziert: Abhandlungen von der Geburtshülfe, Berlin 1751, 1762.

Thebesius, Johann Ehrenfried, Arzt und Stadtphysikus in Hirschberg, ein Schüler Frieds in Strassburg, schrieb ein gutes Lehrbuch: Hebammenkunst, Liegnitz 1757, 1759, 1767, 1779.

Schacher, Polycarp Friedrich, 1738 promoviert, schrieb: De feminis ex arte medica claris 1738. — De lacte virorum et virginum, num illud nutriendo infanti sufficiat, 1742. De nutritione recens natorum sine usu lactis matrum ac nutricum, 1742.

Themel, Johann Christian, geb. 1709 zu Ölsnitz, starb 1767, schrieb: Hebammenkunst oder gründliche Unterweisung, 1747 Leipzig und Commentatio medica qua nutritionum foetus in utero per vasa umbilicalia solum fieri, occasione monstri ovilli sine ore et faucibus nato ostenditur, 1751 Leipzig.

Zeller, Johann Gottfried, geb. 1656 in Württemberg, studierte in Tübingen, bereiste Frankreich, Holland, Deutschland, 1684 in Tübingen promoviert, später Professor extr. daselbst — wurde sogar nach Wien zur Entbindung der Kaiserin geholt, starb 1734. Er schrieb: Diss. de vita humana ex funiculo pendente, Tübingen 1692. — Diss. quod pulmonum infantis in aqua subsidentia infanticidas non absolvat, nec a tortura liberat, 1691.

Naboth, Martin, geb. in Kalau 1675, studierte in Leipzig und Halle; in Halle habilitiert, Professor der Chemie und Anatomie, starb 1721. Schrieb 1704: de sterilitate mulierum, in ihr sind die Ovula Nabothi erwähnt, die er irrtümlich für Eier hielt.

Walther, Augustin Friedrich, geb. in Wittenberg 1688, starb 1746 in Leipzig als Professor der Therapie. Hervorragender Anatom: schrieb u. a. Uterus gravidarum, 1723.

Held von Hagelsheim, Gottfried, 1670—1724 Schlesier; Arzt in Koburg, schrieb: Diss. epistolaris de tempore partus, occasione partus tubarii per 46 annos gesti et in vetula 94 annorum mortua inventi, Bayreuth 1722.

Fischer, Johann Bernhard von, geb. in Lübeck 1685, kam 1687 mit seinem Vater nach Riga, studierte in Halle, Jena, Amsterdam und Leyden, ging

1710 nach Riga zurück, wurde Leibarzt der Kaiserin Anna Iwanowna, 1740 Leibarzt Iwan III., zog sich nach Riga zurück. Grossartiger Organisator der russischen medizinischen Schulen. Schrieb u. a. de vagitu uterino.

Ettner, geb. in Glogau? Römisch Kaiserlicher und Königlicher Polnischer Rat und Leibmedikus schrieb u. a.: Des getreuen Eckharts unvorsichtige Hebamme, Leipzig 1715; ferner Des getreuen Eckharts medizinischer Maulaffe oder der entlarvte Marktschreier; ferner Des getreuen Eckharts unwürdiger Doktor; entlaufener Chymikus, verwogener Chirurgus; ungewissenhafter Apotheker — dickleibige, in ihrer Zeit sehr beliebte Bücher, die eine interessante Darstellung des Zustandes aller Zweige der Medizin in verschiedenen Ländern geben. — Geburts- und Todesjahr unbekannt.

Grambs, Johann Jakob, geb. in Frankfurt a. M. 1688, starb daselbst als Bürgermeister 1759. Er verfasste: Anatomische Beschreibung eines Gewächses von 18 Pfund im Leib einer 63 jährigen Frau, 1730, 4. 2 Tafeln.

Henckel, Joachim Friedrich, 1712—1779. 1731 Militärarzt in Berlin, 1744 promoviert. Privatdozent für Geburtshülfe, Nachfolger von J. Fr. Meckel als Direktor der Charité-Entbindungsanstalt. Übersetzte Roederers elementa und schrieb: Abhandlungen von der Geburtshülfe 1761, II. Auflage 1770. Er war ein tüchtiger Chirurg, Geburtshelfer und beliebter Lehrer.

Tabor, Gerhard, geb. 1694 Frankfurt a. M., 1721 in Utrecht promoviert, dann Arzt in Frankfurt, 1733 Professor der Medizin in Giessen, dann Leibarzt in Darmstadt, starb daselbst 1742. Schrieb in seiner Inaugural-Dissertation: De cancro mammillarum ejusque nova exstirpandi methodo 1721, worin er sein Sichelmesser abbildete.

Knoer, Ludwig Wilhelm, praktischer Arzt in Leipzig; schrieb: Venus à la mode, das ist die anjetzo in Schwang gehende venerische Modenkrankheit 1717. Der Medikus für Frauenzimmer 1747. Der bei Kinderkrankheiten vernünftig kurierende Medikus 1753.

Boessel, Georg Dan., geb. 1704 in Suhla, Physikus in Schleswig, schrieb: Grundlegung der Hebammenkunst vor die Wehmütter und vor Frauen 1753, 1756, 1793. — Das Hauptwerk in der Hebammenkunst 1763. — Ob die Hebammen bei gefährlichen Geburten wenden und bei den Füssen herausziehen sollen, 1764 und 1793. — Das Angenehme und Unangenehme bei der Ausübung der Geburtshülfe. 1764. — Kurzer Unterricht für die Wehemütter, Flensburg 1770; dänisch 1770.

Thiesen, Gottf., geb. 1705 in Königsberg, studierte dort und in Leyden, durchreiste Deutschland, Holland, England. 1727 promoviert, seit 1730 e. o. in Königsberg, 1747 Ordinarius; war durch seine Injektionsmasse (Wachs und Terpentin 2, Schweineschmalz 4, Zinnober und Mennig je 1 Teil) bekannt schrieb 1740: De calculo rarae magnitudinis a virgine per urethram sponte et feliciter excluso 1740.

Schuster, Gottwald, geb. 1701 zu Jena, 1726 in Leipzig promoviert, 1728 Amts- und Landphysikus in Chemnitz, wo er 1785 starb. Er schrieb: Genesis quadrimellorum, sive historia de muliere diebus 16. et 17. Feb. a. 1739 duplices gemellos, nempe masculum et tres femellas vivas et vitales enitente 1739. Sabini Secundi, Versuch eines Hebammen Examinis über die vornehmsten natürlichen Punkte und zum Accouchement 1774.

Duncker, Herm. Dietr., Arzt in Duisburg? machte schon 1771 zuerst den Vorschlag den Lauverjat'schen Querschnitt, durch beide Musculi recti bis zur entgegengesetzten Linea Spigelii für den Kaiserschnitt 5—8" lang auszuführen. Die Verletzung einer Schwangern durch einen Stier, welche in dieser Richtung verlief und geheilt wurde, gab dazu die Veranlassung: Spec. inaug. med. sistens rationem optimam administrandum partum caesareum, Duisburg 1771.

Deisch, Joh. And., geb. in Augsburg 1713, 1740 in Strassburg promoviert: Diss. de necessaria in partu praeternaturali instrumentorum applicatione. 743 begann er in Augsburg seinen „Würgungskreis" wie Siebold II. 426 sagte, endete im Jahre 1753 unter 61 Geburten 29 mal scharfe Instrumente an, 10 Mütter starben; die Zange gebrauchte er nur bei 4 Part., 2 starben. Die Augsburger und ihre Berichte traten gegen ihn auf, die Universität Helmstädt verurteilte seine Fleischerei 1755) und 1761 ward er gezwungen, zu beeidigen, dass er nie ohne Zuziehung eines anderen Arztes von seinen Instrumenten einen so vermessenen Gebrauch machen wolle; trotzdem war er 1766 sogar Dekan des Coll. medic. in Augsburg und Examinator der Wundärzte.

Eine ganz ähnliche Persönlichkeit war Mittelhäuser, Joh. Dan., Physikus zu Weissenfels, Sachsen, der von 1721—1754 90 mal Kopfbohrer und scharfe Haken anwendete und 20 % seiner Entbundenen verlor. Er hatte nur einige Werke wie die Siegemundin, Deventer, Voelter und scultet gelesen! Haller nannte ihn: hagnus uncarum, terebrarum et severiorum administrationum patronus! Er schrieb Praktische Abhandlung vom Accouchieren, in welcher die Instrumente, die dabei zu gebrauchen sind . . . angezeigt und beschrieben werden, Leipzig 1754.

Guenz, Just. Gottfr., geb. in Königstein 1714, studierte und promovierte 1738 in Leipzig, machte dann eine grössere Reise, 1747 Professor der Anatomie, Chirurgie und Pathologie. Er starb 1751 als Leibarzt. Schrieb u. a. über die Lage der Kreissenden.

Dieterichs, Lud. Michel, 1716 in Regensburg geb., starb als Professor daselbst 1769; schrieb: Rede von einem schweren Vorfall und darauf glücklich unternommener Absetzung der Gebärmutter, Regensburg 1745. — Observationes de su corticis Peruviani in cancro mammae xulcerato 1747.

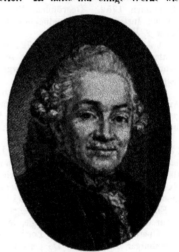

Fig. 15.

Joh. Friedr. Meckel (1714—1774).

Meckel, Joh. Friedr., I. der Itere, berühmter Anatom aus der Haller-schen chule, geb. 1714 in Wetzlar, studierte in Göttingen, wurde 1751 Professor der natomie, Bot. und Geburtshülfe in Berlin und erster Lehrer der neugegründeten Hebammenschule daselbst; starb 1774. Er gab den Schülerinnen natomische Demonstrationen an weiblichen Leichen.

Boehmer, Phil. Ad., 1717 in Halle geboren, studierte daselbst und in trassburg, wurde Physikus in Eisleben, Sachsen, Weimarscher Leibarzt, 1741 ls Anatom nach Berlin berufen, wo er 1789 starb. Unter seinem Präsidium schien: De ductibus mammarum lactiferis 1742; de febri lactea puerperaum 1742; de necessaria funiculi umbilicalis vi vasorum et structurae etc. Halle 1745 und Anatomia ovi humani foecundati difformis trimestri abortu elapsi, Halle 1763. . Manninghams artis obstetr. compendium gab er mit vielen Anmerkungen Halle 746 heraus.

Krause, Karl Christ., 1716—1793, promoviert 1753. Professor der natomie und Chirurgie in Leipzig; verfasste eine gute Ausgabe des Celsus; schrieb . a. Diss. quaenam sit causa proxima mutans corpus foetus non matris gravidae,

Petersburg 1756, deutsch 1758. — De pelvi feminea metienda 1785. Von der Wirkung und dem Einflusse der Einbildungskraft der Mutter auf die Frucht aus Gründen und häufigen Erfahrungen erwiesen, 1787.

Reinhard, Chr. Tob. Ephr., 1719—1792, starb in Sagan als Stadtphysikus, verfasste ein lateinisches Gedicht: Carmen de leucorrhoea s. fluore albo mulierum, Bautzen 1750.

Schaarschmidt, Aug., Bruder von Samuel Schaarschmidt s. o. geb. in Halle 1720 Professor in Berlin bis 1750; 1760 als Professor der Chirurgie und Geburtshülfe nach Bützow berufen, errichtete 1776 die Hebammenschule, starb daselbst 1791; verfasste viele anatomische Tabellen und allgemeine medizinische Schriften, aber keine direkt gynäkologischen.

Gutermann, Georg Friedr., Arzt in Kaufbeuern und Augsburg, starb 1789. Energischer Gegner von J. A. Deisch, schrieb: Erklärte Anatomie für Hebammen 1752. Gegründete Bedenken über durch Missbrauch stumpfer und scharfer Instrumente verunglückte Geburten, 2 Bände 1761. — Echte Entbindungskunst 2 Bände 1763.

Janke, Joh. Gottfr., 1724 in Bautzen geb., starb 1783 als Professor der Anatomie und Chirurgie in Leipzig, schrieb Commentatio de forcipe et forfice ferramentis a Bingio, Hafniensi chirurgo, inventis eorumque usu in partu difficili, Leipzig 1750.

Morgenstern, Friedr. Simon, geb. in Magdeburg 1727; erst in Zerbst Arzt, später in Magdeburg erster Hebammenlehrer; gest. 1782. Schrieb ein sehr gutes Hebammenlehrbuch: Unterricht in der Hebammenkunst, nebst einer kurzen diätetischen und medizinisch praktischen Anweisung für Schwangere, Magdeburg 1779.

Roederer, Joh. Georg; geb. 1726 in Strassburg, reiste 1747 nach Paris, 1748 nach London (Hunter, Smellie, Lobb waren daselbst seine Lehrer), ging dann nach Leyden zu Albinus und schliesslich nach Göttingen, 1750 in Strassburg promoviert, als Frieds Schüler, erhielt 1751 durch A. v. Haller den Ruf nach Göttingen als Extraordinarius für Geburtshülfe, mit dem Auftrag ein dem Strassburger geburtshülflichen Institut ähnliches zu errichten, 1754 wurde er Ordinarius und Leibarzt des Königs v. England. Nach Hallers Weggang von Göttingen übernahm er auch die Professur der Anatomie und Chirurgie, las gerichtliche Medizin, hielt Secierübungen ab, gab Operationskurse an der Leiche und hielt die geburtshülfliche Klinik! Seine Strassburger Dissertation: De perfecto foetu 1750, zeigte schon seine hohen Kenntnisse in der Anatomie und seine Icones uteri humani observationibus illustratae. Göttingen 1759 sind noch heute als vortrefflich zu bezeichnen. In seinem Programm über die Vorzüge der Geburtshülfe etc. handelte er von der Beckenachse. 1753 erschienen seine Elementa artis obstetriciae zum erstenmal. Becken, Weichteile, Symptome der Schwangerschaft, Geburtshergang wurden exakt beschrieben; das Perinaeum, um Dammrisse zu verhüten gegen das Os sacrum zurückgeschoben. Das Zungenbändchen löste Roederer zu oft. Gesichtslagen hielt er für sehr gefährlich und wollte eine Umwandlung derselben mit Hand oder Hebel. — Steisslagen verwandelte er meist in Fusslagen. — Querlagen wurden durch Wendung korrigiert. Der Kaiserschnitt wurde 2 mal aber mit Unglück von ihm gemacht. — Auch für die gerichtliche Geburtshülfe ist seine Abhandlung: De temporum in graviditate et partu aestimatione, Göttingen 1757 insofern sehr wichtig, als Gewicht und Länge der Kinder in den verschiedenen Monaten der Schwangerschaft darin genau mitgeteilt sind. — Seinen gewaltigen Anstrengungen erlag dieser hochbedeutende Mann, dessen Elemente der Geburtshülfe eine neue Aera dieser Wissenschaft in Deutschland anbahnten, bereits auf einer Konsultationsreise in Strassburg im Jahre 1763 leider viel zu früh!

de Chaufepié, Pierre, geb. 1730 in Hamburg, studierte in Halle und Leyden, wo er promovierte, dann Arzt in Hamburg; schrieb: Neuer Hebammenwegweiser, Lübeck 1758, neue Auflage als: Handbuch zum Gebrauch der Hebammen, Altona 1783. Über das Auffüttern der Kinder 1781. Er starb 1784.

Walbaum, Joh. Georg, geb. 1724 in Wolfenbüttel, studierte in Helmstädt und Göttingen, Arzt in Lübeck, starb 1799. Ein sehr tüchtiger Naturforscher, Arzt und Schriftsteller. Schrieb: Kurzgefasste Gedanken von dem verderbtem Zustande der Hebammen und dessen Verbesserung, Lübeck 1752. — Die Beschwerlichkeit der Geburtshülfe an Beispielen erwiesen Bützow 1769.

Zeller, Jul. Alb. Heinr., 1729 in Güstrow geb., praktischer Arzt in Malchin. Er schrieb: Ein nicht häufig vorkommender Fall vom Abgange von Hydatiden und gallertartigen Stücken aus der Mutter und zum Teil aus dem Hintern (offenbar ein perforiertes Sarkom der Genitalien).

Troschel, Heinr., Geburtsjahr unbekannt, studierte und promovierte in Frankfurt a. O., praktizierte auch in Teplitz in Böhmen. Schrieb: Diss. de morbis ex situ alieno uteri quacunque foeminali epocha, Prag 1760.

Wrisberg, Heinr. Aug., Nachfolger von Roederer in Göttingen, 1762 Prosektor daselbst, 1764 promoviert, ging dann nach Wien, Holland, Paris und wurde Ende 1764 Prof. der Medizin und Geburtshülfe und 1765 auch der Anatomie in Göttingen. Er gab eine neue Auflage von Roederers Elementa artis obstetriciae mit Anmerkungen heraus. Erklärte die Steisslagen für natürliche Geburten; er verlängerte die Smelliesche Zange und gab ihre eine stärkere Biegung nach oben. 1785 gab er seine geburtshülfliche Lehrthätigkeit auf und blieb nur Anatom. Er starb 1808.

Leppentin, Christ. Nicol., geb. in Hamburg 1737, promovierte in Halle, praktizierte bei Lübeck und in Ludwigsburg, starb 1809. Er schrieb: Anmerkung über die künstliche Trennung der Schambeine bei schweren Geburten 1778 und Observationum medicinam, chirurgiam et artem obstetriciam spectantium decas prima 1781.

Hannes, Christ. Rud., geb. 1734 in Wesel, praktischer Arzt und Physikus daselbst, schrieb u. a. Diss. qua foetum in utero per os nutriri demonstratur.

Jansen, Frz. Xaver, Arzt in Düsseldorf, geb. 1760, starb 1793; schrieb merkwürdige Geschichte einer Frau, die in 10 Monaten zu 3 verschiedenen Zeiten ein Kind zur Welt brachte (Starks Archiv 1795).

Hagen, Joh. Phil., geb. 1734 in Tübingen, starb als Hebammenlehrer und Professor der Geburtshülfe in Berlin 1792. Eine Zeitlang Leibarzt des Erbprinzen Peter v. Curland. Er schrieb ein Hebammenlehrbuch, welches 2 Bände umfasst und 1785, 1787, 1789 und 1791 wieder aufgelegt wurde. Seine Autobiographie befindet sich in Starks Archiv für Geburtshülfe V. Stück 1—4.

Nebel, Christ. Ludw., 1738 in Nidda geb., starb 1782 als Professor der Geburtshülfe in Giessen, wo er auch mit der Dissertation: De mola sine conceptu fatuo promovierte und vergebens die Errichtung einer Entbindungsanstalt anstrebte. Er schrieb ausserdem Dissertatio phys. med. de secali cornuto ejusque noxis experientiis atque experimentis chemicis nixa, Giessen 1771, deutsch von Liedemann 1772.

Schrader, Herm. Heinr. Christ., 1733 in Osterode geb., studierte in Göttingen 1751—1755, 1759 als Professor der Geburtshülfe an das Colleg nach Braunschweig berufen, 1763 Professor der Medizin in Rinteln, starb daselbst 1776. Schrieb: De liquore amnii 1776. Observationum variorum ad rem medicam et obstetriciam spectantium, Wolfenbüttel 1760.

Stein, Gg. W., der Ältere, geb. 1731 in Kassel, studierte in Göttingen unter Roederer, promovierte daselbst 1760: Dissertation de signorum graviditatis aestimatione; hörte ferner Fried in Strassburg, Levret in Paris; 1761 kehrte er nach Kassel zurück, wurde 1763 a. o., 1764 ordentlicher Professor der Medizin, Chirurgie und Geburtshülfe am Collegium medicum, 1766 Hofmedikus. 1763 am neu errichteten Accouchier- und Findelhaus Arzt bis 1787. — 1791 wurde er als Professor der Geburtshülfe nach Marburg berufen, wo er eine neue Entbindungsanstalt gründete und viele später ausgezeichnete Männer als Schüler hinzog (Osiander, Elias v. Siebold, G. W. Stein d. J.). G. W. Stein hat eine Reihe von Operationen wie Zange, Wendung, Accouch. forcé, Kaiserschnitt in ihren Indikationen genau präzisiert, in ihren Methoden verbessert, eine grosse Reihe von sehr brauchbaren Instrumenten angegeben: wie den Beckenmesser (1775), Beckenneigungsmesser (Clisiometer 1797), Kindskopfmesser (Cephalometer 1775), ein Baromakrometer (1775), einen Geburtsstuhl und Gebärbett (1772), eine Brust- und Milchpumpe (1773), ausserdem aber noch folgende Schriften verfasst: Progr. de versionis negotio pro genio partus salubri et noxio vicissim (1763). Progr. de mechanismo et praestantia forcipis Levretianae 1767. Progr. de praestantia forcipis ad servandam foetus in partu difficili vitam 1771. Theoretische Anleitung zur Geburtshülfe 1770. — Praktische Anleitung zur Geburtshülfe in widernatürlichen und schweren Fällen 1772, 1777, 1797, 1805. Hebammencatechismus, Lemgo 1776. Kleine Werke zur praktischen Geburtshülfe 1798. Sein Neffe gab nach seinem Tode seine nachgelassenen geburtshülfliche Wahrnehmungen 2 Teile, Marburg 1807 heraus. — Er starb 1803. G. W. Stein gehörte unstreitig zu den allerbedeutendsten Geburtshelfern des 18. Jahrhunderts. Er hat der Zange besonders in deutschen Landen die richtige Stellung und Würdigung verschafft; er erkannte einen Fall von Osteomalacie; seine ausgezeichneten Untersuchungen und Messungen des Beckens werden immer klassisch bleiben. Sein vielfach aufgelegtes Lehrbuch war in deutscher Sprache verfasst — aber seine Richtung war — mehr Levret folgend — doch etwas zu sehr operativer Natur und so ist er wohl zum Teil auch Schuld an den späteren Extravaganzen von Fr. B. Osiander.

Seubert, Ludw. Rud., geb. zu Maulbronn 1733; wurde 1756 Professor extraord. in Tübingen, promovierte 1758, Diss.: de signis puerperii fallacibus, starb 1790. Schrieb u. a. Kurzer Auszug aus der Lehre von der Hebammenkunst, Ulm 1770.

Wolff, Kaspar Friedr., 1733 in Berlin geb., starb 1794 als Professor der Anatomie und Physiologie in Petersburg, wohin er 1767 berufen wurde. Wolff ist ein hervorragender Embryologe, ja der Vater der heutigen Embryologie; 1759 promoviert; seine Dissertation: Theoria generationis machte berechtigtes Aufsehen; 1764 gab er die Theorie der Generation deutsch heraus. Später schrieb er: De formatione intestinorum praecipue, tum et de amnio spurio, aliisque partibus embryonis gallinacei nondum visis, observationes in ovis incubatis institutae, Petersburg, von Meckel 1812 ins Deutsche übersetzt. — Er war bereits mit einem grossen Werke über die Doppelbildung des Menschen beschäftigt, als er starb. Wolf hat die doppelt symmetrische Ausbildung des Embryo, die Verwachsungen in der Mitte, am Rücken und am Bauch und auch das erste Auftreten der meisten Organe richtig erkannt und beschrieben.

Ehrhart, Jodocus, 1740—1808 Stadtarzt in Memmingen: Sammlung von Beobachtungen zur Geburtshülfe 1773, von A. von Haller als bonum opus bezeichnet.

Jaeger, Christ. Friedr., 1739 in Stuttgart geb., gest. als kgl. Leibarzt in Stuttgart 1808. Einer der ersten Vertreter der gerichtlichen Medizin in Württenberg. Schrieb: Disquisitio medico-forensis, qua casus et annotationes ad vitam foetus neogeni dijudicandam facientes proponuntur (Ulm 1780 — Lungenprobe). Diss sistens observationes de foetibus recens natis, jam in utero mortuis putridis, cum subjuncta epicrisi, Tübingen 1767 und eine Schrift über Vergleich der Symphyseotomie mit Perforation und Kaiserschnitt 1779, ferner: Examen rationum sectionem ossium oppugnantium vel limitantium 1780.

Herzog, Johann Gotth., geb. in Kamenz 1738, starb als Arzt dortselbst 1787, schrieb: Moralische Gründe eines Philosophen wider den Ehestand 1764. Unterricht von Hebammen auf dem Lande 1780. Etwas zur höheren Hebammenkunst, besonders die künstliche Trennung der Schamknochen betreffend 1781. Ein wendisches Hebammenbuch 1782.

von Siebold, Karl Kaspar, geb. 1736 in Niedeck (Jülich), Chirurg bei seinem Vater, dann in französischen Militärspitälern, darauf in Würzburg bei Stang im Juliuspital; später machte er mit Unterstützung des Fürsten Georg Karl Reisen in Frankreich, England, Holland, frequentierte die Vorlesungen von Albin und Gaub in Leyden, promovierte 1769 und wurde endlich Lehrer der Anatomie, Chirurgie und Geburtshülfe in Würzburg; er verbesserte den Hebammenunterricht; führte zuerst die Symphyseotomie in Deutschland aus, 2. Februar 1778, wurde 1801 in den Reichsadel erhoben, nachdem er 1787 einen Ruf nach Berlin abgelehnt hatte und starb 1807 in Würzburg. cf. Richters chirurgische Bibliothek, 4 Bd., Göttingen 1778, 8. S. 578.

Unzer, Joh. Christ., geb. in Wernigerode 1746, studierte in Göttingen; doktorierte mit s. Dissert.: Cur feminis europaeis et illustribus prae aliis gentibus et rusticis partus sint laboriosiores, starb 1809 in Göttingen, schrieb zusammen mit K. F. Uden: Diätetik der Schwangeren und Säugenden, Braunschweig 1796.

Weissenborn, Joh. Friedr., geb. zu Erfurt 1750, wurde Professor der Geburtshülfe daselbst 1790 und starb 1799, schrieb: Anleitung zur Geburtshülfe, Erfurt 1780: 2. Aufl. v. Vogel 1802. — Von der Umkehrung der Gebärmutter (6 Fälle) 1788. Progr. sistens observationes duas de partu caesareo et quaestiones de praecipuis hujus operationis momentis 1792.

Daniel, Christ. Friedr., geb. in Halle 1753, starb daselbst 1788. Er schrieb u. a.: Commentatio de infantum nuper natorum umbilico et pulmonibus, 1780 Halle.

Hofer, Franz Josef, geb. 1745 in Rothweil, als Geburtshelfer daselbst sehr beschäftigt, später Professor der Anatomie und Chirurgie in Dillingen und Bezirksphysikus. Er starb 1749. Schriften u. a.: Lehrsätze der praktischen Geburtshülfe, die Manualoperationen betr., zum Gebrauch der Vorlesungen bei dem chirurgischen Hebammeninstitut, Augsburg 1788.

Mai, Franz Anton, in Heidelberg 1742 geb., starb 1814 als Professor der Geburtshülfe daselbst; 1766 promoviert, im selben Jahr noch Hebammenlehrer in Mannheim. 1773 Extraordinarius in Heidelberg und 1786 Ordinarius. 1789 Leibarzt der Kurfürstin Elisabeth. Sein Hauptverdienst ist, dass er in den: Progr. de necessitate partus, quandoque praemature promovendi, Heidelberg 1799: zuerst und unabhängig von Scheel (Kopenhagen) die Notwendigkeit der künstlichen Frühgeburt betont hat, er riet nach sanften Reibungen des Muttermundes den Eihautstich, ferner schrieb er: Unterricht für Hebammen, Mannheim 1779. — Aphorismi circa sequelas ex prolapsu uteri oriundas 1786 in Stolpertus, ein junger Arzt am Kreissbette, von einem patriotischen Pfälzer, 5 Theile. Mannheim 1807. Fata et funera puerperarum ex solutione placentae artificiali oriunda Heidelberg 1786.

Ploucquet, Wilhelm Gottfried, geb. in Rötenberg (Württemberg) 1744, studierte in Tübingen, 1782 Professor der Medizin daselbst, starb 1814. Bekannt durch die von ihm angegebene Lungenprobe: Nova pulmonum docimasia, Tübingen 1782 und sein grosses Sammelwerk der medizinischen Bibliographie, Bd. 1—10., 1793—1800.

Schweickhard, Christ. Ludw., geb. in Karlsruhe 1746, in Strassburg 1769 promoviert, Diss: sistens observationem de non necessaria funiculi umbilicalis deligatione, starb 1826 in Karlsruhe als sehr angesehener Chirurg und Geburtshelfer und Direktor der General-Sanitätskommission. Schrieb 1795: Tentamen catalogi rationalis dissertationum ad artem obstetriciam spectantium ab anno 1515 ad nostra usque tempora.

Bernstein, Johann Gottlob, geb. 1747 zu Saalborn, Barbiergeselle, Schiffschirurg, Barbier und Chirurg in Illmenau, 1786 vom Herzog von Weimar Kammerdiener, später Hofchirurgus, bildete sich in Jena unter Loder noch weiter aus. Schrieb 1794: Praktisches Handbuch der Geburtshülfe; starb 1835 als Arzt in Neuwied bei seinem Sohne, nachdem er vorher in Halle Dozent der Chirurgie und in Berlin Professor extraordin. der Chirurgie bis 1820 gewesen war.

Knape, Christ, in Wollin 1747 geb., in Halle promoviert, 1778 Feldstabsmedikus, dann 2. Professor der Anatomie in Berlin, 1810 Ordinarius derselben neben Rudolphi, starb 1831. Schrieb: 1806 über die zweckmässigsten Schutzmittel gegen die nachteiligen Wirkungen des Mutterkorns, ferner: Die Möglichkeit der Verspätung der Geburt, durch Erfahrung bestätigt 1806. -- Beitrag zu der Frage, kann ein Kind atmen, ehe es geboren ist 1808.

Mursinna, Chr. Ludwig, geb. 1744 in Stolp, später Regimentschirurg in Bielefeld, 1787 wirkl. Generalchirurg und Professor der Chirurgie, starb 1823 in Berlin, schrieb: Abhandlungen von den Krankheiten der Schwangeren, Gebärenden, Wöchnerinen und Säuglinge, 2 Teile, Berlin 1784, 1786, 2. Auflage 1796, gründete ein Journal für Chirurgie, Arzneikunde und Geburtshülfe, 5 Bände 1801—1815, schrieb auch an Starks Archiv für Geburtshülfe.

Schlegel, Johann Christ. Traugott, geb. 1746, starb 1824 als Leibarzt des Fürsten von Schönburg-Waldenburg; schrieb: Primae lineae de cognoscendis mulierum morbis etc., Leipzig 1783.

Flemming, Johann Gottfried, 1750 geb., sudierte in Leipzig, war Arzt in Artern, Göttingen, Schwerin und Jena; schrieb 1778, Unterricht für angehende Hebammen etc. nebst einem Anhang „Krankheiten und üble Zufälle der Schwangeren, Gebärenden und Kindbetterinnen".

Fielitz, Gottfr. Hrch., geb. 1749 in Barby, gest. zu Luckau 1820, wo er seit 1773 Stadtchirurg war; machte eine Reihe von Vorschlägen zur Verbesserung des Ärzte- und Hebammenwesens.

Neubauer, Johann Ernst, geb. 1742 in Giessen, starb als Professor der Anatomie und Chirurgie in Jena bereits 1777, schrieb u. a.: obs. anat. rarior de triplici nympharum ordine, 1774 Jena.

Sommer, Johann Christ., geb. in Northeim, 1765 in Göttingen, Schüler von Röderer, promoviert: De partu laborioso selectae observationes. 1768 in Braunschweig: Professor der Chirurgie und Hebammenlehrer, Direktor des dortigen Entbindungshauses; starb 1802. Er schrieb u. a.: Beobachtung und Anmerkung über die in einem Sack der Gebärmutter eingeschlossene Nachgeburt 1769. — Geschichte einer Zwillingskaisergeburt 1788. Die Achse des weiblichen Beckens (1791 und 1797) und Praenotionum obstetriciarum pensium I, 1794 und 1801.

Vogler, Joh. Phil., 1746 in Darmstadt geb., starb 1816 als herzogl. nass. Leibarzt und Geheimer Rat, schrieb 1794: Erfahrungen über Geburtskunde, und gab die 3. Auflage v. Thilenius M. G., Unterricht für Hebammen heraus 1810.

Dietz, Johann Ludwig Friedrich, geb. in Darmstadt 1746, studierte und promovierte in Giessen: De differentia fetus ab adulto, machte grosse Reisen, 1775 als Professor nach Giessen berufen, starb 1808 in Darmstadt. Schrieb: Progr. de fibris uteri muscularibus 1781.

Wüstney, Gg. Hrch. Dan., geb. 1753 in Malchin, praktischer Arzt in Tessin und Malchin, starb 1811, schrieb: Versuch über die Einbildungskraft der Schwangeren in Bezug auf ihre Leibesfrüchte. Zur Beantwortung der Frage, können Schwangere sich wirklich versehen, 1809 Rostock.

Weidmann, Johann Peter, geb. in Zülpich 1751: Professor der Chir. und Geburtshülfe und Direktor der Entbindungs-Anstalt in Mainz, wo er 1819 starb. Er schrieb als Doktordissertation: Comparatio inter sectionem caesaream et dissectionem cartilaginis et ligamentorum pubis 1779. —. Utrum forcipis usus in arte obstetricia utilis sit an nocivus 1806. — De officio artis obstetriciae concedendae solis viris 1807. Entwurf der Geburtshülfe 1809. Weidmann hatte in Würzburg studiert und in seiner Doktordissertation 1779 schon riet er, dass man bei engem Becken im 7. Monat den Muttermund dilatiere und die Frucht extrahiere, hat aber später diesen Rat als unrichtig und gefährlich verworfen. Er hat auch einen Vectis aërophorus angegeben. Er lehrte die Austreibung der Nachgeburt als das Werk der Natur zu betrachten, sie nicht zu übereilen. Nach der Aufhebung der Universität in Mainz 1798, blieb er daselbst.

Blumenbach, Johann Friedrich, geb. 1752 in Gotha, studierte in

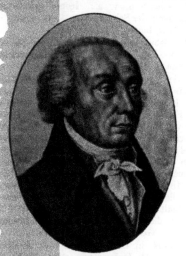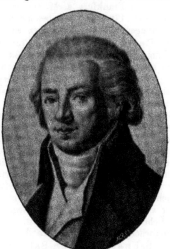

Fig. 15.

Fig. 16.

Joh. Friedr. Blumenbach (1752—1840).

Samuel Th. v. Sömmering (1755—1837).

Jena: Diss. de generis humani varietate nativa. Starb 1840 als Professor der Medizin in Göttingen, der Begründer der Anthropologie, schrieb u. a. über den Bildungstrieb und das Zeugungsgeschäft 1781.

Fritze, Fr. Aug., geb. 1754, promoviert 1779 in Strassburg; Diss.: de conceptione tubaria, cum epicrisi conceptionis tubariae in genere etc. 1795, dann beschrieb er einen von dem Horn eines Ochsen gemachten Kaiserschnitt. 1782: in Gesch. der Heilung einer von einem Ochsen verwundeten schwangeren Frau. 1785 wurde er Professor der Medizin in Herborn und 1788 in seinem Prorektoratsprogramm gab er eine Descriptio instituti obstetricii.

Guerard, Bernhard, Generalstabs-Wundarzt, Professor der Anatomie, Chirurgie und Geburtshülfe an der medizinischen Lehranstalt in Düsseldorf. Schüler von Fried, schrieb: Anfangsgründe der Geburtshülfe 1775 und 2. Auflage 1781 und: Exposé des cas pour lesquels la section de la symphyse des os pubis fut faite à Düsseldorf et des suites de cette opération, Düsseldorf 1778.

Fischer, Joh. Hrch. von, geb. in Koburg 1759, gest. in München 1814, studierte in Würzburg, Erlangen und Göttingen, bereiste Holland und Frankreich, wurde Extraordinarius in Göttingen 1785 und Direktor der Hebammen-Lehranstalt daselbst, 1796 Ordinarius; 1803 Leibarzt und Geburtshelfer in München.

Heilmann, Gabriel, 1751—1806, Professor der Botanik und mat. med. in seiner Vaterstadt Würzburg, schrieb u. a.: De leucorrhoea seu fluore albo 1799. und Diss. sistens intumescentias ventris saepe graviditatem mentientes 1799.

Müller, Joh. Val., 1756 in Frankfurt a. M. geb., Arzt daselbst, starb 1813. Schrieb u. a.: med. praktisches Handbuch der Frauenzimmerkrankheiten, Frankfurt 1788—1795, 4 Bände.

Sömmering, Sam. Th. von, geb. 1755 in Thorn, studierte in Göttingen, ausgezeichneter Anatom, Erfinder des elektrischen Telegraphen (1809), 1804 in München Geheimer Rat und Mitglied der Akademie der Wissenschaft, zog sich 1820 nach Frankfurt a. M. zurück. Er schrieb u. v. a.: Icones embryonum humanorum 1799 fol. — Über die Schädlichkeit der Schnürbrüste 1788, 1793. — Abbildungen und Beschreibungen einiger Missgeburten, Mainz 1796.

Reuss, Aug. Chr., geb. 1756 in Rendsburg, starb als Professor der Medizin in Tübingen 1824, wo er seit 1783 wirkte. Schrieb u. a.: Novae observationes circa structuram vasorum in placenta humana, Tübingen 1784.

Osiander, Friedrich Benjamin, geb. in Zell (Württemberg) 1759. starb 1822 als Professor der Geburtshülfe in Göttingen, studierte in Tübingen, Strassburg und Kassel (bei Stein), war in Kirchheim u. T. Arzt, wurde 1792 nach Göttingen an die eben vollendete neue Entbindungsanstalt gerufen. Er kannte wenig von den Naturvorgängen, aber sehr viel von der Entbindungskunst, vollendete fast die Hälfte aller Geburten künstlich, erfand eine grosse Reihe neuer Instrumente, wie Zange, Hysterotom, Metrotom, Hebel, Dilatatorium; verwarf Perforation und künstliche Frühgeburt, weil er mit seinen schweren Zangen und seiner Kraft den Schädel zwar unverkleinert, aber zertrümmert extrahierte. Er schrieb: Handbuch der Entbindungskunst, Tübingen 1819—1825, Lehrbuch der Entbindungskunst, welches eine Geschichte derselben enthält. die viele Märchen, sehr einseitige Urteile über viele Geburtshelfer und Kollegen enthält 1799. Ausserdem verfasste er 1796 ein Lehrbuch der Hebammenkunst, und dann die Schrift: Über die Entwickelungskrankheiten in den Blütejahren des weiblichen Geschlechts, Tübingen 1817.

Schwabe, Johann Sal. Ernst, 1754 in Illmenau geb., 1788 Professor extraordinarius und ordinarius in Giessen, 1791 Hofmedicus, starb 1824. Er schrieb: Katechismus für Hebammen 1798. — Anweisung für gerichtliche Ärzte beim Unterricht der Hebammen 1803. — Anleitung zu den Kenntnissen und Obliegenheiten der Hebammen 1818.

Henschel, Elias, geb. 1755 in Breslau, studierte in Breslau und Halle, mit Vorliebe Geburtshilfe. Schrieb über das Lehnhard'sche Mittel und warnte vor dessen Anwendung bei Schwangeren etc. Übersetzte Martha Mears: Schwangerschaft und Wochenbett. Unterschied als einer der ersten die Phlegmasia alba dolens puerp. als besondere Krankheit und verfasste eine Reihe kleinerer Aufsätze: über akute Inversion im 4. Monat der Schwangerschaft 1802, über Armgeburten; über ein, volle 46 Wochen getragenes Kind (Siebold's Lucina 1807); über Cephalhaematome 1828. Über prolapsus uteri gravidi. Nach seinem 50 jährigem Doktorjubiläum schrieb er: Geburt bei verhärtetem Uterus und Fälle von Oophoritis 1837. Er starb 1839. Er riet, die Naturkräfte so lange als möglich walten zu lassen und ihnen nicht ohne Not vorzugreifen. Als Arzt und Geburtshelfer war er sehr beliebt.

Held, Christ. Friedr., Geburtshelfer in Gera, später Arzt in Altenburg, gab Auszüge aus den besten französischen, medizinischen Schriften heraus; schrieb ausserdem: Dissertatio de partu laborioso et causis, quae caput in pelvi retinent, Jena 1769.

Marcus, Ad. Friedrich, 1753—1816. Berühmter Kliniker, 1778 Leibarzt des Fürstbischofs von Bamberg, gründete daselbst ein Hebammeninstitut und ein Hospital von 100 Betten, gab jeder Gemeinde eine staatlich subventionierte Hebamme und liess eine Entbindungsanstalt erbauen. Er war ein energischer Anhänger von Brown.

Thom, Georg, 1757 in Giessen geboren, promovierte daselbst 1781 mit der Dissertation: Observationes de conceptione ovaria, cum epicrisi conceptionis ovariae in genere et hujus casu in specie. 1783 Professor der Medizin, Anatomie, Chirurgie Geburtshülfe in Giessen, 1794 Leibarzt in Darmstadt, starb 1808. Schrieb u. a.: Erfahrungen und Bemerkungen aus der Arzney, Wundarzney und Entbindungs-Wissenschaft, Frankfurt 1799.

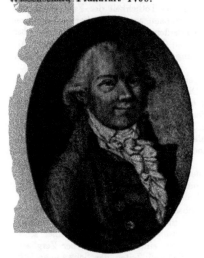 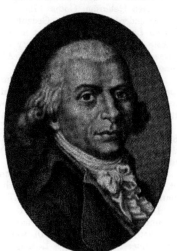

Fig. 17.	Fig. 18.
Frdr. Benjamin Osiander (1759—1822).	Johann Christian Stark (1753—1811).

Stark, Johann Christ., geb. 1753 bei Apolda, starb als Professor und Direktor der Entbindungsanstalt in Jena 1811. Arzt Schillers, dessen Briefe an ihn in der Familie Martin noch aufbewahrt sind. Er soll zuerst klinische Berichte aus der ihm unterstehenden Anstalt publiziert haben: Einrichtung seines klinischen Instituts, Jena 1782; zweite tabellarische Übersicht des klinischen Institutes zu Jena 1784. Er gründete das erste geburtshülflich gynäkologische Journal 1787 als Archiv für die Geburtshülfe, Frauenzimmer- und neugeborener Kinderkrankheiten, 6 Bände, Jena 1787—1797, welches später in die Siebold'sche Lucina u. s. w. überging. Schrieb ausserdem einen Hebammenunterricht in Gesprächen, Jena 1782.

Busch, Johann David, geb. in Marburg 1755, studierte in Marburg, Strassburg, Zürich, 1781 promoviert, dann sofort P. e. o. 1782 ordin. 1782 nach des Vaters Tode (Professor in Marburg) auch Stadt- und Landphysikus. 1789 Hebammenlehrer. 1819 nach G. W. Steins jr. Abgang wurde er Direktor der Ent-

bindungsAnstalt; starb 1833. Er schrieb eine kurzgefasste Hebammenkunst 1792.
3. Auflage 1801. Beitrag zur technischen Geburtshülfe 1803, 1810 und eine Schilderung seiner Zange 1794, 1795.

Cappel, Joh. Friedr. Ludw., geb. 1759 in Helmstädt, studierte daselbst und in Strassburg, 1781 promoviert, Arzt in Braunschweig und Hildesheim, schliesslich Kollegienassessor und Gouvernementsarzt in Wladimir bei Moskau, wo er 1799 starb. Schrieb: Versuch einer vollständigen Abhandlung über die sogenannte englische Krankheit, 1 Teil, Berlin 1787.

Faust, Bernh. Chr., geb. 1755 zu Rottenburg i. H., studierte in Göttingen, und Rinteln, 1777 promoviert mit der Dissertation: Descriptionem anat. duorum vitulorum bicipitum et conjuncturae de causis monstrorum exhibens, die er 1780 (Gotha) als anatomische Beschreibung zweier Missgeburten nochmals herausgab. Ferner schrieb er: über Untersuchung des Wertes der Trennung der Schossbeine bei schweren Geburten, Gotha 1780. — Über die Tötlichkeit der Fussgeburt und ihre Verminderung 1780. — Gedanken über Hebammen und Hebammenanstalten auf dem Lande, 1784 Frankfurt a. M. Ausserdem guter Rat an Frauen über die beste Art des Gebärens und über den besten Gebrauch der Geburtsbetten 1807. — Dasselbe nebst Beschreibung und Abbildung der Geburtsbetten und der Wiege, Hannover 1841. Er starb 1842.

Gerson, Jos., 1751 in Hamburg geb., starb daselbst 1801, studierte in Kopenhagen und Göttingen, schrieb als Dissertation: Sylloge observationum de partu laborioso (15 interressante Fälle aus der Saxtorph'schen Klinik) und eine Mitteilung über Tubarschwangerschaft mit Perforation des Mastdarms, 1784 Hamburg.

Balk, Dan. Gg. 1764 in Königsberg i. Pr. geb., studierte in K. und Berlin, 1787 in Königsberg promoviert, 1802 als Professor nach Dorpat berufen, starb 1826 in Tula. Schrieb: Wie können Frauenzimmer gesunde, glückliche Gattinnen werden? 18 Bände! 1796.

von Ehrhart, Gottlieb, Sohn des Jodocus; 1785 in Erlangen promoviert, schrieb über Asphyxie der Neugeborenen, Erlangen 1785, Memmingen 1789; Geburtshelfer in Memmingen, geb. 1703, Todesjahr unbekannt.

Danz, Ferd. Gg., geb. 1761 in Dachsenhausen (Hessen-D), studierte in Jena und Giessen. Hier promoviert mit der tüchtigen Dissertation: brevis forcipum obstetricarum historia (1790), wurde in Giessen P. extraord., starb aber schon 1793. Unter Sömmerings Leitung verfasste er einen Grundriss der Zergliederungskunde des neugeborenen Kindes in verschiedenen Zeiten der Schwangerschaft. Bd. I. 1792.

Ficker, W. Anton, geb. 1769 in Paderborn, starb 1822, Militärarzt, später Badearzt in Driburg, verdient durch Gründung eines Hospitals in Paderborn. Schrieb: Unterricht für die Hebammen des Hochstiftes Paderborn, 1896. 4. Ausgabe, 1806.

Olberg, Franz, geb. in Dessau 1767, in Halle promoviert, Dissertation: de docimasia pulmonum hydrostatica, starb 1840 als Medizinalrat in Dessau, schrieb: Unterricht für Hebammen des Fürstentums Anhalt-Dessau 1799.

Plessmann, Friedrich, geb. 1762 in Berlin, starb 1800 in Paris, wo er unter Dessault Arzt und Geburtshelfer am Hôtel Dieu war; schrieb: La médecine puerpérale ou des accidents de la maternité, Paris 1797.

Sommer, Joh. Sam., 1764 in Koburg geb., starb daselbst 1838 als Geheimer Medizinalrat, 1786 in Jena promoviert: De conceptione sine menstruis biga casuum illustrata — er schrieb weiter: Geschichte eines Mutterkrebses mit während der Krankheit entstandener Schwangerschaft und heftigen Blutergüssen 1791.

Wenzel, Jos., geb. 1768 in Mainz, wurde 1802 Adjunkt an der Entbindungs-Anstalt, 1804 Professor an der Universität daselbst, übersetzte Ackermanns (J. F.) über die körperliche Verschiedenheit des Mannes vom Weibe ausser den Geschlechtsteilen 1788. Er starb bereits 1806. Sein Bruder Wenzel, Karl, geb. in Mainz 1769, 1792 daselbst promoviert: Comparatio inter forcipes Levretianam, Leakianam, et Johnsonianam. Zog nach Frankfurt a. M. Führte 1804 zuerst die künstliche Frühgeburt in Deutschland aus, 1824 wurde er Stadtaccoucheur in Frankfurt, starb 1827. Schrieb: Über die Krankheiten des Uterus, vorzüglich in Beziehung auf die Induration und die Geschwüre desselben 1816. — Allgemeine geburtshülfliche Betrachtungen und über die künstliche Frühgeburt 1818.

Brunatti, Frz. Chr., geb. in Danzig 1768, studierte in Jena und Würzburg, promoviert in Jena. Dissertatio sistens historiam cancri mammae. 1816 Direktor der Hebammen-Lehranstalt in Elbing, ging mit derselben 1819 nach Danzig zurück, starb 1835: vermachte eine Stiftung für die in der Hebammen-Lehranstalt geborenen Kinder. Verfasste Jahresberichte über die Anstalt von 1825—1828 und schrieb ein Einweihungsprogramm: Abnormität der Placenta durch ihren Sitz auf dem Orific. uteri 1819.

Braun, Ad., 1765—1808, Dr. med. phil. et theol. Kanonikus und Honorprofessor in Marburg, schrieb: Über die Sorge für die weiblichen Brüste, 2 Bände, Erfurt 1805 (populär).

Abrahamson, Meyer, 1764 im Hamburg geb., starb daselbst 1817; seit 1785 als Arzt in Hamburg. Schrieb von der Melancholie und Manie der Sechswöchnerinnen 1784, ausserdem 1806: Untersuchung über die grosse Sterblichkeit unter Schwangern, Wöchnerinnen und neugeborenen Kindern und die Mittel diesem verheerenden Übel zu steuern; ferner der Arzt für Frauenzimmer 1818.

Ackermann, Jac. Fidelis, 1765 in Rüdesheim geb., studierte in Würzburg, Mainz, Pavia; wurde 1789 in Mainz Privatdozent für gerichtliche Medizin; schrieb: De discrimine sexuum praeter genitalia von J. Wenzel übersetzt und über die Krankheiten der Frauenzimmer; ferner 1792 de rachitide von Utrecht preisgekrönt. 1803 wurde er für Loder nach Jena berufen. Publizierte: Infantis androgyni historia et iconographia, in der er viele ähnliche Fälle zusammenstellte; ausserdem ein Sendschreiben an Brünninghausen: Über die Erleichterung schwerer Geburten vorzüglich über das ärztliche Vermögen auf die Entwickelung des Fötus. Er starb 1815 als Geheimer Hofrat und Professor in Heidelberg, wo er die Errichtung einer Poliklinik durchgesetzt hatte.

Der berühmte Anatom Albinus, Bernh. Siegfried, 1697—1770 ist hier zu nennen wegen seiner ausgezeichneten Abhandlung über die Entwickelung der Knochen beim Fötus mit vorzüglichen Abbildungen.

Joerdens, Joh. Heinr., geb. in Hof 1764, studierte in Leipzig, Jena, Erlangen; 1787 promoviert. Diss. de vitiis pelvis muliebris ratione partus 1787. Praktizierte in Hof; schrieb Selbstbelehrung für Hebammen, Schwangere und Mütter, Berlin 1797 und Beobachtung und Abbildung einer monströsen Anschwellung der Brüste in der Schwangerschaft 1801. Er starb 1813.

Heineken, Joh., geb. in Bremen 1761, starb 1851. Arzt in Bremen und Professor der Anatomie und Experimentalphysik am Gymnasium zu Bremen. Er schrieb: Umriss der Geburtshülfe zum Gebrauch in dem Stadt-, Bremischen Gebiete, Bremen 1792, 2. Auflage 1798.

Hirt, Friedr. W. Ludwig, in Jena 1761 geb., studierte iu Wittenberg, Jena und Berlin. Diss. inaug. continens observationes aliquas obstetricias rariores. 1785 Arzt in Zittau, schrieb: Geschichte einer Zurückbeugung der Gebärmutter. — Über eine vermeinte Lungensucht von scirrhis in der Gebärmutter. — Zittauische erneuerte und vermehrte Hebammenordnung.

Langermann, Joh. Gottfr., 1768—1832, zuerst in Bayreuth als Arzt, Hebammenlehrer und 1805 Direktor der Entbindungs- und Irrenanstalt daselbst, später Staatsrat in Berlin 1814 und Mitglied der obersten Leitung der medizinischen Angelegenheiten. Schrieb u. a. 1804: Über die Lösung der Nachgeburt.

Nolde, Ad. Friedr., geb. 1764 in Neustrelitz, studierte in Göttingen und Berlin, 1788 in Göttingen promoviert. Diss. inaug. sistens momenta quaedam circa sexus differentiam; erst Arzt in Neustrelitz, dann Privatdozent und 1794 ordentlicher Professor der Geburtshülfe in Rostock und Leibmedikus. 1806 als solcher nach Braunschweig gerufen, starb daselbst 1813. Schrieb: Beiträge zur Geburtshülfe 1801, 1808, 1811—1816; ferner Notizen zur Kulturgeschichte der Geburtshülfe im Herzogtum Braunschweig 1807. Gedanken über die zweckmässige Errichtung und Benutzung öffentlicher Entbindungsanstalten, Braunschweig 1806.

Struve, Christ. Aug., geb. 1767 in Görlitz; später Arzt daselbst, schrieb: Hebammentafel oder allgemeine Übersicht des Verhaltens der Hebammen und Mütter bei natürlichen Geburten 1795; 5. Ausgabe 1798, starb 1807 am Typhus.

von Siebold, Joh. Georg Christ., geb. als Sohn von Karl Kaspar s. o. 1767 in Würzburg, starb daselbst als Professor der Physiologie und Chirurgie. Arzt des Juliusspitales. Er schrieb: Systematische Darstellung der Manual- und Instrumental-Geburtshülfe 1794. — Über die angebliche Verminderung des Gewichtes der Frucht im Mutterleibe durch die amnische Feuchtigkeit 1796.

von Schlegel, Friedr. Aug. Justus, geb. 1769 in Jena, studierte daselbst und promovierte 1792 mit der Diss. de statu sano et morboso mammarum in gravidis et puerperis; ging dann nach Petersburg, wurde 1809 1. Arzt an dem Moskauer Findel- und Gebärhause, ging nach Rjäsan und wieder nach Moskau und zuletzt nach Petersburg, wo er 1828 starb. Er schrieb u. a. Bluthusten und Faulfieber bei einer Schwangeren. — Über spastische Zusammenziehungen der Gebärmutter 1800. — Über Hydatidenschwangerschaft. — Fausse couche als Folge eines starken Druckes auf den Unterleib. — Winke für Ärzte und Nichtärzte, die Onanie betreffend.

von Schreger, Bernh. Nathan, 1766 in Zeitz geb., 1791 in Leipzig promoviert, 1795 als Professor der Anatomie nach Altdorf, 1797 als Professor der Chirurgie nach Erlangen berufen, starb 1825 daselbst. Sehr verehrter Lehrer und Arzt. Schrieb: Pelvis animantium brutorum cum humana comparatio 1787. — De functione placentae uterinae. Epistola ad Sam. Th. v. Sömmering 1799. Die Werkzeuge der älteren und neueren Entbindungskunst 1799.

Zeitmann, Benj., geb. 1770 in Frankfurt a. M., promoviert in Jena 1790. Diss. de signis et curatione polyporum. Schrieb: Starke Schieflage des Kopfes nach der rechten Seite, vorliegender Nabelstrang und Ellbogen, Indikationen zur Wendung, doch aber durch den Hebel in einer richtigen Kopflage geboren (Starks Archiv 1792). — Beobachtung einer Unthätigkeit der Gebärmutter nach einer sehr schnellen Geburt 1793. Beobachtung eines wichtigen Geburtsfalles mit vorliegender Nachgeburt, 1794.

Wiedemann, Chr. Rud. W., geb. 1770 in Braunschweig, 1794 Professor der Anatomie und Geburtshülfe am anatomischen und chirurgischen Kolleg, 1805 als ordentlicher Professor der Geburtshülfe und Oberlehrer am Hebammeninstitut nach Kiel berufen, starb daselbst 1840. Schrieb u. a. Über Pariser Gebäranstalten, den letzten Schamfugenschnitt und einige andere in Paris beobachtete Geburtsfälle 1803. — Lehrbuch für Hebammen, Kiel 1814. 2. Auflage 1826. Ferner verschiedene Aufsätze in Siebold's Lucina. 1804, 5. 8.

Rosenmüller, Joh. Chr., geb. 1761, gest. 1820 als Professor der Anatomie und Chirurgie in Leipzig, schrieb 1802: De ovariis embryonum et foetuum humanorum.

Schidtmüller, Joh. Ant., geb. in der Oberpfalz 1776, studierte in Erlangen, Extraordinarius in Landshut, 1805 Ordinarius für Geburtshülfe und Staatsarzneikunde und Stadtphysikus. Er gründete eine geburtshülfliche Anstalt an der Universität und starb am Kriegstyphus bereits 1809. Schrieb u. a.: Handbuch der medizinischen Geburtshülfe, 2 Teile, Frankfurt 1808.

Roose, Th. Aug. Georg. geb. in Braunschweig 1771. starb daselbst 1803. 1793 promoviert in Göttingen mit der Schrift: De nativo vesicae urinariae inversae prolapsu; wurde Professor der Anatomie in Braunschweig; schrieb ferner 1794: Über das Ersticken neugeborener Kinder. — Über die gelben Körper im weiblichen Eierstocke, 1800.

Senff, Karl Friedr., geb. in Halle 1776, daselbst promoviert 1802: Nonnulla de incremento ossium embryonum in primis graviditatis temporibus. Wurde 1808 Professor e. o. und Direktor der Entbindungsanstalt daselbst und starb 1816. Er schrieb: Lehrbuch für Hebammen 1812. Über das Verhältnis zum Staat nebst Geschichte des Hebammeninstituts zu Halle 1812. Über Vervollkommnung der Geburtshülfe von seiten des Staates nebst einer Geschichte der Entbindungsschule zu Halle 1812.

Schlegel, Joh. Wilh., Sohn von Joh. Chr. Traugott Schlegel, geb. 1774 in Langensalza, Arzt in Merseburg, starb daselbst 1812. Verfasste: Specimen I et II fragmentorum ex geographia nosocomiorum adque institutorum ad artem obstetriciam spectantium, Leipzig 1800—1801.

Albers, Joh. Abr., 1772 in Bremen geb., später Arzt daselbst, studierte in Braunschweig am Krankenhause, dann in Marburg, in Wien, wo er besonders Geburtshülfe betrieb und das Kindbettfieber kennen lernte. Später ging er mit Dr. A. Duncan nach Edinburg, dann nach London und von hier nach Bremen. Er schrieb: Remarks on a case of inversio uteri terminating fatally 1800. — Ferner über die Möglichkeit des Schwangerwerdens auch ohne Empfindung von Wollust von seiten des Weibes 1804; dann the history of a woman who bore a seven months foetus for seven years, was delivered of it per anum et completely recovered, London medic. chirurgical. Transact. Vol. VIII. 1817. Über den Tod der Prinzessin Charlotte von England, die bald nach der Entbindung starb. — Albers starb 1821 am Typhus.

Knebel, Immanuel Gottl., 1772—1809, in Görlitz geboren, wo er auch starb; er schrieb 1798: Grundriss zu einer Zeichenlehre der gesamten Entbindungswissenschaft, Breslau; Grundriss der polizeilich gerichtlichen Entbindungskunst, Breslau 1801 und 1803.

Martens, Frz. Heinr., geb. in Weimar 1778, starb bereits 1805; promoviert in Jena: Diss. inaug. sistens criticen forcipum nonnullarum in arte obstetricia usitatarum; nachher erweitert unter dem Titel Kritik der neuesten Geburtszangen in Hinsicht auf ihre praktische Anwendung, 1800. Martens war zuerst Privatdozent in Leipzig, dann Extraordinarius in Jena. — Versuch eines Systems der theoretischen und praktischen Geburtshülfe. Kritisches Jahrbuch. — Zur Aufklärung in der Geburtshülfe T. I., Leipzig 1802.

Fortsetzung und Schluss folgen im nächsten Bande.

ERSTE ABTEILUNG.

PHYSIOLOGIE UND DIÄTETIK

DER

SCHWANGERSCHAFT.

A. Anatomie und Physiologie. Von Strassmann, Pfannenstiel, Goenner und von v. Rosthorn.

B. Symptomatologie. Von Goenner und von v. Winckel.

Anatomie und Physiologie.

Kapitel I.

Beginn, Begriff der Schwangerschaft.

Von

P. Strassmann, Berlin.

Mit 19 Abbildungen im Text und auf Tafel A—E.

Einleitung.

Uns hebt die Welle,
Verschlingt die Welle
Und wir versinken.
Ein kleiner Ring
Begrenzt unser Leben,
Und viele Geschlechter
Reihen sich dauernd
An ihres Daseins
Unendliche Kette.
Goethe: Grenzen der Menschheit.

Die Geburtshülfe ist die angewandte Wissenschaft von den biologischen Vorgängen bei der Fortpflanzung des Menschen.

Die Schwangerschaft beginnt mit der vollzogenen Vereinigung einer männlichen und weiblichen Geschlechtszelle (der Genoblasten), der Eizelle (Ovulum) mit einer Samenzelle (Spermium), im Körper des Weibes. Hierdurch wird die erste Zelle eines neuen, selbständiger Entwickelung fähigen Einzelwesens (Individuum) erzeugt. Der mütterliche Körper trägt eine Frucht. Durch die Zeugung wird die Fortpflanzung, d. h. die Erhaltung der Art gesichert. Das Ei der Säugetiere (mit Ausnahme der Monotremen) gewinnt eine innige Verbindung mit dem mütterlichen Gewebe im Fruchthalter, die bei den Primaten in Form einer Eikapsel und eines scheibenförmigen Mutterkuchens ganz be-

sonders hoch differenziert ist. Während des grössten Teiles der Schwangerschaft, sehr bald nach der Befruchtung, wird durch diese histioide bezw.
organoide Verbindung mit der Mutter die Ernährung und Ausbildung der
Frucht ermöglicht.

Das Weib, dessen Körper ein befruchtetes Ei oder irgendwelche aus
demselben hervorgegangenen späteren Entwickelungsstufen birgt, ist als
schwanger zu bezeichnen. Dabei ist es vom naturwissenschaftlichen und ärztlichen Standpunkte aus zunächst für den Begriff „Schwangerschaft" unwesentlich, ob das befruchtete Ei in der Entwickelung bis zur Bildung einer reifen
Frucht vorgeschritten ist, die im Begriffe steht, durch die Geburt losgelöst
vom Körper der Mutter als selbständiges Wesen die Zahl der lebenden Menschen zu vermehren, oder ob das Endziel der Fortpflanzung nicht erreicht
wird und das krankhaft veränderte Ei vielleicht seit Jahren abgeschlossen
ausserhalb des eigentlichen Fruchthalters im Eileiter als sogenannte Fleisch-
mole ruht, in der längst die Keimanlage, d. h. derjenige Teil, aus dem sich
das „Kind" entwickelt, zu Grunde gegangen ist.

Der natürliche Verlauf der Schwangerschaft setzt die die Fortpflanzung
einleitenden Veränderungen am Körper der Eltern voraus, beginnt mit der
Befruchtung und umfasst die Zeit des intramaternen Daseins bis zur Loslösung eines lebenden reifen Kindes oder der Geburt (Partus) und der Ausstossung aller aus der Eizelle hervorgegangenen Gebilde (Nachgeburt, Secun-
dinae).

Die Mutter soll diese Vorgänge ohne Schädigungen ihrer Gesundheit
durchleben und das Neugeborene noch eine bestimmte Zeit lang an den Brüsten
säugen. Die durch das Ei gesetzten Veränderungen sollen sich zurückbilden
(Wochenbett, Puerperium). Die Pathologie der Schwangerschaft insbesondere
beschäftigt sich mit den krankhaften Störungen, die die Entwickelung eines
lebensfähigen, gesunden Kindes beeinträchtigen, und mit den krankhaften Vorgängen, die mit dem Zustande der Schwangerschaft im mütterlichen Körper
im Zusammenhang stehen.

Die Geschlechtsreife des Menschen.

Litteratur:

Bodd, L'abeille méd. 1882. Nr. 2.
Börner, Die Wechseljahre der Frau. Stuttgart 1886.
de Bruin, Die Geburtshülfe beim Rind. Wien 1897.
Davies, Med. Gazette. Nr. 40. Cit. nach Krieger.
Diamant, Internat. klin. Rundschau. 1888.
Dorand, cit. nach Chrobak, Berichte und Arbeiten.
Engström, cit. nach Gebhard in Veits Handbuch der Gynäkologie.
Gebhard, Pathologische Anatomie der weiblichen Sexualorgane. Leipzig 1899.
Derselbe, Die Menstruation. Handbuch der Gynäkologie von Veit. Bd. III. 1.
Grusdeff, Centralbl. f. Gynäkol. 1894. S. 568.
Haller, cit. nach Simpson.

.. ärztliche Geburtshülfe. III. Aufl. Berlin 1899.
Centralbl. f. Gynäkol. 1883. S. 60.
. nach Prochownik.
.. 'phia Policlinic 1897. Centralbl. f. Gynäkol. 1897, 43.
. .nsact. of the Obst. Soc. of Edinb. 1882. Vol. VII.
..naakterische Alter der Frau in physiologischer und pathologischer Beziehung. 1871.
. Menstruation. Berlin 1869.
.. ber geschlechtliche Frühreife. Würzburger med. Zeitschr. Bd. III. 1862.
. .gal Medico-Legal Reports (s. bei Ploss-Bartels).
. .t nach Krieger.
. .ales de méd. et de chir. 1899.
. .els, Das Weib in der Natur und Völkerkunde. Leipzig. 5. Aufl.
. .riousmenstruation. New York med. Journal. 1897
. k. Arch. f. Gyn. Bd. 17.
. Compt. rend. de la Soc. de méd. de Nancy. 1861.
. . Times and Register. Vol. 23.
. . .z. Arch. f. Gynäkol. Bd. XVI, 205.
. Transact. of the Obstetr. Soc. of Edinb. 1884.
. .tschr. f. Geburtsh. u. Gynäkol. Bd. 1. 1877.
. Physiologie und Entwickelungsgeschichte der Eierstöcke. In: Martins Hand-
w.ibl. Adnexorgane. Leipzig 1899.
Beitr. z. Geburtsh. u. Gynäkol. Bd. I.
. .mary menstruation and first pregnancy in middle-life. Lancet. Vol. II. pag. 323.

. .er den citierten Einzelschriften wurden herangezogen die Lehrbücher von
. .l. Zweifel, Runge, Ahlfeld, Schröder-Olshausen-Veit 1899,
. . Ribemont-Dessaignes, das Handbuch der Geburtshülfe von Peter
. Handbuch der Gynäkologie von Veit, Encyklopädie der Geburtshülfe und Gynä-
. .n Sänger und v. Herff, die Erkrankungen der weiblichen Geschlechtsorgane
. .gels spezieller Pathologie und Therapie, Wien 1896 und 1900, von Chrobak
. horn etc.

. .s geschlechtsreif wird der Körper bezeichnet, der die zur Erzeugung
. .en Zellen frei werden lässt. Die reifen Geschlechtszellen des Mannes
. .n den Körper. Die Geschlechtszellen des Weibes verlassen zwar auch
. .t ihrer Entwickelung, aber verbleiben im Körper der Mutter, wenn sie
. .heit hatten, durch Vereinigung mit einer Samenzelle befruchtet zu werden,
. .ziehen vom mütterlichen Körper ihre Ernährung.

. .as Herannahen der Geschlechtsreife kündet sich bei beiden Geschlechtern
körperliche Vorgänge an, die wir in ihrer Gesamtheit als Pubertät be-
. .n. Die Charaktere der beiden Geschlechter, die Differenzierungen ihres
. .n Körperbaues werden ausgeprägt. Auch ohne irgendwelche Ausübung
. .gentlichen geschlechtlichen Funktionen kündet sich das Freiwerden reifer
. .lasten beim Jüngling durch spontane, zumeist während des Schlafes er-
. .de Samenausstossungen (Pollutionen), bei der Jungfrau durch das Auf-
. .n der Menstruation an. Bei beiden entwickeln sich die Schamhaare,
Weibe die Brüste (Mammae).

Es ist bekannt, dass die Zeit der Geschlechtsreife beim Mann sich bis
in höheres Alter hinein erhalten kann als beim Weibe. Obwohl Aus-

nahmen vorkommen, so pflegt die Zeit der Geschlechtsreife des Weibes 30 bis 35 Jahre nicht zu überschreiten, d. h. von der Mitte des zweiten Jahrzehntes bis zur Mitte bezw. zum Ende des fünften Jahrzehntes zu währen (L. Mayer).

Die gleiche Zeit ist durch das Auftreten von periodischen Blutausscheidungen aus dem Uterus (Menstruation) gekennzeichnet. Man darf daher einen Schluss aus dem Auftreten der monatlichen Blutungen auf die Geschlechtsreife im allgemeinen machen.

Auffallende Abweichungen von diesen Zeitabschnitten kommen nur vereinzelt vor. Schwängerungen im ersten Jahrzehnte gehören zu den allergrössten Seltenheiten (Graviditas praecox).

Es gelang mir aus der Litteratur folgende Fälle zusammen zu stellen (Tabelle nebenstehend):

Auch das Auftreten der Menstruation und der die Geschlechtsreife begleitenden Veränderungen der Brüste und der Behaarung der Schamgegend sind im ersten Jahrzehnte des Lebens nicht häufig.

Ploss-Bartels giebt eine Zusammenstellung von 43 Kindern, deren Menstruation im ersten Jahrzehnte neben anderen Zeichen von Frühreife auftrat. Gebhard fügt dem noch 11 Beobachtungen hinzu.[1]

Aus der späteren Litteratur habe ich noch folgende sechs Veröffentlichungen nachzutragen, damit stiege die Ziffer auf 60.

Plumb: 9 Pfd. schweres Neugeborene, Genitalien wie bei 15 jähriger, sechs Wochen nach der Geburt ½ tägige Menses, alle sechs Wochen wiederkehrend. ˙

Vlacos: 6 jähriges Kind, 44 Pfd., ausgebildete Mammae und Genitalien, behaarter Mons. Vom sechsten Monate ab Menses.

Périer: mit 5 Monaten 16 Pfd., 12 Monaten 24 Pfd. Im 9. Monate erste Menses, regelmässig alle vier Wochen. Mit 12 Monaten Entwickelung der Mammae, Pubes.

Prochownik: Ende des ersten Jahres 4 wöchentliche Menses 2—3 tägig; tot im dritten Jahre an Miliartuberkulose nach beendigter Menstruation. Behaarung der Scham. In den Ovarien verschiedene Stadien der Follikel- und Corpus luteum-Entwickelung. Im linken frisch geborstener Follikel. Auf den Ovarien je ein Tuberkel.

Rhodes: Mit 7 Jahren regelmässig menstruiert, wog mit 9 Jahren 120 Pfd.

Ferner Bodd, s. Fall 6 in Tabelle über Graviditas praecox.

Unter diesen Frühmenstruierten fanden sich:

3 mal Hydrocephalus (Cooke, Wetzler, Tilesius),

3 mal Sarkome der Ovarien (Gedicke, Geinitz, Bevern),

zwei starben an Tuberkulose,

---

[1] Die Fälle Eroess, Gyogyaszat (1891), die auch Gebhard für zweifelhaft erklärt, habe ich fortgelassen.

Graviditas praecox.

Name	Veröffentlicht von	1. Menses im	Mamma	Pubes	Schwängerung bezw. Geburt im	Bemerkungen
1. Sally Deweese	Montgomery	1. Jahre	—	—	10. Jahre	—
2. A. M.	D'Outrepont	9. Jahre	keine Zeichen von Entwickelung		9. Jahre, von einem 18jährig. Knaben ohne Pubes schwanger	† 14 Monate p. p. an Phthisis
3. A. Mummenthaler	v. Haller	2. Jahre	bei der Geburt entwickelt	bei der Geburt	9. Jahre (im 8. Jahre vom ihrem Oheim geschwängert)	menstruierte bis zum 52. Jahr
4	Molitor	4. Jahre, regelmässig erst vom 8. Jahre an	im 8. Jahre	bei der Geburt	9. Jahre	gebar eine Blasenmole mit Embryo
5. Ch. Th. A.	Carus	2. Jahre	im 3. Jahre wie bei 16jährigen Mädchen	im 3. Jahre	10. Jahre	—
6.	Bodd	12. Monate, regelmässig erst vom 7. Jahre an	—		8. Jahre, 10 Monate	Frucht 3500 g schwer, zeigte Haare in der Achselhöhle und der Schamgegend und hatte Milch in den Brüsten, sonst normal.

eine litt an epileptiformen Anfällen. Sie war vom 2.—4. Jahre menstruiert. Dann setzten die Menses aus, die Anfälle begannen. (Diamant.)

Bei diesen 60 trat die erste Menstruation 15 mal im ersten Lebensjahre, mehrmals schon im ersten Vierteljahre auf.

Bei drei waren die Schamhaare bei der Geburt entwickelt, hierzu käme
als erbliche Frühreife noch die Frucht in dem Falle von Bodd.

Sieben standen im geschlechtlichen Verkehr und sechs von ihnen wurden
schwanger. Es verdient aber zum Hervorheben der Seltenheit bemerkt zu
werden, dass diese Statistik bis in das 18. Jahrhundert zurückreicht.

Nicht immer sind die Menstruationen der Frühreifen regelmässig monatlich und der Name „Menstruation" kann nur mit der Einschränkung gebraucht werden, dass die Art der Blutung den gleichen Charakter wie die
sonst in regelmässigen, ungefähr monatlichen Zwischenräumen erfolgende
Uterusblutung hat. Dasselbe gilt übrigens auch für die uterinen Blutungen
der ersten Pubertätsjahre, die weder so regelmässig noch so stark sind, wie
diese späteren allmonatlichen Blutungen.

Der Beginn der Geschlechtsreife findet meist im zweiten Jahrzehnte statt.

Wie aus den Tabellen (Krieger, Berlin, Schlichting, Bayern,
Heinricius, Engström, Finnland, Grusdeff, Russland) hervorgeht, ist
das Alter von 14—16 in der Hälfte aller als Eintritt der ersten Menstruation
bezeichnet (52, 48, 58, 60, 54 %), es schliessen ich das 17.—19. Jahr an (26,
33, 31, 18, 31 %).

Als frühreif waren nur 12, 11, 5, 19, 11 % die mit 11—13 Jahren,
als spätreif circa 1, 5—7 % zu bezeichnen, deren erste Menstruation mit oder
nach dem 20. Jahre eintrat.

Krieger (Berlin) 6550 Fälle.

Lebensjahre des Eintrittes der Menstruation	Anzahl der Fälle	% der Fälle
11.—13.	832	12,701
14.—16.	3359	52,808
17.—19.	1765	26,945
20.—22.	447	6,823

Schlichting (Bayern) 10522 Fälle.

11.—13.	1243	11.813
14.—16.	5139	48,831
17.—19.	3479	33,064
20.—22.	609	5,788

Heinricius (Finnland) 3500.

11.—13.	177	5.05
14.—16.	2051	58,59
17.—19.	1105	31,57
20.—22.	155	4,43
23.—26.	12	0,34

Engström (Finnland).

Lebensjahre des Eintrittes der Menstruation	Anzahl der Fälle	% der Fälle
8.—10.	8	0,28
11.—13.	677	19,34
14.—16.	2107	60,20
17.—19.	655	18,57
20.—22.	49	1,40
23.—25.	3	0,09
26	1	0,03

Grusdeff (Russland [bei 10000 Frauen]).

9.—10.	5	0,95
11.—13.	1139	11,39
14.—16.	5448	54,48
17.—19.	3100	31,00
20.—22.	267	2,67
23.—24.	8	0,08
32	1	0,01
?	32	0,32

Die Extreme der Menarche sind bei den australischen Ureinwohnern 8 Jahr, Südpersien 9 Jahr, dagegen bei den Grönländerinnen 17—23 Jahr. Die Eskimos menstruieren nur im Sommer, die arktischen bezw. antarktischen Grönländerinnen bezw. Feuerländerinnen nur 2—4mal jährlich.

Bei Völkern, die in wärmeren Zonen leben, ist der Eintritt der Menstruation und der Geschlechtsreife ein früherer.

Kinderheiraten und zu frühe Konzeptionen sind nicht selten. Die traurigen Folgen eines so frühen Geschlechtsverkehres in Indien sind in ergreifender Weise von einer Ärztin, Dr. Mansell, in einer Petition an das englische Parlament geschildert worden. Nach dem Bengal Medico-Legal Report (Ploss-Bartels Bd. I, 486) starben unter der Kohabitation von 205 Kindern fünf, während 38 schwer verletzt wurden (Zerreissungen der Scheide, Schenkelbrüche und Lähmungen, Beckenbrüche etc.). Die englische Regierung hat gesetzliche Vorschriften gegen die Childmarriage erlassen müssen.

Die Geburten jugendlicher Erstgebärender, d. i. solcher unter 20 Jahren (s. u.), zeigen auch bei uns eine grössere Gefahr für die Mutter, da der Körper noch nicht volle Reife und Ausbildung erlangt hat.

Ja es scheint, als ob nach dem Gewicht der ersten Neugeborenen das Optimum erst auf das 24. Jahr entfällt (Wernich).

Mit höherer Kultur rückt das Heiratsalter der Mädchen vor.

Geburten von Müttern, die erst in der ersten Hälfte des zweiten Jahrzehntes stehen, sind leider nichts allzu seltenes. Man könnte hieraus schliessen, dass die Grenze des 14. Jahres zu hoch angesetzt ist. Aber erst der voll ausgebildete Körper des Weibes ist in nationalökonomischem und ärztlichem

Sinne fortpflanzungsfähig. Denn von diesem aus muss berücksichtigt werden, dass die spätere Gesundheit es der Mutter gestattet, sich dem Aufziehen des Kindes zu widmen, dass ihre geistige Ausbildung einen annähernden Grad von Verständnis für diese Aufgabe erreicht hat und dass der Körper für etwaige Schwangerschaft nicht durch die vorzeitige geschlechtliche Thätigkeit gelitten hat.

Darum schützt der Gesetzgeber mit Recht noch die Jahre des Eintrittes in die Geschlechtsreife, indem er (§ 176, 3 Str.-G.-B.) die Ausübung geschlechtlicher Handlungen mit Personen unter 14 Jahren oder die Verleitung dazu unter Strafe stellt und bis 16 Jahren noch einen gewissen Schutz (Bestrafung auf Antrag) gewährt. Bei frühzeitiger allgemeiner Entwickelung, die den Eindruck erweckt, dass die Betreffende über 14 Jahre alt ist, findet keine Bestrafung statt. — Ferner bestimmt § 1303 des B.-G.-B.: Ein Mann darf nicht vor dem Eintritte der Volljährigkeit, eine Frau darf nicht vor der Vollendung des sechzehnten Lebensjahres eine Ehe eingehen. Einer Frau kann Befreiung von dieser Vorschrift bewilligt werden.

Die Grenze des 16. Jahres ist eher etwas zu niedrig, denn es erhellt aus den Tabellen, dass mit dem vollendeten 16. Jahre erst etwas über 60 % als geschlechtsreif betrachtet werden dürfen.

Sehr später Eintritt der Menstruation (nach dem 30. Jahre) kommt auch vor (in den obigen Tabellen nur einmal in ca. 34000 Fällen). Als Beispiel sei z. B. folgender Fall aus der neueren Litteratur angeführt.

Wolfe: Mit dem 34. Jahre verheiratet, [mit 45 Jahren erste Menses. Mehrere Blutungen in unregelmässigen Intervallen. Erste Geburt mit 46 Jahren.

Dass auch die Kinder sehr jugendlicher Mütter fortpflanzungsfähig sind, möge durch z w e i B e i s p i e l e erläutert sein:

H y a t t : Ein Mädchen menstruierte mit 11 Jahren, gebar mit noch nicht 13 Jahren eine Tochter. Diese heiratete mit 12 Jahren, gebar einen Sohn im selben Jahr; so dass ihre Mutter mit 26 Jahren Grossmutter war. Die Tochter hat noch siebenmal geboren und ist nicht frühzeitig gealtert.

C h r o b a k und R o s t h o r n : 24jährige Grossmutter aus Madagaskar. Mutter und Tochter gebaren im 12. Jahr, die letztere ohne menstruiert zu sein.

Als Ende der Geschlechtsreife, Menopause, berechnete K r i e g e r nach den Tabellen von L. M a y e r, Tilt, Guy, Br. de B o i r e m o n t, Courty, P u e c h unter 2291 Frauen:

---

¹) Für Tiere, z. B. das Rind, ist vom ökonomischen Standpunkte aus eine nicht zu frühe Schwängerung von hohem Werte. So soll die erste Geburt beim Rinde erst nach dem zweiten Jahre erfolgen, weil die Beckendurchmesser dann in richtigem Verhältnis zu einander stehen und die Kuh besser entwickelt ist. Bei juvenilem Becken sind die Gefahren grösser (de B r u i n, H a r m s).

Lebensjahre	Anzahl der Fälle	% der Fälle
36.—40.	272	12
41.—45.	595	26
46.—50.	940	41
51.—55.	334	15
vor 35. und nach 55.	150	7

Schwängerungen in höherem Lebensalter sind keineswegs häufig. Dennoch sind nach Krieger in der Heiratstabelle von Irland aus den Jahren 1831—41 von den Ehen, die Frauen zwischen 46—56 Jahren eingingen (1131 Fälle) die Hälfte unfruchtbar, wenn die Ehemänner unter 35 Jahren alt waren. Mit steigendem Alter der Männer nahm die Fruchtbarkeit noch mehr ab. Von den Frauen, die bei Eingehung der Ehe mehr wie 55 Jahre zählten, konzipierten solche, deren Ehegatten zwischen 35 bis 45 Jahre alt, in 20 % der Fälle. Im ganzen sollen aus diesen 219 Ehen 42 Kinder entsprossen sein, d. h. 20 % fruchtbare Ehen.

Sollte es sich hier nicht um einen Irrtum handeln, der durch Legitimierung vorher geborener Kinder bedingt ist? Ich möchte dies daher schliessen, weil die Litteratur an Veröffentlichungen über Schwangerschaften jenseits des 55. Lebensjahres sehr arm ist.

Tabelle.

Davies: 55jährige gebar ihr letztes Kind

Haller: 63 und 70jährige Gebärende. Cit. v. Simpson.

Capuron: Abort von drei Monaten bei einer 66jährigen.

Kennedy: 62jährige Schwangere. Regelmässige Menses, 22 Geburten, nach dem 50. Jahre noch fünf Schwangerschaften, im 60. Abort, letzte Geburt im 62. Jahre.

Renaudin: 61jährige, die 10—12 Jahre nicht mehr menstruierte, von lebendem Kinde entbunden.

Meissner: Erste Menses mit 20 Jahren, mit 47 Jahren erstes Kind, dann mehrere Geburten, letzte und siebente mit 60 Jahren. Cessatio mensium. Dann regelmässige Menses vom 75.—98. Jahre. Fünf Jahre Cessatio, im 104. Jahre wieder Menstruation. Leider ist über das Ende dieser fruchtbaren Persönlichkeit nichts vermerkt.

Doranth (Chrobaks Berichte und Arbeiten): entbindet eine Frau von 55 Jahren.

Die Angaben über spät wieder aufgetretene Menstruation aus älterer Zeit sind mit grosser Vorsicht zu verwerten, da es sich hier oft um Tumoren (Corpuscarcinome) gehandelt hat.

Die Natalität — die Häufigkeit der Geburten.

Litteratur.

Bodio, Del Movimento della popolazione in Italia. Rom 1876.
Boeckh, Statistisches Jahrb. der Stadt Berlin. (1898) 1900.
Derselbe, Bevölkerungs- und Wohnungsaufnahme vom 1. 12. 1885 der Stadt Berlin. 1891.
v. Mayr, Statistik und Gesellschaftslehre. Strassburg u. Freiburg 1897. II. Band: Bevölkerungsstatistik.
Sundberg, Grunddregen af Befolknings Lären. Stockholm 1894.

Eine allgemeine Übersicht über die Geburtsziffer und die Fruchtbarkeit, überhaupt über die Fortpflanzung des menschlichen Weibes, gewähren die Zahlen des statistischen Jahrbuches der Stadt Berlin von 1898 (herausgegeben von Boeckh, 1900). Sie umfassen einen Zeitraum von 100 Jahren und sind daher von mehr als lokalem Interesse. Ergänzend seien einige Tabellen aus der Statistik und Gesellschaftslehre von v. Mayr hinzugefügt[1].

Das Maximum der Geburtsziffer (auf 1000 Einwohner) betrug in Berlin 1876 47,19 und hat von da ab ununterbrochen abgenommen. Über 40 $^0/_{00}$ hoch war die Berliner Geburtsziffer vorher in den Jahren 1865/66, 68, 70. 1867 und 1871 sank sie augenscheinlich wohl infolge der Kriege auf 36,94 bezw. 36,42 $^0/_{00}$. Von 1872—80 hielt sich die Zahl ununterbrochen über 40 $^0/_{00}$, dann nahm sie allmählich ab. Unter 30 $^0/_{00}$ war sie nur 1814 und in den vier letzten Jahren.

Eine starke deutsche Geburtenfrequenz bestand nach v. Mayr in den Monaten März bis Mai 1872, mit Rückbeziehung auf die Monate Juni bis August 1871 als Zeit der Beendigung des deutsch-französischen Krieges und der Rückkehr der Armee aus Frankreich.

Gesamtzahl der Geborenen im deutschen Reich:

Geburtsjahr	Geburtsziffer
1861	1 415 639
1884	1 793 942
1888	1 828 379
1870	1 635 646
1871	1 473 492
1872	1 692 227

Auf 1000 der mittleren Bevölkerung betrug der 1885—94 Geburtenüberschuss im deutschen Reich: 10,9—13,6, Grossbritannien: 10,7—13,6, Italien: 8,2—12,8, Frankreich: —1,0—2,3 $^0/_0$.

---

[1] Herrn Geheimrat Prof. Dr. Boeckh, Direktor des statistischen Amtes der Stadt Berlin, bin ich zu besonderem Danke verpflichtet, dass er mir die Bibliothek des Amtes zur Verfügung gestellt hat, ebenso Herrn Dr. Claassen, der mir bei der Durchmusterung der statistischen Litteratur für dieses und spätere Kapitel behülflich war.

Die „subjektive" Geburtenhäufigkeit wird als Fruchtbarkeit bezeichnet.

Die Reproduktionsbemühung (Zahl der Geborenen) ist vom Reproduktions-erfolg (Zahl der Lebendgeborenen) zu scheiden.

Fast in allen europäischen Ländern ist ein Rückgang, eine rückläufige Bewegung der Geburtenziffer, zu beobachten. Die hohe Geburtenziffer des Ostens wird dadurch in ihrer Bedeutung verstärkt.

Die eheliche Fruchtbarkeit deutscher Staaten (nach Sundberg) betrug 1892—94:

Alter	Auf 1000 Ehefrauen Geburten
15—20	593
20—25	504
25—30	405
30—35	299
35—40	221
40—45	102
45—50	13

Das Alter der Mutter überhaupt, für eheliche und uneheliche berechnet, ergiebt für Berlin:

Alter der Mutter	Geborene Kinder 1898	Darunter Totgeborene 1898
unter 15 Jahren	9	—
15 - 20	2248	69
20—25	14194	421
25—30	15820	464
30—35	10990	346
35—40	5868	262
40—45	1829	101
45—50	138	7
50 und darüber	4	—
ohne Angaben	199	119
Überhaupt:	51299	1789

Die stärkste Fruchtbarkeit betrifft mithin das 20.—30. Jahr, 30014, auf das zweite Jahrzehnt entfallen nur 2257 Geburten, auf das vierte 16858, auf das fünfte 1967 und über 50 Jahre alt waren nur vier Gebärende.

Die Durchschnittszahl der Kinder berechnete Boeckh für 1885 in Berlin auf 4,08.

Die Fruchtbarkeit der einzelnen Lebensjahre — nach dem Durchschnit
von 10 Kalenderjahren berechnet — betrug für sämmtliche Gebärende (re
duziert auf die Sterblichkeitstafeln des weiblichen Geschlechts):

Alter (in vollen Jahren)	1886—1895 Durchschnitt		Alter (in vollen Jahren)	1886—1895 Durchschnitt
14	0,09	ausser-	35	68,26
15	0,60	eheliche	36	62,53
16	2,76		37	55,41
17	8,56		38	50,07
18	18,37		39	41,82
19	31,27			
			40	36,06
20	49,57		41	25,58
21	65,14		42	21,69
22	82,70		43	14,17
23	93,57		44	8,71
24	107,33			
			45	5,15
25	113,02		46	2,78
26	116,42		47	1,37
27	113,12		48	0,89
28	113,86		49	0,49
29	103,41			
			50	0,15
30	108,50		51	0,08
31	88,52		52	0,08
32	91,81		53	0,07
33	79,86			
34	74,46			

Die ehelichen Kinder verteilen sich nach Jahrfünften der Mutter la
Tabelle:

Alter der Mutter	Kinderzahl	%
15—20	795	1,841
20—25	10402	24,091
25—30	14177	32,835
30—35	10332	23,930
35—40	5495	12,728
40—45	1720	3,984
45—50	129	0,299
50 und mehr	4	0,009
ohne Angabe	123	0,285
Zusammen:	43177	100,002.

Für das Jahr 1898 verteilten sich 43177 ehelich geborene Kinder wie folgt:

Kinder geboren	Zahl	$^0/_0$	
1.	12327	28,550	
2.	10137	23,478	78,403 $^0/_0$
3.	6721	15,566	
4.	4667	10,809	
5.	3057	7,080	
6.	1986	4,600	
7.	1367	3,166	
8.	969	2,244	19,519 $^0/_0$
9.	612	1,417	
10.	437	1,012	
11.	255	0,591	
12.	196	0,454	
13.	126	0,292	
14.	80	0,185	
15.	42	0,098	
16.	29	0,067	2,045 $^0/_0$
17.	11	0,025	
18.	8	0,019	
19.	5	0,012	
20.	5[1])	0,012	
ohne Angabe	140	0,024	0,024 $^0/_0$
Zusammen:	43177	99,991	99,991 $^0/_0$

Es entfallen also 78,403 $^0/_0$ der Geborenen auf die 1.—4. Gebärende, 19,519 $^0/_0$ (also mithin nicht $^1/_5$) auf die 5.—10. Gebärende und nur 2,045 $^0/_0$ der Kinder stammen von 11. und noch mehr Gebärenden. Für alle geburtshülflichen Statistiken dürfte es auch von Wichtigkeit sein zu merken, dass 28,55 $^0/_0$ Iparae und 71,45 $^0/_0$ Multiparae sind. Nur nach diesem Prozentsatze sind einzelne Komplikationen wie Eklampsie, Plac. praevia etc. auf ihre relative Häufigkeit bei Ipara und Multipara hin zu beurteilen.

Die durchschnittliche Dauer der Ehe bis zur Geburt des ersten und folgender Kinder beträgt in Monaten:

5jähriger Durchschnitt (1892—1896).

1.	2.	3.	4.	5.	6.	7.	8.	9.	Kind.
12,78	34,48	56,78	77,83	96,88	115,43	136,01	148,11	166,82	Monate.

Ehedauer für das erste Kind 12,78 Monate ($^5/_{12}$ der ersten Kinder sind allerdings wohl vorehelich konzipiert), für das neunte Kind 166,82 Monate = 13 Jahre 9 Monate. Die durchschnittliche Zwischenzeit je zweier Kinder vom ersten bis neunten Jahre stellt sich auf 19,25 Monate.

---

[1]) Davon eine mit dem 27. Kinde.

7*

Relatives Verhältnis der Geschlechter.

Das menschliche Weib bringt mehr männliche als weibliche Früchte zur Welt.

In Berlin zeigte sich 1898 bei einer Bevölkerungsziffer von 1772993 folgende Differenz:

Knaben 26338,

Mädchen 24961.

Differenz: 1377 = 2,68 %.

Das Maximum der Differenz in 100 Jahren war 1820 mit 4,79 %, das Minimum 1835 mit 0,64 %.

Der Knabenüberschuss beträgt nach Süssmilch im grossen für alle Zeiten überall auf 20 Töchter 21 Söhne, im allgemeinen auf 100 Mädchen 4—5 Knaben mehr. Die Statistik über das Geschlechtsverhältnis ergiebt auf 100 Mädchen für das Jahrfünft 1887—91 im deutschen Reiche überhaupt 105,2, auf uneheliche 104,7 Knaben. Die Zahlen der übrigen europäischen Länder weichen nicht viel davon ab: England 103,6, Spanien 108,3 (v. Mayr). Die Sterblichkeit ist bei Knabengeburten höher als bei Mädchengeburten, weil die Knaben durchschnittlich höheres Gewicht haben (s. u.)

Zahl der Mädchen zu Knaben in Beziehung zum Alter des Vaters:

Die Zahl der 1889—98 geborenen Mädchen ist gegenüber der der geborenen Knaben:

Altersverhältnis	%
Vater 28 Jahre älter	95,9
Vater 23 27 (inkl.) Jahre älter	105,5
Vater 18 22 (inkl.) Jahre älter	93,1
Vater 13 17 (inkl.) Jahre älter	95,0
Vater 8 12 (inkl.) Jahre älter	95,9
Vater 3 7 (inkl.) Jahre älter	96,4
Differenz bis ± 3 Jahre	93,8
Vater 3/7 Jahre jünger	91,1
Vater 8 12 Jahre jünger	91,8
Vater 13 Jahre jünger	89,6
Verhältnis der weiblichen Geborenen überhaupt . .	94,7

Aus dieser Tabelle geht unzweifelhaft hervor, dass die Zahl der Knabengeburten zunimmt, je jünger der Vater, je älter die Mutter ist, d. h. dass der jeweils ältere Teil der Ehe am meisten Chancen hat, das andere Geschlecht hervorzubringen. Man erkennt darin das Gesetz, einen Ausgleich für die Altersdifferenz hervorzubringen. Am meisten Chancen, einen Sohn zu erzeugen, hat in Berlin ein jugendlicher Vater aus einer um vieles älteren Frau, ein Mädchen dagegen der um vieles ältere Vater aus einer jüngeren Frau. Ein um 3—7 Jahre älterer Mann kommt mit 93,8 % Mädchen dem

Durchschnitt von 94,7 am nächsten. Bei dieser Berechnung wäre noch das Alter der Mutter zu berücksichtigen.

Die Mortalität der Früchte — die Totgeburten.

Der Verlust an ungefähr lebensfähigen Früchten während der Schwangerschaft und Geburt — die Zahl der Totgeburten — betrug im Jahre 1898 bei ehelichen Geburten 29,79 °/oo (nicht ganz 3°/o) und zwar war er bei

Iparen 31,96 °/oo, also über dem Durchschnitt
II „ 24,96 „
III „ 27,97 „
IV „ 28,71 „
V „ 26,82 „

Die Zahl der Totgeborenen schwankte in ungefähr 70—80 Jahren

bei Knabengeburten zwischen 70 °/oo (1821) und 32 °/oo (1891),
„ Mädchengeburten „ 55 „ (1817) „ 25 „ (1890).

Durchschnittlich ist die Zahl der Totgeborenen bei Mädchengeburten seit 83 Jahren um $^1/_6$ geringer.

Für 1898 betrugen die Totgeburten bei Knaben 38 °/oo, bei Mädchen 31 °/oo, insgesamt 34,9 °/oo.

Der Anteil der Totgeburten ist seit 1818 um etwa $^2/_5$ zurückgegangen, ein erfreuliches Zeichen verbesserter Fürsorge und Hülfe für die Gebärenden. Die ehelichen Totgeborenen betrugen 32, die ausserehelichen 50,1 °/oo. Hieran dürfte bei den lezteren die grössere Zahl Erstgebärender, geringere durchschnittliche Fürsorge bei der Geburt, vielleicht auch die häufiger vorhandene Syphilis Schuld sein.

Die „Gebärmutter" (Uterus) des geschlechtsreifen Weibes — der spätere Fruchthalter —

ist abgesehen von der Grössenzunahme durch die besonderen cyklischen Vorgänge in seiner Schleimhaut (Endometrium) ausgezeichnet[1]).

Zum Verständnis des Beginnes der Schwangerschaft ist eine Kenntnis der feineren Vorgänge bei der Menstruation erforderlich.

Anatomie der Menstruation.

Litteratur.

Gebhard, Die Menstruation. l. c.
Hermann, On the changes in size of the cervicalcanal during menstruation. Transact. of the Obst. Soc. of London. 1894.

---

[1]) Ausführliche Litteraturangaben sind in den Werken und Veröffentlichungen von Pflüger, Waldeyer, Hensen, Steinhaus, Nagel, Wendeler, Gebhard, Strassmann etc. zu finden.

Koelliker, Entwickelungsgeschichte des Menschen. Leipzig 1875.

Leopold, Studien über die Uterusschleimhaut während der Menstruation etc. Arch. f Gynäkol. Bd. XI. 1877.

Derselbe, Untersuchungen über Menstruation und Ovulation. Ibid. Bd. XXI.

Mandl, Beitrag zur Frage des Verhaltens der U.-mucosa während der Menstruation. Arch. f. Gynäkol. Bd. 52.

Merttens, Beiträge zur normalen und pathologischen Anatomie der menschlichen Placenta. Zeitschr. f. Gynäkol. Bd. XXX.

Minot, Sedgwick, Lehrb. d. Entwickelungsgesch. Deutsch von Kästner. Leipzig 1894.

Overlach, Arch. f. mikr. Anat. Bd. 25.

Pompe van Meerdevoort, Die Gebärmutterschleimhaut im normalen Zustand und während der Menstruation. Nederl. Tijdschr. voor verlosk. u. Gyn. Bd. VII. pag. 50.

Derselbe, Das Ovarium in der Menstruationszeit. Ibid. pag. 285.

Thomson, cit. nach dem Jahresbericht über die Forschritte etc. 1898.

Westphalen, Zur Physiologie der Menstruation. Arch. f. Gynäkol. Bd. 52.

Williams, The normal structure of mucous membrane of the uterus and its periodical changes. Obst. Journ. of Great-Brit. 1875.

Periodische Veränderungen gehen an der Uterusschleimhaut nicht nur in den vier oder fünf Tagen, an denen das Weib blutet, vor sich, sondern das Endometrium und wahrscheinlich der gesamte reife Geschlechtsapparat befindet sich in periodischer Bewegung, bei der man verschiedene Phasen unterscheidet. Man hat u. a. neuerdings diese Vorgänge an Uteri studiert, die während der Menses und in verschiedenen Zeiträumen dazwischen exstirpiert waren.

Folgende Einteilung ist zu machen:

1. Die prämenstruelle Zunahme (Endometrium praemenstruale). Die Schleimhaut beginnt ungefähr 10 Tage vor Erscheinen der Blutung allmählich höher zu werden. Von 2—3 mm erreicht sie bis zu 6—7 mm Höhe (Leopold), wird saftreicher, rötlicher und sammetweich. Die Oberfläche der Schleimhaut ist durch mehrfache Furchungen gefeldert und lässt ein ausgebreitetes Gefässnetz erkennen. Die Drüsenmündungen sind als kleine Trichter-chen bei Lupenvergrösserung deutlich sichtbar. Die Drüsen nehmen entsprechend der Länge zu und sind mit Schleim gefüllt. Die Mündung steht senkrecht zur Oberfläche, während sich der Fundus erweitern soll. Die Epithelzellen sind grösser geworden, die tieferen Schichten zeigen vermehrten Gehalt an Rundzellen (Koelliker, Leopold, Merttens). Eine Umwandlung des interstitiellen Gewebes zu Deciduazellen ist nicht vorhanden, wenn schon einzelne Zellen eine grössere Dimension annehmen. Jedem Gynäkologen ist die prämenstruelle Hyperämie bekannt, die bei Operationen sich wohl bemerkbar macht.

2. Eine plötzliche Blutüberfüllung der endometranen Kanäle leitet zu dem zweiten Studium der Blutung über. Vielleicht wird sie durch Uteruskontraktionen unterstützt (Williams). Man könnte so die ziehenden antemenstruellen Schmerzen, die von leichter Andeutung bis zu ausgesprochenen Wehen bei allen Frauen sich finden, deuten.

Die Gefässendothelien sind hydropisch geschwollen, die Gefässe besonders oberflächlich stark erweitert, „paralytische Ektasie" (Pompe van

Meerdevoort). Unter der oberflächlichen Schicht der aufgelockerten Schleimhaut bilden sich unter Aufbruch der Kapillaren subepitheliale Hämatome (Gebhard), Extravasate per rhexin; das Epithel wird durchbrochen, das Blut wird frei, „die Periode ist eingetreten". Bei diesem Durchbruch werden nur kleinere Epithelfetzen abgestossen und fortgeschwemmt, die mit blossem Auge in dem menstrualen Abgang nicht zu sehen sind, ebenso wie

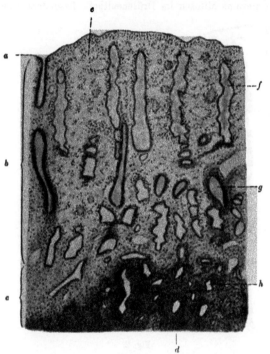

Fig. 1.

Prämenstruale Schwellung nach Westphalen. (Zur Physiologie der Menstruation. Arch. f. Gynäkol. Bd. 52. 1896.)

a Oberflächenepithel, *b* geschwollener, *c* nicht geschwoller Teil der Schleimhaut, *d* Muskelbündel, *e* auseinander gedrängtes Stroma, *f* erweiterte mit Schleim gefüllte Drüse, *g* enge mit hohem schmalen Epithel versehene Drüse.

die menstruierende Schleimhaut den spiegelnden Glanz des Epithels behält, der nur stellenweise von Hämatomen unterbrochen ist.[1] Während der Blutung sieht die Schleimhaut mikroskopisch streckenweise wie angefressen aus. Eine

---

[1] Als krankhaft muss es bezeichnet werden, wenn sichtbare Stücke der Uterusschleimhaut abgestossen werden oder ausnahmsweise die Oberfläche in Stücken oder als ganze Membran abgeht — Exfoliatio uteri mucosae menstrualis. Frauen mit dieser Anomalie pflegen unfruchtbar zu sein.

primär der Blutung voraufgehende Verfettung des Endometrium ist nicht
vorhanden, dagegen degenerieren während der Blutung (Leopold) und infolge
der Hämatome ein Teil besonders der oberflächlichen Zellen (molekulare Zerstörung, Overlach), wie sich aus der diffusen Färbbarkeit erkennen lässt.
Auch gehen sowohl einzelne Epithelien wie oberflächliche interstitielle Bröckelchen unter und müssen ersetzt werden. Mandl fand schon während der
Menstruation einzelne Mitosen im Drüsenepithel. Besonders gegen Ende der

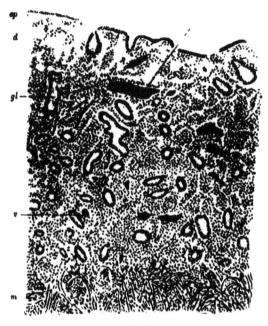

Fig. 2.

Uterusschleimhaut während der Menstruation (nach Sedgwick-Minot, Lehrbuch der Entwickelungsgeschichte. Deutsch von Kästner. Leipzig 1894.)

ep Epithel, *d* Detritus, *gl* Glandula, *v* Vas, *m* Muskulatur.

Menstruation besteht in der oberen Schicht Neigung zu fettiger Metamorphose
des Protoplasma. Der Vorgang ist gegen den inneren Muttermund zu
scharf begrenzt. Die Cervix beteiligt sich vielleicht an der Schleimsekretion,
nicht an der Blutung, ebenso wenig menstruieren die Tuben, die selbst in
entzündlichem Zustand (Pyosalpinx) oder bei Verschluss (Hydrosalpinx) kein Blut
enthalten. Nur bei krankhaften Zuständen (Tubenbauchfistel [Thomson]) oder
behinderter Blutausscheidung aus dem Uterus (Gynatresie) führt die menstruelle
Kongestion einen Blutaustritt aus der Tubenschleimhaut, schliesslich sogar
aus den Follikeln des Eierstockes herbei..

3. **Gegen Ende der Blutung** ist die Schleimhaut allmählich abgeschwollen; mit ihrem Versiegen wird sie anämisch und niedrig. Das Epithel kann sich an Stellen der Abhebung anlegen (Gebhard), an anderen Stellen wird es ersetzt. Es findet eine lebhafte Regeneration im Epithel und Bindegewebe statt (Westphalen, Mandl), wie das Auftreten indirekter Kernteilungsfiguren erweist. Diese Erscheinung kann man nur als eine Art Heilungsvorgang oder Regeneration auffassen, das Stadium postmenstruale ist mithin auch histologisch nicht als eines der Zunahme an Wachstum und Funktion, sondern als Ersatz gewisser untergegangener Bestandteile zu deuten. In dieser Zeit werden auch die Reste der Hämatome resorbiert, die noch eine Zeitlang durch ihr gelbliches Pigment zu erkennen sind.

Die **Uterushöhle** ist nach der Menstruation gerade so wie nach der Ausstossung eines Eies etwas weiter geworden. Man kann daher leicht sondieren (Herrman). Vor der Menstruation ist die Höhle enger, die Sondierung bei Nulliparen entschieden schwieriger und die Schleimhaut leichter verletzlich. Die Blutung selbst ist als ein Zerfallsvorgang aufzufassen; nur im Prämenstrualstadium kann man von Wachstum und Zunahme sprechen. In der Zwischenzeit zwischen zwei Menstruationen ist eine Art Ruhezustand erreicht, dessen Dauer sich schwer nach Tagen begrenzen lässt. An das Stadium der Regeneration, die nach Westphalen bis zu 16 Tagen andauert, schliesst sich bald wieder die prämenstruale Schwellung an. Diese Vorgänge können aber bei Einzelnen noch durch einen längeren Zwischenraum getrennt sein, wenn mehr als vier Wochen zwischen zwei Menstruationen liegen. Eine absolute astronomische Pünktlichkeit ist fast niemals vorhanden. Selbst bei ganz Gesunden, deren Leben sich stets unter gleichen äusseren Einwirkungen vollzieht, kann der Eintritt etwa 1—2 Tage früher oder später stattfinden oder die Zeit der Blutungen um ein Geringes kürzer oder länger sein.

Abhängigkeit der Menstruation, Beziehung zu den Eierstöcken.

Litteratur.

Abel (Leipzig), Dauererfolge der Zweifelschen Myomektomie. Arch. f. Gynäkol. Bd. 57. 1899.

Beigel, Die Krankheiten des weiblichen Geschlechts. Erlangen 1874.

Dsirne, Die Ovariotomie in der Schwangerschaft. Arch. f. Gynäkol. Bd. 42.

Engström, Überzählige Ovarien. Monatsschr. f. Gynäkol. Bd. 3, 1.

Feoktistoff, Arch. f. Gynäkol. Bd. 27. S. 879.

Garrigues, Centralbl. f. Gynäkol. 1884. S. 349.

Gersuny, cit. nach Chrobak u. Rosthorn. l. c.

Glävecke, Körperliche und geistige Veränderungen im weiblichen Körper nach künstlichem Verlust der Ovarien einerseits und des Uterus andererseits. Arch. f. Gynäkol. Bd. XXXV, I.

Gordon, Transactions of the American Gynecological Society. 1896. pag. 104.

Heape, W., The Menstr. and Ovulation of Makakus Rhesus. Proceed. of the Royal. Soc. Vol. 60.

Hoegh. Norsk Magazin for Laegevidensk. Cit. nach d. Ref. in den Ann. de Gynécol.
   T. XIV. 1880. pag. 309 – 310.
Hegar, Die Kastration der Frauen vom physiologischen und chirurgischen Standpunkts
   aus. Leipzig 1878.
Kehrer, Versuche über Kastration und Erzeugung von Hydrosalpinx. Beitr. z. klin. u.
   exper. Geburtsk. u. Gynäkol. Giessen 1887.
Mainzer, Doppelseitige Ovariotomie bei Schwangeren. Münchener med. Wochenschr.
   1895.
Martin, Die Krankheiten der Eierstöcke. Leipzig 1899.
Matthäi, Über Ovarialresektion. Zeitschr. f. Geb. u. Gynäkol. Bd. XXXI.
Merkel, Doppelseitige Ovariotomie in der Schwangerschaft. Münch. med. Wochenschr
   1895.
Olshausen, Die Krankheiten der Ovarien. Billroth-Lückes Handbuch. 1886.
Sokoloff, Über den Einfluss der Ovarienexstirpation auf Strukturveränderungen des
   Uterus. Arch. f. Gynäkol. Bd. LI.
Strassmann, Beiträge zur Lehre von der Ovulation, Menstruation und Konzeption. Arch.
   f. Gynäkol. 1896 Bd. LII.
Derselbe, Über Embryoma ovarii. Arch. f. Gynäkol. Bd. 61, 3.
Sutton, Transactions of the American Gynecological Society. 1896. pag. 109. Cit. nach
   E. Ries, Über das Verhalten des Tubenstumpfes nach Salpingektomie. Centralbl.
   f. Gynäkol. 1897. Nr. 28.
Waldeyer, Eierstock und Ei. Leipzig 1870.
Weissmann u. Reissmann, Die konsekutiven Veränderungen weiblicher Sexualorgane
   nach Exstirpation der Geschlechtsdrüsen. Mathem. u. naturwiss. Berichte aus Ungarn.
   Bd. VII. 1890.
Werth, Rudimentäre Entwickelung der Müllerschen Gänge. Arch. f. Gyäkol. Bd. XII.

Die Menstruation tritt nur ein, wo funktionierendes Eierstocksgewebe
vorhanden ist. Der Uterus ist vom Eierstock abhängig. Schon in der Entwickelung der Organe spricht sich das aus, denn bei fehlenden und rudi-
mentären Ovarien ist auch der Uterus verkümmert und erreicht höchstens
infantile Form; Amenorrhoe ist stets vorhanden, oft genug sind andere
Degenerationszeichen ausgesprochen. Der Eierstock kann aber auch bei
fehlendem Uterus (Werth) und bei partieller Verkümmerung desselben wohl
gebildet sein und ungestört ovulieren (Glaevecke, Hegar). Allerdings
scheint nach Jahren eine allmähliche Abnahme stattzufinden (Abel). Experimentell kann man Atrophie des Uterus und Amenorrhoe durch Entfernung
der Eierstöcke erzielen[1]. Der Uterus jugendlich kastrierter Tiere steht im
Wachstum still (Kehrer, Weissmann und Reissmann; mikroskopische
Veränderungen danach: Sokoloff).

---

[1] Die Menstruation nach Kastration, d. h. nach Entfernung allen Ovarial-
gewebes beruht immer auf Täuschung. Ich muss dies mit aller Bestimmtheit gegenüber
Heape betonen, der die „Menstruation nach Kastration" als Einwand gegen meine Anschauungen über die Beziehungen des Eierstockes zur Menstruation erhoben hat. Wenn wirklich noch
regelmässige uterine Ausscheidungen vorhanden sind, dann ist auch irgendwo Eierstocksgewebe vorhanden. Solches kann sich an entfernteren Stellen des Ligamentes (Wendeler)
oder der Bauchhöhle (Waldeyer), möglicherweise in Form eines dritten Eierstockes
(Olshausen, Feoktistoff, Engström, Martin) finden, der embryonal angelegt wurde
oder abgeschnürt ist. Beigel fand diese unter 350 Leichen 8 mal, freilich meist nur bis

Zahlreiche Beobachtungen lehren, dass für die Erfüllung normaler Genitalfunktion (Menstruation und Konzeption) n u r e i n T e i l e i n e s Eierstockes nötig ist. Wenn man bei einer Operation den einen Eierstock entfernt und vom anderen nur ein Teilchen erhält, so ist das spezifisch weibliche Verhalten in keiner Weise beeinflusst, vorausgesetzt, dass bei der Operation für genügende Gefässversorgung des zurückgelassenen Restes gesorgt worden ist. Schwangerschaften bei so Operierten beobachteten M a r t i n, M a t t h ä i, G e r s u n y, S t r a s s m a n n. Es ist daher berechtigt, bei gutartigen Geschwülsten und gewissen entzündlichen Erkrankungen jugendlicher Individuen durch Eierstocksresektion die Möglichkeit der Fortpflanzung zu erhalten.

Charakteristischerweise ist d i e s e A b h ä n g i g k e i t des U t e r u s v o m E i e r s t o c k a u f g e h o b e n, w e n n S c h w a n g e r s c h a f t e i n g e t r e t e n i s t. Zur Fortentwickelung einer Schwangerschaft bedarf es n i c h t des Vorhandenseins von Ovarien. Wir wissen, dass man in der Schwangerschaft die durch Geschwülste degenerierten Organe entfernen kann und die Frucht doch weiter wächst (M e r k e l, D s i r n e, M a i n z e r, S t r a s s m a n n). Der eierstockslose Uterus vermag auszutragen und zu gebären.

Wir deuten dies e r s t e n s so: der Einfluss des wachsenden Eies ist allein die Ursache der Schwangerschaftsveränderungen. Es bringt den Uterus zur Entfaltung, ähnlich wie später der Säugling aus den Brustdrüsen grösstenteils aktiv die Nahrung herbeischafft. Z w e i t e n s: die Ovarialfunktion steht in der Schwangerschaft still und dem entleerten Eibehälter — Corpus luteum verum — kommt absolut keine Bedeutung für die Entwickelung des Fruchthalters zu. Eine ältere dem entgegengesetzte Vermutung ist nicht richtig.

Erst nach der Geburt und nach dem Nähren versiegen bei diesen Kastrierten die Genitalfunktionen definitiv.

Die eigentümlichen Erscheinungen, welche als Molestiae climacterii bezeichnet werden, treten auch nach künstlicher Unterbrechung der Eierstocksthätigkeit auf. Damit ist bewiesen, dass das Versiegen der Eierstocksfunktionen die Ursache der sogen. „Wechsel"symptome ist.

senfkorngross. Bei Geschwülsten, die als Ovarialtumoren entfernt worden sind, können Irrtümer vorgekommen sein. Übrigens ist es bei Entfernung der Adnexe gar nicht so selten der Fall, dass aus dem morschen Eierstock bei der Auslösung Bröckel abreissen und in den Schwielen und Verwachsungen zurückbleiben. Auch kommt bei dem früher üblichen Verfahren der Zusammenschnürung des Ligamentum latum behufs Adnexentfernung die Ligatur in die oder oberhalb der F a r r e - W a l d e y e r schen Linie, die Keimepithel und Peritonealendothel scheidet, zu liegen, und im Stumpf bleibt, wie schon am Präparat erkenntlich, Ovarialgewebe zurück. Auch kann ausnahmsweise Ovarialgewebe sich in das Mesovarium „intraligamentär" hineinwickeln. So ist denn sowohl beim Tier als auch beim Weibe beobachtet, dass K a s t r i e r t e s c h w a n g e r wurden: ein sicherer Beweis für Fortbestehen der Ovulation (W e n d e l e r, H o e g h, G a r r i g u e s, G o r d o n, S u t t o n). Ebenso wird die Wiederkehr der Brunst bei Tieren auf mangelhafte Kastration zurückgeführt.

Selbstverständlich kann ein Uterus, von dem die Eierstöcke vollständig entfernt sind, noch bluten, wenn Myome, Endometritis, Hyperämien, infolge von Exsudationen um die Operationsstümpfe oder Stauungen infolge eines Herzfehlers Leberschrumpfung u. s. w. vorhanden sind.

Allgemeine Beziehungen der periodischen Uterus- schleimhautveränderungen zur Konzeption.

Litteratur.

Heape, The Sexual Season of Mammals and the Relation of the Prooestrum to Men-
struation. Quart. Journ. of Micr. Sc. Vol. 44, I.
Jacob, Rapports de la menstruation et de l'allaitement. Thèse de Paris 1898.
Kristeller u. L. Mayer, cit. nach Krieger. l. c.
Mc. Cann, Diskussion zu Remfry (l. c.).
Remfry, The effects of lactation on menstruation and impregnation. Obstet. Soc. of
London. 1. Jan. 1896. Brit. med. Journ. 11. Jan. 1896.
Sobotta, Über die Bildung des Corpus luteum bei der Maus. Arch. f. mikr. Anat. Bd. 47.
1896.
Stöfer, Über Konzeption bei gänzlichem Mangel menstrueller Thätigkeit. Inaug.-Dissert.
1886.

Die regelmässigen menstruellen Veränderungen stehen in
irgend welchen Beziehungen zur Fruchtbarkeit. Man weiss seit alten
Zeiten, dass nach dem Eintritt der Menstruation das Weib auch kon-
zeptionsfähig ist, und es ist eine häufige Erfahrung, dass Frauen, deren Menstruation aus irgend welchem Grunde ausbleibt, nicht zu konzipieren pflegen.
Als Menstruation wurde dabei immer das Stadium der Blutung aus der
Uterusschleimhaut bezeichnet, und die Annahme, dass in dieser eine Vorbedingung für die Eiansiedelung gegeben sei, hat noch heute viele Anhänger.
Trotzdem ist sie nicht zu stützen. Als unbezweifelbare, fast ausnahmslose
Beobachtung muss behauptet werden, dass das Weib, welches menstruiert hat,
bis drei Wochen nach der Menstruation als nicht schwanger zu betrachten
ist. Das weiss auch jede erfahrene Frau. Alle ärztlichen Beobachtungen
sprechen für die Thatsache, dass der Körper, welcher menstruiert hat, in den
nächsten drei Wochen kein befruchtetes angesiedeltes oder der Ansiedelung
fähiges freies Ei birgt. Weit wahrscheinlicher ist die Annahme, dass die
Menstruation das Anzeichen dafür ist, dass ein Cyklus der Konzeptions-Mög-
lichkeit leer ausgegangen ist. Die eingangs genannten Erfahrungen (Menstruation
als äusseres Zeichen funktionierender Eierstöcke) sind daher in folgender Weise
umzudeuten.

Erstens: Die regelmässige Menstruation ist ein Zeichen normaler
Funktion der Eierstöcke, und ein Weib mit dieser normalen Funktion wird
daher auch imstande sein zu konzipieren. Zweitens: Das Ausbleiben der
Menstruation ist häufig der Ausdruck gestörter Genitalfunktion und daher
sind solche Frauen meist nicht geeignet zu konzipieren. Diese beiden Sätze
klären aber das Wesen des einzelnen Menstruations-Cyklus noch nicht auf.

Eine vorangehende Menstruation ist weder zur Eilösung
noch Befruchtung notwendig. Dass Nichtmenstruierende konzipieren,
wird durch Konzeptionen Amenorrhoischer bewiesen. Solche Schwangerschaften kommen vor: 1. bei Kindern (s. o.). Es giebt Völkerschaften,

welche in der Menstruation gewissermassen einen Kindsmord erblicken, weil
sie ihnen das Zeichen der Nichtbefruchtung ist. Bei diesen treten daher die
Kinder in geschlechtlichen Verkehr und werden verheiratet, damit Schwangerschaft, wenn möglich, vor dem Eintritt der Menstruation zu stande kommt.
Bei P l o s s sind verschiedene Sanskritverse citiert, nach denen mit den
schlimmsten Strafen die Eltern, der ältere Bruder oder das Haus bedroht
werden, in dem eine Tochter die Menses bekommt, ohne verheiratet zu sein
(P l o s s, Bd. I, S. 478 ff.). Derartige frühe Schwangerschaften bedingen, wie
erwähnt, eine Schädigung des mütterlichen Organismus.

2. Bei A m e n o r r h o e während des geschlechtsreifen A l t e r s:
C h r o b a k (l. c.) beobachtete eine verheiratete Frau, die nicht menstruierte, aber viermal konzipierte und gebar. Erst nach dem vierten Kinde
traten regelmässige Menses, aber trotz lebhaften Wunsches keine Konzeption
mehr ein.

A h l f e l d (l. c.) entband eine 32 jähr. absolut Amenorrhoische (S t ö f e r) und
berichtet ferner über ein 13 jähr. Mädchen mit Extrauterinschwangerschaft.

K r i s t e l l e r und L. M a y e r (l. c.): 15 Jahre amenorrhoische und steril
verheiratete Frau konzipiert.

Jeder Arzt hat Fälle beobachtet, wo vorübergehend e i n e n i c h t -
m e n s t r u i e r t e F r a u e i n i g e M o n a t e später als schwanger befunden
wurde und die Grösse der Schwangerschaft und der Geburtstermin es unzweifelhaft machten, dass eine Zeitlang vor Eintritt der Schwangerschaft
der nichtmenstruierte Uterus kein Ei enthalten haben kann.

Ein alltägliches Beispiel ist 3. der Eintritt einer S c h w a n g e r s c h a f t
w ä h r e n d d e r L a k t a t i o n.

Bei absoluter Amenorrhoe während der Laktation hat R e m f r y die
Wahrscheinlichkeit der Befruchtung = 6 : 100 bestimmt (bei Menstruierten
auf 6 : 10). Derselbe fand, dass von 900 Stillenden 43 % menstruierten,
57 % hatten absolute Amenorrhoe.

Im allgemeinen ist während der ausschliesslichen Ernährung des Säuglings durch
die Mutter keine regelmässige Menstruation vorhanden. Ja, das Auftreten einer solchen
legt die Möglichkeit einer Abnormität nahe, wie Rückwärtsbeugung des Uterus, mangelhafte Rückbildung u. s. w. Allerdings giebt es auch nährende Mütter und Ammen, die
ohne besondere erkennbare Abweichung menstruieren.

Über die Menstruation der Stillenden fand J a k o b bei 180 Frauen, dass sie bei
Iparen häufiger schon gegen den 6. Monat, bei IIparen um den 8.—12. Monat, bei Multi-
paren gar nicht auftritt. Schwangerschaft ist ohne Menstruation möglich, tritt aber bei
Menstruierten häufiger ein. Nach M c C a n n tritt aber die Mehrzahl der Konzeptionen der
Stillenden erst nach dem 8. Monate ein.

Im allgemeinen betrachten wir ärztlich es als Ausnahme, wenn während der Laktations-
epoche, die ungefähr ³/₄ Jahre, d. h. die gleiche Zeit wie die Schwangerschaft dauert, die
Frau konzipiert, und verbieten im Interesse des mütterlichen und des keimenden Organismus
die Fortsetzung des Säugens. H e a p e sah einen Macacus cynomolgus im Zoologischen
Garten zu Kalkutta regelmässig während des Säugens menstruieren. Er ist der Ansicht,
der man ja beipflichten kann, dass die Wiederkehr der Sexualseason während des Nährens
von der Kraft der Mutter abhängig ist.

Der Aufbau eines kindlichen Organismus stellt bei den höheren Säugern so grosse Ansprüche an die Mutter, dass die neue Schwangerschaft erst dann einzutreten pflegt, wenn die ältere Frucht der mütterlichen Nahrung nicht mehr bedarf. Selbst die Vermehrung eines so niedrig stehenden Säugetieres, wie es die Maus ist, leidet nach S o b o t t a schliesslich, wenn sofort nach der Geburt Befruchtung folgt und die Maus gleichzeitig trächtig ist und säugt. Aus der Thatsache, dass während der Laktation Amenorrhoe und im allgemeinen selten Befruchtung eintritt, dürfen wir nur schliessen, dass die Ovulation aussetzt, wie auch die leicht zu fühlenden Eierstöcke konzentrisch klein, oft nur bohnengross und platt sind, dabei keine Unterschiede gegeneinander zeigen und nicht cystisch-follikuläre Vergrösserung erkennen lassen. Es fehlt die Ursache der Menstruation (s. u.).

Die Ovulation braucht aber, wie auseinandergesetzt, selbst bei voller Thätigkeit beider Brüste nicht zu sistieren und so ist Gelegenheit zur Konzeption gegeben, ohne dass Menses eintreten (vielleicht würde der Nichteintritt der Konzeption in solchem Falle die Ursache wiederkehrender Menses gewesen sein).

4. Schwangerschaften bei Individuen jenseits der geschlechtlichen Reife. Im allgemeinen nimmt die Fruchtbarkeit in den vierziger Jahren ab (s. o.). Möglich, dass hier ein häufiges Untergehen der Follikel. die nicht zum Bersten reifen, die Ursache ist. Wenn sich gar keine Eier mehr im Eierstock entwickeln, so atrophiert dieser und mit ihm der Uterus. Ausnahmsweise finden aber Befruchtungen im Klimakterium statt (s. o.).

Endlich möchte ich noch eine eigene Beobachtung hinzufügen, wie sie in der Grossstadt nicht allzu häufig sein dürfte:

45jährige Berlinerin, gesund und kräftig, vom 16.—18. Jahr menstruiert. Im 18. Jahr die erste Geburt. Vom 18.—39. Jahr keine Menstruation. In dieser Zeit 17 ausgetragene Schwangerschaften, darunter dreimal Zwillinge, immer Knabe und Mädchen; ausserdem einen Dreimonatsabort. Sie nährte 19 Kinder. Vom 39. Jahre ab nur noch einmal im Jahr achttägige Menstruation, keine Konzeptionen mehr.

Dieses Weib war also während anhaltender regelmässiger Ausübung ihrer Thätigkeit als Schwangere oder Nährende nicht menstruiert, trotzdem besonders fruchtbar; die Zeiten, wo sie menstruierte, wurde sie nicht Gravida: Sie ist mit ein Beweisstück für die folgenden Auffassungen der Menstruation.

Durch das bisher Erörterte ist bewiesen, dass die **fruchtbare Eilösung** des menschlichen Weibes wie von der Begattung, so **auch von der Menstruation unabhängig ist.**

Die Ovulation beim menstruierenden Weibe.

L i t t e r a t u r.

A r i s t o t e l e s, Historia animal. Lib. III. Cap. 18 und Generat. animal. Lib. I. Cap. 30.
B e a r d, The Span of Gestation and the Cause of Birth. Jena 1897.
B i s c h o f f, Beweis der von der Begattung unabhängigen periodischen Reifung und Loslösung der Eier etc. Giessen 1844.
D e r s e l b e, Beiträge zur Lehre von der Menstruation und Befruchtung. Zeitschr. f. ration.
    Med. von H e n l e u. Pfeuffer. Bd. IV. 1855.
F l i e s s, Dysmenorrhoe und Wehenschmerz. Gesellsch. f. Geburtsh. zu Berlin. 11. Dez.
    1896.
H a l l e r, cit. nach B i s c h o f f.
H a s s l e r, Über die Dauer der Schwangerschaft. Inaug.-Dissert. Zürich 1876.

Heape, W., The „Sexual Season" of Mammals and the Relation of the „Pro-oestrum" to Menstruation. Quart. Journ. of Micr. Sc. Vol. 44, I.

Hensen, Physiologie der Zeugung. In: Hermanns Handbuch. Leipzig 1884.

Keblansk, Einige klinische Beobachtungen über Störungen der physiologischen Funktion der weiblichen Sexualorgane. Zeitschr. f. Geburtsb. Bd. XLIII.

Leopold u. Mironoff, Beiträge zur Lehre von der Menstruation und Ovulation. Arch. f. Gynäkol. XLV.

Litzmann, Handwörterbuch der Physiologie. 1853.

v. Mayr, Statistik u. Gesellschaftslehre. Strassb. u. Freib. 1897. Bd. II. Bevölkerungsstatistik.

Straatz, Zur vergleichenden Anatomie des Säugetierovariums. Neederl. Tijdschr. van Verloosk. m. Gyn. und Der geschlechtsreife Säugetiereierstock. Haag 1898.

Zu dem Verständnis des Eintritts der Schwangerschaft und der Menstruation ist es von Bedeutung, in die Frage einzudringen, welche zeitlichen Beziehungen zwischen der menstruellen Blutung und dem Austritte eines reifen Eies aus dem Eierstocke bestehen.

Schon die Kinderkonzeptionen gewähren ein Beweisstück für die Annahme, dass der Ovulation der Vortritt vor der Menstruation zukommt.

Bischoff erbrachte gegenüber älteren hypothetischen Anschauungen den Beweis für die von der Begattung unabhängige periodische Reifung der Eierstockseier (1844). Zunächst wies er beim Tiere nach, dass volle Ausreifung und Austritt aus dem Eierstock vollzogen werden, ehe die Begattung statt hat. Später zeigte er auch, dass bei Menstruierten ein frisch entleerter Graafscher Follikel im Eierstock vorhanden ist. Es brachte ihn dies auf die Bestätigung der bereits von Aristoteles ausgesprochenen Behauptung, dass Brunst und Menstruation identische Funktionen seien. Ähnlich hat sich auch Hegar (l. c.) ausgesprochen, der die Unterschiede zwischen Mensch und Tier nur auf die Kultur zurückführt. Eine Verwandtschaft dieser beiden Vorgänge mit den begleitenden Uterusveränderungen muss ja wohl gegeben sein, denn beide gehen mit cyklischer Blutabscheidung aus dem Uterus einher. Indessen sieht man auch sonst oft in der Entwickelungsgeschichte, wie Lebensäusserungen eines Organs oder erste Anlagen einer Funktion schliesslich zu ganz anderen Aufgaben benutzt werden. Wir sehen daher auch die Brunstsekretion aus der Uterusschleimhaut bei Tieren, deren Uterus noch nicht die Stufe der Deciduaten, geschweige der Discoid-Placentalier erreicht hat.

Die Frage von Brunst und Menstruation stellt sich in folgender Weise dar: Beim Tier ist die Brunst, wie schon erwähnt, abhängig von der Funktion des Eierstocks, wie beim Menschen die Menstruation. Nicht bei allen Tierarten fallen Ovulation und Brunst zusammen (bei der Fledermaus sind sie durch Monate getrennt, Hensen). Immer aber sind die Brunsterscheinungen die Anregung zur Paarung, und bei der Hündin z. B. ist die Zeit der Uterinsekretion und Blutung auch die einzige, in der sie die Begattung zulässt. Der Geruch der Genitalsekrete ist das Stimulans für das Männchen, das oft meilenweit herbeigelockt wird. Andeutungen über Beziehungen zwischen dem Geruchsorgan und den Funktionen der Genitalien sind bekanntlich auch beim Menschen noch vorhanden.

Es sei auch hier auf die direkte Beziehung von gewissen Stellen der Nase zur Menstruation hingewiesen, die von Fliess, Koblanck u. a. behauptet, allerdings auch viel umstritten worden ist.

Im allgemeinen aber ist die Zeit der menstruellen Blutung diejenige, in der gewöhnlich die Frau und sicherlich auch der Mann eher abgestossen als angeregt werden, sich zu vereinigen. Um diese Zeit findet keine Kohabitation statt, ja, bei uncivilisierten Völkern verknüpfen sich allerlei Gebräuche damit, nach welchen die Menstruierende als unrein abgesondert, einsperrt wird u. s. w. Religiöse, auf hygienischen Erfahrungen, wie es scheint, beruhende Vorstellungen betrachten die Vereinigung mit einer Menstruierenden als nicht geboten. Trotzdem hat die Fruchtbarkeit, selbst wenn man diese Forderung als Kulturergebnis betrachten will, nicht gelitten. Eine Brunst — ausser der allgemein gesteigerten Anregung des Geschlechtstriebes im Frühling (s. u.) — ist beim Weibe nicht vorhanden. Die Libido sexualis ist unserer Erfahrung nach, wenn überhaupt, nur antemenstruell merkbar gesteigert, zur Zeit der sog. Prodrome der Menstruation. Konzeption während der Menstruation dürfte höchst selten, wenn überhaupt bewiesen sein.

Die Eireifung geht beim Tier den Brunsterscheinungen voraus. Die Follikel platzen meist während der Brunst, bei der Hündin erst gegen Ende des Prozesses. Die Begattung findet meist schon statt, bevor die Eier aus der Keimdrüse ausgestossen sind. M. E. sind allenfalls die prämenstruellen Veränderungen des Weibes tierischen Brunstvorgängen teilweise analog zu setzen [1]).

In der Zahl der Geburten besteht eine jahreszeitliche Wellenbewegung, so dass ein normaler, typischer Kurvenverlauf sich herausstellt. Ein ansehnlicher, über mehrere Monate sich hinziehender Wellenberg eines Geburtsüberschusses trifft auf die Monate Januar bis April mit Kulmination im Februar und bei einigen insbesondere nördlichen Ländern im März. Ein zweiter kleinerer Wellenberg trifft auf den September. Nach der Empfängniszeit besteht also eine ausgesprochene, gesteigerte Zeugungsthätigkeit im Frühling und im beginnenden Sommer, vor allem im Mai; ausserdem ein zweiter geringerer Aufschwung im Dezember. Eine leise Mahnung an das Animalische im Menschen, nach Westermark der Überrest einer ursprünglichen Paarungssaison, steckt allerdings in dieser Konstanz des Wellenberges der Frühjahrsempfängnis. Es spielen aber auch noch andere Momente mit, z. B. der geringe Krankenbestand, ferner der Ausfall von einer grossen Zahl zur Empfängnis tauglicher weiblicher Individuen in den Monaten mit erhöhter Geburtsziffer, der Nachlass des wirtschaftlichen Druckes etc. Bei Romanen und Slaven fällt die Dezembersteigerung fast fort. Die Zeugungsthätigkeit

---

[1]) Haller, Bischoff und Litzmann geben, wie es scheint unter dem Eindruck ihrer Hypothesen über das Wesen der Menstruation die postmenstruelle Zeit als die der gesteigerten Erregung an, was ich nach klinischen Erfahrungen nicht bestätigen könnte, es sei denn, dass die dem Manne aufgezwungene Karenz während der Menstruation ein anregendes Moment zur Begattung darstellt.

ist noch immer auf Frühling und Vorsommer konzentriert. Das Gleiche gilt vor allen Dingen für uneheliche Geburten.

In allen drei Jahrfünften von 1884—1898 nehmen in Berlin Januar und Februar die erste Stelle in den Geburten ein, denen folgt in den beiden letzten Jahrfünften der März, im drittletzten der September. Im letzten Jahrfünft steht auch der Juli zugleich mit dem März vor dem September. In allen drei Jahrfünften bleibt April, Mai, Juni und Oktober, November unter dem Durchschnitt. In beiden letzten Jahrfünften fällt auf X und XI das Minimum. Als Konzeptionszeit betrachtet, hatten demnach IV und V nächst dem VI. und XII., im letzten Jahrfünft neben VI der X. das Maximum, der VII., VIII, IX. und I. und II., bald die ersteren drei, bald die letzteren beiden das Minimum. Bei den ehelichen Geburten tritt mit der dritthöchsten Geburtzahl hinter Januar (in allen drei Jahrfünften an erster Stelle) und Februar im letzten Jahrfünft energisch der VII (Konzeptionszeit X), im vorletzten der III. (Konzeptionszeit VI), im drittletzten IX (Konzeptionszeit XII) hervor; im letzten Jahrfünft wird der III. (Konzeptionszeit VI) auch noch vom VIII. und IX. übertroffen. Wesentlich anders ist die Verteilung der unehelichen Geburten. Hier haben die ersten fünf Monate des Jahres in allen drei Jahrfünften überdurchschnittliche Geburtszahlen und als sechster schliesst sich ihnen in den beiden letzten Jahrfünften der XII., im drittletzten der IX. an, das Minimum zeigt in allen drei Jahrfünften der VIII., das Maximum der II. Der Januar, welcher im vor- und drittletzten Jahrfünft an zweiter Stelle steht, wird im letzten Quartal vom III. IV. und V. auf die fünfte Stelle zurückgedrängt. Hier erschienen also als Konzeptionszeit die Monate III bis VIII als hervorragende mit dem V. an der Spitze.

Die wärmende und belebende Frühlingssonne, die die Pflanzenwelt zur neuen Blüte bringt und in zahlreichen Tierarten den Trieb zur Fortpflanzung weckt, lässt auch beim Menschen eine thatsächliche Steigerung des Geschlechtstriebes erkennen. Was die Dichtung, der edelste und schönste Spross des Geschlechtstriebes, in vielfachen Liedern über den wunderschönen Monat Mai und und den Liebesfrühling ertönen lässt, das formt und beweist die Statistik in unantastbaren Zahlen.

Beim Menschen kann jederzeit bekanntlich die Begattung ausgeführt werden. Die Anregung zur Begattung aber ist gewissermassen auf eine höhere Stufe gerückt worden. Sie ist von seelischen Regungen, Vorstellungen und Willen beherrscht. Das Überwiegen von Geruchsvorstellungen, die bei den niederen Säugern, wie oben erwähnt, den hervorragendsten Sinnesreiz darstellen, grenzt beim Menschen bereits ans Pathologische.

Während beim Tier deutlich folgende Kette nachweisbar ist: Im Eierstock reife Eier, Hyperämie und Sekretion der Generationsorgane, Erregung der Libido, Erregung des Männchens durch den Geruch, Begattung, ist die Ausführung der Begattung beim Menschen von allen Veränderungen an den weiblichen Generationsorganen, zumal der Eireifung, unabhängig. Das Weib, dessen Nachkommenschaft bedeutend eingeschränkt ist, hat in Bezug auf den Begattungstrieb eine mehr dem Manne ähnliche Stufe erreicht, der, vielleicht mit Ausnahme der menstruellen Blutung, jederzeit in Thätigkeit treten kann. Im übrigen aber besteht auch nicht im leisesten eine nachweisbare Beziehung im positiven Sinne zwischen Menstruationsblutung und Begattungstrieb beim Menschen. Selbst von tierärztlicher Seite — Harms — wird die

gänzliche Verschiedenheit von Menstruation und Brunst betont. Nur ein
Vergleichsmoment, d. i. das periodische Auftreten reifer Eier, ist
vorhanden.

Menstruationsähnliche Zustände wiederholen sich bei manchen Haustieren; so kehrt beim Rind (De Bruin) die Brunst nach drei Wochen wieder,
wenn keine Konzeption erfolgt ist. Bei diesem Tiere giebt es übrigens auch
eine stille Brunst mit geringer Sekretion, die nur 24 Stunden dauert. Ähnliches gilt für das Pferd. Die Affen scheinen schon regelmässig zu menstruieren (Heape, Macacus Rhesus und Semnopithecus entellus; Straatz,
Tupaja javanica und Tarsius spectrum). Nach Heape sind die Vorgänge
bei den Affen ungefähr gleich den menschlichen. Dass keine Koincidenz
von Menstruation und Ovulation besteht, wird hervorgehoben (bei 59 nur
einmal ein frisch geplatzter Fall während der Menstruation). Bei den beiden
Affenarten ist ausserhalb der Brunstzeit zwar, wie es scheint, regelmässige
Menstruation, aber seltener Ovulation vorhanden. In den frisch entleerten
Follikeln fand sich zur Zeit der Brunst stets ein Gerinnsel, ausser dieser Zeit
nicht; mit der Menstruation hat dieses Blut nichts zu thun.

Heape nimmt daher an, dass auch beim Menschen ein Blutgerinnsel
sich findet, wenn die Ovulation in eine für die Konzeption günstige Zeit fällt.
Etwas Ähnliches ist ja von Leopold und Mironoff für den Menschen behauptet worden: typischer geplatzter Menstruationsfollikel mit Blut gefüllt,
atypischer nicht geplatzter nur mit kleinem Gerinnsel. Nach unseren Erfahrungen (s. auch Olshausen) ist der Befund einer prallen Blutmasse im
Corpus luteum kein regelmässiger. Ich vermute, dass die Beobachtungen von
Leopold und Mironoff über die beiden Arten der Corpora lutea teilweise
doch mehr oder weniger pathologische Vorkommnisse beschreiben, die ihre
Entstehung den Erkrankungen der Operierten verdanken.

In sehr weitgehendem Masse hat Heape ferner die Sexualzeiten der
Säugetiere mit den Veränderungen beim menschlichen Weibe verglichen. Er
führt für die Brunst einen neuen Namen Oestrum (οἶστρος) ein und versteht
darunter die Zeit, in der das Weibchen das Männchen annimmt und der
Coitus fruchtbar ist. Gewisse Veränderungen — Prooestrum — zeigen sich
vorher. M. E. geht Heape in der Identifizierung der beiden Vorgänge
bei Mensch und Affen etwas zu weit. Eine phylogenetische Homologie zwischen
Brunst und Menstruation mag bestehen. Sie ist aber beim Menschen zu
höherer Differenzierung gelangt. Wenn Heape der Ansicht ist, dass die
Fähigkeit, jederzeit zu konzipieren, erst vom Weibe durch ihre regelmässige
Menstruation erworben ist, so ist diese Deutung, wie oben auseinandergesetzt, ebenso wenig zulässig, wie der Satz, dass die Menstruation zur Hervor-
bringung der Art beim Weibe entsprechend dem Prooestrum der niederen
Tiere nötig ist.

Dass auch beim Affen ein Menstruationsvorgang ohne vorausgehendes
Platzen des Follikels auftritt, ist nicht unwichtig zu bemerken.

Beard dagegen nimmt einen regelmässigen Ovulationscyklus für Säugetier und Mensch an, geht aber in seinen Folgerungen von den Schwangerschaftscyklen und der Multiplikation der Ovulationszeiten als der Geburtsursache bei den verschiedenen Tieren noch auf unbewiesenes Gebiet.

Auch die Annahme eines Oistrotoxin, welches nach Heape im Blute in periodischer Form auftretend die Sexualseason anregt, darf zunächst als nichts anderes als eine nackte Hypothese angesehen werden.

Die Vorgänge bei der Entwickelung und der Funktion der Eierstöcke.

Litteratur.

v. Baer, C. E., De Ovi mammalium et hominis genesi. Leipzig 1827.

Balfour, Handb. d. vergl. Embryologie. 1880.

van Beneden, Recherches sur la composition et la signification de l'œuf. Mémoires couronnées etc. par l'Acad. Royale. Brüssel 1870. T. IV.

Bonnet, Ergebnisse der Anatomie und Entwickelungsgeschichte. Bd. IX.

Curatulo u. Tarulli, Einfluss der Abtragung der Eierstöcke auf den Stoffwechsel. Centralbl. f. Gynäkol. 1895. Nr. 21.

v. Ebner, Über das Verhalten der Zona pellucida zum Ei. Anat. Anz. 1900. S. 55.

Falk, Ein Beitrag zur Kenntnis des Stoffwechsels nach Entfernung der Ovarien. Arch. f. Gynäkol. Bd. 58.

Fehling, Zur Kasuistik des Intermenstrualschmerzes zugleich als Beitrag zur Kastration. Arch. f. Gynäkol. Bd. 17.

Derselbe, Über Osteomalacie. Zeitschr. f. Gynäkol. Bd. 30.

Flemming, W., Über die Bildung von Richtungsfiguren in Säugetiereiern beim Untergang Graafscher Follikel. Arch. f. Anat. u. Physiol. 1885.

v. Gawronsky, Über die Verbreitung und Endigung der Nerven in den weiblichen Genitalien. Arch. f. Gynäkol. Bd. 47. 1894.

Gerlach, L., Beiträge zur Morphologie und Physiologie des Ovulationsvorganges der Säugetiere. Sitz.-Ber. d. physik.-med. Societät zu Erlangen. 22. Heft. 1890.

Giles, The cyclical or wave theory of menstruation with observations on the variation in pulse and temperature in relation to menstruation. Transact. of the Obst. Soc. of London. 1897.

Godman, The cyclical Theory of Menstruation. Americ. Journ. of Obst. Vol. XI. 1878. pag 673.

de Graaf, Régnier, De mulierum organis generationi inservientibus. Leyden 1672.

Grigorieff, Schwangerschaft bei Transplantation der Eierstöcke. Centralbl. f. Gyn. 1897. Nr. 22.

v. Herff, Über das anatomische Verhalten der Nerven in Uterus und Ovarium. Münch. med. Wochenschr. 1891. 4.

Heyse, Ein Beitrag zur Anatomie der Ovarien etc. Arch. f. Gynäkol. Bd. 58.

Holl, Über die Reifung der Eizellen bei den Säugetieren. Wien. Akad. d. Wiss. Bd. 102. H. 6.

Jacoby, M., Studies in Endometritis, Theories of Menstr. etc. Americ. Journ. of Obst. Vol. XVIII. 1885.

Knauer, Einige Versuche über Ovarientransplantation beim Kaninchen. Centralbl. f. Gyn. 1896. Nr. 20.

Derselbe, Centralbl. f. Gynäkol. 1897. Nr. 27.

Lindgreen, Studien über das Säugetierei. Cit. nach Retzius. Jahrb. f. Anat. u. Physiol. 1876.

Löwy u. Richter, Zur wissenschaftlichen Begründung der Organtherapie. Berl. klin. Wochenschr. 1899.

Dieselben, Über den Einfluss des Oophorins über den Eiweissumsatz. Arch. f. Anat. u. Physiol. 1899 und Berl. klin. Wochenschr. 1899.

Mandl, Über Anordnung und Endigungsweise der Nerven im Ovarium. Arch. f. Gynäkol. Bd. 48. 1894.

Morris, Robert T., The ovarian graft. New York med. journ. Oct. 1895. Ref. österr.-ungar. Centralbl. f. d. med. Wiss. 1896. Nr. 14. S. 221.

Nagel, Anatomie der weiblichen Genitalien. v. Bardelebens Handb. 1896.

Derselbe, Das menschliche Ei. Arch. f. mikr. Anat. Bd. 31.

Neumann, Weitere Untersuchungen über die Stoffwechselverhältnisse des Calciums, Magnesium etc. bei puerperaler Osteomalacie. Arch. f. Gyn. Bd. 51.

v. Ott, Les lois de la periodicité de la fonction physiologique dans l'organisme féminin. Nouvelles archives d'obstétrique et de gynécol. 1890. Centralbl. f. Gynäkol. 1890.

Paladino, Ulteriori ricerche sulla distruzione e rinnovamento continuo del parenchimo ovarico nei mammiferi. Napoli 1887.

Derselbe, Des ponts intercellulaires entre l'œuf ovarique et les cellules du follicule. Formation de la Zone pellucide. Journ. de Microgr. 1891.

Petitpièrre, Über das Eindringen von Granulosazellen durch die Zona pellucida von menschlichen Eiern etc. Arch. f. Gynäkol. Bd. 35.

Pflüger, Über die Eierstöcke der Säugetiere und des Menschen. Leipzig 1863.

Derselbe, Über die Bedeutung und Ursache der Menstruation. Untersuchungen aus dem physiologischen Laboratorium zu Bonn.

Purkinje, Symbolae ad ovi historiam ante incubationem. Leipzig 1825.

Reinl, Die Wellenbewegung des Lebensprozesses des Weibes. Samml. klin. Vorträge. Nr. 243.

Remak, Über Eihüllen und Spermatozoen. Arch. f. Anat. u. Physiol. 1854. S. 252.

Riese, Die feinsten Nervenfasern und ihre Endigungen im Ovarium der Säugetiere und des Menschen. Arch. f. Gynäkol. Bd. 6.

Schottländer, G, Beitrag zur Kenntnis der Follikelatresie nebst einigen Bemerkungen über die unveränderten Follikel in den Eierstöcken der Säugetiere. Arch. f. mikr. Anat. Bd. XXXVII. 1891.

Derselbe, Über den Graafschen Follikel u. s. w. Arch. f. mikr. Anat. Bd. 41.

Schrader, Stoffwechsel während der Menstruation. Zeitschr. f. klin. Med. Bd. XXV.

Schulin, Zur Morphologie des Ovariums. Arch. f. mikr. Anat. Bd. XIX. 1891.

v. Sehlen, Beitrag zur Frage nach der Mikropyle des Säugetierei. Arch. f. Anat. u. Physiol. 1882.

Sfameni, Influenza della mestruazione sulla quantita di emoglobina etc. Rassegna di obst. et gyn. 1899.

Sichareff, Zur Lehre über die Menstruation. Cit. nach Frommels Jahresber. 1896.

Strassmann, Beiträge zur Lehre von der Ovulation, Menstruation und Konzeption. Berlin 1896. Arch. f. Gynäkol. Bd. 52, III.

Derselbe, Physiologie des Ovarium. Encyklopädie d. Geburtsh. u. Gynäkol. Leipzig 1900.

v. La Valette St. Georges, Über den Keimfleck und die Deutung der Eiteile. Arch. f. mikr. Anat. Bd. II.

Wagner, Bemerkungen über den Eierstock und den gelben Körper. Arch. f. Anat. u. Physiol. 1879.

Wagner, Einige Bemerkungen und Fragen über das Keimbläschen. Müllers Archiv. 1835.

Wendeler, Entwickelungsgeschichte, in Martin, Krankheiten der Eierstöcke. 1899 und Monatsschr. f. Geburtsh. u. Gynäkol. 1898.

Wiesner, Über Blutdruckmessung während d. Menstruation u. Schwangerschaft. Geburtsh. Gesellsch. Leipzig. 19. VI. 1899.
Winterhalter, Ein sympatisches Ganglion im menschlichen Ovarium nebst Bemerkungen zu der Lehre von der Ovulation und Menstruation. Arch. f. Gynäkol. Bd. 51, 1.

Herrn Prof. Dr. Langerhans (Berlin), bin ich für die gütige Zuweisung von anatomischem Untersuchungsmaterial, meinem Assistenten Herrn Dr. Bamberg für seine Unterstützung bei der Herstellung verschiedener mikroskopischer Präparate zu besonderem Danke verpflichtet.

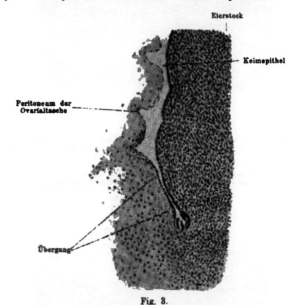

Fig. 3.

Keimepithel und Peritonealepithel von einer Hündin. (Pikrokarmin Obj. C. Oc. 1.)
Eigenes Präparat.

Im Anfang der 5. Embryonalwoche, bei Embryonen von 13 mm, beginnt die Keimstockentwickelung mit der Wucherung des „Keimepithels" aus dem Coelom-Peritoneal-Epithel. Grosse Urgeschlechtszellen werden sichtbar, noch bevor der Müllersche Gang vorhanden ist. Sehr bald wird die Trennung der Geschlechter erkennbar (ob schon vorher und wann ist zweifelhaft, doch dürfte nach der Befruchtuug das Geschlecht bestimmt sein). Im Laufe der 5. Woche (Nagel), der 6. Woche (Wendeler, bei 2 Embryonen von 16 mm) finden sich bei männlichen Früchten grössere säulenförmige Zellen, die sich zu scharf hervortretenden, unregelmässig verschlungenen, breiten Strängen anordnen: Die Ursamenzellen oder Spermatogonien. Es sind Vorläufer der Hodenkanälchen. Die männliche Geschlechtsanlage zeichnet sich später durch die

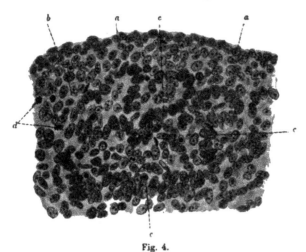

Fig. 4.

Aus der Hodenanlage eines Embryon von 16 mm (Ende der 6. Woche). Zeitz Oc. III.
Obj. VII. Nach W e n d e l e r, Entwickelungsgeschichte, in M a r t i n, Krankheiten der Eierstöcke. 1899.

a Keimepithel, *b* durch Wucherung des Keimepithels entstandenes Gewebe, *c* dasselbe zu eigentümlich gewundenen, aus grossen Zellen — U r s a m e n z e l l e n — zusammengesetzten Strängen angeordnet. *d* Kernteilungsfiguren.

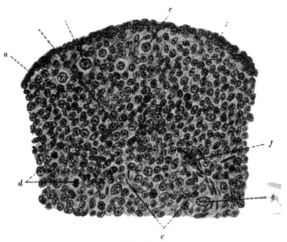

Fig. 5.

Aus der Ovarialanlage eines Embryon von 22 mm Länge. Zeitz Oc. III. Obj. VII. Nach
W e n d e l e r, Entwickelungsgeschichte, in M a r t i n, Krankheiten der Eierstöcke. 1899.

a Keimepithel, *b* durch Wucherung des Keimepithels entstandenes Gewebe, *c* Ureier, *d* Kernteilungsfiguren,
e einwucherndes Bindegewebe, *f* Blutgefäss.

geringe Menge der Urgeschlechtszellen im Vergleich zur grösseren Menge der weiblichen aus. Bei der Eierstocksanlage finden sich zwischen Zellformen mit kleineren intensiv färbbaren Kernen grössere in der Minderzahl befindliche junge Ureier mit weniger gut färbbaren Kernen. Durchmesser der Ureier 10—16 μ, Kerne 8 μ; die kleineren Zellen 8 μ, Kerne 5 μ. Durch die Teilung der Ureier entstehen zahlreichere oder Ovogonien. Bei dieser Vermehrung kommt es durch Eindringen von Bindegewebe zur Gruppierung der Urgeschlechtszellen in Eiballen (Waldeyer), Eischläuchen, Eifächer (Pflüger). Die Ureier werden durch Druck polygonal und abgeplattet. Die Primärfollikel werden im 5. Monat ausgebildet. Der Keimfleck ist im Keimbläschen (Eikern) erkennbar. Eier mit doppelten Keimbläschen sind hier nicht so selten. Das Follikelepithel stammt nach Wendler vom bindegewebigen Stroma ab. Die Follikelbildung beginnt in den tiefgelegenen, ältesten Eiballen.

Das Wachstum des Eierstockes geht vom Keimepithel aus, es bildet oberflächlich neue Zellmassen, während die tieferen teils zu Grunde gehen teils in Form von Primärfollikeln abgetrennt werden; der Zusammenhang mit dem Keimepithel bleibt erkennbar. Die mitotischen Teilungsvorgänge in den Ovogonien sind nach Bonnet meist mit der Geburt der Säugetiere und des Menschen abgeschlossen.

Zahl der weiblichen Genoblasten (Ovogonien).

Angelegt sind in beiden Eierstöcken zusammen beim Neugeborenen nach Waldeyers Schätzung gegen 100000, beim geschlechtsreifen Weibe finden sich nur noch 30—40000 Ovocyten, nach Heyse bei einem 17jährigen Mädchen zusammen 35000, eine im Verhältnis zu der Anzahl der Spermatocyten und Spermien verschwindend kleine Zahl. Reif werden nach Straatz ungefähr 1500. Ich möchte diese Zahl noch reduzieren. Wenn man rund 30 Jahre auf die Geschlechtsreife bezieht und einen vierwöchentlichen Ovulationstypus annimmt, also jährlich 13 Ovulationen, so dürften etwa 400 Ovula frei werden. Zur Befruchtung gelangen ausnahmsweise über 30 und an die Grenze der Entwickelung bis zur Geburt bezw. annähernder Lebensfähigkeit werden nur sehr selten 20 und darüber, durchschnittlich nur 4—5, oft gar keine gebracht.

Von den befruchteten Eiern gehen ca. 6% als Aborte zu Grunde; verhältnismässig geringfügig ist die Zahl der neben einer ausgetragenen Frucht im Uterus befindlichen Foetus compressi. Die Mortalität bei der Geburt ist oben statistisch angegeben. Rechnet man noch die Sterblichkeit des ersten Lebensjahres hinzu, so erkennt man, wie überreichlich immerhin im Eierstock noch für die Vermehrung und Erhaltung der Zahl der Überlebenden trotz der geringen Zahl der weiblichen Geschlechtszellen im Vergleich zu den männlichen gesorgt ist.

Die Ernährung und das Wachstum der Eizelle findet zum Teil durch Übergabe und Übernahme aus der Umgebung her und Einwandern von

Granulosazellen statt (Waldeyer). Andere (van Beneden, Balfour, Schulin, Nagel) nehmen an, dass das Deutoplasma ein Produkt der Lebensthätigkeit der Eizelle selbst ist. Übrigens fand Waldeyer eine feine Zona Deutoplasma bereits an Primärfollikeln Neugeborener. Das Eindringen von Granulosazellen von aussen ins Ei ist u. a. von Pflüger, Lindgreen, Wagner, Petitpierre, Schottländer klargelegt. Nach Lindgreen dienen die einwandernden Granulosazellen zur Vermehrung des Dotters.

Auf Tafel C habe ich das reife Ei des Hundes photographisch aufgenommen. Der Eierstock wurde im Beginn der Brunst exstirpirt. 45 Tage zuvor war zu experimentellen Zwecken Berlinerblau-Gelatine in den Eierstock gespritzt. Die Follikel waren sprungfertig. Das Ei lag in reifem Zustande frei im Follikel. Das Keimbläschen ist an diesem Bilde ungefähr in der Mitte der Dotterkugel auffindbar. (In einem anderen Schnitte, der im Arch. f. Gynäkol., Bd. 52, abgebildet ist, ist es nicht sichtbar.) Der Dotter ist netzartig gezeichnet. In der Schicht unterhalb der Zona pellucida lagern die durch ihre tiefblauschwarze Färbung ausgezeichneten Kugeln (50—70). Wäre der Farbstoff vor 1½ Monaten in das Ei gespritzt, so wäre dies wohl zu Grunde gegangen. Die Thatsache, dass sich Farbstoff fast ausschliesslich in Eiern, nur vereinzelt in Wanderzellen im Stroma fand, deutet auf regen Stoffansatz zum Ei hin (Fütterung). Auch die Ansammlung an der Dotterperipherie spricht dafür, dass er durch die Vorgänge der Reifung — also durch eindringende Granulosa-Wanderzellen, von denen in der Zona oben etliche erkennbar sind — dorthin gelangte.

Die ersten Spuren Graafscher Bläschen finden sich schon im 6. Fötalmonat. Das Ei selbst wächst, sobald es mit der einschichtigen Hülle des Follikelepithels umgeben ist. Dieses selbst wird mehrschichtig. Bei der Follikelhöhlen-Bildung entstehen Vakuolen, die konfluieren und einen einzigen mit Liquor folliculi, einer dünn-serösen, eiweishaltigen Flüssigkeit gefüllten Spalt bilden. Die Flüssigkeit entsteht durch Exsudation, Quellung und Degeneration der Epithelien. Zwischen den Follikelzellen sind nach Flemming blasse Körper eingesprengt (Epithelvakuolen, Degenerationsvakuolen). Man sieht sie in reifen Follikeln oft in sehr grosser Zahl (Taf. B, Fig. 10 u. Fig. 16). Die Follikelhöhle des menschlichen Eies ist ein kontinuierlicher Spalt. Bei Neugeborenen zeigt der Eierstock sich zusammengesetzt aus zahlreichen Primordialfollikel. Bisweilen können einzelne ein bläschenförmiges Stadium (Taf. A, Fig. 8) erreichen. In der Kindheit und Präpubertät sind keine vollständig reifen Follikel anzutreffen. Die Bläschen platzen nicht, Narben werden an der Oberfläche nicht gebildet und die grossen Corpora lutea fehlen. Die Wucherung der Theca interna zwischen Granulosa und Theca externa mit den Luteinzellen findet sich nach Hölzl nur angedeutet.

Schon während der Entwickelung und Präpubertät gehen viele Eier besonders in den obersten Schichten zu Grunde, so dass schliesslich eine mehr bindegewebige Zone unter der einschichtigen Zellreihe des Eierstockepithels sich befindet (Albuginea). Die Oberfläche ist noch glatt, ohne Narben, Furchen oder Buckel. Primärfollikel trifft man beim geschlechtsreifen Eierstock stets nahe der Oberfläche.

Die Zona pellucida (von Remak 1854 beim Kaninchen entdeckt) trifft man schon am unreifen, aber vergrösserten Ei; sie steht in enger Beziehung zum sogen. Eiepithel, das heisst der ersten das Ei umgebenden Zellenschicht. Die erste Bildung der Zona ist nach Paladino ein Faserfilz, der aus der Basis der Epithelien hervorgeht. Wahrscheinlich ragen Fortsätze des Eiepithels in die Zona hinein, die ihre radiäre Streifung von diesen empfängt (Taf. B, Fig. 11, C, Fig. 12).

Zonabildung und Ablagerung von Deutoplasma (s. u.) sind gleichzeitige Vorgänge.

Der reife Graafsche Follikel hat eine Hülle aus geschichtetem Bindegewebe — Tunica externa; dann folgt die Tunica interna, lockeres Bindegewebe mit gekörnten, granulierten grossen Zellen von gelblicher Farbe, die also schon vor der Eröffnung erkenntlich ist.

Die innerste Zellschicht wird als Follikelepithel oder Membrana granulosa bezeichnet. An einer Stelle bildet es einen Hügel, den Cumulus ovigerus

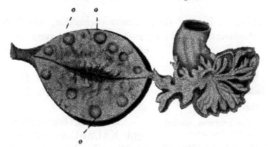

Fig. 6.

Ovarium mulieris cum annexo tubarum extremo, o „Ova diversae magnitudinis" (nach Regnerus de Graaf).

s. oophorus (Taf. B, Fig. 10). Der Cumulus findet sich meist antisuperficial im Grunde des Follikels, kann aber auch an jeder anderen Stelle der Follikelwand angetroffen werden (Fig. 8).

R. de Graaf (1672) schilderte die Follikel im Eierstock (Fig. 6), das Ei in diesem hat er nicht gefunden. Doch sah er beim Kaninchen die Eier in der Tube und im Uterushorn und nahm an, dass neben dem Ei im Follikel noch die Substanz für den gelben Körper vorhanden ist.

Fig. 7.

Ovulum cum disco proligero et membrana granulosa hominis; decies auctum (nach C. E. v. Baer).

Das reife Ei (Taf. B, Fig. 11) ist im Follikel von ungefähr 1 cm Durchmesser eben mit blossem Auge als gelblich weisses Kügelchen in der Membrana granulosa zu erkennen (C. E. v. Baer, 1827, Fig. 7 u. 9). Auch die austretende Eizelle ist noch umgeben von mehreren Zellschichten der Membrana granulosa, deren innerste Schicht epithelartig — Eiepithel, Corona radiata — dem Ei aufsitzt. Die Schale des Eies — das Oolemma — ist eine dicke Membran — Zona pellucida — mit feiner radiärer Streifung. Die radiäre Streifung bildet v. Ebner an

zwei aus einem frisch von Chrobak exstirpierten Ovarium entnommenen Eiern
ab. Sie ist auch auf Taf. B, Fig. 11 erkennbar. Diese Streifung ist nicht bei
allen Säugern konstant (nach v. Sehlen unter 60—70 nur bei 20, bei der Maus
z. B. fehlt sie). In der Zona pellucida oder richtiger im Globus pellucidus,
der Dotterschale der Eizelle, ist das Ei aber nicht frei drehbar. Es
lässt sich bisweilen, aber nicht konstant (Sobotta, Hohl) ein Spaltraum
erkennen — der perivitelline Raum (Nagel). Nach v. Ebner entsteht dieser
nach Ausstossung der Richtungskörperchen oder nach Degeneration der Eier.
An jüngeren Stadien ist der perivitelline Raum, der ein progressives Eiwachs-
tum gar nicht erklären liesse, durch die Lichtbrechung der Grenzflächen vor-
getäuscht. Die Eizelle besitzt eine grosse Menge Protoplasma oder Dotter
— Vitellus — welcher äusserlich heller und feiner, innerlich gröber und
dunkler sich darstellt — und demnach in Protoplasma und Deutoplasma eingeteilt wird.

Im reifenden Ei ist nur Deutoplasma vorhanden, das Primordialei hat
noch kein Deutoplasma; wo dieses auftritt, beginnt auch die Zonabildung,
oft schon bei unreifen Eiern (Taf. A, Fig. 8).

Fig. 9.

Follikel mit Cumulus ovigerus (natürl.
Grösse). Eigenes Präparat.

Der Follikel wurde aus einem in Formalin und
Alkohol kurze Zeit gehärteten Ovarium herausgeschnitten und geöffnet, die Eizelle mikroskopisch nachgewiesen.

Das menschliche Ei ist im Dotter
durchsichtiger als die Eier der meisten
anderen Säuger.

Der scharfbegrenzte Kern der Zelle
wird Keimbläschen — Vesicula ger-
minativa (Purkinje) — genannt. Seine
oberflächliche (periphere) Lage beruht auf
dem spezifisch leichteren Gewicht des Keim-
bläschens, das im Dotter aufsteigt, nicht auf freier Drehbarkeit der Eizelle
(v. Ebner). Er enthält ein peripher gelegenes Kernkörperchen oder Keimfleck
(Wagner), an dem seit Auerbach, v. La Valette St. Georges und von
vielen anderen bei den verschiedensten Tierarten (beim menschlichen Ei von
Nagel) amöboide Bewegungen beobachtet worden sind. Ausser den grossen
sieht man oft noch mehrere kleine starkgefärbte Körnchen und eine Anzahl
verbindender Fäden. Der Durchmesser des Eies in der Zona pellucida ist
0,2 mm (200 μ Koelliker), nach Waldeyer ist der Durchmesser des Keimbläschens 40—50 μ, des Keimfleckes 5—7 μ, der Zona pellucida 10 μ. Nagel
mass den Gesamtdurchmesser 170 μ, des Keimbläschens 27 μ, des Fleckes
4—8 μ, der Zona 20—24 μ. Die Masse des Eies auf Tafel B, Fig. 11 sind
nach der Härtung gemessen: Gesamtdurchmesser (ohne Zona) 105—126 μ,
Keimbläschen 28 μ, Keimfleck 3,5—8 μ, Zona pellucida 4—7 μ. Das Ei des
Primärfollikels misst nach Waldeyer 26 μ, das reife mithin das 6—8fache.
Das so geschilderte Ei ist zwar fertig, aber noch nicht befruchtungsfähig.

Auf dem Durchschnitt erscheint das Ei mit der Zona und dem Granulosa-
mantel wie von einem Strahlenkranz umgeben (Corona radiata). Nicht selten
sieht man zwischen den Zellen des Cumulus vereinzelte grosse Zellen mit

Fig. 8.

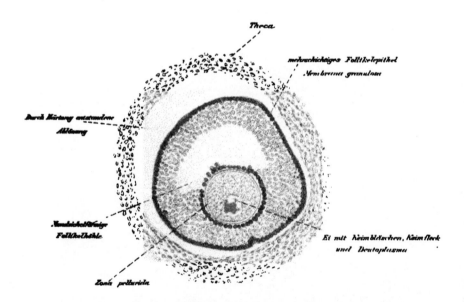

Graaf'sches Bläs'chen aus dem Eierstocke eines Neugeborenen.
Zeiss Oc. 2, Obj. E.   Alauncarmin.
Eigenes Präparat.

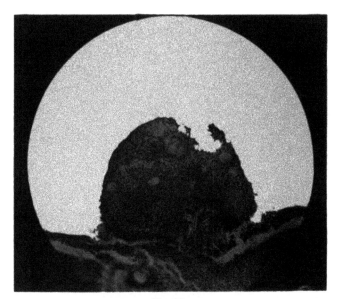

Fig. 10.

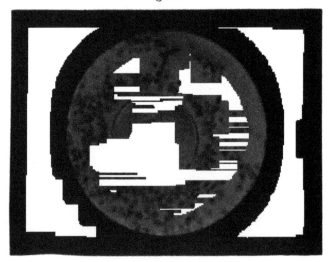

Fig. 11.

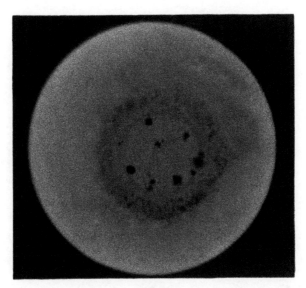

Fig. 12.

Erklärung zu den Tafeln B und C.

(Betrachtung mit Lupe empfohlen.)

Fig. 10. *Der Eihügel (Cumulus ovigerus) des Menschen:* der **Membrana granulosa** aufsitzend.

Das Ei befindet sich nahe der Kuppe, im Begriffe sich loszulösen (*innere Eilösung*), an einer Stelle (rechts oben im Bilde) liegt die Corona radiata bereits frei. Starke *Vacuolisierung* um das Ei herum, besonders an der Kuppe. Bei Reihenschnitten durch einen frisch extirpierten Eierstock (Totalextirpation wegen Carcinoma portionis) in dem grössten Follikel aufgefunden. Celloidin-Alauncarmin. *Photogramme:* Leitz, Obj. 3, Oc. 3. — Eigenes Präparat.

Fig. 11. *Menschliches Ei: unmittelbar vor der Lösung aus dem Eihügel* (das Ei aus Fig. 10 in starker Vergrösserung). Masse s. S. 122.

Oberflächlich gelegenes *Keimbläschen* mit deutlicher Membran und mehreren Keimflecken (Kernkörperchen). *Dotter* vollständig in Deutoplasma umgewandelt. *Zona pellucida:* stellenweise doppelt conturiert (Lichtbrechung). Verschiedentlich deutliche Radiärstreifung. *Kein perivitelliner Raum* erkennbar. *Corona radiata:* rechts oben im Bilde bereits frei, an der übrigen Peripherie noch in Zusammenhang mit den Lutein-Granulosa-Zellen. *Photogramm:* Leitz, Obj. 6, Oc. 3. — Eigenes Präparat.

Fig. 12. *Reifes Ei des Hundes, mit der Corona radiata frei im Follikel schwimmend:*

Aus einem während der Brunst extirpierten Eierstocke. 45 Tage zuvor Injection von Berlinerblau-Gelatine in den Eierstock. *Keimbläschen:* annähernd zentral, mehrere Keimflecke. *Dotter:* netzartig geordnet. *Zona pellucida:* radiär gestreift. *Eiepithel* auf der Zona wurzelnd, darum Mantel von 2—3 Reihen Granulosazellen. In der *Randschicht des Dotters* unter der Zona zahlreiche grössere tiefblauschwarze Kugeln, durch Granulosa-Wanderzellen eingeführt; in der Mitte (oben) *in Durchwanderung begriffene* Zellen, einige kleinere Kugeln nahe der Kernmembran (Fütterung des Eies mit Blaugelatine). Mit Sublimat fixiert, ganz schwach mit Haematoxylin gefärbt. *Photogramm:* Leitz, Obj. 6, Oc. 3. — Eigenes Präparat.

hellem Protoplasma und stark gefärbtem Kerne (einem Primordialei ähnlich) und als Nährzellen bezeichnet (Taf. B, Fig. 11 rechts oben).. Ihr Auftreten steht im Zusammenhang mit der Bildung des Liquor.

Die Reifung der Eier scheint in kontinuierlicher Weise vor sich zu gehen. Auf einem Durchschnitt durch die geschlechtsreife Keimdrüse sieht man stets mehrere, Flüssigkeit enthaltende Follikel von verschiedener Grösse, verschieden weit von der Berstung entfernt, bisweilen einen frisch geborstenen, das Corpus luteum menstruationis und in Rückbildung begriffene ältere Corpora lutea, sowie narbige Einziehungen an Stellen früher geplatzter Follikel. Ein Bläschen ist nicht selten ganz besonders gross und springt bei leiser Berührung oder erst auf kräftigen Druck. Ein solcher Follikel würde der spontan platzende Ovulationsfollikel geworden sein und wie auseinandergesetzt werden soll, die nächste menstruelle Blutung, wenn nicht Schwangerschaft eintritt, eingeleitet haben. Der reife Follikel hat einen Durchmesser von 15 mm (eigene Messung); nach Leopold bis 26 mm Länge und 17 mm Höhe. Dementsprechend ist auch fast immer ein Unterschied in der sicht- und fühlbaren Grösse der Eierstöcke vorhanden. Bei geeigneten Frauen, die man in regelmässigen Abständen untersuchen kann, findet man besonders in der Zeit vor der erwarteten Menstruation einen deutlichen Unterschied beider Ovarien. Der eine Eierstock ist grösser, elastischer, nicht selten cystisch. Bei stärkerem Druck platzt der cystische Teil und und lässt das Ausströmen der Flüssigkeit erkennen (Ahlfeld, Verf.).

Der Follikel springt bei verschiedener Ausdehnung und verschiedenem Druck. Ob der Follikel springen wird oder nach Reifung der Atresie verfällt, ist kaum durch mikroskopische Untersuchung zu entscheiden.

Die Eilösung ist in zwei Vorgänge zu sondern: 1. Die Loslösung von der Follikelwand — innere Eilösung. Diese geschieht durch die immer mehr zunehmende Vakuolisierung der Membrana granulosa — infolge Quellung und Auflösung der Zellen — besonders an der Basis des Cumulus oophorus (Gerlach). Sie ist z. B. bei dem Ei der Hündin (Taf. C, Fig. 11) vollzogen.

2. Der Austritt aus dem Eierstock — äussere Eilösung: Durch die Vermehrung des Liquor erhebt sich der Follikel bläschenförmig über die Oberfläche, seine Spitze ist ein gefässfreier Fleck — Stigma —, um den ringsherum grössere Gefässentwickelung herrscht. Dieser verdünnt sich wie die Kuppe einer Brandblase der Haut und reisst ein.

Auf die Zusammenziehung der Gewebe und die Kongestion, die im Kleinen hier so folgt wie etwa bei plötzlichem Ablassen eines Ascites, löst sich das gelockerte Ei völlig ab, wird herausgedrängt oder fliesst als weisslich-rötliches Flöckchen ab. Unreife Eier kann man durch Anstechen des Follikels nicht zum Austritt aus dem Follikel bringen.

Nach dem Austritt aus dem Follikel ist das Ei fast nie nackt (Sobotta, Maus), sondern oft noch von 100 von Zellen umgeben (s. auf Taf. B u. C, Fig. 11 u. 12, Kap. II und Taf. F).

Die der Befruchtung vorausgehenden Veränderungen siehe in Kap. II.

Die Berstung des Follikels — die Ovulation — ist ebenso wie die Reifung bei allen Säugern von der Kohabitation und beim Weibe auch von der Menstruation unabhängig.

Der Akt der geschlecntlichen Vereinigung hat beim Weibe physiologisch und zeitlich überhaupt nichts mit den Vorgängen im Eierstock zu thun und nur die zufällige Nähe der Ovarien, die im Becken des Weibes liegen, konnte jene entgegengesetzte Annahme auftauchen lassen, welche bei Tieren mit Uterus bicornis, deren Eierstöcke weiter nierenwärts liegen, mechanisch ganz unwahrscheinlich ist. Die Kohabitation könnte ausnahmsweise wie die Untersuchung einmal mechanisch eine Follikelberstung hervorrufen, mit der natürlichen Eilösung hat aber dies Vorkommnis keine Beziehung. Den Beweis für die von der Befruchtung unabhängige Lösung und Reifung der Eier hat freilich erst im vergangenen Jahrhundert Bischoff geliefert. Wir finden bei Jungfrauen, bei nicht mehr kohabitierenden Witwen, bei verschlossenem Hymen etc., am Eierstocke die gleichen Vorgänge wie bei der im regelmässigen Geschlechtsverkehr lebenden Frau. Dass auch nicht die Menstruation die Veranlassung zur Ovulation ist, wird zweifellos bewiesen dadurch, dass selbst Eierstöcke nach Totalexstirpation des Uterus (Abel) und losgetrennte transplantierte Ovarien beim Tier (Knauer) Ovulation zeigen. Wenn wir uns daher nicht in ungewisse Hypothesen verlieren wollen, so müssen wir die Ansicht aussprechen, dass die Loslösung reifer Eier vom Eierstock schon durch die histologischen Vorgänge an dieser Stelle bedingt ist, allerdings in einer gewissen Periodizität, auf die bereits hingewiesen wurde.

Zwischen Eilösung bezw. intrafollikulärem Untergang und Menstruation vergeht wahrscheinlich eine gewisse Latenzzeit von einem oder einigen Tagen. Es ist diese Erscheinung analog der Latenz bei der Pseudomenstruation nach Kastration (Veit), ferner den ähnlichen Vorgängen nach experimenteller Druckerhöhung im Eierstock (Verf.). Eine solche Latenzzeit besteht auch bei der erst am dritten Tage nach der Geburt einsetzenden Laktation. Auch der meist erst einige Zeit nach dem Absterben der Frucht eintretende Geburtsakt könnte hiermit verglichen werden. Die Wirkung, „der Ausschlag", tritt erst nach Tagen in äussere Erscheinung.

Einen Beweis für die Anschauung, dass die Ausschliessung eines reifen Follikels regelmässig die uterine Blutung zur Folge hat, erblickt Veit in der sogen. Pseudomenstruation, die nach doppelseitiger Herausnahme des Eierstockes oder nach einseitiger mit Entfernung des reifen Follikels erfolgt. Diese Blutung aus dem Uterus verläuft gleich einer Menstruation; sie tritt 2—3 Tage nach der Entfernung des reifen Follikels ein. Dies Latenzstadium weist darauf hin, dass hier nicht etwa mechanische Läsionen am Uterus hervorgebracht sind. Dagegen vermag man den starken Druck auf die Eierstöcke bei der Operation als ursächlich mitbeschuldigen. Es wäre wohl denkbar, dass der künstlich erhöhte intraovarielle Druck ähnliche Veränderungen an der

Uterus mucosa bedingte, wie das regelmässige Wachsen der Follikel, eine **Hypothese, die Verf.** experimentell zu stützen versucht hat.

Sehr bemerkenswert ist, dass nicht so selten bei der Menstruation auch Brustdrüsenschwellung, selbst Sekretion eintritt. Das spannende Gefühl bei diesen **Frauen, das** bisweilen dem Arzt geradezu geklagt wird, ist ein analoger Vorgang, **eine Lactatio** spuria, wie sie nach Ablegung eines befruchteten Eies **nicht nur eines reifen Kindes** (Lactatio vera), sondern nach Frühgeburten, selbst **bisweilen nach** Aborten sich einzustellen pflegt.

Ausser der für uns sichtbaren Thätigkeit des Eierstocks, die in der **Menstruation** bei ausbleibender Befruchtung beim Weibe zu Tage tritt und **im Präparate an** der Bildung und dem Verschwinden der reifen Follikel er-

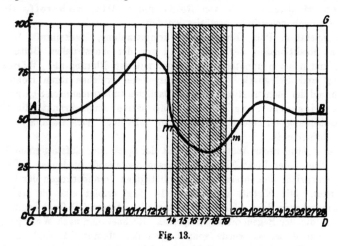

Fig. 13.

Kurve der Funktionen des weiblichen geschlechtsreifen Organismus in Beziehung zur Menstruation (nach v. Ott und Sichareff).

kennbar ist, besitzt aber der Eierstock noch eine sogenannte innere Sekretion (Brown-Séquard), d. h. chemische Beziehungen zum Gesamthaushalt des Körpers. Der Eierstock kann in der Geschlechtsreife nicht ohne weitere Störung dem Körper entzogen werden. Das zeigen uns die physiologischen Veränderungen der Klimakterischen, die sich bei jugendlichen Kastrierten leicht zum Krankhaften steigern, bis zu einem gewissen Grade die Erfolge der Organtherapie (Oophorin). Endlich wären die Untersuchungen des Stoffwechsels eierstocksloser Individuen (Curatulo und Tarulli, Fehling, Neumann) bei Osteomalacie zu erwähnen. Obwohl letztere von Falk bestritten sind, so haben doch besonders die Untersuchungen von Loewy und Richter auf Grund von Gasanalysen des Lungenstoffwechsels die Beziehungen der Eierstockssubstanz zum Sauerstoffverbrauch des Körpers in überraschender Weise beleuchtet. Entfernung der Eierstöcke setzt den O-Verbrauch 3—4 Monate nach der Operation bis auf 20 $\%$ gegen früher herab, so dass allmählich beträchtliche Sparwirkungen an Fett erreicht werden. Der Gesamtstoffwechsel nimmt bei steigendem Körpergewichte um ca. 9 $\%$ ab (vergl. Fettsucht der Klimakterischen, der Amenorrhoischen, der Kastrierten). Einverleibung der Ovarialsubstanz hat oxydationssteigernde Wirkung. Unzweifelhaft sind mit der Steigerung und Änderung der Eierstocksthätigkeit jene eigentümlichen Vorgänge im geschlechtsreifen weiblichen Körper in Verbindung zu bringen, welche wir als „Wellenbewegung der Funktionen beim geschlechtsreifen Weibe" bezeichnen. Auf diese aufmerksam gemacht zu haben, ist das Verdienst der Arbeiten von Godman, M. Jacoby, die von Reinl und v. Ott, Sichareff, Giles, Wiesner auch neuerdings bestätigt wurden.

Temperatur, Puls, Blutdruck, Wärmestrahlung, Muskelkraft, Lungenkapazität, Reaktionszeit der Reflexe sind vor der menstruellen Blutung gesteigert und nehmen unmittelbar vor oder mit der Blutung ab. Wärmeausstrahlung und Erregbarkeit des Nervensystems erreichen ihren Höhepunkt erst während der Menstruation. Auch ist nach den Untersuchungen Schraders die Eiweisszersetzung vor der Menstruation eingeschränkt, die Harnstoffausscheidung vermindert. Hier fehlen allerdings noch Gasanalysen des Lungenstoffwechsels.

Der Pflügersche Ausschlag ist mit der Spitze der aufsteigenden Kurve (4.—14. Tag), „der Flut" (Godman) zusammenfallend zu denken. Die Erhebung entspricht den antemenstruellen 10 tägigen Veränderungen der Uterusschleimhaut. Mit Eintritt der Menses (14. Tag) erfolgt eine bis tief unter die Norm gehende Schwankung. Erst nach den Menses (19. Tag) beginnt die Erhebung, die der Regeneration entspricht. Rechnet man nach Westphalen 18 Tage auf diese, so würde vom Beginn der Menses (14. Tag), der 32., d. h. der 4. Tag eines neuen Cyklus erreicht werden, also eine neue Flutwelle ansteigen.

Die Zahl der roten Blutkörperchen ist vor den Menses erhöht, während der Menses verringert; die der weissen verhält sich ähnlich, nimmt aber in geringerem Grade während der Menstruation ab (Sfameni).

Der Blutdruck sinkt während der Menses um 20 mm, auch die Pulszahl sinkt. Beide erreichen erst 3—4 Tage post m. die alte Höhe (Wiesner). Nach Sichareff steigt der Blutdruck vor der Periode, sinkt beim Blutfluss.

Die Temperatur steigt kurz vorher (vergl. auch den Temperaturanstieg vor der Geburt). Der Puls ist während der Menses langsamer. Die Reflexzeit ist während der Menses verkürzt.

Nach Giles ist die Temperatur am niedrigsten in der intermenstruellen Zeit. Unter allmähligem Ansteigen wird das Maximum zwei Tage vor der Menses erreicht. Unmittelbar vor der Menstruation, am Ende der Menstruation und zum dritten Male bei Beginn der intermenstruellen Zeit sinkt die Temperatur. Höchster Blutdruck herrscht 1—2 Tage vor den Menses, dann erfolgt Abfall, bis der niedrigste Stand nach den Menses erreicht ist.

Bei dem Abfall des allgemeinen Blutdruckes nach begonnener Menstruation, die nach Sfameni zu einer Herabsetzung des Hämoglobingehaltes um 4,5 %, führt, ist es wenig wahrscheinlich, dass intermenstruell erst der Follikel platzt. Vielmehr deutet auch hier alles darauf hin, dass die Berstung vor dem Beginn (ca. 2—3 Tage zuvor) erfolgt. Damit stimmt, dass man bei vorhandener Menstruation meist das frische Corpus haemorrhagicum findet und dass man den geplatzten Follikel auch antrifft, ohne dass bereits Menses eingetreten sind.

Die Vermittelung der Beziehungen zwischen Ovarien und Uterus findet wahrscheinlich teilweise durch Nerven statt. Die aus dem II. Renal- und den Spermatikalganglien stammenden Geflechte dringen nach Riese, v. Herff etc. bis ins Granulosaepithel vor.

Das Vorkommen von Ovarialganglien (Winterhalter) ist zwar von v. Gawronsky und Mandl noch nicht bestätigt, aber doch physiologisch nicht unwahrscheinlich.

Auch die bekannte Pflügersche Theorie (Summierung nervöser Reize durch das Wachstum der Follikel, endlich ejakulationsartige Reaktion — Ausschlag —, Hyperämie der Genitalorgane mit folgender Menstruation und Ovulation) bezieht sich auf die Nerven des Eierstockes.

Da auch im Tierversuch Eierstöcke, die an anderer Stelle der Bauchhöhle eingeheilt sind (Grigorieff, Knauer), noch funktionieren, Brunst hervorrufen und selbst noch Schwangerschaft zustande kommen lassen, müssen aber noch chemische spezifische Beziehungen der Ovarien zu gewissen Centren angenommen werden.

Ein Fall von Morris (Abort bei einer Frau, der nach Exstirpation der Anhänge ein Stück Eierstock in den Tubenstumpf hineinplantiert wurde) gehört auch hierher, ist aber durch die lokalen Beziehungen als Heilungsvorgang verständlich.

Periodische Thätigkeit der Eierstöcke bei der Menstruierten.

Litteratur.

Arnold, Über die zeitlichen Verhältnisse von Ovulation und Menstruation. Inaug.-Diss. Würzburg 1887.

Bischoff, Beweis der von der Begattung unabhängigen periodischen Reifung und Loslösung der Eier der Säugetiere und des Menschen als der ersten Bedingung ihrer Fortpflanzung. Giessen 1844.

Döderlein, s. Zweifel, Lehrbuch der Geburtshülfe. 1892.

Eisenhart, Die Wechselbeziehungen zwischen internen und gynäkologischen Erkrankungen. Stuttgart 1895.

Girdwood, cit. nach Bischoff.

Koelliker, Entwickelungsgeschichte des Menschen. Leipzig 1875.

Leopold u. Mironoff, Beiträge zur Lehre von der Menstruation und Ovulation. Arch. f. Gynäkol. Bd. 45.

Löwenthal, Eine neue Deutung des Menstruationsprozesses. Arch. f. Gynäkol. Bd. 24.

Reichert, Abhandl. d. kgl. Akad. d. Wiss. 1873.

Tait, L., Über die Beziehungen der Ovulation zur Menstruation. Med. Times and Gaz.
10. Mai 1884.

Von der periodischen Thätigkeit des Uterus, der doch nun einmal vom
Eierstock völlig abhängig ist, auf die Periodizität der Eierstocksfunktion
zurückzuschliessen, ist sehr naheliegend. Die Annahme oder Erkenntnis einer
periodischen Ovulation würde freilich das Rätsel von der periodischen Thätig
keit der Geschlechtsorgane nur um eine Stufe zurückschieben, und wir müssten
zunächst dabei stehen bleiben, dass hier eine rhythmische Lebensäusserung
wie z. B. Puls und Atmung vorliegt. Ein derartiger Rhythmus ist nun zweifellos und physikalisch nachweisbar vorhanden (s. S. 126).

Eine Thatsache dürfte ziemlich anerkannt sein, nämlich, das im allgemeinen beim menstruierenden Weibe in einem Eierstock ein frisch geplatzter Follikel oder ein grosses Corpus luteum haemorrhagicum
vorhanden ist. Koinzidieren diese beiden ungefähr so, dass ganz allgemein gesprochen einem Menstruationsumlauf eine Ovulation entspricht, so
müsste die Zahl der Narben und Corpora lutea in den Eierstöcken jugendlich Verstorbener, deren Menstruation erst wenige Male aufgetreten war,
diesen entsprechen. Denn die Eierstöcke sind in der Präpubertät und selbst
bei Amenorrhoischen von 3—15 Jahren glatt.

Ein derartiger Fall von Girdwood betrifft ein 18jähriges Mädchen, das sechsmal
menstruiert war, mit fünf deutlichen und einer zweifelhaften Narbe (spätere Zählungen:
36 Menstruationen mit 35 Narben, 24 Menstruationen mit 22 Narben sind nicht mehr zuverlässig, sprechen aber gewiss nicht gegen einen Zusammenhang von Menstruation und
Ovulation.)

Aus der älteren Litteratur seien besonders erwähnt:
Bischoff, Bericht über 3 Sektionen Menstruierter, 3 frisch geplatzte Follikel.
Koelliker, 8—10 Fälle (nicht veröffentlicht), 2 mal kein frisch geplatzter Follikel.
Reichert, 23 Fälle, 4 mal reife ungeplatzte Follikel bei ausgebildeter Decidua
menstrualis, 18 mal geplatzte Follikel und Menstruation, 1 mal geplatzter Follikel ohne
Blutung.
Williams, 16 Fälle, 12 mal geplatzte Follikel vor der Blutung. 3 mal Menstruation
ohne Ovulation. 1 Fall zweifelhaft.

Von Operationsbefunden heben wir hervor:
Leopold und Mironoff, 42 Patientinnen. 30 mal Ovulation und Menstruation zu-
sammen, 12 mal war Menstruation ohne Ovulation vorhanden.
L. Tait, 49 Patientinnen. Nur 9 mal trafen Menstruation und Ovulation zusammen.
Arnold stellte 54 Fälle aus verschiedenen Veröffentlichungen zusammen (Bischoff,
Hyrtl, Janser, Dalton, Dittrich, Underhill, Leopold, Spiegelberg, Credé,
Kaltenbach, Hegar). In 39 Fällen koinzidierten Ovulation und Menstruation.

Auch Leopold nimmt physiologisch eine periodische Ovulation an.
Nach Döderlein beträgt die Durchschnittsdauer der Schwangerschaft und
höchste Prozentziffer von der zuletzt dagewesenen Periode ab 40 Wochen,
aber es bestehen noch zwei relative Maxima in der 36. und 44. Woche.
Zweifel sieht dies mit Recht als ein Beweisstück für periodische Ovulation an.

Vereinzelte positive Beobachtungen finden sich vielfach in Berichten
über Operationen, während man negativen Angaben mit Ausnahme der von
L. Tait nur wenig begegnet.

In der überwiegenden Mehrzahl der Fälle trifft man jedenfalls bei der Menstruierten einen Eibehälter von hervorragender Grösse gegenüber den zahlreichen kleineren an, der in frischer Umwandlung zum Corpus luteum haemorrhagicum allerdings durchaus nicht immer mit Aufbruch nach aussen begriffen ist. Es unterliegt aber keinem Zweifel, dass 1. Ovulation ohne Menstruation vorkommt, wie schon oben erwähnt worden ist; 2. dass auch ein Weib menstruiert, ohne dass der Follikel geplatzt ist.

Dass eine Menstruation eintritt, ohne dass man einen frisch geplatzten Follikel findet, betrachten wir trotzdem als eine Abnormität. Hier wird man daran zu denken haben, ob nicht durch rein topographische Verhältnisse — tiefe Lage des Follikels — oder durch besondere Veränderungen die äussere Eilösung behindert war. Das gilt z. B. für die Fälle von Tait. Nicht selten handelt es sich nämlich um verlagerte, chronisch vergrösserte Ovarien mit interstitiellen Entzündungen und ödematösem Parenchym um den gereiften Follikel. Auch Perioophoritis mit Adhäsionen, die den Eierstock umspinnen, verhindert die Eiausstossung. Man sieht das daran, dass derartige Eierstöcke gross sind und im Gegensatz zum gesunden Eierstock eine auffallend reichliche Anzahl typisch entarteter Follikel enthalten, deren Inhalt getrübt, nicht selten hämorrhagisch ist (kleincystische Degeneration). Die Oberfläche dieser Ovarien ist zuweilen ödematös glatt geworden, nicht immer höckerig. Auch ist besonders die Prämenstrualzeit solcher Patientinnen mit heftigen Schmerzen verbunden, die auf derartig gestörte Ovulationen zurückzuführen sind. Das heranreifende Ei geht intrafollikulär bei annähernd vollendeter Entwickelung zu Grunde. Die Menstruation schliesst sich aber an diesen Vorgang ebenso an, wie wenn die Eilösung und der extrafollikuläre Untergang eingetreten wäre (Leopold und Mironoff). In beiden Fällen ist der Vorgang der Reifung eines Eichens ohne Befruchtung verlaufen und mit Bildung eines grossen Corpus luteum-haemorrhagicum verbunden. Die Menstruation ohne frisch geplatzten Follikel war schon Bischoff wohlbekannt. Dann ist der Follikel mit ausgetretenem Blute gefüllt, aber „das Ei ist doch reif gewesen!" Auf das Ausbleiben des Platzens führt Bischoff die Unfruchtbarkeit mancher Frauen zurück. Auf diesem Gebiete dürften uns manche klinische Entdeckungen bevorstehen. Denn mit dem Eintritt eines Eichens in die Tube etwa oder in den Uterus hat die Menstruation nichts zu thun. Auch bei verschlossenen Tuben (Hydro-Pyosalpinx), ja bei fehlenden Tuben menstruiert das Weib in unveränderter Weise[1]).

Das Ausbleiben des Platzens eines Graafschen Follikels verdiente weit mehr Beachtung als es bisher genossen hat (über die Unterschiede sogen. typischer und atypischer Corpora lutea s. S. 114). Ausser

---

[1]) Die Theorie Löwenthals (das unbefruchtete Ei siedelt sich im Uterus an, wird hier befruchtet oder unter dem Bilde der Menstruation unbefruchtet abortiert) ist daher gänzlich aus der Luft gegriffen. Kein Autor hat zudem in zahllosen untersuchten Endometrien ein Ei gefunden; kein tierisches Ei siedelt sich an oder wird im Uterus befruchtet. Fast scheint es überflüssig, hier diese alte Theorie nur noch zu nennen.

sichtlichen anatomischen Gründen mögen gerade wie bei der Menstruation
hier Momente mitspielen, die bei der Sektion ganz gewiss nicht in Betracht
gezogen werden können und selbst bei Operierten leicht übersehen werden.
Man möge nicht vergessen, dass Patientinnen, bei denen man einen operativen
Einblick in die Thätigkeit der Ovarien gewinnt, sich immer unter pathologischen Bedingungen befinden.   Wir wissen aber schon längst, dass die
menstruelle Blutung gerade so wie der Eintritt der Geburt von den verschiedensten Bedingungen abhängig ist.   Ausser den uns noch vielfach un-
klaren Beziehungen der Eierstocksthätigkeit zur allgemeinen Gesundheit wäre
zunächst die Beschaffenheit der Uterusschleimhaut zu nennen.   Bei den verschiedenen Hyperplasien mit und ohne Entzündung ist es bekannt, dass die
Blutung oft genug früher erscheint, stärker ist und länger anhält, dass also
die Schleimhaut früher aufbricht, das Prämenstrualstadium abgekürzt und
durch die Blutung unterbrochen wird (wie eine Schwangerschaft durch eine
Fehl- oder Frühgeburt).

Alle Lageveränderungen, Verdickungen, Geschwülste, Stauungen durch
Hindernisse im venösen Abfluss infolge anderer Organerkrankungen, Hyperämien infolge Fieber, Traumen, z. B. bei der Untersuchung und beim Einführen von Instrumenten verstärken die Menses. Dyskrasische und dystrophische
Zustände vermindern sie.   Hier sind zu nennen die Amenorrhoe bei Phthisis,
Ulcus ventriculi, Nierenerkrankungen, Stoffwechselanomalien, Fettansatz, gelegentlich auch die chronische Metritis. Anderweitige Erkrankungen im Becken,
auf die einzugehen es uns an Raum mangelt, greifen in das Spiel von Ovulation und Menstruation ein. Nervöse Einflüsse bringen zeitliche Verschiebungen
hervor. Es sei nur an Psychisch-Kranke, an den veränderten Menstruationstermin bei starker geistiger Erregung (z. B. Ausbleiben oder Eintritt der
Menses bei heftigem Schreck, ante operationem, im Wartezimmer des Arztes),
bei Veränderung der geistigen Sphäre (Prüfungen), bei Änderung der Lebensweise und Kost erinnert. Schliesslich ist auch das Verhalten der Gefässe und
des Blutes selber für den Charakter und die Dauer der Abscheidung von
Bedeutung (z. B. bei Chlorose, bei Morbus Basedowii etc.).   Endlich sind
toxische Einwirkungen zu berücksichtigen: Alkohol, Opium, Morphium, Phos-
phor, Arsen, Quecksilber, Nikotin, Coffeïn (vergl. Eisenhart). — Streng
genommen befindet sich jede Operierte unter abnormen Bedingungen, und
Fragen der Physiologie von Ovulation und Menstruation sind an Operierten
kaum zu lösen. Die höchste Thätigkeit des weiblichen Körpers — die Fortpflanzung — steht mehr oder minder zur Thätigkeit aller Organe des
Körpers in Beziehungen. Der Vorgang der Eientwickelung bis zur Loslösung ist gerade wie die Blüte und die Frucht eines Baumes nicht nur von
den Eigenschaften der Art und des Individuum, sondern auch vom Nährboden, von der Umgebung, den Krankheiten der anderen Organe und vielem
anderen abhängig. Es erhellt aus dieser Erörterung, dass der Nachweis der
Ovulation (geplatzter Follikel oder Bildung eines frischen, grossen, atretischen
Corpus luteum), ohne dass doch eine Menstruation eingetreten ist, oft von

ganz anderen Gesichtspunkten beurteilt werden muss. Ovulation ohne Menstruation bedarf bei Erkrankungen keiner Erklärung; sie geht auch ohne Uterus vor sich.

Bei ganz Gesunden aber bleibt doch die Thatsache gelegentlich bestehen, dass die Ovulation vor sich gegangen ist, ohne dass Menses sichtbar sind. Hier dürften m. E. die Verhältnisse so liegen, dass der letzte Abschnitt der antemenstruellen Zeit (s. S. 124) gefunden und gerade das „Latenz"-intervall angetroffen ist, wo eben die Eilösung stattgefunden hat, der sich in Kürze die Menstruation anschliessen würde.

Beziehungen der letzten Menstruation zur Konzeption, Deutung der letzten Menstruation.

Litteratur.

Ahlfeld, Beobachtungen über die Dauer der Schwangerschaft. Monatsschr. f. Geburtsh. u. Frauenkrankh. Bd. XXXIV.

Derselbe, Die neuesten Anschauungen über den Zusammenhang von Menstruation und Ovulation etc. Deutsche med. Wochenschr. 1880, 33.

Burckhard, Die Implantation des Eies der Maus in die Uteruschleimhaut und die Umbildung derselben zur Decidua. Habilitationsschr. Bonn 1901.

Chazan, Ovulation und Menstruation. Eine kritische Studie. Arch. f. Gynäkol. Bd. XXXVI.

Gusserow, Über Menstruation und Dysmenorrhoe. Samml. klin. Vortr. Nr. 81. 1874.

Hassler, Über die Dauer der Schwangerschaft. Inaug.-Diss. Zürich 1876.

His, Anatomie menschlicher Embryonen. Leipzig 1880—85.

Issmer, Über die Zeitdauer der menschlichen Schwangerschaft. Arch. f. Gynäkol. Bd. XXXV.

Hecker, H. u. Buhl, Klinik der Geburtskunde. 1861, 1864.

Kossmann, Zur Histologie der Extrauterinschwangerschaft, nebst Bemerkungen über ein sehr junges mit der uterinen Decidua gelöstes Ei. Zeitschr. f. Geburtsh. u. Gynäkol. 1893. Bd. XXVII. Studien zur normalen und pathologischen Anatomie der Placenta. Arch. f. Gynäkol. Bd. LVII.

Loewenhardt, Die Berechnung und die Dauer der Schwangerschaft. Arch. f. Gynäkol. Bd. III.

Merttens, Beiträge zur normalen und pathologischen Anatomie der menschlichen Placenta. Zeitschr. f. Gynäkol. Bd. XXX.

Peters, Die Einbettung des menschlichen Eies. Leipzig-Wien 1899.

Reichert, Beschreibung einer frühzeitigen menschlichen Frucht. Abhandl. d. kgl. Akad. d. Wissensch. Berlin 1873.

Röhrig, Experimentelle Untersuchungen über die Physiologie der Uterusbewegungen. Virch. Arch. Bd. 76. 1879.

Sachs, Giebt es einen ersten Schwangerschaftsmonat? Inaug.-Dissert. Berlin 1887.

Schlichting, Statistisches über den Eintritt der Menstruation und über Schwangerschaftsdauer. Arch. f. Gynäkol. Bd. XVI.

Schrader, Stoffwechsel während der Menstruation. Zeitschr. f. klin. Med. Bd. XXV.

Selenka, Studien über Entwickelungsgeschichte der Tiere. Wiesbaden 1883—91.

Sigismund, Ideen über das Wesen der Menstruation und Ovulation. Berl. klin. Wochenschrift. 1871.

Graf v. Spee, Vorgänge bei der Implantation des Meerschweincheneies in die Uteruswand. Verhandl. d. anat. Gesellsch. April 1896.

Graf v. Spee, Die Implantation des Meerschweincheneies in die Uteruswand. Zeitschr. f.
    Morphol. u. Anthropol. Bd. III. H. I.
Strahl, Untersuchungen über den Bau der Placenta. Arch. f. Anat. u. Physiol. 1889.
    Zur vergl. Anat. d. Placenta. Deutsche med. Wochenschr. 14. Jan. 1897. Sitzung d.
    med. Gesellsch. in Giessen. 24. XI. 1896.
Veit, G., Verhandl. d. Gesellsch. f. Geburtsh. Berlin 1852.
Derselbe, Verhandl. d. deutsch. Gesellsch. f. Gynäkol. Bonn 1891.
Wachs, Inaug.-Dissert. Berlin 1882.
Wagner, Nachtrag zu den Abschnitten „Schwängerung und Zeugung". Physiol. Wörter-
    buch. S. 1016.

Nach dem Vorhergesagten ist die Menstruation ungefähr einem Abortus vergleichbar, insofern als eine Befruchtungsgelegenheit vorüber, ein befruchtungsfähiges Ei zu Grunde gegangen ist, allerdings ohne Deciduabildung und ohne dass es sich angesiedelt hat (Sigismund, Loewenhardt, Reichert, Gusserow). Ein Weib, das zuletzt vor drei Wochen menstruiert war, ist nicht befruchtet, und der Arzt darf sondieren und intrauterin behandeln, ohne eine Schwangerschaft zu zerstören. Der Beweis ist noch nicht erbracht, dass die letzte Menstruation das Ei der Schwangerschaft geliefert hat. .

Man muss aber auch den Ausdruck, „das Ei der ausgebliebenen Menstruation ist befruchtet worden", so verstehen, dass eben keine Menstruation eintrat, weil die Schleimhaut des Uterus zu decidualer Entfaltung durch die Befruchtung angeregt wurde.

Gebhard (l. c.) hält die Menstruation für einen abortiven Fortpflanzungsakt und die plötzliche Verminderung der Lebensthätigkeit kurz vor und bei der Menstruation als eine Art Abrüstung nach Analogie des Geburtsvorganges; er wendet gegen die obige Theorie ein, sie sei teleologisch. Dies ist aber nicht richtig, denn thatsächlich stellen ja die vierwöchentlichen Phasen eine Erneuerung des Konzeptionsvermögens dar. Auch ist gar kein so grosser Unterschied zwischen unseren beiden Hypothesen, denn weder habe ich von einer Absicht, die einen Zweck erfüllen soll, gesprochen, noch ist die Gebhardsche Theorie ganz ohne „Zweckmässigkeit", schreibt er doch selbst folgendes: „Zwischen Geburt und Menstruation besteht eine gewisse Analogie, indem dort ein befruchtetes, hier ein unbefruchtetes Ei geboren wird" (besser wäre „die intramaterne Entwickelung beendigt hat", wodurch auch Menstruation ohne geplatzten Follikel, aber mit frischem Corpus luteum erklärt ist). In beiden Fällen hat der mütterliche Organismus das seinige gethan, was zur Fortpflanzung der Art nötig war.

Wie uns klinische Beobachtungen (s. S. 124, 128), wie die elektrische Reizung des Eierstocks (Röhrig) und Experimente (künstliche Vermehrung des intraovariellen Druckes bei der Hündin durch Injektion von Kochsalz und gefärbter Gelatine mit nachfolgenden brunstähnlichen Veränderungen besonders am Endometrium) beweisen, ist die Schwellung der wachsenden Follikel (Pflüger), zumal die Heranreifung eines Ovulationsfollikels — die periodische Druckzunahme in einem Eierstock (Verf.) — die Hauptveranlassung, dass die Uterusschleimhaut die antemenstruellen Veränderungen eingeht. Die periodische Schwellung des Endometrium dürfte man als eine Funktion der Eireifung, die Deciduabildung als Funktion der Eibefruchtung bezeichnen. Bei Befruchtung schliesst sich das Stadium der Deciduabildung an das der antemenstruellen (antedecidualen) hyperämischen Zustände an. Wirkliche deciduale Veränderungen sind nicht zu finden, wenn nicht ein menstruationsfreier Zeitraum von mindestens vier Wochen voraufgegangen ist. Die Menstruation ist beim Weibe der Ausdruck einer unfruchtbar verlaufenen Ovulationsperiode — das Zeichen ausgebliebener Befruchtung.

Für die Konzeption sind aber die Veränderungen der Uterusschleimhaut nach den zwei Gesichtspunkten hin zu betrachten: Einmal vom Standpunkte der Aufnahme der Spermien, dann von dem der herabwandernden Furchungskugel (Eichen). Kann auch zu jeder Zeit eine einmalige Kohabitation befruchtend wirken, so giebt es doch Zeiten, die besonders günstig für das Eindringen der Samenfäden, und solche, die besonders ungünstig sind. Am leichtesten dürfte das Vordringen der Spermien nach beendeter Menstruation sein, wenn das Uteruskavum weit, die Schleimhaut niedrig ist; minder günstig ist die Prämenstrualzeit, wo die Schleimhautwülste aneinandergedrängt sind und sich berühren, noch weniger geeignet die Zeit der menstruellen Blutung oder gar des Wochenflusses, wenn schon auch hier Befruchtung nicht ausgeschlossen ist (s. S. 143). Wir müssen aber auch daran festhalten, dass den Millionen von Samenfäden, die in den Körper des Weibes gebracht sind, sich im allgemeinen nur eine oder sehr wenige (2, 3, 4) Eizellen zu ungefähr periodischen Abschnitten auf kurze Zeit entgegenstellen.

Ein reifes Ei — eine Befruchtungsmöglichkeit von Seiten des Weibes — bietet sich im allgemeinen nicht öfter als einmal in vier Wochen dar. Die Zeit der Ovulation dürfte antemenstruell zu suchen sein oder, um exakter zu sprechen, in der dritten bezw. vierten Woche nach der letzten Menstruation, während eine neue Schwellung der Schleimhaut sich vorbereitet. Diese ist wieder günstig für die Ansiedelung der herabgleitenden Furchungskugel wegen der Enge der Höhlung und der reichlichen Blutversorgung.

Die Massenhaftigkeit der Samenfäden, ihre Eigenschaft, sich innerhalb der weiblichen Genitalien tagelang lebensfähig zu erhalten (s. Kap. II), sichert die Befruchtung beim Weibe selbst in einer von der Begattung länger entfernten Zeit.

Das Alter eines Embryon ist, selbst wenn nur eine einmalige Kohabitation stattgefunden hat, nie mit absoluter Sicherheit zu bestimmen, da wir den Termin der Eilösung nicht kennen. Wahrscheinlich sind auch Schwankungen in der Entwickelung der Frucht möglich. Man hat nämlich aus der Grösse junger Embryonen bestimmen wollen, von welcher Zeit das befruchtete Ei herstammt (His). Wenn sich diese Berechnungen auch nur auf 16 Fälle beziehen, so gehört die Majorität (12 = 75 %) doch der Zeit der ausgebliebenen Menstruation an, und wenn dieses in der Minderheit scheinbar anders ist (4 = 25 %), so darf man geltend machen, dass die letzte Menstruation vielleicht schon eine unregelmässige Blutung war, die dem Aborte voraufging[1]. Denn gar nicht selten sind die ersten Wochen

---

[1] Eine Seltenheit ist es, wenn einmal in einer Uterusschleimhaut ein befruchtetes Ei angetroffen wird, ohne dass die Menses ausgeblieben sind. Merttens hat einen solchen

einer Schwangerschaft von Blutungen begleitet, die sogar als „Menstruation" angesehen werden, aber nicht die Schwangerschaft dauernd zu stören brauchen. Auch das jüngste Stadium eines menschlichen Eies, welches H. Peters beschrieben hat, stimmt anamnestisch zu der Auffassung von der erst längere Zeit n a c h den letzten Menses erfolgenden Ovulation und Konzeption. Nach dem Gesagten wäre daher die etwas seltsam klingende Frage, ob es einen ersten Schwangerschaftsmonat giebt (Sachs), in dem Sinne zu verneinen, dass in den ersten Wochen nach der letzten Menstruation der Uterus kein befruchtetes Ei enthalten hat (v. Winckel). Dennoch müssen wir das D a t u m d e r l e t z t e n M e n s t r u a t i o n erfragen, weil es das einzig Thatsächliche für den Arzt bleibt, von dem frühestens die Schwangerschaft gerechnet werden kann. Übrigens erhält man von Frauen häufig eine dahin lautende Antwort, dass um die und die Zeit die erwartete Regel nicht eintrat und dass sie sich von dieser Zeit an für schwanger hielten. Der eigentliche Konzeptionstermin ist schon wegen der intermittierenden Ovulation nie sicher zu bestimmen. Ganz ausnahmsweise ist der Tag einer einzigen Kohabitation, die zur Befruchtung geführt hat, feststellbar. Es sind also rein praktische Gründe, dass man die Berechnung der Schwangerschaftsdauer nicht mit dem Termine der „ausgebliebenen" beginnt, sondern mit dem der letzt dagewesenen Menstruation. Die „ausgebliebene Menstruation" ist nur ein Begriff, dem eine falsche Vorstellung zu Grunde liegt. Man sollte sich, statt zu sagen: „die Menstruation bleibt aus", eher ausdrücken: Befruchtung hatte die Umwandlung der Uterusschleimhaut zur Folge, und die Zeichen der Nichtbefruchtung, zu deren hervorragendsten die Menstruation gehört, konnten nicht auftreten (s. u.).

Man hat die Dauer der Schwangerschaft bei bekanntem Konzeptionstermine heranzuziehen gesucht, um zu bestimmen, welcher Epoche das

---

Fall geschildert. Das Eichen wurde bei der Durchmusterung ausgeschabter Uterusschleimhaut entdeckt. Indessen halte ich bei Kritik der dazu gemachten Daten diesen Fall für die Beurteilung der Schwangerschaftsdauer für sehr zweifelhaft. Die Mutter nämlich, bei der eine Ausschabung gemacht worden war, lieferte dazu folgende Angaben: „Die letzte Menstruation begann vor 21 Tagen, dauerte fünf Tage und verlief genau so wie die früheren. 16 Tage nach Beendigung der Periode: Curettement. Es bestand ziemlich reichlicher Fluor. Die Mutter ist im übrigen gesund und hat neunmal normal geboren. Von dem Arzte wurden an das Berner pathologische Institut die durch Curettement gewonnenen Fetzen behufs Untersuchung auf etwaige maligne Erkrankungen übersandt, und nun wurde bei der mikroskopischen Durchmusterung von Merttens ein sehr junges Ei entdeckt.

In diesem Bericht ist unzweifelhaft eine Lücke, denn welche Veranlassung hätte wohl vorgelegen, dass bei einer regelmässig menstruierenden, gesunden Frau der Arzt eine Auskratzung macht und noch dazu den Verdacht auf maligne Erkrankung für so dringlich hält, dass er, was ja durchaus lobenswert ist, sogar ein pathologisches Institut darüber befragt? Entweder hat daher die Frau falsche Angaben gemacht, oder es bestanden bei ihr unregelmässige Blutungen, die den Arzt zu seinen Annahmen und zum operativen Eingriff führten. Ein Rückschluss auf das Alter des Eies ist daher auch hier nicht wohl möglich. Selbst bei jung geplatzten Tubengraviditäten von Frauen, deren Menses angeblich nicht ausgeblieben sind, liegt meist ein Beobachtungsfehler vor. Bei genauerem Erfragen erfährt man, dass die Menses bezw. Blutungen mit 2—3 Tagen Verspätung eingetroffen sind.

befruchtete Ei entstammt. Übrigens ist dies schon aus dem Grunde sehr zweifelhaft, weil die normale menschliche Schwangerschaftsdauer (durchschnittlich 250—300 Tage) Differenzen von 40—50 Tagen und darüber zeigt, während zwei Menstruationsepochen nur um 24 Tage geschieden sind (s. u.). Auch bei den Haustieren, Hund, Kuh, Pferd und Schwein, sind solche Schwankungen in der Dauer vorhanden. Durchschnittlich muss die Schwangerschaftsdauer vom „Konzeptionstermin" an gerechnet um mehrere Tage kleiner sein als die von der letzten Menstruation berechnete (Veit, Issmer, v. Winckel). Nach der älteren Statistik hat man nun berechnet (Hecker, Ahlfeld, Hassler, Schlichting, Wachs; Litt. s. bei Strassmann), dass der einzige und befruchtende Koitus dem Eiaustritt der letzten Menstruation näher liegt als dem der erwarteten, da er in 72,2—82,5 % der Fälle 12—14 Tage post menses stattgefunden hat. Diese Zahl würde schon durch die Anschauung eine Verschiebung erleiden, dass der Eiaustritt der Menstruation um einen Zeitraum von vielleicht zwei Tagen voraufgeht. Eine Berechnung aus der v. Winckelschen Klinik von Issmer bezieht sich auf 628 Frauen, deren Konzeptionstermin als bestimmt angenommen wird. Bei der Subjektivität der Angaben und bei den doch unzweifelhaft in sehr vielen Fällen noch später erfolgenden Kohabitationen sind solche sonst wohl schätzbare Daten mit allergrösster Vorsicht für die Bestimmung von Konzeption und Ovulation zu verwerten. Issmer nimmt eine Vitalität und Befruchtungsfähigkeit des Ovulum auf 16 Tage an, ein Zeitraum, den wir aus mannigfachen Bedenken nicht anerkennen können. Wir halten daher auch die Berechnung, dass von 471 Fällen in nur 101 = 21,4 % die Schwangerschaften sich auf das Ei der ausgebliebenen Menstruation beziehen, für sehr anfechtbar. Die scheinbare Häufigkeit der postmenstruellen Konzeptionen erklärt sich daraus, dass die ältere Statistik sich vielfach auf nullipare Jung-Verheiratete bezog, deren Heirat aus bekannten Gründen in die Zeit post menses verlegt worden ist. Ferner erhöht die Abstinenz während der Menses scheinbar die Anhäufung von Konzeptionsfällen post menses; und vor allen Dingen ist daran festzuhalten, dass, selbst wenn man mit Ahlfeld, Hassler, Hensen, Chazan eine erhöhte Konzeptionfähigkeit postmenstruell acceptiert, damit noch nicht gesagt ist, dass nun das Ei der letzten Menstruation befruchtet wurde. So wenig wie beim Tier die Eier tagelang auf Spermatozoen warten können, so wenig ist dies beim Menschen der Fall, während der umgekehrten Auffassung, dass die Spermien gewissermassen das Ei erwarten und zuerst am Platze sind, keinerlei Bedenken entgegenstehen und sogar vergleichend anatomische Belege dafür vorhanden sind (s. Kap. II).

Übrigens hat Löwenhardt aus den Tabellen von Hecker, Veit und Ahlfeld nachgewiesen, dass die Dauer der Schwangerschaft durch die Lage des Konzeptionstermins zur letzten Menstruation nicht beeinflusst wird. Er zieht daraus den Schluss, dass das Ei der zu erwartenden Menstruation befruchtet wird. Wir bedürfen dieser Annahme auch für jene Fälle — nach Löwenhart 65 von 214 — wo ein einziger Coitus 12 Tage nach der Menstruation befruchtete.

Bischoff berichtet von Konzeptionen 22 Tage nach Beginn, 18 Tage nach Aufhören der letzten Menses. Wagner erwähnt Fälle von Schwängerung 2 Tage vor dem Eintritt der Menses, das andere Mal 16 Tage nach dem Ende derselben, ferner 4 Fälle von Konzeption am 13., 16., 18., ja 24. Tage nach der Menstruation.

Wenn es selbst auch theoretisch denkbar wäre, dass die Konzeption sich unmittelbar nach der Menstruation vollzöge und das Ei zur Ansiedelung kommt, so ist doch wiederum mit Reichert der Einwand zu machen, dass dann zwei Schwellungen der Uterusschleimhaut zur Schwangerschaft durchzumachen waren. Bei der ersten käme es zur Eilösung und Menstruation, bei der zweiten zur Deciduabildung. Legt man aber den Termin der Eiansiedelung in die Prämenstrualzeit, so schliesst sich die Entwickelung zur Decidua unmittelbar an die prämenstruelle Vorstufe und die Ausstossung des Eies an. Das Ei hätte dann nicht erst die sagenhafte, mehrtägige Wanderung in unbefruchtetem Zustande während der Menstruation zu machen hat, um noch später imprägniert zu werden.

Wenn empfohlen wird, zur Verhinderung der Konzeption den ehelichen Verkehr in die Zeit zwischen zwei Menstruationen zu verlegen, so wissen wir wohl, dass das nicht absolut zuverlässig ist, aber es mag die prämenstruelle Schwellung dem Vordringen des Sperma eine geringere Chance gewähren. Mit Eintritt der Menstruation dürfte — wie alltägliche Beobachtung lehrt — die Möglichkeit der Befruchtung durch eine frühere Kohabitation aufgehoben sein. Der rege Sekretionsstrom, die Degeneration zahlreicher Schleimhautelemente erklären zur Genüge den Untergang bezw. die Fortschwemmung aller etwa noch im Körper befindlichen Spermien.

Ein einziger von Ahlfeld als Konzeption vor der letzten Regel gedeuteter Fall ist nach Veit (Handb. d. Geburtsh. [l. c.]) wohl eher als Konzeption im Beginn der Menstruation aufzufassen — wenn nicht gar als Schwangerschaftsblutung.

Zusammenfassung.

Die Thätigkeit der weiblichen Generationsorgane ist bei dem nicht befruchteten und nicht nährenden Weibe in der geschlechtsreifen Zeit eine annähernd periodische. Diese Periodizität der Hauptlebensprozesse ist eine zahlenmässig — physikalisch — nachweisbare Thatsache. Sie ist bedingt durch das Wachsen der Follikel und das Heranreifen eines (bisweilen mehrerer) Eier und als ein Ansatz oder eine Vorbereitung zur Fortpflanzung aufzufassen. In ziemlich regelmässigen — wenn auch nicht astronomisch pünktlichen — Phasen reift ein Ei heran; abhängig davon entwickelt sich im Uterus die zur Aufnahme und Ernährung dienende antemenstruelle Schleimhaut — vielleicht mit ebenso vielem Recht: antedeciduale Schleimhaut genannt. Die Akme der Wellenbewegung — 2—3 Tage vor den zu erwartenden Menses —

entspricht der höchsten Steigerung der weiblichen Funktionen, jetzt findet die Berstung des Follikels und Loslösung des Eichens statt auf Grund histologischer Vorgänge. Die Befruchtung tritt sofort ein, die Spermien sind bereits zur Stelle — die Imprägnation fällt mithin in die Inter- bezw. Antemenstrualzeit. Das Ausbleiben der Menses beweist den Eintritt der Schwangerschaft. Bleibt die Befruchtung aus (extrafollikulärer Eiuntergang) oder geht das Ei intrafollikulär zu Grunde, so verfällt auch die zu seiner Aufnahme bereitete Schleimhaut dem Untergange — das Weib menstruiert. Wenn die uterine Blutung beginnt, hat die Spannung im Eierstock nachgelassen, der Follikel ist schon geborsten oder das Ei im atretischen Corpus luteum degeneriert.

Die Menstruation entsteht folgendermassen: Mit der stärksten Spannung im Eierstock geht auch die höchste Spannung in den endometranen Gefässen einher. Wenn das Ei unbefruchtet zu Grunde geht, werden diese dilatierten Gefässe, denen keine weitere Aufgabe mehr zukommt, nach kurzer Zeit (Latenz-Intervall) durchbrochen und der Eintritt der Menses wird zum Beweis, dass keine Schwangerschaft eingetreten ist. Auf die Befruchtung reagiert das Endometrium mit den Schwangerschaftsveränderungen.

Der Umschlag zur „Decidua graviditatis" oder die Erhaltung der antemenstruell hyperämischen Schleimhaut erfolgt möglicherweise schon, wenn ein befruchtetes Ei die Tube durchwandert. Denn bei extrauteriner Schwangerschaft in frühesten Stadien findet man immer die erhaltene, geschwellte, hohe Uterus-Mucosa mit den charakteristischen Decidualzellen. Jedenfalls wird mit dem Momente der ersten Verbindung zwischen mütterlichen und fötalen Zellen, gleichgiltig wo immer, auch Decidua gefunden. Das Ausbleiben der Menstruationsblutung ist das oft ersehnte, bisweilen sorgenvoll vermisste Zeichen der Schwangerschaft, lange bevor wir fühlbare Veränderungen am Uterus erkennen.

Selbst im Stoffwechsel (Schrader) werden für uns diese Vorbereitungen des weiblichen Körpers zur Fortpflanzung erkennbar. Vor den Menses ist die Eiweisszersetzung eingeschränkt. Dies ist nicht als Kompensation für die zu erwartende Blutung (Schrader), sondern mehr als Aufspeicherung von Stoffen zur Ernährung des Eichens und einer Frucht aufzufassen (Verf.). Nach der Menstruation ist wieder Stickstoff-Gleichgewicht hergestellt.

Die vierwöchentlichen Phasen der Uterusschleimhaut stellen insofern eine Erneuerung des Konzeptionsvermögens dar, als eine neue schwellungsfähige Schleimhaut sich bildet und für die Einwanderung des Sperma günstigere Bedingungen wiederkehren (s. o.). Aber eine Anfrischung des Endometrium durch die Menstruation („der Impfschnitt der Natur für das Ei" nach Pflüger) ist zur Konzeption durchaus unwesentlich. Gewisse Thatsachen der Bildung des Chorionepithels sprechen dafür, dass das Ei sich an unversehrtes Epithel anlegt, das erst einige Stadien später aufgebraucht wird (s. u.).

Streng genommen ist eine Beziehung der Schwangerschaft zur letzten Menstruation weder nachgewiesen noch theoretisch notwendig.

Die Menstruation ist nur das Zeichen, dass überhaupt befruchtungsfähige Eier reifen. Nicht einmal die Loslösung des Eichens kann mit Sicherheit daraus gefolgert werden. Die Eilösung bedarf eben nicht der Menstruation, der Uterus aber menstruiert nur, wenn wechselnde ovarielle Druckverhältnisse und die spezifischen Ovarial-Funktionen im Gange sind. Gewisse pathologische Druckverhältnisse im Eierstock, mögen sie durch Erkrankungen bedingt sein oder experimentell beim Tier erzeugt werden, rufen Schwellung der Uterusschleimhaut hervor. An diese Sätze müssen wir uns halten, wenn wir die viel verschlungenen Fäden entwirren wollen, welche diese Fragen umspinnen. Mit der hier vertretenen Anschauung lassen sich alle bisherigen anatomischen und klinischen Beobachtungen in Einklang bringen.

Stufenleiter der zeitlichen Vorgänge bei der Befruchtung und Nichtbefruchtung des Weibes.

I. Antemenstruelle Schwellung der Uterusschleimhaut parallel dem Heranreifen eines Eies im Graafschen Follikel.

II. Begattung zu jeder Zeit möglich.

a) Für das Vordringen des Samens in den Uterus günstigere Zeit: post menses, ungünstigere: mit Beginn der prämenstruellen Schwellung.

b) Erhaltenbleiben der Befruchtungsfähigkeit der Spermien bis zum Eintritt der nächsten Menstruation.

A. Nichtbefruchtung.

1. Eilösung ohne Befruchtung oder Ausbleiben der Eilösung (Ei im uneröffneten Follikel in Rückbildung).

2. Wanderung oder Untergang des unbefruchteten Eies,

3. Menstruation (Untergang aller im Genitalschlauch befindlichen Samenzellen).

4. Wiederholung der Ovulation und Menstruation bis
   a) zu einer Befruchtung,
   b) Climakterium.

B. Befruchtung.

1. Eilösung mit gleich danach erfolgender Befruchtung.

2. Wanderung des befruchteten Eies durch die Tube.

3a. Beginnende Deciduabildung.
3b. Eiansiedelung.

4. Stillstand der Ovulation u. Menstruation a) bis nach der Geburt bezw. b) bis in die Zeit der Laktation hinein.

Veränderungen der Eibehälter nach beendeter Eireifung bezw. Eilösung; Corpus luteum spurium (menstruationis), verum (graviditatis). Follikel-Atresie.

Litteratur.

Clarke, Function of the Corpus luteum. John Hopkins Hospital Reports. Vol. VII. 1899.
Cornil, Notes sur l'histologie des corps jaunes de la femme. Arch. de Gyn. et d'Obst. T. 52. 1899.

Cosentino, Centralbl. f. Gynäkol. 1897, 933 und Monatsschr. f. Geburtsh. 1897.

Dairne, Die Ovariotomie in der Schwangerschaft. Arch. f. Gynäkol. Bd. 42.

Flemming, Über die Bildung von Richtungsfiguren in Säugetiereiern beim Untergang Graafscher Follikel. Arch. f. Anat. u. Physiol. 1885.

Hölzl, Über die Metamorphosen des Graafschen Follikels. Virchows Arch. Bd. 134. 1893.

Kehrer, Beiträge zur vergleichenden und experimentellen Geburtskunde. Giessen 1868.

Kreiss, Die Entwickelung und Rückbildung des Corpus luteum beim Menschen. Arch. f. Gyn. Bd. 58.

Krönig, Gesellsch. f. Geburtsh. Leipzig. Centralbl. f. Gynäkol. 1893. S. 455.

Mainzer, Die doppelseitige Ovariotomie bei Schwangeren. Münch. med. Wochenschr. 1895, 48.

Rabl, Über Atresie der Follikel und Bildung des Corpus luteum bei Mensch und Säugetieren. Wien. Geb.-Ges. Zeitschr. f. Geburtsh. 1899.

Schatz, Die erste Menstruation nach der Geburt. 71. Versamml. deutsch. Naturf. u. Ärzte. München 1899.

Schottländer, Über den Graafschen Follikel u. s. w. Arch. f. mikr. Anat.- Bd. XLI.

Slaviansky, Zur normalen und pathologischen Histologie des Graafschen Bläschen des Menschen. Virchows Arch. 1870. Bd. 51.

Wenn der Graafsche Follikel frisch geplatzt ist, so erblickt man auf der Oberfläche des Eierstocks eine kleine, selten mehr als 5 mm lange, rissartige Wunde mit leicht suffundierten Rändern von verschiedener unregelmässiger Gestalt. Die frisch zusammengefallene Wandung des Graafschen Follikels lässt sich mit dem Finger etwas verschieben. Wenn man einen Schnitt durch den Eierstock macht, so zeichnet sich der zuletzt entleerte Eibehälter vor allen älteren Corpora lutea und noch nicht herangereiften Follikeln dadurch aus, dass er eine frisch blutig durchsetzte Wand zeigt (Corpus haemorrhagicum), die Höhle ist bisweilen in Form eines kleinen Gerinnsels mit Blut gefüllt (Fig. 14). Dieses Blut stammt nur zum Teil aus der Berstungsstelle, im übrigen aus der Wandung, von der ja abgelöste Fetzen der Membrana granulosa das Ei auf die Wanderschaft begleiten. Übrigens ist der Follikel keineswegs regelmässig mit Blut gefüllt.

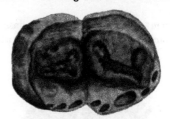

Fig. 14.

Corpus luteum — haemorrhagicum — menstruationis in dem frisch exstirpierten mitten durchschnittenen Eierstocke einer 80jährigen. Berstungsstelle rechts oberflächlich sichtbar. Natürl. Grösse. Eigenes Präparat.

Das Corpus luteum verum der Schwangerschaft auch in den ersten Monaten habe ich jedenfalls bei einigen Dutzenden von Ovarien (Fig. 15) niemals mit Blut gefüllt gesehen; es bildet eine über die Eierstocksoberfläche vorspringende, durch das Gesicht und Gefühl sofort erkennbare, etwas über kirschkerngrosse Prominenz, die auf dem Durchschnitte als ein runder, gelber Körper mit feinzackigen Rändern erscheint. Im ersten Monate ist es leuchtend gelb mit central entfärbtem Kern. Es kann gelegentlich durch die Riss-Öffnung prolabieren. Das Corpus luteum

verum zeichnet sich vor allen anderen dadurch aus, dass es die neun Monate
der Schwangerschaft bestehen bleibt, ja sogar in den ersten Monaten (bis

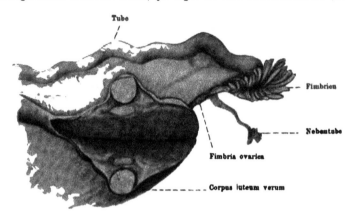

Tube

Fimbrien

Nebentube

Fimbria ovarica

Corpus luteum verum

Fig. 15.

Corpus luteum verum (C. albicans graviditatis) von einer bald nach der Geburt Verstorbenen.
Eierstock mitten durchschnitten. Natürliche Grösse. — Eigenes Präparat.

zum vierten) unter dem Einfluss der Schwangerschaftshyperämie an Grösse
zunimmt, wächst (Kehrer, Kreiss, Wendeler). Dabei zeigen die Ovarien
selbst in der Schwangerschaft keineswegs
eine besondere Grössenzunahme.   Das
Corpus luteum spurium (menstruationis),
dessen zugehöriges Ei unbefruchtet zu
Grunde gegangen ist, bildet sich im Verlaufe weniger Wochen und Monate zurück,
ebenso wie das Corpus luteum verum nach
Beendigung der Schwangerschaft schwindet.
Übrigens dürfte der Vorgang der vollständigen Rückbildung mindestens bis zur
nächsten Ovulation oder gar noch länger
dauern, denn man sieht oft mehrere Corpora lutea spuria in verschiedenen Stadien
der Rückbildung. Die Bildung des Corpus
luteum verdankt ihre Entstehung einer
Vermehrung der Zellen der Membrana
granulosa (Tunica interna), einer Wuche-

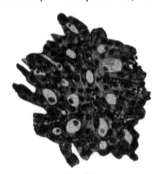

Fig. 16.

Lutein(Granulosa)-Zellen aus einem
frischen Corpus luteum. Vakuolisierung.
Zeiss Oc. 1, Obj. E. Alaunkarmin. —
Eigenes Präparat.

rung der sog. Luteinzellenschicht, in Form einer kapillarisierten und gröber
vaskularisierten Hypertrophie.   Lutein- und Granulosazellen liegen in derselben Schicht und gehören genetisch zusammen; nach Sobotta und Rabl

Fig. 12.

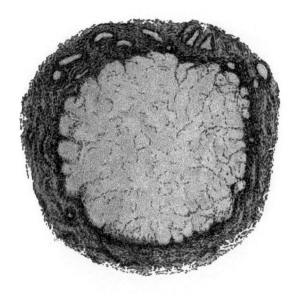

Corpus albicans. Zeiss Oc. 1, Obj. C. Alauncarmin.
Eigenes Präparat.

Verlag v. J. F. Bergmann.

sind die ersteren Abkömmlinge der letzteren. Sie gleichen in mancher Beziehung den Zellen der Decidua, sind gross polymorph, zeigen einen hellen, mit gelblichen Fettkörnern erfüllten Protoplasmaleib und einen grossen, bläschenförmigen Kern (Fig. 16). Mitosen sind nach Cornil nicht vorhanden. Auf dem Durchschnitt erscheint die Luteinschicht als eine 1—3 mm dicke, zackige, gelbe wie zusammengefältelte Membran. Das Blut im Follikel wird allmählich komprimiert und resorbiert. Lymphocyten nehmen die Blutkörperchen auf und bilden daraus Pigment. Die Luteinzellen verkleben in der Mitte, so dass beim Corpus luteum verum z. B. die frühere Höhle nicht mehr

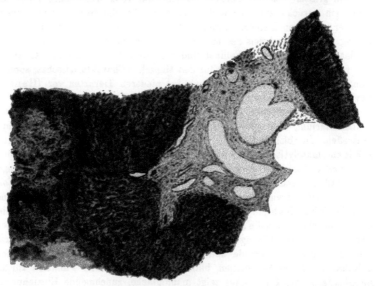

Theca fibrosa — Luteinschicht — Bindegewebskern mit Gefässen — gegenüberliegende Luteinschicht.

Fig. 17.]

Schnitt durch ein in Rückbildung begriffenes Corpus luteum. Zeiss Oc. I, Obj. A. Hämatoxylin-Eosin. — Eigenes Präparat.

erkennbar ist. In dem weiteren Stadium der Rückbildung (Fig. 17), das bei ausbleibender Befruchtung etwa in der zweiten Woche beginnt (Kreiss), dringen gefässhaltige Bindegewebszellen und Wanderzellen in das Fibrinnetz des Blutergusses ein, die gelbe Farbe verschwindet; aus dem Corpus luteum wird ein Corpus albicans (Fig. 18 auf Tafel D). Das bereits kleiner gewordene Corpus luteum zeigt in der dritten Woche den grössten Gefässreichtum. Die Luteinzellen degenerieren hyalin, das gefässhaltige Bindegewebe wird faseriger (4.—5. Woche), und schliesslich findet man nur noch eine narbenähnliche Stelle, d. h. hyalinstreifige Bindegewebszüge in spärlicher Menge, die gegen das zellreiche Stroma besonders auch unter dem Mikroskope sich abheben und eine gewisse rundliche Form bewahren. Den bindegewebigen Aufbau und seine Veränderungen hat Clarke durch Trypsinverdauung der Eierstöcke studiert. Das Corpus albicans graviditatis ist bei der Geburt noch nicht völlig rückgebildet, sondern macht erst nachher die letzten Veränderungen durch.

Physiologische Follikelatresie; Follikelatrophie (Wendeler).

Ein grosser Teil der Follikel erreicht die volle Ausbildung nicht und bildet sich zurück, auch ohne dass etwa ein krankhafter Prozess vorliegt; auch hier entstehen kleinere Corpora lutea; nur durch mikroskopische Untersuchung und den Nachweis des noch vorhandenen, in Degeneration begriffenen Eies lassen sich atretische Follikel und die Corpora lutea atretica erkennen.

Diese Vorgänge sind nichts für den Menschen Charakteristisches, sondern kommen bei allen Säugern und auch bei niederen Tierarten vor (Hensen, Slaviansky, Flemming, Schottländer).

In der Präpubertät und im Ausgang der geschlechtsreifen Zeit, dem Präklimakterium, sind diese rudimentär sich entwickelnden Follikel häufig anzutreffen. In solchen Follikeln degeneriert das Epithel des Eies; der Kern zerfällt chromatolytisch und täuscht so leicht Teilungen vor. Die Kernmembran verschwindet, bisweilen finden sich Richtungsspindeln, Wanderzellen dringen ein (Hölzl) und schaffen die Zerfallsprodukte fort (Taf. E, Fig. 19). Die Zona pellucida faltet sich zusammen und ist noch lange im Centrum untergegangener Follikel sichtbar (Rahl). Unter pathologischen Zuständen (z. B. in den Ovarien Myomkranker) entarten die Follikel und platzen ebenfalls oft nicht [1]). Im Greisenalter erlischt jede Bildung von Follikeln. Die Eierstöcke, Tuben, Uterus, schliesslich auch die Scheide und äusseren Genitalien, wenn sie nicht mehr zu Kohabitationszwecken dienen, bilden sich mangels einer Funktion zurück. Die Oberfläche des Eierstockes zeigt mannigfache, zunehmende Einziehungen, Narben. Man hat sogar angenommen, dass durch die Rückbildung der Follikel schliesslich eine Art Selbststeuerung der Fruchtbarkeit stattfindet, indem die Bildung der Corpora albicantia und Narben den Stillstand der Ovulation herbeiführt. Thatsächlich überwiegt das Bindegewebe bei Klimakterischen immer mehr. Indessen dürften doch diese histologischen Befunde nicht allein die Veranlassung sein, dass die Ovulation versiegt; vielmehr sind die Ursachen für den Eintritt des Klimakteriums in der Entwickelung des gesamten Körpers zu suchen, wie ja auch schliesslich das Bindegewebe des klimakterischen Eierstockes immer noch weiterer Schrumpfung unterliegt. Das Ende der Geschlechtsthätigkeit ist wie der Beginn von mannigfachen Faktoren abhängig. Das sieht man schon an den Rasseneigentümlichkeiten, denen sich dann noch die individuellen Besonderheiten zugesellen.

---

[1]) Dann findet man den Eierstock mit Bläschen durchsetzt, welche einen trüben oder hämorrhagischen Inhalt aufweisen (Degeneratio cystica — haemorrhagica — folliculorum ovarii).

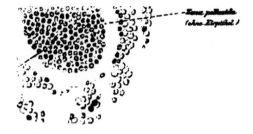

aus einem Schnitte durch den Eierstock einer
Alauncarmin. Zeiss Oc. 2, Obj. E.
Eigenes Präparat.

Verlag v. J. F. Bergmann, Wiesbaden.

Weder ein Corpus luteum noch ein Corpus albicans kann an sich als Beweis für den Eiaustritt — die äussere Eilösung — angesehen werden. Sehr wahrscheinlich ist dies nur, wenn Veränderungen an der Oberfläche zurückgelassen sind (Frische Risse, Narben, Luteinzellen bis zur Oberfläche). Dem Follikel anzusehen, ob derselbe noch platzen wird oder nicht, ist schwer, ja unmöglich zu bestimmen. Ebensowenig giebt es ein absolut sicheres makroskopisches Kriterium, ob die Follikel normal oder im Übergang zur Atresie sind. Reif gewordene Follikel können ungeplatzt bleiben, wenn sie nicht unmittelbar unter der Oberfläche liegen, so dass es nicht zum Bersten kommen kann (tief gelegenes Corpus luteum „atypicum", Leopold und Mironoff). Auch hier bilden sich im Ei eine Richtungsspindel und dieselben Veränderungen wie an den Tuben-Eiern. — Nach Sobotta gerinnt der Liquor bei sprungreifen Follikeln der Maus fadenförmig, bei atretischen körnig; selbst nach 48 stündiger Dauer der Atresie sind oft noch keine Chromatolysen sichtbar oder nur im Epithel in bestimmter Form.

In der Schwangerschaft steht das Wachstum der Follikel still. Ihre Entbehrlichkeit ist durch die Entbindungen von Frauen, denen in der Schwangerschaft die durch Geschwülste degenerierten Organe entfernt wurden, bewiesen (s. o.).

Nach Bischoff sind die „Eierstöcke beim schwangeren Uterus verschrumpft, trocken, blutleer, die Follikel klein, ganz entsprechend den während dieser Zeit cessierenden „Funktionen der Eierstöcke."

Jedenfalls trifft man bei Sektionen von Schwangeren oder Wöchnerinnen weder sprungfertige Follikel noch frische Corpora haemorrhagica.

Cosentino fand bei einer im sechsten Monat an Herzfehler verstorbenen Schwangeren neben dem Corpus luteum verum noch ein älteres Corpus luteum und verschiedene Follikel, darunter einen 15 mm grossen geborstenen, in dem noch das Ei, aber innerhalb der Granulosa, war. Es beweist diese Beobachtung nicht das Fortbestehen der Eilösung in der Schwangerschaft, sonst hätte sich das Ei lösen müssen. Der Follikel muss aus anderen Gründen aufgebrochen sein. Vielleicht ist hier die abnorme Stauung (Herzfehler) daran Schuld, die durch Follikelapoplexie das unreife Bläschen sprengte.

In den ersten zwei Monaten der Schwangerschaft ist da, wo die Ovarien leicht zu palpieren sind, regelmässig eine fühlbare Differenz in beiden Eierstöcken vorhanden, die so stabil ist, dass ich darin fast ein regelmässiges Zeichen der Schwangerschaft erblicken möchte. Man geht wohl in der Annahme nicht fehl, wenn hier der Eierstock, der das Corpus luteum verum (graviditatis) enthält, der vergrösserte ist.

Die erste Ovulation post partum findet beim Menschen, nach den Menses zu schliessen, ungefähr in einem Termin von 3—7 Wochen statt, bestimmtes lässt sich über die Befruchtungsmöglichkeit post partum nicht aussagen.

Bei der Maus fand Sobotta ausser der unmittelbar post partum stattfindenden Ovulation einen zweiten Termin am 21. Tage.

Krönig berichtet über eine Befruchtung am vierten Wochenbettstage.

Schatz nimmt frühere Ovulationen und Menstruationen ausnahmsweise bei Wöchnerinnen an, die in Intervallen von 1, 2, 4, 6 Wochen besonders bei Stillenden auftreten, so dass Konzeption schon in den ersten drei Wochen der Entbindung eintreten könne.

Einige Frauen habe ich innerhalb 11 Monaten zum zweiten Male eine reife Frucht gebären sehen.

Kapitel II.

Vorgänge bei der Befruchtung, erste Veränderungen des Eies.

Mit 43 Abbildungen im Text und auf Tafel F.

„Es ist oft bemerkt worden, dass die Welt sich lange auf die Ankunft des „Menschen vorbereitet zu haben scheint, und dies ist in einem gewissen Sinne durchaus „wahr, denn er verdankt seine Geburt einer langen Reihe von Vorfahren. Hätte „ein einziges Glied in dieser langen Kette niemals existiert, so würde der Mensch „nicht genau das geworden sein, was er jetzt ist."
Darwin, Die Abstammung des Menschen und die geschlechtliche Zuchtwahl. Bd. I. Kap. 6: Über die Verwandtschaften und die Genealogie des Menschen.

„Der Mensch ist wohl zu entschuldigen, wenn er einigen Stolz darüber em-„pfindet, dass er, wenn auch nicht durch seine eigenen Anstrengungen, zur Spitze „der ganzen organischen Stufenleiter gelangt ist; und die Thatsache, dass er in „dieser Weise emporgestiegen ist, statt ursprünglich schon dahingestellt worden zu „sein, kann ihm die Hoffnung verleihen, in der fernen Zukunft eine noch höhere „Bestimmung zu haben."
Ebenda, Bd. II. Kap. 21: Allgemeine Zusammenfassung.

Die männlichen Geschlechtszellen.

Litteratur.

Ahlfeld, Die neueren Anschauungen über den Zusammenhang von Menstruation, Ovulation und Befruchtung und die praktischen Konsequenzen derselben. Deutsche med. Wochenschrift. 1880.

v. Bardeleben, Eulenburgs Realencyklopädie. Art. „Sperma". Referat in Virchow-Hirschs Jahresber. 1891.

Benda, Arch. f. mikr. Anat. Bd. 30.

van Beneden, L'ovaire des Mammifères. Archive de Biol. T. I. 1880.

Bossi, Étude clinique et expériment. de l'époque le plus favorable à la fécondation de la femme et de la vitalité du spermazoïde dans le nidus seminis. Riv. di ost. e gin. 1891. Nouv. arch. d'obstet. et de gyn. Avril 1891.

Böttcher, Virchows Arch. Bd. 32.

Donne, cit. nach Munk.

Dührssen, Sitzung d. Gesellsch. f. Geburtsh. u. Gynäkol. zu Berlin. 19. Mai 1893.

, Ebner, Über die Teilung der Spermatocyten bei den Säugetieren. Sitz.-Ber. d. Akad.
    d. Wissensch. in Wien. 1899.
Hausmann, Über das Verhalten der Samenfäden in den Geschlechtsorganen des Weibes.
    Berlin 1879.
Hermann, Beitrag zur Spermatogenese. Arch. f. mikr. Anat. Bd. 50.
Hertwig, O., Lehrbuch der Entwickelungsgeschichte. 1898. VI. Aufl.
. La Valette, Arch. f. mikr. Anat. 1876—1887.
. Lenhossék, Arch. f. mikr. Anat. Bd. 51.
Lode, Experimentelle Beiträge zur Wanderung der Eier vom Ovarium zur Tube. Arch.
    f. Gynäkol. Bd. 14.
Meves, Über Struktur und Histogenese der Samenfäden bei Salamandra Maculosa. Arch.
    f. mikr. Anat. Bd. 48 u. 50. Ibid. des Meerschweinchens. Bd. 54. 1899.
Minot, Ch. S., Lehrbuch der Entwickelungsgeschichte. Deutsch von Kästner. Leipzig
    1894.
Munk, J., Eulenburgs Realencyklopädie. Art. „Sperma".
Percy, Americ. Med. Times. 9. März 1861.
Peter, Die Bedeutung der Nährzelle im Hoden. Arch. f. mikr. Anat. Bd. 33.
Peters, Die Einbettung des Eies. Leipzig u. Wien 1899.
Schultze, O., Grundriss der Entwickelungsgeschichte. Leipzig 1897.
Schweigger-Seidel, Über die Samenkörperchen und ihre Entwickelung. Arch. f. mikr.
    Anat. Bd. 1.
Szymonowitz, Lehrbuch der Histologie und mikrosk. Anatomie. Würzburg 1901.
Wagner, R., Prodromus hist. generationis. Leipzig 1836.

Während das Ei die weitaus grösste, einfache Zelle des tierischen Körpers ist (R. Remak, Koelliker) und das Keimbläschen das grösste Kerngebilde darstellt, das sogar bei Amphibien, Reptilien und Vögeln mit der Nadel für sich isoliert werden kann, stellen die Samenfäden die kleinsten Elementarteile dar. Die Unähnlichkeit der beiden Geschlechtszellen deutet bereits auf eine Arbeitsteilung hin (Hertwig), indem die weibliche Zelle die Aufgabe übernommen hat, für Ernährung und Vermehrung des Zellprotoplasmas bei einem raschen Ablauf des Entwickelungsprozesses zu sorgen und dadurch unbeweglich geworden ist, der männliche Elementarteil dagegen die zur Entstehung eines neuen Individuums notwendige Vereinigung allein ausführt und sich aller Substanz vollständig entledigt hat, die ihn in seiner Beweglichkeit behindert. Er ist — wenn ich mich so ausdrücken darf — gewissermassen im Laufe der Phylogenese frühzeitig trainiert worden. Als kontraktiler Faden hat er eine für die Einbohrung in den Dotter sehr geeignete Form gewonnen (Fig. 20). Im Pflanzenreich lässt sich die allmähliche Entwickelung von zwei gleichartigen kopulierenden Geschlechtszellen aus bis zur Differenzierung noch nachweisen.

Der Entwickelungsgang in der Tierreihe zeigt sich, was die Abgabe der Geschlechtszellen betrifft, eigentlich weit deutlicher, ja fast ausschliesslich beim weiblichen Teile. Der männliche giebt auch beim Mensch und bei den Säugern bei jeder einzelnen, zu jeder Zeit möglichen Ausstossung seiner Geschlechtsprodukte hunderte von Millionen Samenfäden ab, deren jeder einzelne zur Befruchtung eines Eichens genügen würde. Die Natur hat hier die Erhaltung der Art und das Zustandekommen der Befruchtung noch auf derselben

Stufe gehalten wie bei den niedersten Stufen der Wirbeltiere, den Fischen, und bis zu noch tieferen Reihen der belebten Organismen herab. Die höhere Ausbildung des Keimes im Körper der Mutter aber brachte eine Einschränkung in der Zahl der Nachkommenschaft zu stande. Diese wird erreicht durch das Heranreifen nur e i n e s Eichens, bisweilen zwei, selten drei, ausnahmsweise vier bis sechs Eichen. Dieses wiederholt sich nur in periodischen Zwischenräumen, wenn keine Befruchtung erfolgt, und kommt meist noch in Wegfall, wenn das Weib der wichtigen Funktion des Säugens nachkommt.

Die S a m e n f l ü s s i g k e i t ist schleimig, fadenziehend, klebrig, von schwach alkalischer bis neutraler Reaktion und charakteristischem Geruch. Sie enthält 82—90 % Wasser und 2 % Eiweisskörper (Serumalbumin und Alkalialbuminat), ferner Albumosen, Nuklein, Lecithin, Guanin, Hypoxanthin (beim Lachs Protamin), Fett, Cholesterin, anorganische Salze, an Chlor und Phosphorsäure gebunden. Es ist eine innige Verbindung der Fäden mit der Flüssigkeit vorhanden, aus der sie sich weder durch Dekantieren, noch Filtrieren, noch durch die Saugpumpe trennen lassen. Erst auf Essigsäurezusatz findet eine Trennung statt (J. Munk).

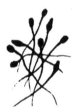

Fig. 20.

Frische menschliche Spermien; in Flemmingschem Gemisch fixiert. Oc. 3. Ölimmersion. Eigen. Präparat.

Ferner findet man im Ejakulat Prostatakörner. Das E j a k u l a t erstarrt gallertig, wird dann wieder dünnflüssig. Die charakteristischen Krystalle entstehen beim Eintrocknen und zwar aus dem Prostatasaft — Spermakrystalle, B ö t t c h e r s c h e Krystalle.

Die S a m e n z e l l e n (-F ä d e n, S p e r m a t o z o e n) — Spermien — sind ausserordentlich l e b e n s z ä h e. Selbst im faulenden Harne widerstehen sie drei Wochen lang der Fäulnis (D o n n e).

In sauren Lösungen gehen sie schnell zu Grunde, in adäquaten alkalischen bleiben sie lange beweglich. Monatelang z. B. bleiben die Samenzellen bei Tieren wie bei den Hühnern erhalten und befruchten die herabwandernden Eier; in der Fledermaus halten sie sich vom Herbst (Brunstzeit) bis zum Frühjahr (Ovulation) [v a n B e n e d e n], jahrelang bei der Bienenkönigin, tage- und wochenlang beim menschlichen Weibe. Sie sind lebend in der Scheide nach 7½ Tagen (H a u s m a n n), 8½ Tagen (P e r c y) und 12—17 Tagen (B o s s i), in der Cervix uteri noch nach 5—7 Tagen nachgewiesen; und selbst im Körper einer an Kohlenoxyd Erstickten waren sie nach 16 Stunden noch lebendig (B i r c h - H i r s c h f e l d). P e t e r s teilt mit, dass bei einer Frau, die mittags ein Suicidium mit Kalilauge beging, nach drei Stunden starb und noch selbigen Tages seziert wurde, im Scheidensekret lebende Spermatozoen aufgefunden wurden. Im Brutschrank erhalten sie sich über acht Tage (A h l f e l d). D ü h r s s e n fand drei Wochen nach der letzten Kohabitation lebende Spermatozoen in der linken Tube einer Patientin.

Keine Thatsache spricht gegen die Annahme, dass das in der Tube und im Uterus sich erhaltende Sperma ein vielleicht erst eine Woche nach der

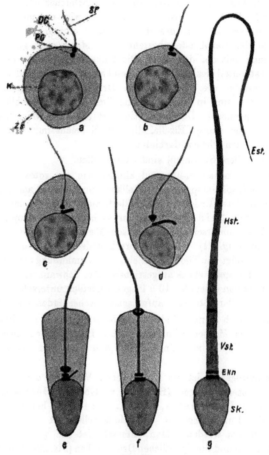

Fig. 21.

Sieben Stadien der Umwandlung einer Spermatide des Menschen in einen Samenfaden (g); halbschematisch dargestellt (nach Meves). Szymonowicz, Lehrbuch der Histologie. Würzburg 1901.

Figur a—f: Zo Zellsubstanz, K Kern, PC proximaler Centralkörper, DC distaler Centralkörper, SF Schwanzfaden. — Figur g: Sk Samenfadenkopf, Ekn Endknöpfe, Vst Verbindungsstück, Hst Hauptstück, Est Endstück.

Kohabitation austretendes Ei befruchtet. Das Eichen wird von den ausschwärmenden Spermatozoen aufgesucht.

Die Samenfäden sind phylogenetisch dem reifen Ei gleichwertig (Bonnet). Bekanntlich sind die beiden Geschlechtsapparate als Differen-

10*

zierungen eines gemeinsamen Schemas aufzufassen und jeder Teil des einen
Geschlechts‘ kann einem des anderen in Parallele gestellt werden. Indem wir
bezüglich dieser äusseren Analogien auf die Lehrbücher der Entwickelungsgeschichte und Anatomie verweisen, müssen wir es uns des Raumes
halber versagen, auf den Bau des Hodens näher einzugehen. Aber auch in
der Produktion der Genoblasten besteht beim Mann eine gewisse Analogie
der Entwickelung mit der der Eier. Die Samenfäden bilden den geformten
und zelligen Bestandteil des männlichen Geschlechtssekrets, zu dem die Samen-
blasen, die Prostata, die Cowperschen Drüsen mit beitragen. Ungefähr
60000 Samenfäden sind in einem Kubikmillimeter des menschlichen Samens
(Lode). Eine ungeheure Überproduktion ist also in einem Ejakulat vorhanden für die eine einzige Eizelle, die sich vielleicht nur einmal innerhalb
der vierwöchentlichen Phasen darbietet.

Die Samenzellen (Spermien) sind Geisselzellen.

Der beim Menschen breite und ähnlich wie ein rotes Blutkörperchen
dellenartig flache Kopf entspricht dem Zellkern und besteht aus chromatischer
Substanz. Sein vorderes Ende ist verschmälert, nicht spitz (Fig. 20) Das Mittelstück (Schweigger-Seidel) ist ungefähr so lang wie der Kopf. Man kann
einen Achsenfaden unterscheiden, der nach Meves mit zwei Endknöpfchen
am Kopf beginnt (Fig. 21). Diese entsprechen den Centrosomen. Die Hülle
des Achsenfadens zeigt bei Tieren noch eine Spiralumhüllung; sie ist auch beim
Menschen an einer Stelle etwas aufgetrieben. Am Schwanz wird ein 45—60 μ
langes Hauptstück von einem 6—10 μ langen Endstück unterschieden. Im Endstück liegt ein fibrilläre Struktur aufweisender Achsenfaden frei ohne Hülle[1]).

Die Maasse nach Minot sind: Länge 55 μ, Kopf 5,5 μ,‘ Mittelstück 9 μ,
Schwanz 50 μ. Beim Menschen kommen nach v. Bardeleben Riesenspermato-
zoen vor, deren Kopf eine Länge von 7,5 μ bei einer Breite von 3,7 μ
besitzt.

Die Spermatogenese ist ein komplizierter Vorgang, der durch mannigfache neuere Untersuchungen (Brown, v. Ebner, Hermann, Meves,
v. Lenhossék, v. La Vallette, Benda, Peter etc.) bei Säugetieren aufgeklärt ist. Die Entstehung aus den Hodenzellen ist von Wagner und
v. Siebold erkannt worden. Man unterscheidet die grossen Stütz- oder
Sertolischen Zellen und die eigentlichen Drüsenzellen (Fig. 22). Die Drüsenzellen
sind die Bildner der Samenfäden. Die am meisten peripher in der äusseren
Zone gelegene wird als Spermatogonie (Samenmutterzelle) bezeichnet. Durch
mitotische Teilungen bildet sich daraus eine zweite Zellenreihe, die Spermatocyten I. Ordnung oder reifen Spermatogonien (Tochterzellen). Aus diesen
Spermatocyten erster Ordnung entstehen durch zweimalige mitotische Teilungen
(Reifungsteilung) erstens die Spermatocyten zweiter Ordnung, deren Diasterstadium

---

[1]) Wir folgen bei dieser Darstellung vielfach dem neuesten Lehrbuche der Histologie
und mikroskopischen Anatomie von Szymonowicz (1901), ferner den Werken von
O. Hertwig, Minot, O. Schultze.

durch eine nochmalige Längsspaltung der Chromosomen charakterisiert ist
(Heterotypie), zweitens die Spermatiden (Spermatoblasten), bei deren homöo-
typischen Entstehung der Kern mithin nur die Hälfte der Chromosomen aufweist
als bei anderen Zellteilungen. Die Chromosomenreduktion bei den Spermatiden

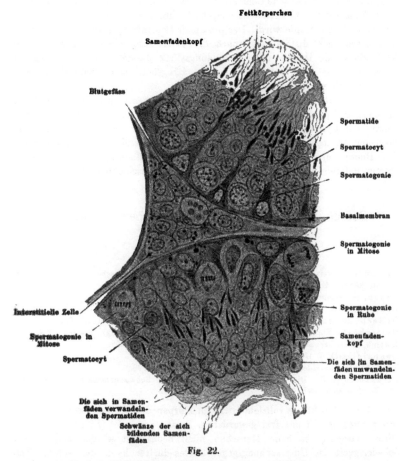

Fig. 22.

Querschnitte durch Hodenkanälchen einer weissen Maus (ca. 600 mal vergrössert).
Nach Szymonowicz, Lehrbuch der Histologie. Würzburg 1901.

ist der Bildung der Richtungskörper analog. Aus den Spermatiden entstehen die
Spermien und zwar gruppieren sich die sich in Spermatozoen umwandelnden Spermatiden büschelartig um einen von der Sertolischen Zelle zum Lumen des Hoden-
kanälchens ausgestreckten Fortsatz und bilden auf diese Weise den sogenannten

Spermatoblasten (v. Ebner). Der Fortsatz scheint nur die Ernährungszufuhr zu sichern. Später lockert sich diese Verbindung. Ungefähr könnte man also den Sertolischen Zellen eine ähnliche Rolle zuerteilen wie dem Epithel der Corona radiata. Bei der Samenfadenbildung (Fig. 21) zeigen sich in der Spermatide zwei oberflächlich gelegene Centralkörperchen, von deren distal gelegenem die erste Anlage des Schwanzfadens ausgeht, während der Kern seine Form verändert und zum Kopfe wird. Der proximale Centralkörper verbindet sich mit dem Kern, der distale zeigt noch die Entstehung eines Ringes, der die Verbindung von Haupt- und Verbindungsstück darstellt. Der Vorgang der Spermatogenese geht nebeneinander im Längslauf eines Samenkanälchens kontinuierlich vor sich (v. Ebner).

Die ableitenden Samenwege haben ebenso wie die Tube hohes flimmerndes Cylinderepithel. Die Ductuli efferentes testis vereinigen sich zum Ductus der Epididymis, schliesslich zum Ductus oder Vas deferens, das nur noch im Anfangsteil Flimmerepithel trägt. Sein Ende ist ebenso wie das des Ductus ejaculatorius von einschichtigem Cylinderepithel ausgekleidet. Ductus deferens und ejaculatorius sind von Muskelschichten umgeben.

Befruchtung; zeitlicher und örtlicher Beginn der Schwangerschaft.

Litteratur.

Bischoff, Beweis der von der Begattung unabhängigen periodischen Reifung der Eierstockseier. Giessen 1844.

Braun, G., Wiener med. Wochenschr. 1872.

Fehling, Arch. f. Gynäkol. 1883.

Glitsch, Zur Ätiologie der Tubenschwangerschaft. Arch. f. Gynäkol. Bd. 60.

Gottschalk, Verhandl. d. deutsch. Gesellsch. f. Gynäkol. V. Kongr. Breslau 1893.

Harms, C., Lehrbuch der tierärztlichen Geburtshülfe. Berlin 1899.

Leopold, Arch. f. Gynäkol. Bd. 11, 16, 26.

Straatz, Der geschlechtsreife Säugetiereierstock. Haag 1898.

Strassmann, P., Die Entstehung der extrauterinen Schwangerschaft. Berliner klin. Wochenschr. 1897.

Die Befruchtung vollzieht sich im Körper des Weibes, wenn sich ein frei gewordenes Ei mit frei gewordenem Samen verbindet (Imprägnation). Dieser Vorgang ist beim Menschen nicht beobachtet worden und bei der Schwierigkeit des Untersuchungsgegenstandes dürften kaum die nächsten Entwickelungsstadien des befruchteten Eies einmal zur Beobachtung gelangen.

Die Thatsache der Befruchtung (Konzeption) ist abzusondern vom Vorgange der Vereinigung der beiden geschlechtlichen Individuen (Kopulation, Kohabitation) und der Samenaufnahme (Insemination).

Da der Ort der Abgabe des Samens seitens des Mannes und der Ort der Befruchtung voneinander weit getrennt sind, so muss ein zeitlicher Unterschied zwischen der Aufnahme des Samens und seiner Vereinigung mit dem

Ei selbst im günstigsten Falle bestehen, wenn nämlich beim Weibe gerade um diese Zeit ein reifes Ei frei wird.

Es giebt keinen einzigen Beleg dafür, dass beim menschlichen Weibe die Befruchtung im späteren Fruchthalter — dem Uterus — stattfindet. Auch aus der Tierwelt giebt es keine vergleichende Beobachtung für einen derartigen Vorgang, dass nach dem Eintritt des Eies in den Uterus Befruchtung noch erfolge.

Bischoff wies sogar bei einer Hündin, die nach längerer Brünstigkeit noch dem Hunde zugeführt wurde, nach, dass die Begattung erfolglos war. Die Eier hatten hier bereits den Eileiter passiert und waren im Uterus zu Grunde gegangen.

Die Befruchtung findet höchstwahrscheinlich nach dem Austritte des Eies aus dem Eierstocke bis zur Aufnahme in den Eileiter oder bald nach dieser statt.

Das ausströmende Ei trifft mit Spermien, die auf der Eierstocksoberfläche oder am Fimbrienende vorhanden sind, zusammen.

Bei allen Säugern, über deren Befruchtung und erste Entwickelung des Eies Untersuchungen gemacht worden sind (Hund, Kaninchen, Maus u. s. w.), findet man daher in der Tube, wenn man die Tiere einige Zeit nach der Begattung eröffnet, die befruchteten, aber schon in der Furchung begriffenen Eier. Ausser dieser vergleichenden Beobachtung aber haben wir beim Menschen einen indirekten Beweis dafür, dass der Ort der Befruchtung am Eierstocke oder im Anfangsteil der Tube zu suchen ist. Das sind die in der Tube sich entwickelnden Extrauterinschwangerschaften. Sie sind dadurch entstanden zu denken, dass das befruchtete Ei auf dem Wege durch den Eileiter aufgehalten worden ist und nun auf einer Stelle der Schleimhaut einwurzelte [1]).

---

[1]) Mit dieser Erklärung ist jedenfalls eine weit klarere Auffassung ermöglicht, als wenn man der alten Auffassung beipflichtet, dass nur ausnahmsweise die Spermatozoen den Uterus überschreiten. In den weitaus meisten Fällen lässt sich nachweisen, dass eine mechanische Störung der Eileitung — Missverhältnis zwischen Ei und Leitungskanal — vorliegt, dass die Extrauterinschwangerschaften sich bei Frauen finden, bei denen der Eileiter selbst krank ist oder durch Erkrankung in seiner Nachbarschaft geschädigt ist (P. Strassmann, Glitsch). Meist sind ja solche Frauen unfruchtbar. Tritt aber ein Zustand ein, wo Spermafäden wieder vordringen können und eine Eiaufnahme möglich ist, so bleibt das Ei in der zur Eileitung nicht mehr tauglichen Röhre stecken. Geht es nicht zu Grunde, so vermag es eine wenn auch meist krankhafte Entwickelung in der Tube zu beginnen. Fast alle, wenn nicht alle Extrauterinschwangerschaften sind Tubenschwangerschaften. Das Eichen bedarf einer Schleimhaut zu seiner ersten Anlagerung und Entwickelung. Diese findet es ausser im Uterus nur in der Tube. Ovarialschwangerschaften sind früher häufiger, in letzter Zeit seltener beschrieben (Gottschalk, Leopold). Sie sind theoretisch nicht unmöglich, denn die ersten Entwickelungsstadien des Eichens vor der Anlagerung, also noch in der Zona pellucida, können schliesslich noch innerhalb des Graafschen Follikels vor sich gehen (Straatz). Vielleicht dürften ausnahmsweise drüsenähnliche Einschlüsse im Eierstock einmal die ersten Schleimhautfunktionen übernehmen. Bauchschwangerschaften sind unzweideutig noch nicht geschildert und theoretisch unwahrscheinlich. Viel eher dürfte hier die Entstehung in der Ansiedelung eines Eies in einer

Die ersten Stadien der Entwickelung des menschlichen Eies beginnen — auf Grund entwickelungsgeschichtlicher Vergleiche — während der Wanderung durch die Tube. Jede Schwangerschaft ist wahrscheinlich extra-uterin oder tubar, solange noch die Zona pellucida um die Furchungskugel vorhanden ist. Diese schwindet erst, wenn das Ei — nunmehr auf die Uterusschleimhaut angelangt — weitere Nahrung im mütter-lichen Gewebe suchen muss.

Überführung der männlichen Geschlechtszellen in den Körper des Weibes (Kohabitation). Normalerweise wird bei der Ver-einigung der beiden Geschlechter das Sperma in folgender Weise aus dem männlichen in den weiblichen Körper übergeführt: Erregung (Libido) des Erektionscentrums führt zu Hyperämie der Schwellkörper des männlichen Gliedes (Penis), welches nunmehr aus der schlaffen herabhängenden Form in eine feste bogenförmig gekrümmte Gestalt übergeht. Die Form des erigierten Gliedes entspricht der Krümmung der weiblichen Scheide. Nach Einführung des Gliedes, des Haftorgans, das beim Menschen durch sein höchst entwickeltes Werkzeug — die Hand — unterstützt wird, in den angepassten Abschnitt des Aus-führungsganges des weiblichen Genitalkanals wird durch die wiederholten mechani-schen Reizungen der in der Haut der Glans gelegenen nervösen Endapparate eine Erregung des Ejakulationscentrums herbeigeführt, die in explosionsartiger Weise gleichzeitig mit dem Eintritt des höchstgesteigerten Wollustgefühles (Orgasmus) eine Kontraktion der Ausführungsgänge des Hodens, Nebenhodens und Vas deferens, nämlich der Ductus ejaculatorii, hervorruft. Hierbei wird das Sperma durch die Harnröhre nach aussen in die weiblichen Leitungswege geschleudert. Die männliche Blase ist während des Aktes durch die Schwellung der Corpora cavernosa gegen die Harnröhre abgeschlossen. Zur Ejakulation und zur Befruchtung ist die Einführung des Penis in die Scheide nicht un-bedingt erforderlich (Lucina sine concubitu, Litteratur: Schröder, G. Braun, Fehling, Leopold u. a.). In einzelnen Fällen dringt der Penis nur bis in den Eingang der äusseren weiblichen Genitalien vor, und das Ejakulat kann nur hierhin oder in die untersten Abschnitte der Scheide gelangen. Trotzdem sind Schwangerschaften beobachtet worden, z. B. bei Weibern, deren verschlussartig geformter Hymen das Zustandekommen einer Immissio penis in vaginam ausgeschlossen hat. Hier bildet der Hymen ein Geburts-hindernis. Meist kommt bei so unvollkommener Samenabgabe keine Zeugung zustande. Dasselbe gilt für Cohabitatio interrupta, die — übrigens keines-

---

Nebentube zu suchen sein. Sekundäre Ovarial- oder Abdominalschwangerschaften kommen zustande, wenn das aus der Tube herauswachsende Ei die Umgebung zur Bildung des Fruchtsackes mit heranzieht, sei es, dass das Ei zum abdominalen Ende oder einer Nebenöffnung herauswächst oder nach Sprengen der Tube die freie Bauchhöhle erreicht. Das Keim-epithel des Eierstocks kann nicht als gleichwertig einer Schleimhaut angesehen werden, ebensowenig die endotheliale Auskleidung des Cavum peritonei. Vergl. auch unten: Die äussere Überwanderung.

wegs ohne krankhafte Folgen — die Befruchtung verhindern soll; hier sind mir übrigens von zuverlässiger Seite zwei Schwangerschaften bekannt geworden.

Der Verlauf der Samenaufnahme seitens des Weibes ist folgender: Auch hier findet durch sexuelle Erregung eine Hyperämie der äusseren Teile statt. Die Erektion der viel kleiner entwickelten Schwellkörper der Klitoris tritt nicht so zu Tage wie beim Manne. Die Drüsen des Vestibulum vaginae secernieren stärker und besonders aus den Bartholinischen Drüsen des Scheideneinganges findet während der Vereinigung der Erguss der charakteristisch riechenden Sekrete statt. Diese Sekrete dienen einmal zur Erleichterung der Aufnahme des männlichen Gliedes in den schlüpfrigen Kanal, denn die Scheide besitzt keine oder ganz vereinzelte Drüsen. Ferner kommt den Sekreten, besonders in der Tierwelt, durch Erregung des Geruchsorgans eine Anregung der Libido sexualis bezw. der Aufmerksamkeit des männlichen Teiles auf diese Teile, gewissermassen eine verführerische Rolle zu. — Bei der ersten Aufnahme des männlichen Gliedes in den Kopulationskanal — die Scheide — muss die für den erigierten Penis zu enge Falte des Scheidenausganges — der Hymen — gedehnt werden. Meist geschieht dies unter Einreissen und geringer Blutung; gar nicht so selten aber bleibt bei allmählicher Dehnung das Einreissen und Bluten aus und der Hymen wird in seinem Umfange erhalten. Geburten bei erhaltenem Hymen sind daher nichts Seltenes und bei gedehntem Hymen bedeutungslos. Ein wirkliches Hindernis für den Austritt der Frucht pflegen nur jene Fälle abzugeben, wo keine Dehnung des Hymens stattgefunden hat.

Bei diesen Frauen findet sich oft eine Art Anpassung. Durch die wiederholten Kohabitationsversuche wird der vor dem Hymen gelegene Teil, die sogen. Fossa navicularis, allmählich vertieft, sodass allenfalls die Glans penis darin Aufnahme findet und der Hymen hineingestülpt wird.

Das Sperma wird in die Scheide abgelagert. Die beim Weibe auf der Höhe der geschlechtlichen Erregung stattfindende Kontraktion der Becken- und Scheidenmuskulatur trägt zur Entleerung des die Harnröhre durchströmenden Spermas mit bei und hält den abgelagerten Samen in der Scheide zurück[1]). Der Samen gerinnt hier bald gallertig-schleimig und fliesst erst nach Stunden wieder in mehr flüssiger Form ab.

Das hintere Scheidengewölbe ist sackartig ausgebuchtet und empfängt das Ejakulat. In dieses taucht der untere Abschnitt der Gebärmutter — die Portio vaginalis — mit dem äusseren Muttermunde ein. Eine unmittelbare Einspritzung des Samens in den Halskanal des Uterus hinein dürfte nur dann stattfinden, wenn der Halsteil weit offen ist, also bei Mehrgebärenden mit tiefen Narben und Ektropion. Auch hier kann bei der Ejakulation kaum je etwas in das Corpus uteri unmittelbar eingespritzt werden, da die enge Strecke des inneren Muttermundes Widerstand entgegensetzt. Bei Pferd, Hund und Schaf ist es unmöglich, dass der Penis in den Muttermund selbst

---

[1]) Zerreissung oder Erschlaffung dieser Muskulatur und der Scheide sind die Ursache des Samenflusses der Frau und ein Grund zur Unfruchtbarkeit.

eindringt und die Ejakulation direkt in die Gebärmutter **erfolgt. Beim Rind** ist es unwahrscheinlich. Nur beim Schwein wird der Penis **vom Muttermund** aufgenommen (C. H a r m s).

Vordringen der Spermien.

L i t t e r a t u r.

D ö d e r l e i n, Das Scheidensekret und seine Bedeutung für das Puerperalfieber. **Leipzig** 1892.

C h r o b a k - R o s t h o r n, Die Erkrankungen der weiblichen Geschlechtsorgane. **Wien 1900.**

F r a n c k, Tierärztliche Geburtshülfe. III. Aufl. Göring.

G e b h a r d t, Über das Verhalten der Uterusschleimhaut bei der **Menstruation. Vortr. in** d. Berl. Gesellsch. f. Geburtsh. 25. I. 1895.

H e n l e, Zeitschr. f. rat. Med. XVIII. 1863.

H e n s e n, Physiologie der Zeugung Leipzig 1884. In: H e r m a n n s Handbuch.

H o f m e i e r, Zur Kenntnis der normalen Uterusschleimhaut. Centralbl. f. Gynäkol. 1893.

K r i s t e l l e r, Berl. klin. Wochenschr. 1871. Nr. 27 u. 28.

K r a e m e r, De motu spermatozorum. Inaug.-Diss. Göttingen 1842.

L a n d o i s, Lehrbuch der Physiologie. VIII. Aufl.

L o t t, Anatomie und Physiologie der Cervix. Erlangen 1871.

M a n d l, Über die Richtung der Flimmerbewegung im menschlichen Uterus. **Centralbl. f.** Gynäkol. 1898.

R u n g e, Lehrbuch der Geburtshülfe.

S e l i g m a n n, Sitzung d. Hamburger Gesellsch. f. Gynäkol. Centralbl. f. Gyn. 1896.

S i m s, M., Klinik der Gebärmutterchirurgie. II. Aufl. 1870.

Vorrichtungen im weiblichen Organismus, die das V o r d r i n g e n des S a m e n s fördern, sind uns n i c h t bekannt, nur solche zur Aufnahme **und** zum Zurückhalten. Ein Öffnen des Muttermundes bei der Kohabitation ist unbewiesen und theoretisch unwahrscheinlich, denn eine Eröffnung des Uterus-kanales findet nur statt, wenn eine in seiner Höhle befindliche Masse durch Zusammenziehung der gedehnten Muskulatur vorgedrängt wird. Bei leerem Organ wird ein Zusammenziehen nur einen stärkeren Verschluss bedingen. Gegen eine aktive Beteiligung des Uterus spricht nach R u n g e auch die Schwänge-rung in Ohnmacht und Narkose. Denkbar wäre nur, dass der kleine Schleim-pfropf im Cervikalkanal (K r i s t e l l e r) etwas stärker heruntergepresst würde und sich mit Spermafäden bedeckt, die mit der Samenflüssigkeit daran kleben bleiben. Wenn auch dies nicht mit Sicherheit zu beobachten ist, so halte ich es nicht für ausgeschlossen, dass der Schleimpfropf eine innigere Verbindung zwischen U t e r u s und Scheidenkanal herzustellen vermag.

So möchte ich auch die unzweifelhaften Erfolge der Spaltung (Discission der Portio, M. S i m s), bisweilen der einfachen Sondierung unfruchtbarer Frauen erklären, bei denen der äussere Muttermund zwar weit genug für einen Spermafaden und selbst für eine kleine Sonde ist, aber den zähen Schleim des Cervikalkanals zurückhält, wie man mit Spiegel und Sonde leicht erkennen kann.

Die S c h l e i m h a u t des U t e r u s hat alkalische Reaktion, während das Scheidensekret im allgemeinen sauer reagiert, und zwar zufolge einer sehr bald nach der Geburt einwandernden, Milchsäure bereitenden Bakterienart (Döderlein). Nun wissen wir, dass der selbst neutrale bis schwach alkalische Samen in saurer Lösung zu Grunde geht, in schwach alkalischer aber lange beweglich erhalten werden kann. Dass also eine gewisse chemotaktische Beziehung positiv zum Uterus und negativ zur Scheide stattfindet, dürfte nicht zu weit geschlossen sein.

Ein Experiment von Seligmann stützt diese Annahme. Seligmann brachte unter das Deckglas auf der einen Seite normales Vaginalsekret, auf der anderen Seite Cervikalsekret und setzte dazu frisches Sperma. Nach einiger Zeit fanden sich auf der Seite des Vaginalsekrets nur wenige Spermien, die sich nicht mehr bewegten, während auf der Seite des Cervikalsekrets die Spermien in lebhafter Bewegung sich gesammelt hatten.

Das Vordringen des Sperma kommt durch rein aktive Thätigkeit der männlichen Genoblasten zustande und zwar von der Stelle seiner Aufnahme beim Weibe bis zur Begegnung mit der Eizelle. Bei zu engem oder hiebförmigen Hymen muss auch schon der Weg durch die Scheide zurückgelegt werden. Meist beginnt die Wanderung von der äusseren Oberfläche der Portio vaginalis oder dem untersten Abschnitt des Cervikalkanals und geht durch den Uterus und die Tube bis zum Eierstock. Die Spermien besitzen eigene Beweglichkeit. Mittelst der Geissel, dem Schwanze der Spermatozoen, die in peitschenden Schwingungen sich bewegt, wird die ganze Zelle vorwärts getrieben. Die Kraftentfaltung ist im einfachen mikroskopischen Präparat, wo der günstige Faktor der Wärme u. s. w. wegfällt, eine deutliche; amorphe Bröckelchen von Krystallen und kleine Zellen werden beiseite geschoben. Sie lässt sich am besten im Skioptikon betrachten und ist der Bewegung junger Aale am ehesten vergleichbar — schlängelnd, meist dem zugespitzten Kopfende entsprechend geradeaus gehend, bisweilen kreisförmig. Im Skioptikon ist auch der Bau der Spermien wohl erkennbar. Nicht selten trifft man Spermien, die noch einen Teil der Zellsubstanz am Mittelstück — wie einen feinen Schleier mit sich führen. Die Geschwindigkeit der Fortbewegung des Sperma ist gemessen worden. Sie beträgt nach Henle, Landois in einer Minute das 400fache der Länge des Samenkopfes (4–6 μ). Die Schnelligkeit der Vorwärtsbewegung berechnen Kraemer, Hensen auf 1,2 bis 2,7 mm per Minute, Lott auf 3,6 mm. Nehmen wir eine mittlere Geschwindigkeit von 2,5 mm per Minute an, so würde allein die 70 mm lange Uterushöhle erst in ungefähr $^1/_2$ Stunde durchwandert sein; die Tube von ca. 100–120 mm erst in $^3/_4$ Stunden, zusammen $^5/_4$ Stunden. Bei der Kuh findet man nach Frank eine Stunde, beim Kaninchen nach Hensen $2^3/_4$ Stunden nach der Begattung Samen im Eileiter. Wenn noch ein Abschnitt der Scheide zu durchwandern ist, so würde die Zeit noch viel grösser werden. Dabei ist Voraussetzung, dass der Weg eine gerade Linie bleibt, die Geschwindigkeit sich nicht verändert und keine Hindernisse bestehen. Keine dieser Bedingungen ist eigentlich erfüllt, denn die Schleimhaut, besonders in der Tube, ist buchtig und labyrinthartig, wenigstens für eine Samenzelle, und hält diese wahrscheinlich länger zurück (Receptaculum seminis, Henle). Der

Wimperstrom des Uterus und der Tube (Hofmeier, Mandl), der nach aussen hin — zur Scheide zu — gerichtet ist, unterstützt die Fortbewegung der schlagenden Geisseln nicht, was ich gegenüber der Anschauung Gebhardts, dass es sich hier um eine Art Ruderwirkung handle, aufrecht halten muss. Denn diese Cilien sind ja nicht wie Ruder an einem Schiff an der Samenzelle befestigt, sondern stellen eine freie Strömung dar.

Samenaufnahme (geschlechtliche Vereinigung) und höchste geschlechtliche Erregung fallen keineswegs mit der Vereinigung von Sperma und Eichen zusammen. Sie sind beim menschlichen Weibe mindestens um Stunden, oft genug um Tage, vielleicht Wochen von der Imprägnation des Eies getrennt. Der weibliche Orgasmus ist auch zur Befruchtung nicht notwendig (Schwängerung Narkotisierter, ferner sogen. Naturae frigidae).

Mit Recht führt daher Chrobak die Angabe steriler Frauen, bei denen die geschlechtliche Erregung fehlt, auf anderweitige Störungen im Geschlechtsleben zurück. Meist ist hier primär die Empfindung mangelhaft, was dann mehr seitens des Mannes als vom Weibe selbst vermisst wird, aber sie ist auch nicht selten durch masturbatorische Bestrebungen verloren gegangen.

Ich habe in meinen Aufzeichnungen ebenso häufig das Fehlen des Orgasmus bei fruchtbaren und unfruchtbaren gefunden, nur dass die letzteren öfter dies beim Arzte betonen, weil sie darin die Ursache der Unfruchtbarkeit erblicken.

Auch beim Tier ist die Begattung vom Grade der geschlechtlichen Erregung unabhängig, besonders vom Zusammenfallen des Höhepunktes (C. Harms).

Dass die auf der Höhe geschlechtlicher Erregung vom Weibe empfundenen Bewegungen auf Tube und Uterus zu beziehen sind, ist unbewiesen. Es dürfte sich wohl um Kontraktionen der inneren Beckenmuskulatur handeln.

Aufnahme des Eies durch die Tube.

Litteratur.

Fränkel. L., Experimente zur Herbeiführung der Unwegsamkeit der Eileiter. Arch. f. Gynäkol. Bd. 58.

Gottschalk, Centralbl. f. Gynäkol. 1898. Nr. 15.

Hasse. Zeitschr. f. Gynäkol. u. Geburtsh. Bd. 22.

Heil, Der Fimbrienstrom und die Überwanderung des Eies vom Eierstock zur Tube. Arch. f. Gynäkol. Bd. 53.

Kehrer, Beitrag zur vergleichenden und experimentellen Geburtskunde. 2. Heft. Vergl. Physiol. d. Geburt des Menschen und der Säugetiere. Giessen 1868.

Kussmaul, Von dem Mangel u. s. w. der Gebärmutter. S. 313.

Leopold, Arch. f. Gynäkol. Bd. 15.

Leuckart, In: Wagners Handbuch der Physiologie 1833. (Abschnitt Zeugung.)

Lode, Experimentelle Beiträge zur Wanderung des Eies u. s. w. Arch. f. Gyn. Bd. 45.

Luschka, Monatsschr. f. Geburtsh. Bd. XXII. Cit. nach Olshausen, — Veit, Lehrb.

Martin, Krankheiten der Eierstöcke. im Handbuch der Krankheiten der weiblichen Adnexorgane. Leipzig 1899.

Oldham, Proc. Royal Society. Vol. VIII. 377.

Ries, Americ. Journ. of gyn. and obst. 1898. Jan. Centralbl. f. Gynäkol. 1897.
Rokitansky, Allgem. Wiener med. Ztg. 1860.

Die Aufnahme in die Tube ist von seiten des Eies eine
passive, denn in der Zona pellucida und umgeben von einer mehrfachen
Zellschicht ist jede aktive Bewegung des Eichens ausgeschlossen.
Die Frage der Eiaufnahme ist für den Menschen nicht so leicht zu beant-
worten, da der Eierstock völlig frei liegt. Bei den Tieren ist bekanntlich

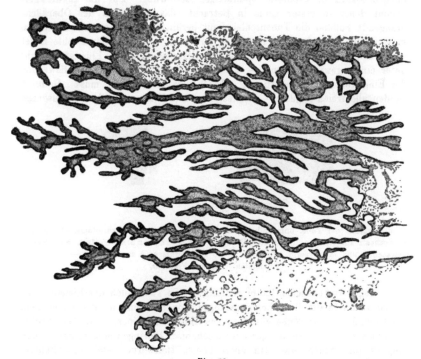

Fig. 23.

Längsschnitt durch das Fimbrienende der Tube (Hämatoxylin). Lupe a*. Eigenes Präparat.

häufig eine Ovarialtasche vorhanden, in welche die Tube hineinmündet, so
dass es z. B. bei dem Pferde, dessen Fruchtbarkeit gering ist, für das Ei fast
unmöglich ist, nicht die Tubenschleimhaut zu berühren. Nur in der Fimbria
ovarii ist beim Menschen eine direkte freie Schleimhautbrücke vom sogen. Tubenpol
des Eierstockes zum Ostium abdominale tubae gegeben. Nun ist freilich auch
beim Weibe die Syntopie der Organe anders beschaffen, als es an den heraus-
genommenen Präparaten erscheint. In situ bedeckt die vielfach (5—15) gefältete
Fimbrienglocke der Tube (Fig. 23) wie ein feiner Pinsel den grössten Teil

der Eierstocksoberfläche und die 2—5 cm lang ausgezogene Fimbria ovarii
heftet die Tube dicht an die Keimdrüse. Nach Martin überlagert die Tube
den beweglichen Eierstock so, dass der Trichter sich tief bis in die Fovea
parauterina senkt und eine Art Bursa darstellt. Auch ist keine eigentliche
Höhle im Beckenperitoneum vorhanden, sondern die Organe liegen beim gesunden Weibe aneinandergedrängt in der tiefsten Höhlung. Ein eigentlicher
Douglasscher „Raum" existiert hier nur in potentieller Form, seine Wandungen stehen in kapillärer spaltartiger Berührung. Für die Eiaufnahme
kommt daher in erster Linie in Betracht, dass der nach der Oberfläche
drängende Follikel die Tubenschleimhaut berührt. Das ausströmende Eichen
muss in die Nähe der Tubenmündung kommen. — In der Bauchhöhle findet
sich bekanntlich stets eine geringe Menge Flüssigkeit. Diese Flüssigkeit steht
unter einem gewissen Druck — dem Bauchdruck, dem auch die Bewegung
der Eingeweide und die Atmung (Heil) zugezählt werden muss. Dadurch
werden alle freien Ergüsse — Ascites, Blut und Eiter — nach dem Ausgange

Fig. 24.

Flimmerepithel der Tube, unmittelbar nach Exstirpation bei einer Ovariotomie abgeschabt,
in Kochsalz aufgefangen, unter dem Deckglas mit Methylenblau gefärbt, mit Wasser
gewaschen und in Glycerin aufgehellt. — a Epithelfetzen, b zwei Zellen. — Oc. 4. Öl-
Immersion. Eigenes Präparat.

zu in den Douglasschen Raum gedrängt[1]). So kann auch das Eichen nicht
irgend wohin in die Bauchhöhle gelangen, sondern muss im Becken bleiben.
Die Öffnungen in der Tube gestatten das Eintreten kleiner, in der Bauchhöhle
befindlicher Körperchen, die geradezu mechanisch hineingepresst werden. Auch
mag es vorkommen, dass ein unter hohem Innendruck stehender Follikel
platzend seinen Inhalt gegen die Tubenmündung spritzt; im allgemeinen
dürfte ein solcher „projektiler Apparat" (Leuckhart) wenig geignet für die
Eiaufnahme sein. Meist freilich dürfte das Eichen langsam ausfliessen, denn
im Experiment tritt erst der Liquor aus, dann löst sich das Ei und tritt
als kleine weisslich-rote Flocke zu Tage.
     Das Epithel der Tube ist ein einschichtiges Flimmerepithel
(Fig. 24), dessen Bewegung von der Bauchhöhle nach dem Uterus hin, also

---

[1]) Das Gleiche ist der Fall mit Geschwulstbröckeln, (z. B. abfallenden Auswüchsen
bösartiger Geschwülste) und Entzündungsprodukten (z. B. der Tuberkulose), deren Knollen
im Douglasschen Raum meist früher fühlbar sind als an irgend welchen anderen Stellen
der Bauchhöhle.

nach aussen gerichtet ist, wie dies bei allen Flimmerepithel tragenden Schleim-
häuten der Fall ist. Diese Flimmerbewegung, die im Klimakterium fehlt
(Chrobak und Rosthorn), besorgt die Weiterbeförderung aller der Tubenschleimhaut sich auflagernden Elemente [1]). Ihr gesundes Verhalten ist eine
der wesentlichsten Bedingungen für die Eileitung, mithin auch für die Fruchtbarkeit des Weibes. Man hat an Tieren den direkten Beweis für diese Richtung des Wimperstroms erbracht, indem man Farbstoffpartikelchen oder die
mikroskopisch sehr gut nachweisbaren Askarideneier in die Bauchhöhle hinein-
schwemmte. Sie werden im Uterus und nach kurzer Zeit in der Scheide
sichtbar (Lode) [2]).

Äussere Überwanderung.

Nicht immer gelangt das Ei in die Tube derselben Seite; es findet,
wie man sagt, äussere Überwanderung in die andere Tube statt. Der
Beweis für die äussere Überwanderung ist beim Menschen z. B. darin zu erblicken, dass ein Corpus luteum verum etwa auf der rechten Seite besteht
und eine Tubenschwangerschaft auf der linken oder eine Schwangerschaft im
anderen Nebenhorn (Luschka), oder dass eine Schwangerschaft nach Exstirpation einer Tube und des anderen Eierstockes eintritt). Unter den letzterwähnten Bedingungen gelang es Leopold bei acht Tierversuchen zweimal Schwangerschaft herbeizuführen.

Allerdings ist hier Vorsicht in der Beurteilung zu üben, denn wir haben in den
letzten Jahren Fälle kennen gelernt, in denen nach Entfernung beider Tuben Schwangerschaft eintrat, also die Eileitung durch einen Tubenstumpf erfolgt sein muss (L. Fränkel).
Dass der zurückgebliebene und unterbundene Tubenstumpf sich öffnet, ist u. a. von Ries
nachgewiesen. Man hat dies bei Operationen zu berücksichtigen. Es ist daher auch keineswegs ausgeschlossen, dass ein Weib, dessen Tuben in der früher üblichen Weise unter
Zurücklassung des isthmischen Teiles exstirpiert worden sind, intrauterin schwanger wird,
ebensowenig wie die blosse Durchschneidung des Eileiters eine sichere Sterilisierung herbeiführt (L. Fränkel). Auch ein accessorisches Ostium (Sänger) und eine Nebentube vermögen gelegentlich ein Ei aufzunehmen.

Die äussere Überwanderung bietet beim Menschen eigentlich keine besondere Schwierigkeit der Erklärung. Nach Hasse liegen die Tuben zu
den Eierstöcken so, dass sie sich mit ihren Fimbrien auf dem Uterus berühren
können und die Eierstöcke gewissermassen in einer kapillaren Tasche liegen,
die von beiden Tuben gebildet ist. Die stärkere Wimperung der einen Tube
führt das Ei dann in ihren Bereich. Dass dieses nicht der einzige Grund

---

[1]) Bewegungen der Fimbrien beobachtete Hensen beim Kaninchen und Meerschweinchen.

[2]) Die Annahme, dass eine fortwährende Aufnahme peritonealer Flüssigkeit durch die
Tuben stattfindet (Chrobak und Rosthorn), die dann auf dem Wege durch den Uterus
wieder resorbiert wird, dürfte nicht so weit gefolgert sein. Kennen wir doch auch Infek-
tionen der Tube auf diesem Wege: durch Typhusbakterien, Colibakterien (z. B. bei Typh-
litis) etc.

für die äussere Überwanderung sein kann, beweist uns die äussere Überwanderung bei Tieren, wie Kehrer bei Schaf, Katze und Ziege, ich
selbst bei der Hündin z. B. zu beobachten Gelegenheit hatten. Hier liegen
die Eierstöcke und Tuben ungefähr am unteren Nierenpol. Der Weg, den
das Ei von einer Seite zur anderen zurückzulegen hat, ist relativ ein weit
grösserer.

Eileitung.

Litteratur.

Bischoff, Beiträge zur Lehre von der Menstruation und Befruchtung. Henle u. Pfeuffers
    Zeitschr. f. rat. Med. N. F. IV. Bd. 1855.
Burkhart, Die Implantation der Eier der Maus in die Uterusschleimhaat u. s. w. Arch.
    f. mikr. Anatomie. Bd. 57.
Selenka, Studien über die Entwickelungsgeschichte der Tiere: das Opossum. Wies-
    baden 1886.
Sippel, Deutsche med. Wochenschr. 1892. Nr. 37. Monatsschr. f. Geb. u. Gynäkol. 1897.
    Bd. V. Centralbl. f. Gynäkol. 1901. Nr. 12.
Sobotta, Die Befruchtung und Furchung der Eier der Maus. Arch. f. mikr. Anatomie.
    Bd. 45.
v. Spee, Vorgänge bei der Implantation des Meerschweincheneies in die Uteruswand.
    Verhandl. d. anat. Gesellsch. X. Versamml. Berlin 1896.
Derselbe, Die Implantation des Meerschweincheneies etc. Zeitschr. f. Morphol. u. Anthro-
    pologie. Bd. 3.
v. Winckel, Lehrbuch der Geburtshülfe. Leipzig 1893.

Jedes befruchtete Ei wandert durch die Tube. Jede
Schwangerschaft beginnt ausserhalb des Uterus. Die Zeit, in
der das menschliche Ei in der Tube verweilt, ist nur annähernd zu bemessen.
Bei der Kleinheit des Körpers und der Länge des Weges dürften gerade so,
wie dies beim Tier der Fall ist, einige Tage darüber vergehen.

Die Eibeförderung dauert beim Wiederkäuer nach Bischoff 4—5
Tage, beim Hunde 8—10 Tage (Bonnet), bei der Maus 4—5 Tage (Sobotta,
Burkhard), beim Meerschweinchen mindestens 7 Tage (v. Spee) und beim
Opossum 5 Tage (Selenka).

Sie dürfte beim Menschen auf 4—8 Tage zu schätzen sein; ungefähr
würde das Ei mithin um die Zeit der erwarteten, aber ausbleibenden Menstruation in den Uterus gelangen.

Der verschiedenen Länge des Eileiters dürften vielleicht Unterschiede
in der Dauer der Einwanderung und des zeitlichen Eintrittes in den Uterus
entsprechen.

Das Ei ist eigener Bewegung nicht fähig. Auch kann es nicht wie ein
Tropfen im Harnleiter herunterrinnen, sondern bildet in seiner zelligen Hülle
von Eiepithel und Granulosa ein Gallertflöckchen, das durch keine vis a tergo
vorwärts geschoben wird. Ein einziges Mal ist ein auf der Wanderung begriffenes unbefruchtetes Ei gefunden worden: und zwar von Hyrtl. Er berichtete darüber — nach Bischoff — wie folgt:

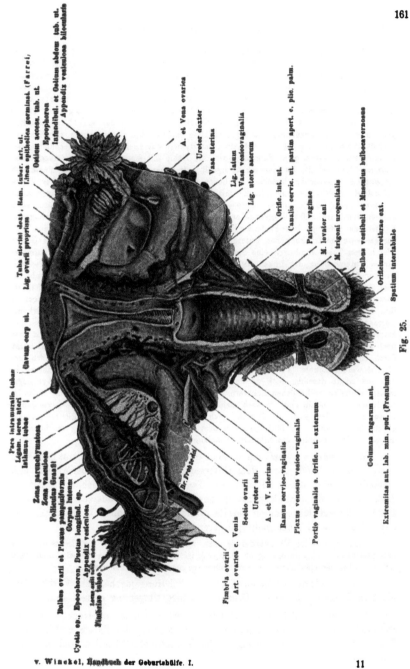

Fig. 25.

„Therese Michal, 17 Jahre alt, früher stets gesund, wurde am 10. Oktober von ihrer Mutter, einer armen aber achtbaren Frau, mit Peritonitis und Infarctus pulmonis dextri in das k. k. Krankenhaus zu Prag und folgenden Tages in die Klinik des Herrn Professor Oppolzer gebracht, woselbst sie bereits mittags 12 Uhr verstarb. Von der Anamnese, Diagnose etc. ist hier nur das eine von Interesse, dass diese Person nur zweimal in ihrem Leben menstruiert war und zwar das letzte Mal zwei Tage vor ihrer Aufnahme in das Krankenhaus, am 8. Oktober. Auch von der am 13. angestellten Sektion ist nur zu erwähnen, was die Genitalien betrifft. Die Brüste waren ziemlich entwickelt, der Schamberg schwach behaart. Der Hymen war noch unverletzt vorhanden, der Uterus ziemlich gross, seine Substanz derb, die Höhle mit einer ansehnlichen Menge dickflüssigen Blutes erfüllt, die Schleimhaut desselben in höherem Grade aufgelockert, einem halb geronnenen, plastischen Exsudate ähnlich. Die Schleimhaut beider Tuben war etwas suffundiert, aufgelockert und reichlich mit Schleim bedeckt. Beide Eierstöcke waren ziemlich gross, aber an dem linken zeigte sich ein geborstener Follikel von der Grösse einer grossen Haselnuss, mit halb geronnenem Blute erfüllt und lappigen, nach einwärts gezogenen Rändern der Öffnung. Herr Professor Hyrtl erhielt die Genitalien noch an demselben Tage zur genaueren mikroskopischen Untersuchung. Weder in der Scheide noch in dem Uterus oder in den Tuben fand sich eine Spur von Spermatozoiden. Aber bei der sehr aufmerksamen Untersuchung der linken Tube fand Prof. Hyrtl in demjenigen Teil derselben, welcher durch die Substanz des Uterus geht, das ihm sehr wohl und genau bekannte Eichen mit allen seinen charakteristischen Eigenschaften, wohl schon etwas matt und trübe, aber doch vollkommen bestimmt erkennbar. Ja, Herr Prof. Hyrtl glaubt, sogar noch in ihm das Keimbläschen erkannt zu haben. Dieses würde nun allerdings eine bemerkenswerte Abweichung ausmachen, da bekanntlich das Keimbläschen aller Eier, wenn sie den Eierstock verlassen haben, verschwunden ist. Doch ist eine Beobachtung desselben in dem noch geschlossenen Eie meist so schwierig und undeutlich, dass Prof. Hyrtl wohl leicht durch eine etwas lichtere Stelle im Dotter, die Stelle, wo es sich vielleicht befinden, getäuscht werden konnte. Prof. Hyrtl liess das Eichen sogleich von seinem Zeichner zeichnen und zeigte dasselbe noch an demselben Tage in seiner Vorlesung über Physiologie seinen zahlreich vorhandenen Zuhörern. Hiernach ist an diesem Faktum gewiss nicht im mindesten zu zweifeln und, da auch nicht der entfernteste Gedanke an vorausgegangenem Koitus Platz findet, so ist damit wohl auch der Austritt des Eies in den Eileiter und zugleich, dass dasselbe nur fünf Tage von dem Anfang der Menstrualblutung an brauchte, um bis in das Endstück des Eileiters zu gelangen, erwiesen.

Wenn man, wie Verf., der Ansicht ist, dass die Menstruation erst nach dem Platzen des Follikels bezw. dem Untergang eines reifen Eies bei Atresie sich einstellt, so wäre dieses Ei über fünf Tage auf der Wanderschaft. Wird die Zeit, die das Ei normalerweise in der Tube verweilt, überschritten, sodass spätere Entwickelungsstadien bereits erreicht werden, dann kann das Ei den engen Tubenkanal nicht mehr passieren (v. Winckel).

Dass die äussere Überwanderung eine wesentliche Rolle bei der Entstehung der extrauterinen Schwangerschaft spielt (Sippel), ist theoretisch nicht unwahrscheinlich, lässt sich indes bei der Häufigkeit des Vorkommnisses noch nicht sicher sagen.

Nach v. Winckel kommen bei der Eileitung mechanische Verhältnisse nicht in Frage, so lange die Organe und ihre Umgebung gesund sind.

Der Tubenkanal (Fig. 25) ist eine bis zu 12 cm lange Strecke; auf dem Durchschnitte stellt das Lumen infolge der vorspringenden Falten und Schleimhauterhebungen ein sternförmiges‘ durch zahlreiche Strahlen und Buchten gefeldertes Bild dar.

Der interstitielle, in der Uteruswand gelegene Teil ist ein zum Uterus hin offener, ungefähr dreieckiger Gang; er zeigt nur wenige niedrige unverästelte Falten.

Die Fortbewegung des befruchteten Eies durch die Tube wird durch den Cilienschlag und die Muskulatur der Tube unterstützt. Die Tube besitzt eine starke, fiederförmig geordnete Ringmuskulatur (Mandl, Chrobak-Rosthorn), nach aussen davon finden sich longitudinale Bündel. Über die Richtung der normalen Tubenperistaltik können wir beim Menschen nur Vermutungen hegen. Wahrscheinlich dürfte es sich hier ebenso verhalten wie mit der Harnleiterperistaltik, dass im allgemeinen ihre Richtung eine nach aussen leitende ist, aber auch einmal entgegengesetzt verlaufen kann.

Tubenwehen beobachtet man bei Extrauterinschwangerschaften und auch bei entzündlichen Erkrankungen. Der sogenannte Tubenabort, bei dem das in der Tube angesiedelte Ei zum Fimbrienende hinausgeschickt wird, kann nicht ohne weiteres für ein Beispiel der normalen Muskelarbeit angesehen werden. Die Tubenlichtung ist hier überdehnt, das abdominale Ende durch das wachsende Ei eröffnet und durch Blutgerinnsel erweitert.

Die weibliche befruchtungsfähige Geschlechtszelle — das Ei — Ovulum.

Litteratur.

(Vergleiche auch die vorigen Abschnitte.)

Assheton, Reinvestigation in the Early Stages of the Developpement of the Rabbit. Quart. Journ. of micr Sc. 1896. pag. 113—164.

Barry, Researches in Embryology. Philos. Transact. of the Royal. Soc. of London. 1839.

Bonnet, Beiträge zur Embryologie des Hundes. Anat. Hefte. 1897.

Derselbe, Giebt es bei Wirbeltieren Parthenogenesis? Ergebn. d. Anat. u. Entwickelungsgeschichte. Bd. IX. 1900.

Schenk, Lehrbuch der Entwickelungsgeschichte. Wien 1896.

Das Ei des Menschen gehört zu den einfachen Eiern mit geringer Menge von gleichmässig im Protoplasma verteilten Reservestoffen (Alecithal). Es gehört in dieselbe Klasse wie das Ei der Säugetiere und des Amphioxus. Es zeichnet sich vor den anderen durch seine Durchsichtigkeit aus. Die innere Schicht zeigt nur geringfügige Trübung und feinere Körner als bei anderen Säugern und niedreren Tieren.

Die Reiferscheinungen, welche der Befruchtung vorausgehen müssen und ohne die z. B. beim niederen Tier der Samenzusatz ohne Befruchtung bleibt, sind beim menschlichen Ei noch nicht sicher beobachtet. Im Tierreich sind sie aber so gleichmässig und nur mit geringen Abänderungen beobachtet, dass wir uns einstweilen für den Menschen die Vorgänge ähnlich, wenn nicht gleich, zu denken haben. Ein Ei, in dem ein Keimbläschen noch erkennbar ist — ein Ovocyt —, ist niemals befruchtungsfähig. Der Kern löst sich erst in einzelne Bestandteile auf und wandelt sich zu einem sehr kleinen Eikern um. Dabei entstehen ausnahmslos Polzellen. Der Darstellung von Hertwig und Sobotta teilweise folgend entnehmen wir den bisherigen Arbeiten folgende thatsächliche Vorgänge: Bei der Reifung rückt das Keim-

11*

bläschen an eine Stelle der Oberfläche des Eies empor (animaler Pol); Kernmembran und Fadennetz zeigen eine Art Rückbildung nnd der Kernsaft vermischt sich mit dem Protoplasma. Aus den Kernsegmenten (Chromosomen)
entwickelt sich eine Kernspindel (Richtungspindel). Die „Kernspindel"
stellt im Pflanzen- und Tierreich das Vorstadium der Zellteilung dar. An der Stelle, wo diese Spindel an die Dotterfläche anstösst,
bilden sich — noch vor dem Follikelsprung (Szymonowicz) — durch Knospung
zwei Polzellen oder Richtungskörper. Diese sind voll entwickelte
kleine Zellen, mit Protoplasma, Kern und manchmal sogar Deutoplasma — abortive
Eizellen, die in der Zona pellucida bleiben (Taf. F u. Fig. 40 u. 41). Nach diesem
Vorgange bleibt der Rest der Kernspindel in der Dotterrinde als Eikern
zurück. Bei Wirbeltieren, mit Einschluss des Menschen, giebt es keine Parthenogenesis (Bonnet). Die als Furchung gedeuteten Teilungsvorgänge an
unreifen Vorstufen von Ovarialeiern sind degenerative Teilungen, oft mehr-
oder vielkernige oder kernlose Teilstücke mit Erscheinungen von Degeneration:
Vakuolen, Fetttröpfchen, Protoplasmadestruktion. Nach Sobotta zeigen die
unbefruchteten Eier der Maus nach vier Tagen noch keine Spur einer
Furche (Taf. F, Fig. 39). Zu dieser Zeit sind die befruchteten Eier schon
in 24 Blastomeren geteilt, die unbefruchteten Eier dagegen gehen ungeteilt
mit ihrer Richtungsspindel zu Grunde.

Bei der Maus bilden nach Tafani nur $^1/_5$ der Eier, nach Sobotta
$^9/_{10}$ zwei Richtungskörper, die übrigen einen, sehr wenige drei. Der eine
Richtungskörper wird vor dem Eintritt des Spermium abgestossen, der zweite
beim Eindringen, also während der Befruchtung (s. Tafel F). Zu den
Reifezeichen gehört nach Schenk die Lockerung der Zwischensubstanz der
Corona radiata-Zellen, die das Eindringen der Spermatozoen erleichtert. Das
Eindringen des Spermium wurde zuerst von Barry (1838) beobachtet. In den
Dotter (Plasma) eines gesunden Eies dringt nur ein einziger Samenfaden
(Monospermie). Das Eindringen ist wahrscheinlich an jeder Stelle der Ei-
kugel möglich. Auf der Eihülle und dem nunmehr zwischen Dotter und
Zona pellucida vorhandenen perivitellinen Spaltraum finden sich zahlreiche
Spermien.

Bonnet fand noch am 18. Tage nach der letzten Begattung auf der
Oberfläche einer Hundekeimblase, deren Embryonalschild schon eine Rücken-
furche zeigte, unter dem in Auflösung begriffenen Prochorion in allen ihren
Teilen vollkommen erhaltene Spermien. Es ist dadurch auch die Angabe
Bossis, dass sich Spermien 17 Tage lang erhalten, die z. B. Chrobak und
v. Rosthorn anzweifeln, sehr wahrscheinlich gemacht.

Die Möglichkeit der Befruchtung einer Polzelle, die sich noch relativ lange zwischen
Oolemm und Blastomeren (s. u.) halten, ist nach Bonnet keineswegs ausgeschlossen.

---

[1]) Wo Polyspermie wie bei Reptilien und wahrscheinlich auch bei den Vögeln besteht, tritt auch nur ein Spermium in Wirksamkeit. Boveri erblickt darin eine Anpassung,
damit bei der grossen Dottermasse dieser Tiere und Eintritt mehrerer Spermakerne mehr
Aussicht besteht, dass einer davon rechtzeitig den Eikern auffindet.

Tafel F.

Erklärungen zu Tafel F.

(Nach Sobotta, Die Befruchtung und Furchung der Eier der Maus. Arch. f. mikr. Anat. Bd. 45. 1895.)

Fig. 26. Zwei Eier mit den umgebenden Granulosazellen im erweiterten Anfangsteil der Tube. Vergr. 50 mal.

„ 27. Eingedrungener Samenfaden mit bereits aufgequollenem Kopf. Vergr. 1500 mal.

„ 28. Ei in der Dyasterphase der ersten Richtungsmitose. Eingedrungener Spermatozoenkopf. Vergr. 500 mal.

„ 29. Zweite Richtungsspindel schräg stehend. Chromosomen ungeteilt; abgestossenes Richtungskörperchen mit einzelnen Chromosomen, noch kein ruhender Kern. Vergr. 1500 mal.

„ 30. Dispiremstadium der zweiten Richtungsmitose mit Centralspindelkörperchen. Vergr. 1500 mal.

„ 31. Ei; soeben gebildete Vorkerne. Vergr. 500 mal.

„ 32. Ei mit Vorkernen: grosser Nukleolus im Spermakern. Vergr. 500 mal.

„ 33. Schleifenbildung in den Vorkernen. Vergr. 500 mal.

„ 34. Die Schleifenknäuel mit Centrosoma. Vergr. 1500 mal

„ 35. Ei mit erster Furchungsmitose. Vergr. 500 mal.

„ 36. Ei im Dyasterstadium der ersten Furchungsmitose. Vergr. 500 mal.

„ 37. Ei im Dispiremstadium der ersten Furchungsmitose. Vergr. 500 mal.

„ 38. Ei aus 12 Furchungskugeln, Mitose in zwei der Furchungskugeln. Vergr. 500 mal.

„ 39. Unbefruchtetes Tubenei am dritten Tage nach der Ovulation.

chs Chromosomen, *ek* Eikern, *rk*, *rk₁*, *rk₂* Richtungskörperchen, erstes, zweites Richtungskörperchen, *schw* Schwanz des Samenfadens, *spk* Spermakern.

Verlag von J. F. Bergmann, Wiesbaden

Assheton fand Polzellen zwischen den Blastomeren eines Kanincheneies. Sobotta bildet sie ebenfalls in späteren Furchungsstadien (25 Kugeln) ab
(Fig. 42).

Die Vereinigung der Geschlechtszellen — Konjugation — Imprägnation.

Litteratur:

van Beneden and Neyt, Nouvelles recherches sur la fécondation. Bull. de l'Acad. de
Belgique. 1887.
Boveri, Th.. Zellstudien. I. Die Bildung der Richtungskörperchen bei Ascaris megalocephala
u. Ascaris lumbricoides. Jenaische Zeitschr. f. Naturwiss. Bd. XXI. N F. Bd. XIV. 1887.
Derselbe, Über Differenzierung des Zellkernes während der Furchung des Eies von Ascaris
megalocephala. Anat. Anz. 1887.
Derselbe, Befruchtung. Referat in Merkel-Bonnet: Ergeb. d. Anat. u. Entwickelungs-
geschichte. 1891.
Cohn, L., Die willkürliche Bestimmung des Geschlechts. Kritische Beleuchtung. Würz-
burg 1898.
Fick, Über die Reifung u. Befruchtung des Axolotleies. Zeitschr. f. wiss. Zoologie. 1893. Bd. 56.
Fol, Le quadrille des centres, un épisode nouveau dans l'histoire de la fécondation. Arch.
d. sc. phys. nat. de Genève. 3. Série. T. XXV. 1891.
Haeckel, Zellseelen und Seelenzellen. Bonn 1878. Gesammelte populäre Vorträge aus
dem Gebiete der Entwickelungslehre.
Derselbe, Die Welträtsel. Gemeinverständliche Studien über monistische Philosophie.
Bonn 1899.
Heape and Huckley, Proceed. royal Soc. Vol. 48. 1890.
Hertwig, O., Beiträge zur Kenntnis der Bildung, Befruchtung und Teilung des tierischen
Eies. I. Morph. Jahrb. 1875.
Pfeffer, Untersuchungen aus dem botanischen Institut zu Tübingen. Bd. I. 1884.
Van der Stricht, La maturation et la fécondation de l'œuf de l'amphioxus. Arch.
biol. Bd. 14. 1896.
Waldeyer, Über Karyokinese und ihre Beziehung zu den Furchungsvorgängen. Arch. f.
mikr. Anat. Bd. 32. 1888.
Wilson and Matthews, Maturation, fertilization and polarity in the echinoderm egg.
New light on the quadrille of the centres. Journ. of Morphology. 1895.

An der Berührungs- bezw. Annäherungsstelle des zuerst vordringenden
Spermium erhebt sich am Ei ein kleiner protoplasmatischer Hügel, der
Empfängnishügel — Cône d'attraction —; möglicherweise hängt dieser mit
Quellung des Spermatozoenkopfes (Sobotta) zusammen. Es lässt sich
übrigens auch schwer vorstellen, wie der mit Nährstoffen überladene Dotter
sich aktiv erheben kann.

Hier bohrt sich der durch die Granulosazellen vorgedrungene Kopf ein
— äussere Kopulation (Taf. F, Fig. 27). In letzter Linie dürften hier chemische
Beziehungen vorhanden sein. Pfeffer wies die anziehende Wirkung bestimmter
chemischer Substanzen auf Sporen und ähnliche Gebilde nach. Der innere
Befruchtungsakt, die Verschmelzung des männlichen und weiblichen
Zellkernes (van Beneden) vollzieht sich bei den Echinodermen, an denen
die klassischen Arbeiten von O. Hertwig ausgeführt wurden, in ungefähr

20 Minuten, beim Seeigel (Toxopneustes lividus) in 10 Minuten. Der Faden entzieht sich bald der Wahrnehmung, der Kopf dringt langsam vor und schwillt zu einem kleinen Bläschen — Samenkern — (Spermakern, männlicher Vorkern) an. Dieser trifft mit dem Eikern oder weiblichen Vorkern, denen beiden eigene amöboide Bewegungsfähigkeit zuzusprechen ist, zusammen.

Bei der Maus (Taf. F) bleibt der männliche Vorkern, der nur einen Nukleolus birgt, von dem weiblichen, welcher mehrere besitzt, zunächst unterschieden. Dann hört der Unterschied auf, indem sich beide Kerne in einen langen Chromatinfaden umwandeln. Beide Kerne sind zuerst von einem Protoplasmahof umgeben und nach aussen von einer gemeinsamen Strahlung umschlossen. Eine solche Strahlenfigur des Dotters hat sich schon vorher um den Samenkern gebildet. Der Samenfaden löst sich im Protoplasma auf, der Kopf wird zum Samenkern, das Mittelstück zum Centrosoma (Amphioxus, van der Stricht, Maus, Sobotta etc.). Die Verschmelzung der beiden Kerne (Kaninchen, Meerschweinchen, Fledermaus) bildet den Furchungskern, einen vielfach gewundenen Chromatinfaden — Embryonalkern. Sie können aber bei einzelnen Tieren (Wirbellose, Maus) auch noch längere Zeit neben einander ruhen.

Neben dem Samenkern findet sich das Centrosoma. Es stammt wahrscheinlich von dem Mittelstück des Samenfadens her (Fick, Axolotl, Mead, Chiropterus, Sobotta, Maus und Amphioxus). Es bildet den Ausgangspunkt der ersten Teilungsfigur. Die reife Eizelle besitzt kein Centrosoma (Boveri). Ihr Centralkörperchen ist zu Grunde gegangen (Hertwig). Die von Fol geschilderte Quadrille der Centralkörperchen ist nach Boveri, Matthews und Wilson nicht bestätigt. Das Centrosoma der ersten Furchungsspindel wird vielmehr vom Samenkörperchen neu eingeführt. Die sinnliche Empfindung der beiden Geschlechtskerne — erotischer Chemotropismus — bildet eine neue Zelle — Stammzelle (Cytula Haeckels).

Bei der ersten Furchung des Eies in zwei Tochterzellen erhält, wie beim Pferdespulwurm [Ascaris megalocephala] (Boveri) festgestellt wurde, jeder ruhende Kern die gleiche Hälfte Nukleochromatin (Flemming) vom Ei wie vom Samenkern. Die Chromosomen (Waldeyer) der ersten Furchungsspindel sind zur Hälfte väterlicher, zur anderen Hälfte mütterlicher Abkunft. Sie stimmen in ihrem Aussehen und ihren Reaktionen vollkommen mit einander überein und es besteht kein Grund, irgend eine geschlechtliche Differenz zwischen ihnen anzunehmen. Alle Zellen, die sich durch Teilung von dem befruchteten Ei ableiten, führen zur Hälfte Chromosomen von rein väterlicher, zur anderen Hälfte von rein mütterlicher Abkunft. Omne vivum ex ovo (Harvey).

Mit der Bildung des Centralkörpers der ersten Teilungsfigur ist der Befruchtungsvorgang abgeschlossen. In den geschilderten Vorgängen ist die ununterbrochene Fortsetzung der elterlichen Zellen und Verbindung zu einem gemeinsamen Individuum gegeben und damit die Vererbung von beiden Eltern her vollzogen.

„Der spezielle Erfolg der Befruchtung ist die Fernhaltung des Todes vom Keim der Species und dessen Produkten" (Hensen).

Die befruchtete Eizelle besteht materiell aus Elementarteilen beider elterlicher Körper. Sie ist die individuelle Stammzelle, mit ihr beginnt die Existenz eines neuen Organismus. Mit der Vereinigung der zwei höchst differenzierten Zellen und mit der Verbindung ihrer Kerne, aus denen ein neues Individuum derselben Art hervorgeht, ist eine reelle morphologische Grundlage für die Vererbung geschaffen. „Die Vererbung ist eine physiologische Funktion des Organismus" (Haeckel). Sie wird uns freilich erst in der späteren Entwickelungszeit wahrnehmbar. Die Grundeigenschaften können aber nicht mehr durch äussere Momente verdrängt werden. Das „Versehen" ist eine Fabel, die weder auf Mensch- noch Tierentwickelung einwirkt. Nur Ernährung und Wachstum können noch beeinflusst werden.

Heape und Huckley berichten über folgendes Experiment (cit. nach L. Cohn): Es giebt zwei deutlich verschiedene Kaninchenrassen (belgische und Angora). Das befruchtete Ei der einen Rasse wurde in die Tube der anderen übertragen. Die Jungen zeigten die Merkmale der Rasse, von der Ei und Sperma stammten.

Die Rasse ist also nicht von der Ernährung bestimmbar, sondern im befruchteten Ei festgelegt.

Schema menschlicher Fortpflanzung.

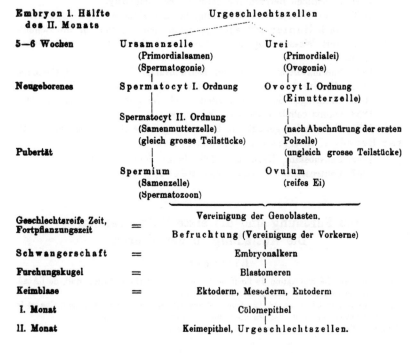

Embryon 1. Hälfte des II. Monats		Urgeschlechtszellen
5—6 Wochen	Ursamenzelle (Primordialsamen) (Spermatogonie)	Urei (Primordialei) (Ovogonie)
Neugeborenes	Spermatocyt I. Ordnung	Ovocyt I. Ordnung (Eimutterzelle)
Pubertät	Spermatocyt II. Ordnung (Samenmutterzelle) (gleich grosse Teilstücke)	(nach Abschnürung der ersten Polzelle) (ungleich grosse Teilstücke)
	Spermium (Samenzelle) (Spermatozoon)	Ovulum (reifes Ei)
Geschlechtsreife Zeit, Fortpflanzungszeit	=	Vereinigung der Genoblasten. Befruchtung (Vereinigung der Vorkerne)
Schwangerschaft	=	Embryonalkern
Furchungskugel	=	Blastomeren
Keimblase	=	Ektoderm, Mesoderm, Entoderm
I. Monat		Cölomepithel
II. Monat		Keimepithel, Urgeschlechtszellen.

Geschichtliches.

Das Ei.

Entdeckungen.

1652. Omne vivum ex ovo Harvey.

1668. Der „Follikel" de Graaf.

1827. Das „Ei" des Menschen C. E. v. Baer.

1825. Der Kern (Keimbläschen) beim Vogelei Purkynje.

1835. Das Kernkörperchen (Keimfleck) Wagner.

1837. Der Kern beim Säugetierei. Coste.

1837. Die Polkörperchen. Dumortier bei Gasteropoda.

1842. Entwickelungsgeschichte des Kanincheneies.

1854. Die Zona pellucida beim Kaninchen Remak, Bischoff.

Der Samen.

Entdeckungen.

1677. Die Spermatozoen. L. Hamm, Leeuwenh'oek.

1764. Künstliche Befruchtung beim Lachs. Jacoby.

1770, 1785. Künstliche Befruchtung bei der Hündin. Spallanzani.

? Nach Hunter soll ein Hypospade sein Sperma in die Scheide seiner Frau mit Wasser eingespritzt haben und Befruchtung erzielt haben (v. Busch).

1824. Spermatozoon Träger der Befruchtung. Prévost und Dumas.

1836—43. Spermatoblasten oder unreife Spermatozoen. v. Siebold.

1838. Eindringen des Spermafaden durch die Zona in das Ei. Barry.

1858. Omnis cellula e cellula. Virchow.

1875. Ein Faden genügt zur Befruchtung. Die Kopulation der Kerne. van Beneden, O. Hertwig, Bütschli, Fol.

1882. Zellsubstanz, Kern- und Zellteilung. Flemming.

1887. Centrosoma. Boveri, van Beneden und Neyt.

Die Furchung und die erste Entwickelung. — Die Ausladung in den Uterus.

Litteratur.

van Beneden, La maturation de l'œuf, la fécondation des Mammifères. Bull. de l'Acad. royale de Belgique. 2. Sér. T. XL. Nr. 12. 1875.

van Beneden et Charles Julin, Observations sur la maturation, la fécondation et la segmentation de l'œuf chez les Cheiroptères. Arch. de biol. T. I.

Bischof, Entwickelungsgeschichte des Kanincheneies. 1842.

D r i e s c h, Entwickelungsmechanische Studien. Zeitschr. f. wissensch. Zoologie. Bd. 53
u. 55. Arch. f. Entwickelungsmechanik. Bd. I.
H e a p e, The development of the mole (Talpa europea). Quart. Journ. of micr. Science.
1883.
H e r t w i g, O., Lehrbuch der allgem. Anatomie u. Physiologie. 1898. Bd. 2.
K e i b e l, Zur Entwickelungsgeschichte des Igels. Anat. Anz. 1888.
D e r s e l b e, Zur Entwickelungsgeschichte der Chorda bei Säugern. Arch. f. Anat. u. Physiol
1889.
K o e l l i k e r, Entwickelungsgeschichte des Menschen und der höheren Tiere. Leipzig 1882.
S c h u l t z e, O., Grundriss der. Entwickelungsgeschichte des Menschen und der Säugetiere.
Leipzig 1897.
W i l s o n, On multipl. and partial. developement in amphioxus. Anat. Anz. 1872.

Die nächsten Stadien der Furchung vollziehen sich innerhalb der als
Schutzeinrichtung aufzufassenden Zona pellucida, die sogar bei einzelnen Tierarten zu einer dickeren Schicht verstärkt wird. Diese Vorgänge sind bei
vielen Säugern an den den Eileitern durch Ausspritzung entnommenen, in

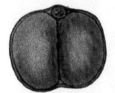

Fig. 40.   Fig. 41.   Fig. 42.

Drei Rekonstruktionen des Furchungsvorganges der Maus innerhalb der Tube.

Die doppelte Kontur bedeutet die Zona pellucida, die mit ✕ bezeichnete Zelle einen Richtungskörper. —
Fig. 40. Zwei Furchungskugeln. — Fig. 41. Vier Furchungskugeln. — Fig. 42. 25 Furchungskugeln. — Vergr.
500 mal. (Nach S o b o t t a, Arch. f. mikr. Anat. Bd. 45. 1895.)

letzter Zeit mit und in der Tube gehärteten Eiern beobachtet worden. V a n
B e n e d e n fand in den Tuben der im Winterschlaf befindlichen F l e d e r m a u s
das Ei im Stadium der beiden Vorkerne im Ovidukt.

Das Ei der Säugetiere — mit Ausnahme der Monotremen, welche dotter-
reiche Eier legen — einschliesslich der Primaten, wahrscheinlich auch das Ei
des Menschen gehört zu den bolohlastischen, d. h. den Eiern mit totaler Furchung.
Die meist kleinen Eier enthalten wenig Reservestoffe und zerfallen vollständig
in Tochterzellen. Die Furchung ist „äqual", d. h. die Teilstücke sind annähernd
gleich gross und zeigen nur geringe Unterschiede. Die Achse des sich teilenden
Kernes wird durch die Teilungsebene senkrecht halbiert. Der in Teilung begriffene Kern besteht aus V-förmig gebogenen Chromosomen und einer aus
achromatischen Fasern zusammengesetzten Spindel, an deren beiden Enden
sich je ein Centralkörperchen befindet (Taf. F).

Die Teilprodukte der längsgespaltenen Kernfäden weichen nach diesen
Spindelenden auseinander und ordnen sich um die zwei Tochterkerne zu
einer Sternfigur — es entsteht ein Amphiaster. Entsprechend diesen inneren
Vorgängen furcht sich der Eiinhalt auch äusserlich in entsprechende Seg-

mente. Jede Zelle des Körpers stammt durch immer weiter gehende Teilung von der befruchteten Eizelle ab (Harvey, Koelliker, Virchow: Omnis cellula e cellula).

Die zwei gleichgrossen Tochterzellen zerfallen weiter in vier, diese in acht Teilstücke, Blastomeren, aber auch ungerade Zahlen werden beobachtet, wenn eine Zelle sich schneller teilt als die andere (Sobotta bildet z. B. eine dreigeteilte Furchungskugel bei der Maus ab). Mit weiter gehender Teilung erscheint die Oberfläche schliesslich vielhöckerig wie die einer Maulbeere — Stadium der Morula (Fig. 40—42).

Das Stadium von zwei Furchungskugeln hält bei der Maus von der 25.—48. Stunde an. In diesem Stadium sitzen auf der Zona keine Granu-

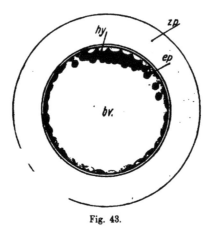

Fig. 43.

Keimblase des Kaninchens, 70—90 Stunden nach der Befruchtung. Nach van Beneden.

zp Zona pellucida, *ep* Epiblast (Ektoderm), *hy* Hypoblast (Zellenplatte), Stelle der späteren Bildung des Embronal- schildes und des zweiten Keimblatts, *bv* Furchungshöhle im Zellhaufen. — Nach O. Hertwig, Lehrbuch der Entwickelungsgeschichte. 1898.

losazellen mehr, während sie beim Igel- (Keibel) und Kaninchenei (Bischoff) noch vorhanden sind. Die höchste Zahl der Furchungskugeln betrug 25, sonst 16. In diesem Stadium tritt das Ei in den Uterus ein. Die Richtungs- körper sind noch erkennbar. Vier Furchungskugeln fanden sich nach 50, 16 nach 72 Stunden. Der Aufenthalt in der Tube beanspruchte 80 Stunden.

Die Zellen der Corona radiata des Hundeeies verschwinden im uterinen Ende des Eileiters. Hier beginnt auch der Teilungsprozess. Die Eileitung dauert 8—10 Tage, verschieden je nach Länge der Tube und Austritt des Eies.

Der Durchmesser der kleinsten Furchungskugel beträgt 20—55 µ. Im Morulastadium besitzen die einzelnen Zellen wahrscheinlich noch keine Be- ziehung zu den späteren Organen. Wenn man experimentell die Kugeln trennt, so lassen sich aus den einzelnen Abschnitten und isolierten Zellen noch entsprechend kleine Embryonen züchten (Driesch, Wilson). O. Hertwig schliesst daher, dass die Entwickelung einer Furchungszelle zu einem ganzen Embryo oder zu einem Teile eines solchen lediglich davon abhängt, ob sie sich allein entwickelt, oder vereint mit anderen Furchungszellen sich befindet.

Auf das Stadium der Morula folgt das Stadium der Blastula. Die

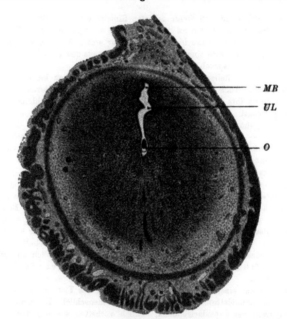

Fig. 44.

Querschnitt durch das Uterushorn einer Maus an der Grenze zwischen dem 5. und 6. Tage der Trächtigkeit. Vergrösserung 45 mal.

O Ovulum, *MB* mesometrale Schleimhautbucht, *UL* Uteruslumen. — Nach Burckhard, Die Implantation des Eies der Maus in die Uterusschleimhaut etc. Arch. f. mikr. Anat. Bd. 57. 1901.

solide Form des Zellhaufens geht in das Stadium der Keimblase (Vesicula blastodermica) über, die in ihrem Innern eine mit Flüssigkeit erfüllte Höhle — die Furchungshöhle (Blastocoel) — enthält (Fig. 43, 45). Aus vergleichend-anatomischen Gründen darf man annehmen, dass auch das menschliche Ei das Morulastadium noch im Eileiter durchmacht und als solche, wenn nicht als Blastula in den Uterus gelangt.

Jedenfalls dürfte aber analog Tierbeobachtungen die Ausladung in den Uterus erfolgen (Burckhard, v. Spee), wenn die Furchungskugel noch von der Zona pellucida umgeben ist. Das Ei kann dann kaum grösser als 0,2 mm sein (s. auch Fig. 45).

S. Minot nimmt als wahrscheinlichen Tag für den Eintritt in den Uterus den 8. Tag nach der Befruchtung an.

Das ca. 2 mm weite sternförmige Lumen der Tube besitzt keine Verzweigungen der Schleimhaut wie die höheren Abschnitte der Tube. Das Ei gleitet auf dieser Bahn von der Seitenwand her in den oberen Uterusabschnitt hinein.

Die letzte Erinnerung an diesen schiefen Eintritt von einer Seite her in den Uterus dürfte man in den meisten Fällen an dem mehr oder weniger deutlichen Hinüberragen des Placentarbodens nach einer Seite hin erblicken. Zur ersten Ansiedelung genügt eine sehr kleine Stelle. Erst später wird eine grössere Fläche des aus den zwei Müllerschen Gängen gebildeten Organes in Anspruch genommen.

Die bevorzugten Stellen der Eiansiedelung sind bei Tieren bis zu einem Grade als Haftflecke bestimmt. Auch beim Menschen sind die „Flächen des Uterusinneren" besonders bevorzugt und durch ihre Lage, durch die Ausbildung kräftigerer Schleimhaut — mit und ohne Schwangerschaft — charakterisiert. Sie sind die Stellen, die beiden Müllerschen Gängen angehören, ihre Gefässversorgung liegt zwischen dem Gebiete der vier grossen Arterien — es sind die vereinten antimesometralen Hälften beider Seiten. Die Kanten sind gewissermassen die nicht verschmolzenen mesometralen Hälften der Müllerschen Gänge. Vereinigung der beiden antimesometralen Hälften, Uniparität der Säuger mit einkammerigem Uterus und Entwickelung der Flächen zu „günstigen Haftstellen" kommen entwickelungsgeschichtlich vereint zustande, sind gegenseitige Beziehungen.

Nach Untersuchungen, die Burckhardt über die Implantation des Eies der Maus in der Uterusschleimhaut angestellt hat, verteilen sich die eintretenden Eier anscheinend sofort über die ganze Länge des Uterushornes, meist in den tieferen antimesometralen Buchten, bisweilen auch in einiger Entfernung davon. Sie liegen nur kurze Zeit frei im Lumen (Fig. 44). Über die Einbettungsvorgänge siehe die betr. Abschnitte.

Die Eientwickelung dürfte beim Menschen höchstwahrscheinlich so verlaufen, dass eine äusserst frühzeitige Festsetzung des Eies noch vor der Keimblätterbildung statthat.

Mit dem Modus einer so frühzeitigen Festsetzung des Eies in die Uterusschleimhaut hängt die sogen. Keimblattumkehr zusammen. Das menschliche Ei dürfte sich hier, wie bei den Vorgängen der Capsularisbildung, ähnlich verhalten wie das der Affen, Muriden und Cavia (v. Spee u. a.).

(Wo grosse kuglige oder langgestreckte Keimblasen vorhanden sind [Raubtiere, viele Nager], bilden sich die Keimblätter auf der Oberfläche, der Embryo wird durch Bildung der Amnionfalten in die Tiefe verlagert. Die Keimblase liegt länger im Uterus frei. Es findet eine späte Placentarbildung statt.)

Die Keimblase besteht nach Bischoff aus einer einzigen Lage hexagonaler, platter Zellen, die nur an einer Stelle eine grössere Anhäufung von Zellen zeigt — Rest der Furchungskugel —, welche höckerartig in die Furchungshöhle — Blastocoel — vorspringt. Bei den Säugetieren vergrössert sich die Keimblase durch Zunahme der von ihr umschlossenen eiweisshaltigen Flüssigkeit bis auf 1 mm. Die Zona pellucida wird gedehnt; beim Kaninchen ist sie mitsamt der aufgelagerten Gallertschicht noch an Fruchtblasen von mehreren Millimetern als zarte Schicht nachweisbar. Dann verschwindet sie allmählich, ist aber noch sichtbar, wenn das mittlere Keimblatt angelegt und Fruchthof und Embryonalanlage sich gebildet haben. Koelliker stellt sie

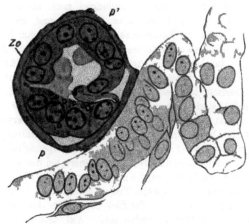

Fig. 45.

Schnitt durch ein Ei des Meerschweinchens (6 Tage 13 Stunden nach dem Belegen), dem
Epithel des Uteruslumens mit Zona pellucida anliegend. Ei im Keimblasenstadium, an zwei
gegenüberliegenden Polen sehr dick. Bei p^1 Einlagerungen neben kleinen Höckerbildungen,
auch oberhalb p, in der Zona pellucida. — Zahlreiche Fettkörner in den Zellen des Eies
als kleine runde Vakuolen. (Sublimat-Osmium). Gr. Durchmesser des Eies 62 μ, Zona 2 μ,
Zellen an den Polen 15 μ, Kerne 10 μ. (Nach Graf v. Spee, Die Implantation des Meerschweincheneies in die Uteruswand. Zeitschr. f. Morphol. u. Anthropologie. Bd. III. 1901.)

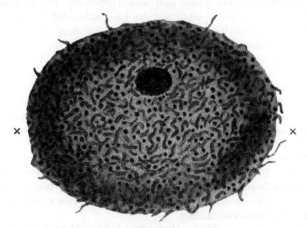

Fig. 46.

Keimblase eines Hundes (14.—17. Tag). Unter dem Prochorion und seinen „Zotten" der
noch nahezu runde Embryonalschild und die Kerne der durchweg aus Ektoderm und Dotter-
blatt bestehenden Keimblase. Pole des Prochorion (× ×) glatt, zottenlos. Vergröss. 45 fach.
(Nach Bonnet, Zur Embryologie des Hundes. Anatom. Hefte. 1897.)

in seinen bekannten schematischen Abbildungen noch an einer Fruchtblase
mit in Bildung begriffenem Dottersacke, Amnion und hervorspriessender
Allantois dar. Die Stelle des Furchungskugelrestes wird zum Embryonalfleck,
Embryonalschild, Area embryonalis (Fig. 46). Sie ist an der durchsichtigen
Keimblase weniger durchsichtig, mehr grau. Zwei Keimblätter — Ekto-
und Entoblast — werden beim Ei der Säugetiere erst erkennbar, wenn sie
über 1 mm Durchmesser besitzen und etwa fünf Tage alt sind. Das äussere
und innere Keimblatt sind durch einen deutlichen Spalt getrennt. Aus der einschichtigen Blastula ist die zweischichtige Gastrula — Becherlarve — geworden.
Die Gastrulation ist beim Amphioxus eine einfache Einfaltung bezw. Ein-
stülpung; bei den Säugern ist dieser einfache und ursprüngliche Typus nicht
mehr erkennbar, sondern komplizierter und erinnert bei der Keimblattbildung
an die Vorgänge bei den Eiern von Reptilien und Vögeln. Man schliesst
daraus, dass die Säuger von oviparen Tieren abstammen, deren Eier dotter-
reich und gross waren, sodass also die Eier der Säuger im Laufe der Phylogenese wieder arm an Dotter geworden sind. Auf dem Stadium der zwei-
blättrigen Keimblase haben Heape (Maulwurf), Selenka (Opossum), Keibel
(Kaninchen) eine kleine, möglicherweise als Urmund zu deutende Öffnung nachgewiesen. Von hier geht die Bildung des mittleren Keimblattes aus, und hier
vermutet Hertwig auch den Ausgangspunkt des inneren Keimblattes (Fig. 47).

Der Embryonalschild beginnt (Fig.46) als lokale Ektodermverdickung (Bonnet)
und nimmt eine birnförmige, bilateral-symmetrische Form an; Kopf- und
Schwanzgegend, Rücken- und Bauchseite sind zu unterscheiden. An dem Ende
der oval gewordenen Area bildet sich eine Verdickung, der Endwulst. Er
verlängert sich nach vorn in einen mit der Längsachse des Embryo übereinstimmenden Primitivstreifen. Bei vollendeter Ausbildung zeigt er die von
zwei niedrigen Primitivfalten begrenzte Primitivrinne. Am vorderen Ende
des Primitivstreifens wird der Primitivknoten, Hensenscher Knoten sichtbar,
der beim Schaf der Ausgangspunkt des Primitivstreifens ist, also umgekehrt
wie bei den übrigen Säugern sich verhält. Um diese Embryonalanlage wird eine
hellere Zone, die Area pellucida sichtbar, nach aussen davon befindet sich die
Area opaca — heller und dunkler Fruchthof. In diesem Stadium
sind drei Keimblätter gebildet und mit dem Kopffortsatz die Embryonalachse
der Chorda dorsalis gegeben. Die Primitivrinne bezeichnet das Schwanzende,
die Bauchseite ist der Ort, wo das gefurchte oder nicht gefurchte Dotter-
material liegt. Die Entwickelung der aus dem inneren Keimblatt abstam-
menden Organe beginnt am Kopfende, die Primitivrinne bildet sich durch
Verschluss der Ränder zurück und geht mit Ausnahme des Afters in
kein Organ des Erwachsenen über.

Zur Nomenklatur ein Wort: Als Keimblatt wird nach Hertwig eine
Lage embryonaler Zellen bezeichnet, die, epithelartig angeordnet, zur Oberflächen-
begrenzung dienen. Das erste oder äussere Keimblatt ist das Epithel der
Keimblase; das innere Keimblatt entsteht durch die Gastrulation, die
beiden mittleren Keimblätter durch Bildung der Leibeshöhle, die zwischen

die beiden primären Keimblätter vom Urmund bezw. der Primitivrinne hineinwachsen.

Bezüglich der verschiedenen Ansichten über das mittlere Keimblatt muss auf die entwickelungsgeschichtlichen Arbeiten verwiesen werden.

Die Entwickelung der einzelnen Gewebe und Organe soll an dieser Stelle nur kurz angedeutet werden. Das äussere Keimblatt — Ektoblast — bildet Epidermis mit Hautdrüsen, Haaren, Nägeln; die Hauptmasse des centralen und peripheren Nervensystems, die Sinnesepithelien. Das innere Keimblatt — Entoblast — liefert ausschliesslich epitheliale Elemente, den Tractus intestinalis, alle mit ihm zusammenhängenden Drüsen wie Leber u. s. w., den Respirationsapparat, die Harnblase und Chordaanlage.

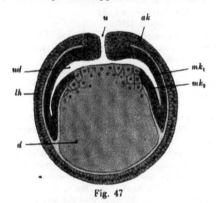

Fig. 47

Schema für die Entwickelung der mittleren Keimblätter und der Leibeshöhle bei Wirbel-
Querschnitt durch den Urmund eines Embryo.

u Urmund, ud Urdarm, lh Leibeshöhle, d Dotter, ak äusseres Keimblatt, mk₁ mittleres parietales, mk₂ mittleres
viscerales Keimblatt - Nach O. Hertwig, Lehrbuch der Entwickelungsgeschichte. 1898.

Die mittleren Keimblätter, welche nach Hertwig vom primären inneren Keimblatt abstammen und die auch nach O. Schultze vom Urmunde aus sich entwickeln, liefern die grossen Massen der übrigen Organe und Organteile: a) Ursegmente, willkürliche, quergestreifte Muskulatur, b) die Seitenplatten, das Epithel der Pleuroperitonealhöhle, das gesamte Urogenitalsystem mit Ausnahme der Harnblase: Geschlechtszellen, Geschlechtsdrüsen mit den Ausfuhrwegen, Nieren- und Harnleiter.

Ausser den vier Keimblättern nimmt Hertwig noch ein Zwischenblatt oder Mesenchym an, aus dem das Bindegewebe, auch des Tractus intestinalis und seiner Drüsen, Knorpel, Knochen, Blut und Blutgefässe, lymphoïde Organe und die glatte nicht willkürliche Muskulatur hervorgehen.

Die jüngsten menschlichen Keimblasen.

Litteratur.

Coste, Embryogenie comparée. Paris 1837.

Duval, Le placenta des rongeurs. Journ. de l'Anat. et de la physiolog. 1889—1892.

Frommel, R, Beitrag zur Frage der Wachstumrichtung der Placenta. Zeitschr. f. Geburtsh. u. Gynäkol. Bd. 86.

His, Anatomie menschlicher Embryonen. Leipzig 1880.

Hubrecht, De Placentatie van de Spitsmuis (sorex vulgaris). Verhandlingen der konik. Acad. d. Wettensch. te Amsterdam. T. III. Nr. 6. 1893.

Kollmann, Die menschlichen Eier von 6 mm Grösse. Arch. f. Anat. u. Physiol. Anat. Abt. 1879.

Leopold, Studien über die Uterusschleimhaut während der Menstruation, Schwangerschaft und Wochenbett. Arch. f. Gynäkol. Bd. XI.

Derselbe, Uterus und Kind. Leipzig 1897.

Mall, A human embryo of the second week. Anat. Anz. 1893.

Merttens, Beiträge zur normalen und pathologischen Anatomie der menschlichen Placenta. Zeitschr. f. Geburtsh. Gynäkol. Bd. XXX. H. 1.

Peters, H., Die Einbettung des menschlichen Eies. Leipzig u. Wien 1899.

Reichert, Beschreibung einer frühzeitigen menschlichen Frucht im bläschenförmigen Zustand nebst vergleichenden Untersuchungen. Verhandl. d. k. Akad. d. Wissensch. Berlin 1873.

Siegenbeck v. Heukelom, Über die menschliche Placentation. Arch. f. Anatomie u. Physiol. Anat. Abt. 1898 und Verhandl. d. Gesellsch. deutsch. Naturf.- u. Ärzte-Versamml. zu Braunschweig. II. Teil. S. 174.

Graf v. Spee, Beobachtungen an einer menschlichen Keimscheibe mit offener Medullarrinne und Canalis neurentericus. Arch. f. Anat. u. Physiol. Anat. Abt. 1889.

Derselbe, Neue Beobachtungen über sehr frühe Entwickelungsstufen des menschlichen Eies Arch. f. Anat. u. Physiol. Anat. Abt. 1896.

Thomson, Allen, Contributions to the history of the structure of the human ovum and embryo before the 3. week after conception, with the description of some early ova. The Edinburgh Medical and Surgical Journal. 1839. CXL

Die früheste Kenntnis der menschlichen Embryonalanlage bezieht sich auf Keimblasen, welche ungefähr dem Ende der ersten bis Anfang der zweiten Schwangerschaftswoche entstammen, die also etwa 4—8 Tage nach nicht eingetretener Menstruation ausgestossen worden sind. (Über die Unsicherheit jeder Berechnung s. Kap. I.)

Das jüngste Präparat ist eingehend von H. Peters untersucht und beschrieben worden. Es ist die erste menschliche Keimblase, welche als noch nicht ganz von einer Capsularis bedeckt beschrieben ist. Das Ei von ellipsoïder Gestalt hatte 1,6 : 0,8 : 0,9 mm Durchmesser, an der inneren Lichtung der Fruchtkapsel gemessen. Die Anamnese dieses Eichens war folgende: Mehrgebärende; am 1. September letzte Menstruation; Ende September Erbrechen und subjektive Beschwerden, Ausbleiben der Menses. Am 1. Oktober 1 Uhr mittags Selbstmord durch Einnehmen von Kalilauge, tot um 4 Uhr, Sektion noch am selben Tage. Im Scheidenschleim noch spärliche, sich bewegende Spermatozoen. Peters schliesst mit Recht aus den Entwickelungsverhältnissen der Keimanlage und des Eichens, dass dieses das

Ei der zu erwartenden Menstruation darstellt. Er schätzt es im Vergleich zu den Eiern von Merttens, Leopold, Siegenbeck van Heukelom auf 3—4 Tage, doch muss dabei die Frage des Aufenthaltes in der Tube immer noch offen gelassen werden. Den gleichen Schluss hatte Reichert aus einem Ei gezogen und Leopold aus Fall 6, sodass auch diese der Löwenhart-Reichertschen Theorie sich anschliessen. Auch ich betrachte diese noch als die sicherste Grundlage für den physiologischen Beginn der Schwangerschaft (s. Kap. I).

Die 5—8 mm dicke Uterusmukosa im Petersschen Falle flachte

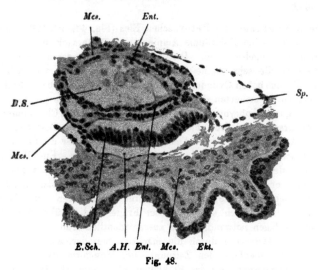

Fig. 48.

Die jüngste menschliche Keimanlage. Zeiss Obj. B. Oc. 4. — Nach H. Peters, Die Einbettung des menschlichen Eies. Leipzig u. Wien 1899.

A.H. Amnienhöhle, *D.S.* Dottersack, *E.Sch.* Embryonalschild, *Ekt.* Ektoderm, *Mes.* Mesoderm, *Ent.* Entoderm, *Sp.* Spalte im Exocölom (?).

sich nach der Cervix hin ab; in der Cervix war keine Verdickung zu sehen. Das Aussehen der Uterusschleimhaut, der sich dieses jungen Eies angelagert hatte, weist noch keinen qualitativen Unterschied von dem bei der Menstruation auf, nur ein quantitativer Unterschied besteht. Nach Leopold fand sich am 26. Tage nach Beginn der letzten Menstruation, also zwei Tage vor den Menses das Schleimhautgewebe aus kleinen mehr rundlichen, weder verzweigten noch getrübten Zellen bestehend, deren Kerne gross waren und den Zellleib erfüllten. Die Zellen liegen in der Tiefe dichter, durch feine Fortsätze verbunden; in der Höhe locker und weit auseinander gelagert. In der menstruierenden Schleimhaut fand Leopold mehr runde polygonale, mit 1—2 Kernen erfüllte Zellen, ähnlich der ersten Bildung der

12*

Deciduazellen am schwangeren Uterus. Auch Leopold betrachtet die Schwellung der Schleimhaut des menstruierenden Uterus gleichsam als Vorläufer dieses Vorganges. In dem Petersschen Falle zeigte das Stroma decidualen Charakter nur in unmittelbarer Angrenzung des Ovulum. Entfernter vom Ei bietet das Stroma noch mehr den Charakter von Bindegewebszellen, die in den obersten Schichten auseinandergedrängt sind. In den Lücken findet sich ein nicht tingiertes Plasma (seröse Durchtränkung), das Gewebe sieht aus wie retikuläres embryonales Bindegewebe. Neben Spindel- und Sternformen finden sich Rundzellen, die den Vorstadien der Decidua eigentümlich sind.

Die Keimanlage des Petersschen Eies (Fig. 48) ist 190 μ lang und weist zwei sehr kleine Hohlräume Amnion- und Dottersack auf, die ringsum von Mesoderm umgeben sind. Die Amnionhöhle ist geschlossen. Sie ist differenziert in die sehr dünne Amnionhaut, welche der Eioberfläche näher liegt, und die aus hohen Cylinderzellen bestehende Keimscheibe — Embryonalschild. Von einem isolierten Haftstrange kann noch nicht gesprochen werden, weil fast das ganze Embryonalgebilde in eine Verdickung des Chorionmesoderms eingebettet erscheint. Auch hier finden wir das frühe Bestehen der geschlossenen Amnionhöhle. — Die Ansicht von v. Spee über die Blätterumkehr beim Menschen (s. u.) ist von Keibel bestritten worden. Ein Blick auf die Amnionhöhle des Petersschen Embryo könnte den Gedanken nahe legen, dass es sich hier vielleicht um Spaltungen im Embryonalepiblast handelt, wie sie für Muriden von Selenka, Duval, für Insektivoren von Hubrecht nachgewiesen sind. Doch sind zu dieser Frage Studien über noch jüngere menschliche Anlagen notwendig. Die ausserordentlich früh stattfindende Abspaltung des Dottersackes durch die mächtige mesodermale Entfaltung des Exocöloms lässt ebenfalls den Zeitpunkt der Mesodermentwickelung in ein Stadium zurückverlegen, wo das Ei kleiner als 1 mm ist. Dies ist für die Frage der Einwanderung des Eies in den Uterus eine nicht unwichtige Beobachtung. Da das reife Ei 0,2 mm Durchmesser hat, so dürfte dadurch die obige Annahme nicht ungerechtfertigt sein, dass das Ei in den Uterus tritt, bevor es die Zona pellucida abgeworfen hat.

Die beiden nächst jüngsten von Graf v. Spee beschriebenen menschlichen Eier „Gle" u. „v. H." zeigten folgende Masse: v. H. (Fig. 51, 52, 53): 0,4 mm lange ovale Keimscheibe im Stadium der Primitivstreifenbildung. Durchmesser der Fruchtkapsel 9 mm, senkrechter Durchmesser einschl. Serotina: $6\frac{1}{2}$ mm; Wanddicke der Fruchtkapselhöhle: $\frac{1}{3}$ mm; Fruchtkapselhöhle: 7 mm; äusserer Eidurchmesser 6 : 4,5 mm; Dicke des Chorion: 0,09 mm, die der Zotten 0,16—018 mm; Abstände 0,2—0,78 mm. Die Embryonalanlage misst 1,84 mm und trifft die Chorioninnenfläche sehr spitzwinkelig, sodass die kraniale Seite des Zapfens der Chorioninnenfläche sehr dicht gegenüberlag. Eine oberflächliche Furche grenzt zwei elliptische Abteilungen gegen einander ab: Die grössere freie ist der Dottersack (D), die kleinere enthält an der zur Chorioninnenfläche liegenden Seite die vom Ektoblast ausgekleidete, allseitig geschlossene Amnionhöble und geht im übrigen als mesodermale Masse in Zusammenhang mit der Dottersackwandbekleidung in das Chorion über. Dies ist der eigentliche Haftstiel der Embryonalanlage, und entspricht dem Schwanzknoten des

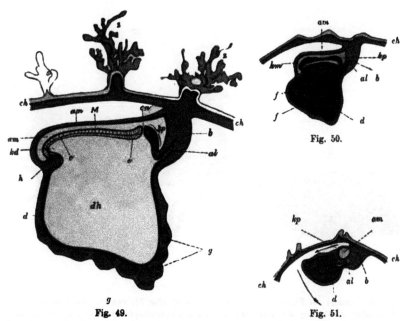

Fig. 50.

Fig. 49.

Fig. 51.

Fig. 49—51. Nach Graf v. Spee, Neue Beobachtungen über sehr frühe Entwickelungsstufen des menschlichen Eies. Arch. f. Anat. u. Physiol. 1896.

Fig. 49. Medianschnitt des Embryo Gl. nach dem Modell entworfen. Mesoblast rot, Entoblast blau, Ektoblast schwarz. Medullarplatte und Chorda schraffiert. In der Primitivstreifenregion (*kp*) ist der Zusammenhang von Ekto- und Mesoblast durch schwarze Schraffierung im Mesoblast angedeutet.

Fig. 50 u. 51. Etwa 10 mal vergrösserte halbschematische Profilansichten des Embryo Gl. (Fig. 50) und v. H. (Fig. 51). Ektoblast dick schwarz, besonders an der Keimscheibe, Mesoblast rot, Entodermhöhle blau, Entodermverlauf blau konturiert.

am Amnionhöhle, *al* Allantoisgang, *b* Bauchstiel (Haftstrang), *c* Chorda dorsalis, *ch* Chorion, *cn* Canalis neurentericus, *d* Dottersack. *dh* Dotterhöhle, *ek* Ektoblast, *cnt* Entoblast, *f* Furchen des Dottersackes, *k* Keimscheibe, *km* Medullarteil der Keimscheibe, *kp* Primitivstreifenregion der Keimscheibe, *m* Medullarplatte, *mes* Mesoblast, *p* Primitivrinne, *s* Chorionzotten.

Primitivstreifens und dem His schen Bauchstiel späterer Stadien. In diesen Haftstiel ragt vom Dottersack aus ein mit Entoderm ausgekleideter Gang — der Bauchstielgang (*b*) hinein. Die Ebene der Keimscheibenregion des Embryonalzapfens steht radiär zur Chorioninnenfläche und mit dem Kopfende dieser zunächst. Der Mesodermübergang des Chorion ist durch eine weite peri-

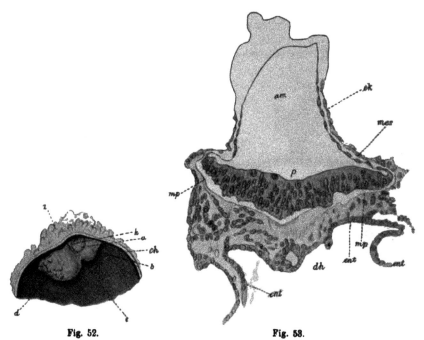

Fig. 52.   Fig. 53.

Fig. 52—53 (nach v. Spee, l. c.).

Fig. 52. Ansicht der Embryonalanlage des Eies v. H. (Fig. 51) von der linken Seite her in
natürlicher Verbindung mit dem Chorion. Der Embryonalzapfen besteht aus dem Dottersack (d), welcher durch Einschnürung bei e gegen den Haftstrang (b) und die kranial davor
gelegene Amnionblase (a) mit der Keimscheibenanlage (k) abgegrenzt ist. Die warzenförmigen
Vorragungen auf dem Dottersacke sind durch Blutinseln bedingt. — Vergrösserung etwa
zehnfach.

Fig. 53. Querschnitt des Embryo v. H. Der Keimscheibenektoblast stellt eine sehr dicke
Platte dar, an deren dorsaler, der Amnionhöhle zugewandten Fläche einzelne Mitosen ge-
legen sind. Sie geht lateralwärts in das sehr dünne Ektoderm (ek) der Amnionhaut über.
Bei p ist die dorsale Längsfurche der Keimscheibe im Durchschnitt (Primitivrinne). mp
Membrana prima zwischen den seitlichen Teilen des Keimscheibenektoblasts und Mesoblasts.
dh Dottersackhöhle. — Der zwischen Ekto- und Entoblast eingeschobene Teil des Meso-
blasts ist zunächst der Medianlinie mit dem Entoblast — wahrscheinlich infolge künstlicher
Verlagerung — in Kontakt.

am Amnionhöhle, al Allantoisgang, b Bauchstiel (Hafstrang), c Chorda dorsalis, ch Chorion, cn Canalis neurentericus, d Dottersack, dh Dotterhöhle, ek Ektoblast, ent Entoblast, f Furchen des Dottersackes, k Keimscheibe, km Medullarteil der Keimscheibe, kp Primitivstreifenregion der Keimscheibe, m Medullarplatte,
mes Mesoblast, p Primitivrinne, s Chorionzotten,

embryonale Spalte von dem des Embryonalzapfens getrennt; die Auskleidung des Dottersacks ist eine aus kubischen Zellen bestehende entodermale.
(Weitere histologische Angaben siehe im Original). Der Hensensche

Kopfknoten war noch nicht zu bemerken. Aus seinen Massen zieht v. S p e e
ferner den wichtigen Schluss, dass das Ei zur Zeit des Auftretens der Mesodermspalte höchstens 0,8 mm hatte, wahrscheinlich aber nur 0,5 mm. Sonst
ist keine Erklärung dafür zu geben, dass bei einer so kleinen Primitivstreifenregion die zu ihrer Entwickelung eine erhebliche Zeit brauchende Mesoblast-
entwickelung im Bauchstiel, Dottersack und Chorion vorhanden ist. Die Entfaltung des Mesoderms dürfte am kaudalen Ende früher und schneller vor
sich gehen als in kranialeren Partieen. Überraschend war auch die Kleinheit der Amnionhöhle, ihre fast kugelige Form, der sich sogar die Flächen-
krümmung der Keimscheibe anpasste, sodass v. S p e e annimmt, dass das Amnion
des Menschen innerhalb des Bereiches einer Art Invagination der Keim-

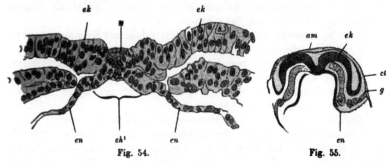

Fig. 54.   Fig. 55.

Fig. 54 u. 55. Nach G r a f v. S p e e, Beobachtungen an einer menschlichen Keimscheibe
mit offener Medullarrinne und Canalis neurentericus. Arch. f. Anat. u. Physiol. 1889.

Fig. 54. Schnitt durch die Keimscheibe Gl.; bei * Canalis neurentericus, schon flächenhaft. —
Seitlich erkennt man noch die Umbiegung des Ektoblasten in die Anlagen der Chorda-
Entoblastplatte (ch').

Fig. 55. Schnitt durch die breiteste Stelle der Kopfplatten. Tendenz zum Darmschluss.

en Amnion, ch Chordoentoblast, ek Ektoblast, en Entoblast, me Mesoblast, ct Cutisblatt, g periembryonales Ende
der Mesodermhöhle.

baut wie bei sogenannter scheinbarer Keimblattumkehr ähnlich wie beim
Meerschweinchen sich bildet.

Bei der Keimblase „Gle" (Fig. 49, 54, 55) ist eine Verklebung zwischen Zottenepithel und Decidua schon eingetreten. Längste gerade Dimension des Embryonalgebildes 2 mm, der Keimscheibe bis zum Ende der Primitivrinne 1,54 mm;
sie lag dem Dottersack wie ein Deckel auf. Breite: vorn 0,47 mm und hinten
0,4 mm. Höhe des Bauchstiels 0,722 mm. Der Umriss der Keimscheibe war
etwas eingeschnürt, birnförmig, innerhalb desjenigen der Medullarplatte scharf
biskuitförmig abgesetzt. Das kaudale Ende der Keimscheibe ist fast rechtwinkelig ventralwärts umgebogen und deswegen von oben nur in starker
Verkürzung sichtbar. Etwas kranial von dieser umgebogenen Partie erhebt
sich ein etwa ringförmiger Wulst der seiner Lage nach dem H e n s e n schen
Knoten entspricht, wie ein niedriger Wall um ein dreieckig rundliches Loch,

den Canalis neurentericus, welcher hier zwischen zwei völlig different ge-
bauten Abteilungen der Medianlinie die Keimscheibe durchbohrt. Er hatte ein
durchgehendes Lumen von 0,024 mm Weite und eine Breite von 0,13 mm. Hinter
ihm läuft als sehr feine, nur bei durchfallender Beleuchtung bemerkbare
Kerbe, die Primitivrinne. Seinen vorderen und·seitlichen Umfang umzieht
die flache Vertiefung, in welche das Hinterende der Medullarfurche ausläuft.
Kopfwärts vertiefen diese sich nach Massgabe der Wölbung und Breite der
Medullarplatten. Urwirbel fehlen noch. Auch hier fällt wieder die Weite
der periembryonalen Mesodermspalte und die relative und absolute Kleinheit
des Embryonalgebildes auf; ferner die primitive Entwickelungsstufe der Keimscheibe bei vollendeter Bildung von Amnios und Dottersack, sowie der meso-
dermatischen Verbindung der Keimscheibe zum Chorion, endlich die massige
Entwickelung des Meso- und Ektoblasts.

Auch hier spricht sich v. Spee für eine scheinbare Keimblätterumkehr
ähnlich wie beim Meerschweinchen aus.

Die von Mall beschriebene Fruchtblase hatte 10 : 7 mm Durchmesser.

Ein von v. Winckel geschildertes Ei wog 0,82 g, hatte ohne Decidua
gleichmässige Durchmesser von 16 mm, eine Fruchtwassermenge von 0,4 g
und eine Embryonallänge von 3,5 mm.

Die Zotten des Prochorion (Hensen) sind nach Bonnet nichts anderes
als im Zusammenhang mit der die Keimblase umschliessenden Gallertschicht
aus den Mündungen der Uterusdrüsen herausgerissene, zähflüssige Sekret-
fäden, richtiger Gallertfäden. Sie bilden nicht nur das Befestigungsmittel,
sondern dienen auch zur Ernährung. Das Ektoderm zehrt das Prochorion
auf (Fig. 46).

Der Inhalt der Chorionblase ist flüssig mit Ausnahme der
Embryonalanlage und des Bauchstieles. Diese Flüssigkeit ist durch Fixierungs-
mittel füllbar und bildet Gerinnsel. Die vollständige Trennung vom Dottersack vollzieht sich frühzeitig.

An der menschlichen Fruchtblase ist das ausserordentlich frühe Auftreten von Zotten bemerkenswert — Ektoblastwucherung. Ursprünglich soll
sie nur mit einem Gürtel unverästelter Zotten (Reichert) umgeben sein, dann
entwickeln sich Zotten am Embryonalpol, schliesslich auch am Gegenpol.
Das Ei ist dann ganz von Zotten umhüllt (Fig. 56 u. 57), die am Embryonalpol aber am stärksten sind (Allen-Thomson).

Die Beziehungen der Chorionepithelien zu Mutter und Frucht werden
in einem späteren Kapitel erörtert.

Das Chorion, der äusserste Eiabschnitt, gelangt bei Säugetieren in innigere
Berührung mit der Uteruswand, ist also bei den Placentalen das Vereinigungs-
organ zwischen Mutter und Embryo. Die Placenta stammt daher vom Chorion.
Das Amnion ist die innerste den Fötus umgebende Hülle, gewissermassen
ein Teil der Leibeswand. Es besteht aus einer Epithelial- (Ektoderm- oder
Epidermis-) Schicht und lockerem Bindegewebe, welch letzteres die Fortsetzung der
äusseren Mesodermplatte des Körpers ist. Zuerst steht das Amnion vom Embryo

etwas ab. In der vierten Woche nimmt die Grösse des letzteren so zu (Sedgwick Minot), dass beinahe die ganze Amnionhöhle ausgefüllt ist. Später dehnt sich das Amnion infolge von Flüssigkeitsansammlung zu einem beträchtlichen Raume aus, liegt aber noch stellenweise dem Fötus dicht an.

Gegen Ende der vierten Woche ist wahrscheinlich Gelegenheit zu amniotischer Verwachsung gegeben. Die Amnionflüssigkeit ist ein Schutzmittel gegen Stoss und Druck, sie gestattet später der Frucht Raumbewegungen im Uterus zu machen.

Die Herkunft des Liquor amnii, des Fruchtwassers, und ihre Beziehungen zum Stoffwechsel der Frucht, die Bedeutung des Fruchtwassers für die Mechanik der Geburt siehe unter den betreffenden Akschnitten.

Dem frühen Auftreten von Zotten, die ziemlich gleichmässig (Fig. 56) von der Oberfläche sich buschförmig erheben (Chorion frondosum), entspricht eine frühzeitige Mesoblastwucherung. Am stärksten ist aber die menschliche Zottenausbildung auch in der ersten Zeit schon an der Stelle des Embryonalpols, der gegenüber der oberflächlich gelegenen Eikuppe sich

Fig. 56. Fig. 57.

Fig. 56 u. 57. Ei aus dem ersten Monate, mit Deciduasack spontan ausgestossen, aus der Eikapsel herausgenommen, in Flemmingschem Gemisch fixiert. Chorion und Amnion aufgeschnitten. Embryon in Seitenansicht. Natürliche Grösse. — Eigenes Präparat.

befindet. Wie aus dem Petersschen Ei ersichtlich ist, entwickelt sich die Embryonalanlage an derjenigen Stelle des Eies, welche am tiefsten in der Schleimhaut sich befindet. Man darf annehmen, dass hier ungefähr die Stelle der ersten Anlagerung sich auch geltend macht. Ich habe weiterhin daraus geschlossen, dass mit der Eiansiedelung erstens die Stelle des Embryonalschildes gegeben ist, dass mit dieser Stelle die Gegend des Haftstieles und die Insertion der Nabelschnur zum Uterus syntopisch bestimmt sind, sodass man an dieser später erkennen kann, wo die primäre Ansiedelung des Eichens stattgefunden hat.

Die von H. Peters und v. Spee geschilderten jüngsten Embryonen weisen darauf hin, dass die menschliche Entwickelung in allem wesentlichen mit der der Säugetiere übereinstimmt. Ähnlichkeiten sind u. a. besonders mit dem Ei der Fledermaus gefunden worden (van Beneden, Duval, Peters, Frommel).

Man pflegt bei der Entwickelungsdarstellung die äussere Form von der Entwickelung der einzelnen Organe zu unterscheiden.

In der weiteren Schilderung folgen wir zum Teil dem Lehrbuche von S. Minot und dem Atlas von His (vergl. ferner Reichert, Mall, Keibel).

Der Dottersack ist zunächst noch ein weit grösseres Gebilde als die Embryonalanlage; er führt reichlich Blutgefässe (J. Kollmann); sein unteres Ende ist durch den Dottergang als Bauchstiel oder Haftstrang mit dem Chorion verbunden. Das Amnion ist geschlossen. Die Rückenkrümmung des Embryo ist ausgeprägt. Der vordere oder Kopfteil ist dick, wird aber an Masse von den Seitenteilen, in denen die Herzanlage sich befindet, übertroffen (Coste). An dem Kollmannschen Embryo war der Körper mit 13 Ursegmenten ausgebildet. An der ventralen Seite des Vorderkopfes ist die muldenförmige Mundbucht erkennbar, nach oben begrenzt durch den überhängenden Stirnwulst, der das Ende des Vorderhirnbläschens einschliesst. Kiemenbogen und Kiemenspalten sind am Costeschen Embryo schon ausgeprägt. Die erste Spur der Nabelgefässe wird erkennbar. Auf dem Dottersack liegen zwei

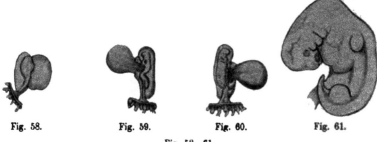

Fig. 58.   Fig. 59.   Fig. 60.   Fig. 61.

Fig. 58—61.

Menschliche Embryonen (Vergrösserung 5 fach). — Nach His, Anatomie menschlicher Embryonen. Leipzig 1880.

Fig. 58. Embryo E, Länge 2,1 mm. Fig. 59. Embryo Sch, Länge 2,2 mm. Fig. 60. Embryo M, Länge 2,6 mm. Fig. 61. Embro A, Nackenlinie 7,5 mm. — Fig. 58, 59, 60 vor Eintritt der Nackenkrümmung, 61 nach Eintritt der Nackenkrümmung. 58, 59 konkave Rückenkrümmung. 60 konvexe Rückenkrümmung und Hebung des Beckenrandes. 58 u. 59 12—15 Tage, 60 18—21 Tage, 61 27—30 Tage.

Art. omphalomesentericae und mehr nach vorn zwei Venen. Von den Rändern der Bauchhöhle geht das Amnion aus, das den Kopf enger, Rücken und unteres Leibesende weiter umschliesst. Das S-förmig gekrümmte Herz, durch seine Asymmetrie gekennzeichnet, ist in der dritten Woche ausgebildet. Die Embryonen von der dritten Woche an kann man nach den vorzüglichen Bildern von His in ihrer Entwickelung sehr gut verfolgen (s. Fig. 58—61). Die Krümmung nimmt zu, die Gegend des Mittelhirns tritt als Scheitelhöcker hervor. Dorsal von dem Herzen ist der Nackenhöcker bemerkbar. Der Schwanzstummel tritt hervor. Der weite Dottergang geht von der Mitte der ventralen Seite ab. Darunter verläuft der Bauchstiel zum Chorion. Die Mundbucht ist von Ober- und Unterkieferfortsatz begrenzt. Ursegmente und Mittelplatte sind deutlich getrennt von den Parietalzonen, der seitlichen Masse. Diese besteht jederseits aus zwei longitudinalen Zonen, von denen die erste als Extremitätenleiste an die Stammzone angrenzt. Sie trägt vorn die Kiemenfurchen und lässt die Anlagen der Extremitäten höckerartig hervortreten. Die in das Amnion übergehende dünnere Zone — Membrana reuniens inferior — ist ein Teil der Bauchwand, die Herz, Leber und einen Teil des Darmes zudeckt.

In der vierten Woche haben Kopf-, Nacken- und Rückenkrümmung so stark zugenommen, dass der Schwanzstummel fast den Stirnwulst berührt. Die Augenblase und das Riechfeld — Riechgrube — sind am Stirnwulst ausgebildet. Die Kiemenfurchen und Bögen bilden sich zurück. Kammer und Vorhof des Herzens sind gesondert. Die Extremitätenanlagen werden grösser,

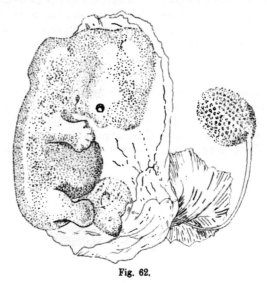

Fig. 62.

Menschlicher Fötus von etwa 14 mm. Mutmassliches Alter 35 Tage. Fünffache Vergrössernng. — Nach Sedgwick Minot, Lehrb. d. Entwickelungsgeschichte. Leipzig 1894.

sind aber noch nicht gegliedert. An der Bauchseite tritt ausser den beiden Wülsten des Herzens der Leberwulst hervor. Der Darm ist geschlossen und bildet eine Schleife. Er steht mit dem Dottersack durch den Ductus omphalomesentericus in Verbindung. Dieser Sack liegt meist auf der rechten Seite des Embryo, während die Schwanzspitze links vom Bauchstiel liegt. Aus dem Haftstiel ist eine mehr strangförmige Verbindung — der Nabelstrang — geworden. Im Inneren hat die Entwickelung von Urniere, Lunge und Magen begonnen.

Die Länge der Frucht beträgt 7 bis höchstens 10 mm. Dass der erste Monat überschritten ist, erkennt man bei Lupenvergrösserung an dem Hervortreten der äusseren Nase, an der Gliederung der Extremitäten in Hand und Ellbogen, Fuss und Kniee, an dem Sichtbarwerden der Fingeranlagen und der Umbildung der ersten Kiemenfurche zur Ohröffnung. Die Hand liegt auf dem vorspringenden Leberwulst. Die menschliche Gestalt wird deutlicher in der sechsten Woche erkennbar; der Kopf ist so gross, dass seine Länge annähernd die Hälfte der Fruchtlänge beträgt; die Gliederung der Extremitäten ist ausgesprochen menschlich, sodass man nicht mehr vom Embryo, sondern von einem menschlichen Fötus zu sprechen pflegt (Fig. 62).

Die Entstehung der einzelnen Organe ist in den Werken der Entwickelungsgeschichte dargelegt. Sie lehrt uns den Zusammenhang höherer Formen mit niederen und erläutert den Aufbau alles Lebenden als geschichtlichen Vorgang, der bis zur Bildung des höchst stehenden Geschöpfes — zum „Menschen" — vorgeschritten ist.

Für die Erlaubnis zur Wiedergabe von Abbildungen bin ich den Herren Professoren, Dozenten und Doktoren O. Hertwig, Waldeyer, Wendeler (Berlin), Sedgwick Minot (Boston), Westphalen (Flensburg), Bonnet (Greifswald), Graf v. Spee (Kiel), His (Leipzig), Szymonowicz (Lemberg), H. Peters (Wien), Burckhard, Sobotta (Würzburg) zu grossem Danke verpflichtet.

Kapitel III.

Die ersten Veränderungen der Gebärmutter infolge der Schwangerschaft. Die Einbettung des Eies. Die Bildung der Placenta, der Eihäute und der Nabelschnur. Die weiteren Veränderungen der genannten Gebilde während der Schwangerschaft·

Von

J. Pfannenstiel, Giessen.

Mit 44 Abbildungen zum Teil im Text, zum Teil auf den Tafeln G bis P[1]).

———

Inhalt.

---

[1]) Die Mehrzahl der Abbildungen entstammen der geschickten Hand meines Assistenten Dr. P. Kroemer, welcher sich der oft schwierigen Aufgabe mit unermüdlicher Sorgfalt hingegeben hat.   Verf.

I. Einleitung.

Die wichtigste Litteratur zur vergleichenden Placentation.

van Beneden, De la fixation du blastocyste à la muqueuse utérine chez le murin (Vespertilio murinus). Compt. rend. de la Soc. de Biol. T. V. 1888.

Derselbe, De la formation et de la constitution du Placenta chez le murin. Ibidem. pag. 351.

Derselbe, Arch. de Biologie. T. V.

van Beneden et Julin, Recherches sur la formation des annexes foetales chez les mammifères. Arch. de Biol. T. V. 1884. pag. 369.

Burckhard, Die Implantation des Eies der Maus in der Uterusschleimhaut etc. Habilitationsschr. 1901. Arch. f. mikrosk. Anat. u. Entwickelungsgesch. Bd. 57.

Doormann, De Vasthechting van de Kiemblaas aan den Uteruswand bij het konijn. Nederl. Tijdschr. voor Verloskunde en Gynaecologie. 7. Jaarg. 1895.

Duval, Le placenta des rongeurs. Journal de l'Anatomie et de la Physiol. 1889, 1890, 1891.

Derselbe, Études sur l'embryologie des Cheiroptères. Journ. de l'Anat. et de la Physiol. 1895—1898.

Ercolani, Sul processo formativo della porzione glandulare o materna della placenta. — Memorie della Accademia de scienze di Bologna. Ser. 2. T. IX. 1869. pag. 363 ff.

Derselbe, Sull' unità del tipo anatomico della placenta. Ibidem. Ser. 3. T. VII. 1896. pag. 277 ff.

Derselbe, Nuove ricerche sulla placenta nei pesci cartilaginosi e nei mammiferi. Ibid. Ser. 3. T. X. 1879.

Fleischmann, Embryologische Untersuchungen. I. Heft. Wiesbaden 1889 und III. Heft. 1893.

Florenzo d'Erchia, Über die Einbettung des Eies und den Bau der Allantois und der Dottersackplacenta bei der weissen Maus. Zeitschr. f. Geburtsh. u. Gynäkol. Bd. 44. Heft 3.

Fränkel, L., Vergleichende Untersuchungen des Uterus und des Chorionepithels. Arch. f. Gynäkol. Bd. 55. H. 2.

Frommel, Über die Entwickelung der Placenta bei Myotus murinus. Wiesbaden 1888.

Godet, Recherches sur la structure intime du Placenta du Lapin. Dissertation inaug. Bern 1877.

Heinricius, Über die Entwickelung und Struktur der Placenta bei der Katze. Schultzes Arch. f. mikrosk. Anat. Bd. 37. 1891.

Hertwig, O., Lehrbuch der Entwickelungsgeschichte des Menschen und der Wirbeltiere. 6. Aufl. Jena 1898.

Hensen, Beobachtungen über die Befruchtung und Entwickelung des Meerschweinchens und Kaninchens. Zeitschr. f. Anat. u. Entwickelungsgesch. 1876. Bd. I.

Hubrecht, The Placentation of Erinaceus Europaeus. Quat. Journ. of mikrosk. Science. Dec. 1889. XXX.

Hubrecht, Verhandl. d. Gesellsch. deutsch. Naturf. u. Ärzte. II. Teil. 1. Hälfte. Braunschweig 1897.

Derselbe, Keimblätterbildung und Placentation des Igels. Anat. Anz. 1888. S. 510.

Keibel, Zur Entwickelungsgeschichte des Igels (Erinac. Europaeus). Anat. Anz. 1888. S. 631.

Keilmann, Der Placentarboden bei den deciduaten Tieren. Inaug.-Diss. Dorpat 1893.

Klebs, Zur vergleichenden Anatomie der Placenta. Schultzes Arch. f. mikrosk. Anat. Bd. 37. 1891.

Kollmann, Anat. Anz. 17. Nr. 24/25.

Kossmann, Studien zur normalen und pathologischen Anatomie der Placenta. Arch. f. Gynäkol. Bd. 57. 1. 1899.

Derselbe, Über das Carcinoma syncytiale und die Entstehung des Syncytiums in der Placenta des Kaninchens. Verhandl. d. Gesellsch. deutsch. Naturf. u. Ärzte zu Braunschweig. 1897. II. Teil. 1. Heft. S. 167.

Laulanié, Sur une nouvelle espèce d'élément anatomique. La cellule placentaire de quelques rongeurs. Compt. rend. de la soc. de biol. de Paris. 1885. 21 Févr.

Derselbe, Sur le processus vaso-formatif qui préside à l'édification de la zone functionelle du placenta maternel dans le cobaye. Ibidem. 1886. 20 Novembre.

Marchand, Beiträge zur Kenntnis der Placentarbildung u. s. w. Schriften d. Gesellsch. zur Beförderung d. ges. Naturwissensch. zu Marburg. 1898.

Masius, De la genèse du Placenta chez le lapin. Arch. de Biologie. 9. S. 83.

Masquelin et Swaön, Premières phases du developpement du placenta maternel chez le lapin. Arch. de Biol. 1889.

Maximow, Zur Kenntnis des feineren Baues der Kaninchenplacenta. Arch. f. mikrosk. Anat. 1898. Bd. 51. S. 68.

Minot, Uterus and embryo. I. Rabbit. Journ. of Morphology. Vol. II. 1889.

Derselbe, Die Placenta des Kaninchens. Biol. Centralbl. 1890/91. Bd. X. S. 114.

Nolf, Étude des modifications de la muqueuse utérine pendant la gestation chez le Murin (Vespertilio murinus). Arch. de Biol. T. XIV. 1896.

Nussbaum, Zur Entwickelungsgeschichte der Placenta bei der Maus (weisse Varietät). Anat. Anz. V. 1890. S. 233.

Opitz, Zeitschr. f. Geburtsh. u. Gynäkol. 41. H. 1.

Paladino, Sur la genèse des espaces intervilleux du placenta humain et de leur premier contenu, comparativement à la même partie chez quelques mammifères. Extrait des Arch. ital. de Biol. T. XXXII. Fasc. III. 1899.

Derselbe, Sur la structure des villosités du chorion humain au début du développement, et sur les premiers rapports avec la muqueuse utérine. Extrait d. Arch. ital. de Biol. T. XXXI. Fasc. II. 1899.

Derselbe, Des premiers rapports entre l'embryon et l'utérus chez quelques mammifères. Extrait d. Arch. ital. de Biol. T. XIII. Fasc. I—II. 1889.

Romiti, Sulla struttura della placenta. Rivista clinica. Ser. 2. T. III. Bologna 1873. pag. 8.

Schultze, O., Über die Embryonalhüllen und die Placenta der Säugetiere des Menschen. Würzburger Sitz.-Ber. 20. II. 1897.

Schultze, Grundriss der Entwickelungsgeschichte des Menschen und der Säugetiere. Leipzig 1897.

Selenka, Studien über Entwickelungsgeschichte der Tiere, 5. Heft. Wiesbaden 1892.

S p e e , Graf v., Über Vorgänge bei Bildung der Fruchthöhle im Uterus, speziell des Meer-schweinchens und des Menschen. Mitteil. der schleswig-holsteiner Ärzte. H. 12. St. 8. 1891.

D e r s e l b e , Die Implantation des Meerschweincheneies in die Uteruswand. Zeitschr. f. Morphol. u. Anthropol. III. H. 1.

D e r s e l b e , Über die Veränderungen des Uterusbindegewebes in der Umgebung des darin eingepflanzten Eies nach Untersuchungen am Meerschweinchen. Sitz. d. physiol. Ver. zu Kiel. 19. Febr. 1900. (Münch. med. Wochenschr. 1900. Nr. 46.)

D e r s e l b e , Vorgänge bei der Implantation des Meerschweincheneies in die Uteruswand. Verhandl. d. anat. Gesellsch. Versamml. in Berlin 1896. S. 131 ff.

S t r a h l , Untersuchungen über den Bau der Placenta. Die Anlagerung des Eies an die Uteruswand. Arch. f. Anat. u. Physiol., anat. Abt. 1889. S. 213 und Supplem. dazu S. 197.

D e r s e l b e , Der Bau der Hundeplacenta. Arch. f. Anat. u. Physiol., anatom. Abteil. 1890. S. 185.

D e r s e l b e , Über den Bau der Placenta von Talpa Europaea und über Placentardrüsen. Anat. Anz. 1890. V. S. 362.

D e r s e l b e , Die histologischen Veränderungen der Uterusepithelien in der Raubtierplacenta. Arch. f. Anat. u. Physiol., anat. Abt., Suppl. 1890.

D e r s e l b e , Über den Bau der Placenta. I., II., III. Sitz.-Ber. d. Gesellsch. z. Erforsch. d. ges. Naturwiss. zu Marburg. 1889/90.

D e r s e l b e , Zur Kenntnis der Frettchenplacenta (Putorius furo). Anat. Anz. 1896. Nr. 23.

T a f a n i , Sulle condizione utero-placentari della vita fetale. Firenze 1896. (Citiert nach L. F r ä n k e l , l. c. S. 32.)

U l e s c o - S t r o g a n o w a , Beiträge zur Lehre vom mikroskopischen Bau der Placenta. Monatsschr. f. Geburtsh. u. Gynäkol. Bd. III. 1896. S. 207 ff.

V e r n h o u t , Über die Placenta des Maulwurfs (Talpa Europaea). Anat. Hefte von M e r k e l u. B o n n e t . Wiesbaden 1894. Sep.-Abdr.

Das Studium der Einbettung des menschlichen Eies ist bis in die neueste Zeit hinein auf die grössten Hindernisse gestossen infolge der Schwierigkeit einwandfreies Beobachtungsmaterial zu gewinnen. Die in der Litteratur mitgeteilten Wahrnehmungen an jungen menschlichen Eiern sind spärlich, sie betreffen vorwiegend die zweite Hälfte der zweiten Woche, also relativ weit vorgeschrittene Stadien. Erst von der dritten Woche ab liegen reichliche Befunde vor. In der überwiegenden Mehrzahl handelt es sich um abortiv ausgestossene Eier in mehr oder weniger gut erhaltenem Zustande, in der Minderzahl um zufällige Leichenbefunde oder um schwangere Uteri, welche wegen Geschwulstbildung des Organs operativ entfernt wurden.

Allen diesen Präparaten haften gewisse unvermeidbare Übelstände an. Die Krankheiten, welche den Abort einleiten, haben meist wesentliche Ver-änderungen der Decidua herbeigeführt (Blutungen in die Gewebe, Nekrosen), welche nicht ohne Einfluss auf die histologische Zusammensetzung des Eies, wie der Fruchtkapsel bleiben können. Die Leichenpräparate zeigen wiederum, worauf neuerdings L a n g h a n s mit Recht aufmerksam macht, Erscheinungen, welche auf postmortale Veränderungen oder auf die Todesursache (Erstickung, Vergiftung, Verbrennung, Trauma), sowie auf vorausgegangene Erkrankungen bezogen werden können. Besonders bei dem Studium von Zell- und Gewebsstrukturen verdient dieser Umstand Beachtung. Operativ entfernte Uteri sind oft entzündlich verändert oder zeigen hypertrophische Vorgänge an der Decidua mit ihren Folgezuständen für das Ei.

Dazu kommt, dass die Behandlung des Präparates vor und während seiner Untersuchung bei den einzelnen Autoren eine sehr verschiedene und keineswegs immer einwandsfreie war. Ferner ist zu bedenken, dass gerade bei den allerjüngsten Eiern angesichts des ausserordentlich raschen Ablaufes der ersten Veränderuugen an Ei und Decidua die Altersbestimmung von der grössten Wichtigkeit ist. Leider variieren die diesbezüglichen Angaben der Autoren ganz beträchtlich, weil unsere Kenntnisse von der Entwickelung der menschlichen Eier ebenso lückenhaft sind, wie diejenigen von der Implantation derselben.

So kommt es, dass die Anschauungen der verschiedenen Forscher in vielen wesentlichen Punkten weit von einander abweichen. Und vermutlich wird es noch lange dauern, bis wir gelernt haben werden, Normales und Krankhaftes, lebende Gewebe und Leichenerscheinungen oder Kunstprodukte, frühere und ältere Stadien streng von einander zu unterscheiden.

Vor allem aber fehlt es uns noch an den allerjüngsten Stadien. Selbst das vor wenigen Jahren von Peters beschriebene Ei ist bereits vollkommen oder doch nahezu vollkommen von Schleimhaut umhüllt. Und so wertvoll dasselbe ist, so gross die Umwälzung ist, welche es in der Lehre von der Einbettung des menschlichen Eies herbeigeführt hat, — wir dürfen das eine nicht vergessen: es ist bisher das einzige Präparat aus frühester Zeit, es erscheint daher ratsam nicht allzuweitgehende Schlüsse daraus zu ziehen.

Glücklicherweise sind wir aber nicht auf die uterine Schwangerschaft allein angewiesen. Es unterliegt keinem Zweifel, dass die Einbettung des Eies in der Tube denselben Gesetzen unterworfen ist, wie die im Uterus, wenn auch der Eisitz infolge der mangelhaften Qualifikation der Tubenschleimhaut zur Deciduabildung mehr gegen die tieferen Schichten der Fruchtsackwandung verschoben wird. Junge Tubeneier können recht gut zum Studium der Ei-einbettung herangezogen werden, sofern sie nicht durch Hämorrhagien und Nekrosen allzusehr gelitten haben. Leider beeinträchtigt gerade der letztgenannte Umstand die erhoffte Ausbeute aus dem sonst auf operativen Wege so reichlich gewonnenen Material in hohem Masse.

Die Summe der auf diesen Grundlagen bisher von mehr oder minder berufener Seite geleisteten Arbeit ist eine recht beträchtliche. Doch bleibt unser Wissen ein Stückwerk, so lange wir nicht alle Stadien der Ei- und Placentarentwickelung des Menschen in lückenloser Serie vor uns haben, wie wir uns dies verhältnismässig mühelos bei gewissen Tieren herstellen können.

Wir sind deshalb unbedingt auf die vergleichende Forschung angewiesen. Jedoch sind die Rückschlüsse von der tierischen Placentation auf die menschliche nur mit grösster Vorsicht zu ziehen. Nicht allein, dass die äussere Form und innere Zusammensetzung der Placenta bei den Säugetieren sowohl unter einander als im Vergleich mit dem Menschen die grössten

Variationen darbietet; auch die Entwickelung der Placenta scheint sich bei den verschiedenen Tieren nicht immer nach gleichartigen Gesetzen zu vollziehen. Über wichtige und grundlegende Fragen gehen die Ansichten der Autoren trotz umfangreicher Arbeit noch weit auseinander, selbst bei ein und derselben Tierspezies. Es hat sich ferner herausgestellt, dass die Placentationsvorgänge oft bei scheinbar höher stehenden Tieren stark differieren von den menschlichen, während sie bei Säugern, die dem Menschen ferner zu stehen scheinen, sich ähnlich abspielen wie bei diesem. Es hat deshalb Hubrecht mit Recht geraten, bis auf weiteres zum Vergleich mit der menschlichen Placentation nur das heranzuziehen, was wirklich ähnlich ist. Früher dienten vorzugsweise die leicht zu beschaffenden Karnivoren und Leporiden (Katze, Hund, Kaninchen) als Vergleichsobjekte. Heutzutage wissen wir, dass diese Tiere sich zum Vergleich mit dem Menschen bezüglich der Placentation weniger eignen, als diejenigen Säuger, welche ebenso wie der Mensch eine vollkommene Einkapselung des Eies nach seiner ersten Anlagerung an die Uterusschleimhaut aufzuweisen haben. Graf Spee u. a. haben uns gelehrt, dass das Ei von einer Anzahl Säuger bei seinem Eintritt in das Uteruscavum noch so klein ist, dass es dasselbe nicht auszufüllen vermag. Damit es nun trotzdem rasch in allseitige Beziehung mit der mütterlichen Schleimhaut treten kann, ist eine Einkapselung des Eies in einem Teile der Mukosa erforderlich, die Bildung einer Decidua reflexa. Zu den Tieren mit Reflexabildung gehören ausser dem Menschen nach unseren bisherigen Kenntnissen die anthropoiden (nicht die niederen) Affen, ein Teil der Nager (Mäuse, Meerschweinchen, nicht Kaninchen), sowie der Insektivoren (Igel). Diese Tiere sind es also in erster Linie, welche bezüglich der Eieinbettung zum Vergleich mit dem Menschen heranzuziehen sind, zumal bei einigen von ihnen (Muriden, Subungulaten), auch noch ein anderer Vorgang, die Bildung des Amnion sich ähnlich wie beim Menschen zu verhalten scheint (vorübergehende scheinbare Umkehrung der Keimblätter).

Aber auch bei den übrigen Säugetieren fehlt es nicht an wichtigen Vergleichsmomenten, welche uns zur Erklärung der menschlichen Placentationsvorgänge dienen können. Es ist hier nicht der Ort, in die Details dieser vergleichenden Forschung einzutreten, es seien nur — um spätere Wiederholungen zu vermeiden — die hauptsächlichsten Punkte herausgehoben.

Die Befruchtung des Eies erfolgt durchweg in der Ampulle der Tube, die Furchung des befruchteten Eies spielt sich gleichfalls in diesem Organe während seiner Wanderung durch dasselbe ab und nimmt relativ lange Zeit in Anspruch. Der Eintritt des Eies in die Uterushöhle, bezw. die erste Anlagerung desselben an die Corpusschleimhaut erfolgt bei der Katze am neunten Tage, beim Kaninchen und Meerschweinchen am siebenten Tage, bei der weissen Maus am fünften Tage. Das Ei der Muriden befindet sich zu dieser Zeit im Stadium der mit der sog. Keimblätterumkehr in Zusammenhang stehenden Bildung der Ektoblasthöhle (Amnionbildung).

Bei keinem der höheren Säugetiere finden wir das Ei derartig in das Uteruscavum oder in einen Teil desselben eingebettet, dass zwischen dem Ei und der Schleimhaut ein spaltförmiger Raum bleibt, der sich später mit Blut füllt und auf diese Weise zum intervillösen Raum wird, vielmehr ist stets das Ei in direktem Kontakt mit der Mukosa und dies vom ersten Anfang der Anheftung an.

Bei den meisten höheren Säugetieren geht das Uterusepithel bei der Anlagerung des Eies zu Grunde, z. T. nach vorübergehender Syncytiumbildung. Für die Mäuse, das Meerschweinchen, das Eichhörnchen, die Chiropteren u. a. besteht in dieser Beziehung überhaupt keine Meinungsverschiedenheit. Bei anderen Säugern (Karnivoren, Insektivoren, Nagern) sind die Ansichten der Autoren geteilt, doch lässt die bei weitem überwiegende Mehrzahl der Forscher auch hier das Epithel zu Grunde gehen und keinen Anteil nehmen an der Bildung der Placenta. Nur eine kleine Anzahl von Untersuchern lässt das syncytial umgewandelte Uterusepithel bestehen und zum mütterlichen Überzug der fötalen Zotten werden.

Ein Einwachsen der Zotten in die Drüsen der Schleimhaut findet im allgemeinen bei den höheren Säugern nicht statt; wo es beobachtet wurde, soll dies nur ein für die Placentation bedeutungsloser Vorgang sein. Einen abweichenden Standpunkt nimmt Selenka ein. Während er bei Meerschweinchen, Mäusen und Chiropteren das Uterusepithel zu Grunde gehen lässt, soll es nach ihm beim Kaninchen und den niederen Affen erhalten bleiben. Bei den Affen speziell soll das Chorionepithel sich fest und untrennbar mit dem Oberflächen- und Drüsenepithel verlöten. Dabei sollen die Chorionzotten in die Mündungen der Drüsen hineinwachsen, wobei diese sich erweitern und seitliche Schläuche bilden, in welche die Zotten mit ihren Verästelungen nachrücken. Das subepitheliale Bindegewebe soll schwinden und mächtigen Blutlakunen Platz machen, in welche hinein nun die Äste der Drüsenschläuche mit den eingelagerten Zotten frei flottieren. Das Drüsenepithel schwindet dabei angeblich nicht, sondern bildet einen kontinuierlichen Überzug über dem Chorionektoderm. So wichtig diese bei niederen Affen von dem hochverdienten Forscher erhobenen Befunde erscheinen, so stehen dieselben doch in einem so unerklärlichen Widerspruch mit den bisher ermittelten Vorgängen bei den übrigen Säugern, dass Graf Spee u. a. gerechte Zweifel ausgesprochen haben, und dies um so mehr, als auch die Angaben Selenkas über die Einbettung des Meerschweincheneies sich nach Spees Untersuchungen als unzutreffend erwiesen haben.

Die Eieinbettung derjenigen Tiere, welche eine Reflexabildung haben, vollzieht sich nach zweierlei Modus. Entweder gelangt das Ei in eine Schleimhautspalte und wird unter Verlust des Oberflächenepithels von Schleimhaut eingehüllt (s. Schema A. Fig. 1 a u. b) oder das Ei durchbohrt die Schleimhautoberfläche und gelangt auf diese Weise direkt in das subepitheliale Bindegewebe, worauf die Lücke der Schleimhautdecke sich wieder schliesst (s. Schema B. Fig. 2 a u. b).

Den ersten Typus hat uns am genauesten Hubrecht beim Igel geschildert. Im Stadium der zweiblätterigen Keimblase von 0,22 mm Durchmesser wird das Ei von einer mächtigen Wulstung der Mukosa umschlossen, deren vorspringende Ränder sich über dem Ei vereinigen und so die Fruchthöhle wie eine Decidua reflexa von dem übrigen Uteruslumen abschliessen. Der abgeschnürte Teil zeigt anfangs noch Oberflächenepithel und einmündende Drüsen, bald aber verschwinden sowohl Epithel als die Drüsenausführungsgänge: das Ei ist direkt in Berührung mit dem Stroma der Schleimhaut.

Eine ganz ähnliche Art der Eieinbettung fand Burckhard bei der Maus. Für die anthropoiden Affen scheint Selenka einen analogen Vorgang der Fruchtkapselbildung vorauszusetzen.

a   h

Fig. 1.

Schema A der Eieinbettung.

Das Ei gelangt in eine Schleimhautspalte (bei a) und wird von den Rändern der Schleimhaut umhüllt (bei b).
(Igel, Maus.) Die bei a noch erhaltenen Drüsen und das Oberflächenepithel zeigen sich bei b im Stadium der
Degeneration.

Fig. 2.

Schema B der Eieinbettung.

Das Ei durchbohrt die Schleimhautoberfläche (bei a) zwischen zwei Drüsenmündungen und gelangt in den
subepithelialen Raum (bei b). (Meerschweinchen.)

Den zweiten Modus der Implantation des Eies lehrte uns Graf Spee beim Meerschweinchen: Im Verlaufe des siebenten Tages nach dem Belegen findet sich eine höchstens acht Stunden während Periode, in welcher das Ei von 0,08 mm das Epithel der Mukosa durchbohrt und in das subepitheliale Gewebe eindringt. Die Epithelien werden vom Ei an der Berührungsstelle zerstört. Im Stroma entsteht eine Verflüssigung der Zellen, eine Bindegewebsspalte (Lymphspalte?), in welche das Ei hineingelangt. Dieser Raum hat keinen Zusammenhang mit einer Uterusdrüse. Rings um diesen Raum bilden die Bindegewebszellen ein syncytiumähnliches „Symplasma".

Bei beiden Arten der Eiimplantation kommt es schliesslich darauf hinaus, dass das Ei direkt im Stroma der Schleimhaut liegt. Weder Epithel noch Drüsen spielen eine Rolle.

Die Veränderungen der mütterlichen Schleimhaut in der Umgebung des Eies werden bei den verschiedenen Säugern verschieden geschildert. Durchweg findet man Gefässneubildung in der nächsten Nachbarschaft des Chorion, oft in ganz kolossaler Intensität, in vorgerückten Stadien auch bemerkenswerte Gefässveränderungen in tieferen Schichten der Schleimhaut. Beim Igel beschreibt Hubrecht die Entstehung eines gefässbildenden Gewebes („vasifactiv tissue"), welches an das Chorionektoblast anstösst, und nach aussen davon die Ausbildung einer enormen Endothelproliferation in der Umgebung des Eies, ein lakunäres mit mütterlichem Blut gefülltes Zellgewebe, „Trophospongia" benannt.

Die Stromazellen erleiden stets eine Umwandlung, anfangs im hypertrophischen, später vielfach im degenerativen Sinne, nämlich dort, wo die Ausläufer des Chorion in die Tiefe eindringen. Auch bei den Tieren finden sich, wie beim Menschen, vielfach Riesenzellen im Stroma, welche fast ausnahmslos in innigen Beziehungen zu den Gefässen stehen. Die meisten Autoren fassen dieselben als mütterlichen Ursprungs auf, nur wenige als eingewanderte fötale Ektoblastmassen.

Bei vielen Säugern findet eine Drüsenwucherung statt, offenbar um das tiefere Eindringen und die Ausbreitung der Placenta foetalis zu erleichtern.

Die Zottenbildung am Ei beginnt durchweg, auch beim Affen, erst, nachdem das Chorionepithel mit der Uteruswand verlötet ist. Die Gestalt der Zotten ist meist derjenigen des menschlichen Eies nicht ähnlich, wohl aber ihre histologische Zusammensetzung. Die Chorionausbreitungen haben oft, aber nicht immer einen doppelten Epithelmantel, welcher in späterer Zeit einfach wird und zuweilen ganz verschwindet. Die innere Schicht des Chorionepithels wird mit wenigen Ausnahmen als fötales Ektoblast gedeutet, die äussere Schicht dagegen ist gerade so wie beim menschlichen Ei ein Streitobjekt. Sie ist plasmodial („Plasmodiblast" Duval), also dem menschlichen Syncytium ähnlich. Eine grössere Anzahl namhafter Autoren bezeichnet sie als fötal, darunter Duval, van Beneden, Hubrecht, und zwar mit Rücksicht darauf, dass bei den Leporiden, Chiropteren u. a. Säugetieren schon bei Anlagerung des Eies das Chorionepithel doppelschichtig sei. Andere Autoren leugnen dies (Minot bei Kaninchen) oder lassen die äussere Lage desselben bald zu Grunde gehen (Marchand bei Kaninchen). Ausdrücklich sei übrigens hervorgehoben, dass die einzelnen Säuger sich gerade in diesem Punkte verschieden verhalten.

Viele Autoren sprechen sich für eine mütterliche Genese des „Syncytium" (Plasmodium) aus. Ein Teil sieht die Matrix im Uterusepithel, vor allem Selenka (bei Affen s. oben S. 196), Strahl (bei Raubtieren), Kossmann (bei Kaninchen). In der That wandelt sich das Oberflächenepithel beim Kaninchen unter pyknotischem Kernzerfall in ein „Syncytium" um. Während aber die einen die Verschmelzung desselben mit dem Ektoblast behufs Bildung eines doppelten Chorionüberzuges schildern, lassen die andern (die überwiegende Mehrzahl), wie bereits oben erwähnt, das syncytial degenerierte Epithel an der Anlagerungsstelle vollständig zu Grunde gehen. Da auch bei den meisten übrigen Deciduaten, wie oben geschildert, das Uterusepithel am Ei verschwindet (besonders Muriden, Subungulaten, Chiropteren), so ergibt sich, dass die epitheliale Genese des Syncytiums bei den Tieren auf schwachen Füssen steht.

Die Frage der Beteiligung des Drüsenepithels wurde bereits eingangs erörtert, und zwar mit dem Ergebnis, dass die Drüsen wahrscheinlich beim Aufbau der Placenta keinen Anteil haben.

Eine kleinere Anzahl von Autoren leitet das Syncytium für eine Reihe von Säugetieren vom mütterlichen Bindegewebe, von „Riesenzellen" oder von den perivasculären Deciduazellen ab (Heinricius, Ercolani, Tafani, d'Erchia [wenigstens für die Maus], Frommel u. a.), wieder andere von den Endothelien der Blutgefässe (Godet, Marchand [wenigstens für Kaninchen]) oder den „gefässbildenden Zellen" der Decidua (Laulanié, Paladino).

Die Bildung von syncytialen oder plasmodialen Schichten an der Innenwand der mütterlichen Gefässe, besonders der tieferen Schichten wird übrigens auch von solchen Forschern angegeben, die nicht geneigt sind den Chorionüberzug davon herzuleiten, so von Duval, Marchand, Opitz, L. Fränkel, Masius, Minot, Maximow. Mit Ausnahme von Duval nehmen alle an, dass die Matrix dieser endovasculären Plasmodialschicht das Endothel ist.

Aus allem geht hervor, dass die Genese des Zottensyncytium bei den Tieren noch keineswegs aufgeklärt ist und dass deshalb bis auf weiteres dieser Teil der vergleichenden Forschung wenig bietet für das Studium der menschlichen Placentation, zumal noch keineswegs entschieden ist, ob die bei Tieren gefundene plasmodiale Zottenschicht mit dem menschlichen Chorionepithel identisch ist. Zugleich aber erhellt das eine aus vorstehender Darlegung, dass die verschiedensten Gewebe der mütterlichen Schleimhaut, sowie auch die Oberfläche des Eies eine grosse Neigung zu syncytialen Veränderungen zeigen (L. Fränkel) und dass diese Masse entsprechend ihrer zähflüssigen Beschaffenheit eine Rolle spielt bei der gegenseitigen Verschmelzung von fötalen und mütterlichen Elementen.

Sehr wichtig sind die Ergebnisse der Tierforschung bezüglich der ersten Beziehung der Eioberfläche zum Gefässapparat der mütterlichen Schleimhaut. Sowohl bei den Insektivoren als bei den Nagern tritt diese Beziehung sehr frühzeitig auf. Das Ektoblast verdickt sich an der Placentarstelle zu einer vielschichtigen Lage. In dieser entstehen alsbald Lakunen, welche sich mit mütterlichem Blut füllen. Wie das Blut da hinein gelangt, ist nicht genügend klargestellt, doch ist so viel gewiss, dass dicht am Ektoblast die mütterliche Gefässneubildung enorm ist und dass von da aus die Blutversorgung der Ektoblastlakunen vor sich geht. Von den meisten Autoren wird geschildert, dass das Ektoblast die jungen Gefässe umwächst oder dass Kapillarschlingen in die Ektoblastmasse eindringen. Nach der Ansicht der Einen geht dabei das Endothel verloren, nach Marchand (Kaninchen) bleibt dasselbe erhalten

als eine zellig-protoplasmatische (also syncytiale) Auskleidung, während die
perivasculären Bindegewebszellen verschwinden, nach Florenzo d'Erchia
(Maus) behalten diese Gefässe im Ektoblast ihre (gleichfalls als syncytial
geschilderte) deciduale Wandung zum grossen Teil. Wie dem auch sei, das
mütterliche Blut bleibt von Anfang an in geschlossenen Bahnen und in geregelter Cirkulation. Auch bei den Fledermäusen konnte Frommel dieses
Verhalten konstatieren. Bei Karnivoren (Katze) bleibt gleichfalls der mütterliche Gefässmantel in der Placenta erhalten. Die Bedeutung für die menschliche Placentation ergibt sich daraus klar: bei den Tieren tritt der „intervillöse Raum" sehr frühzeitig auf, ist von Anfang an mit Blut gefüllt und mit
den mütterlichen Gefässen in dauernder kontinuierlicher Verbindung. Beim
Menschen dürfte es sich sicherlich ebenso verhalten.

Die ektoblastische Verdickung wurde von Hubrecht als „Trophoblast"
bezeichnet, weil diese Schicht eine ernährende Funktion hat. Langhans
bestreitet die Richtigkeit dieser Funktion, indem er nur die befestigende
Bedeutung der Ektoblastschale sieht. Meines Erachtens ist der Name
„Trophoblast" bezeichnend und deshalb von neueren Autoren mit Recht
acceptiert worden.

Vorstehende Schilderung, welche auf Vollständigkeit keinen Anspruch
macht, zeigt, dass das Studium der Phylogenese der Placenta von seinem
Abschluss noch weit entfernt ist und deshalb für die menschliche Placentation
nur bezüglich einzelner Fragen belehrende Auskunft zu erteilen vermag.

Litteraturverzeichnis zu den folgenden Absohnitten.

Dieses Verzeichnis kann nur bezüglich der neueren Litteratur Anspruch auf Vollständigkeit erheben, d. h. etwa von 1888 an, in welchem Jahre das Handbuch der Geburtshülfe
von P. Müller erschien. — Ausser den ausdrücklich angeführten Einzelarbeiten wurden
alle zugänglichen Lehr- und Handbücher der Geburtshilfe und Entwickelungsgeschichte
berücksichtigt.

Abel, K., Zur Anatomie der Eileiterschwangerschaft nebst Bemerkungen zur Entwickelung
    der menschlichen Placenta. Arch. f. Gynäkol. Bd. 39. 1891.
Ackermann, Zur normalen und pathologischen Anatomie der menschlichen Placenta.
    Beitr. z. wiss. Med. Bd. I. S. 583. (Festschr. f. Virchow.)
Ahlfeld, Beschreibung eines sehr kleinen menschlichen Eies. Arch. f. Gynäkol. Bd. 13.
    S. 241.
Beigel-Löwe, Beschreibung eines menschlichen Eies aus der 2.—3. Woche der Schwanger-
    schaft. Arch. f. Gynäkol. Bd. 12.
Blacher, K., Arch. f. Gynäkol. Bd. 10, 14, 57, 59, 64. sowie Centralbl. f. Gynäkol. 1901.
    Nr. 21. (Alles Arbeiten über den Bau der menschlichen Placenta und der Eihüllen.)
Bloch, Über den Bau der menschlichen Placenta. Beitr. z. path. Anat. von Ziegler u.
    Nauwerk. 1889. Bd. 4. S. 559.
Breus, Über ein menschliches Ei aus der zweiten Woche der Gravidität. Wiener med.
    Wochenschr. 1877. Nr. 21.
Bumm, Über die Entwickelung der menschlichen Placenta. Sitz.-Ber. d. physikal.-med.
    Gesellsch. zu Würzburg 1891.

Derselbe, Über die Entwickelung des mütterlichen Blutkreislaufes in der menschlichen Placenta. Arch. f. Gynäkol. Bd. 43. H. 2.

Derselbe, Zur Kenntnis der Uteroplacentargefässe. Arch. f. Gynäkol. Bd. 37.

Eberhard, Über Gerinnungen in der Placenta. Diss. Bern. 1891.

Eckardt, Beiträge zur Anatomie der menschlichen Placenta. Zeitschr. f. Geburtsh. u. Gynäkol. Bd. 19.

Eden, A Study of the Human Placenta. Journ. of Path. and Bact. 1896.

Fenzi, Sulla struttura normale della placenta umana e sull' infarto bianco della medesima. La Riforma Medica anno 7. Nr. 7. Napoli 1891.

·Florenzo d'Erchia, Beitrag zum Studium des schwangeren und puerperalen Uterus. Zeitschr. f. Geburtsh. u. Gynäkol. Bd. 40. 1899. S. 430.

v. Franqué, Die Entstehung der velamentösen Insertion der Nabelschnur. S.-A. aus Sitz.-Ber. d. phys.-med. Gesellsch. zu Würzburg. 1900 und Centralbl. f. Gynäkol. 1891. Nr. 21.

Derselbe, Zur Pathologie der Nachgeburtsteile. Zeitschr. f. Geburtsh. u. Gynäkol. Bd. 43. Heft 3.

Fränkel, Eug., Untersuchungen über die Decidua circumflexa und ihr Vorkommen bei ektopischer Schwangerschaft. Arch. f. Gynäkol. Bd. 47.

Frommel, Beitrag zur Frage der Wachstumsrichtung der Placenta. Zeitschr. f. Geburtsh. u. Gynäkol. Bd. 36. H. 3.

Gaiser, Zur Entwickelung der Placenta. In Leopolds Uterus und Kind. Leipzig 1897.

Gottschalk, Beiträge zur Entwickelungsgeschichte der menschlichen Placenta. Arch. f. Gynäkol. Bd. 37. S. 201.

Derselbe, Weitere Studien über die Entwickelung der menschlichen Placenta. Arch. f. Gynäkol. Bd. 40. S. 169. 1891.

Gunsser, Über einen Fall von Tubenschwangerschaft. Centralbl. f. allgem. Pathol. 1891. Nr. 6.

Hahn, Ein Stadium der Placentaentwickelung. Zeitschr. f. Geburtsh. u. Gynäkol. 1896. Bd. 34.

Hart, Berry, Vortrag über Placenta-praevia. Internat. Gynäkol.-Kongr. Brüssel 1891.

Hart and Gulland, On the structure of human Placenta. Laboratory Reports of the Royal College of Physicians. Vol. IV. Edinburgh 1892.

Heinz, Untersuchungen über den Bau und die Entwickelung der menschlichen Placenta. Inaug.-Diss. Breslau 1888.

v. Herff, Beiträge zur Lehre von der Placenta und von den mütterlichen Eihüllen. Zeitschrift f. Gynäkol. u. Geburtsh. Bd. 35. S. 3. 1896 und (Fortsetzung) Bd. 36. H. 2.

Hertwig, O., Lehrbuch der Entwickelungsgeschichte des Menschen und der Wirbeltiere. 6. Aufl. Jena 1898.

His, Die Umschliessung der menschl. Frucht während der frühesten Zeit der Schwangerschaft. Arch. f. Anat. u. Physiol. Anat. Abt. 1897.

Derselbe, Atlas der menschlichen Embryonen. Leipzig 1880 u. 1882. I. u. II.

Hofmeier, Zur Anatomie der Placenta. III. Kongr. d. gynäkol. Gesellsch. Leipzig 1890.

Derselbe, Die menschliche Placenta. Wiesbaden 1890.

Derselbe, Beiträge zur Anatomie und Entwickelung der menschlichen Placenta. Zeitschr. f. Geburtsh. u. Gynäkol. Bd. 35. H. 3. 1896.

Hofmeier und Benckiser, Beiträge zur Anatomie des schwangeren und kreissenden Uterus. Stuttgart 1887.

Jassinsky, Zur Lehre über die Struktur der Placenta. Virchows Archiv. Bd. 40. 1867.

Johannsen. Über das Chorionepithel des Menschen. Monatsschr. f. Geburtsh. u. Gynäkol. 1897. Bd. V. H. 4.

Kastschenko, Das menschliche Chorionepithel und dessen Rolle bei der Histogenese der Placenta. Arch. f. Anat. u. Physiol., anat. Abt. 1885.

Keibel, Zur Entwickelungsgeschichte der menschl. Placenta. Vorl. Mitteil. Anat. Anz.
    1889. Nr. 19.
Derselbe, Ein sehr junges menschliches Ei. Arch. f. Anat. u. Physiol., anat. Abt. 1889.
    S. 250 und Arch. f. Anat. u. Physiol., anat. Abt. 1890. S. 251.
Klein, Zur Anatomie der schwangeren Tube. Arch. f. Gynäkol. Bd. 20. 1890.
Derselbe, Entwickelung und Rückbildung der Decidua. Zeitschr. f. Geburtsh. u. Gyäkol.
    Bd. XXII. 1891 und Verhandl. d. deutsch. Gesellsch. f. Gynäkol. Versamml. zu Bonn
    1891.
v. Koelliker, Entwickelungsgeschichte. 2. Aufl. 1879.
Kollmann, Die menschlichen Eier von 6 mm Grösse. Arch. f. Anat. u. Physiol., anat.
    Abt. 1879.
Kossmann, Zur Histologie der Extrauterinschwangerschaft nebst Bemerkungen über ein
    sehr junges mit der uterinen Decidua gelöstes Ei. Zeitschr. f. Geburtsh. u. Gynäkol
    Bd. 27. H. 1. 1893.
Derselbe, Zur Histologie der Chorionzotten des Menschen. Festschr. z 70. Geburtstag
    R. Leukarts. Leipzig 1892.
Derselbe, Verhandl. d. Gesellsch. deutsch. Naturf. Braunschweig 1897. II. Teil. S. 167.
Derselbe, Das Syncytium der menschlichen Placenta. Centralbl. f. Gynäkol. 1893. Bd. 44.
Kreisch, Monatsschr. f. Geburtsh. u. Gynäkol. Bd. IX. S. 794.
Kundrat von Engelmann, Untersuchungen über die Uterusschleimhaut. Wiener med.
    Jahrb. 1873.
v. Kupffer, Decidua und Ei des Menschen am Ende des ersten Monats. Münch. med.
    Wochenschr. 1888. Jahr. 35. Nr 31.
Langhans, Zur Kenntnis der menschlichen Placenta. Arch. f. Gynäkol. Bd. 1. H. 2.
Derselbe, Untersuchungen über die menschliche Placenta. Arch. f. Anat. u. Physiol.,
    anat. Abt. 1877.
Derselbe, Über die Zellschicht des menschlichen Chorion. Festschr. f. Henle. Beitr.
    z. Anat. u. Embryol. Bonn 1892.
Derselbe, Syncytium und Zellschicht etc. Hegars Beiträge zur Geburtsh. u. Gynäkol.
    Bd. 5. H. 1. 1901.
Leopold, Über den Bau der Placenta. III. Kongr. d. deutsch. Gesellsch. f. Gynäkol.
    Leipzig 1890.
Derselbe, Uterus und Kind. Leipzig 1897.
Derselbe, Über die Entstehung des intervillösen Kreislaufs etc. Verhandl. d. deutsch.
    Gesellsch. f. Gynäkol. 1897. VII.
Leopold, Bott und Marchesi, Zur Entwickelung und Bau der menschlichen Placenta.
    Arch. f. Gynäkol. Bd. 59. H. 2.
Lönnberg, Zur Frage der Einwirkung des Nabelbläschens und des Dotterganges auf den
    Nabelstrang und auf dessen Insertion. Nordiskt medic. Arkiv. 1901. I. 2.
Mall, Early human embryo ets. John Hopkins Hospital Bulletin. 1893. Nr. 36.
Derselbe, A human embryo of the second week. Anat. Anz. 1893. 8. Jahrg.
Marchand, Über die sogen. decidualen Geschwülste. Monatsschr. f. Geburtsh. 1895. Bd. I.
    H. 5. u. 6.
Derselbe, Über den Bau der Blasenmole. Zeitschr. f. Geburtsh. u. Gynäkol. 1895. Bd. 32.
    Heft 3.
Derselbe, Mikrosk. Präparate von zwei frühzeitigen menschlichen Eiern und einer Decidua.
    Sitz.-Ber. d. Gesellsch. z. Beförd. d. ges. Naturwiss. zu Marburg. Nr. 7. Aug. 1898.
Merttens, Beiträge zur normalen und pathologischen Anatomie der menschlichen Placenta.
    Zeitschr. f. Geburtsh. u. Gynäkol. Bd. 30. S. 1 und Bd. 31. S. 28.
Minot, On the Fact of the Human Decidua reflexa. Anat. Anz. Bd. V. 1890. S. 639.
Derselbe, Uterus und Embryo. Journ. of Morphol. Vol. II. 1889.
Nitabuch, Beiträge zur Kenntnis der menschlichen Placenta. Inaug.-Diss. Bern 1887.

Opitz, Das Erkennen abgelaufener früher Schwangerschaft an ausgeschabten Schleimhautbröckeln. Zeitschr. f. Geburtsh. u. Gynäkol. Bd. 42. H. 1.

Paladino, Sur la non-participation de l'épithélium de la muqueuse utérine et des glandes respectives à la formation de la caduque vraie et de la caduque réfléchie chez la femme. Arch. ital. de Biol. T. XXV. Fasc. I. Turin 1896.

Derselbe, Di una cavità imbutiforme nel punto d'impianto sul corion del peduncolo addominale. Rend. della R. Accad. della Science Fisiche e Matematiche di Napoli. Fasc. 8. 12. 1899.

Derselbe, Della genesi e del tempo nel quale compaiono le cellule gigantesche nella placenta umana. Rend. della R. Accademia della Science Fisiche e Matematiche di Napoli. Fasc. 6—7. 1899.

Pels Leusden, Über die serotinalen Riesenzellen und ihre Beziehungen zur Regeneration der epithelialen Elemente des Uterus an der Placentarstelle. Zeitschr. f. Gynäkol. u. Geburtsh. Bd. 36. H. 1.

Peters, H., Über die Einbettung des menschlichen Eies etc. Leipzig u. Wien (Deuticke) 1899.

Derselbe, Über früheste menschliche Placentation. Monatsschr. f. Geburtsh. u. Gynäkol. Bd. 9. S. 41. 1899.

Derselbe, Zum Kapitel: Langhaussche Zellschicht. Centralbl. f. Gynäkol. 1900. Nr. 26.

Pfannenstiel, Zur Syncytiumgenese. Centralbl. f. Gynäkol. 1898. Nr. 23 u. 48 und 1899. Nr. 4.

Derselbe, Über Eieinbettung und Placentarentwickelung. Verhandl. d. deutsch. Gesellsch. f. Gynäkol. 1899. S. 368.

Reichert, Beschreibung einer frühzeitigen menschlichen Frucht im bläschenförmigen Bildungszustande nebst vergleichenden Untersuchungen über die bläschenförmigen Früchte der Säugetiere und des Menschen. Abhandl. d. kgl. Akad. d. Wiss. Berlin 1873.

Reinstein Mogilowa, Über die Beteiligung der Zellschicht und des Chorions an der Bildung der Serotina und Reflexa. Virchows Arch. 1891. Bd. 124.

Rohr, Die Beziehungen der mütterlichen Gefässe zu den intervillösen Räumen der reifen Placenta, speziell zur Thrombose derselben (weisser Infarkt). Inaug.-Diss. Bern 1889 und Virchows Arch. Bd. 115.

Romiti, Sulla struttura della placenta umana e più specialmente sulla natura del rivestimento del villo placentale. Att. della R. Accademia della Fisiocritici. Sec. III. T. III. Siena 1880.

Derselbe, Sull' Anatomia dell' utero gravido. Monitore zool. ital. Firenze 1899.

Rosenfeld, Ein Beitrag zur Anatomie der Tubarschwangerschaft und Bildung der Decidua reflexa. Monatsschr. f. Geburtsh. u. Gynäkol. Bd. XIV. H. 3. 1901.

Ruge, C., Über die menschliche Placentation. Zeitschr. f. Geburtsh. u. Gynäkol. Bd. 39. S. 550 und Verhandl. d. deutsch. Gesellsch. f. Gynäkol. 1897.

Derselbe, Bemerkungen zur frühesten menschlichen Placentation nach H. Peters. Monatsschr. f. Gynäkol. u. Geburtsh. 1899. Bd. 9.

Schmidt, M. B., Über Syncytiumbildung in den Drüsen der Uterusschleimhaut bei ektop. Schwangerschaft. Monatsschr. f. Geburtsh. u. Gynäkol. 1898. Bd. VII.

Schroeder van der Kolk, Waarnemingen over het maaksel van de menschelijke placenta en over haren Bloods omloop. Verhandl. van k. Nederlandsche Institut. 1851.

Schröder, Der schwangere und kreissende Uterus. Bonn 1886. IV.

Schultze, O., Grundriss der Entwickelungsgeschichte des Menschen und der Säugetiere. Leipzig 1896. Über die Embryonalhüllen und die Placenta der Säugetiere und des Menschen. Sitz.-Ber. d. Würzburger phys.-med. Gesellsch. 1896.

Schwabe, Eine frühzeitige menschliche Frucht im bläschenförmigen Bildungszustande. Zeitschr. f. Geburtsh. u. Gynäkol. Bd. 4.

Selenka, Zur Entstehung der Placenta des Menschen. Biol. Centralbl. 1890 91. Bd. X. S. 737.

Siegenbeck van Heukelom, Über die menschliche Placentation. Arch. f. Anat. und Physiol., anat. Abt. 1898.

v. Spee, Beobachtungen an einer menschlichen Keimscheibe mit offener Medullarrinne und Canalis neurentericus. Arch. f. Anat. u. Physiol., anat. Abt. 1889. S. 159 ff.

Derselbe, Neue Beobachtungen über sehr frühe Entwickelungsstufen des menschlichen Eies. Arch. f. Anat. u. Physiol., anat. Abt. 1896.

Derselbe, Über die menschliche Eikammer und Decidua reflexa. Verhandl. d. anatom. Gesellsch. Versamml. in Kiel. 1898. S. 196 ff.

Strahl, Die menschliche Placenta. Ergebn. d. Anat. u. Entwickelungsgesch. von Merkel u. Bonnet. 1892. Bd. II.

Tafani, Sulle condizioni uteroplacentari della vita fetale. Mem. della R. Instituto di studii superiori pratici e di perfezionamente i Firenze. 1886.

van Tussenbroek, Fragmente aus dem zweiten Stadium der menschlichen Placentation. Zeitschr. f. Geburtsh. u. Gynäkol. Bd. 45. H. 3. 1901.

Dieselbe, Virchows Arch. Bd. 133.|

Ulesco-Stroganowa, Beiträge zur Lehre vom mikroskopischen Bau der Placenta. Monatsschr. f. Geburtsh. u. Gynäkol. Bd. III. H. 3.

Veit, J., Über Deportation von Chorionzotten. Zeitschr. f. Geburtsh. u. Gynäkol. Bd. 44. H. 3. S. 466.

Waldeyer, Über den Placentarkreislauf des Menschen. Sitz.-Ber. d. k. preuss. Akad. d. Wiss. 1887. VI.

Derselbe, Über die Placenta von Inuus nemestrinus. Sitz.-Ber. d. k. preuss. Akad. d. Wiss. 1889. St. 35. S. 697. 11. Juli.

Derselbe, Bemerkungen über den Bau der Menschen- und Affenplacenta. Arch. f. mikr. Anat. Bd. 35. 1890.

Webster, Cl., Human Placentation. Chicago (Keener u. Comp.) 1901.

Winkler, Zur Kenntnis der menschlichen Placenta. Arch. f. Gynäkol. Bd. 4. S. 238.

Wolska, Über die von Ruge beschriebene fötale Vaskularisation der Serotina. Inaug.- Diss. Bern 1888.

Young, Development and structure of the placenta. Med. chron. Nov. 1896.

Derselbe, On some recent observations on the development and structure of the Placenta. Med. chron. Manchester 1891. Vol. 14.

II. Vorbereitende Veränderungen am Uterus.

A. Allgemeines.

Der Uteruskörper vergrössert sich. Die Gefässe werden stärker mit ~~~ ~~~llt, es tritt mehr Lymphe in die Gewebe aus, das Gewebe wird saft- ~~~~~ Allmählich aber beginnt auch eine Hypertrophie und Hyperplasie ~~ ~~~~ Muskelfasern der Wandung. Auch das zwischen denselben ge- ~~~~ ~~~~gewebe proliferiert und wird lockerer. Die Blutgefässe wachsen , ~~~~~~~~~em Masse, insbesondere später an der Placentarstelle; sie ver- ~~~~~~ ~~~ durch Neubildung. Ebenso die Lymphgefässe und die Nerven. ~~ ~~~~~~ ~~igen im ersten Monat (nach His) folgenden Verlauf: Etwa ~ ~~~ ~~~~ der Aussenfläche, parallel mit dieser, breitet sich ein Flecht- ~~ ~~~~~~~ Arterien aus. Von diesen gehen zahlreiche, die Uteruswand schräg durchsetzende und bis zur Mukosa vordringende Stämmchen aus, in regelmässigen Abständen von 4—5 mm, nach der Schleimhaut zu infolge von Teilung dichter, beim Übergang in dieselbe nur in 1—1,5 mm Abstand. Die Arterien sind spiralig gewunden und von breiten bindegewebigen Adventitien und klaffenden Lymphspalten eingefasst. Sie sind sehr muskelreich, auch in der Adventitia. Recht unbedeutend erscheinen in dieser frühen Zeit der Schwangerschaft die Venen, kaum 0,1—$^1/_8$ mm im Durchmesser. Die Venenstämmchen liegen zum Teil für sich zwischen den Muskelzügen, zum Teil begleiten sie die Arterien. Ihre Wandung ist dünn und muskelarm. His macht auf den Kontraktionszustand der Arterien in der ersten Zeit aufmerksam, auch unter der Decidua basalis; infolgedessen seien auch die Venen noch gering entwickelt. Dagegen sind die Kapillaren der Schleimhaut, wie wir sehen werden, schon stark erweitert. Erst in späterer Schwangerschaftszeit tritt eine weitergehende Erschlaffung der uterinen Gefässmuskulatur ein, wodurch der ganze Uterus reichlicher mit Blut überschwemmt wird und auch eine Erweiterung der Venen sich einstellt.

An diesen Veränderungen beteiligt sich vorzugsweise der Uteruskörper. Derselbe wird höher, breiter und mehr rundlich. Aber auch die Cervix zeigt eine seröse Durchtränkung und grössere Hyperämie. Die Wandungen verdicken sich, die Plicae palmatae sind weniger scharf ausgeprägt; schon frühzeitig beginnt die starke Sekretion der Drüsen, so dass bereits im ersten Monat der glasige Schleimpfropf sich bildet, nach R e i c h e r t, H o m e u. A. sogar schon in der zweiten Woche.

Am stärksten aber sind die Veränderungen an der Schleimhaut des Uteruskörpers. Sie sollen deshalb ausführlicher besprochen werden.

B. Decidua vera.

1. Die ersten zwei Wochen.

Die ersten Anfänge der Umwandlung der Uteruskörperschleimhaut zur Decidua beginnen bereits, bevor das befruchtete Ei aus der Tube in die Gebärmutter übergewandert ist. Die Veränderung gleicht im Anfang derjenigen, welche wir auf der Höhe der menstrualen Kongestion finden, bez. sie ist mit derselben identisch, da wir heutzutage die Menstruationsschwellung der Uterusschleimhaut auffassen als eine vorbereitende Aktion für die Einbettung eines zu befruchtenden Eies. Tritt die Befruchtung ein, so nimmt die durch die Menstruation begonnene Schwellung und Hypertrophie der Mukosa ihren Fortgang. Bleibt die Befruchtung aus, so tritt die menstruale Blutung ein. Dieser Auffassung liegt die Annahme zu Grunde, dass das Ei in der Regel v o r der zu erwartenden Menstruationsblutung aus dem Follikel austritt und im günstigen Falle alsbald von den in der Tube vorhandenen Spermatozoen erreicht wird. Es bleibt deshalb die erwartete Blutung aus.

In sehr frühen Stadien der Schwangerschaft, wie sie von Peters, Siegenbeck van Heukelom, Merttens, Leopold, Reichert, C. Ruge, Breus u. a. beschrieben worden sind, also bei Anwesenheit von Eiern aus der ersten und zweiten Woche, finden wir noch keine deutlich entwickelte

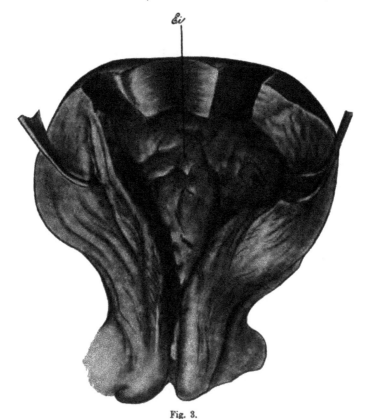

Fig. 3.

Uterus gravidus der ersten Woche.

Copie der Fig. 1 aus Peters, l. c.

Decidua, sondern nur eine mit der Zeitdauer der Schwangerschaft zunehmende Schwellung der Mukosa infolge von Hyperämie und oberflächlicher Ödemisierung des Gewebes, sowie Wucherung des Drüsenkörpers. Am stärksten ausgeprägt wurden diese Veränderungen in der Nähe des Eies angetroffen.

Die Schleimhaut, welche im nicht graviden und normalen Zustande nach meinen eignen Messungen an gehärteten Präparaten ungefähr 1—1,5 mm dick ist (nach Webster 2—3 mm), schwillt im Laufe der ersten zwei Wochen bis zu 5 mm und darüber an, zuweilen — wenn schon vor der Gravidität Hypertrophie bestand — selbst bis 8 mm (bei Leopold dicht am Ei sogar 9 mm), doch ist die Schwellung im Uteruscavum nicht überall gleichförmig. Sie betrifft vorzugsweise die vordere und hintere Wand. Während die Seitenkanten und in der Regel auch der Fundus dünn und glatt bleiben, verdicken sich die grossen Flächen des Cavum zu wulstigen, beetartigen, graurötlichen Erhebungen von dreieckiger Gestalt mit der Spitze nach unten. Die Wulstung erzeugt an der Oberfläche der Schleimhaut eine Art von „État mammelonné"), d. h. zwischen rundlichen oder eckigen, weichgepolsterten Feldern („Inseln", „Cotyledonen") von etwa $\frac{1}{2}$—1 cm Durchmesser ziehen verhältnismässig tiefe, unregelmässig sich verzweigende Furchen (s. Fig. 3). Die Felder sind selbst wiederum leicht gefurcht, zuweilen fast bis zum papillären Charakter (Reichert). Das siebförmige Aussehen der Schleimhautfläche erleidet auf den Feldern insofern eine Einbusse, als die Drüsenmündungen infolge von Gewebsschwellung schwerer mit blossem Auge erkennbar werden; in den Furchen dagegen sind die Mündungen in Abständen von 0,5—0,75 mm leicht zu sehen.

Die Zugänge zu den Tuben wie zur Cervix bleiben offen. Nach unten zu setzt die Schleimhauterhebung scharf ab, meist mit einem oder zwei zungenförmigen, oft gespaltenen, überhängenden Fortsätzen (s. Fig. 3), durch welche das Lumen oft kanal- oder spaltförmig verengt wird. Unterhalb dieser Stelle befindet sich in der Regel noch eine schmale Zone (von $\frac{1}{2}$—2 cm) mässig geschwellter Corpusschleimhaut, deren Grenze gegen die gänzlich unveränderte Cervixschleimhaut ebenso scharf bleibt, wie im nicht graviden Zustande.

Auf dem Durchschnitt durch die gewulsteten Schleimhautpartien erkennt man an gehärteten Präparaten schon mit blossem Auge die Trennung in zwei Schichten, eine oberflächliche, mehr kompakte und eine tiefere, spongiöse Schicht (s. Fig. 4 auf S. 211 und Fig. 9 auf Taf. G). Peters, C. Ruge u. a. fanden diese Trennung in frühen Schwangerschaftsstadien nicht deutlich ausgeprägt, doch kann dies nur an individuellen Zuständen liegen.

Die Kompakta ist innerhalb normaler Grenzen von verschiedener Dicke, ebenso sind die Drüsen von verschiedener Weite und Gestalt. Pathologische Wucherungen des Drüsenkörpers machen die Schleimhaut oft ohne Gravidität durchweg spongiös.

Schon an der nicht schwangeren Schleimhaut kann man eine kompakte grosszellige und eine drüsenreiche kleinerzellige Lage deutlich erkennen. Wenn die Drüsenausführungsgänge von vornherein weit und stark geschlängelt sind, so kann die Trennung der Schichten unscharf werden, so dass fast die ganze Mukosa auf dem Durchschnitt ein lückenhaftes Aussehen gewinnt. Aber auch dann zeigt die obere Schicht breitere Gewebsinseln und -balken, als die tiefere Lage. Die spongiöse Schicht übertrifft an Dicke die Kompakta in allen Fällen, etwa im Verhältnis von 3:1. His giebt für die 14 tägige Schwangerschaft folgende Masse an: Kompakta 1 bis 1,5 mm, Spongiosa 3 bis

3,5 mm. Zwischen Spongiosa und Muskularis findet sich noch eine 0,5 mm dünne, so gut wie gar nicht veränderte Schleimhautschicht, welche von einigen Autoren (His, Gottschalk u. a.) als dritte Lage unterschieden wird. Gegen die Muskularis hin grenzt sich die Mukosa scharf ab, und zwar in einer welligen, stellenweise zackigen Linie. Die blinden Enden der Drüsen sind an solchen Stellen zuweilen tief in die Muskelwand eingesenkt.

Mikroskopisch erscheint die Gewebsstruktur noch nicht erheblich gegen den nicht graviden Zustand verändert. Das Oberflächenepithel ist an vielen Stellen stark abgeflacht, wimperlos und in Degeneration begriffen, an andern Stellen, besonders in der Umgebung von Drüsenmündungen, ist es unverändert.

Einen auffälligen Befund schildert Merttens: Die Cylinderzellen sind schmal, meist schräg gestellt, zum Teil büschelförmig geordnet mit verschieden gestalteten Kernen und teilweiser Konfluenz des Protoplasmas. An mehreren Stellen dicht unter dem Epithel sind lange schmale spindelige, den Epithelien an Färbung (nicht an Gestalt) ähnliche Zellen zu sehen, welche das Stroma senkrecht zur Oberfläche durchziehen. Da an dieser Stelle auch syncytiale Massen zu finden sind, so folgert Merttens auf die Gleichartigkeit des Syncytiums mit dem Oberflächenepithel. Ich werde später auf diesen Punkt zurückzukommen haben. Hier sei nur erwähnt, dass das Präparat durch Ausschabung gewonnen war und deshalb die genauere Beziehung dieses Stückchens Decidua zum Ei nicht erkennen lässt. Wie wir gleich sehen werden, enthält die Decidua vera sonst überhaupt keine syncytialen Elemente. Es ist daher fraglich, ob wir es hier mit Decidua vera zu thun haben.

Die Stromazellen sind gegen die Norm vergrössert und saftreicher, aber noch nicht von dem später zu schildernden „decidualen" Charakter, der erst gegen Ende der zweiten Woche sich auszubilden beginnt. Die Zellen sind in der oberflächlichen Schicht durch vermehrte Flüssigkeit der Zwischensubstanz auseinandergedrängt, so dass die faserigen Ausläufer der Zellen besser erkennbar werden. Die Gestalt der Zellen ist oval oder polyedrisch und verzweigt mit grossem, gut färbbarem Kern. In der Nähe des Eies finden sich zwischendurch auch noch grössere und noch stärker tingierte Zellen mit unregelmässigem Kern (Peters). Die Drüsen der Kompakta sind wenig verändert, leicht dilatiert infolge Verengerung der Mündung, ihre Epithelien sind von normaler Grösse und Gestalt.

Stärker ausgeprägt ist die Veränderung der Spongiosa, infolge des Verhaltens der Drüsen. Dieselben sind in deutlicher Dilatation und Wucherung begriffen, so dass sich das Zwischengewebe in ein schmalbalkiges Gerüst umwandelt, welches nur durch die dickeren gefässhaltigen Stränge und Inseln eine Unterbrechung erfährt (s. Fig. 4 auf S. 211). Die Stromazellen sind dichtgedrängt und schmal spindelförmig, besonders die in unmittelbarer Nähe von Gefässen und Drüsen und haben einen stark dunkelfärbbaren ovalen Kern. Die Drüsenlumina sind weit und vielfach ausgezackt oder sägeförmig infolge von spitzen und rundlichen Sprossen der Wandung. Das Epithel ist schmal, hoch cylindrisch und sitzt besonders den papillenartigen Sprossen und Leisten in dichten Büscheln auf. Dazwischen kommen auch niedrigere,

mehr kubische Epithelien vor. Ein syncytiales Verschmelzen derselben dagegen ist nicht zu beobachten.

Auch hier weicht Merttens von den Angaben aller übrigen Autoren ab (s. oben).
Er beschreibt eine Drüse, deren eine Wandung von grossklumpigen vielkernigen Proto-
plasmamassen gebildet sein soll, während die gegenüberliegende Wand unverändertes
Epithel zeigt. Die Abbildung ist nicht geeignet, die Auffassung des Autors plausibel zu
machen. Sie erweckt vielmehr den Eindruck, als ob hier ein Stück der Veraoberfläche
(normales Epithel) und ein Stück Decidua basalis mit Riesenzellen nebeneinander gelagert
sind, wie dies ja bei ausgeschabten Präparaten denkbar wäre. In einem späteren Kapitel
(Genese des Syncytium) komme ich auf diesen Punkt noch einmal zurück.

Gegen die Muskularis hin verliert sich diese Veränderung mehr und
mehr. Die Fundi der Drüsen sind in dieser dritten oder Grenzschicht der
Schleimhaut nur wenig verästelt und ausgeweitet, ihr Epithel ist niedrig-
cylindrisch, das Stroma breiter, die Zellen klein, oval oder rundlich.

Die gesamte Mukosa ist reichlich von Leukocyten durchsetzt. Syncytiale Zellen finden sich nach den übereinstimmenden Angaben aller Autoren
ausser Merttens in der Decidua vera nicht.

Die Blutgefässe sind meist wenig verändert bis auf die wandungslosen
Endäste, deren Lumen beträchtlich erweitert ist. Arterien sind reichlich
vorhanden in beiden Schichten der Schleimhaut, sie durchsetzen dieselbe in
schräger Richtung ohne Verästelung von der Muskularis an und folgen in
spiraligen Windungen dem Lauf der Drüsen. Sie sind durchweg fest kontrahiert. Sie springen sehr deutlich ins Auge, weil sie stets von reichlichem
Bindegewebe umgeben inmitten der Drüsenlumina breitere Säulen und Felder
bilden, in denen die Gefässlumina, entsprechend ihrer korkzieherartigen
Windung an 6 bis 8 und mehr Stellen quer oder schräg getroffen, wie über
einander gereiht erscheinen (s. Fig. 4 und Taf. G). In der Spongiosa sieht
man auch venöse Gefässe. Wenigstens möchte ich mit Merttens jene
grossen und weiten, mit Endothel ausgekleideten Bluträume, deren bindegewebige Wandungen oft durch vorspringende Drüsen Einbuchtungen erleiden,
dafür halten.

Das Wesentliche dieses ersten Anfanges der Decidualbildung ist also:

1. die Hyperämie und das Ödem der oberflächlichen
   Schicht;
2. die Wucherung der Drüsen in der tiefen Schicht.

Die Vergrösserung der Stromazellen ist noch gering, die Proliferation
der Drüsenepithelien der Spongiosa beträchtlich, wie an den zahllosen Mitosen
zu erkennen, während das Oberflächenepithel und das Epithel der Drüsenausführungsgänge zu degenerieren beginnt (Fehlen der Mitosen).

Der Zweck dieser Veränderungen ist klar. Die Hyperämie ist der
Vorläufer der Nahrungszufuhr für das Ei. Das Ödem soll das Eindringen
und Vordringen des Eies erleichtern. Die Drüsenwucherung lockert das
Gefüge der tieferen Schleimhautschicht, schafft eine grössere Verschieblichkeit
derselben und bereitet so die Bildung der Placenta vor (s. später).

2. Die Zeit von der dritten Woche an.

....tion der Schleimhaut nimmt von der dritten
.... in Intensität zu und erreicht relativ rasch ihren
.... Ende des zweiten Monats (Klein; nach Webster
.... und ...... Monat). Die Schleimhaut wird bis 7 mm
.... Von da ab verdünnt sie sich wieder, sobald
.... ausfüllt und die Wandungen desselben zu
.... des vierten Monats). Nach Webster ist sie im
.... im sechsten Monat 1—3 mm, gegen Ende der
.... mm dick. Dennoch nimmt Webster mit Recht
.... der Schwangerschaft noch Wachstum in der
.... die einfache Dehnung zu einer Kontinuitätstrennung
.... beobachtet wird.

.... auf der Höhe der Entwickelung stark er-
.... geschwollenem Endothel aufzuweisen, während
.... nur geringfügige — Wucherung zeigen und
.... sind. Vom vierten Monat werden auch die
.... und sind zuweilen thrombosiert. Blut kann aus-
.... wie in die Drüsenräume.

.... von der dritten Woche ab bestehen in
.... ration des Epithels und der Ausbildung
.... duazellen.

.... wird noch niedriger als es am Ende der zweiten
.... ganz platt und langgezogen. An einigen Stellen ver-
.... indem das Protoplasma sich auflöst; die Kerne
.... tritt eine kolliquative Metamorphose ein. Gegen
.... gewöhnlich kein Epithel mehr vorhanden, das-
.... zugegangen und resorbiert.

.... Deciduen ist das Epithel gewöhnlich schon in viel früherer
.... infolge der mit dem Abort zusammenhängenden Er-
....

.... rung des Drüsenepithels, nur dass sie langsamer
.... kompakta werden die Drüsen infolge der Verbreiterung
.... gedrängt, ihre Mündung verschlossen (sechste Woche). Im
.... im Lumen der Drüsen noch abgelöste degenerierte
.... ganz verschwunden. — In der Spongiosa weiten
.... mehr aus und bekommen vom vierten Monat ab in-
.... vergrössernden Uterus eine mehr und mehr lang-
.... der Muskelwand parallelen Richtung. Im zweiten Monat
.... bildungen im Innern der Drüsen vorhanden, dann
.... infolge der allgemeinen Dehnung der Gewebs-
.... Epithelcylinder werden immer niedriger, schliess-
.... haft. Im vierten Monat findet man noch Reste

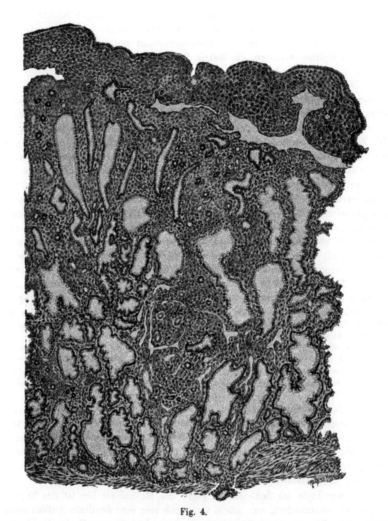

Fig. 4.

Decidua vera bei Schwangerschaft der vierten Woche. (Eigenes Präparat, gefärbt mit saurem Hämatoxylin und Kaliumbichromat.)

Oberflächenepithel zum Teil verändert und defekt. Trennung der Schleimhaut in Compacta und Spongiosa. In der Compacta weite Kapillaren, wenig Arterien und Venen; die Drüsenausführungsgänge zum Teil dilatiert. In der Spongiosa Wucherung und Dilatation der Drüsen, zum Teil mit papillärem Charakter, dazwischen breitere Gewebepfeiler mit gewundenen Arterien und wandungslosen Gefässspalten (Venen) und schmalere interglanduläre Gewebebrücken mit Venen. In der tiefsten, gegen die Muscularis zu gelegenen Schicht die wenig veränderten Drüsenfundi. Deciduazellen in der Compacta schön ausgebildet, in der Spongiosa im Entstehen begriffen, viel unveränderte Stromazellen.

derselben im Lumen oder an der Innenwand der spaltförmigen Räume, später verschwinden sie vollständig. Nur an der Muskelgrenze bleiben die Drüsen während der ganzen Dauer der Schwangerschaft mitsamt dem kubisch gewordenen Epithel erhalten als Matrix für die später im Puerperium neu zu bildenden Drüsen- und Oberflächenepithelien.

Die zweite wichtige Veränderung, welche die Schleimhaut von der dritten Woche ab aufweist, ist die Bildung der sogen. „Deciduazellen", jener grossen, hellen, bläschenförmigen Zellen, welche in der Kompakta oft so dicht gedrängt liegen, dass sie einem geschichteten Epithel ähnlich werden (s. Fig. 4). Die Zellen sind rundlich, oval, polygonal, zuweilen spindelförmig und von sehr wechselnder Grösse (20—50 μ nach Wyder), sie haben ein zartes Protoplasma und einen grossen meist rundlichen Kern. Sie sind untereinander sowie mit dem intercellulären Fasergerüst vielfach durch dünnere und stärkere Fortsätze verbunden, was besonders dort deutlich hervortritt, wo eine grössere Menge Zwischenzellsubstanz vorhanden ist. — Zwischen den Deciduazellen finden sich kleinere polygonale Zellen mit dunklerem granuliertem Protoplasma und rundlichem ebenfalls dunkler gefärbtem Kern, Jugendformen der Deciduazellen (Marchand). Sie enthalten ziemlich zahlreiche Mitosen, während solche in den grösseren Deciduazellen seltener sind, in den ganz grossen vollkommen fehlen. Dagegen fand Marchand oft zwei Kerne in einer Zelle mit Andeutung einer Teilung des Zellkörpers, also direkte Kern- und Zellteilung.

Ausserdem schildert derselbe Autor noch grosse meist spindelförmige Zellen mit grossem dunkelgefärbtem Kern und zahlreichen Fetttröpfchen im Protoplasma, vielfach im Anschluss an Drüsen. Er vermutet darin (epitheliale?) Wanderzellen.

Hier offenbar ähnliche Elemente gemeint, wie sie Mertten s beschreibt (s. die Anm. auf S. 208). Da auch in Marchands Präparat, wie er selbst sagt, die ursprünglichen Lagebeziehungen nicht mehr sicher festzustellen waren (abortiv ausgestossene Schleimhaut!), so dürften wohl syncytiale Riesenzellen vorliegen, von einem Teile der Decidua basalis herrührend.

In der Spongiosa findet man im allgemeinen weniger Deciduazellen, am meisten noch innerhalb der breiten Gewebsinseln (s. Fig. 4). Die Zellen sind von mittlerer Grösse, mit vielen Jugendformen dazwischen. In den dünnen Trabekeln zwischen den Drüsen sind sie ganz spärlich. Statt dessen enthält die Spongiosa viel Spindelzellen von normaler Grösse, parallel zur Drüsen-, wie auch zur Gefässwandung.

In der Tiefe der Schleimhaut gegen die Muskularis hin ist das Stroma so gut wie unverändert, nur macht sich auch hier eine deutliche Auflockerung bemerkbar. Stroma wie Drüsenkörper bleiben als „eiserner Bestand" bis zur Geburt, um im Puerperium als Ersatz für das verlorene Gewebe zu dienen.

Die decidualen Veränderungen der Mukosa nehmen also, ihrem Zweck entsprechend, von der Oberfläche nach der Tiefe zu an Intensität ab. Ebenso ist eine Abnahme gegen die Cervix hin zu konstatieren. Oberhalb des inneren Muttermundes ist die Schleimhaut, wie im ersten Anfang der Schwangerschaft dünner, mehr aus Kompakta bestehend, arm an Drüsen. Deciduazellen sind vorhanden, doch nicht sehr gross.

Vom vierten Monat ab werden die Deciduazellen insgesamt kleiner und nehmen mehr die ursprüngliche spindelige Form an, indem sie sich parallel zur Oberfläche ordnen.

Über die Herkunft der Deciduazellen hat man sich früher vielfach gestritten. Heutzutage dürfte wohl kaum Meinungsverschiedenheit darüber bestehen, dass sie von den bindegewebigen, protoplasmareichen Rundzellen des Stromas entstehen. Dass man sie auch von Leukocyten abzuleiten geneigt war, beruht darauf, dass die bindegewebigen Rundzellen oft sehr klein und darum den Lymphkörperchen ähnlich sind. Leukocyten finden sich ausserdem reichlich in jeder Decidua, besonders in den tieferen Schichten, doch sieht man an ihnen keine Zeichen von Vergrösserung und Umbildung zu blasigen Zellen. Dagegen zeigen die Rundzellen des Stromas alle Übergangsformen zu den grossen Deciduazellen, Jugendformen, epithelioide Zellen. Die Ableitung der Deciduazellen vom Epithel der Schleimhaut hat sich als Irrtum erwiesen. Waldeyer hat besonders das perivasculäre Zellgewebe, die Adventitia der kleinen Schleimhautarterien als die Matrix der Deciduazellen bezeichnet. Dies ist insofern zutreffend, als gerade dieses Zellgewebe aus jenen plasmareichen Rundzellen, von Waldeyer deshalb als „Plasmazellen" bezeichnet, besteht. Doch findet sich in der oberflächlichsten Schicht der normalen Schleimhaut auch ohne die Anwesenheit von viel Arterien ein so reiches Lager von Plasmazellen, dass wir den Satz verallgemeinern können: wo solche bindegewebige Rundzellen normaler Weise vorhanden sind, da entstehen Deciduazellen, unter anderm auch in der Adventitia der kleinen Schleimhautarterien.

Der Zweck und die Bedeutung der Deciduazellen ist: die oberflächlichen Lagen der Schleimhaut aufzulockern und in sich verschieblich zu machen. Wir werden später sehen, welche Wichtigkeit dies speziell für die Bildung der Decidua reflexa hat. Dieser Prozess ist ein degenerativer, kein proliferativer. Keine Deciduazelle ist fähig, sich wieder im Wochenbett zurückzubilden, sie wird bei der Geburt und im Wochenbett mit abgestossen, sie geht zu Grunde. Schon in der Schwangerschaft (zweite Hälfte) ist letzteres vielfach zu beobachten, und findet schon in dieser Zeit aus der tiefen Schleimhautschicht ein Ersatz und erneute deciduale Umwandlung aus dem sog. „eisernen Bestand" statt (Webster).

Die decidualen Veränderungen beschränken sich auf den Uteruskörper. Die Cervixschleimhaut zeigt keine Umwandlung zur Decidua, sie bleibt niedrig, behält Leisten und Kämme. Das Stroma ist bindegewebig, mit reichlichen Muskelfasern durchsetzt, die Papillen sind von hohem Cylinderepithel bedeckt, das während der ganzen Schwangerschaft bestehen bleibt. Das Gewebe ist stark serös durchtränkt. Die Sekretion ist anfangs reichlich. Der für Schwangerschaft charakteristische Schleimpfropf findet sich schon in der dritten Woche, zuweilen noch früher. Die Grenze des inneren Muttermundes gegen das Cavum uteri bleibt scharf.

III. Die Bildung der Fruchtkapsel.

1. Die Anlagerung des Eies an die Uterusschleimhaut.

Die Bildung der Fruchtkapsel hat bisher beim Menschen niemand beobachtet. Alle jungen Eier fanden sich bereits vollkommen eingekapselt, so das von Merttens (Durchmesser 3 : 2 mm) und selbst dasjenige von Peters (1,6 : 0,9 : 0,8 mm). Denn wenn auch bei diesem (s. die Abbildung, Fig. 5) an der Stelle des sog. „Gewebspilzes", der Reichertschen Narbe, ein Epitheldefekt der Oberfläche besteht, so bedeutet dies noch keineswegs das Vorhandensein einer vollständigen Gewebslücke der Capsularis. Vielmehr sehen wir dort mütterliche Bluträume, Wucherungen neugebildeter Gefässe als ein Beweis, dass die Fruchtkapsel rings um das Ei herumgeht.

Während wir bei Tieren den Zeitpunkt der Anlagerung des Eies an die Uterusschleimhaut kennen, können wir ihn beim Menschen nur vermuten. Peters schätzt das Alter seines Eies auf 3—4 Tage. Diese im wesentlichen auf der klinischen Anamnese sowie auf dem Vergleich mit anderen jungen Eiern basierende Berechnung hat wenig Wahrscheinlichkeit für sich. Bei der grossen Übereinstimmung im gröberen Bau des menschlichen Eies mit denjenigen der übrigen Säuger kann es wohl nicht zweifelhaft erscheinen, dass das in der Ampulle der Tube befruchtete Ei während seiner Wanderung durch den Isthmus tubae einer totalen Furchung unterliegt, die zur Bildung einer Blastula und Gastrula mit Area embryonalis führt. Nun wissen wir, dass bei den Säugern die Furchung relativ langsam vor sich geht und dass auch die Wanderung des Eies durch den Eileiter in den Uterus einen längeren Zeitraum beansprucht. Bei der Katze legt sich das Ei am neunten Tage an die Uterusschleimhaut, beim Kaninchen, wie auch beim Meerschweinchen am siebenten Tage, bei der Maus am fünften Tage der Befruchtung. Da das menschliche Ei ebenso wie dasjenige des Meerschweinchens und der Maus zu den kleinen Eiern gehört, und sich wahrscheinlich auch nach dem Typus dieser Säuger mit vorübergehender sog. „Keimblätterumkehr" entwickelt (Graf Spee), so gehen wir wohl nicht fehl, wenn wir annehmen, dass auch beim Menschen das Ei nicht vor dem fünften Tage der Befruchtung in den Uterus gelangt und etwa am fünften bis siebenten Tage frühestens eingekapselt wird. Da das Peterssche Ei bereits eingekapselt war, so ergiebt sich, dass die Schätzung desselben auf drei bis vier Tage wohl nicht richtig ist. Ebenso sind auch die Eier von Merttens, Leopold u. a. viel zu jung geschätzt worden. Auf diesen nicht unwichtigen Punkt haben bereits His, Graf Spee u. a. hingewiesen. Sicher ist, dass Peters' Ei eben erst eingebettet worden war, wenn auch bereits gewaltige Veränderungen der Eiperipherie zu finden sind, welche zum grossen Teil erst nach der Einbettung entstanden sein können. Nach Graf Spee dauert die Einkapselung des Meerschweincheneies acht Stunden, beim Menschen dürfte dieser Vorgang wohl etwas länger dauern. Rechnen wir also ungefähr einen Tag für die Zeit der Einbettung

bis zu dem Stadium des Petersschen Eies, so können wir sagen, dass
**wahrscheinlich die Einbettung erfolgt am sechsten bis achten
Tage, also am Ende der ersten Woche nach der Befruchtung.**

Das Ei hat um die Zeit der Anlagerung an die Uterusschleimhaut schätzungsweise etwa 1 mm Durchmesser (Peters,
Graf Spee). Peters Ei, das also grösser war, zeigt bereits eine Embryonalanlage, ein geschlossenes Amnion, ein grosses mit Mesoderm ausgefülltes
Exocölum und die damit zusammenhängende Abspaltung des Dottersackes
von der serösen Hülle. Es ist anzunehmen, dass diese Veränderungen zum
Teil erst während und nach der Eieinbettung eingetreten sind. Denn von
dem Moment der Befestigung des Eies im Uterus geht die Entwickelung
rascher vor sich, Dank der reichlicheren Ernährung von mütterlicher Seite.

Wahrscheinlich unterliegt die Zeit der Einbettung des Eies gewissen individuellen
Schwankungen. His und Keibel geben an, dass die Grösse der Fruchtkapsel nicht immer
proportional der Keimanlage ist. Ähnliches fand Selenka bei Affen. Vielleicht beruhen
darauf zum Teil die Differenzen in den Altersangaben der Eier seitens der einzelnen Autoren.
Doch sind die Schwankungen zeitlich begrenzt auf der einen Seite durch die Thatsache,
dass immer mehrere Tage vergehen von der Befruchtung bis zum Eintritt in den Uterus,
sowie andererseits durch das Nahrungsbedürfnis des Eies. Das Ei kann nicht allzulange
frei im Genitalkanal bleiben, da es infolge der Unzulänglichkeit des Nahrungsdotters sehr
bald auf die mütterliche Ernährung angewiesen ist, falls es nicht zu Grunde gehen soll.

2. Die Art der Fruchtkapselbildung.

Die alte noch bis vor kurzem fast allgemein gültige Anschauung ging
dahin, dass das Ei sich in eine Schleimhautspalte lagere und von deren Rändern überwachsen würde (Sharpey, Koelliker), oder dass das Ei sich
flach auf die Schleimhaut auflege, worauf sich durch Wachstum derselben ein
Ringwall um das Ei herum bilde, der sich alsdann in eine vollkommene
Kapsel umwandle (Kollmann, Leopold, und in etwas modifizierter Weise
auch Reichert). Beiden Anschauungen war die Vorstellung gemeinsam,
dass die Fruchtkapsel einen abgeschnürten Raum der Uterushöhle darstelle,
in welchem das Ei lose darin liege. Der Spalt zwischen Ei und Kapsel
werde mit Blut gefüllt, das Ei treibe Zotten, welche sich zum Teil in der
Kapselwand befestigen, zum Teil frei im Blut flottieren.

Diese Hypothese entbehrt jeder Analogie aus dem Tierreiche. Nirgends
finden wir bei den reflexabildenden Deciduaten einen Spaltraum zwischen
dem Ei und einem als Divertikel zu bezeichnenden Teil des Uteruscavum.
Vielmehr ist das Ei stets von Anfang an in direktem Kontakt mit der Mukosa. Trotzdem findet die alte Anschauung auch heute noch Anhänger (His,
Paladino). Dies hat im wesentlichen seine Ursache darin, dass Eier aus
der zweiten Hälfte des ersten Monats sich relativ leicht aus der Fruchtkapsel
auslösen lassen.

Seitdem wir nun aber das Peterssche Ei kennen gelernt haben, kann
als feststehend gelten, dass auch das menschliche Ei anfangs fest

und unauslösbar in der Schleimhaut liegt. Man könnte danach von diesem Gesichtspunkte verschiedene Stadien der Eieinbettung unterscheiden:

1. das Stadium der festen Verbindung der Eioberfläche mit der Decidua (vermutlich nur sehr kurze Zeit; einige Tage [?];

2. das Stadium der relativ lockeren Einlagerung (Ende der zweiten Woche bis etwa zur fünften Woche); dazu käme dann:

3. das Stadium der Placentabildung, in welchem wiederum das Ei fest mit der Kapsel verbunden wird, sowohl dort, wo das Chorion frondosum sich tief in die Schleimhaut einsenkt, als dort, wo das Chorion laeve mit der Reflexa verschmilzt (dieses Stadium beginnt mit der fünften Woche und erhält sich mit entsprechender Veränderung während der ganzen Dauer der Schwangerschaft).

3. Das erste Stadium der Eieinbettung.

Bei einer Anzahl sehr junger Eier zeigte sich die bemerkenswerte That-sache, dass die Stelle, an der die Frucht lag, bei Betrachtung der Uterus-innenfläche zunächst nicht erkennbar war, weil dieselbe wenig oder gar nicht über die übrige Schleimhautfläche prominierte (Reichert, Ahlfeld, Ruge, Peters). In Peters Falle „fand Prosektor Kretz das Ei nur durch den Umstand, dass an einem der beetartigen prominierenden, durch tiefe Furchen getrennten Wülste der geschwellten Schleimhaut eine ca. hanfkorngrosse, etwas lichter gefärbte Stelle sichtbar war". In diesen Fällen also war das Eichen direkt in die Schleimhaut eingesenkt, etwa in der Weise, wie dies von Graf Spee (s. oben Seite 197) vom Meerschweinchenei geschildert wurde, d. h.: das Ei zerstört das Oberflächenepithel an der Anlagerungsstelle und gelangt auf diese Weise in das subepitheliale Gewebe, vielleicht in eine Lymphspalte; der Defekt der Oberfläche schliesst sich wieder durch eine Wucherung des benachbarten Schleimhautgewebes, und nun ist das Ei vom Uteruscavum vollkommen abgeschlossen. Diese Auffassung, von Berry Hart, Hofmeier, Graf Spee und v. Herff bereits früher vermutet, ist durch den Petersschen Befund fast zur Gewissheit geworden. Nirgends findet sich an diesem Ei ein Rest von Uterusepithel in der Peripherie des Eies, nirgends eine Drüse, welche gegen die Eioberfläche zusteuerte, es kann also die Ei-kammer nicht ein abgeschnürter Teil des Uteruscavum sein.

Damit stimmen auch alle übrigen Befunde der neueren Autoren überein, welche gleichfalls eine epitheliale Auskleidung der Fruchtkapsel und ein Einmünden von Drüsen in dieselbe vermissten (Graf v. Spee, Kollmann, Siegenbeck van Heukelom u. a.). Gegenteilige Angaben (Ruge, His, Leopold) dürften auf irrtümliche Deutungen zurück-zuführen sein, wie dies bereits von Leopold zugegeben worden ist. Ich selbst kann für zwei junge menschliche Eier (ca. 13, bezw. 15 Tage), sowie ein sehr jugendliches Tubenei (dessen Alter schwer zu bestimmen ist) mit Bestimmtheit angeben, dass an der Innenwand der Fruchtkapsel kein Oberflächenepithel ist und dass — an den Uteruspräparaten — keine Drüseneinmündung sich findet. Vielmehr sieht man, wie die unter dem Ei be-findlichen Drüsen meridional das Ei umgreifen, als ein Zeichen, dass

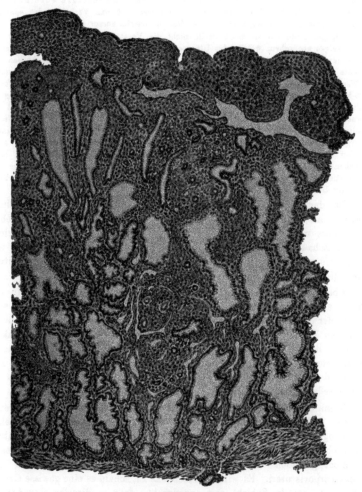

Fig. 4.

Decidua vera bei Schwangerschaft der vierten Woche. (Eigenes Präparat, gefärbt mit saurem Hämatoxylin und Kaliumbichromat.)

Oberflächenepithel zum Teil verändert und defekt. Trennung der Schleimhaut in Compacta und Spongiosa. In der Compacta weite Kapillaren, wenig Arterien und Venen; die Drüsenausführungsgänge zum Teil dilatiert. In der Spongiosa Wucherung und Dilatation der Drüsen, zum Teil mit papillärem Charakter, dazwischen breitere Gewebspfeiler mit gewundenen Arterien und wandungslosen Gefässspalten (Venen) und schmalere interglanduläre Gewebsbrücken mit Venen. In der tiefsten, gegen die Muscularis zu gelegenen Schicht die wenig veränderten Drüsenfundi. Deciduazellen in der Compacta schön ausgebildet, in der Spongiosa im Entstehen begriffen, viel unveränderte Stromazellen.

14*

dasselbe zwischen die Drüsen eingelagert war und letztere auseinandergedrängt hat (s. Fig. 9 auf Taf. G). Hierbei lasse ich das Verhalten des späteren Chorion frondosum zu etwaigen Drüsen der Decidua basalis ausser acht.

Dagegen kann ich an dieser Stelle nicht die Vorstellung derjenigen Autoren mit Stillschweigen übergehen, welche das Uterusepithel bei der Anlagerung des Eies erhalten bleiben lassen und annehmen, dass dasselbe vom Ei vorgetrieben und zum Aufbau der Placenta verwendet werde. Soweit sich diese Annahme auf vermeintliche Beobachtungen am Tier stützt, ist sie bereits oben (S. 198) besprochen worden, soweit sie sich auf Befunde beim Menschen stützt, wird sie später bei Erörterung der Syncytiumgenese Berücksichtigung erfahren. Hier sei nur kurz daran erinnert, dass nach der vorherrschenden Ansicht das Uterusepithel bei Anlagerung des Säugetiereies zu Grunde geht und dass ebenso die Nichtbeteiligung der Drüsen an der Bildung der Placenta bei fast allen höheren Deciduaten sichergestellt ist. Die widersprechende Annahme Selenkas bei Affen, welche er auch auf den Menschen bezieht, ist auf schwerwiegende Bedenken gestossen. Auch beim Menschen spricht alles dafür, dass das Epithel des graviden Uterus keine Neigung zur Proliferation, sondern vielmehr zur Degeneration zeigt, so an der Decidua vera (s. S. 210), so an der Decidua basalis, wie später auseinanderzusetzen sein wird.

Bei dem Eindringen des Eies in die Decidua darf nicht die Vorstellung obwalten, als ob das Ei einsinke nach dem Gesetz der Schwere. Abgesehen davon, dass man über die Schwere des Eies gar nichts weiss, widerspricht dieser Anschauung die Thatsache, dass der primäre Eisitz sowohl vorn wie hinten, wie gelegentlich im Fundus (eigene Beobachtung), wie an den Seitenkanten (Kollmann) gefunden worden ist.

Ebensowenig kann man ein aktives „Einwandern" des Eies in die Schicht annehmen, denn das Ei hat keine Eigenbewegung. Es kann sich wohl an der Oberfläche verändern, Zotten aussenden durch Wachstum der oberflächlichen Zellschicht, auch können diese Zotten das Oberflächenepithel aktiv zerstören; das Ei kann durch Ausdehnung (vom Centrum aus), durch Wachstum in toto die Umgebung verdrängen und auf diese Weise benachbarte Abschnitte der Uterusschicht erfassen, aber doch immer erst, nachdem es im Gewebe selbst schon befestigt ist.

Wenn also das Ei im Niveau der Schleimhautoberfläche — dieselbe wenig oder gar nicht überragend — gefunden worden ist, so kann es wohl dahin nur gelangt sein, indem es dorthin geschoben wurde. Wahrscheinlich geschieht dies durch den Innendruck, der im Uteruscavum herrscht. Derselbe ist gegen den nicht graviden Zustand erhöht durch die allseitige Schwellung der Mucosa corporis uteri. Es wird dadurch das Ei, sobald es eine gewisse Grösse erlangt hat, an die Schicht erst angedrückt, dann in dieselbe eingedrückt. Dieser Vorgang wird begünstigt durch die ödematöse Auflockerung der Mukosa in Beginn der Schwangerschaft (s. oben S. 206).

So hätten wir uns also den Vorgang des ersten Eindringens des Eies dergestalt vorzustellen, dass dasselbe bei einer Grösse von etwa 1 mm infolge des Inhaltdruckes der Uterushöhle in das ödematöse Gewebe der Schicht hineingeschoben wird, wobei das Oberflächenepithel zu Grunde geht. Die durch das Ödem in ihrem Zusammenhang gelockerten Bindegewebszellen weichen dabei auseinander, etwa wie wenn man ein kleines elastisches Kügelchen in feuchten Sand drücken würde.

Wahrscheinlich ist die günstigste Stelle zur Eieinbettung diejenige zwischen zwei Drüsen, da dort die Schleimhaut am meisten aufgelockert ist. Dafür dürfte auch der oben geschilderte konkav das Ei umgreifende Drüsenverlauf sprechen. Dass aber auch die weniger ödematösen Stellen der Uterusschleimhaut eine Eieinbettung gestatten, beweisen die Fälle von Eieinnistung im Fundus und in den Seitenkanten, sowie das Eindringen des Eies in die Tubenwand bei Extrauterinschwangerschaft, obwohl daselbst keine ausgesprochenen decidualen Veränderungen gefunden werden. — Ob gelegentlich ein Ei auch in einem Spalt zwischen zwei Kotyledonen zur Einbettung gelangt, ist fraglich. Unmöglich wäre es nicht. Alsdann müsste man annehmen, dass das Epithel zu Grunde geht, wie beim Igel (s. S. 197) und in ähnlicher Weise auch die Einkapselung in der Decidua erfolgt.

Die Tiefe, bis zu der das Ei eindringt, wird verschieden gross sein. Sehr tief kann das Ei wohl kaum eindringen, insofern der Inhaltsdruck der Uterushöhle sich erschöpft in seiner Wirkung, sobald das Ei einmal im Niveau der Schicht eingebettet ist. Vielmehr sprechen sämtliche Befunde

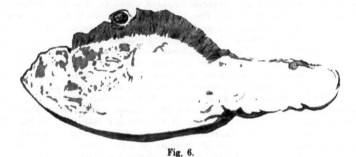

Fig. 6.

Ei in situ aus der ersten Hälfte der zweiten Woche (nach Leopold, l. c.).

der neueren Zeit dafür, dass das Ei innerhalb des obersten Teiles der Kompakta stecken bleibt. Stets findet man unterhalb des Eies bei jungen Stadien noch Kompaktagewebe (s. die Abbild. auf Fig. 5 und Taf. G). Doch lehrt die Thatsache, dass Eier etwa gleichen Alters einmal mehr und einmal weniger über die Schleimhautoberfläche prominieren, dass das Eindringen des Eies zuweilen nur ein sehr oberflächliches und unvollkommenes ist (z. B. Leopolds achttägiges Ei[1]) (s. Fig. 6). Es hängt dies wohl von verschiedenen Umständen ab, von der jeweiligen Grösse, bezw. dem Alter des Eies, von der Weite des Uterusraumes, von der Beschaffenheit der Decidua, kurzum von dem im Uterus herrschenden Inhaltsdruck und von dem Widerstand, den das Ei bei seinem Eindringen findet. Wenn trotzdem die Frucht in allen Fällen ringsum von mütterlichem Gewebe umgeben gefunden wird, so beweist dies nur, dass die alte Anschauung über die Reflexabildung in

[1] Dass dieses Ei übrigens wahrscheinlich erheblich älter ist als 7—8 Tage, wie Leopold angiebt, habe ich oben bereits auseinandergesetzt (s. S. 214).

gewissem Sinne auch heute noch zu Recht besteht, insofern stets das Bindegewebe der Kompakta mitsamt den Gefässen um den oberen (dem Uteruscavum zugewandten) Eipol herumwuchert.

Auch bei Peters Ei findet sich am „oberen“ Pol, wie bereits S. 214 erwähnt, eine
deciduale denselben vollkommen bedeckende Gewebswucherung.

In Leopolds erstem Falle ist dieselbe sehr dünn und daraus erklärt sich wohl
auch die geringfügige Zottenentwickelung in dieser Gegend. Bei allen tiefer eingebetteten
Eiern ist sowohl Decidua- wie Zottenausbildung am oberen Pole eine kräftigere.

Der Unterschied gegenüber der alten Anschauung der Reflexabildung
ist dabei klar; da der Eiraum bindegewebig ist, so kann auch nur das an
das Ei angrenzende Bindegewebe mitsamt seinen Gefässen herumwuchern, nicht
ein supponiertes Epithel des Kapselinnern. Dagegen kann das Oberflächenepithel der benachbarten Gewebsschichten mit über das Ei herübergezogen
werden, wie dies bei Peters Ei der Fall ist.

Wie im übrigen der Verschluss des Defektes stattfindet, durch den das Ei durch-
gedrungen ist, dies ist noch ganz ungewiss. Peters nimmt an, dass der Verschluss bewirkt werde durch Ausscheidung von Blut. Durch Gerinnung soll in dem Loch eine Art
von Pfropfen entstehen, welcher anfangs fibrinös, später mehr organisiert sei und, soweit
überschüssig, zum Abfall komme. Graf v. Spee stimmt dem zu auf Grund von eigenen
Untersuchungen der Reichertschen Narbe, sowie von Befunden van Heukeloms, Leopolds und Keibels. Stets befindet sich an dieser Stelle nicht ein ausgesprochenes deciduales Gewebe, sondern ein gefässloses, meist aus Fibrin bestehendes „Narbengewebe“.
Obwohl ich selbst das fibrinöse Narbengewebe bestätigen kann, möchte ich diesen Punkt
noch nicht für erledigt halten, da die Bildung von Fibrin innerhalb der decidualen Fruchtkapsel überhaupt eine sehr häufige auf ganz andere Ursachen zurückführende Erscheinung
ist. Es wäre also sehr wohl möglich, dass ein vollkommener decidualer Verschluss über
dem Ei stattfindet unter fester Verwachsung des entgegenwuchernden blutgefässhaltigen
Bindegewebes, dass aber nach einiger Zeit an dieser am schlechtesten ernährten Stelle der
Reflexa sehr frühzeitig Zeichen der Degeneration eintreten, besonders bei weniger tief eingebetteten Eiern. Der Peterssche Blutpfropf wäre demnach vielleicht als
eine abnorme Erscheinung aufzufassen.

Die Einbettung des menschlichen Eies vollzieht sich also
nach dem, was wir heute darüber sagen können, in der Weise,
dass das Ei ein Loch in das Oberflächenepithel frisst und in
das subepitheliale ödematöse Bindegewebe eindringt und dass
alsdann der oberflächliche Defekt der Schleimhaut durch
deciduale Wucherung oder fibrinöse Verklebung geschlossen
wird.

Nach erfolgtem Kapselschluss wächst das Ei unter eigenartigen später
zu besprechenden Veränderungen seiner Oberfläche, drängt auf diese Weise
die Kapselwand allseitig auseinander und wölbt sich zugleich gegen das
Uteruscavum halbkugelig vor.

Bei primär tiefer Einbettung wird alsdann die Frucht breitbasig, bei oberflächlicher
Einbettung schmalbasig, gestielt erscheinen.

Dabei erfolgt eine Spaltung der den Äquator des Eies umgebenden Decidua vera (Hofmeier), und zwar — wie ich hinzufügen
möchte — nicht zwischen Kompakta und Spongiosa, sondern innerhalb

der Kompakta (s. Fig. 7 a und b). Das aufgelockerte Gewebe der äquatorialen Grenzschicht spaltet sich in einen oberen und einen unteren Teil. Der obere Teil wird mit allen seinen Bestandteilen, also auch mit dem Deckepithel, auf die obere Eihemisphäre herübergezogen, während der untere Teil die sich ebenso gleichmässig ausdehnende untere Hemisphäre bedecken hilft und so zur Vergrösserung der basalen Decidua beiträgt. An der auf diese Weise sich erweiternden Fruchtkapsel kann man nunmehr zwei auch histologisch differente Teile decidualen Gewebes unterscheiden. Für den oberen Teil, seit H u n t e r Decidua reflexa benannt, können wir ohne weiteres den alten Namen bestehen lassen, da diese Haut in der That „zurückgeschlagen" wird, wenn auch in einem andern als dem H u n t e r schen Sinne.

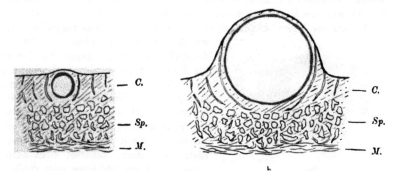

Fig. 7.

Schema der Fruchtkapselbildung aus der Compacta der Decidua.

C. Compacta. *Sp.* Spongiosa. *M.* Muscularis.

Der untere Teil dagegen, von H u n t e r bekanntlich als Decidua serotina bezeichnet, dürfte besser den Namen Decidua basalis verdienen.

Die Vergrösserung der Decidua reflexa sowohl als der basalis auf Kosten der angrenzenden Vera schreitet fort, bis die Reflexa sich der gegenüberliegenden Vera fest anlegt, also etwa bis zur 12.—14. Woche, nach v. Herff sogar noch bis über die Hälfte der Schwangerschaft, während Hofmeier den Spaltungsprozess schon um die achte Woche für beendet hält. Die innere Schicht der Fruchtkapsel verschmilzt mit der Eioberfläche zu einer das ganze Ei umgebenden Hülle, welche wir zweckmässig mit Hubrecht als die Trophosphäre bezeichnen (s. den entsprechenden Abschnitt); die äussere Schicht wird an der Reflexa zur Deckschicht des Eies, an der Basalis zur Grundlage für die weitere Ausbreitung des Chorion, bezw. zum maternen Anteil der späteren Placenta.

IV. Die Decidua reflexa.

An der Reflexa einer etwa zweiwöchentlichen Frucht unterscheidet man einen äquatorialen dickeren Teil und einen polwärts oder central gelegenen dünneren Teil. Der äquatoriale Teil ist nichts anderes als die bei dem Wachstum auf das Ei heraufgezogene Deciduaschicht. Sie endet gegen die angrenzende Vera meist mit einer wallartigen Verdickung („Ringwall"; His) und einer cirkulär verlaufenden Furche (siehe Fig. 8).

Histologisch besteht die äquatoriale Reflexazone aus denselben Bestandteilen wie die Vera, d. h. sie ist aussen leicht gefurcht, mit Epithel bedeckt, oberflächlich ödematös (Taf. G bei b und c). Sie enthält jugendliche Formen von Deciduazellen und unveränderte Stromazellen, ferner Drüsen, welche, aus der Basalis stammend, einen mit der Eioberfläche parallelen resp. meridionalen Verlauf nehmen und an der Aussenfläche (niemals gegen das Innere der Fruchtkapsel) münden, und zwar mit einer gleichfalls in meridionaler Richtung lang gezogenen Öffnung. Ihr Epithel ist erhalten, neigt aber zur Degeneration. Das Stroma enthält reichliche stark erweiterte, nur mit Endothel ausgekleidete Blutgefässe, denen zunächst nicht anzusehen ist, ob sie arteriellen oder venösen oder lediglich kapillaren Charakters sind.

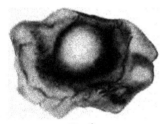

Fig. 8.

18 · 14 tägiges Ei in situ.

bauchwon im Fundus uteri Grösste Masse der Fruchtkapsel aussen 15 : 16 mm.

Der polare Teil der Reflexa (s. Tafel G bei d u. e), zeitlich der ältere, zeigt ein derberes Gefüge, welches gegen den eigentlichen Pol, die Stelle der Reichertschen Narbe, immer mehr den Charakter von fibrinösem Gewebe annimmt. Hier ist keine ödematöse Quellung der Oberfläche. Das Deckepithel wird flacher und schwindet gegen den Pol völlig. Drüsen sind meist nicht vorhanden, ebensowenig grössere Blutgefässe. Das Stroma ist peripherwärts noch ziemlich zellreich. Die Zellen zeigen alle Übergangsformen von der normalen Stromazelle zur Deciduazelle und bieten somit ein recht buntes Bild dar.

An der Kuppe der Fruchtkapsel (s. Taf. G bei f) besteht das Gewebe fast ausschliesslich aus einer fibrinösen Masse, welche zuweilen flächenhafte Leukocyten-Infiltrate aufweist und im übrigen von kleineren mehr spindeligen Stromazellen sowie von Leukocyten durchsetzt ist. Diese fibrinöse Schicht ist bei einem zweiwöchentlichen Ei von grösseren Umfange als 1 mm und kann somit nicht als das ursprüngliche Durchschnittsloch des Eies angesehen werden, sondern stellt den ersten Anfang der Degeneration dar, welche allerdings an der Reichertschen Narbe beginnt. Die Gesamtdicke der Reflexa von Eiern der Mitte der

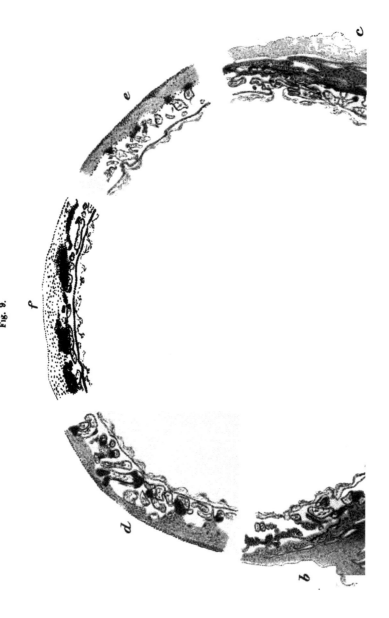

Fig. 9.

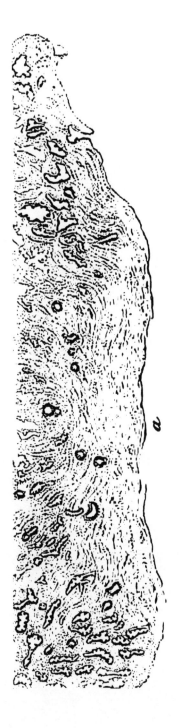

a

Das in Fig. 8 abgebildete Ei mit der umgebenden Fruchtkapsel bei schwacher Vergrösserung.

Blick der Decidua basalis, rechts und links mit angrenzender Vera, unten mit angrenzenden Muscularis. *b* und *c* die äquatoriale Reflexzone. *d* und *e* Stücke aus dem polaren Teil der Reflexa. *f* die Kuppe der Fruchtkapsel.

Verlag von J. F. Bergmann, Wiesbaden.

zweiten Woche beträgt durchschnittlich etwa 0,5 mm, an der Basis bis zu 1,5 mm.

Das geschilderte Gefüge der beiden Abschnitte der Reflexa erhält sich bei dem weiteren Wachstum des Eies bis zur sechsten Woche und darüber, also etwa bis zu der Zeit, wo die Placentarbildung eine grössere Rolle zu spielen beginnt. Von da ab schreitet die an der Kuppe schon frühzeitig beginnende fibrinös-hyaline Degeneration des Gewebes immer weiter nach der Peripherie zu fort. Sie ist im wesentlichen eine Koagulationsnekrose (Webster, Klein, E. Fränkel), nicht ein Verfettungsprozess. Sie umfasst sämtliche Gebilde der Reflexa, auch die Drüsen, Gefässe und das Oberflächenepithel. Das Endprodukt der Degeneration ist Fibrin. An der Bildung des Fibrins beteiligen sich jedoch auch Blutextravasate. In der Aussen- wie der Innenfläche der Reflexa findet man das Fibrin am reichlichsten. Eine mittlere Zone widersteht der Degeneration am längsten (Minot, E. Fränkel). Die Ursache der Koagulationsnekrose ist einerseits darin zu suchen, dass die Blutgefässe gegen die Reichertsche Narbe immer mehr abnehmen und deshalb die Ernährung des Gewebes auf die Dauer Not leidet, und andrerseits darin, dass sowohl das wachsende Ei als der Uterusinnendruck das ungenügend ernährte Gewebe dehnt und drückt.

Das vollkommen degenerierte Gewebe der Reflexa verfällt der Resorption und verschwindet später (Minot, Webster, E. Fränkel). Schon im vierten Monat, also bald nach der Anlagerung an die Vera, ist ein grosser Teil der Reflexa verschwunden, im sechsten Monat ist nichts mehr zu finden; das Chorion liegt der Vera direkt an.

Die ältere noch von vielen neueren Autoren vertretene Ansicht lässt die Reflexa im vierten Monat sich fest an die Vera anlegen und mit derselben verkleben. Als schmaler Zellstreifen soll sie bis an das Ende der Schwangerschaft bestehen (Leopold).

Die Drüsen, die man in den ersten Monaten findet, haben der Entstehung der Reflexa entsprechend, stets einen meridionalen Verlauf, sie münden durchweg an der Aussenfläche der Reflexa und lassen sich von da aus rückwärts z. T. bis in die Decidua basalis, z. T. bis in die angrenzende Vera verfolgen. Sie verfallen der Degeneration, lassen sich jedoch in der Nähe der Umschlagstelle noch bis zum fünften Monat hin nachweisen. Bei sehr dicker Reflexa, welche der Degeneration länger Stand hält, können auch in den polwärts gelegenen Partien noch Drüsen sichtbar bleiben bis zum vierten Monat (Hofmeier).

Die frühzeitige Degeneration der Reflexa weist darauf hin, dass ihre Funktion nur in der ersten Zeit der Schwangerschaft zu suchen ist. Dieselbe besteht darin, das Ei bis zur Bildung der Placenta zu befestigen und ernähren zu helfen. Von dem Zeitpunkt ab, wo das Ei das Uteruslumen vollkommen erfüllt, schwindet die Reflexa völlig. Nur an der Umschlagstelle erhält sich, entsprechend der Entstehung derselben durch Spaltung der angrenzenden Vera, das charakteristische Deciduagewebe längere Zeit.

V. Die Decidua basalis.

Die Basalis ist ursprünglich ein Abschnitt der Vera und ist deshalb in der allerersten Zeit genau ebenso zusammengesetzt wie diese (s. Taf. G bei a), nur dass ihr eben diejenige Schicht an der äussersten Oberfläche fehlt, welche durch das Ei verdrängt ist. Diese oberflächlichste Schicht ist lediglich ein Teil der Kompakta. Unterhalb des Eies findet sich in den ersten Wochen immer noch eine Lage kompakten Gewebes, innerhalb welches sowohl die Drüsen wie die grösseren Gefässe einen der Eioberfläche parallelen Verlauf nehmen. Beide ziehen, wie bereits oben geschildert, im Bogen in die Reflexa hinein. Die Kompakta nimmt bei Eiern der ersten zwei Wochen etwa ein Viertel der ganzen Dicke der Basalis in Anspruch. Ihre gegen das Ei gewendete Oberfläche ist napfförmig und bleibt es im wesentlichen bis gegen den vierten Monat hin.

Die oberste Lage der Basalis tritt frühzeitig in innige Beziehungen zum Chorion des Eies und wird zu dem mütterlichen Anteil der Trophosphäre. Diese soll in einem gesonderten Kapitel Beachtung finden. Zunächst werden nur die unterhalb der Trophosphäre gelegenen Schichten der Basalis eine kurze Beschreibung erfahren.

Mit fortschreitender Schwangerschaft werden immer weitere Bezirke der Basalis in die Trophosphäre hineinbezogen, besonders von dem Zeitpunkt ab, in dem die Placenta sich bildet. Dadurch verdünnt sich die Basalis von Woche zu Woche mehr und mehr, wozu gleichzeitig die durch die Ausdehnung des ganzen Uterus und die damit verbundene Streckung der Schleimhaut beiträgt. Diese Verdünnung ist jedoch nicht eine rein passive, sondern es gehen bei der fortschreitenden Wandlung degenerative Prozesse mit Neubildung und Wachstum der Gewebe Hand in Hand.

Gleichzeitig erhält die Fläche der Basalis an den Seiten einen bis zum vierten Monat andauernden Zuwachs von Gewebe aus der angrenzenden Vera infolge des oben geschilderten Spaltungsprozesses innerhalb der Kompakta durch das wachsende Ei. Die degenerativen Vorgänge betreffen das Stroma und den Drüsenapparat, die produktiven die Gefässe mit ihren Wandungen, wozu auch die bindegewebige Adventitia gerechnet sei.

Die degenerativen Veränderungen der Decidua basalis.

Die infolge der Degeneration eintretende Einschmelzung der Basalis erfolgt nur anfangs in einer mit der Eioberfläche konzentrischen Schicht, von der Zeit der Placentabildung ab dagegen ungleichmässig, so dass die ursprünglich nur leicht wellige Oberfläche der Basalis mehr und mehr rauh und zottig wird. Sie betrifft aber gegen Ende der Schwangerschaft fast die ganze Dicke der Basalis, so dass dieselbe schliesslich an einigen Stellen vollständig verbraucht wird, während an andren mehr oder weniger hohe säulen- oder kegelförmige Reste stehen bleiben als die sog. Septa placentae.

Die Degeneration der zu Deciduazellen umgewandelten Einzelelemente des Stromas ist, wie die neueren Autoren in erfreulicher Übereinstimmung angeben, nicht eine fettige Entartung, sondern eine Koagulationsnekrose, deren Endprodukt ebenso wie in der Reflexa eine hyaline, bez. fibrinöse Masse ist. Sie beginnt schon sehr frünzeitig innerhalb und an der Grenze der Trophosphäre (s. Fig. 18 bei fibr. Deg.). Nach Ackermann, Bumm, Favre, Hofmeier-Steffeck u. a. ist es zunächst die Intercellularsubstanz, welche sich in Fibrin umwandelt. Demnächst beteiligen sich auch die Deciduazellen an der Fibrinbildung. Hier beginnt der Prozess mit Vakuolenbildung im Protoplasma und Kernzerfall. Die fibrinöse Gewebsdegeneration schreitet, wie Webster mit Recht hervorhebt, sehr bald auch in die tiefere Lage der Basalis fort. Nitabuch hat zuerst das Vorhandensein von Fibrin in der Placenta beschrieben, und zwar in Form von konzentrischen Streifen an der Oberfläche der Basalis. So regelmässig angeordnet konnten Waldeyer, Gottschalk, Webster und ich den Fibrinstreifen wenigstens in den ersten Monaten nicht finden, vielmehr sind es dünnere oder dickere Massen, welche wohl an der Oberfläche oft zusammenhängende Lagen bilden, aber nicht kontinuierlich als eine Schicht um das Ei herumziehen. Da Fibrinbildung in der Vera nicht vorkommt, so liegt es nahe, an einen Einfluss von Seiten des Eies zu denken, an ein Zerstören durch die vordringenden Chorionzotten (Leopold u. a.). Jedoch verdient in Anbetracht dessen, dass auch tiefere Schichten degenerieren, die noch nicht vom Chorion erreicht sind, wohl die Erklärung Websters den Vorzug, dass durch Kompression von Lymphgefässen infolge des verstärkten Uterusinnendrucks und des rapiden Wachstums einzelner Gewebspartien Lymphstörungen eintreten, durch welche die blasig aufgetriebenen, aber selbst nicht zu neuer Produktion fähigen Deciduazellen zu Grunde gehen müssen.

In der Spongiosa, welche wegen der Maschen nachgiebiger ist, kommt es erst spät zur Kompression und infolgedessen auch erst spät zur Fibrinbildung. Auch hier sei ebenso wie bei der Reflexa erwähnt, dass gelegentlich auch Blutextravasate zur Fibrinbildung beitragen. Das Fibrin fällt während der ganzen Dauer der Schwangerschaft fortwährend der Resorption anheim, wobei wahrscheinlich eingewanderte Leukocyten thätig sind.

Nicht alle Stromazellen gehen zu Grunde, sondern es bleiben grössere Gewebsinseln rings um die Gefässe herum lange Zeit und zum Teil während der ganzen Schwangerschaftsdauer bestehen, ja es werden sogar ausserdem fortwährend neue Stromazellen gebildet (Webster, Klein), und es findet auch schon während der Gravidität ein Zellersatz statt.

Die tiefsten Lagen der Basalis bleiben überhaupt fast vollkommen bestehen und zeigen gegen Ende der Tragzeit eine entsprechend der Streckung der Uteruswandung mit der Muskelschicht parallele Schichtung.

Die Drüsen der Basalis fallen wie das Stroma einer allmählichen Degeneration anheim, welche gleichmässig von oben nach unten zu fortschreitet. Schon bei sehr jungen Eiern sind die Drüsen der Kompakta verändert (s. Fig. 9 auf Taf. G), ihr Epithel abgeplattet, verschmolzen, zerfallen, ihr Lumen mit Schleim und Detritus erfüllt. Allmählich ergreift der Epithelzerfall auch die Spongiosa, welche unter gleichzeitiger Kompression sich zu einem schwammig-lamellösen Gerüst umwandelt. Am längsten hält sich die an und in der Muskelgrenze gelegene Schicht der Drüsenfundi. Koelliker, Ruge, Hofmeier u. a. fanden Drüsen nur bis zum fünften Monat und lassen dieselben gegen Ende der Schwangerschaft vollkommen verschwinden. Friedländer, Leopold u. a. dagegen sehen in den langgestreckten, zum Teil blutgefüllten Spalträumen des Placentarbodens Drüsenreste. Ebenso beschreibt Webster, welcher auch bei reifem Ei noch Reste der Kompakta und Spongiosa findet, dicht an der Muskelgrenze, bez. innerhalb derselben Drüsen mit kubischem Epithel.

Die produktiven Veränderungen in der Basalis.

Die Blutgefässe, in der allerjüngsten Zeit von der nämlichen Beschaffenheit wie in der Vera, zeigen schon Ende der zweiten Woche eine beträchtlichere Erweiterung als in der Vera. Dadurch hebt sich das Gebiet der späteren Placenta scharf ab gegen die übrige Uterusschleimhaut und dies um so mehr, als zahlreiche Drüsenräume der Spongiosa sich zum Teil mit Blut füllen (s. die Abbildung 10 auf Taf. H). Die Arterienspiralen ziehen in den interglandulären Inseln und Balken, ohne Äste abzugeben, bis in die Trophosphäre hinein, umhüllt von viel zellreichem Bindegewebe.

Die Venen stellen erweiterte, fast wandungslose Spalträume dar inmitten der Spongiosa und gehen gegen das Ei hin, ebenso wie die Arterien, in ebenfalls stark erweiterte Kapillaren über.

His macht darauf aufmerksam, dass die Venen in der Basalis erweitert, in der Muskulatur dagegen eng sind in Beginn der Schwangerschaft, der Beweis für die mächtige Stauung des Blutes im Gebiete der Eiinsertion.

Die in der Trophosphäre gelegenen zahlreichen Blutkapillaren werden später besprochen.

Mit fortschreitender Schwangerschaft sehen wir die Kapillaren und Venen mehr und mehr verschwinden, während die Arterien bestehen bleiben. Das liegt daran, dass, wie später gezeigt werden soll, die genannten Gefässe bis auf die an der Muskelgrenze sowie an der Peripherie der Placenta gelegenen Venen sämtlich zu intervillösen Räumen umgewandelt werden. Die Arterienstämme dagegen verbleiben in den Septen der Placenta bis an das Ende der Schwangerschaft erhalten.

Der gesamte Gefässapparat zeigt Veränderungen produktiver Art, welche besonders in der Trophosphäre stark ausgeprägt

Fig. 10.

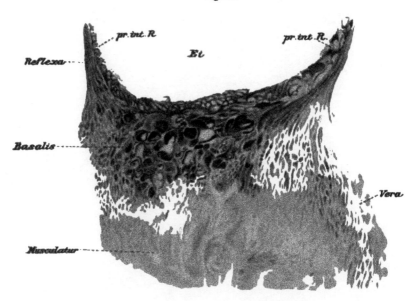

Der basale Teil des Eibechers von Fig. 8 und 9 bei Lupenvergrösserung.

Decidua basalis mit darunterliegender Muskulatur, angrenzander Vera und der Randzone der Reflexa. In dem Eibecher das Ei, dessen Wandungen mit der Eikapsel fest verschmolzen sind. *pr.int.R.* primär-intervillöser Raum mit den Primärzotten.

Verlag von J. F. Bergmann, Wiesbaden.

sind. Das Endothel der Blutgefässe wird vielfach in angeschwollenem Zustande angetroffen.

Zu den produktiven Veränderungen in der Basalis zähle ich auch das Auftreten von syncytialen Riesenzellen. Diese Zellen, an der reifen Placenta schon seit langem bekannt (Koelliker, Friedländer), finden sich während der ganzen Dauer der Schwangerschaft in nächster Umgebung des Eies. In den ersten Wochen trifft man sie in der gesamten Trophosphäre, sowohl der Reflexa wie der Basalis. Mit dem Zugrundegehen der Reflexa verschwinden sie daselbst, treten dafür aber um so reichlicher in der Basalis auf, woselbst sie nach Pels-Leusden, Marchand, Webster im dritten bis sechsten Monat am reichlichsten angetroffen werden; sie zeigen sich in immer grösserer Tiefe derselben, schliesslich sogar in der Muskularis. Sie stellen protoplasmatische Klumpen und Massen dar mit grossen, oft mehrfachen Kernen, in den tiefen Schichten oft in Form von dicken Spindeln, deren Längsachse senkrecht zur Oberfläche oder parallel den Gefässen gerichtet ist.

Über die Bedeutung und Herkunft der Riesenzellen ist viel gestritten worden. Friedländer und Leopold meinten, da man sie zuweilen innerhalb von Gefässen findet, dass sie eine physiologische Gerinnung am Schlusse der Schwangerschaft behufs Einleitung der Geburt bewirken sollten. Diese Anschauung ist wohl heute allgemein verlassen. Findet man sie auch innerhalb der Gefässe, so hat dies nichts mit Blutgerinnung zu thun. Dagegen ist es richtig, dass sie stets zu Blutgefässen in Beziehung stehen. Sie liegen oft dicht unter dem Endothel, dasselbe zuweilen herniös vorwölbend (Friedländer, Pels-Leusden, Marchand), sie können aber auch im Gefäss selbst liegen. Die Mehrzahl der Autoren (Friedländer, Leopold, Minot u. a.) nimmt an, dass sie aus Bindegewebszellen entstehen, bez. aus den Elementen der Gefässwandung (Favre); Patenko, Heinz, Werth, M. B. Schmidt und Eckardt führen sie auf Wucherungen der Endothelzellen zurück, Flemming auf Leukocyten, M. B. Schmidt zum Teil auch auf Muskelfasern. Mit Rücksicht darauf, dass sie in der Vera nicht vorkommen und eine morphologische Ähnlichkeit mit dem Syncytium der Chorionzotten haben, halten andere Autoren die Riesenzellen für Wanderelemente, herrührend vom Chorionepithel (Kastschenko, Marchand, Pels-Leusden u. a.). Florenzo d'Erchia lässt sie dagegen in loco entstehen, zum Teil aus dem Epithel des Uterus, zum Teil aus dem Bindegewebe, zum Teil aus dem Gefässendothel.

In der That besteht — ebenso wie bei Tieren — eine grosse Neigung zu syncytialen Umwandlungen der verschiedensten Gewebselemente, insbesondere am Gefässapparat, und ich möchte mich auf Grund meiner eigenen diesbezüglichen Untersuchungen denen anschliessen, die die Riesenzellen im Bindegewebe-Blutgefässapparat der das Ei umhüllenden Deciduaschicht entstehen lassen. Da die Riesenzellen besonders reichlich in der Trophosphäre vorkommen und mit

15*

dem Syncytium der Chorionzotten die grösste Ähnlichkeit haben, so komme ich später auf diesen Punkt noch wiederholt ausführlich zu sprechen.

Nach Pels-Leusden sollen die Riesenzellen zur puerperalen Regeneration von Drüsenepithel dienen. Doch sind seine Ausführungen und Abbildungen nicht überzeugend, zumal er das im Puerperium neugebildete Epithel zum Teil auch aus den vorhandenen Drüsenresten ableitet.

Die Funktion der Decidua basalis ist klar: sie besteht darin, dem Ei genügende Mengen von mütterlichem Blut zuzuführen und es in den Stand zu setzen, die Nahrungsstoffe aus dem Blute aufzunehmen. Das lockere Gefüge des Stromas, sowie die spongiöse Beschaffenheit der Hauptmasse der Basalis gestatten den Chorionzotten von vornherein ein tieferes Eindringen. Dabei geht das überflüssige Gewebe zu Grunde, während in der ersten Hälfte der Schwangerschaft von den Seiten her ein Zuwachs aus der Vera stattfindet. Die zuführenden Gefässstämme mit dem umgebenden Stroma bleiben als Septa placentae bestehen, ebenso am Rande der Placenta eine gewisse Menge decidualen Gewebes als Decidua subchorialis. Die Verdünnung der Basalis während der Schwangerschaft ist teils auf die Einschmelzung von Gewebe, teils auf die Streckung der Uteruswand, bez. die Kompression derselben von seiten des wachsenden Eies zurückzuführen.

Die Decidua basalis misst im Beginne der Schwangerschaft 4 mm, im vierten Monat 1—2,5 mm, am Ende 0,5—1 mm.

VI. Die ersten Veränderungen am Ei nach der Anlagerung im Uterus.

1. Das Ei der zweiten Woche.

Wie oben (S. 215) geschildert, hat das Ei zur Zeit seiner Einlagerung in die Uterusschleimhaut ungefähr einen Durchmesser von 1 mm und zeigt bereits eine Embryonalanlage, sowie Amnion, Dottersack und Exocölom („Keimblasencölom" [Hertwig], „periembryonale Mesodermspalte" [Graf Spee]). Von da ab wächst das Ei sehr rasch, und zwar zunächst durch Anfüllung des Exocöloms mit Flüssigkeit. Wenn man Eier aus der zweiten Woche eröffnet, so wird leicht die Embryonalanlage übersehen und sie geht mit der ausströmenden Exocölomflüssigkeit verloren. Präpariert man die Eier nach Härtung in Alkohol, so ist gleichfalls grosse Vorsicht geboten. Der Inhalt des Exocöloms ist geronnen zu einer filzigen, faserigen Masse, welche alle Autoren (auch ich an drei jugendlichen Eiern) gefunden habe. Dieselbe muss sorgfältig mit Pinzette und Scheere herausgeschnitten werden, bis schliesslich an einer Stelle die Embryonalanlage sichtbar wird (s. Fig. 11). Dieselbe haftet, wie wir durch die Untersuchungen von His, Selenka, Graf Spee u. v. a. wissen, mittelst des sog. Bauchstieles (Haftstieles, Selenka) an der Innenwand des Chorions. Sie ist umhüllt von dem sehr kleinen, aber schon vollkommen geschlossenen Amnion und trägt an der Bauchseite den breitbasigen Dottersack, der um diese Zeit (Ende der zweiten Woche) noch grösser ist als die Embryonalanlage und Amnion (s. d. Abbildungen auf Fig. 36 u. 37 auf S. 273 u. 274). Der Haftstiel bezeichnet diejenige Stelle, an der die Embryonalanlage bei ihrer Abschnürung von der Peripherie der Keimblase dauernd mit der letzteren in Verbindung bleibt. Da diese Verbindung sich ständig am kaudalen Teile des Embryo befindet und von der Bauchseite ein wenig vor dem Schwanzende ihren Ursprung nimmt, so hat His dieselbe „Bauchstiel" genannt. Doch liegt der Embryo stets mit dem meist leicht konkav gebogenen Rücken gegen das Chorion zugewandt. Der Bauchstiel, eine für den menschlichen Embryo (aber auch für den Affen [Selenka]) charakteristische Erscheinung, hängt mit der Bildung des Amnion in bestimmter Weise zusammen (s. das Kapitel über die Bildung des Amnion).

Der Bauchstiel befindet sich in der Regel an der Insertionsstelle des Eies an der Mukosa, worauf in neuerer Zeit besonders v. Franqué mit Recht aufmerksam gemacht hat. Ich selbst habe denselben bei vier jungen Eiern (zweite bis vierte Woche) stets dort gefunden, ebenso Graf Spee, Peters, Keibel u. a.

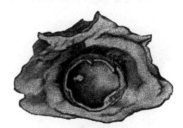

Fig. 11.

13—14 tägiges Ei.

Die Fruchtkapsel ist eröffnet und mitsamt dem Chorion teilweise abgetragen. Die filzige Exocölommasse ist herauspräpariert. Die Embryonalanlage mit Amnion und Dottersack ist freigelegt.

Da sich aus dem Bauchstiel der spätere Nabelstrang entwickelt, so ergiebt sich daraus die Erklärung, warum die Nabelschnur in der Regel mitten auf der Placenta inseriert (von Franqué, d'Erchia). Andrerseits macht die Thatsache, dass sich die Embryonalanlage von vornherein auf der Seite der Decidua basalis befindet, es in hohem Maasse wahrscheinlich, dass sie sich erst bildet mit dem Moment der Anlagerung des Eies an die Uterusschleimhaut, nämlich an derjenigen Stelle, die dem Ei von Anfang an das meiste Nährmaterial liefert. Damit würde in Einklang zu bringen sein die weitere Thatsache, dass die Keimscheibe, wie Graf Spee mit Recht hervorhebt, bei jungen Eiern auf sehr primitiver Entwickelungsstufe steht bei im allgemeinen weit vorgeschrittener Bildung der engeren Adnexa (Amnion, Bauchstiel und Dottersack).

Ausnahmen von dieser Regel — bereits fertiger Sitz der Embryonalanlage im Ei vor Anlagerung desselben an die Schleimhaut oder Bildung der Embryonalanlage erst später oder an anderer Stelle als der Eiinsertion infolge günstigerer Ernährung von seiten der Reflexa — würden alsdann die Insertio velamentosa der Nabelschnur erklären.

Alles dieses weist darauf hin, dass das Ei zur Zeit der Anlagerung an die Mukosa noch sehr klein und unentwickelt sein muss, und dass bei der Bildung des Amnion ähnliche Vorgänge obwalten, wie bei den Tieren mit scheinbarer Blätterumkehr (Graf Spee, Burckhardt u. a.).

2. Die Gestalt des menschlichen Eies.

Die Gestalt des menschlichen Eies erscheint in frühesten Stadien fast ausnahmslos elliptisch (s. Fig. 5). Wahrscheinlich hängt dies mit der Art der Eieinbettung zusammen, insofern das Ei nur oberflächlich in die Kompakta einzudringen vermag. Vergleicht man das Ei mit einer kleinen mit Wasser gefüllten Gummikugel, so wird es leicht verständlich, dass dasselbe, einmal in die subepitheliale Kompaktaschicht hineingelangt, sich leichter in der Quere auszubreiten vermag, wo das Ödem am grössten ist, und dass es von den tieferen strafferen Partien, an denen es Widerstand findet, abgeplattet wird. Viele Autoren geben an, dass das Ei gegen das Uteruscavum gewölbt, gegen die Unterlage abgeplattet sei. Dies würde mit der von mir gegebenen Erklärung gut vereinbar sein. Daraus folgt jedoch nicht, dass das menschliche Ei überhaupt ursprünglich eine derartige Form hat. Es ist anzunehmen, dass dieselbe ursprünglich sphärisch ist.

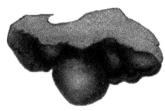

Fig. 12.

13—14 tägiges Ei in situ, mit umgebender Uteruswand.

Die Oberfläche der Decidua vera stark gewulstet.

Bei dem Wachstum des Eies nimmt dasselbe allmählich wieder die sphärische Form an, indem es an innerem Widerstand (durch Volumenvergrösserung und stärkere Füllung des Exocöloms mit Flüssigkeit) zunimmt, die umgebenden Gewebe bei Seite drängt und die bedeckende Haut (Reflexa) vorwölbt (s. Fig. 12). Eier aus dem Anfang der dritten Woche sind bereits stark gegen die Gebärmutterhöhle prominent und kugelig und stecken — mit individueller Verschiedenheit, die durch die Tiefe der primären Einbettung bedingt ist (s. oben S. 219) — in der Höhe des Äquators oder eines unterhalb desselben gelegenen Hemisphärenabschnittes in der Schleimhaut drin.

3. Die Primärzotten.

Über den Zeitpunkt, wann die ersten Zotten am Ei auftreten, können wir uns eine Vorstellung machen, wenn wir die Thatsachen aus dem Tierreich zusammen halten mit den Befunden an jungen menschlichen Eiern. Danach ist anzunehmen, dass das Ei zottenlos in die Schleimhaut aufgenommen wird (van Beneden, Selenka), dass aber nunmehr auch sofort die Zottenbildung beginnt (Peters).

Die Ausbildung der Primitivzotten wird von den verschiedenen Autoren verschieden geschildert. Bei Peters finden wir dieselben auf der ganzen Eiperipherie, doch vorzugsweise an der basalen Seite, ebenso bei Wharton Jones, Siegenbeck van Heukelom und vielen anderen, während eine grosse Anzahl von Autoren (Ahlfeld, Kollmann, Thomson, Marchand, Merttens, His, Graf Spee) bei Eiern der zweiten Woche eine nahezu gleichmässige sphärische Zottenausbildung ringsum sahen. Ich selbst sah gleichfalls in vier Fällen von gut erhaltenen Eiern der zweiten Woche (drei Uteruseiern und ein Tubenei) eine nahezu gleichmässige sphärische Ausbildung der Zotten, in zwei Fällen (Übergang zur dritten Woche) bereits mit beginnender Atrophie der Zotten des Reflexapoles und andererseits mit stärkerer Wucherung der basalen Zotten (s. Fig. 13).

Wieder andere Autoren (Reichert, Mall, Keibel) fanden die Zotten nur äquatorial, Pol und Gegenpol frei, oder sie fanden lediglich den Reflexapol frei von Zotten (His, Leopold, Breus). Hofmeier sah andererseits bei zwei jungen Eiern die basale Seite frei von Zotten, während die ganze übrige Eioberfläche reich besetzt war.

Fig. 13.

ca. 14 tägiges Ei.

Spontan durch Abort ausgestossen, mit anhaftenden Fetzen decidualen Gewebes, Die Zotten allseitig ausgebildet bis auf eine fast kahle Stelle von 4—5 mm Durchmesser.

Kollmann nimmt an, dass die Zotten erst äquatorial, dann basal und zum Schluss auch am Gegenpol auftreten. Ich möchte im Gegensatz dazu glauben, dass die Zotten prinzipiell allseitig sphärisch sich ausbilden, dass aber grosse individuelle Unterschiede vorkommen, welche offenbar bedingt sind durch den Ernährungszustand der Gewebe in der Fruchtkapsel. Dort wo die Gefässbildung in der decidualen Fruchtkapsel eine ausgiebige ist, dort entwickeln sich reichlich Zotten. Weil diese Gefässbildung in der Regel eine in der gesamten Kapsel reichliche ist, darum sind

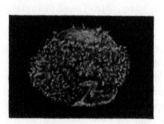 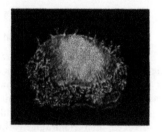

Fig. 14. Fig. 15.

Ei aus der vierten Woche, spontan durch Abort ausgestossen, mit anhaftenden Fetzen von Decidua basalis.

Fig. 14 vom Profil, Fig. 15 von der oberen (Reflexapol) Seite gesehen.

die Zotten in der Regel auch ringsum zu finden. Dies ist der Typus von Eiern aus dem Ende der zweiten Woche.

Der schwächste Punkt ist naturgemäss der Reflexapol, teils weil derselbe von Anfang an ein schwächer ernährtes mütterliches Gewebe enthält, teils weil er mit wachsendem Ei eine Dehnung erfährt, welche seinen Ernährungszustand noch mehr gefährdet und daher schon frühzeitig zur Zottenatrophie an dieser Stelle führt. Am reichlichsten entwickeln sich die Zotten in der Regel von vorn herein an der Basis entsprechend dem besonders günstigen Ernährungszustand des mütterlichen Gewebes. Da hier sich unter normalen Verhältnissen stets die Placenta ausbildet, so wuchern die Zotten an dieser Stelle sehr bald mit grösserer Üppigkeit, und so finden wir in der Regel bei Eiern der vierten Woche bereits grössere kahle Stellen auf der Reflexaseite, an der Basis dagegen bereits die Anlage der Placenta (s. Fig. 14 u. 15).

Die Primärzotten haben anfangs (zweite Woche) eine Länge von 0,2 bis 1,0 mm; sie stehen in Abständen von 0,2 bis 0,48 mm (Graf Spee bei einem Ei von 6 : 4,5 mm Grösse) und sind an der Wurzel 0,16—0,18 mm dick (nach Breus 0,07 mm durchschnittlich) bei einer Choriondicke von durchschnittlich 0,09 mm. Sie zeigen von Anfang an grosse Neigung zur Verästelung mit kolbigen Anschwellungen der Enden. Schon bei Peters' jugendlichem Ei findet sich dichotomische Verzweigung, noch mannigfaltiger bei Siegenbeck van Heukelom. Bei noch älteren Eiern entstehen baumförmige Verästelungen.

VII. Die Trophosphäre.

Unter diesem Namen verstehe ich mit Hubrecht die das Ei umgebende aus fötalen und mütterlichen Elementen zusammengesetzte Gewebshülle der ersten zwei Wochen.

1. Die innere Schicht der Trophosphäre, die Trophoblastzone.

a) Die Entstehung der Zotten.

Die ältere noch bis vor kurzem herrschende und auch jetzt nicht allseitig aufgegebene Anschauung beruhte darauf, dass das Ei in einer von dem übrigen Uteruscavum abgeschnürten Nische desselben liege. Die Chorionzotten sollten nun entstehen und den Hohlraum beleben und erfüllen und, indem sie zum Teil die Innenwand der Kapsel erreichen und durch Wachstum sich strecken, den Hohlraum verbreitern und so Platz schaffen für die sich stärker verästelnden weiteren Zotten.

Diese schon mechanisch schwer verständliche und jeglicher Analogie aus dem Tierreich entbehrende Vorstellung muss heutzutage definitiv fallen gelassen werden, seitdem wir wissen, dass das Ei sich von vorne herein in direktem Kontakt mit der Schleimhaut befindet. Durch die Mitteilungen von Peters und van Heukelom haben wir gelernt, dass das menschliche Ei ebenso wie das vieler Säuger bald nach der Anlagerung bezw. Einlagerung in die Uterusschleimhaut eine mächtige Ektoblastwucherung zeigt. Und zwar geht diese Ektoblastwucherung rings um das Ei herum. Da dieselbe von vorne herein zur Ernährung des Eies dient, so kann sie zweckmässig mit

dem von Hubrecht für die gleiche Ektoblastschaale des Igeleies gewählten
Namen Trophoblast bezeichnet werden.

An dem jüngsten bisher gesehenen menschlichen Ei zeigte uns Peters
(s. Fig. 5), dass diese Trophoblastzone eine Dicke von etwa 0,5 mm aufweist
und aus einem durch kleinere und grössere Blutlakunen spongiös gemachten
Gefüge von schönen dunkel gefärbten Zellen besteht, welche mit heller gefärbten etwas grösseren Zellen, sowie mit syncytialen Massen durchsetzt sind.
Die kleineren Zellen sind meist von kubischer Form, sie haben einen grossen
rundlichen, stark tingierten, leicht granulierten Kern. Doch wechselt die
Zellform und sind oft die Zellgrenzen undeutlich. Dort, wo die Blutlakunen
weit gegen die Chorionmembran hin vorgeschoben sind, verdünnt sich die
Ektoblastschicht zuweilen bis auf eine Lage Zellen, hier sind dieselben „mehr
platt und regelmässig geformt, und die Längsachse der Kerne ist parallel
der Eioberfläche gestellt". Die grösseren Zellen beschreibt Peters als
„Zellen, deren Kerne sehr blass gefärbt und gebläht erscheinen und in denen
vereinzelte grössere und kleinere Vakuolen, sowie oft mehrere stark tingierte
Kerntrümmer und Schollen zu finden sind". Diese Zellen nehmen in der
Peripherie der Ektoblastschale grössere Dimensionen an und „in dem im
allgemeinen blasser gewordenen Kern treten dunkler tingierte Klumpen auf".
Peters sah keine Mitosen, sondern Frakturierung und Teilung der Kerne
mit Ausbildung der allerverschiedensten Formen. „Um diese eben beschriebenen
Riesenkerne findet sich unter vollkommener Verwaschung der Zellgrenzen
eine in den mannigfaltigsten Formen variierende Protoplasmamasse, die entweder in ausserordentlich langen Streifen und Bändern oder in grossen unregelmässigen, mit vielen Fortsätzen, Buckeln und Ausläufern versehenen
Protoplasmaschollen angeordnet sind." „Jene Blutlakunen, die eiwärts nur
mehr von einer einreihigen Ektoblast-Zellschicht begrenzt sind, sind fast all-
wärts mit einer dünnen zellgrenzenlosen Protoplasmalage austapeziert, in der
reihenförmig angeordnete Kerne eingelagert sind. Die Kerne haben quer-
getroffen eine langspindelige Form, an Schräg- oder Flachschnitten jedoch
sehen wir, dass sie plattgedrückte, oft ganz unregelmässig gebogene, mit den
früher beschriebenen Kernen der peripheren Schicht in ihrem Aussehen vollkommen übereinstimmende veränderte Ektoblastkerne sind. Diese schmale,
an den centralsten Partien der Blutlakunen förmlich wie ein Endothelbelag
aussehende Protoplasmatapete setzt sich an den Seitenwandungen der Lakunen,
die Zellsäulen des Trophoblast einschneidend, fort. Während sie jedoch an
den ersterwähnten Partien wahrscheinlich durch den Druck des andrängenden
Blutes auf einen minimalen dünnen Saum reduziert ist, wird sie mehr
peripherwärts stellenweise dicker und geht in die früher erwähnten unregelmässig geformten Protoplasmaschollen über, einen kontinuierlichen Belag
bildend."

Mit Recht bezeichnet Peters diese mannigfach geformten Zellen als die
Vorstufen des späteren Syncytium der Chorionzotten. Der Unterschied dieser
Elemente gegenüber den eigentlichen Trophoblastzellen geht sowohl aus der

Beschreibung als aus der hier auf Fig. 5 kopierten Abbildung deutlich hervor.

Die Ektoblastschale strahlt an vielen Stellen der Eiperipherie in divergierenden Zügen in die umliegende Bindegewebszone der Uterusschleimhaut aus und ist andrerseits gegen das Eiinnere begrenzt von einer dünnen Lage mesoblastischen Gewebes, welches feine zum Teil verzweigte zottenförmige Ausläufer in die Trophoblastmasse hinein sendet. „Die zwischen je zwei Zöttchen gelegenen Trophoblastreste sind besonders da, wo sich das Blut in die Lakunen bis an die Eiperipherie hinein gewühlt hat und nunmehr ein ein-, respektive zweischichtiges Chorion übrig geblieben ist, gegen das Eiinnere häufig buckelförmig vorgewölbt" (s. d. Abbildung auf Fig. 5.). In diesen offenbar von der Somatopleura herrührenden Ausläufern des fötalen Mesoblasts haben wir die ersten Anfänge des Zottenstromas vor uns, noch ohne Vaskularisation. Dieselben sind bedeckt von den Trophoblastzellen, diese wiederum wenigstens teilweise überzogen von syncytialen Elementen, welche ihrerseits wieder an die mit mütterlichem Blut gefüllten Lakunen angrenzen.

Vergleichen wir nun dieses Bild mit der Peripherie der jungen Eier von Siegenbeck van Heukelom und Merttens, sowie mit etwas älteren Eiern, wie sie zahlreich beschrieben worden sind, so können wir uns leicht vorstellen, wie aus den ersten eben geschilderten Anfängen sich die bekannten mit doppelter Epithellage bedeckten Chorionzotten entwickeln. Bei van Heukelom, Merttens, Kastschenko u. a. sehen wir zwar schon die Zotten zum grossen Teil fertig ausgebildet in Blut- räumen liegen, zum Teil aber finden wir noch grössere und kleinere Inseln und zusammenhängende Balken und Lagen von Zellen, welche von gleicher Beschaffenheit sind, wie die soeben nach Peters geschilderten Trophoblastzellen, und welche von Siegenbeck van Heukelom auch in gleicher Weise gedeutet worden sind. Auch an Eiern aus dem Ende der zweiten Woche trifft man, wovon ich mich an meinen eigenen Präparaten überzeugen konnte, in- mitten von mütterlichem Blut und zwischen ausgebildeten Chorionzotten Zell- inseln, welche zum Teil aus Trophoblast bestehen. Es ist also ersichtlich, dass das mütterliche Blut die Ektoblastschale dergestalt aus- höhlt, dass Säulen und Spangen von Trophoblast stehen bleiben, welche ihrerseits durch die vom Ei vordringende mesoblastische Sprossenbildung zu Zotten umgeformt werden, wobei der epitheliale Zellbelag des Trophoblasts sowohl wie des Syncytiums immer mehr zu dünnen schliesslich je ein- schichtigen Lagen umgewandelt wird.

Zellinseln finden sich sowohl zwischen den Zottenstämmen — meist denselben oder der Chorionmembran eng anliegend, sicher in einem durch Serienschnitte nachweisbaren Zusammenhang mit denselben — als ganz be- sonders am Ende von Ästen, namentlich gegen die umlagernde Decidua hin, hier in der Regel auf den Seiten, nicht aber an der decidualen (Anlagerungs-)

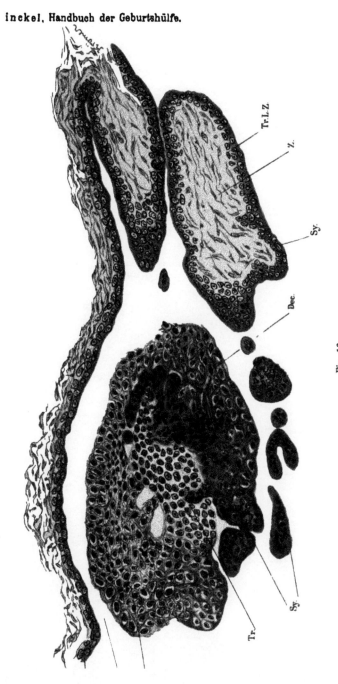

Fig. 16.

Die innere Schicht der Trophosphäre eines 13—14 tägigen Eies.

Ch. Chorionmembran. *Z.* Zotten *pr.i.R.* primär-intervillöser Raum. In dem Zellknoten (links) *Dec.* deciduales Gewebe. bei *Sy.* in syneytialer Umwandlung. *Tr.* Trophoblast. *Tr.-L.Z.* Die aus dem Trophoblast hervorgegangene Langhans-Schicht der Zotten *Sy.* Syneytium.

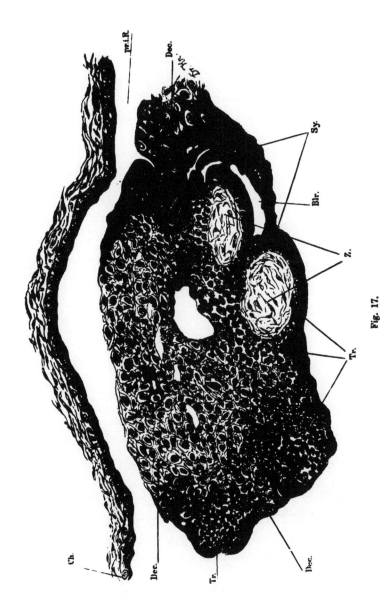

Fig. 17.

Zellknoten aus der inneren Schicht der Trophosphäre eines 18—14tägigen Eies.

Schilderung im Text. Buchstabenerklärung wie bei Fig. 16. *Blr.* Blutraum.

Seite von Syncytium bekleidet. Zumeist zeigen diese Inseln die oben geschilderten Trophoblastzellen in typischer Form und sind unter dem Namen „Ektodermsäulen", „Zellsäulen", „Ektoblastbalken" u. dergl. seit langem bekannt. Zum Teil aber zeigen die Zellknoten auch noch ein anderes Gefüge, welches nach meiner Ansicht darauf zurückzuführen ist, dass sich hier mütterliche und fötale, deciduale und trophoblastische Elemente mit einander vereinigen.

Beifolgende Abbildungen auf Fig. 16 und 17, beide einem etwa vierzehntägigen Ei entnommen, zeigen solche nahe der Chorionmembran gelegenen Zellknoten. Auf Fig. 16 sieht man oben das Chorion, rechts zwei schräg getroffene Zotten, links den Zellknoten, dazwischen einen gemeinsamen Raum (intervillöser Raum, dessen Blut nicht mitgezeichnet ist). An dem Zellknoten erkennt man eine centrale Zone von Zellen mit grossem dunkeltingiertem Kern und zartem Protoplasma eng aneinander liegend, ohne deutliche Zellgrenzen, offenbar Trophoblast, wie aus dem Vergleich mit der tieferen Zellschicht des Chorionepithels, dem Derivat des Trophoblasts, hervorgeht. Rings herum liegen Zellen, die im allgemeinen grösser sind, etwas blasser gefärbt, mit deutlicher Zellkontur, unregelmässigem Kern und einer teils feinfaserigen, teils mehr homogenen Zwischensubstanz, aus welcher die Zellen sich ziemlich scharf herausheben. Diese Zellen sind meiner Ansicht nach nichts anderes als Deciduazellen. Innerhalb dieser Zellenmasse sind einzelne Lücken zu erkennen, in welchen ich kein Blut fand. Ausserdem sieht man, diffus aus der unteren Partie des decidualen Gewebes hervorgehend, mit Sprossenbildung gegen den trophoblastischen Kern des Zellknotens, sowie gegen den intervillösen Raum hin eine dunkel tingierte konfluierende Protoplasmamasse mit unregelmässigen stark gefärbten Kernen: Syncytium.

Die zweite fast noch charakteristischere Abbildung (Fig. 17) aus einer benachbarten Stelle desselben Eies hat die gleichen Elemente aufzuweisen. Innerhalb der ganzen Masse sieht man zwei Zottenquerschnitte, nach unten zu von einer einreihigen Zellschicht und einem ebenfalls einreihigen Syncytium bedeckt, nach oben hin und nach links nur von Trophoblastzellen bekleidet, welche mit dem decidualen Stroma verschmelzen, nach rechts trennt eine deutlich syncytiale zerklüftete Masse die trophoblastische Zellschicht von einem kurzen Stumpf decidualen Gewebes.

Derartige Partien, in denen deciduale und trophoblastische Elemente, zusammen mit Syncytium, sich in einem Zellknoten vermischen, konnte ich sowohl an diesem, wie an einem gleichaltrigen Ei in fast der gesamten Peripherie desselben nachweisen. Ebenso fand ich gleichartige Zelllagen an der Grenze der Chorionzotten gegen die Decidua hin, wovon später bei Besprechung des mütterlichen Anteils der Trophosphäre.

Diese meine Auffassung von der gemischten Zusammensetzung der Zellknoten findet eine Unterstützung bei Hofmeier, welcher gleichfalls in den grosszelligen Inseln zum Teil ektodermale, zum Teil deciduale Elemente erblickt.

Dadurch erscheint mir erwiesen, dass in der das Ei in den ersten
zwei Wochen umgebenden Schale, der Trophoblastzone, sowohl fötale als auch mütterliche Zellen innig mit einander
vermischt sind. Die Auffassung von Peters, dass die sein Ei umgebende
Zellschicht ausschliesslich ektoblastischer Natur sei, scheint mir nicht richtig.
Ich halte vielmehr jene grösseren helleren in syncytiale Massen übergehende
Zellen an seinem Ei für ausschliesslich mütterlicher Herkunft. Wir werden
sehen, dass dies für die Auffassung des intervillösen Raumes sowohl wie für
die Genese des Zottencyncytiums von der grössten Wichtigkeit ist.

Nach Siegenbeck van Heukelom besteht die Ektoblastschicht seines jungen
Eies aus einem von Blutlakunen durchsetzten Balkenwerk, welches nach aussen durch eine
aus gleichem Gewebe zusammengesetzte Schale bedeckt und gegen die umliegende Uterusschicht abgegrenzt ist und zwar in kontinuierlicher Schicht mit Ausnahme von kleineren
und grösseren Löchern, nämlich Stellen, an denen das mütterliche Blut in die Ektoblast-
zone eintritt. Die peripher gelegenen Zellen der Ektoblastschale van Heukeloms sind
blasser als die eigentlichen Trophoblastelemente, etwas grösser und mit blasserem Kern
und schlecht färbbarem Nukleolus. van Heukelom betrachtet sie als Abkömmlinge des
Trophoblasts, ich möchte sie wiederum für Deciduazellen (der Umlagerungszone) halten.
Diese Zellen neigen zur Degeneration, doch sieht man auch Erscheinungen von Proliferation
dazwischen. Auf diese auch bei andern (Merttens, Langhans, Kastschenko u. a.)
erwähnte Grenzschicht der Decidua basalis komme ich noch zurück.

Der Trophoblast findet sich bei etwas älteren Eiern
(zweite Woche) in zweifacher Anordnung, nämlich: 1. in einer
kontinuierlichen Lage an der Chorionmembran und an der Oberfläche der bereits fertig gebildeten Zotten, 2. innerhalb der
Zellknoten. Der zweite wichtige Bestandteil der Trophoblastzone ist das
Syncytium. Auch dieses ist in zweifacher Anordnung vorhanden: 1. als
Überzug der bereits einschichtig gewordenen Trophoblastlage
auf Chorionmembran und Zottenoberfläche. Dieser Überzug ist
gleichfalls einschichtig bis auf die Enden der Zottenstämme und Äste, an
welchen sich Klumpen und keulenartige Auswüchse aus dem Syncytium entwickeln; 2. sehen wir das Syncytium in Form von meist mehrkernigen
Protoplasmaballen und -kugeln teils frei im Blut der intervillösen
Räume schwimmen, teils inmitten der erwähnten Zellknoten
(s. d. Abbildungen auf Fig. 16 und 17).

Ausser den Trophoblastzellen und dem Syncytium finde ich als dritten
Bestandteil der Trophoblastzone die erwähnten Deciduazellen
im Gefüge der Zellknoten.

Indem ich nun vorderhand den vierten Bestandteil der Trophoblastzone übergehe, das mütterliche Blut in den Lakunen bezw. intervillösen
Räumen, wende ich mich der sog. Umlagerungszone zu, demjenigen Anteil
der Trophosphäre, der zweifellos mütterlichen Ursprungs ist und noch nicht
von der Ektoblastschicht erreicht worden ist.

2. Die äussere Zone der Trophosphäre, die Umlagerungszone.

Diese Zone ist, obwohl aus der Uterusschleimhaut hervorgegangen, von so abweichender Zusammensetzung, dass ich sie bei der Besprechung der Fruchtkapsel (Reflexa und Basalis) übergehen und einem besonderen Kapitel überlassen zu müssen glaubte. Sie findet sich rings um das Ei herum, doch sind naturgemäss die Basalispartien und die Randpartien der Reflexa die geeignetsten Objekte für das Studium derselben.

Bei Peters finden wir eine kugelschalenartig um ·den Trophoblast herumliegende Zone blasser gefärbten ödematösen Gewebes, welche nach aussen (gegen die übrige Kompakta hin) durch quer- und längsgeschnittene wandungslose gedehnte Bluträume sowie Drüsenlumina abgeschlossen wird. Die Zellen sind leicht gequollen, von unregelmässiger Gestalt und Grösse. Die Zwischenzellensubstanz ist mit Plasma und stellenweise auch Blutelementen erfüllt, sodass die Zellen auseinander gedrängt sind. Das Gewebe ist reichlich durchsetzt von neugebildeten mütterlichen Blutkapillaren, deren Schlingen bis tief in die Trophoblastzone hinein zu verfolgen sind. An der Trophoblastgrenze findet sich zuweilen Syncytium subendothelial gelagert. Ausserdem beschreibt Peters noch grosse polymorphe Zellelemente, die er zum Teil für Vorstufen der Deciduazellen halten möchte. Dort wo die Trophoblastzellen in die Umlagerungszone ausstrahlen, sind häufig die fötalen und mütterlichen Elemente derart durcheinander geworfen, dass ihre Unterscheidung ausserordentlich schwierig wird.

Ähnlich lauten die Beschreibungen der Trophosphäre von etwas älteren Eiern von Merttens und Siegenbeck van Heukelom. Hier ist bereits ein weiterer Teil der Umlagerungsschicht in das Bereich der Trophoblastzone hineinbezogen worden. Dafür aber hat sich der nächstbenachbarte Teil der Schleimhaut in ein zell- und gefässreiches Gewebe umgewandelt, in welchem sich Syncytialmassen der allerverschiedensten Formen finden, stets in inniger Beziehung zum Blutgefässsystem.

Ich selbst möchte auf Grund von Beobachtungen an meinen beiden Präparaten aus dem Ende der zweiten Woche zwei allerdings nur schmale Zonen der Umlagerungsschicht unterscheiden, eine äussere mehr lockere leicht ödematöse Schicht mit blasseren Zellen und zahlreichen Bluträumen und eine dichtere, nur von feineren Gefässspalten durchsetzte Zelllage.

Die äussere zeigt im wesentlichen das Stroma der Kompakta, das an einigen Stellen deutliche Zeichen der Degeneration bis zur fleckweisen Fibrinbildung aufweist (s. Fig. 18). Die in ihr enthaltenen Blutgefässe haben oft ein stark geschwollenes Endothel. Vor allem aber finde ich an den verschiedensten Stellen blutgefüllte Räume, deren Wandung aus dicken vielfach vakuolisierten syncytialen Massen besteht und deren Lumen von protoplasmatischen Bändern und Spangen durchsetzt ist (s. Fig. 19). Von den Wandungen ragen oft syncytiale Knospen von der nämlichen Beschaffenheit in

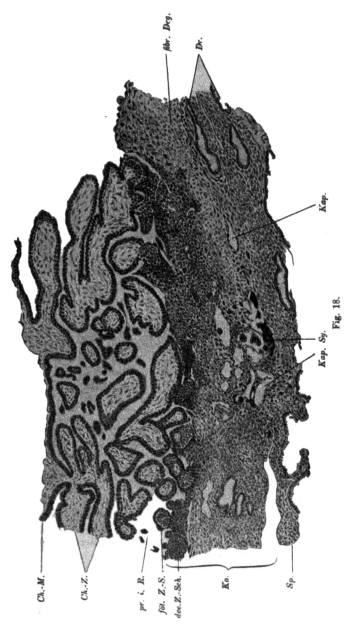

Fig. 18.

Die Trophosphäre eines 13—14 tägigen Eies.

Aus der Decidua basalis entnommen. Nach oben zu die Chorionmembran (*Ch.-M.*), die Zotten (*Ch.-Z.*) und der primär intervillöse Raum (*pr. i. R.*). Darunter kompaktes Basaligewebe (*Ko.*). Ganz unten angrenzende Spongiosa (*Sp.*). In der Compacta zwei Schichten: eine innere epitheloide Zellschicht (*föt. Z.-Sch.*), in welche sich die Choriomzotten mit ihren Zellsäulen (*föt Z.-S.*) einbetten, meist unter scharfer Abgrenzung, und eine äussere leicht ödematöse, zum Teil in thromböser Degeneration (*fibr. Deg.*) begriffene Stromaschicht. In beiden Schichten syneytiale Riesenzellen, in der inneren in Form von leukomartigen Gebilden, in der äusseren an und in Blutgefässen. *Kap.* Kapillaren, zum Teil in kavernöser Umwandlung mit Bildung von syncytischen Massen (*Sy.*) an der Gefässwandung. *Dr.* Drüsen.

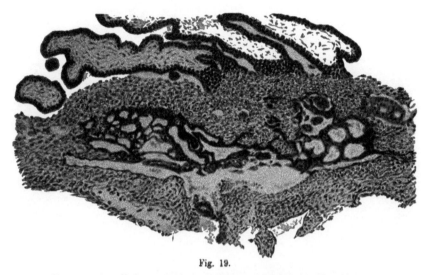

Fig. 19.

Blutgefäss der „Umlagerungszone", der äussersten Schicht der Trophosphäre.

An der fötalen Seite ist von der Gefässwandung eine mächtige lakunendurchsetzte syncytiale Proliferation
entstanden, von welcher kleinere, ebenfalls syncytiale Sprossen gegen die Chorionzotten hinstreben.

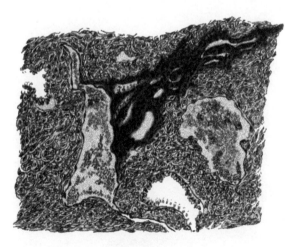

Fig. 20.

**Blutgefäss der äussersten Trophosphärenschicht mit langer, gegen die Zotten hinstrebender
syncytialer Sprosse der rechts gelegenen Wandung (s. dazu Fig. 24).**

Verlag von J. F. Bergmann, Wiesbaden

das Lumen hinein, wie wir sie von der Oberfläche der Zotten in intervillösen Räumen kennen (s. Fig. 18). Hier und da fehlt an einer Seite des Blutraums jeglicher Zellbelag. Zuweilen sprossen von der Wandung solcher Gefässe dünne, teils solide, teils mit einem feinen Spalt versehene syncytiale Zellstränge aus, welche in der Regel auch von syncytial veränderten Bindegewebsscheiden begleitet werden, offenbar junge Gefässsprossen stets mit der Richtung gegen das Ei hin (s. Fig. 19 und 20). Oder es laufen auch etwas weiter in der Bildung vorgeschrittene mit syncytialen Wandungen versehene Blutkanäle gegen den Zwischenzottenraum hin und münden daselbst ein, wobei die syncytiale Auskleidung zuweilen direkt mit dem Syncytium der Zotten der Zellsäulen zusammenhängt (s. Fig. 26). Die syncytiale Umwandlung des Gewebes betrifft anscheinend sowohl das Endothel als auch das Bindegewebe, von welchem oft dicke breite Streifen die Gefässe begrenzen. Stets aber haben die syncytialen Riesenzellen eine Beziehung zu den Gefässen.

Die Bilder sind so mannigfaltig, dass eine grosse Zahl von Abbildungen nötig wäre, um sie zu demonstrieren; hier mögen zunächst nur die wenigen auf Fig. 18—20 genügen, im übrigen sei auf die Fig. 22—27 aus dem Kapitel über die Genese des Syncytiums verwiesen.

Auch Merttens beschreibt derartige Bilder und unter seiner Zeichnung befindet sich eine, welche mit dem vollkommen übereinstimmt, was ich vielfach gesehen habe. Er lässt es offen, ob es Blutgefässe, Lymphspalten oder blutgefüllte Drüsenräume sind. Für mich besteht kein Zweifel, dass es umgewandelte Blutgefässe mit syncytialen Wandungen sind. Denn in dieser Schicht sind keine Drüsen enthalten, wohl aber finden sich unter derselben in unmittelbarer Nähe oftmals Drüsen mit noch erhaltenem Epithel (vergl. darüber auch das spätere Kapitel über die Genese des Syncytiums).

Die innere Schicht der Umlagerungszone, die eigentliche Grenzschicht der Fruchtkapsel — an etwas älteren Präparaten, die Oberfläche der Basalis (Serotina) — ist von vielen Autoren beschrieben worden, sie ist zellreich und dem Trophoblast ähnlich und ist deshalb von Langhans und seinen Schülern, sowie von Kastschenko, Hofmeier, Eckardt, Siegenbeck van Heukelom u. a. für einen Abkömmling des Trophoblasts (der „Zellschicht") erklärt worden, welcher sich von den Zellsäulen der Zottenenden aus in kontinuierlicher Schicht auf der Basalis oberhalb einer zur Fibrinbildung neigenden Kompaktaschicht, resp. an älteren Eiern oberhalb des ausgesprochenen Fibrinstreifens ausbreitet.

Meiner Ansicht nach ist diese Zellschicht mütterliches Gewebe. Fast alle Autoren heben die grosse Schwierigkeit hervor, an der Grenzzone die mütterlichen und die fötalen Elemente von einander zu unterscheiden, dasselbe betont Siegenbeck van Heukelom, Langhans und ebenso eine grössere Anzahl von Autoren auf Grund von Beobachtungen an noch älteren Stadien. Aber mit Merttens u. a. bin ich der Meinung, dass es wohl möglich ist, die fötalen und die mütterlichen Zellen zu unterscheiden. Erstere, die Trophoblastzellen, sind kleiner, im übrigen stets von gleicher Grösse mit relativ grossem Kern und zartem wenig gefärbtem Protoplasma und ohne jede Zwischensubstanz. Die letzteren (decidualen) Zellen sind im allgemeinen grösser, infolge von grösserem Plasmagehalt und meist auch grösserem Kern, aber von sehr verschiedener Grösse und Gestalt und haben, wenn auch in geringer Menge, eine feinfaserige Intercellularsubstanz. An Präparaten, die nur mit Kernfarbstoffen behandelt sind, erscheinen sie im ganzen blasser als der Trophoblast; verwendet man Farbstoffe, für welche die Grundsubstanz und das Protoplasma empfänglich sind, so erscheint umgekehrt der Farbenton der decidualen Zellschicht dunkler (s. z. B. meine Präparate auf Abbildung 18). Die Grenze zwischen dieser mütterlichen und fötalen Zellschicht ist oft sehr scharf (s. besonders die links gelegenen Partien der Fig. 18), zuweilen wiederum undeutlich.

Auf feinere Zellveränderungen, insbesondere auf den Glykogengehalt der Zellen gehe ich hier nicht ein, da dies noch ganz strittige Dinge sind.

In der Zellschicht trifft man nicht mehr jene oben geschilderten mit Syncytium ausgekleideten Bluträume, wohl aber vereinzelte schmale syncytiale Zellen und Gefässsprossen, seltener Kanälchen. In jüngeren Stadien scheinen Riesenzellen in dieser Schicht übrigens reichlicher zu sein (van Heukelom).

Alle diese geschilderten Zelllagen finden sich in den ersten Wochen rings um die Trophoblastzone des Eies herum, also auch an der Innenwand der Reflexa; in späteren Stadien, in denen die Placenta ausgebildet wird, beschränken sie sich auf die Basalis. Aber auch dann bleibt im allgemeinen die Eigenartigkeit der Gewebsschichten erhalten. Selbst noch bei Eiern des zweiten bis vierten Monats kann man an der Oberfläche der Basalis ziemlich regelmässig drei Schichten unterscheiden:

1. zu oberst die an den intervillösen Raum angrenzende deciduale Zellschicht;
2. ein in Degeneration begriffenes Gewebe, zum Teil deutlich in Form eines mehr oder weniger kontinuierlichen Fibrinstreifens;
3. die Spongiosa.

VIII. Der primär-intervillöse Raum.

Schon an dem jüngsten Ei (Peters) finden wir rings um das Ei Räume in der Trophoblastzone, die mit mütterlichem Blut gefüllt sind und mit den mütterlichen Blutgefässen der umliegenden Schicht in Verbindung stehen. Die Blutlakunen des Trophoblasts sind noch relativ spärlich im Vergleich zu den etwas älteren Stadien (Merttens, Siegenbeck van Heukelom), hier und sie bereits konfluiert und bilden einen zusammenhängenden, das ganze Y. umhüllenden Raum, in welchem die zu Zotten umgewandelten fötalen Sprossen zum Teil frei flottieren, zum Teil bis zu der Umlagerungszone vordringen, um sich daselbst zu inserieren. In der zweiten Hälfte der zweiten Woche ist der intervillöse Raum bereits fertig (s. Taf. G, Fig. 9). Gegen die Basalis ist er überhaupt ebenso scharf begrenzt, wie in der übrigen Eiperipherie. Kommunikationen der umgebenden mütterlichen Gefässe mit dem intervillösen Raum sind in diesen wie in allen Zwischenstadien an der Basalis sowohl wie auch an der Reflexa stets zu finden. Es besteht also von Anfang an eine reichliche Versorgung des Eies mit Blut und ein geregelter Kreislauf.

Während soweit die Verhältnisse klar liegen, ist die Frage, ob das Blut des Zwischenzottenraumes intravaskulär oder extravaskulär liegt, auch durch die schönen Untersuchungen von Peters noch nicht befriedigend gelöst. Es steht dies mit der ebenfalls noch strittigen Frage der Syncytiumgenese in innigem Zusammenhang. Peters bezeichnet den intervillösen Raum als „fötal-vaskulär"; er ist in seinem jungen Ei nach dem Fötus zu von einer endothelartigen aber nach Peters von Trophoblast stammenden Lage von syncytialen Zellen, nach der Mutter zu von echtem mütterlichem Gefässendothel bekleidet. Damit ist also zunächst sichergestellt, dass der Kreislauf ein geschlossener ist, und man kann das Blut als „intravaskulär" bezeichnen, wenn auch vielleicht ein Teil der Wandungen nicyt die ursprüngliche Gefässwandung darstellt.

Die ältere Anschauung von der Bildung der Fruchtkapsel brachte es mit sich, dass man den Zwischenzottenraum als einen Teil des Uteruscavum, also als extravaskulär betrachtete. Nach einigen Autoren (Braxton Hicks, Karl Ruge, Ahlfeld u. a.) sollte sogar dieser Raum weder in früher Zeit noch später (nach der Bildung der Placenta) mit Blut versehen sein, resp. sollte das Blut, wo es gefunden wurde, etwas unwesentliches oder gar pathologisches darstellen. Diese Anschauung ist durch zahlreiche Arbeiten, insbesondere durch die grundlegenden Untersuchungen von Waldeyer definitiv widerlegt. Das regelmässig vorhandene Blut der intervillösen Räume sollte nach der Ansicht der Autoren aus den mütterlichen Gefässen in der Weise entstammen, dass letztere von den Chorionzotten angefressen oder von selbst aufgebrochen oder bei der Vergrösserung der Eikapsel durch Spaltung der angrenzenden Vera zerrissen wären und so ihr Blut in den Fruchtkapselraum ergossen hätten. Durch die Untersuchungen von Peters, sowie die analogen Studien an Tieren ist diese Ansicht hinfällig geworden.

Bei einer grossen Anzahl von Säugetieren sind, wie oben geschildert, zu einer sehr frühen Periode blutgefüllte Lakunen in direktem Kontakt mit dem Ei. Die Verbindung dieser Blutlakunen ist, wie Hubrecht sehr richtig sagt, nicht durch eine einfache direkte Dilatation von Kapillaren zustande gekommen, sondern durch einen mehr indirekten und weitschweifigen Weg unter Vermittelung neugebildeter Blutgefässe.

Die Entstehung des primär-intervillösen Raumes.

Schon bei Peters Ei kommunizieren die Blutlakunen des Trophoblasts untereinander, ebenso wie sie nach aussen mit decidualen Gefässen in Verbindung stehen. Wir haben es also mit einer Einrichtung zu thun, die einen neugebildeten Anhang des mütterlichen Gefässsystems darstellt. In der That konnte Peters Gefässneubildungen in grosser Zahl nachweisen. Diese Gefässschlingen sollen nun ihr Endothel verlieren, wenn sie mit dem Trophoblast in Verbindung treten, während die dem Endothel anliegende Gewebsschicht (nach Peters Trophoblast) sich in

Syncytium umwandelt. Gleichzeitig bekommen sie Lücken, durch welche Blut in die Trophoblastzone eindringt, um auch dort eine syncytiale Veränderung des anliegenden Trophoblasts zu bewirken. Dagegen erscheint die gegen die Decidua zu gelegene Gefässwandung unverändert. Das in den Trophoblast eingedrungene Blut soll nun eine korrodierende Wirkung auf den Trophoblast ausüben, durch welche im Verein mit dem Wachstum des Mesoderms vom Ei aus die Trophoblastschale überall auf die einreihige Zellschicht reduziert wird, welche die späteren Zotten überzieht. Dadurch wachsen die ursprünglich kleinen Sinus und werden zu einem zusammenhängenden intervillösen Raum.

Meiner Ansicht nach können die von Peters gelieferten Abbildungen auch eine andere Deutung erfahren: Wie oben gezeigt, sind in der Trophoblastzone nicht nur fötale Zellen erhalten, sondern auch mütterliche Elemente, nämlich ein gefässbildendes Gewebe. Dieses Gewebe füllt sich mit Blut und bildet so die Blutlakunen des Trophoblasts. Dabei mag wohl vielleicht das Endothel zu Grunde gehen und der bindegewebige Gefässmantel sich in Syncytium umwandeln, doch erscheint es auch nicht ausgeschlossen, dass das Endothel selbst es ist, welches das Syncytium bildet. Warum ich dies annehme, werde ich später an der Hand eigener Präparate zu begründen haben. Hier sei nur darauf hingewiesen, dass Peters selbst auf den endothelähnlichen Zellbelag der ältesten (nach dem Ei gelegenen) Bluträume des Trophoblasts aufmerksam macht und dass einige seiner Abbildungen sehr an Bilder erinnern, wie man sie in der Umlagerungszone an Blutgefässen findet, an jene Blutlakunen, deren Wandung von Syncytium austapeziert und deren Lumen von syncytischen Brücken durchzogen ist, Bilder, welche wohl kaum etwas anderes als Gefässneubildungen bedeuten können.

Meiner Überzeugung nach sind die Trophoblastlakunen neugebildete Kapillaren der Decidua, deren Wandung — sei es das Endothel oder das umgebende Bindegewebe — sich im Syncytium umgewandelt hat.

Weitere Untersuchungen müssen diesen strittigen Punkt aufklären.

IX. Das Ei im zweiten Stadium der Einbettung.

Etwa vom Anfang der zweiten Woche bis gegen die sechste Woche hin liegt das Ei ziemlich lose in der Fruchtkapsel und lässt sich an frischen Präparaten aus derselben verhältnismässig leicht herausheben, resp. es löst sich oft — beim Abort — von selbst aus der Kapsel. Dies ist das zweite Stadium der Eieinbettung. Die lockere Befestigung des Eies in der Kapsel ist die Folge der allseitigen Ausbildung des primär-intervillösen Raumes (s. Fig. 10 auf Tafel H) und der Zotten des Chorions, welche zum grössten Teil frei in dem Blut des Zottenraumes flottieren, zum Teil allerdings an der Innenwand der Fruchtkapsel haften.

Bei der Auslösung des Eies aus der Kapsel gehen jedoch stets feinste Teilchen der Haftzotten verloren, wie andererseits dünne Schichten und Fetzen der Kapselwand, besonders an der basalen Seite von der Unterlage losreissen und an dem Ei haften bleiben (s. die Abbildungen auf Fig. 13 und 14). Dies ist wiederum der Beweis, dass das Ei doch nicht ohne feste Verbindung mit dem mütterlichen Gewebe ist.

Dieses Stadium ist dasjenige, aus welchem die meisten zur Beobachtung gelangenden jungen Eier entstammen, und eben weil das Ei sich auslösen liess, meinte man früher, dass es überhaupt von Anfang an lose in der Kapsel liege und noch nicht genügend Wurzel gefasst habe. Heutzutage, wo wir wissen, dass ein Stadium der festen Verbindung mit der Fruchtkapsel vorausgeht, müssen alle aus dem Stadium der losen Einlagerung des Eies im Uterus gezogenen hypothetischen Schlüsse bezüglich der ursprünglichen Eieinbettung, sowie der Entstehung des primär-intervillösen Raumes und des Zottenepithels fallen gelassen werden.

Die Zotten sind anfangs von plumper und unregelmässiger Gestalt, erst allmählich bekommen sie regelmässige Formen und werden schlanker. Man kann schon frühzeitig die frei im Blutraum flottierenden Äste von den am decidualen Gewebe festsitzenden oder „Haftwurzeln" unterscheiden. Die Zotten zeigen dieselbe Zusammensetzung wie die Chorionmembran, nämlich ein Stroma und einen doppelten Epithelbelag.

Das Stroma ist nach Kossmann anfangs ein retikuläres Gewebe (in der zweiten Woche), nach andern Autoren, denen ich mich anschliesse, ein Übergangsgebilde zwischen Schleim- und Fasergewebe, welches in der Chorionmembran anfangs sehr dünn und nach dem Innenraum des Eies hin, gegen die Exocölomhöhle zu, nicht scharf begrenzt ist, sondern sich in den fadigen Gerinnseln verliert, welche die Exocölomhöhle ausfüllen. In einer feinfaserigen Grundsubstanz sind teils verästelte, teils spindelige Zellen enthalten. Mit zunehmendem Alter wird das Gewebe immer mehr ein Fasergewebe, so namentlich in den dickeren Zottenstämmen, besonders im Centrum desselben, während die jüngeren Äste mehr den Charakter des Schleimgewebes bewahren. Das Stroma ist anfangs gefässlos, in der dritten Woche sind sicher schon feine mit zum Teil kernhaltigen Blutzellen gefüllte Spalten zu sehen, vielleicht reichen jedoch die ersten Gefässbildungen noch weiter zurück (Paladino, Coste). Später ist die Chorionausbreitung reich vaskularisiert, in jeder Zotte ein arterielles und ein venöses Gefäss und ausserdem ein ausgedehntes Kapillarnetz.

Der Ursprung des Zottenstromas ist die Somatopleura, welche sich schon in Peters Ei an der Innenwand des Chorion findet und papilläre Fortsätze in den Trophoblast sendet. Die Somatopleura erhält in der zweiten Woche eine Verstärkung durch das viscerale Blutgefässbindegewebe, welches vom kaudalen Ende der Embryonalanlage längs dem Haftstiel nach der Chorionmembran zu wächst.

Mit der Allantois hat diese Blutgefäss- und Bindegewebsversorgung der Somatopleura nichts zu thun, da die Allantois beim Menschen nur ein Rudiment darstellt, welches in Gestalt eines feinen Kanals mit dem Binde-

gewebe nur bis zur Insertion des Bauchstieles mitwächst, um daselbst blind
zu endigen.

Die Zotten sind zu keiner Zeit hohl, sondern von Anfang an solid. Ursprünglich sind sie nur aus Ektoblastzellen bestehend, also solid. Später
erfolgt die centrale Einschiebung des anfangs parietalen, später auch visceralen
Mesoblasts. Da diese Mesoblastwucherung stets in innigem Kontakt mit dem
Epithel vor sich geht, so sind auch zu dieser Zeit die Zotten vollommen
solide Gebilde.

Wenn es Reichert u. a. früher erschienen ist, als ob die Zotten anfangs hohl
waren, so beruht dies auf Irrtümern. Wo an Präparaten, wie bei Peters, das Stroma
vom Trophoblast getrennt liegt, sind Artefakte anzunehmen. An meinen lebenswarm
fixierten Eiern ist der Kontakt des Stromas mit dem Epithel überall ein vollkommener.

Das Epithel der fertigen Zotten wie der Chorionmembran ist zwei-
schichtig, wie schon 1882 von Langhans festgestellt und fast von sämtlichen
Autoren der neueren Zeit anerkannt worden ist. Die innere Lage zeigt Zellgrenzen, die äussere nicht. Die erstere, die Langhanssche Zellschicht
ist an frischen Präparaten gegen das Stroma hin scharf begrenzt, nach Ansicht einiger Autoren (Langhans, Siegenbeck van Heukelom) durch
eine feine Grenzmembran, welche jedoch von vielen (Kossmann, Eckardt,
Kastschenko) und auch von mir vermisst wurde. Die Zellen der Langhansschen Schicht liegen meist wohlgeordnet nebeneinander, sind rundlich
bis kubisch, nach Kossmann 6—10 μ gross und bestehen aus einem sehr
zarten wenig färbbaren Protoplasma und einem relativ grossen kugeligen,
selten abgeplatteten stark gefärbten Kern, der vielfach Mitosen zeigt. Die
Kernteilungsfiguren sind senkrecht zur Chorion- und Zottenoberfläche gestellt,
was auf die Flächenausdehnung der Zellschicht hinweist. Die Zellkonturen
sind in sehr frühen Stadien, wie Keibel mit Recht bemerkt, nur schwer,
oft gar nicht zu sehen, in späterer Zeit sind sie deutlicher.

An den Enden der Haftzotten werden die Langhansschen Zellen
mehrschichtig und bilden jene grossen Zellsäulen und -Knoten, welche oben
beschrieben wurden. Sie sind als Überreste wuchernden Trophoblastes aufzufassen.

Nach Kossmann sind die Zellsäulen optische Täuschungen infolge von Schräg- und
Flachschnitten. So viel ich weiss, teilt niemand diese Ansicht.

An Abortpräparaten ist die Zellschicht oft schlecht ausgeprägt, auch scheinen die
Zellen mehr in das Stroma hineingedrängt und diskontinuierlich und können dadurch den
Anschein erwecken, als ob sie Bindegewebezellen wären. Dies ist auf ein pathologisches
Zugrundegehen dieser Schicht zurückzuführen, nach Langhans ein Zeichen der fötalen
Abkunft — mit dem Fötus stirbt diese Zellschicht ab —, während die syncytiale Deck-
schicht als mütterlich sich besser hält.

Die äussere Epithellage des Chorion zeigt niemals Zellgrenzen,
sie ist „plasmodial", „syncytial" und wird deswegen fast allgemein als
Syncytium bezeichnet. Die Schicht überzieht ohne Unterbrechung Chorion
und Zotten, sie ist von wechselnder Dicke, nach Kossmann durchschnittlich
8—10 μ stark, und besteht aus einem zusammenhängenden Lager eines
weichen homogenen Protoplasmas, das mit Eosin und ähnlichen Farbstoffen

sich dunkel tingiert. In dem Protoplasma sind zahlreiche polymorphe oft abgeplattete Kerne enthalten, welche stark körnig sind und sich mit Kernfarbstoffen intensiv färben. An dünnen Stellen ist das Syncytium kernlos, an dickeren liegen mehrere Kerne neben und über einander. Von der Oberfläche der Zotten gehen vielfach keulenartige Sprossen und Fortsätze aus, welche oft zahlreiche Kerne enthalten und auf diese Weise das Aussehen von Riesenzellen darbieten. Man findet derartige Riesenzellen auch isoliert im Zwischenraum (s. Fig. 16), doch lässt sich auf Serienschnitten fast immer der Zusammenhang mit der Zottenoberfläche feststellen. Die Syncytiumkerne zeigen keine Mitosen, sondern nur Erscheinungen von Abschnürung und Fragmentierung, welche als indirekte Kernteilung zu deuten sind.

Kossmann fand im Protoplasma des Syncytium bei starker Vergrösserung feine Fäden und in den Kernen Karyomitosen. Marchand hält letztere für „strahlig retrahierte Kernsubstanz“.

Graf Spee vermag auch indirekte Kernteilung nicht zu erkennen.

Im Protoplasma wurden häufig Vakuolen gesehen (Kossmann, Marchand, Kastschenko, Ahlfeld, Dobbert, Graf Spee u. a.), von andern wurden sie bei ganz normalen Präparaten vermisst (Keibel) und deshalb für pathologisch gehalten (Hofmeier, Gottschalk) oder für Leichenerscheinungen (Langhans, Eckardt). Auch Fetttröpfchen wurden im Syncytium gefunden (Kossmann, Pels-Leusden, Marchand).

Das Syncytium hat in frühen Stadien einen feinen Borstenbesatz, bezw. eine bürstenförmig zerfaserte Oberfläche. Diese von Kupffer gemachte Entdeckung findet bei zahlreichen Untersuchern Bestätigung (Klebs, Langhans, Ulesco Stroganowa, Kastschenko, Marchand, Graf Spee, Mertens, Blacher u. a.), auch ich habe wiederholt dieses Phänomen gesehen. Andere Autoren wiederum (Selenka, Kossmann, Eckardt, Waldeyer, Keibel, Siegenbeck van Heukelom, L. Fränkel) haben es merkwürdigerweise vermisst. Nach Graf Spee ist die bürstenförmige Zerfaserung des Syncytiums ein Ausdruck starker Saftströmung durch das Epithel.

Die beiden Epithelarten des Chorion sind von einander deutlich zu unterscheiden, zuweilen geradezu scharf getrennt, nach Graf Spee in frühen Stadien sogar durch eine stark lichtbrechende Cuticula. Wiewohl diese Cuticula, deren Vorhandensein Peters an den Spee schen Präparaten anerkennen musste, von andern und auch von mir nicht gesehen wurde, bin ich doch mit Graf Spee, Langhans, Siegenbeck van Heukelom, Eckardt, Paladino, Giacomini u. v. a. der Meinung, dass die beiden Lagen nur an einander gelagert sind, einmal fester einmal lockerer, nicht aber als ein einheitliches Ganzes zu betrachten sind.

Andere Autoren dagegen, wie Kastschenko, Ulesco Stroganowa, K. Ruge, Opitz, Peters, betonen, dass diese beiden Epithellagen unmerklich in einander übergehen. Gottschalk und Minot sind der Meinung, dass nur ein einfacher Epithelmantel besteht, aber mit doppelter Kernreihe. L. Fränkel, welcher beide Lagen für genetisch verwandt hält, weist selbst darauf hin, dass die Verschmelzung der beiden Lagen kein Beweis für

ihre gemeinsame Abstammung ist, da es sich um eine sekundäre Verschmelzung zweier
Schichten handeln könne, die primär von verschiedener Herkunft sind. Mit Langhans
und Marchand bekenne ich, dass — namentlich an den Zottenenden, den Zellknoten —
die Trennung von Langhans Zellen und Syncytium zuweilen unscharf wird. Langhans
führt solche Übergangsbilder auf Störungen des vitalen Verhaltens zurück. Ich selbst sehe
die Ursache in dem Bestreben des Syncytiums, sich überall anzuschmiegen und dabei auch
zwischen benachbarte Stellen einzudringen und daselbst durch ihr Protoplasma eine Art
Kittmasse herzustellen.

Es erscheint zweifellos, dass das Syncytium eine gewisse amöboide
Beweglichkeit besitzt. Es ist bekannt, wie das Wachstum der Zottenäste
vor sich geht: Das Syncytium treibt keulenförmige Sprossen unter lebhafter
Kernvermehrung (s. Fig. 21). In diese hinein drängt das Stroma mitsamt
seiner Zellschicht und verdünnt allmählich das Syncytium zu einer einschichtigen Lage.

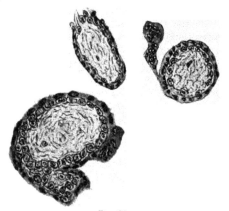

Fig. 21.

Zottenquerschnitte eines vierwöchentlichen Eies. — Amoeboider keulenförmiger Fortsatz des
Syncytiums.

Die Zellen des Syncytiums können sich andrerseits auch zwischen die
Langhans' Zellen einschieben, selbst bis an das Chorionbindegewebe
(Langhans, Siegenbeck van Heukelom, Merttens, Pestalozza,
Florenzo d'Erchia). Endlich wird von einigen Autoren (bes. Marchand)
auf die Fähigkeit der amöboiden Beweglichkeit auch die Entstehung der
Riesenzellen in der Decidua zurückgeführt. Dies halte ich für unrichtig, denn
wie ich zu zeigen in der Lage bin, entstehen die Riesenzellen in loco, und
viel eher ist es wahrscheinlich, dass umgekehrt diese syncytialen Riesenzellen
eiwärts sich bewegen, um dort den syncytialen Zottenüberzug durch neuen
Nachwuchs zu verstärken.

Nach Keibel, Kupffer, Waldeyer (für spätere Zeit) und K. Abel (für Tubenschwangerschaft) ist das Zottenepithel noch von einer feinen Lage mütterlichen Endothels
überzogen. Alle übrigen Autoren leugnen dies ausdrücklich.

X. Die Genese des Zottenepithels.

Über die Genese des Zottenepithels besteht noch grosse Meinungsverschiedenheit. Jede nur denkbare Möglichkeit ist zur Erklärung herangezogen worden. Am ehesten herrscht noch Einigkeit bezüglich der

1. Langhansschen Zellschicht.

Die allgemeine Ansicht geht dahin, dass die Zellschicht vom fötalen Ektoblast entstammt. Ich glaube, dass in dieser Beziehung das Peterssche Ei eine definitive Entscheidung gebracht hat.

Die Abstammung vom fötalen Mesoblast, die früher von Langhans und Leopold angenommen wurde, ist jetzt von diesen Autoren aufgegeben worden und findet meines Wissens nur noch bei v. Franqué Anhang. L. Fränkel hält diese Frage für noch nicht geklärt. Kastschenko und neuerdings Johannsen leiten die Zellschicht vom Syncytium ab, ersterer in der Meinung, dass das Syncytium fötaler, letzterer, dass es mütterlicher Herkunft sei. Die Ableitung der Zellschicht vom Syncytium wird mit Recht von Kossmann und vielen anderen bestritten.

Ebenso dürfte die Ansicht von Turner, Schröder van der Kolk und einigen italienischen Autoren als verlassen zu bezeichnen sein, dass das gesammte Chorionepithel mütterlichen Ursprungs ist. Nach Turner ist das Zottenepithel einschichtig und stammt vom Uterusepithel, nach Ercolani stammt es von den Deciduazellen. Nach Tafani und Romiti ist das Zottenepithel doppelt, die Zellschicht ist decidualen Ursprungs, die äussere ist das mütterliche Gefässendothel. Nach Schröder van der Kolk ist das Zottenepithel dreifach geschichtet, alle drei Schichten sind mütterlichen decidualen Ursprungs.

2. Die Genese des Syncytiums.

Diese ist das Hauptstreitobjekt der neueren Autoren. Die einen sind für die fötale, die andern für die mütterliche Herkunft des Syncytiums. Diese lassen es entweder von dem Uterusepithel oder von dem Bindegewebe oder von den Endothelien ausgehen. Wieder andere, wie Siegenbeck van Heukelom, lassen die Genese unentschieden.

Die Anhänger der fötalen Genese sind Koelliker, His, Leopold, C. Ruge, Gottschalk, Kastschenko, Kollmann, Ulesco Stroganowa, Hart und Gulland, von Franqué, Peters, Minot, Kupffer, L. Fränkel u. a. Sie leiten das Syncytium von dem fötalen Ektoderm ab und zwar nehmen Kastschenko, Minot u. a. an, dass das Syncytium zuerst da sei und dass die Zellschicht sich aus ihr heraus entwickele. Durch Peters ist erwiesen, dass diese Anschauung unrichtig ist. Eher könnte das Umgekehrte der Fall sein, wie dies auch von den meisten angenommen ist. Hofmeier hält für es möglich, dass das Syncytium von den Zellen der Membrana granulosa (der Corona radiata des Eies) abstammt.

Die Anschauung von der fötalen Genese des Syncytium basiert zum grossen Teil auf den Befunden bei Tieren. Dass sich bei einer grösseren Anzahl von Säugern noch vor der Anlagerung des Eies eine fötale plas-

modiale Schicht entwickelt, ist oben erwähnt (S. 198). Doch erscheint es
fraglich, ob dieses Plasmodium in Beziehung gebracht werden darf mit dem
menschlicheu Chorionsyncytium, ja selbst mit dem eigenen Zottensyncytium
der Tiere, zumal von einigen Autoren angegeben wird, dass die fötale Plasmodialschicht sehr bald wieder verschwindet (s. oben S. 198). Grössere Bedeutung haben die Belege, die man von menschlichen Eiern beigebracht hat.
Zwar hat man nicht eine ähnliche kontinuierliche plasmodiale Schicht auf
dem fötalen Epiblast eines jungen menschlichen Eies nachweisen können wie
bei Tieren, aber man hat doch zu zeigen versucht, dass die fötale Zellschicht
und das Syncytium Übergangsbilder darbieten, welche es wahrscheinlich
machen sollen, dass sich die eine Schicht aus der andern herausentwickelt.
Sofern sich dies auf die für dieses Studium wenig geeigneten späteren Stadien
bezieht, in denen sich bereits Zotten mit zweischichtiger Epithellage entwickelt haben, habe ich bereits auf die widersprechenden Befunde der Autoren
hingewiesen und erwähnt, dass sich solche Übergangsbilder in zwangloser
Weise dadurch erklären, dass das Syncytium infolge seiner klebrigen Beschaffenheit und seiner amöboiden Beweglichkeit mit allen Flächen in innigen
Kontakt zu kommen und alle Oberflächen zu durchdringen bestrebt ist.
Peters meint, dass das in den Trophoblast einbrechende mütterliche Blut
einen deletären Einfluss auf die ektoblastischen Zellen ausübe. „Letztere
scheinen dadurch gleichzeitig befähigt zu sein, eine Gerinnung und einen
raschen Zerfall von Blutkörperchen zu verhindern. Das Plasma dringt zuerst
in die oberflächlichsten Zellen ein, bringt sie zur Blähung und die Zellen
lösen sich allmählich auf, eine homogene Protoplasmamasse bildend, in der
zahlreiche geblähte und stark veränderte Kerne des Ektoblasts eingelagert
sind. Mit diesem Auflösungsprozess geht gleichzeitig ein langsamer Zerfall
von Blutelementen vor sich; die Zellleiber der weissen Blutkörperchen lösen
sich auf und die Kerne derselben finden wir reichlich frei im Blute zerstreut.“
Hierbei soll gleichzeitig das mütterliche Blut zur Bildung des
Syncytiums beitragen. Es ist dies meines Erachtens eine etwas eigenartige Vorstellung. Aber auch die Abbildungen von Peters vermochten
mich nicht davon zu überzeugen, dass thatsächlich der Trophoblast sich bei
der Berührung mit Blut in Syncytium umwandelt. Im Gegenteil, man sieht
deutlich, dass das oft endothelartig abgeplattete Syncytium als eine durchaus
differente Schicht den gänzlich unveränderten Trophoblastzellen aufliegt, an
vielen Stellen durch einen deutlichen Spalt getrennt. Diejenigen Abbildungen
von Peters andererseits, aus denen hervorgehen soll, dass ganze Komplexe
von Trophoblastzellen in syncytiale Massen übergehen, sind wohl richtiger
anders zu deuten: das vermeintliche Trophoblast solcher Stellen
ist mütterliches Gewebe, jenes gefässbildende Gewebe, welches
das Ei umgibt und welches sicherlich — ebenso wie ich es in der „Tropho-
blastome“ späterer Stadien nachweisen konnte — auch in den allerfrühesten
Stadien mitten in dem Trophoblast enthalten ist. Peters hat zum Teil genau
die gleichen Bilder bei seinem Ei im Trophoblast und in der Umlagerungs-

zone wie ich von meinem älteren Präparat. An diesen Stellen kann man allerdings die Entstehung des Syncytiums aus Zellen deutlich erkennen, aber das sind nicht Trophoblastzellen, sondern mütterliche Stromazellen. Ich halte somit den Beweis, dass das Syncytium von dem fötalen Ektoblast ausgeht, bisher für nicht erbracht.

Auch andere Autoren beschreiben das tiefe Eindringen von mütterlichem Gewebe oft bis gegen die Chorionmembran, so Hofmeier bei einem Ei von 0,5 cm im Durchmesser: „Zwischen den Zotten ist vielfach eine homogene streifige Masse, welche die Zotten zum Teil einhüllt und von der Innenfläche der Decidua ausgeht, z. T. bis an das Chorion".

Peters kann sich nicht vorstellen, wie Deciduazellen so tief in den Trophoblast eindringen können. Doch ist nicht zu vergessen, dass die Decidua schon vorher da ist; der Trophoblast ist es umgekehrt, der in die Decidua hineinwächst. Dadurch entsteht die Vermischung von fötalen und mütterlichen Elementen. In dem letztgenannten Anteil der Trophoblastzone kommen die neugebildeten Gefässe zustande, von deren Wandung ich das Syncytium ableite.

Graf Spee macht noch einen weiteren Gesichtspunkt gegen die fötale Genese geltend. Da in dem Syncytium keine mitotische, nach v. Spee aber auch nicht eine amitotische Kernteilung vorkommt, so könne sich diese Schicht nicht selbständig vermehren, sondern müsse von der Umgebung Zuwachs erhalten. Von dem Ei könne es nicht kommen, da zwischen der Ektoblastschicht und dem Syncytium in früher Zeit eine trennende Membran sei, es müsse daher von der Mutter stammen und die von dort nach dem Ei zu wandernden Elemente seien die syncytialen Riesenzellen der Decidua, von denen er aber offen lässt, ob sie in der Decidua entstehen oder von weiter her (vielleicht vom Knochenmark?) herbefördert würden. Diese Ansicht kann ich nicht teilen, vielmehr nehme ich mit van Siegenbeck u. a. eine direkte Kernteilung, so wie ein selbständiges Wachsthum des Syncytiums an. So sehr ich also auch davon überzeugt bin, dass das Syncytium von dem mütterlichen Gewebe stammt und wohl auch durch Zuwandern von dort verstärkt wird, so kann ich doch nicht glauben, dass das Syncytium sich auf der Chorion- und Zottenoberfläche lediglich verschiebe und nicht auch selbständig sich vermehre.

Unter denen, die das Syncytium für mütterlichen Ursprunges halten, ist :eine verhältnismässig grosse Zahl solcher Autoren, die das Uterusepithel als die Matrix ansehen, sei es das Oberflächen-, sei es das Drüsenepithel. Ich nenne die Namen Turner, Jassinski, Langhans, Kossmann, Selenka, Strahl, Gunsser und Goebel, letztere beiden auf Grund von Befunden an Tubenschwangerschaften. Mit einiger Reserve schliessen sich diesen an: Marchand, Merttens, Florenzo d'Erchia und M. B. Schmidt. Die Mehrzahl der Autoren stützt sich dabei auf Tierbefunde. Da aber hinsichtlich der Säugetiere überhaupt keine Einigung in dieser Beziehung zustande gekommen ist und die meisten die Genese des Syncytiums vom Uterusepithel geradezu leugnen, so ist dieser Teil der Beweisführung als nicht gelungen zu bezeichnen.

Auf alle diese Punkte ist in der Einleitung zu meinem Abschnitt (S. 198 u. 199) ausführlich hingewiesen worden. Besonders die sehr zweifelhaften Befunde an Kaninchen sollten endlich einmal ausser Spiel bleiben, da es doch zum mindesten fraglich ist, wie weit sich aus dem Verhalten der Kaninchenplacenta Schlüsse auf die erste Entwickelung der menschlichen Placenta ziehen lassen (Hubrecht, Marchand). Und selbst die scheinbar so überzeugenden Darlegungen von Selenka bei niederen Affen können bislang nicht gut verwertet werden, da sie von berufener Seite (Graf Spee u. a.) angezweifelt worden sind.

Und was die Beweisführung auf Grund von Befunden am Menschen an-
langt, so ist dieselbe noch weniger gelungen. Zwar kann man sowohl am
Uterus wie an der Tube bei ektopischer Schwangerschaft syncytiale Umwandlung des Epithels beobachten, doch beweist dies noch nicht, dass dieses Syncytium auf das Chorion übergeht. Vielmehr scheint die syncytiale Umwandlung des Epithels lediglich einen degenerativen Charakter zu haben.

Wo ein direkter Übergang des Syncytiums von dem mütterlichen Gewebe auf die
Zotten beobachtet wurde, wie von seiten Gunssers (Tubenei), da handelt es sich meiner
Ansicht nach um irrtümliche Deutungen, um ein scheinbares Schleimhautepithel. Ich habe
selbst solche Bilder gesehen (s. z B. Fig. 26 bei X). In Wirklichkeit liegt dort gar kein
Epithel, sondern es handelt sich um tiefere Wandschichten der Tube, in die das Ei eingedrungen ist, und das vermeintliche Tubenepithel ist gerade umgekehrt Zottensyncytium,
welches auf die Basis der Fruchtkapsel (Muskelbindegewebe) übergewuchert ist. Wegen
der Befunde von Merttens am Uterusepithel verweise ich auf dasjenige, was auf S. —0
darüber gesagt ist, und füge nur hinzu, dass Merttens selbst sich nicht ganz sicher
fühlt und speziell auf die Möglichkeit hinweist, dass auch das Bindegewebe, bezw. das Gefässendothel die Ursprungsstätte des Syncytiums
sein könne. Ebenso steht es mit den Angaben Florenzo d' Erchias und M. B.
Schmidts, welche beide diesen Punkt unentschieden lassen.

Am unglücklichsten aber ist der Versuch, Epithel in der Fruchtkapsel
nachweisen zu wollen, da diese — wie wir gesehen haben — gar nicht ein
Teil der Uterushöhle ist.

Die Beteiligung des Drüsenepithels vollends ist wohl ganz sicher auszuschliessen, da das schrittweise Zugrundegehen der Drüsen der Basalis bei
der Annäherung des Eies von fast allen Autoren sichergestellt worden ist.

Die scheinbar entgegenstehenden Darlegungen von Merttens haben auf S. —0 Berücksichtigung gefunden.

Nun bleibt noch die dritte Möglichkeit zu erörtern, dass das Syncytium
vom mütterlichen Stroma, bezw. von den Wandungen der Blutgefässe entstammt. Die Vertreter dieser Anschauung sind Winkler, Blacher,
Eckardt, Graf Spee, Johannsen, Fenzi, Romiti, Tafani, Giacomini
und der Verfasser dieser Zeilen. Für möglich oder wahrscheinlich, aber
nicht sicher erwiesen halten diese Ansicht noch Waldeyer, Florenzo
d'Erchia, M. B. Schmidt und Merttens (s. oben).

Keibel habe ich nicht hierher gerechnet, weil dieser Autor drei Schichten über dem
Chorion annimmt, die zwei zur Besprechung stehenden Epithellagen und darüber eine dünne
Schicht mütterlichen Epithels.

Die Begründung der Syncytiumgenese von den Wandungen
der mütterlichen Gefässe beruht im wesentlichen auf Befunden am
menschlichen Ei. Wiederholt ist in den vorstehenden Abschnitten auf das
Vorkommen von syncytialen Riesenzellen und Zellkomplexen in dem mütterlichen Gewebe hingewiesen worden. Wir finden dieselben in allen Schichten
der Decidua basalis, vorzugsweise in der Nähe des Eies, während der ganzen
Dauer der Schwangerschaft, in jüngeren Stadien nur in den oberflächlichen
Schichten der Basalis, wie auch an den basal gelegenen Partien der Reflexa.
Wir finden sie ganz besonders reichlich in der Trophosphäre, sowohl dem
sicher mütterlichen Anteil derselben als in dem als Trophoblastzone bezeichneten

einwärts gelegenen Anteil. Wir finden sie auch in den allerjüngsten Eiern von Merttens, Siegenbeck van Heukelom und Peters.

Ich habe ferner wiederholt darauf hingewiesen, dass diese syncytialen Elemente der Decidua fast stets in inniger Beziehung zu den Blutgefässen derselben stehen und dass sie mit grösster Wahrscheinlichkeit aus den Elementen der Gefässwandung bezw. dem daran liegenden Bindegewebe hervorgehen. Dass die syncytialen Riesenzellen sich selbständig fortzubewegen vermögen, wird von vielen wohl mit Recht angenommen. Nur in welcher Richtung sie wandern, darüber sind die Meinungen nicht einig, insofern einige glauben: in der Richtung vom Ei gegen die Decidua, andere dagegen umgekehrt: in der Richtung von der Decidua gegen die Eioberfläche. Da man ihnen die Richtung ihres eventuellen Reiseziels mitten im Gewebe nicht ansehen kann, so erscheint eine Erörterung dieser Frage müssig. Und es ist lediglich eine Hypothese, wenn Graf Spee meint, dass diese Zellen zum Ei hinwandern, um daselbst die accessorische Hülle des Chorion, das Syncytium, zu bilden, wie es eine Hypothese ist, dass das fertige Syncytium die Gewebe durchsetze und bis in die Muskularis gelange.

Das eine ist sicher, dass die Riesenzellen, die in den mütterlichen Blutstrom gelangen, in demselben mit fortgerissen werden in tiefere venöse Bahnen, ja selbst als Emboli in entfernte Organe gelangen können. Diese „Deportation" von syncytialen Elementen, wie es Veit jüngst benannte, betrifft sicherlich auch Teile der fertigen epithelialen Oberfläche des Chorion, aber sie ist lediglich ein sekundärer Vorgang, der mit dem Aufbau der Zottenhülle nichts zu thun hat. Bei sorgfältigem Betrachten der Trophosphäre sieht man nicht selten in nächster Nähe der Chorionzotten syncytiale Zellen innerhalb von Gefässen, meist der Wandung an einer Seite innig angeschmiegt, und kann an Serienschnitten deren Zusammenhang mit den Zottenästen nachweisen, mit jenen Zottenästen, welche bei der Bildung der Placenta in tiefere Partien der Basalis eindringen (davon später).

Alle derartigen Befunde kommen bei der Frage nach der Genese des Syncytiums nicht in Betracht, sondern nur diejenigen einschlägigen Vorgänge, welche sich in dem decidualen Bindegewebe, sowie in der eigentlichen Wandung der Blutgefässe der Trophosphäre abspielen. Bei der grossen Mannigfaltigkeit der syncytialen Formationen ist es ganz unmöglich, alle Variationen bis ins Kleinste zu schildern. Es sei deshalb auf die in dieser Arbeit verstreuten verschiedenen Abbildungen hingewiesen. Auf Fig. 16 und 17 sahen wir innerhalb von Zellknoten der intervillösen Räume die Umwandlung decidualen Stromas in Syncytium mit der Neigung sich um Trophoblastzellen herumzulegen. Die Beziehung zu Bluträumen ist auf Fig. 17 zu erkennen. Auf Fig. 18—20, welche teils von Bildern aus der Trophosphäre der Basalis teils der Reflexa stammen, finden wir ein netzförmiges Gewebe von Bluträumen mit mehr oder weniger aus-

Auskleidung, welche den Eindruck macht, als wäre sie vom
Endothel entstanden. Auf Fig. 18 sind wiederum syncytiale Knospen
innerhalb von Bluträumen zu sehen, welche von der Wandung ihren
Ausgang nehmen.

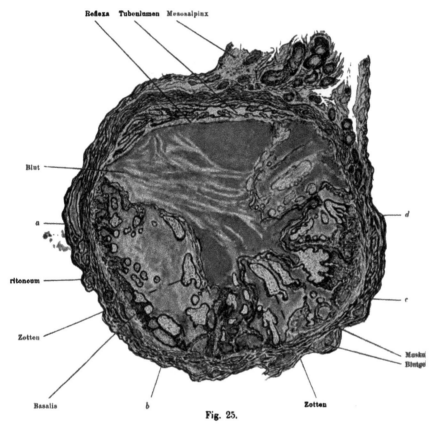

Fig. 25.

Querschnitt durch eine schwangere Tube aus der zweiten (?) Woche. Das Ei ist durch
Hämorrhagie zertrümmert.

a—b daajenige Stück, welches auf Fig. 20, *c—d* daajenige, welches auf Fig. 27 bei stärkererer Vergrösserung
wiedergegeben ist.

Das gemeinsame aller dieser Bilder ist, dass sich die blutgefüllten
von Syncytium umgebenen Räume von der Wandung der Blutkapillaren und auch kleinerer Arterien aus entwickeln als neugebildete Gefässräume. Auf Fig. 19 sehen wir feine solide Gefässsprossen in Form von dünnen syncytialen Zellsträngen eiwärts

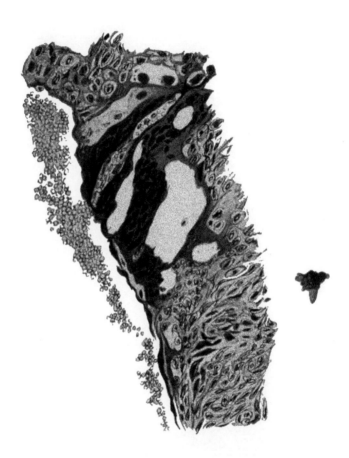

Fig. 24.

Junge Gefässsprosse aus der äussersten Trophosphärenschicht (stärkere Vergrösserung [etwa 425] von Fig. 20).

Die Wandung des neugebildeten Gefässes in breiter vakuolisierter syncytialer Umwandlung.

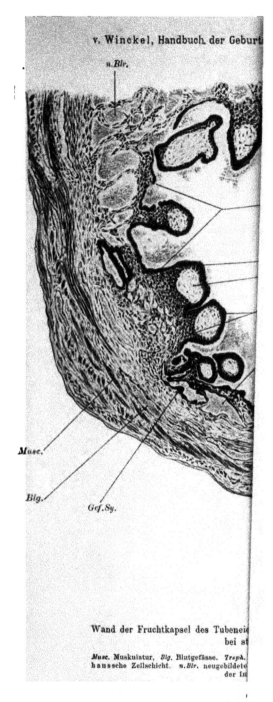

Musc.

Blg.

Gef.Sy.

Wand der Fruchtkapsel des Tubeneie
bei st

Musc. Muskulatur, *Blg.* Blutgefässe. *Troph.*
h a u s s c h e Zellschicht.   *n.Blr.* neugebildete
der In

Verla

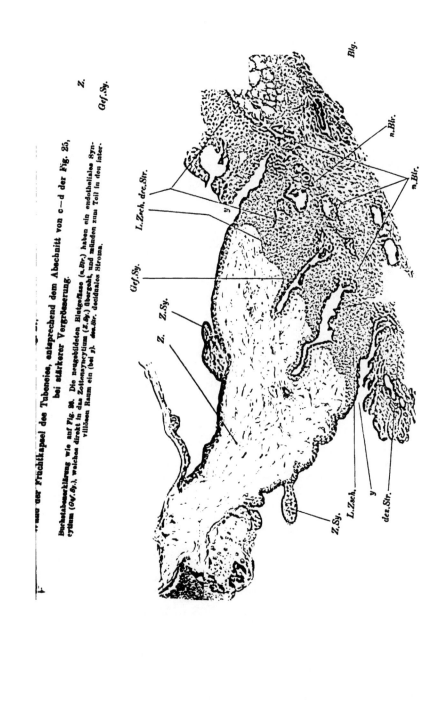

der Fruchtkapsel des Tubeneies, entsprechend dem Abschnitt von c—d der Fig. 25,
bei stärkerer Vergrösserung.

Buchstabenerklärung wie auf Fig. 26. Die neugebildeten Blutgefässe (*n.Blr.*) haben ein endotheliales Syncytium (*Gef.Sy.*) welches direkt in das Zottensyncytium (*Z.Sy.*) übergeht, und münden zum Teil in den intervillösen Raum ein (bei *y*). *dec.Str.* deciduales Stroma.

.

vordringen, ebenso auf Fig. 20 einen dickeren zum Teil schon aus-
gehöhlten syncytialen Gefässspross in grösserer Länge. Die
Wurzel desselben ist auf Fig. 24 bei stärkerer Vergrösserung gezeichnet zum
Beweise, dass es sich wirklich um Gefässneubildung handelt. Und dass derartige neugebildete Gefässe thatsächlich mit dem Zottenraum
kommunizieren und ihre Wandungen mit den Zotten in Verbindung treten, wird in schönster Weise klar aus den Abbildungen 26 bis 27,
welche von einem sehr jungen Tubenei entstammen. Zwar ist dasselbe durch
frühzeitige Hämorrhagie zerstört, aber es lässt dennoch einen schönen Einblick in die Zusammensetzung der gesamten Trophosphäre zu. Zur Orientierung ist ein Querschnitt durch die ganze Tube auf Fig. 25 beigegeben,
aus dem ersichtlich wird, dass das Ei tief in der antimesosalpingischen Wand
eingebettet ist. An der Seite der Mesosalpinx befindet sich das Tubenlumen
mit Falten und deutlichem Epithel, gegenüber das Ei in einer vollkommen
durchbluteten Fruchtkapsel, deren Wandung bindegewebig, nach der Serosa
zu zum Teil muskulär ist. Die an dieser letztgenannten Seite befindlichen
Zotten, sowie das Stroma sind noch gut erhalten. Daselbst sehen wir eine
grosse Anzahl von Zotten in mehr oder weniger inniger Verbindung mit der
mütterlichen Umgebung.

Auf Fig. 26 sieht man die Trophosphäre in Gestalt einer
spongiösen Schicht, welche aus Bindegewebe und zahllosen Bluträumen besteht, die zum grossen Teile eine endotheliale in
ein zusammenhängendes Syncytium umgewandelte Auskleidung
haben. Die bereits mit doppelter Epithellage bekleideten Zotten lagern
sich dieser „Trophospongia" an, indem sie an den mehr soliden Partien der
Decidua ihr Syncytium verlieren und scheinbar an die Oberfläche derselben
abgeben, so dass es fast den Eindruck erweckt, als wäre hier ein syncytial
umgewandeltes Oberflächenepithel (bei x). Doch ist dies nicht der Fall, da
wir uns hier ja in einer submukösen Bindegewebsschicht befinden. (Auf die
daraus resultierende Gelegenheit zu Irrtümern habe ich auf S. 250 hingewiesen). Nach rechts hin sind die Zotten den rings mit Syncytium ausgekleideten Bluträumen eng angelagert.

Auf Fig. 27 endlich wird die Beziehung neugebildeter Blutgefässe zu den
Zottenenden klar. Wir sehen rechts ein auf Serienschnitten zweifellos
als Arterie erkennbares Gefäss, dessen Wandung sich auf der
nach unten zu gelegenen Seite in ähnlicher Weise wie auf Fig. 19
in ein Maschenwerk umgewandelt hat und dessen Endothel sich
syncytial verdickt hat. Nach links hin treibt die Gefässwandung eine gleichfalls auf Serienabschnitten gut erkennbare
längere Sprosse mit syncytialer Auskleidung, von welcher wiederum mehrere Seitenäste gegen eine grössere Haftzotte zu-
streben, um sich in der Zellsäule derselben zu erweitern und
gegen das Stroma hin Fortsätze zu bilden. An diesen Stellen,
sowie an der Aussenfläche der Zotten geht das Gefässsyncytium

direkt in das Zottensyncytium über. Ähnliches ist rechts an einer Haftzotte zu erkennen.

Ich glaube, wir gehen nicht fehl in allen diesen Bildungen den Beweis zu erblicken, dass **die Wandungen der Blutgefässe und zwar sowohl Endothel wie umgebendes Stroma sich in Syncytium verwandeln und dass dieses Syncytium identisch ist mit dem Syncytium der Chorionzotten.**

Ich habe von Anfang an auf die Mitbeteiligung der Decidua an der Bildung des Syncytiums hingewiesen, allerdings die Hauptquelle im Endothel gesehen und daraufhin auch meine diesbezüglichen theoretischen Erörterungen angestellt. An den Tubenpräparaten ist es vorwiegend das Endothel, an den Uteruspräparaten mehr der bindegewebige Gefässmantel, der sich in Syncytium umwandelt. Sollte es sich als richtig herausstellen, dass das Endothel der neugebildeten Gefässe, wie Peters zeigt, in der Regel zu Grunde geht, so würde dies an der Gesamtauffassung nichts ändern, insofern es immer die Gefässwandung bleibt, von der das Syncytium ausgeht.

Diese Anschauung ist gut vereinbar mit den Befunden der anderen Autoren. Viele (Hofmeier, Keibel, S. v. Heukelom, selbst Peters) haben die innige Verschmelzung des Trophoblasts mit dem mütterlichen Gewebe konstatiert, und einige sprechen dabei auch von syncytialen Veränderungen des Bindegewebes (Keibel), resp. von grossen Zellen, die mit Syncytialmassen „verwechselt" werden können (Siegenbeck van Heukelom). In neuerer Zeit mehren sich die Anschauungen derer, die eine Neubildung von Gefässen und Wucherung der Gefässwandung, besonders der Endothelien betonen. Ercolani ist geneigt, den trophoblastähnlichen Teil der Umlagerungszone von Gefässelementen abzuleiten. Paladino hebt hervor, dass die das Ei umgebende Decidualschicht eine komplizierte Neubildung sei mit dem hauptsächlichen Charakter der Blut- und Gefässbildung. Sicher hat Merttens ähnliche Bilder gesehen, wie ich, und kommt deshalb auch zu dem Schluss, dass das Syncytium möglicherweise vom Bindegewebe und vom Gefässendothel abstammt. Eckardt, Giacomini, Blacher sprechen es geradezu aus, dass das Syncytium sich aus dem Endothel entwickle. Am entschiedensten vertritt seit längerer Zeit diesen Standpunkt Blacher in einer ganzen Reihe von Arbeiten, doch geht er weit über das Ziel hinaus, indem er auch die Langhanssche Schicht davon ableitet und das „endotheliale Mantelgewebe" der Zotten sogar in das Stroma derselben eindringen lässt. Auch Eckardt hat eine ganze Reihe wichtiger Belege für seine Ansicht beigebracht, insbesondere konnte er den direkten Übergang von Gefässendothelien in Zottensyncytium nachweisen. Umwandlung von Endothelien in syncytiale Massen hat ferner M. B. Schmidt gesehen, doch ohne daraus bindende Schlüsse zu ziehen.

Jene eigenartigen Gefässveränderungen, wie ich sie oben (s. Fig. 19 u. 27) beschrieben habe, scheint auch Johannsen gesehen zu haben. Er schildert die Umwandlung des bindegewebigen Mantels kleiner Gefässe in ein Syncytium unter Zugrundegehen des Endothels und den Übergang dieses Syncytiums in das Zottensyncytium. Kurzum es ist als sicher gestellt zu betrachten, dass Gefässveränderungen rings um das Ei stattfinden mit Bildung von Syncytium und Übergang desselben auf Zotten. Sind auch diese Beobachtungen an Stadien angestellt, die nicht so jung sind wie das Peterssche, so kann ihnen die Beweiskraft doch nicht abgesprochen werden. Denn auch am Peters Ei finden wir bereits die erste Anlage der Zotten mit dem Syncytium und der intervillösen Räume fertig gebildet und wäre demnach auch dieses Stadium als schon zu spät zu bezeichnen. Aber so angenehm es wäre, eine fortgesetzte Serie aller Stadien der menschlichen Placentation zu haben, so brauchen wir doch nicht darauf zu verzichten, die Schlüsse aus den bereits vorhandenen Stadien zu ziehen und daraus uns Anschauungen über den Aufbau der mütterlich-fötalen Trophosphäre zu bilden, zumal auch die Petersschen Befunde — von meinem Standpunkt gesehen — sehr wohl mit meiner Anschauung vereinbar sind. Peters zeigt

Fig. 28.

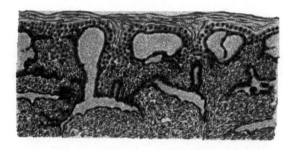

Fig. 29.

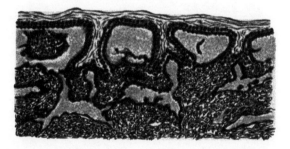

Schema der Bildung des primär-intervillösen Raumes und der Primärzotten.

Die roten Fasern: das fötale Mesoblast der Eiwandung, bezw. der Primärzotten. Die braunen Zellen: das fötale Ektoblast, die Langhanssche Zellschicht. Schwarz: der mütterliche Anteil der Eiwandung (Decidua). Darin die (mütterlichen) Blutgefässe, deren Inhalt (Blut) gelb dargestellt ist. Das Endothel bezw. die Wandung der Bluträume ist auf der fötalen Seite (zuweilen auch auf der maternen) syncytial umgewandelt. Die syncytiale Wandung bildet gegen das Ei hin Sprossen, welche ausgehöhlt und durch Ausweitung zu den primär-intervillösen Räumen umgewandelt werden. Durch Konfluenz der so gebildeten Gefässsprossen oder Bluträume werden Teile der zelligen Eihülle abgeschnürt, die auf dem Querschnitt als Inseln erscheinen. Diese Inseln enthalten sowohl fötales Ektoderm als deciduale Zellen. Durch das sprossenartige Hervorwachsen des fötalen Mesoblasts mit bedeckendem Ektoblast einerseits, durch die geschilderte Sprossenbildung und Ausweitung der mütterlichen Gefässe andererseits entstehen die primären Zellen des Eies (Fig. 28), durch weitere Wiederholung dieses Vorganges an den Zottenenden verzweigen sich die Zotten (Fig. 29). Die epitheliale Zottendecke besteht somit aus einer fötalen und einer maternen Schicht. Die primär-intervillösen Räume sind konfluierte neugebildete mütterliche Gefässe.

Verlag von J. F. Bergmann, Wiesbaden

uns, dass eine enorme Gefässneubildung rings um das Ei statthat und dass die Gefässschlingen tief in den Trophoblast eindringen. Dabei geht allerdings das Endothel zu Grunde,
aber dicht unter demselben bilden sich auf der Trophoblastseite syncytiale Gefässscheiden.
Da ich nun gezeigt zu haben glaube, dass ein Teil des Peters schen Trophoblastes mit
den trophoblastähnlichen decidualen Zellen identisch ist, so scheint mir nichts dem im Wege
zu stehen, die syncytiale Gefässscheide von Peters auf solche mütterliche Gewebselemente
zurückzuführen, zumal von dem eigentlichen Trophoblast sicherlich keine überzeugenden
Bilder von Umwandlung im Syncytium existieren.

Ferner sei erwähnt, dass Peters selbst eine Mitbeteiligung mütterlicher Blutzellen
an der Syncytiumbildung annimmt. Wiewohl ich dieses nicht glauben kann, so beweist es
doch, dass auch Peters auf Grund seiner eigenen Präparate sich nicht ganz von der Anschauung von der mütterlichen Genese des Syncytiums freimachen konnte. Und bezeich-
nender Weise konnten gerade diejenigen, welche sehr junge menschliche Eier genauer beschrieben haben, wie Siegenbeck van Heukelom, Merttens, Graf Spee u. s. w.
sich nicht davon überzeugen, dass der Trophoblast sich in Syncytium umwandelt.

Auch bei Tieren wird vermutlich — sofern dieselben überhaupt ein dem menschlichen
analoges Zottensyncytium haben — die Blutgefässwand-Genese desselben allmählich die
Überhand gewinnen. Dafür sprechen die zahlreichen Mitteilungen über ausgedehnte Blut-
gefässneubildungen und syncytiale Umwandlung der Gefässwandung, sowie über die innige
Vermischung dieser Wucherungen mit dem Trophoblast (s. Einleitung).

XI. Resumé der Erörterungen über die Genese des Syncytiums und des primär-intervillösen Raumes.

Eine plasmodiale Epiblastschicht des menschlichen Eies zur
Zeit seiner Einlagerung in die Uterusschleimhaut in analoger
Weise wie bei manchen Säugetieren ist bisher nicht nachgewiesen
worden.

Das Syncytium entsteht erst bei der Bildung der intervillösen Räume. Rings um das Ei vermischen sich in der Trophoblastzone fötale Ektoblastzellen und ein mütterliches blut-
gefässbildendes Bindegewebe, letzteres unter Erzeugung von
Syncytium aus Wandelementen der neugebildeten Gefässe
(s. Fig. 28 auf Tafel P).

Durch Ausdehnung und Verschmelzung der letzteren
entsteht der primär-intervillöse Raum. Dieser Vorgang hat
im Verein mit der Einwucherung des Mesoblasts in den Trophoblast zur Folge, dass Zotten entstehen, deren doppeltes Epithel
nichts anderes ist als das je zu einer Lage verdünnte Trophoblast und Syncytium (s. Fig. 29 auf Taf. P). Das von der Gefässwand
stammende Syncytium erhält ein epitheliales Aussehen dadurch, dass durch
Wachstum der Oberfläche von Chorion und Zotten die Kerne auseinandergedrängt werden und so mehr nebeneinander zu liegen kommen (Graf Spee).
Der geschilderte Vorgang findet nicht nur in der allerfrühesten Zeit der Eieinbettung statt, sondern er wiederholt sich innerhalb der ersten Wochen
fortwährend an der Peripherie der Haftzotten.

Ob das Zottensyncytium ausserdem durch Zuwandern von decidualen Riesenzellen eine Vermehrung erfährt (Graf Spee), ist fraglich, aber als möglich zu bezeichnen.

Der primär-intervillöse Raum ist nicht extravaskulär sondern intravaskulär, aber entstanden aus neugebildeten Gefässen, nicht durch einfache Ausweitung der vorhandenen Kapillaren.

Die Zotten durchbrechen nicht die Gefässwandung, sondern stülpen sie nur vor (Waldeyer, Virchow, Keibel).

XII. Zweck und Bedeutung des Syncytiums.

Die Bedeutung des Syncytiums ist die gleiche, wie überall im Tierreiche. Nach de Bary und His finden wir stets, dass das Auftreten von syncytialen Zellverbänden mit Höhepunkten in der Thätigkeit des Protoplasmas zusammenhängt, sowohl mit gesteigerter Thätigkeit und Verarbeitung von Stoffen als mit gesteigerter Beweglichkeit. Der Zweck des Syncytiums ist, den Gasaustausch zwischen dem mütterlichen und kindlichen Blut zu vermitteln, die Nahrungsstoffe von der Mutter dem Kinde zuzuführen und die Stoffe der regressiven Metamorphose des Kindes dem mütterlichen Kreislauf zur Ausscheidung zu überliefern. Als Auskleidung der intervillösen Räume ist es ein Bestandteil der mütterlichen Blutgefässe, wird von dem strömenden mütterlichen Blute lebensfähig erhalten und verhindert dasselbe seinerseits an der Gerinnung. Es hat somit alle diejenigen Funktionen, die dem Endothel der Blutkapillaren zukommen, welches gleichfalls für Atmung und Ernährung der Körpergewebe Sorge trägt und in wechselseitiger Beziehung zu dem Blut der Kapillaren einerseits lebensfähig erhalten wird und andrerseits Blutgerinnung verhindert.

XIII. Die Differenzierung des Chorion in laeve und frondosum.

Koelliker gab seiner Zeit an, dass das Chorion in allen seinen Teilen gleichmässig bis zum dritten Monat fortwachse. Dann erst beginne die Differenzierung des Chorion laeve und frondosum. Schon Hofmeier hat darauf hingewiesen, dass diese Umbildung bereits Anfang des zweiten Monats seinen Anfang nehme, während am Anfang des dritten Monats die Placentaranlage bereits vollendet sei. Dies halte ich für vollkommen zutreffend. Man kann in der Regel schon in der vierten Woche ein Vorwuchern der Chorionzotten in die Decidua basalis hinein feststellen. Dagegen beginnt die Ausbildung des Chorion laeve schon erheblich frühzeitiger, zuweilen schon am

Ende der zweiten Woche. Doch ist dies individuell verschieden je nach dem Ernährungszustand der Decidua reflexa; bei stark gewucherter Reflexa erlangen die Zotten daselbst eine mächtigere Ausbildung und persistieren zum Teil sogar während der ganzen Dauer der Schwangerschaft (Reflexaplacenta, Placenta praevia). Für gewöhnlich jedoch zeigen, wie ich in Übereinstimmung mit Autoren der Neuzeit (Kupffer, E. Fränkel, Paladino u. a.), feststellen kann, bereits Eier der vierten Woche deutlich eine kahle Stelle, der Reflexa entsprechend, — Chorion laeve —, während am entgegengesetzten Pol die Chorionzotten stark gewuchert sind — Chorion frondosum (s. Fig. 14 u. 15). Durch diese Umbildung geht das bis dahin ziemlich locker in der Kapsel liegende Ei wieder eine festere Verbindung mit dem mütterlichen Gewebe ein, sowohl durch die innigere Anheftung an die Reflexa als durch das tiefere Einsenken des Chorion frondosum an die Basalis — das dritte Stadium der Eibefestigung. Jedoch beginnt dasselbe in Wirklichkeit erst ungefähr in der fünften bis sechsten Woche, da vor dieser Zeit das Ei immer noch verhältnismässig leicht aus der Kapsel ausgelöst werden kann, allerdings unter erheblichem Verlust von Zottengewebe.

XIV. Die Entstehung des Chorion laeve.

Die Veränderung der Zotten an der Reflexa beginnt in der Gegend der Reichertschen Narbe. Das Wachstum der Zotten lässt daselbst etwa am Ende der zweiten Woche nach, und es tritt allmählich eine Atrophie der Zotten sowie eine Verödung des primär-intervillösen Raumes ein. Diese Umwandlung schreitet langsam gegen die Basis der Reflexa zu fort. Makroskopisch sind alsdann Zotten in dem Scheitelfeld der der Reflexa entsprechenden Eioberfläche nicht mehr zu sehen, das Chorion ist glatt geworden.

An der Grenze der Reflexa gegen die Vera hin, woselbst immer neue Bezirke der angrenzenden Schleimhaut zur Bedeckung des wachsenden Eies herangezogen werden, behält die Eioberfläche längere Zeit hindurch ihren villösen Charakter durch Weiterwuchern der Zotten. Indem jedoch immer ein Teil dieser Randzotten durch das Wachstum des Eies höher hinauf gelangt in das Bereich der stets sich vergrössernden Reflexa, so verfällt derselbe wieder der Atrophie. Und so vergrössert sich die zottenlose Partie beständig während des Wachstums des Eies und der Ausdehnung der Fruchtkapsel.

Die Ursache der Zottenatrophie ist in der durch die Degeneration der Reflexa bedingten Abschneidung der mütterlichen Blutzufuhr zu suchen. Die Zotten stellen ihr Wachstum ein, weil der funktionelle Reiz in Wegfall kommt. Es geben also Degeneration von Reflexa und Zottenatrophie Hand in Hand. Infolge der Verödung der Blutgefässe am Reflexapol gerät die Cirkulation der intervillösen Räume ins Stocken, die Zotten werden nekrotisch, das Blut gerinnt, es bilden sich Fibrinschichten, welche von nekrotischen

Zotten durchsetzt sind und sich schliesslich mit dem durch Koagulationsnekrose entstandenen Fibrin des Reflexagewebes vereinigen.

Histologisch findet man bei Eiern der sechsten Woche noch eine dünne
Schicht komprimierter Zotten in Blut und Fibrin eingebettet. Die Zotten
haben wenig Äste, selten noch Knospen, sie sind meist gefässlos. Das Bindegewebe ist zum Teil gequollen und hyalin degeneriert, das Epithel zugrunde
gegangen. An vielen Stellen fehlen die Zotten ganz, die Chorionmembran
liegt direkt der dünnen fibrinös entarteten Reflexa an, nur getrennt durch
eine zuweilen mehrschichtige Lage degenerierten Epithels, an dem von Langhans Zellen und Syncytium nur noch wenig zu erkennen ist. Einige Zotten
(Haftzotten) sind in die Reflexa selbst eingebettet, von Zellschicht ist hier
meist nichts zu sehen, das hyaline Stroma der Zotten geht direkt in das
ebenfalls hyaline oder fibrinöse Reflexagewebe über. Gegen die Basis hin
sind noch unveränderte Zotten in normalen intervillösen Räumen zu finden.

Die Chorionmembran selbst besteht aus einer Bindesubstanz mit
sternförmigen und spindelförmigen Zellen.

In späteren Monaten ist das Bindegewebe fibrillär, die Chorionhaut
ist fest an der Reflexa adhärent, das Epithel ist noch zu erkennen in Gestalt
einer unregelmässigen zelligen Lage. Die syncytiale Schicht ist zum Teil
vollkommen verschwunden oder in kanalisiertes Fibrin umgewandelt (Minot).
Von Zotten findet sich nur wenig, sie sind hyalin degeneriert.

Da die Reflexa um die Mitte der Schwangerschaft durch Resorption
verschwindet (s. oben S. 223), so kommt schliesslich das Chorion in direkte
Berührung mit der Vera, deren Epithel um diese Zeit längst verschwunden ist.

Makroskopisch ist sie alsdann eine dünne, weissliche, leicht durchscheinende, bindegewebige Haut ohne Blutgefässe.

Nach Hyrtl besitzt übrigens das Chorion laeve bis zum fünften bis sechsten Monat
eigene Vasa nutrientia, die von den Nabelgefässen stammen und gradlinig über den Placentarrand einige Centimeter weit in das Chorion vordringen. Vom sechsten Monat an scheinen
sie ganz zu verschwinden.

XV. Die Entstehung der Placenta.

Wie oben erwähnt, beginnt über der Decidua basalis in der vierten
Woche eine reichlichere Wucherung der Chorionzotten, gleichzeitig dringen
dieselben stärker als bisher in die Tiefe ein und durchsetzen dieselbe unter
Bildung weiter Bluträume.

Die Art und Weise dieses Vorganges wird von den Autoren verschieden
geschildert. Nach der allgemein herrschenden Ansicht sollen die Zotten das
Basalisgewebe zerstören mit Ausnahme einzelner Pfeiler, Wülste und Inseln.
Dabei sollen auch die Gefässwände mit angefressen werden oder infolge
starken Blutdruckes sich von selbst öffnen und auf diese Weise das Blut
zwischen die Zotten ergiessen. Nach Bumm brechen die Arterien von selbst

Gefässe dagegen werden von den Zotten mit der Decidua
Nach dieser Vorstellung wären also die späteren inter-
extravaskulär.

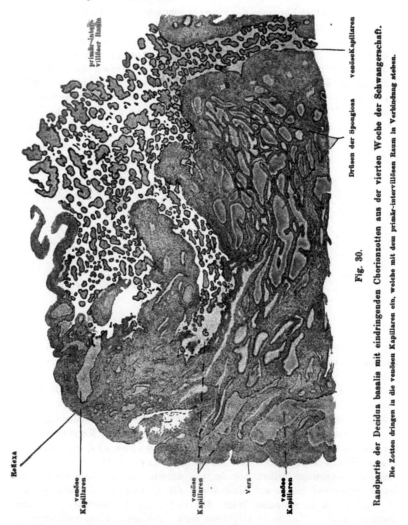

Fig. 30.

Randpartie der Decidua basalis mit eindringenden Chorionzotten aus der vierten Woche der Schwangerschaft.

Die Zotten dringen in die venösen Kapillaren ein, welche mit dem primär-intervillösen Raum in Verbindung stehen.

Nach der Ansicht anderer dagegen sollen die Gefässwandungen intakt
bleiben, die Kapillaren sich riesenhaft erweitern und auf diese Art die intervillösen Räume bilden. Alle diese Anschauungen können den modernen
Forschungen nicht Stand halten.

Wie ich gezeigt habe, muss man den primär-intervillösen Raum
sondern von dem sekundär-intervillösen Raum. Wie der erstere
gebildet wird, wurde oben geschildert.

Der sekundäre Blutraum der Placenta nun scheint sich in folgender Weise
zu bilden: Wie man an Eiern der dritten und vierten Woche beobachten
kann, münden zahlreiche Gefässe in den primär-intervillösen
Raum, teils Arterien teils Venen. In einige dieser Gefäss-
mündungen treten sowohl an der Basalis als an den unteren
Abschnitten der Reflexa Zottenbüschel ein, wobei sich die Mündung erweitert (s. d. Abbildung auf Fig. 30, sowie die Schemata auf
Fig. 31 und 32). Verfolgt man diese Gefässe in die Tiefe, so überzeugt man sich, dass dies Venen sind. In Arterienmündungen

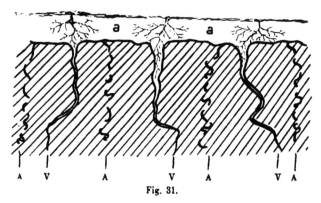

Fig. 31.

Schematische Darstellung des Vordringens der Zotten in die Decidua basalis.

Rot: Chorion mit Zotten   a: primär-intervillöser Raum. Schraffiert: Decidua basalis.   A: Arterien.   V: Venen.

treten die Zotten nicht ein. Es ist dies auch ganz verständlich, die
Zotten werden durch den arteriellen Strom von der Arterienmündung weg-
gedrängt, dagegen mit dem venösen Strom in die Abzugskanäle hineingesogen.

Letztere erweitern sich mehr und mehr auf Kosten des in
Degeneration begriffenen Zwischengewebes und bilden auf
diese Weise intravaskuläre riesenhaft erweiterte Venen. Von
dem Zwischengewebe bleiben nur die von Arterien durchsetzten Pfeiler und
Inseln stehen und bilden auf diese Weise die späteren Septa placentae.
So erklärt sich in einfacher Weise die Verteilung der Blutgefässe in der
Decidua basalis. Man sucht vergebens nach Kapillaren, diese sind schon in
früher Zeit bei der Bildung der primär-intervillösen Räume in der oben geschilderten Art verbraucht worden.

Man findet Venen nur an der Basis und am Rande der Placenta, die
anderen venösen Gefässbahnen sind zu den sekundär-intervillösen Räumen

umgewandelt worden. Man findet die Arterien fast vollkommen erhalten. Dieselben streben aus der Muskulatur durch die tiefere Schicht der Basalis hindurch tief in die Placenta hinein und zwar innerhalb der als Septa placentae bekannten decidualen Gewebspfeiler. Das Basalisgewebe ist mit Ausnahme dieser Gewebspfeiler, sowie einiger noch zu besprechender Reste am Rande der Placenta (Decidua subchorialis) eingeschmolzen.in der auf S. 224 bis 226 beschriebenen Weise.

Diese von mir 1899 in Berlin vorgetragene Anschauung findet ihre Stütze in den Befunden anderer Autoren an Eiern der zweiten bis fünften Woche. Es haben das schon frühzeitige Eintreten von Zottenästen in venöse Abzugskanäle gesehen Kupffer-Fränkel, Merttens, Siegenbeck van Heukelom, Leopold, für spätere Stadien auch Nita-

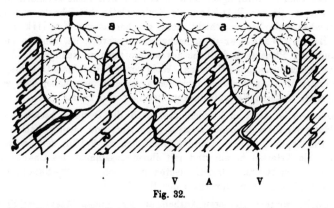

Fig. 32.

Schematische Darstellung der Entstehung der sekundär-intervillösen Räume und der Septa placentae.

Rot: Chorion mit den Zotten. Schraffiert: Decidua basalis mit den Anfängen der Septa placentae. a: primär-intervillöser Raum. b: erweiterte Venenmündungen in derselben, resp. sekundär-intervillöse Räume. A: Arterien. V: Venen.

buch, Rohr, Eckardt, Gottschalk, Bumm. Waldeyer u. a., sowie für Tubenschwangerschaft Veit.

Es haben wohl schon früher eine Reihe von Autoren die Ansicht ausgesprochen, dass die intervillösen Räume erweiterte Gefässe (Kapillaren und Venen) seien, so Weber, Winkler, Virchow, Waldeyer, Leopold, Turner, Langhans, jedoch waren dies zumeist hypothetische Vorstellungen auf Grund von Befunden an mehr oder weniger weit entwickelten oder gar reifen Placenten, nicht direkte Beobachtungen von Übergangsstadien vom primären zum sekundären intervillösen Raume. Keibels vorläufige Mitteilung über die Bildung der Zwischenzottenräume gipfelt zwar auch in der Vorstellung des geschlossenen Kreislaufes, doch bezieht sich dies nur auf den primär-intervillösen Raum, und hat diese seine Darstellung bisher keine Bestätigung gefunden.

Der Vorgang der Placentarbildung ist jedoch nicht so einfach, wie es nach obiger Darstellung erscheint. Wir müssen ihn daher in seinen Einzelheiten verfolgen.

Die wechselseitigen Beziehungen der Chorionzotten und der Decidua basalis.

Nach K o e l l i k e r , L e o p o l d , H o f m e i e r u. a. wachsen die Chorionzotten ebensowohl in die Decidua hinein, wie andererseits die Decidua gegen die Chorionmembran hin. Letzteres scheint — wenn wir von der ersten Zeit absehen, in der sich der primär-intervillöse Raum bildet — nicht der Fall zu sein, denn es wird bei dem Wachstum der Placenta die Oberfläche zwar immer mehr villös und uneben, aber nur durch das Eindringen der Zotten in die Tiefe. Deciduabalken, welche mitten in der Placenta von der Basis bis an das Chorion vordringen, sind in neuerer Zeit nicht gefunden worden, auch giebt es die von W i n k l e r als Schlussplatte bezeichnete subchoriale zusammenhängende Deciduaschicht nicht, wie bereits von K o e l l i k e r , L e o p o l d , H e i n z , W a l d e y e r u. a. nachgewiesen worden ist, sondern nur eine am Rande der Placenta befindliche auf andere noch zu schildernde Art entstandene Schicht decidualen Gewebes. Wohl kommen deciduale Gewebsspangen in den ersten Monaten der Chorionmembran zuweilen sehr nahe, doch werden dieselben im weiteren Verlaufe immer niedriger und kürzer.

Dennoch ist nicht zu leugnen, dass auch die Decidua basalis während der Bildung der Placenta neues Gewebe produziert und nicht einfach zerstört wird. Die Septa placentae könnten unmöglich so kräftig sein, wenn sich nicht um die Arterien herum und mit ihnen zusammen das Gewebe durch Proliferation verstärkte. Darauf deuten die auch von W e b s t e r , K l e i n gefundenen „Ersatzzellen" innerhalb der Basalis hin.

Den bei weitem grösseren Antheil an der soliden Masse der Placenta hat das Chorion f r o n d o s u m . Dasselbe verästelt sich fortgesetzt wie ein Baum unter gleichzeitigem Wachstum des Stammes und bildet so allmählich eine Anzahl von Zottenkomplexen, welche an der ausgebildeten Placenta als K o t y l e d o n e n bezeichnet werden. Die Endäste der Zotten dringen in der oben geschilderten Weise in die Mündungen der sich erweiternden Venen ein und bleiben so beständig von mütterlichem Blut bespült — E r n ä h r u n g s z o t t e n . Eine kleinere Anzahl von Zotten tritt, wie dies schon bei und nach der ersten Entstehung derselben der Fall war, in direkte Verbindung mit dem decidualen Stroma — H a f t z o t t e n . Dabei verschwindet das Syncytium, bezw. es schiebt sich zur Seite der Zotte auf die Oberfläche der Decidua basalis, nur die L a n g h a n s sche Zellschicht legt sich an das mütterliche Stroma an und wuchert unter Nachschub von fötalem Bindegewebe stellenweise eine Strecke weit in dasselbe hinein, um dann in der Regel haken- oder ankerförmig umzubiegen. D a d u r c h e n t s t e h t e i n e v e r h ä l t n i s m ä s s i g f e s t e V e r b i n d u n g d e r k l e i n e n H a f t z o t t e n m i t d e r D e c i d u a , doch d r i n g e n d i e s e Z o t t e n n i e m a l s t i e f e i n . Allmählich verliert sich auch die L a n g h a n s sche Zellschicht und das Stroma der Zotte geht direkt in dasjenige der Decidua über.

Nach C. Ruge sollen in solchen Stellen die fötalen und die mütterlichen Gefässe Anastomosen bilden und einen choriodecidualen Kreislauf herstellen, doch ist dies sehr zweifelhaft. Waldeyer, Hofmeier und Wolska leugnen das Vorkommen derartiger Anastomosen. Heinz, Bloch und Eckardt erkennen dieselben an, legen ihnen jedoch keine Bedeutung für die Ernährung des Fötus bei.

Nach Hofmeier und Leopold wird die Einschliessung der an die Basalis angelagerten Zottenköpfe durch eine aktive Wucherung decidualen Gewebes bedingt.

Auch von den in die Venenspalten eingedrungenen Zottenbüscheln wird ein Teil der Endäste zu Haftzotten. Dieselben dringen also seitwärts in die Decidua ein, in die späteren Septa placentae.

Die Einschmelzung der Basalis, welche oben geschildert wurde, wird von vielen Autoren auf einen arrodierenden Einfluss von seiten der Zotten zurückgeführt, von Leopold speziell auf die Thätigkeit des Syncytiums. Die dabei aufbrechenden Blutgefässe sollen das Zerstörungswerk durch hämorrhagische Infiltration der Gewebe vollenden (Bumm). Meines Erachtens liegt es näher daran zu denken, dass die Basalis um diese Zeit nur noch wenig Kapillaren besitzt und deshalb einzig und allein in der Umgebung der Arterien gut ernährt wird. Die übrigen Partien verfallen der Nekrobiose, Fibrinbildung und Resorption. Dass dabei auch Gefässe eröffnet werden und zum Teil zu Hämorrhagien, zum Teil zum Einfliessen von Blut in die intervillösen Räume Veranlassung geben, soll nicht geleugnet werden. Durch die Einschmelzung von Basalisgewebe werden die zwischen je zwei Venen gelegenen Gebiete sowohl von der Seite her verschmälert als an der Grenze gegen den Zottenraum hin verkürzt. Infolgedessen erweitern sich eben die Venen und treten mit einander in Verbindung zu den sekundär-intervillösen Räumen.

Wie bereits hervorgehoben, schmilzt nicht alles Gewebe ein, sondern es bleiben rings um die Arterien pfeilerartige Reste stehen, sowie mitten zwischen den Zotten Inseln decidualen Gewebes. Letztere sind, wie durch Serienschnitte festgestellt werden kann. die letzten Ausläufer der oft vielgewundenen Arterienpfeiler und kommen deshalb auf mikroskopischen Schnitten nur als Inseln zur Erscheinung (Waldeyer, Rohr, Leopold, Hofmeier, Webster). Von anderen allerdings (Langhans, Heinz und Eckardt) werden sie für wirkliche Inseln gehalten, die noch nicht eingeschmolzen sind.

Die Deciduainseln durchsetzen in frühen Stadien die ganze Placenta und liegen zum Teil dem Chorion sehr nahe, an den Randpartien der Placenta sogar dicht an, sie verschwinden in der zweiten Hälfte der Schwangerschaft.

Von einigen Autoren (Langhans, Merttens, Kastschenko, Minot, Eckardt) werden sie als fötaler Abstammung bezeichnet. Auf das Irrtümliche einer solchen Auffassung habe ich schon bei Besprechung der Frühstadien hingewiesen, für die Zeit der eigentlichen Placentabildung aber trifft dies ganz sicher nicht zu. Dagegen findet man an den Deciduainseln oft Zellen der Langhansschen Schicht sowie Syncytium von angelagerten Zotten. Webster macht darauf aufmerksam, dass auch Zottenkomplexe Inseln in der Placenta bilden und den decidualen Zellknoten ähnlich werden können.

Die von der Basis gegen das Chorion hinstrebenden Pfeiler und Septa werden im Laufe der Zeit infolge Einschmelzung der Oberfläche immer niedriger und schmäler. Man findet in ihnen, sowie in ihren als Inseln imponierenden Ausläufern degeneriertes Gewebe und Fibrin. Sie sind gefässlos bis auf die in ihnen enthaltenen Arterien.

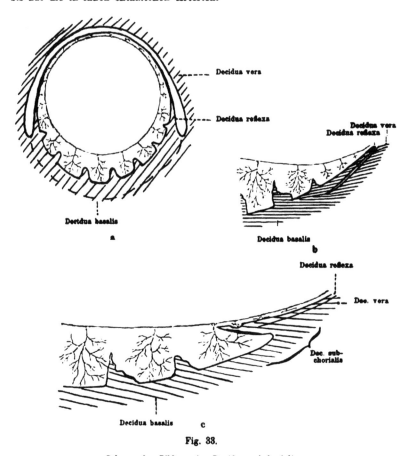

Fig. 33.

Schema der Bildung der Decidua subchorialis.

Das schraffierte Gewebe soll Decidua, die roten Linien das Chorion mit den Zotten bedeuten.

a Zwischen Reflexa und gegenüberliegender Vera ist noch ein spaltförmiger Raum (Uteruslumen) vorhanden Die Placenta ist napfförmig, weil die physiologische Randreflexaplacenta noch besteht. Die Ausdehnung der Placenta durch Spaltung der angrenzenden Vera ist noch nicht beendet.

b Die Spaltung der Vera hört auf, die Reflexa legt sich an die Vera an, die Zotten der Randreflexaplacenta beginnen zu atrophieren.

c Die Decidua subchorialis, bestehend aus der mit der Reflexa verschmolzenen Vera, ist fertig gebildet dadurch, dass sich Chorionzotten unter dieselbe heruntergeschoben haben.

Am Rande der Placenta sind die Neubildungen der Gewebe in den ersten Monaten etwas komplizierter infolge der fortwährenden Verschiebungen innerhalb der angrenzenden Vera behufs Vergrösserung der Fruchtkapsel.

Die Zottenwucherung ist dort ebenso reichlich, wie in der Mitte der Placenta, doch geht unter der fortschreitenden Vergrösserung des Eies immer ein Teil der Randzotten in das Reflexagebiet über, ein anderer Teil dient dazu, die Fläche der Placenta zu vergrössern. Es ist deshalb die Placenta in den ersten vier Monaten napfförmig, insofern das Chorion frondosum in den Basalteil der Reflexa hineinragt (s. Fig. 33 a). Im übrigen sind die Beziehungen der Zotten zu der Decidua auch im Randbezirk die gleichen wie an der Basis, d. h.: sie treten in die dort einmündenden venösen Kapillaren ein, um daselbst intervillöse Räume zu bilden. Dass daselbst bei der Gewebsspaltung auch gelegentlich Gefässe eröffnet werden, und somit zur Vergrösserung der Zottenräume beitragen (Hofmeier), kann wohl als sicher angenommen werden. Doch ist das nur ein nebensächlicher Vorgang, da im allgemeinen die Spaltung sich nicht in Form einer Gewebszerreissung, sondern in einer Verschiebung der Zellschichten unter Verdrängung der darin enthaltenen Gefässe und Drüsen vollzieht [1]).

Bei Eiern der dritten und vierten Woche finden sich im Basalteil der Reflexa stets erweiterte Venen, welche mit dem bisherigen intervillösen Raum in Verbindung stehen (s. z. B. die Abbildung auf Fig. 30) und allmählich selbst zu intervillösen Räumen werden (s. ebenfalls Fig. 30).

Sobald die Reflexa definitiv mit der Vera verschmilzt und somit weitere Spaltungen in der Vera aufhören, differenziert sich auch an dieser Stelle endgültig das Chorion in das Chorion laeve und frondosum, die der Reflexa zugehörigen Zotten atrophieren, diejenigen der Basalis wuchern dagegen weiter und dringen unterhalb der dort angrenzenden Decidua vera in die venösen Gefässe ein (s. Fig. 33 a—c). Auf diese Weise entsteht der Waldeyersche Schlussring der Placenta, jene ringförmige Decidua subchorialis. Auf Durchschnitten sieht man daselbst einen keilförmigen Fortsatz aus der Veraoberfläche in die Placenta hineinragen. Dieser Fortsatz ist nach dem Eiinnern zu von der nach aussen umgeschlagenen Reflexa, nach der Muskelfläche des Uterus zu von intervillösen Räumen und Chorionzotten begrenzt, gegen die Mitte der Placenta hin schärft sich der Keil zu. Wahrscheinlich findet an dieser Stelle in der ersten Zeit eine Wucherung decidualen Gewebes statt (Hofmeier, Gottschalk), später jedoch verfällt der Schlussring einer vom Centrum nach der Peripherie zu fortschreitenden, wenn auch nur unvollkommenen Degeneration.

Wenn die Spaltung der Randvera infolge von pathologischen Störungen frühzeitig Halt macht, entwickelt sich auch der Schlussring frühzeitiger und wird dann von den Chorionzotten stärker und in grösserer Tiefe unterwachsen. Alsdann bildet sich die Placenta marginata, bezw. circumvallata. Ein solches Präparat aus dem dritten Monat besitze ich, dasselbe soll an anderer Stelle ausführlich beschrieben werden.

---

[1]) In dieser Beziehung sind die Mitteilungen von Frommel über den schwangeren Fledermausuterus von Interesse, wonach die gesamte Decidua compacta sich auf der Unterlage verschiebt. Ähnliche Verschiebungen finden offenbar auch beim Menschen statt, und kommen dieselben besonders in dem Randbezirk der Placenta zur Geltung.

Nach der Ansicht fast sämtlicher Autoren haben die Drüsen der Basalis keine Beziehung zu den intervillösen Räumen. Zwar findet man wohl vielfach, namentlich in den ersten Wochen, die Drüsen mit Blut gefüllt (s. die Abbildung 10 auf Taf. H). doch ist dies ein mehr nebensächlicher, aber wie es nach den häufigen Beobachtungen scheint, nicht pathologischer Vorgang. Die Drüsen gehen ebenso wie das interglanduläre Stroma zu Grunde.

Nur Gottschalk sieht in den Drüsen der Spongiosa Räume, welche unter Vereinigung mit den Blutgefässen zu sog. „Gefässdrüsenbahnen" den Zotten zur Aufnahme dienen sollen. Hofmeier giebt an, dass bei der Spaltung der Randvera auch Drüsenräume eröffnet werden und so zur Vergrösserung des Eiraumes beitragen.

XVI. Der Blutkreislauf der fertig gebildeten Placenta.

1. In der Placenta materna.

Der regelmässige Blutgehalt der placentar-intervillösen Räume dürfte wohl heutzutage von Niemand mehr angezweifelt werden. Ebenso kann als feststehend gelten, dass das Blut dieser Räume von Anfang an zur Atmung und Ernährung des Fötus dient. Wenn sich C. Ruges Entdeckung bestätigen sollte, dass zwischen Chorionzotten und Decidua Gefässanastomosen entstehen, so ist dies für die fötale Ernährung bedeutungslos, da diese Blutzufuhr viel zu gering wäre für die Entwickelung des Kindes. Endlich kann als sicher angenommen werden, dass von Anfang an das intervillöse Blut in einer beständigen Cirkulation ist. Aus der obigen Darlegung erhellt, dass die von Waldeyer, Nitabuch, Rohr, Bloch, Bumm, Hofmeier, mir u. a. festgestellte Beziehung der uterinen Arterien und Venen zu den Zwischenzottenräumen der Placenta sich bereits sehr frühzeitig ausbildet und dass dementsprechend der Keislauf von Anfang an in der für die spätere Zeit bekannten Weise sich abspielt. Die Arterien verlaufen in den decidualen Pfeilern und Septen und münden von dort in die intervillösen Räume ein. Ihre Wandung, schon in der Muskulatur nicht stark, wird in der Decidua immer schwächer, schliesslich ist dieselbe auf eine Lage platter Zellen reduziert, an welche unmittelbar die Deciduazellen angrenzen.

Die Venen, endothelbesetzte Spalten, verlaufen an der Basis der Placenta parallel der decidualen Uterusfläche und am Rande in kürzeren oder längeren konzentrischen Bogen (Grenzvenen, Randsinus), mit feinen Öffnungen gegen den intervillösen Raum hin. Letztere kommunizieren nach dem Ei zu untereinander und sind gegen die uterine Seite grossteils noch von Endothel besetzt. Dasselbe wurde stets gefunden an den Mündungen der Arterien und Venen, woselbst es direkt in dasjenige der Gefässe übergeht.

Waldeyer glaubt auch auf den Chorionzotten einen Endothelbelag gefunden zu haben, doch wird dies von den übrigen Autoren geleugnet und ist auch nach der Entwickelung der intervillösen Räume gänzlich unwahrscheinlich.

Nach Bumm, Eckardt, Klein u. a. hat jeder Zotten-Kotyledo sein eigenes Stromgebiet. Vom Kotyledo aus betrachtet, ginge alsdann die arterielle Blutversorgung von den Seiten desselben, von den Septis placentae aus, die venöse Abfuhr findet dagegen auf der Höhe und mehr in der Mitte des Zottenbüschels statt. Nur bei den Randkotyledonen sollen die Venen- und Arterienmündungen einander näher gerückt sein (Klein). Zotten-büschel dringen in die venösen, nicht aber in arterielle Ostien hinein. An den Septis finden sich gewöhnlich stärkere Haftzotten.

Kapillaren führt die Placenta nicht, nur Klein hat vasa nutrientia derselben beschrieben.

2. Der fötale Placentarkreislauf.

Der fötale Kreislauf ist ebenso wie der mütterliche voll-ständig in sich geschlossen. Die von der Nabelschnur kommenden Arterien verteilen sich fächerförmig in der Chorionmembran der Placenta und geben in jeden Zottenstamm einen Ast ab, der sich wiederum weiter und weiter verzweigt entsprechend den zahlreichen Zottenästchen. In den Endzotten lösen sich die Arterien in stark geknäuelte dicht unter dem Epithel gelegene Kapillarschlingen auf. Aus ihnen sammelt sich das Blut in abführende Gefässe, die sich zu einem aus dem Chorionbäumchen wieder austretenden einfachen Hauptstamm verbinden, um den umbilikalen Venen zuzustreben. Auch in den grösseren Zottenästen und -stämmen sind nach Minot dichte Kapillarnetze enthalten.

Der mütterliche und der fötale Kreislauf sind also von einander getrennt durch das Zottenepithel, durch welches hindurch der Austausch von Nahrungs- und Verbrauchsstoffen, sowie von Atmungsgasen stattfindet.

XVII. Weitere Veränderungen innerhalb der Placenta während der Dauer der Schwangerschaft.

Die Flächenausdehnung der Placenta wurde bereits früher erörtert, sie erfolgt anfangs durch Spaltung der Randvera, später konform der Ausdehnung des Eies und des sich streckenden Uterus, wobei Placenta und Basalis sich gleichmässig vergrössern.

Nach Hofmeier verhält sich die Haftstelle des Eies während der 2.—3. Woche zur Vera wie 1 : 10 bis 15, in der Zeit des 2.--3. Monats ebenso wie am Schluss der Schwangerschaft wie 1 : 3 bis 4. Nach v. Herff ist die grösseste Ausdehnung der placentaren Fläche im vierten und fünften Monat, sie umfasst nicht selten mehr als die Hälfte des Hohlmuskels.

Die Dicke des Mutterkuchens wächst während der ganzen Dauer der Schwangerschaft infolge der mächtigen Wucherung der Chorionzotten auf Kosten der Decidua basalis, in der zweiten Hälfte ist die Dickenzunahme eine langsamere infolge der gleichzeitigen grösseren Flächenausdehnung der Placenta.

Im übrigen wird das Organ derber und fester, wenn es auch seinen schwammigen Charakter bewahrt.

Histologisch sind die Veränderungen an den Zotten folgende: das Stroma wird dichter und wandelt sich in den stärkeren Stämmen in streifiges Bindegewebe um, während es in den Zottenenden und in den äusseren Lagen der Äste noch einen mehr embryonalen Charakter bewahrt.

Das Epithel wird nach Eckardt, Leopold u. a. etwa von der 12. Woche ab einschichtig, indem die Langhans-Zellen allmählich verschwinden.

Webster fand ebenso wie ich selbst im sechsten Monat noch vereinzelte Lagen der Zellschicht, nimmt aber auch ein schliessliches vollkommenes Verschwinden derselben an. Nach Kossmann ist das Verschwinden nur ein scheinbares, die Zellschicht soll nur eine enorme Dehnung und Abflachung erfahren. Letzteres ist ganz gewiss richtig, doch glaube ich auf Grund eigener Beobachtungen sagen zu können, dass die durch die Dehnung diskontinuierlich gewordene Zellschicht in das fötale Bindegewebe zurücktritt und sich vollkommen auflöst. van Tussenbroek dagegen lässt die Zellschicht in das Syncytium eindringen und darin als eine Art von Ersatzmaterial aufgehen.

Das Syncytium dagegen bleibt bis zum Ende erhalten als eine dünne zusammenhängende Schicht mit zahllosen knotigen Verdickungen. Nach Minot degeneriert es zum Teil und bildet kanalisiertes Fibrin.

In der gesamten Placenta entstehen Fibrinschichten und -knoten in Form von zum Teil streifigen Massen („kanalisiertes Fibrin"), zum Teil amorphen homogenen protoplasmatischen Schichten. Abgesehen von der in das Gebiet der Pathologie überspielenden Form der Fibrinkeile und Placentarinfarkte, deren Vorkommen übrigens auch bei gesundem Kinde nicht selten ist, sind es vorzugsweise folgende Orte, an denen sich Fibrin bildet: Erstens die Oberfläche der Decidua basalis und besonders der Septa placentae, woselbst sich oft dicke Lagen von Fibrin zeigen. Sie fehlen stets an der Mündung von Blutgefässen in den intervillösen Raum. Sodann sieht man zuweilen dünne Schichten von Fibrin an der Aussenfläche der Chorionmembran, besonders an den Randpartien der Placenta, endlich ganz unregelmässig verteilte Streifen und Haufen mitten in der Placenta, die Zottenköpfe oder ganze Komplexe von Ästen einhüllend.

Die Herkunft des Fibrins ist nach der Ansicht der meisten Autoren decidual. Ich selbst schliesse mich dem an, nachdem ich vielfach die Übergänge der Decidua in Fibrin verfolgen konnte. An der Oberfläche der Basalis sah ich zuweilen ein Endothel über der Fibrinschicht. Über die Bildung des Fibrins früherer Stadien wurde oben bereits in dem Kapitel über die Decidua basalis gesprochen. Die gleiche Entstehung trifft auch für die späteren Stadien zu, so an der Oberfläche der Basalis, wie der Septa placentae, so auch an der Decidua subchorialis. Aber auch die mitten in der Placenta gelegenen Fibrinherde haben dieselbe Ursache. Im sechsten Monat sieht man solche Herde zuweilen noch deutlich zellig, in späterer Zeit werden die Zellen undeutlich, die Zwischensubstanz ist fibrinös umgewandelt, schliesslich ist das ganze zu Fibrin geworden. Nicht zu leugnen ist, dass gelegentlich einmal lokale Gerinnungen im Blut der intervillösen Räume vorkommen, deren Endprodukt gleichfalls Fibrin ist. Dies ist als pathologisch zu deuten, wenn es auch nicht immer zu klinischen Erscheinungen führt. Es beruht auf partiellen Defekt von Zottenepithel und abnormer Stromverlangsamung in einzelnen Gebieten.

Diejenigen, welche die innerste Schicht an der Basalis der jüngeren Stadien für fötaler Herkunft erklären, also insbesondere die Langhans sche Schule, leiten das dort befindliche Fibrin von der Zellschicht ab. Minot sieht die Matrix von allem placentaren Fibrin in dem Zottensyncytium.

XVIII. Die Bildung des Amnion.

Die von Peters und Graf Spee gefundene Thatsache, dass bei sehr jungen menschlichen Eiern (Ende der ersten und Anfang der zweiten Woche)

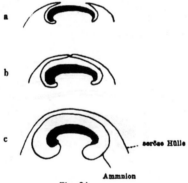

Fig. 34.

Die ältere Anschauung von der Bildung des Amnion (nach Kölliker).

Es ist nur das Ektoblast gezeichnet, Zona pellucida, Mesoblast und Entoblast sind weggelassen.

bereits ein vollkommen geschlossenes Amnion vorhanden war, während der Embryo noch wenig entwickelt schien, weist darauf hin, dass sich die Amnionhöhle anders bildet, als wir bisher anzunehmen geneigt waren.

Bisher nahm man an, dass sich das Ektoblast zusammen mit einem Streifen parietalen Mesoblasts rings um die Area embryonalis in Form einer Falte erhebe, während gleichzeitig der Embryo selbst gegen den Dotter hin in das Innere des Eies einsinke und an dem Kopf- und Schwanzende, sowie den Seiten sich krümme. Es bilde sich somit über dem Kopf, dem Schwanz, sowie über den Seiten je eine kappenartige Falte (Kopfkappe, Schwanzkappe, Seitenkappen). Die Ränder der Falten sollten über dem Rücken des Embryo einander entgegen wachsen und sich daselbst in der sogenannten Amnionnaht

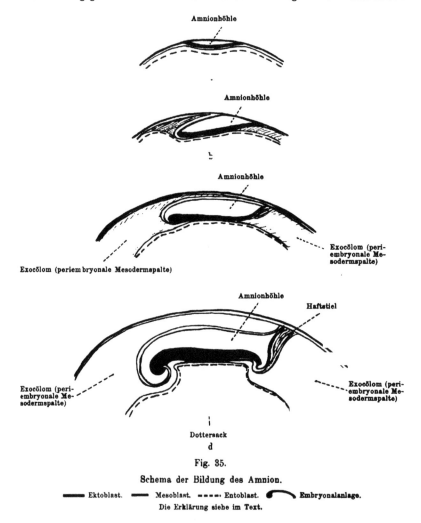

Fig. 35.

Schema der Bildung des Amnion.

━━━ Ektoblast.   ━━━ Mesoblast.   ━ ━ ━ Entoblast.   Embryonalanlage.

Die Erklärung siehe im Text.

vereinigen. An der Stelle der Amnionnaht finde alsdann eine Lostrennung des inneren Blattes der vereinigten Falten statt. Dadurch entstehe eine die Embryonallage rings umschliessende Hülle, das Amnion (s. die beifolgenden Schemata auf Fig. 34 a—c).

Die Untersuchungen von neueren Autoren, vor allem von Graf Spee, machen es wahrscheinlich, dass sich das Amnion beim Menschen in ähnlicher Weise bildet wie bei den Säugern mit vorübergehender scheinbarer Keimblätterumkehr, d. h. es entsteht schon sehr frühzeitig im Ektoblast eine spaltförmige Höhle, die Amnionhöhle, durch deren Vergrösserung die Embryonalanlage gegen den Dotter hin eingedrückt wird mit konkaver Rückenkrümmung (s. Fig. 35 a). Durch eine mächtige periembryonale Wucherung des Mesoblasts wird nun — vom Kopfende des Embryo beginnend — eine Spaltung der peripheren Wand der primären Amnionhöhle in zwei Blätter bewerkstelligt, welche allmählich gegen das Schwanzende fortschreitet. Die Amnionhöhle wird getrennt von dem peripheren Epiblast durch einen Mesoblaststreifen (s. Fig. 35 b).

Das Mesoblast erhält alsdann ebenso wie in der Embryonalanlage selbst eine Höhlung, die periembryonale Mesodermspalte, das „Exocölom", und ist nun in zwei Blätter gespalten, das parietale (Somatopleura) und das viscerale Blatt (Splanchnopleura) (s. Fig. 35 c). Durch weitere Ausbreitung des Exocöloms wird nicht nur der mit Entoderm ausgekleidete innere Raum des Eies von der Peripherie abgedrängt und zum Dottersack formiert, sondern es wird auch die Amnionhöhle von dem peripheren Epiblast, de-„serösen Hülle" von Reichert, abgespalten (s. Fig. 35 d). Nur an einer Stelle erhält sich die Ver-

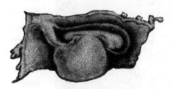

Fig. 36.

Embryonalanlage vom Ende der zweiten Woche mit Bauchstiel, Amnion und Dottersack, im Profil gesehen, bei etwa 10 facher Vergrösserung.

Die Unterlage bildet das Chorion, an dem einige Zotten zu erkennen sind. Die Insertion des Bauchstieles am Chorion entspricht der Decidua basalis. Unter dem Kopfende des Embryo ist die Herzanlage sichtbar. Von der Bauchseite des kaudalen Endes geht der Bauchstiel aus. An der dorsalen Seite des Bauchstieles der Amniongang. (Der Embryo gehört zu dem von mir beschriebenen Ei von 13—1. Tagen und ist dem bekannten etwas älteren Embryo von Coste sehr ähnlich).

bindung des Amnion mit der Peripherie. Dies ist die Gegend des Haftstieles des Embryo. Derselbe zeigt an der kaudal-ventralen Seite eine stärkere Mesoblastmasse, während das Bindegewebe sonst rings um das Amnion nur in dünner Lage vertreten ist. Der Bauchstiel enthält einen Zipfel der Amnionhöhle, den „Amniongang" (s. Fig. 36). Auf diese Weise ist also das Amnion von Anfang an ein geschlossener Raum, der innen von Ektoblast, der direkten Fortsetzung des embryonalen Ektoblasts, ausgekleidet und aussen von einer dünnen Mesoblastschicht umhüllt ist.

Durch Vermehrung der Flüssigkeit der Amnionhöhle, des Fruchtwassers, wird die Höhle zu einem grösseren Sack, wobei sich der im Haftstiel befindliche Amnionzipfel verliert. Der Amnionsack ist anfangs kleiner als der Dottersack (s. Fig. 37), später ist das umgekehrte der Fall, zumal der Dottersack stark schrumpft. Durch weitere

Vergrösserung der Amnionhöhle wird das Exocölom, welches in der zweiten Woche im Verhältnis zu der gesamten Keimanlage mit Amnion und Dottersack an Raum bedeutend überwiegt, allmählich verdrängt (s. Fig. 40 und 41), bis schliesslich das Amnion sich an das Chorion und an die mit der Bauchseite des Embryo in Verbindung stehenden Anhänge (Bauchstiel und Dottersack) anlegt (bei Fig. 41 unmittelbar bevorstehend).

Von Anfang des dritten Monats ab überzieht das Amnion die Innenfläche sowohl des Chorion laeve, wie der Placenta und liefert auch für den zum Nabelstrang formierten Bauchstiel mit seinen Adnexen einen scheidenartigen Überzug „Amnionscheide“, welche an der Verbindungstelle des Nabelstranges mit dem Bauch des Embryo, dem „Hautnabel“, direkt in die Haut des Embryo übergeht.

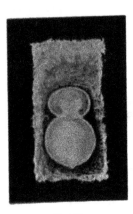

Die Struktur des Amnion ist in der dritten und vierten Woche nach Webster folgende: nach innen das ektoblastische Epithel, welches stark abgeplattet ist und einem Endothel ähnlich sieht. So erscheint das Epithel auch schon in dem Petersschen Präparat (Ende der ersten Woche). Die Zellgrenzen sind oft schwer erkennbar. Die Distanz der Kerne wechselt beträchtlich. Die letzteren sind rundlich oder oval. Das mesoblastische Bindegewebe variiert an Dicke. Es ist zusammengesetzt aus einer äusseren Lage, dem „Mesothelium“, welches dem Amnion-Epithel dieses Stadiums ähnlich erscheint, und einer inneren (dem Epithel benachbarten) Lage. Letztere ist von einer homogenen mit feinen Fasern durchzogenen Masse zusammengesetzt, in welcher vereinzelte Zellen sichtbar sind.

Im zweiten Monat erscheint das mesoblastische Gewebe schon dichter, die Zellen grösser, oval, spindelförmig oder verästelt.

Vom vierten Monat ab sind die Epithelien enger aneinandergereiht und mehr kubisch oder cylindrisch, bleiben aber einschichtig. An der Übergangsstelle zur Oberfläche des Embryo (Hautnabel) ist das Epithel mehrschichtig.

Das Bindegewebe ist fester und dicker und setzt sich am Hautnabel auf das Chorion fort. Von dem sogenannten Mesothelium sind nur wenige Überreste zu finden, statt dessen mehr Bindegewebsfasern, welche das Amnion mit dem Chorion lose verbinden. Doch bleibt das Amnion bis zum Ende der Schwangerschaft von dem Chorion abziehbar.

Makroskopisch erscheint das Amnion während der ganzen Tragzeit als eine dünne, durchscheinende Membran, welche durch eine feine gallertartige Zwischensubstanz von dem Chorion getrennt erscheint.

XIX. Der Dottersack.

Wie oben angegeben, wird das Entoderm schon frühzeitig vom Ektoderm durch den Mesoblast getrennt, welcher um die ganze Ektodermschicht herumwächst. Sobald sich im Mesoblast der Spaltraum, das Exocölom, entwickelt, ist das Innere des Eies definitiv von der Peripherie

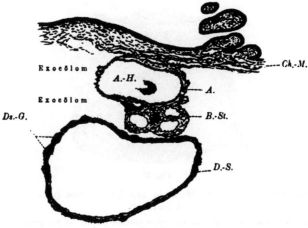

Fig. 38.

Durchschnitt durch das kaudale Ende einer etwa 13 tägigen Embryonalanlage. (Eigenes Präparat.)

Ch.-M. Chorionmembran mit Zotten *A.* Amnion. *A.-H.* Amnionhöhle mit einem Stumpf des kaudalen Embryonalendes. *B.-St.* Bauchstiel mit den beiden Venen, den beiden Arterien und (central) dem Allantoisgang. *D.-S.* Dottersack mit *Ds.-G.* den Dottersackgefässen.

abgetrennt und führt von da ab den Namen „Dottersack" (siehe Fig. 35 d). Er steht anfangs in weit offener Verbindung mit der primitiven Darmhöhle des Embryo und ist innen ausgekleidet von einem zierlichen einschichtigen Epithel entoblastischer Abkunft und nach aussen bedeckt von einer dünnen Bindegewebsschicht von ähnlicher Zusammensetzung wie diejenige des Amnion. Dieselbe ist die Fortsetzung des visceralen Mesoblasts, der Splanchnopleura und enthält von der zweiten Woche ab Blutgefässe, die Dottersackgefässe, „Vasa omphalomesenterica", welche den in dem Dottersack enthaltenen Rest von eiweisshaltiger Masse („Dotter") als Nahrung der Embryonalanlage zuführen (s. Fig. 38). Mit der Bildung der vorderen und seitlichen

18*

Leibeswand wird die Verbindung des Dottersackes mit der
Darmhöhle immer enger und formiert sich zu einem stielartigen
Gang, dem Ductus omphaloentericus (s. Fig. 39, 40, 41) welcher zu
dem Rest des Dottersackes führt. Dieser wird nunmehr „Nabelbläschen“,
Vesicula umbilicalis genannt, während die Öffnung des Dotterganges in
das Darmrohr „Darmnabel“ heisst. Dottergang und Nabelbläschen bilden
alsdann (schon in der sechsten Woche) einen mit dem Nabel des Kindes in
Verbindung stehenden langgestielten Anhang desselben (s. Fig. 39). Der Dottergang wird in den Nabelstrang aufgenommen und obliteriert später. Das
Nabelbläschen schrumpft und wird durch das wachsende Amnion gegen
die Innenfläche des Chorion angedrängt und zwar in der Gegend der Placenta,

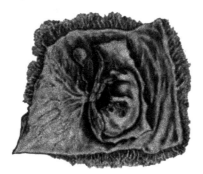

Fig. 39.

Menschlicher Embryo der achten Woche in natürlicher Grösse (nach v. Koelliker-
Schultze[1]).

Derselbe liegt auf dem aufgeschnittenen Chorion und ist teilweise umhüllt von dem gleichfalls aufgeschnittenen Amnion. Der Nabelstrang ist gebildet. Rechts unten das gestielte Nabelbläschen.

jedoch in der Regel von der Insertion der Nabelschnur ziemlich weit entfernt.
Man findet es später am Rande der Placenta oder sogar noch drüber hinaus
zwischen Amnion und Chorion. Es hat im vierten und fünften Monat nach
Schultze noch einen Durchmesser von 7—11 mm. Der Inhalt des Nabelbläschens ist anfangs dickflüssig, später dünnflüssig und klar. Es besteht
nunmehr aus einer bindegewebigen Hülle und einem deutlichen Pflasterepithel
mit fettähnlichen Einschlüssen, zeigt häufig noch Blutgefässe und bemerkens-
werter Weise an seiner inneren Oberfläche kleine gefässhaltige Zotten, die
an die gefässhaltigen Vorsprünge des Dottersackes tiefer stehender Wirbeltiere erinnern, ohne deren Bedeutung zu besitzen (Schultze). In dem Stiel,
welcher den Dottergang enthält, verlaufen die einer fortschreitenden Rückbildung unterliegenden Vasa omphalomesenterica zum Embryo.

[1] Diese Abbildung sowie die Figuren 42 und 43 sind nach Schultze, Grundriss
der Entwickelungsgeschichte, wiedergegeben.

XX. Die Bildung des Nabelstranges.

Mit dem Nabelstrang, funiculis umbilicalis, bezeichnen wir bekanntlich jenen Strang, welcher von dem Nabel des Embryo zum Chorion hinzieht, und zwar stets in der Richtung gegen die Placenta, und welcher die Blutgefässe „Nabelgefässe", gegen die Eiperipherie hinführt und somit die Ernährung und Sauerstoffversorgung des Embryo vermittelt. Als strangförmiges Gebilde tritt derselbe erst gegen Ende des zweiten Monats auf. Er entsteht dadurch, dass sich die mit der Bauchseite in Verbindung stehenden Anhänge des Embryo (der bindegewebige Bauchstiel mit den Nabelgefässen und dem Allantoisgang, sowie der Dottergang) durch die wachsende Amnion-

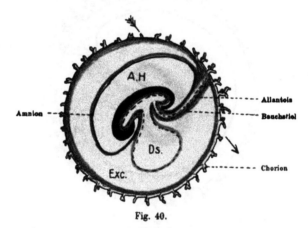

Fig. 40.

Schema der Bildung des Bauchstieles und der Allantois.

A H. Amnionhöhle. Ds Dottersack. Exc. Exocölom. ——— Ektoblast. ——— Mesoblast. ······· Entoblast.

höhle zusammengedrängt werden, wobei das Exocölom allmählich verschwindet (s. Fig. 40 und 41).

Die ursprüngliche Grundlage des Nabelstranges ist der Haftstiel des Embryo. Der Haftstiel dient als Leitstrang für das aus dem Embryo hervorwachsende Bindegewebe und die Nabelgefässe (zwei Arterien und zwei Venen), sowie für die als Allantois bezeichnete Ausstülpung des Hinterdarmes. Es kommt beim Menschen nicht zur Entwickelung einer frei aus der Leibeshöhle heraushängenden Allantoisblase, sondern die Allantois benützt zu ihrer Ausbreitung ebenso wie die Nabelgefässe die von Anfang an vorhandene Verbindung des Embryo mit dem Chorion. Der Haftstiel verdickt sich auf diese Weise und wird nunmehr nach His zweckmässig „Bauchstiel" genannt, weil seine Insertion mit zunehmender Krümmung des Embryo und Wachstum des kaudalen Endes voll-

ständig auf die Bauchseite desselben zu liegen kommt. Sobald sich der
Dottergang formiert hat und somit der Darmnabel gebildet ist, **legt sich
das Amnion infolge der mächtigen Ausdehnung seiner Höhlung,
von hinten beginnend, rings um den Bauchstiel und den Dottergang herum unter Verdrängung des dazwischen befindlichen
Exocöloms (s. Fig. 41) und führt damit zur Bildung eines gemeinsamen Stranges, des Nabelstranges.** Die äussere Umhüllung des
Nabelstranges wird als „Amnionscheide" desselben bezeichnet, sie findet
am Hautnabel eine direkte Fortsetzung in der Haut des Embryo.

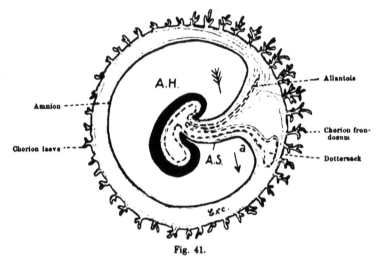

Fig. 41.

Schema der Bildung des Nabelstranges.

A.H. Amnionhöle. A.S. Amnionscheide. Exc. Exocölom. a Gegend der späteren Schultze schen Falte.
━━━━ Ektoblast. ━━━━ Mesoblast. ━━━ Entoblast.

Beifolgende Abbildungen, die ich dem Lehrbuch von Schultze ent-
nehme, veranschaulichen die Entstehung des Nabelstranges auf dem Querschnitt. In Fig. 42, welche einen Querschnitt durch den Bauchstiel etwa in
der Richtung des auf Fig. 40 dargestellten Pfeiles darstellt, sehen wir noch
einen beträchtlichen Abschnitt der Amnionhöhle, von Exocölom umgeben, als
dorsale Begrenzung des Bauchstiels, in dem mesoblastischen Gewebe des
letzteren dorsalwärts **zwei umbilicale Venen** und ventralwärts **zwei
enger an einander liegende Arterienquerschnitte** und in unmittelbarer Nähe derselben den Allantoisgang, einen sehr engen von Epithel ausgekleideten Kanal. In Fig. 43 haben wir einen Querschnitt des neugebildeten
Nabelstranges aus dem zweiten Monat etwa in der Richtung des Pfeiles von
Fig. 41 geschnitten vor uns. Der Nabelstrang ist nunmehr ringsum von

Amnion eingekleidet, die beiden Nabelvenen haben sich zu einem gemeinsamen Rohr vereinigt, ventralwärts davon ist der in Degeneration begriffene Allantoisgang sichtbar, die beiden Nabelarterien liegen nach aussen

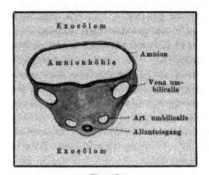

Fig. 42.

Querschnitt durch den Bauchstiel eines jungen Embryo (nach His).

von diesen Querschnitten, und nach der ventralen (nunmehr besser als kranial zu bezeichnenden) Seite wird ein Stückchen Exocölom sichtbar, in welchem der Stiel des Nabelbläschens (Dottergang) mit zwei in Verkümmerung begriffenen Dottersackgefässen enthalten ist.

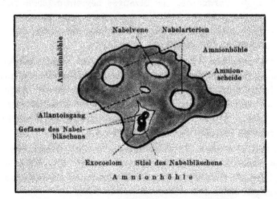

Fig. 43.

Querschnitt des Nabelstranges aus dem zweiten Monat (nach Schultze).
Vergrösserung 30/1.

Dort wo der Nabelstrang an der Placenta inseriert, bildet sich auf der Seite des Nabelbläschens die sog. Schultzesche Falte, d. h. eine sichelförmige Falte der Amnionscheide. Dieselbe entsteht durch eine Abhebung

des Amnion seitens des nach der Peripherie der Placenta (Nabelbläschen) zu-
strebenden peripheren Teiles des Dotterganges (s. Fig. 41 bei a).

Die histologische Zusammensetzung des Nabelstranges ist
etwa vom Anfang des dritten Monats ab folgende: Das Stroma desselben ist
ein zum Teil weiches und gallertiges, zum Teil festeres Bindegewebe, die sog.
„Whartonsche Sulze". In späterer Zeit, namentlich gegen das Ende der
Schwangerschaft hin, verteilen sich die festeren und weicheren Teile in ziemlich
konstanter Weise, dergestalt, dass erstere hauptsächlich im Centrum sich
vereinigen, ferner dicht unter der Amnionscheide eine dünne oberflächliche
Lage und endlich je eine Scheide um die drei Nabelgefässe bilden (Schultze).
Die genauere Schilderung des Gewebes der Whartonschen Sulze, sowie der
Gefässe wird in einem späteren Kapitel („reife Nachgeburt") von anderer
Seite erfolgen. Hier sei nur erwähnt, dass die Amnionscheide schon nach
dem zweiten Monat fest mit dem Gewebe der Whartonschen Sulze ver-
wächst, dass der Allantoisgang um diese Zeit bis auf Reste verschwindet,
welche zuweilen noch in der letzten Zeit der Schwangerschaft in Form von
schmalen Epithelsträngen nachgewiesen werden können und dass in ähnlicher
Weise auch die Vasa omphalo-enterica, sowie der Ductus omphalo-entericus
verschwinden, so dass schliesslich der Nabelstrang nur die drei Gefässe als
Hauptgebilde enthält.

Die Länge des Nabelstranges beträgt in der Mitte der Schwangerschaft 13—21 cm, die Dicke 9—11 mm (Schultze).

Bald nach der Formierung des Stranges beginnt derselbe sich spiralig
zu drehen, in den meisten Fällen vom Embryo aus in der Richtung von
links nach rechts, und zwar dreht sich sowohl der ganze Strang, als auch
die Gefässe, besonders die Arterien.

Die Ursache der Drehung ist noch nicht sicher aufgeklärt. Wahrscheinlich ist sie in einem nach Art von Ranken erfolgenden spiraligen Wachstum der Nabelarterien zu suchen, welchem die umgebende Bindesubstanz in
gleicher Weise nachfolgt. Da der Embryo frei im Fruchtwasser schwimmt,
so dreht sich auch dieser mit und veranlasst auf diese Weise in der Regel
auch eine Drehung der Scheide des Nabelstrangs.

Die Insertion des Stranges am Chorion erfolgt unter normalen
Verhältnissen stets im Bereiche der Placenta, meist ziemlich nahe der Mitte
derselben. (Über die Ursache dieser Erscheinung und die daraus zu ziehenden
Schlussfolgerungen siehe den Abschnitt auf S. 229).

Die Variationen der Insertion des Nabelstranges an der Placenta werden in dem Abschnitt über die reife Nachgeburt geschildert werden.

Ebenso sei bezüglich der Herkunft des Fruchtwassers auf das entsprechende Kapitel
verwiesen.

XXI. Zusammenfassender Überblick über die Gestaltveränderungen des Eies und seiner Hüllen während der Schwangerschaft.

Das Ei wird in der zweiten Hälfte der ersten Woche bei einer Grösse von ungefähr 1 mm Durchmesser in die Uterusschleimhaut eingebettet und erhält dadurch seine deciduale Umhüllung.

Kurz darauf entsteht das Amnion und das Exocölom. In der zweiten Woche erfährt das Exocölom eine derartige Ausdehnung, dass es fast den ganzen Eiraum erfüllt und dass das Amnion und der bei der Bildung des Exocöloms entstandene Dottersack mit der dazwischen befindlichen Embryonalanlage nur einen kleinen knopfartigen Vorsprung an der Innenwand des Eies und zwar an der Seite der Decidua basalis darstellen.

Das Chorion ist zu dieser Zeit ringsum mit Zotten besetzt, welche in die aus den neugebildeten Kapillaren der decidualen Eikapsel entstandenen primär-intervillösen Räume eintauchen. Dadurch wird die anfangs feste Verbindung der Eioberfläche mit der umgebenden Decidua eine mehr lockere (Ende der zweiten Woche). Dieses zweite Stadium der Eieinbettung erhält sich bis gegen die fünfte Woche.

Die Reflexa entsteht durch einen Spaltungsprozess aus der Kompakta der angrenzenden Vera und wird durch das wachsende Ei mehr und mehr vergrössert und gegen die gegenüberliegende Vera vorgewölbt.

Die Amnionhöhle dehnt sich von der dritten Woche ab derartig aus, dass sie das Exocölom verdrängt und die Bildung des Nabelstranges aus dem Bauchstiel und dem Rest des Dottersackes herbeiführt. Die Amnionhaut legt sich im zweiten Monat an das Chorion an, und von diesem Zeitpunkt ab besteht der Hohlraum des Eies nur noch aus der mit Fruchtwasser gefüllten Amnionhöhle; die Hüllen des Eies sind nunmehr das Amnion, das Chorion und die Decidua reflexa und basalis.

Die Differenzierung des Chorion laeve und frondosum beginnt am Ende des ersten Monats. Der primär-intervillöse Raum verödet im Bereiche der Reflexa vom zweiten Monat ab, so dass alsdann die Chorionhaut direkt an die Reflexa anstösst. Im vierten Monat legt sich die Reflexa fest an die gegenüberliegende Vera an und verschmilzt allmählich mit derselben.

Von da ab hört die Vergrösserung der Reflexa aus der ihrem Basalteil angrenzenden Vera auf und die Reflexa geht zu Grunde. Vom sechsten Monat ab ist sie vollkommen verschwunden, und es liegt nunmehr die Chorionhaut direkt der Vera an. Die Hülle des Eies besteht also jetzt auf dieser Seite aus Amnion, Chorion und Vera.

Die Decidua basalis breitet sich ebenso wie die Reflexa durch den Spaltungsprozess des umgebenden Kompaktagewebes, also auf Kosten der Vera aus, etwa bis zum vierten Monat.

Im Bereiche der Basalis wachsen die Chorionzotten gegen Ende des
ersten Monats in die venösen Abzugskanäle der primär-intervillösen Räume
vor und bilden so die Placenta foetalis. Durch Ausweitung der Venen ent-

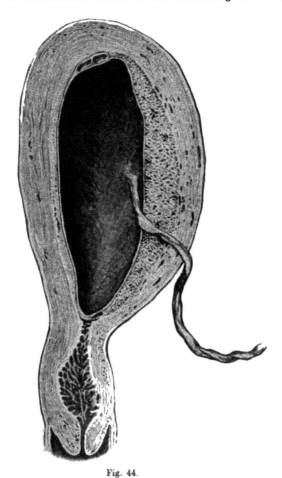

Fig. 44.

Uterus gravidus von 3½ Monaten (nach Leopold, Uterus und Kind).

-är-intervillöse Raum. Das Gewebe der Basalis schmilzt zum
auf die die Arterien tragenden Pfeiler, die Septa placentae.
Placenta ist bereits im Anfang des dritten Monats fertig.
inneren Amnionüberzug, der Chorionmembran, den davon
en der Zotten, den intervillösen Räumen und den Septa

placentae und ist aussen bedeckt von einer dünnen Schicht spongiösen Deciduagewebes, der späteren Basalplatte Winklers.

Dadurch, dass am Rande der Placenta ein Teil der Chorionzotten sich in gleicher Weise gegen den basalen Abschnitt der Reflexa hin verästeln wie in der Basalis, setzt sich die Placenta im dritten und vierten Monat ringsum in den Basalteil der Reflexa fort und ist dadurch nach innen zu konkav — napfförmig. Vom vierten Monat ab hört das Wachstum der Decidua basalis durch Spaltung der angrenzenden Vera auf, die Randreflexa legt sich der Randvera fest an und verödet. Die Chorionzotten breiten sich unterhalb der oberflächlichen Schicht der Randvera aus, es entsteht die Decidua subchorialis des Placentarrandes. Aus der napfförmigen Placenta wird die flache Placenta (s. Fig. 44). Von da ab wächst die Placenta flächenhaft und in gleichem Schritt mit der sich ausdehnenden Uteruswand und nimmt an Dicke zu auf Kosten der Spongiosa der Decidua basalis. Die Durchmesser der Placenta sind nach Leopold im fünften Monat 10—12 cm, im sechsten bis siebten Monat 12—13 cm, im achten Monat 14—15 cm, im neunten und zehnten Monat 16—18 cm. Die Dicke der Placenta beträgt im fünften Monat 1—$1^{1}/_{2}$ cm, im sechsten bis siebten Monat $1^{3}/_{4}$—$2^{1}/_{2}$ cm, im neunten bis zehnten Monat 2—$2^{1}/_{2}$ cm.

Kapitel IV.

Die Frucht in dem weiteren Verlaufe der Schwangerschaft.

Von

A. Goenner, Basel.

Mit 11 Abbildungen im Text.

Litteratur.

1. Abirosoff, Deutsch. med. Wochenschr. 1882. Nr. 28.
2. Ahlfeld, Arch. f. Gyn. Bd. 2. S. 22.
3. Derselbe, Arch. f. Gyn. Bd. 8. S. 194.
4. Arnovljevic, Dissert. München 1884.
5. Baillarger, Acad. med. 1875.
6. Cl. Bernard, Soc. biol. 1850.
7. Benicke, Centralbl. 1879.
8. Bertillon, Acad. med. 1858.
9. Boudin, Acad. d. Scienc. 1863.

9a. **Brandt**, Inaug.-Dissert. München 1886.
10. **Breslau**, Wien. med. Wochenschr. 1862.
11. **Brummerstädt**, Ber. aus d. Rostocker Hebammenanstalt. 1866.
12. **Budin**, Paris 1876.
13. **Budin et Ribemont**, Arch. tocol. 1879.
14. **Casper**, Handb. d. ger. Med. Berlin 1859.
15. **Charpentier**, Traité practique des accouchements. T. 1.
16. **Devilliers**, Observat. Paris 1862.
17. **Dubois**, Gaz. hôpitaux. 1854.
18. **Duncan**, Edinb. med. Journ. 1864.
19. **Ecker**, Icon et phys. Leipzig 1851—59. T. 25, 26, 27.
20. **Engel**, Vierteljahrber. f. prakt. Heilk. 3 d. 80.
21. **Fasbender**, Zeitschr. f. Geb. u. Gyn. Bd. 8.
22. **Fehling**, Arch. f. Gyn. Bd. 11.
23. **Fesser**, Dissert. Breslau 1873.
24. **Flourens**, Acad. d. Scienc. 1860.
25. **Förster**, Wien. med. Presse. 1858.
26. **Frankenhaeuser**, Monatschr. f. Geburtsh. Bd. 13.
27. **Gassner**, Monatsschr. f. Geburtsh. 1862.
28. **Goliziusky**, Petersb. med. Journ. 1863.
29. **Grünbaum**, Dissert. Berlin 1879.
30. **Haase**, Charité-Annalen. Bd. 2. S. 686.
31. **Hamy**, Journ. anat. et physiol. 1870.
32. **Hartmann**, Beitr. z. Osteol. d. Neugeb. Dissert. Tübingen 1869.
33. **Heyerdahl**, Situswechsel. Monatsschr. f Geburtsh. 1869.
34. **Hecker**, Monatsschr. f. Geburtsh. Bd. 81.
35. **Derselbe**, Klinik d. Geburtsk. 1864.
36. **His**, Anat. menschl. Embryonen. Leipzig 1880.
37. **Höth**, Kopfform. Dissert. Marburg. 1868.
38. **Keller**, Dissert. Erlangen 1877.
39. **Kollmann**, Arch. f. Anat. u. Physiol. 1879.
40. **Lomer**, Zeitschr. f. Geburtsh. u. Gynäkol. Bd. 16. S. 106.
41. **Madden**, Obst. journ. of Great Brit. 1873.
42. **Martin**, Monatsschr. f. Geburtsh. Bd. 16.
43. **Derselbe**, Monatsschr. f. Geburtsh. Bd. 19.
44. **Mildner**, Prager Vierteljahrber. 1850.
45. **Ollivier**, Ann. hyg. putl. 1842. Vol. 27.
46. **Olshausen u. Veit**, Lehrb. d. Geburtsh.
47. **Pfannkuch**, Arch. f. Gyn. Bd. 4.
48. **Pinard**, Artic. Foetus. Diex encyclop. Sc. méd.
. **Ribemont**, Anat. top. foetus. Thèse de Paris 1876.
  Robin, Soc. biol. 1863—64.
  Runge, Lehrb. d. Geburtsh.
  Schroeder, Scanzonis-Beiträge. Bd. 5.
. **Siebold**, Monatsschr. f. Geburtsh. Bd. 15. 1860.
49. **Soemmering**, Icon. embry. human. Francof 1778.
54. **Spiegelberg**, Monatssch. f. Geburtsh. Bd. 22.
56. **Stadtfeld**, Monatsschr. f. Geburtsh. Bd. 22.
57. **Tardieu**, Infanticide. II. Paris 1880.
58. **Toldt**, Prag. med. Wochenschr. 1879.
59. **Valenta**, Position s. Wechsel.
60. **Van Pelt**, Monatsschr. f. Geburtsh. Bd. 16.
61. **Veit**, Monatsschr. f. Gebb. Bd. 6.

62. **Vignes**, Gaz. Toulouse 1859.
63. **Waldeyer**, Stud. d. phys. Inst. Breslau 1865.
64. **Wernich**, Beitr. z. Geburtsh. u. Gyn. 1872.
65. **Winckel**, Monatsschr. f. Geburtsh. 1862.
61. **Winckel-Schäffer**, Ber. u. Studien. Bd. 4. S. 478.
66. **Winckel**, Lehrb. d. Geburtsh.

Es ist für jeden praktischen Arzt und für den Gerichtsarzt besonders von Wichtigkeit, bestimmen zu können, wie alt eine Frucht ist. Er muss daher den Entwickelungsgrad derselben in den einzelnen Monaten kennen. Die Schwangerschaft wird eingeteilt in zehn Schwangerschafts- oder Lunarmonate von je vier Wochen Dauer. Das giebt 280 Tage vom ersten Tage der letzten Menstruation an gerechnet. Gegen diese Art der Rechnung ist mit Recht einzuwenden, dass in den ersten Wochen wahrscheinlich meistens noch keine Schwangerschaft besteht, weil die Befruchtung in der Regel erst zwei bis vier Wochen nach der letzten Menstruation erfolgt. Nur ausnahmsweise scheint das Ei befruchtet zu werden, das der letzten Menstruation entspricht oder eines, das in der Zwischenzeit zwischen zwei Perioden ausgestossen wurde und nur bei der ersten dieser zwei Eventualitäten würde die Schwangerschaft wirklich ungefähr 280 Tage dauern. Die Altersbestimmungen von His sprechen dafür, dass das befruchtete Ei der ausgebliebenen Periode in der Mehrzahl der Fälle entspricht (12 von 16 mal). Diese Zahlen sind zu klein, um als absolute Beweise zu gelten. Es lassen sich aus den Schwangerschaften nicht zwei Typen aufstellen, von denen der eine dafür sprechen würde, dass die Frucht vier Wochen älter wäre als im anderen Falle, aber man hat manchmal Gelegenheit zu beobachten, dass zwei Frauen, welche am gleichen Tage ihre letzte Regel hatten, ausgetragene Kinder in einem Abstand von vier Wochen gebären. Es liegt da nahe anzunehmen, dass die Konzeptionstermine ungefähr ebenso weit auseinander lagen, und dass ein Kind der letzten dagewesenen, das andere der ausgebliebenen Menstruation entspricht.

Olshausen und Veit nehmen in ihrem Lehrbuch der Geburtshülfe an, dass der befruchtende Coitus gewöhnlich bald nach dem Ende der Menses stattfinde und dass man daher wie bisher annehmen könne, dass die Schwangerschaft schon vor dem Ausbleiben der Regel bestehe, Ausnahmen seien aber vorhanden. Bis zur Mitte des zweiten Monats wird das Produkt der Konzeption Embryo genannt, von da an heisst es Fötus. In Frankreich wird die Schwangerschaft in neun Kalendermonate eingeteilt.

His hat für die ersten vier Wochen zehn Stadien der Entwickelung aufgestellt (siehe Fig. 1—10).

Im ersten Stadium bildet sich der scheibenförmige Embryonalfleck an der Keimblase. Dieser Zeit entsprechen die von Reichert, Wharton-Jones und Breus beschriebenen Eier, ihr Alter wird auf 1—2 Wochen geschätzt.

Das zweite Stadium ist beim Menschen nicht beobachtet, die Primitivrinne entsteht zu dieser Zeit.

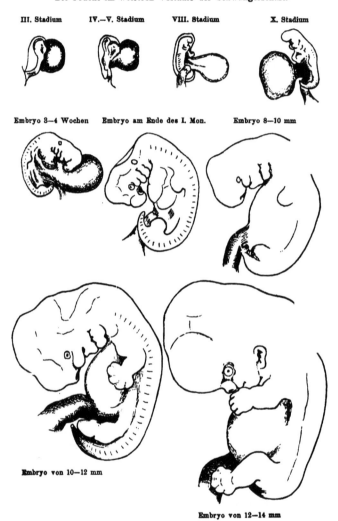

III. Stadium　　　IV.—V. Stadium　　　VIII. Stadium　　　X. Stadium

Embryo 3—4 Wochen　　Embryo am Ende des I. Mon.　　Embryo 8—10 mm

Embryo von 10—12 mm

Embryo von 12—14 mm

Fig. 1—9.

Die Figuren 1—9 sind dem Werke von His, Anatomie menschlicher Embryonen, II, Leipzig 1882 entnommen. Sie sind alle in fünffacher Vergrösserung gezeichnet. Die ersten sechs stammen aus dem ersten Monat, die letzten drei aus dem zweiten Monat.

Im dritten Stadium schliesst sich das Amnion, der Embryo ist mit ihm durch einen Stiel verbunden, Rückenwülste und vordere Keim-

Im vierten und fünften Stadium bildet sich durch Umlegung der vorderen Keimfalte der Vorderkopf, die Urwirbelbildung beginnt, das Medullarrohr fängt an sich zu schliessen.

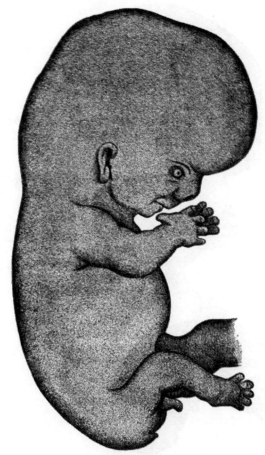

Fig. 10.

Embryo von 8½ Wochen (His). Fünffache Vergrösserung. Aus American Textbook of Obstetrics 1897.

Im sechsten und siebten Stadium sind Gehirn und Rückenmark geschlossen, das schlauchförmige Herz arbeitet wahrscheinlich schon. Der Darm ist noch eine Rinne, die mit der Nabelblase breit kommuniziert, beginnt sich aber zu schliessen. Der Kopf ist noch nicht nach vorn übergebogen.

Im achten Stadium biegt sich der Kopf so stark vorüber, dass das Mittelhirn am höchsten ist. Der Darm wird zu einem Rohr, dessen Verbindung mit der Nabelblase noch ziemlich weit ist.

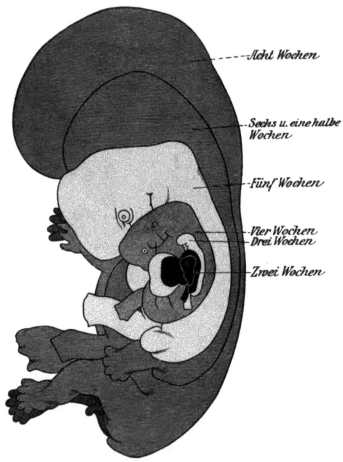

Acht Wochen

Sechs u. eine halbe Wochen

Fünf Wochen

Vier Wochen
Drei Wochen

Zwei Wochen

Fig. 11.

Umrisse des menschlichen Embryo vom Ende der zweiten Woche bis zum Ende der achten Woche. Fünfache Vergrösserung. Aus American Textbook of Obstetrics 1897.

Im neunten Stadium nimmt die Körperkrümmung zu, die Gliederung des Gehirns ebenfalls. Der Verbindungsgang zwischen Darm und Nabelblase verengt sich. Oberhalb des Nabels beginnt die Bildung des Leberwulstes.

Im zehnten Stadium kommen die Extremitätenstummel zum Vorschein, die Nackenkrümmung ist vorhanden, die Augen und die vier Schlundbogen sind sichtbar. Mit drei Wochen beträgt die Länge des Embryo 4 mm, mit vier Wochen 7—7,5 mm. Kopf und Schwanzende berühren sich beinahe, die Nabelblase ist gestielt, das Ei ist nussgross.

Zweiter Monat. Die Frucht erreicht am Schlusse desselben 25 mm Länge und nimmt die für den Menschen charakteristischen Eigentümlichkeiten an, sie streckt sich, das Gehirn wächst so bedeutend, dass es grösser wird als der Rumpf, die Kiemenbögen verschwinden, das äussere Ohr kommt zum Vorschein, die Extremitäten sind gegliedert, zuerst die oberen, dann auch die unteren, die äusseren Genitalien sind sichtbar, der Steisshöcker ist weniger spitz. Durch das Wachstum der Leber wird der Bauch vorgewölbt und der Nabelstrang grenzt sich deutlich ab (s. Figur).

Dritter Monat. Das Ei ist gänseeigross oder grösser, der Fötus ist 7—9 cm lang und wiegt 5—20 g. Der Nabelring ist geschlossen, die Körperform ausgebildet, Finger und Zehen sind deutlich. Die Genitalien beginnen männlichen und weiblichen Charakter anzunehmen. Im Darm finden sich nach Zweifel Gallenbestandteile. In den Knochen findet man die ersten Ossifikationspunkte. Die Haut fängt an ihre charakteristische Beschaffenheit anzunehmen, die natürlichen Öffnungen derselben sind mit Ausnahme des Anus geschlossen (s. Figur).

Vierter Monat. Der Fötus ist 10—17 cm lang, wiegt 100—120 g. Das Geschlecht ist deutlich bestimmbar. Das Wollhaar beginnt zu wachsen. Das Meconium bis jetzt grau wird grünlich (Charpentier).

Fünfter Monat. Der Fötus ist 18—27 cm lang und 250—280 g schwer. Die Haut wird undurchsichtig, Lanugo bedeckt den ganzen Körper, auf dem Kopf beginnt der Haarwuchs, der Kopf ist im Verhältnis zum Rumpf immer noch sehr gross. Wird eine Frucht in diesem Monate lebend geboren, so sieht man den Herzschlag, auch Atembewegungen kommen vor, das Leben erlischt jedoch bald.

Sechster Monat. Der Fötus ist 28—34 cm lang und durchschnittlich 684 g schwer. Die Fettablagerung unter der Haut beginnt, diese letztere ist aber noch runzelig, sie ist von Vernix caseosa bedeckt. Die Augenlider sind getrennt. Lebend geborene Früchte atmen und bewegen die Glieder, gehen aber ausnahmslos zu Grunde.

Siebenter Monat. Der Fötus ist 35—38 cm lang und 1000—1220 g schwer. Der Körper ist noch mager, die Haut rot und von Vernix caseosa bedeckt, das Aussehen greisenhaft. Er atmet, schreit, bewegt die Glieder und macht den Eindruck eines Kindes. Die Augenlieder werden etwas geöffnet, die Hoden können in das Scrotum getreten sein. Ganz selten gelingt es, die Kinder am Leben zu erhalten.

Achter Monat. Der Fötus ist 40—43 cm lang und 1500, nach Olshausen-Veit 1900 g schwer. Die Pupillarmembran ist verschwunden, die Augenlider werden etwas geöffnet. Die Körperformen sind runder, aber die Haut doch noch rot und runzelig und stark mit Lanugo bedeckt. Die Kinder können bei sorgfältiger Pflege, Couveuse etc. am Leben bleiben, sterben aber dennoch sehr häufig. Die Mitte dieses Monats, 30 Wochen, gilt als Grenze der Lebensfähigkeit. Ahlfeld hat über eine Anzahl von Kindern aus der 27—29 Woche berichtet, die durch grösste Sorgfalt am Leben erhalten wurden.

Neunter Monat. Der Fötus ist 46—48 cm lang und wiegt ca. 2500 g, der Fettansatz nimmt zu, die Haut blasst ab und verliert die Runzeln. Die Kinder haben bei guter Pflege viel Aussicht am Leben zu bleiben.

Zehnter Monat. Der Fötus ist 48—50 cm lang, er wiegt 3000 g oder mehr. Im Anfang dieses Monats sind die Ohren- und Nasenknorpel weich, die Nägel erreichen noch nicht die Fingerspitzen. Die Rundung der Formen nimmt zu, das Wollhaar fällt aus und am Ende des Monats sind die Zeichen der vollständigen Reife vorhanden.

Ahlfeld hat folgende Masse und Gewichte für die einzelnen Wochen bestimmt:

Wochen	g	cm	Wochen	g	cm
27	1142	36,3	34	2424	46,07
28	1635	40,4	35	2753	47,3
29	1576	39,6	36	2806	48,3
30	1868	42,0	37	2878	48,3
31	1972	43,7	38	3016	49,9
32	2107	43,4	39	3321	50,6
33	2084	43,88	40	3168	50,5

Schroeder hat versucht, das Alter einer Anzahl unreifer Kinder unter Berücksichtigung aller Verhältnisse möglichst genau zu bestimmen. Seine Resultate sind folgende:

Im 8. Monat waren 18 Kinder durchschnittlich 41,3 cm lang u. 1700 g schwer,
„ 9. „ „ 31 „ „ 44,6 „ „ „ 2240 „ „
„ 10. „ „ 21 „ „ 46,0 „ „ „ 2528 „ „

Nach Haase kann man sich die Länge der Frucht in folgender Weise merken:

$$
\begin{array}{llll}
\text{Ende des} & \text{1. Monats} & 1 \times 1 = 1 \text{ cm,} \\
\text{„} \quad \text{„} & 2. \quad \text{„} & 2 \times 2 = 4 \text{ „} \\
\text{„} \quad \text{„} & 3. \quad \text{„} & 3 \times 3 = 9 \text{ „} \\
\text{„} \quad \text{„} & 4. \quad \text{„} & 4 \times 4 = 16 \text{ „} \\
\text{„} \quad \text{„} & 5. \quad \text{„} & 5 \times 5 = 25 \text{ „} \\
\text{„} \quad \text{„} & 6. \quad \text{„} & 6 \times 5 = 30 \text{ „} \\
\text{„} \quad \text{„} & 7. \quad \text{„} & 7 \times 5 = 35 \text{ „} \\
\text{„} \quad \text{„} & 8. \quad \text{„} & 8 \times 5 = 40 \text{ „} \\
\text{„} \quad \text{„} & 9. \quad \text{„} & 9 \times 5 = 45 \text{ „} \\
\text{„} \quad \text{„} & 10. \quad \text{„} & 10 \times 5 = 50 \text{ „}
\end{array}
$$

Wägungen einzelner Organe sind von Arnovljevic, Birch-Hirschfeld, Brandt, Johnson, Lomer und Winckel vorgenommen worden. Sie beruhen einstweilen noch auf zu geringen Zahlen, um in schwierigen, besonders in gerichtlichen Fällen benützt zu werden.

Die folgenden zwei Tabellen von Fehling geben Aufschluss über die chemische Zusammensetzung des Fötus und über die Art des Wachstums desselben.

Nr.	Länge in cm Geschlecht	Alter	Absolutes Gewicht in g		In Prozenten des Gesamtgewichts				Bemerkungen
			frisch	trocken	Wassermenge	Asche	Fett	Eiweisskörper	
1	2,5 M.	6 W.	0,975	0,24	97,54	0,001	—	—	
2	12 K.	4 M.	36,5	3,0	91,79	0,98	0,57	4,87	
3	13,5 K.	4 M.	56,5	5,1	90,97	1,01	0,45	5,24	
4	18,5 K.	5 M. I. Hälfte	95,5	8,9	90,7	1,4	0,48	5,9	
5	18,5 K.	5 M. I. Hälfte	104,7	8,2	93,7	1,04	0,51	5,6	
6	19,0 M.	5 M. II. Hälfte	156,8	14,6	90,71	1,43	0,54	6	
7	21,5 K.	5 M. II. Hälfte	244	22	90,96	1,16	0,28	7,1	
8	22,5 K.	„	235,5	24	89,81	1,64	0,57	6,4	
9	23 M.	„	264	29,5	88,9	1,89	0,52	7,7	
10	24 M.	„	299	32,8	89,3	1,91	0,6	7,3	
11	26 K.	6 M.	361,8	39,1	89,2	1,94	0,72	6,67	
12	30 M.	„	575	79,5	86,77	2,33	1,06	7,8	
13	33,5 K.	„	771	125,2	83,77	2,84	1,98	8,87	
14	34,5 M.	7 M.	910	159	83,6	2,94	3,47	11,8	
15	34 K.	„	832,9	138,2	83,5	2,28	2,7	11,4	
16	36 M.	„	836	136,5	83,9	2,85	2,21	11,1	
17	35 K.	„	1117	170,71	84,8	2,54	2,36	9,1	
18	38 K.	8 M.	928	159,5	82,9	2,82	2,44	10,4	
19	53,5 K.	reif	3294	855,52	74,1	2,55	9,1	11,8	totgeboren
20	44 K.	9 M.	1760	456,1	74,7	3,3	8,7	12,6	totfaul
21	45 K.	„	1495	391,2	73,9	2.11	5,11	17,8	Frühgeburt 9 M. + 13 Tage alt, atrophisch

Körpergewichtszunahme des menschlichen Fötus.

Alter, Monat d. Schwangerschaft	Körpergewicht am Anfang der Periode in g	Absolute monatliche Wachstumszahl in g	Absolute tägliche Wachstumszahl in g	Relative monatliche Wachstumszahl in g	Relative tägliche Wachstumszahl in g
2	1,0	3	0,1	3	0,1
3	4	16	0,57	4	0,142
4	20	100	3,57	5	0,178
5	120	165	5,89	1,29	0,049
6	285	350	12,5	1,22	0,044
7	635	585	20,9	0,92	0,032
8	1220	480	17,1	0,39	0,014
9	1700	540	19,18	0,31	0,011
10	2240	1010	35,5	0,45	0,015
Reife	3250	—	—	—	—

Kapitel V.

Das ausgetragene Kind.

Von

A. Goenner, Basel.

Mit 3 Abbildungen im Text.

Litteratur.

1. Ahlfeld, Centralbl. f. Gynäkol. 1878. Nr. 10.
2. Derselbe, Ber. u. Arb. Bd. 2. S. 17.
3. Bellard, Nouveau Journ. de Méd. Chir. et Pharm. Paris 1819. T. 4. p. 107.
4. Budin Tête du foetus. Paris 1876.
5. Budin et Ribemont, Arch. de Tocol. Août. 1876.
6. Bulan, Dissert. Bern 1878.
7. Charpentier, Traité pratique des accouchements. 1883. T. 1. pag. 218.
8. Fankhauser, Dissert. Bern 1872.
9. Frankenhäuser, Monatsschr. f. Geburtsh. Bd. 13. S. 170 und Jenaische Zeitschr. f. Med. u. Chir. Bd. 2. H. 2 u. 3.
10. Gassner, Monatsschr. f. Geburtsh. Bd. 19.

11. Goenner, Zeitschr. f. Geburtsh. u. Gyn. Bd. 9.
12. Derselbe, Ibidem. Bd. 28 u. 33.
13. Hoth, Dissert. Marburg 1868.
14. Issmer, Arch. f. Gyn. Bd. 30. S. 277.
15. v. Kezmarsky, Klin. Mitteil. Stuttgart 1884. S. 203.
16. Kisch, Centralbl. f. Gyn. 1887. S. 49.
17. Küstner, Arch. f. Gyn. Bd. 12. S. 102.
18. La Torre, Développement du Foetus. Influence du père. Paris 1888.
19. Martin, Zeitschr. f. Geburtsh. u. Gyn. Bd. 1. S. 45.
20. Olshausen-Veit, Lehrb. d. Geburtsh. S. 64.
21. Pierny, Prag. med. Wochenschr. 1889. Nr. 25.
22. Runge, Lehrb. d. Geburtsh. S. 27.
23. Schroeder, Scanzonia-Beiträge. Bd. 5. H. 2.
24. Siebold, Monatsschr. f. Geburtsh. Bd. 15. S. 337.
25. Spiegelberg, Monatsschr. f. Geburtsh. Bd. 32. S. 276.
26. Stadfeldt, Monatsschr. f. Geburtsh. Bd. 22. S. 462.
27. Van Pelt, Monatsschr. f. Geburtsh. Bd. 16. S. 308.
28. Winckel, Lehrb. d. Geburtsh.

Das reife Kind ist 48—54, durchschnittlich 51 cm lang, es wiegt 3000 bis 3600 g, Knaben sind durchschnittlich 100 g schwerer wie Mädchen. Die Haut ist rosarot, nur an den Schultern und Oberarmen noch von Wollhaaren bedeckt. An der Haut klebt in verschiedener Menge und in wechselnder Ausdehnung die Vernix caseosa, eine fette, weissliche Schmiere, welche aus abgestossenen Epithelien, Hauttalg und Wollhaaren besteht. Die Haupthaare sind meist dunkel, auch bei Kindern, welche später blond werden, sie sind 2—4 cm lang. Die Intensität der Behaarung ist verschieden. Nasen- und Ohrknorpel sind hart. Die Nägel sind deutlich hornartig, erreichen oder überragen an den Fingern die Spitzen, an den Füssen überragen sie die Zehenspitzen nicht. Küstner macht darauf aufmerksam, dass bei Frühgeburten an der Oberlippe und Nase sich zahlreiche verstopfte Talgdrüsen finden, während sie bei reifen Kindern spärlich sind. Die Nabelschnur ist ein wenig unterhalb der Körpermitte inseriert. Bei Knaben sind die Hoden in dem runzeligen, derben Hodensack, bei Mädchen schliessen die grossen Labien oft eng aneinander, mitunter sind aber die kleinen Labien dazwischen sichtbar bei Kindern, die den Eindruck machen, ausgetragen zu sein. Der Knochenkern in der unteren Epiphyse des Oberschenkels ist $1/2$ cm im Durchmesser. Die Formen des Gesichtes, des Rumpfes und der Extremitäten sind durch das gut entwickelte Fettpolster rundlich, die Hautoberfläche ist glatt.

Reife Kinder schreien mit lauter Stimme, die vom Gewimmer der Frühgeburten gut zu unterscheiden ist, sie strampeln lebhaft mit den Beinen und bewegen die Arme kräftig, sie entleeren Urin und Kindspech. Sie öffnen die Augen, wenn sie nicht von grellem Licht geblendet sind, der Puls und die Atmung sind regelmässig. Die in den Mund gesteckte Fingerspitze fassen sie und machen richtige Saugbewegungen.

Zur Beurteilung des Alters des Kindes kann auch die Grösse der Placenta und die Dicke des Nabelstranges verwertet werden. Besitzt die am Chorion haftende Decidua auch in grösserer Entfernung von der Placenta blutführende Gefässe, so ist das Kind zu früh geboren; je weniger solche Gefässe vorhanden sind, desto mehr nähert es sich der Reife. An der Innenfläche des Amnion hat Ahlfeld mit der Lupe Epitheldefekte gefunden, welche durch Kratzen der Nägel des Kindes entstanden sein sollen, vor der 32. Woche hat er sie nie gesehen, da die Nägel vor dieser Zeit nie über die Fingerspitzen ragen.

Das sind die Zeichen der Reife, wie sie sich in den Lehrbüchern angegeben finden. Dazu ist zu bemerken, dass in Bezug auf das Gewicht beträchtliche Schwankungen vorkommen. Als unterste Grenze nimmt Charpentier 2000, Veit 2800 g an, Kinder, die über 5000 g wiegen gehören zu den Seltenheiten, die höchste Zahl, welche angegeben wird, ist 9000 g von Cazeaux. Hecker hat unter 1096 Kindern zwei zwischen 5000 und 5500 g gesehen, Charpentier eines von 5150, eines von 5275 g, die Hebamme Lachapelle eines von 6000 g, Baudelocque eines von 6500 g, Merriman eines von 7000 g, Groft eines von 7500 g.

Die Länge ist abhängig von der Grösse des Menschenschlages der betreffenden Gegend, Schroeder fand in Bonn den Durchschnitt von 364 Kindern 49 cm, Hecker in München von ca. 100 Kindern 51 cm lang. Dementsprechend war auch das Gewicht der Rheinländer-Neugeborenen kleiner als das der Bayern. Starke Streckung bei schwieriger Extraktion am unteren Körperende verlängert das Kind wenigstens vorübergehend.

Zwischen dem Körpergewicht und der Länge des Fusses Neugeborener besteht ein bestimmtes Verhältnis, wie Goenner nachgewiesen hat, das bei Fusslagen für die Beurteilung der Schwierigkeit der Extraktion von Wichtigkeit ist. Eine Fusslänge von 8 cm berechtigt zur Annahme eines Kindes von 3000 g, eine von mehr als 8 cm macht ein Kind über dem Durchschnittsmass wahrscheinlich, 7,6 cm entsprechen einem mässig grossen Kind und Masse unter 7,3 cm berechtigen zur Annahme einer unreifen Frucht.

Das Vorhandensein des Knochenkerns in der unteren Femurepiphyse, auf welches Beclard aufmerksam gemacht hatte, ist kein untrügliches Zeichen. Es kann für sich allein die Frage nach der Reife nicht entscheiden. Hecker hat das schon gesagt und Hartmann hat gefunden, dass von 40 achtmonatlichen Kindern 2, von 62 neunmonatlichen Kindern 16 und von 46 zehnmonatlichen Kindern 27 den Knochenkern hatten, während er bei 102 reifen Kindern 12 mal fehlte.

Duncan, Hecker und Wernich haben die Bedingungen studiert, welche die Entwickelung des Kindes begünstigen und beeinträchtigen. Letzterer fasst die Resultate folgendermassen zusammen.

1. Das Gewicht der Neugeborenen nimmt in konstanter Weise mit dem Alter der Mutter zu bis zu ihrem 29. Jahre, die Länge bis zum 44.

2. Jedes folgende Kind übertrifft das vorhergehende in Bezug auf Gewicht und Länge.

3. Das Alter der Mutter und die Zahl der Geburten beeinflussen das Wachstum des Gewichts und der Länge des Kindes, indem jeder der beiden Faktoren sich durch eine Zunahme geltend macht, das Zusammentreffen einer beliebigen Schwangerschaft mit dem mittleren Alter der Frau äussert sich durch besonders günstige Entwickelung des Kindes.

4. Lange Pausen zwischen den Geburten stören die Progression des Gewichts weniger als kurze.

5. Das Wechseln des Geschlechts stört die Gewichtszunahme der Kinder zum Schaden der Mädchen.

6. Die ersten Kinder spät menstruierter Mütter sind leichter als die anderer Frauen, speziell solcher die sehr früh entwickelt waren.

Ausser dem Längsmasse werden am kindlichen Rumpf noch gemessen die Breite der Schultern, die 11 cm beträgt und die der Hüften mit 9 cm.

Kopf des Kindes.

Von grossem Interesse nicht nur für die Beurteilung der Reife des Kindes sondern in geburtshülflicher Beziehung ist der Kopf desselben. Er ist der härteste und grösste Teil des Körpers im Gegensatz zum erwachsenen Menschen und spielt beim Geburtsmechanismus eine wichtige Rolle. Der Kopf ist eiförmig, der breite Teil des Eies entspricht dem Hinterhaupt. Das Gesicht ist hauptsächlich infolge des Fehlens der Zähne im Verhältnis zum Schädel klein, wie bei zahnlosen Greisen. Der Schädel besteht aus den beiden Stirnbeinen, Ossa frontalia, den beiden Scheitelbeinen, Ossa parietalia, den beiden Schläfenbeinen, Ossa temporalia und dem Hinterhauptsbein, Os occipitale. Diese Knochen sind nicht miteinander verwachsen, sondern durch Spalten getrennt, welche man Nähte nennt. An den Stellen, wo drei oder mehr Nähte zusammenstossen, entsteht eine Knochenlücke, die man als Fontanelle bezeichnet. Die Stirnbeine sind getrennt durch die Stirnnaht, Sutura frontalis, die Scheitelbeine durch die Pfeilnaht, Sutura sagittalis. Zwischen Scheitel- und Stirnbein verläuft die Kranz- oder Kronennaht, Sutura coronalis und zwischen den beiden Scheitelbeinen einerseits und dem Hinterhauptsbein andererseits die Lambdanaht, Sutura lambdoïdea. Ausserdem besteht an der Basis des Schädels eine Spalte zwischen Partes glenoïdales und squama occipitis, die Charnière occipitale der Franzosen (s. Abb. Schädel von unten).

Die grosse Fontanelle, Stirnfontanelle oder Bregma, bildet eine grosse papierdrachenförmige Knochenlücke. Der Winkel zwischen den Stirnbeinen ist viel spitzer als die drei anderen, welche ungefähr 90° haben. Sie ist durch eine fibröse Membran geschlossen. Sie liegt am Vorderhaupt, dort wo die Pfeilnaht, die Stirnnaht und die beiden Kranznähte zusammenstossen.

Die kleine oder Hinterhauptsfontanelle bildet im Gegensatz zur grossen bei reifen Kindern gewöhnlich keine häutige Lücke im Schädeldach, sie liegt am hinteren Ende der Pfeilnaht, dort wo diese mit den zwei Schenkeln der Lambdanaht zusammenstösst. Die grosse und kleine Fontanelle sind als Orientierungspunkte am Schädel wichtig. Das ist nicht der Fall für die vorderen und hinteren Seitenfontanellen, Font. Gasseri, da sie von Weichteilen bedeckt kaum fühlbar sind und auch nur bei ganz unregelmässigen Lagen für den Finger erreichbar wären. Die vordere liegt da, wo Stirn-, Scheitel- und Keilbein zusammenstossen, die hintere am Ende der Hinterhauptsnaht, wo diese mit der Schläfennaht zusammentrifft.

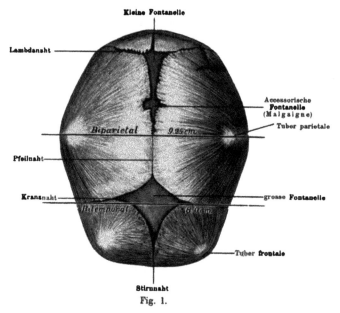

Fig. 1.

Schädel von oben gesehen, Grösse ²/₃. (Nach v. Winckel, Lehrb. d. Geburtsh. II. Aufl. 1893).

In der Pfeilnaht findet man nicht gar selten eine accessorische Fontanelle (Malgaigne), auf Fig. 1, Schädel von oben, sichtbar. Sie ist meist rundlich und dadurch gut von der grossen Fontanelle zu unterscheiden. Ausserdem gehen nicht vier Nähte von ihr ab. An der Lambdanaht sind oft unregelmässige Ränder vorhanden und isolierte (Worms'sche) Knochen, welche zu Täuschungen veranlassen können. Zur Bestimmung der Grösse des Kopfes nimmt man folgende Masse (s. Fig. 1 u. 2):

1. Gerader Durchmesser, frontooccipital, F. O. von der Glabella bis zum hervorragendsten Punkte des Hinterhauptes 11,75 cm.

2. Grosser querer Durchmesser, biparietal, B. P. von einem Scheitelbeinhöcker zum anderen 9,25 cm.

3. Kleiner querer Durchmesser, bitemporal, B. T. die grösste Entfernung der Kranznähte 8,0 cm.

4. Grosser schräger Durchmesser, mentooccipital, M. O. vom Kinn zum entferntesten Punkt des Hinterhaupts 13,5 cm.

5. Kleiner schräger Durchmesser, suboccipitobregmatica, S. B. vom Nacken zur Mitte der grossen Fontanelle 9,5.

Das sind die Durchmesser, wie wir sie in den deutschen Lehrbüchern angegeben finden.

Charpentier zählt noch zwei senkrechte auf, eine Trachelo-bregmatica von der Mitte der grossen Fontanelle zum vorderen Rand des

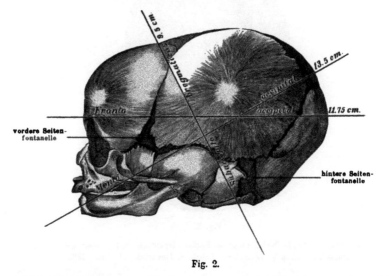

Fig. 2.

Seitliche Schädelansicht, Grösse 2/3. (Nach v. Winckel, Lehrb. d. Geburtsh., II. Aufl., 1893.)

Hinterhauptlochs mit 9 cm und eine Mentobregmatica vom Centrum der grossen Fontanelle zum Kinn mit 9 cm, ferner eine dritte quere, Bimastoidea, mit 7,5 cm.

Als Mass des Umfangs des geraden Durchmessers giebt Runge 34 cm an, Schroeder 34,5, Veit 35. Der Umfang des kleinen schrägen Durchmessers beträgt 32 cm, der des grossen schrägen 42 cm. Alle diese Masse, Durchmesser sowohl als Umfänge, erleiden beim Durchtritt des Kopfes durch das Becken Veränderungen; denn die Knochen sind beweglich, werden an den Nähten übereinandergeschoben und sind auch etwas biegsam. Am weichsten sind die Stirnbeine. Dadurch wird die Gestalt des Kopfes verändert, was man als Konfiguration bezeichnet. Budin macht mit Recht darauf aufmerksam, dass absolut richtige Masse nur an einem reifen Kaiserschnitt-Kind genommen werden können, bei dem keine Wehen eingewirkt haben. Er hat einmal Gelegenheit gehabt, ein solches zu messen, und folgendes gefunden: F. O. 11,8, B. P. 10, B. T. 8,7, M. O. 12,4, S. B. 10,3. Umfang des M. O. 37,6, Umfang des S. B. 33,6 cm.

Mädchen haben etwas kleinere Köpfe als Knaben.

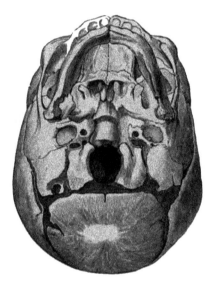

Fig. 3.

Schädel von unten, klaffende Spalte zwischen Partes glenoidales und squama ossis occipitis. Grösse 2/3. (Aus v. Winckel, Lehrb. d. Geburtsh., II. Aufl., 1893.)

Fasbender hat behauptet, der Kopf des Kindes sei ein Abdruck des mütterlichen, La Torre dagegen, der Einfluss des Vaters sei vorherrschend. Goenner hat durch Messungen nachgewiesen, dass die Schädelform und Grösse ein Produkt der Köpfe beider Eltern ist.

Bei Krankheiten der Mutter, schlechte Ernährung derselben und bei Zwillingsschwangerschaft können Kinder geboren werden, denen alle Zeichen der Reife fehlen, obwohl sie sicher 40 Wochen getragen worden sind.

Kapitel VI.

Die Nabelschnur.

Von

A. Goenner, Basel.

Mit 1 Figur im Text.

Litteratur.

1. **Andri**, Dissert. Königsberg 1870.
2. **Beale**, Lancet 1857.
3. **Benkiser**, Dissert. Heidelberg 1831.
4. **Berger**, Annal. de gyn. 1873.
5. **Chantreuil**, Thèse 1875.
6. **Charpentier**, Traité prat. d. accouch. T. 1. pag. 196.
7. **Compagnon**, Thèse 1878.
8. **Cordounier**, Ibidem.
9. **Devilliers**, Mem. et Obs 1852.
10. **Fasbender**, Beitr. z. Geburtsh. u. Gyn. 1872.
11. **Hartmann**, Monatsschr. f. Geburtsh. 333 und Arch. f. Gyn. Bd. 21.
12. **Hecker**, Bericht 1861—64.
13. **Hille**, Arch. f. Gyn. 1879.
14. **Hyrtl**, Die Blutgefässe der Menschen (Nachgeburt). Wien 1870.
15. **Kauffmann**, Monatsschr. f. Geburtsh. 1859.
16. **Kehrer**, Arch. f. Gyn. Bd. II. S. 185.
17. **Koelliker**, Entwickelungsgesch. 1877.
18. **Köster**, Dissert. Würzburg 1868.
19. **Lange**, M., Centralbl. f. Geburtsh. u. Gyn Bd. 28.
20. **Loriau**, Thèse 1851.
21. **Madge**, London 1859.
22. **Neugebauer**, Morphologie der menschlichen Nabelschnur. Breslau 1858.
23. **Poullet**, Ann. de gyn. 1859.
24. **Renault**, Soc. biol. 1870 et Arch. de Physiol. 1871/72.
25. **Robin**, Soc. biol. 1860.
26. **Ruge**, Centralbl. f. Geburtsh. u. Gyn. 1878.
27. **Runge**, Lehrb. d. Geburtsh. S. 20.
28. **Sabine**, Arch. f. Gyn. 1878.
29. **Schatz**, Arch. f. Gyn. 1871 u. 1874.
30. **Sclafer**, Gaz. hôpit. 1875.
31. **Stutz**, Arch. f. Gyn. Bd. 13.
32. **Tarmin**, Traité d'accouch. Diex. méd. et chir. articles cordon.
33. **Thevenot**, Ann. de gyn. 1881.
34. **Weismann**, Zeitschr. f. rat. Med. 1861.
35. **Winckel**, Lehrbuch d. Geburtsh. S. 40.

Die Nabelschnur, Funiculus umbilicalis, ist das Organ, welches die Verbindung zwischen Mutter und Kind herstellt, sie führt vom Nabel des Kindes zur fötalen Seite der Nachgeburt. In der allerersten Zeit besteht kein Nabelstrang, er wird erst gebildet, wenn die Allantois mit den Nabelgefässen entsteht und enthält ausser diesen den Stiel des Nabelbläschens (Dottergang und Dottergefässe); das ganze eingebettet in die Whartonsche Sulze, ein embryonales Bindegewebe, das von der Hornplatte stammt. Der Überzug des Nabelstranges ist vom Amnion gebildet. Die Nabelschnur ist so fest, dass sie ein Gewicht von 6 kg tragen kann.

Der Stiel der Nabelblase atrophiert zu einem soliden Faden, so dass der Stiel der Allantois mit den Blutgefässen den Hauptinhalt bildet. Anfangs ist der Nabelstrang kurz und dick, wird nach und nach länger und im Verhältnis dünner. Bei der Geburt ist er ungefähr fingerdick, weisslich, glatt, mehr oder weniger durchscheinend mit einem längs verlaufenden bläulichen Streifen, welcher der Nabelvene entspricht. Die Länge der Nabelschnur ist ungefähr gleich derjenigen des Kindes, d. h. sie beträgt gewöhnlich etwas über 50 cm. Sie ist 0, wenn die Gefässe vom Nabel direkt zur Placenta übergehen (Sclafer 10 mm). Sehr lange Nabelschnüre haben gesehen: Charpentier 130 cm, Neugebauer 163 cm, Churchill 220 cm, Schneider 300 cm. Diese beträchtlichen Längen begünstigen Cirkulationsstörungen durch Kompression und Umschlingung.

Die Dicke der Nabelschnur ist abhängig von der Menge der Whartonschen Sulze. In den meisten Fällen zeigt der Nabelstrang eine Drehung nach links vom Kind aus gesehen, seltener, in ungefähr einem Drittteil der Fälle, nach rechts und ganz selten gar keine. Simpson erklärt die Drehung nach links durch die stärkere Entwickelung der rechten Nabelarterie, Neugebauer die Drehung nach beiden Richtungen dadurch, dass die Vene sich stärker entwickelt als die Arterien, Haller behauptet, die Gefässe entwickeln sich stärker als der Amnionüberzug und sieht darin die Ursache der Drehung. Endlich sind die Bewegungen des Kindes dafür verantwortlich gemacht worden.

Der Amnionüberzug geht am Nabel in die Bauchhaut des Kindes über und ist hier mit einem mehrschichtigen Plattenepithel bedeckt. Das Unterhautzellgewebe des Nabels besitzt einen feinen Gefässkreis, der am Amnion scharf aufhört. Diese Gefässanordnung ist für den Abfall der Nabelschnur nach der Geburt des Kindes von Wichtigkeit. Regelmässig setzt sich die Haut 0,5—1,0 cm auf den Nabelstrang fort.

Die Nabelschnur enthält drei Gefässe, zwei Arterien und eine Vene, Arteriae umbilicalis und Vena. Jedes dieser Gefässe zeigt ausser der gemeinsamen Drehung der Nabelschnur noch eine besondere Eigendrehung. Nach Hyrtl sind die Arterien an Korrosionspräparaten 3—5 mm dick, haben eine starke Muskularis, aber keine Intima, sind selten varikös erweitert, bilden aber oft Schlingen. Nahe an der Placenta sind sie fast immer durch einen Ramus communicans verbunden. Hyrtl hat gefunden, dass in 6 % und zwar häufiger bei Knaben als bei Mädchen nur eine Arteria umbilicalis vorhanden ist. Mitunter verschmelzen sie in der Nähe der Placenta zu einem Gefäss. Das Lumen der Nabelvene ist viel grösser als das der Arterien, an Korrosionspräparaten 5,5—7,7 mm, sie ist dünnwandig, klappenlos (Winckel) und meist um die Arterien verlaufend. Das umgekehrte Verhältnis ist aber auch häufig.

Hyrtl und Berger haben aber im Gegensatz zu Winckel an den Venen deutliche Klappen gefunden, welche durch die ganze Dicke der Wand

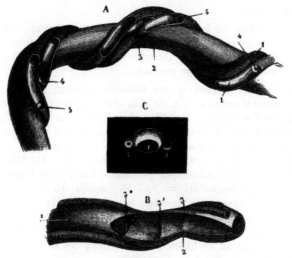

Fig. 1.

A. 1 Nabelarterien, gewunden um 2 Nabelvene, 3 Verengerung, welche einer Falte entspricht, 4 Semilunarfalten, 5 Cirkulärfalten.

B. 1 Vene seitlich geöffnet, bei 2 eine Verengerung zeigend, welche 3 einer inneren Falte entspricht, 3' 3" Semilunarfalten.

C. Querschnitt durch die Vene 1 und die Arterien, in diesen letzteren eine Semilunarfalte 2 und eine cirkuläre.

(Aus Charpentier, Traité pratique des accouchements.)

gebildet sind, die in das Innere des Gefässes zusammengefaltet hervorragt. An den Arterien bestehen eine Art rudimentärer cirkulärer oder halbmondförmiger Klappen. Charpentier bildete diese Venen- und Arterienklappen ab (Fig. 1), welche Valvulae Hobokenii heissen und äusserlich am Gefäss durch eine Einschnürung kenntlich sind. Da diese Angaben bezüglich der Klappen sich widersprechen, hat Dr. Wormser auf meine Veranlassung hin im Baseler Frauenspital Nabelvenen untersucht in der Weise, wie es Hyrtl gethan hat, d. h. aufgeblasen, an beiden Enden unterbunden und getrocknet. Eigentliche

Klappen wurden dabei nicht gefunden, wohl aber Einschnürungen der Wand, denen Falten entsprechen, welche in das Gefässlumen hineinragen und es verengen. Die Vene bildet mitunter einen 9—12 mm dicken Bulbus. Die Nabelgefässe geben im Nabelstrang keine Gefässe ab und haben im Nabelstrang keine Vasa vasorum. Doppelte Nabelvenen sind von A r a n t i u s, K e r c k r i n g und T r e w gesehen worden und H y r t l spricht von gabeliger Teilung und Wiedervereinigung derselben als Andeutung dieser Anomalie. Lymphgefässe besitzt die Nabelschnur nicht, Nerven sind von S c h o t t, V a l e n t i n und K o e l l i k e r gefunden worden, während V i r c h o w ihr Vorhandensein leugnet.

Man bezeichnet die Insertion des Nabelstranges als central (20 %), wenn er die Nachgeburt ungefähr in ihrer Mitte erreicht, als lateral (65,5 %), wenn er sich an einer Stelle zwischen Centrum und Rand einsenkt und als marginal (14,5 %), wenn dies am Rande geschieht.

Verlaufen die Gefässe in den Eihäuten getrennt, so nennt man das Insertio velamentosa. Es ist dies eine Anomalie von pathologischer Bedeutung bei der Geburt. Der Weg, den die Gefässe in den Eihäuten zurücklegen, kann ein sehr weiter sein, da die Nabelschnur sich in sehr grosser Entfernung von der Placenta in die Eihäute inserieren kann. H y r t l und W i n c k e l haben diese Unregelmässigkeit hauptsächlich bei Mädchen, Zwillingen, Beckenend- und Schieflagen gefunden. Unter 8660 Geburten hat sie W i n c k e l 65 mal beobachtet = 0,57 %, andere 0,6—1 %. Etwas verschieden von der Insertio velamentosa ist die seltene Insertio furcata, wobei sich der Nabelstrang vor Erreichung der Placenta in mehrere Schenkel teilt. Am Übergang des Amnion auf den Nabelstrang sind kegelförmige Epithelwucherungen oft zu finden mit Verhornung der Oberfläche. Ihre Zahl ist verschieden. Man nennt sie Karunkeln.

F a l s c h e K n o t e n entstehen in der Nabelschnur durch Anhäufung von W h a r t o nscher Sulze (Sulzknoten), Nodus gelatinosus, oder durch Schlingen der Gefässe, meist der Arterien, die mitunter eine ziemliche Strecke in der Sulze zurück und dann wieder vorwärts gehen (Nodus varicosus). Die wahren Knoten und allzu starke Torsion der Nabelschnur sind als pathologische Zustände zu betrachten und gehören darum nicht hierher.

Kapitel VII.

Die Placenta.

Von

A. Goenner, Basel.

Mit 8 Abbildungen im Text.

— — —

Litteratur.

1. **Ahlfeld**, Berichte u. Arbeiten. 1887. Bd. 3.
2. **Allez**, Thèse 1880.
3. **Aureilly**, Acad. méd. 1860.
4. **Bernard**, Cl., Acad. Sc. 1859.
5. **Bidder**, Holst's Beitr. z. Gyn. u. Geburtsh. Tübingen 1867. 2. H. S. 167.
6. **Bloch**, Über den Bau der menschlichen Placenta.
7. **Braxton Hicks**, Obst. Transact. 1870.
8. **Bumm**, Arch. f. Gyn. Bd. 43.
9. **Bustamante**, Paris 1868.
10. **Cauwenberghe**, Brüssel 1871.
11. **Charpentier**, Traité pratique des accouchements.
12. **Colucci**, Di alc. nuov. dat. di strutt. d. plac. Napoli 1886.
13. **Dalton**, Physiol. Philadel. 1861 u. Americ. med. Monthly, J. 1858.
14. **Delore**, Ann. Gyn. 1880.
15. **Dohrn**, M. f. G. Bd. 26. S. 119 u. 122.
16. **Eckart**, Beiträge zur Anatomie der menschlichen Placenta. Zeitschr. f. Geburtsh. u. Gyn. Bd. 19.
17. **Ercolani**, Delle glandule otricolari dell' utero. Bologna 1868.
18. **Derselbe**, Memoria delle malattie della placenta. Bologna 1871. Sulla parte etc. Bologna 1873.
19. **Friedlaender**, Phys.-anat. Unters. Leipzig 1870.
20. **Fraenkel**, Arch. f. Gyn. 2. Bd. 1873.
21. **Frommel**, Die Placenta bei Myotus murinus. Wiesbaden 1888.
22. **Gottschalk**, Beiträge zur Entwickelungsgeschichte der menschlichen Placenta. Arch. f. Gyn. Bd. 37.
23. **Derselbe**, Weitere Studien über die Entwickelung der menschlichen Placenta.
24. **Gusserow**, M. f. Geb. 1866.
25. **Heinz**, Untersuchungen über den Bau und die Entwickelung der menschl. Placenta.
26. **Hennig**, Studien über den Bau der Placenta. 1872.
27. v. **Herff**, Die Placenta und ihre Eihüllen. Centralbl. f. Gyn. 1897. S. 1202.
28. **Derselbe**, Encyklopädie d. Geburtsh. u. Gynäkol. Bd. 3. S. 185. 1900.
29. **Derselbe**, Zeitschr. f. Geburtsh. u. Gyn. Bd. 35 u. 36.
30. **His**, Arch. f. Anat. u. Phys. Anat. Abt. 1897.
31. **Hofmeier**, Die menschl. Placenta. Zeitschr. f. Geburtsh. u. Gyn. Bd. 35. Wiesbaden 1890.

32. **Houel**, Soc. de chir. 1859.

33. **Hubrecht**, Centralbl. f. Gyn. 1897. Naturf.-Vers.

34. **Hunter**, W. anat. uteri gravidi Atlas. 1774.

35. **Jassinsky**, Geburtskunde von Kiwisch. 1859.

36. **Josephson**, Paris 1873.

37. **Joulin**, Gaz. hebd. 1865. Arch. méd. 1865. Traité d'accouch. 1866.

38. **Keibel**, Anat. Anz. 1889. Nr. 17.

39. **Klein**, Centralbl. f. Gyn. 1891. S. 444.

40. **Klob**, Pathologische Anatomie der weiblichen Sexualorgane. Wien 1864. S. 560.

41. **Koelliker**, Geburtskunde von Kiwisch. 1851.

42. **Kossmann**, Arch. f. Gyn. Bd. 57.

43. **Küstner**, Tagebl. d. Naturf.-Vers. Magdeburg 1884.

44. **Langhans**, Arch. f. Gyn. Bd. 1. S. 370. Virchows Arch. Bd. 120. S. 28.

45. **Lefour**, Thèse Montpellier 1875.

46. **Leopold-Bott-Marchesi**, Arch. f. Gyn. Bd. 11 u. 59, Geburtsh. u. Gyn. Bd. 2. 1895.

47. **Leopold**, Uterus und Kind von der ersten Woche der Schwangerschaft bis zum Beginn der Geburt und der Aufbau der Placenta. Mit Atlas. Leipzig 1897.

48. **Magde**, London 1859.

49. **Mars u. Novack**, Über den Bau und die Entwickelung des menschlichen Mutterkuchens. Anz. d. Akad. d. Wissensch. Krakau. — Ref. Centralbl. f. Gyn. 1881. Nr. 1.

50. **Martin**, E. A., Dissert. Halle 1901.

51. **Merttens**, Zeitschr. f. Geburtsh. u. Gyn. Bd. 30.

52. **Millet**, Thèse Paris 1861.

53. **Murat**, Dict. sc. méd.

54. **Nitabuch**, Beiträge zur Kenntnis der menschlichen Placenta. Bern 1887.

55. **Niret**, Gaz. hebd. 1861.

56. **Olshausen-Veit**, Schroeders Lehrb. d. Geburtsh. 13. Aufl.

57. **Orth**, Zeitschr. f. Geburtsh. 1877/78. Soc. biol. 1857. Acad. méd. 1861.

58. **Palm**, Zeitschr. f. Geburtsh. u. Gyn. Bd. 25.

59. **Peters**, Über Einbettung des menschlichen Eies. 1899. M. f. Geburtsh. u. Gyn. Bd. 9. Centralbl. f. Gyn. 1897. Naturf.-Vers.

60. **Reitz**, Centralbl. f. d. med. Wissensch. 1868. Nr. 41.

61. **Ribemont-Dessaignes**, Des placentas multiples dans les grossesses simples. Paris 1887.

62. **Ruge**, Beitr. z. Geburtsh. 1873.

63. **Runge**, Lehrb. d. Geburtsh.

64. **Schatz**, bei Krukenberg, Arch. f. Gyn. 27. S. 453.

65. **Schroeder van der Kolk**, Verhandlg. van het Nederl. Inst. 1857. S. 69.

66. **Schultze**, B. E., Jen. Zeitschr. f. Med. Bd. I, 2. 1864.

67. **Siegenbeck van Heukelom**, Centralbl. f. Gyn. 1897. Naturf.-Vers.

68. **Derselbe**, Arch f. Anat. u. Phys. Anat. Abt. 1898.

69. **Strahl**, Centralbl. f. Gyn. 1897. Naturf.-Vers. Ergebn. d. Anat. u. Entwickelungsgesch. 1897.

70. **Stas**, Acad. sc. 1850.

71. **Stoltz et Marchal**, Placenta. Dict. méd. et chir. 1870. T. 28.

72. **van Tussenbroek**, Die Decid. uter. b. ekt. Schwangerschaft in Bezug auf die norm. Entwickelung der Placenta und Eihäute. Virchows Arch. Bd. 133.

73. **Derselbe**, Ann. d. Gyn. et d'obstétr. 1899. Nr. 12.

74. **Tyler-Smith**, Man. of obst. London 1858.

75. **Ulesco-Stroganova**, Lehre d. mikrosk. Baues d. Placenta. M. f. Geburtsh. u. Gyn. Bd. 3.

76. **Virchow**, Arch. f. path. Anat. 1851.

77. **Virchow**, Verhandlg. von **Koelliker**. 1854.
78. **Derselbe**, Gesammelte Abhandl. Frankfurt 1856. S. 779.
79. **Waldeyer**, Arch. f. mikr. Anat. Bd. 35.
80. **Derselbe**, Sit.-Ber. d. preuss. Akad. d. Wiss. 1887. Bd. 3, II.
81. **Winkler**, Arch. f. Gyn. Bd. 4. S. 338.
82. **Webster**, Human Placentation. Chicago 1901.
83. **Zweifel**, Arch. f. Gyn. Bd. 12.

Die Placenta, der Mutterkuchen, ist ein flaches, schwammiges, blutreiches Gebilde von rundlicher oder ovaler Form, von 15—20 cm Durchmesser, ca. 3 cm Dicke in der Mitte, die allmählich gegen den Rand abnimmt und dort 1 cm oder weniger beträgt. Ihr Gewicht ist durchschnittlich 500 g, resp. steht zum Gewicht des Kindes im Verhältnis von 1 : 5,5. Bedeutende Schwankungen des Gewichtes kommen vor, die kleinste von Bustamante beobachtete Placenta wog 335 g, die grösste 1340 g.

Man unterscheidet an der Placenta die der Eihöhle zugekehrte innere oder fötale Fläche und die äussere oder uterine. Die innere Schicht ist leicht konvex, sie ist glatt und glänzend durch den Amnionüberzug, der sie bedeckt und durch welchen man die grossen Gefässe durchschimmern sieht, die vom Nabelstrang ausgehend sich nach allen Richtungen hin verzweigen. Ihre Konturen ragen etwas über die Fläche hervor, sie sind bläulich. Die rötliche Farbe der Placenta bekommt durch das Amnion einen blaugrauen Schimmer. Ungefähr in der Mitte der fötalen Fläche senkt sich die Nabelschnur ein.

Die mütterliche Seite ist braunrot, im Gegensatz zur fötalen nicht glatt, sondern lappig, durch tiefe Furchen in unregelmässige Abschnitte geteilt, welche Kotyledonen genannt werden. Diese Seite ist bedeckt von einer feinen Haut, einem Teil der Decidua serotina, die sich in die Spalten zwischen den Kotyledonen hineinsenkt, sich klebrig anfühlt, leicht abziehbar und von grauer Farbe ist.

Auf der Oberfläche der Kotyledonen sieht man deutlich die uteroplacentaren Venen, welche im Hunterschen Atlas, Taf. 30, schön abgebildet sind. In diesem Atlas finden sich eine grosse Anzahl künstlerisch vollendeter Bilder der Placenta, Eihäute u. s. f.

So lange die Placenta auf ihrer Unterlage an der Uteruswand festsitzt, ist von der Teilung in Kotyledonen nichts zu sehen. Sie sind somit eine Folge des Zusammenschnurrens des Placentargewebes.

Die Placenta sitzt in der Regel an der vorderen oder hinteren Wand der Gebärmutter und zwar ungefähr gleich oft an jeder dieser beiden Stellen, selten am Fundus. Verlaufen die Tuben an der vorderen Wand konvergierend, so sitzt nach Leopold die Placenta hinten, verlaufen sie seitlich parallel· mit der Längsachse des Körpers, so sitzt sie vorne (Fig. 1.) Ist der Fundus asymmetrisch, so sitzt sie in der vorgewölbten Tubenecke. Der untere Rand derselben ist 5—10 cm vom inneren Muttermund entfernt, was bei ihren

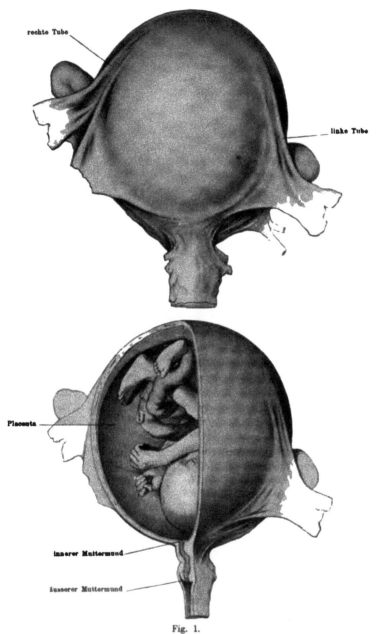

Fig. 1.

Uterus mit Fötus, Ende des V. Monats. Injiziert. Tuben konvergent nach vorn und oben. Placenta hinten sitzend. (Aus Leopold, Uterus und Kind, geburtsh.-anatom. Atlas.)

oben angegebenen Dimensionen nicht anders möglich ist. Der obere Rand reicht bis zum Fundus oder in die Nähe desselben.

Ausser den angegebenen Formen der Placenta kommen solche vor, deren Konturen der Gestalt der Niere ähnlich sind oder einer 8 entsprechen, ferner gelappte, biloba, triloba oder partita. Manchmal findet sich in der Mitte des Placentargewebes ein nur von Eihäuten bedecktes Fenster, Placenta fenestrata. In anderen Fällen ist die Placenta durch eine schmale Eihautbrücke in zwei Hälften geteilt. Diese Lücke entspricht wahr-

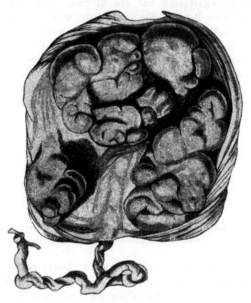

Fig. 2.

Placenta marginata-bipartita succenturiata. Grösse 1/3. (Aus v. Winckel, Lehrb. der Geburtsh., II. Aufl., 1893.)

scheinlich einer Seitenkante des Uterus, wenn sich die Placenta an der vorderen und hinteren Wand entwickelt hat. Ribemont-Dessaignes hat diese Varietät unter 6701 Geburten 19 mal gefunden (1 : 352), und erklärt sie als Atavismus, da sie bei verschiedenen Affengattungen die Regel ist. Unter membranöser Placenta versteht man einen dünnen, überall gleich dicken Mutterkuchen von grosser Ausdehnung. Mitunter findet man neben einer normal aussehenden Placenta an verschiedenen Stellen der Eihäute kleine Nebenplacenten, welche durch Gefässe mit der Hauptplacenta in Verbindung stehen. Ihr Bau entspricht dem gewöhnlichen Placentargewebe. Sie sind zu erklären als Persistieren und Weiterentwickelung gefässhaltiger

20*

Chorionzotten, die mit der Decidua in Verbindung geblieben sind und werden
Placentae succenturiatae genannt (Fig. 2). Man findet sie in 1—2 %
aller Geburten. In einiger Entfernung vom Rande findet man in 7 % aller
Fälle einen mit demselben parallelen gelblich-weissen Ring von 1—2 cm
Breite. Man bezeichnet diese Eigentümlichkeit als Placenta marginata
und ist geneigt dies als sogen. randständigen Infarkt zu erklären, also einen
pathologischen Prozess anzunehmen, dessen Ursache in endometrischen Veränderungen zu suchen wäre.

Kalkablagerungen sind auf der uterinen Seite der Placenta ein
häufiger physiologischer Befund. Sie sind an der weissen Farbe leicht kenntlich, bilden ein bis mehrere Millimeter grosse Schuppen und knirschen unter dem
Messer. Sie verästeln sich mitunter gegen die tieferen Partien des Placentargewebes, haben nie Knochenstruktur und bestehen aus phosphorsaurem Kalk
und phosphorsaurer Magnesia. Die Kinder sind dabei gross und kräftig,
was mit der Annahme nicht stimmt, dass sie die Gefässe verengen oder
verschliessen und so die Atmungsfläche vermindern. Die Erklärung als Ab-

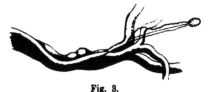

Fig. 3.

Nabelbläschen und persistierende Vasa omphalomesenterica nach Hartmann. (Aus Olshausen-Veit, Lehrb. d. Geburtsh.)

lagerung überschüssiger Salze der Frucht würde besser passen. von Herff
betrachtet sie als Zeichen der Reife oder Überreife der Placenta. Meistens
sitzen sie im mütterlichen, selten allein im kindlichen Teil der Placenta
(Langhans). Bei macerierten Früchten hat sie Fränkel nur in den Gefässen der Zotten gefunden. Bei der Entstehung der Placenta accreta
scheinen sie keine Rolle zu spielen.

Auf der kindlichen Seite der Placenta in der Nähe des Nabelschnuransatzes, selten an einer entfernteren Stelle in den Eihäuten, findet man
nach Schultze fast regelmässig, in 150 Fällen 140 mal, ein grau-gelbes
flaches, zuweilen verkalktes Gebilde von Erbsengrösse oder noch kleinerer
Dimension, das Nabelbläschen, den atrophischen Rest des Dottersackes.
Es steht durch einen dünnen weissen, meist gefässlosen Faden mit der
Nabelschnur in Verbindung. Dieser ist der Ductus emphaloentericus
(s. Fig. 3). Eine nach Schultze benannte Falte von sichelförmiger Gestalt, die nicht konstant ist und in der Nähe des Nabelschnuransatzes sich
findet, zeigt den Ort, wo man das Nabelbläschen zu suchen hat. Ebenfalls
auf der fötalen Seite findet man nach Winckel in 3 % runde Cysten im

Chorion unter dem Amnion. Sie sind erbsen- bis nussgross und entstehen aus Extravasaten.

Der feinere Bau der Placenta ist eines der schwierigsten Gebiete der histologischen Untersuchung. Mütterliches und kindliches Gewebe stehen in innigem Zusammenhang, wachsen durcheinander und bilden ein unentwirrbares Labyrinth. Auf diesem Gebiete ist besonders in den letzten Jahren viel und eingehend gearbeitet worden, aber eine Einigung über die Befunde und hauptsächlich über die Deutung derselben ist nicht erreicht. Es wird daher nötig sein, die Ergebnisse dieser Forschung zum Teil getrennt wiederzugeben, da eine einheitliche Darstellung, mit der sich alle einverstanden

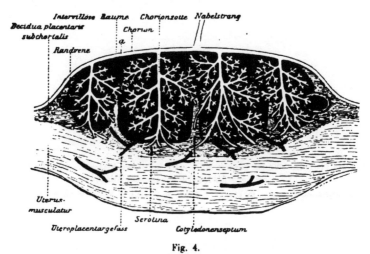

Fig. 4.

Schema der Placenta. Nach Heinz, Untersuchungen über den Bau und die Entwicklung der menschlichen Placenta (Archiv für Gynäkologie, 33. Bd., 1888).

erklären könnten, unmöglich ist. Siehe Fig. 4, Schema der Placenta, und Fig. 5, Aufbau der Placenta.

Sicher ist, dass man einen kindlichen und einen mütterlichen Teil der Placenta unterscheiden kann. Diese beiden Teile sind nach v. Herff mit der Kapsel eines Raumes oder mit einer Schachtel zu vergleichen, deren Boden von der Mutter und deren Deckel vom Kind stammt. Der Boden wird gebildet von der Decidua serotina (basilaris), der Deckel vom Chorion frondosum, welches vom Amnion überzogen ist. Vom Chorion aus gehen eine grosse Anzahl von Zotten in die Tiefe, wie die Wurzeln einer Pflanze. Sie verzweigen sich dichotomisch in immer feinere Zöttchen und endigen blind. Sie sind alle oder fast alle stark gefässhaltig, nur einige sollen nach Langhans gefässlos sein und zwar diejenigen, welche bis zur mütterlichen Schleim-

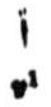

i
v¹

Fig. 5.

Aufbau der Placenta. Würfel aus der Mitte einer injizierten Placenta. (Aus Leopold, Uterus und Kind, geburtsh.-anatom. Atlas.)

S. Septum cotyledonis, *A.* Amnion, *Ch.* Chorion, *Z.* Zotten, *Se.* Serotina, *M.* Muscularis mit injiziert. Gefässen.

haut vordringen, sich in diese hineinsenken oder sich doch so fest mit ihr verbinden, dass es unmöglich ist, sie von ihr abzulösen, ohne das mütterliche Gewebe zu zerreissen. Sie bilden eine Stütze des ganzen Zottenbaues und werden Haftzotten genannt. Der übrige grössere Teil der Zotten führt arterielle und venöse Nabelschnurgefässe und hängt frei in den mit mütterlichem Blut gefüllten Hohlraum der Schachtel, den Zwischenzottenraum oder **intervillösen Raum.**

Dieser wird durch die decidualen Septa in kleinere Räume abgeteilt, welche aber mit einander in Verbindung stehen. Äusserlich entsprechen ihnen die Kotyledonen. Die Septa oder Scheidewände sind mütterlichen Ursprungs und gehen vom Boden, der Decidua, bis zu der vom Chorion gebildeten Decke. Auch an sie heften sich die Zotten an. Waldeyer hat durch Injektionen von der Aorta der Mutter aus bewiesen, dass im Zwischenzottenraum mütterliches Blut cirkuliert. Die Chorionzotten werden beim Menschen vom mütterlichen Blut direkt umspült, was nicht bei allen Tieren der Fall ist. Zu diesen intervillösen Räumen gelangt das Blut der Mutter durch die utero-placentären Arterien und aus ihnen zurück durch die utero-placentären **Venen.**

Die Arterien treten schräg in starken Windungen, ohne grosse Äste abzugeben, durch die Decidua serotina hauptsächlich zu den Scheidewänden der Decidua und können bis zum Chorion hinaufsteigen. Sie werden in diesem Verlauf dünnwandiger und bestehen zuletzt nur aus Endothel. Vor ihrer Mündung teilen sich und geben durch mehrere Öffnungen ihr Blut in den Zwischenzottenraum ab. Durch das ausströmende Blut werden die den Arterienmündungen zunächst liegenden Zotten weggespült. Die grosse Blutmenge, welche durch diese vielen kleinen Arterien in den Zwischenzottenraum strömt, wird durch die noch zahlreicheren Venen abgeführt. Diese Venen sind zunächst auch nur Endothelrohre und bekommen erst allmählich die übrigen Teile der Gefässwand. Ihre Mündungen sind weit und liegen meist auf dem decidualen Boden des Zwischenzottenraums. Ihr Endothel geht ein wenig auf die Decidua über. Sie verlaufen in weiten flachen Bogen nicht wie die Arterien korkreihenartig gegen die Uterusmuskulatur und vereinigen sich dort mit den Venen der Gebärmutter. Durch die nach den Venenöffnungen gerichtete Blutströmung werden die Spitzen der Zotten in diese eine Strecke hineingerissen.

Die kleinen meist blutleeren Arterien sind an der geborenen Placenta schwer zu finden, in dem intervillösem Raum erleidet der Blutstrom eine Verminderung seiner Geschwindigkeit und es blutet aus der Placenta daher nicht arteriell im Strahle, sondern parenchymatös. Die weiten mit Blut gefüllten Venenlumina sind leicht zu finden. Gegen den Rand der Placenta dehnen sich die Venen zu grossen Lakunen aus, dem Randgefäss oder Randsinus, der aber nicht als eine kreisförmig verlaufende Vene aufzufassen ist, sondern an vielen Stellen mit dem intervillösen Raum zusammenhängt und aus den meist tangential austretenden Venensinus besteht, seine Lichtung kann 1 cm und mehr betragen. Blutungen aus diesen venösen Gefässen, deren Wandungen nur aus Endothel bestehen, und die sich nicht kontrahieren können, sind lebensgefährlich, hauptsächlich auch wegen des Zusammenhanges mit den intervillösen Räumen. v. Herff hat das in einem Falle von Placenta praevia anatomisch nachgewiesen. Die Utero-placentarvenen sind hauptsächlich von Hofmeier studiert worden.

Ausser den bisher beschriebenen Teilen findet man im Zwischenzottenraum Gewebsinseln, die von den einen als von der Decidua stammend betrachtet werden, während andere ihren Ursprung im Zellgewebe der Zotten suchen. Im intervillösen Raum befindet sich somit Blut ausserhalb des Endothelüberzuges der Gefässe, was sonst nirgends vorkommt. Waldeyer glaubt zwar, dass das Endothel auch in diesem Raum nicht vollständig verloren gehe, sondern einen feinen Überzug der Chorionzotten bilde, Hofmeier stellt das aber für den Menschen bestimmt in Abrede. Vielleicht besteht dieser Überzug in der ersten Zeit, geht aber später verloren (Duval, Keibel). Die Bildung der intervillösen Räume beginnt nach Keibel, Leopold, Peters schon am Ende der ersten und in der zweiten Woche der Schwangerschaft.

Mikroskopische Anatomie. Mütterliche Placenta. Die Decidua serotina ist modifizierte Uterusschleimhaut, die Deciduazellen sind veränderte Bindegewebszellen derselben. Im Verlauf der Schwangerschaft werden sie durch Druck und Zug durcheinandergeworfen, zum Teil plattgedrückt, zum Teil bilden sie Haufen polygonaler Zellen, sie gehen auch zu Grunde und hauptsächlich in den letzten Wochen finden nyaline und fibrinöse Umwandlungen statt, Trübungen, Nekrose, Verkalkung, Thrombosen. Regelmässig findet man die Nitabuch'sche Fibrinschicht an der Grenze des Zwischenzottenraumes. Sie ist von Syncytium bedeckt, einzelne syncytiale Riesenzellen dringen bis zur Muskularis. Auch Fibrin findet man in der Tiefe der Serotina gegen die Muskularis hin. Die Decidua besitzt ausser den schon besprochenen utero-placentaren Arterien und Venen auch Lymphräume und Lymphspalten und in der Nähe der Muskulatur auseinandergezogene Drüsen mit flachem Epithel, das kubisch werden kann, wenn Sekret in diesen Spalten sich findet oder wenn die Spannung nach Ausstossung der Placenta abnimmt. Vom Placentarrand dringt eine dünne Schicht Decidua noch unter das Chorion (Winklersche Schlussplatte). Das kommt dadurch zustande, dass an dieser Stelle die Zotten in die Decidua hineinwachsen und sie in zwei Lagen spalten. Auf diese Weise werden die spongiöse und die kompakte Schicht der Decidua getrennt und letztere emporgehoben. Nerven hat v. Herff in der Decidua keine gefunden.

Kindliche Placenta. Der Grundstock der Chorionzotten besteht aus Bindegewebszellen, die sternförmig, polymorph sind und ein feines Maschenwerk bilden, welches die Verzweigungen der Nabelschnurarterien stützt. Diese Arterien werden in den feinsten Zotten zu Kapillaren, welche in die Venen münden, die das Blut zur Nabelvene zurückführen. Die Zotten tragen einen Zellmantel, welcher im Anfang der Schwangerschaft immer aus zwei Schichten besteht. 1. Innere Epithelschicht, Langhanssche Schicht, Epiblast. Sie ist gebildet aus deutlich getrennten, kernhaltigen, polyedrischen Zellen, die dem Zottenstroma unmittelbar anliegen und als das ursprüngliche Chorionepithel gelten. 2. Syncytium. Dieses überzieht die Langhanssche Schicht, unterscheidet sich deutlich von ihr dadurch, dass keine Zellgrenzen deutlich sichtbar sind. Es ist ein Protoplasma, in welchem nur Kerne und etwa Vakuolen zu sehen sind. Es färbt sich besonders leicht. Der Überzug des Syncytium ist nicht überall gleich dick, sondern bildet keulenförmige Ausläufer, die als Wachstumsvorgänge aufzufassen sind. Zuerst werden diese gebildet und nachher wachsen Bindegewebe und Gefässe in sie hinein. In früher Zeit besitzt das Syncytium einen feinen Bürstensaum. Die Lang-

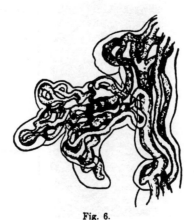

Fig. 6.

Injizierte Gefässe einer Chorionzotte von einer fünfmonatlichen Placenta (Minot). (Aus American Textbook of obstetrics.)

hanssche Schicht verschwindet im Verlauf der Schwangerschaft, auch das Syncytium zeigt Degenerationsvorgänge. Dadurch wird die Gewebsschicht, welche am Ende der Schwangerschaft das mütterliche Blut vom kindlichen trennt, ausserordentlich dünn. Es ist lebhaft darüber gestritten worden, ob das Syncytium mütterlichen oder kindlichen Ursprungs sei. Die Untersuchung von Graf Spee, v. Herff, Hubrecht, Peters, van Tussenbroek sprechen dafür, dass es ein fötales Gebilde ist. Pfannenstiel hat zwar Syncytium in den mütterlichen Gefässen der Decidua gefunden, aber solche Umwandlung des Endothels in Syncytium kommt auch bei Entzündungen Erwachsener vor und ähnliche Vorgänge sind ausnahmsweise in der Decidua möglich, aber nicht als die Regel zu betrachten.

Vielleicht spielt die „Zottendeportation" dabei eine Rolle. Neuerdings hat Katharina van Tussenbroek Syncytium bei einer Ovarialschwangerschaft im Graafschen Follikel gefunden, ein neuer Beweis für den fötalen Ursprung.

Das Syncytium kann den Ausgangspunkt bösartiger Geschwülste der Mutter bilden, eine Reihe von Beobachtungen der letzten Jahre hat das unzweifelhaft nachgewiesen. Wir haben in diesem Falle den merkwürdigen Vorgang der Invasion und Zerstörung des Körpers der Mutter durch Teile der Frucht.

Epitheliale Kernwucherungen des Zottenepithels kommen nach E. A. Martin regelmässig am Ende der Schwangerschaft vor. Die Proliferationen bilden Haufen „Klexe“; sie haben mit Eklampsie und Nephritis nichts zu thun.

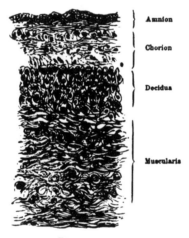

Amnion

Chorion

Decidua

Muscularis

Fig. 7.

Eihäute, an der Uteruswand festsitzend. (Aus v. Winckel, Lehrb. d. Geburtsh. II. Aufl. 1898.)

Wohl die klarste zusammenfassende Darstellung des jetzigen Standes unserer sicheren Kenntnisse der Placenta giebt v. Herff in der Encyklopädie der Geburtshülfe und Gynäkologie. Sie hat die Grundlage dieser Beschreibung der mikroskopischen Verhältnisse gebildet. Strahl hat in den Ergebnissen der Anatomie und Entwickelungsgeschichte 1897 eine Zusammenstellung vieler diesbezüglicher Arbeiten gegeben, welche sich aber zum Teil auf die tierische Placenta beziehen und die jeder mit Nutzen zu Rat ziehen wird, der sich über diese Dinge orientieren will.

Webster hat 1901 in seinem Buch „Human Placentation“ das Ergebnis seiner langjährigen Arbeiten zusammengefasst. Zum grössten Teil beziehen sie sich jedoch auf den Zustand des Chorion, der Decidua und der Placenta in den früheren Stadien der Schwangerschaft und beschreiben die Veränderungen, wie er sie zu verschiedenen Zeiten gefunden hat. Sie gehören darum nicht in dieses Kapitel. Es mag aber doch hier erwähnt werden, dass er das Syncytium für kindliches Gewebe hält, dass er syncytiale Bildungen in der Mukosa des Uterus gefunden hat. Der Syncytiumüberzug der Chorionzotten ist am Ende der Schwangerschaft abgeplattet, endothel-ähnlich, aber mit vielfachen Verdickungen dazwischen. Die Langhans'sche Schicht wuchert dort, wo sich die Zotten an das mütterliche Gewebe anlegen, später geht sie fast ganz zu Grunde, so dass das Stroma der Zotten direkt in das der Decidua übergeht. Den Infarkt hält er für ein Zeichen des Alters der Placenta, nicht für etwas Pathologisches.

Am Rand der geborenen Placenta kann man von aussen nach innen vier Schichten von Eihäuten von einander unterscheiden, zu äusserst die Decidua vera, dann die Decidua reflexa oder cirkumflexa, dann das Chorion

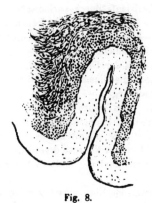

Fig. 8.

Epithel des Amnion. Übersichtsbild. Eihäute, auf der Uteruswand festsitzend. (Aus v. Winckel, Lehrb. d. Geburtsh., II. Aufl., 1893.)

und zu innerst das Amnion. Sie lassen sich bei einiger Sorgfalt von ein-ander trennen (s. Fig. 7 u. 8).

Die Decidua vera ist sehr dünn, gefässlos, zum Teil nekrotisch, be-steht aus grossen Bindegewebszellen mit einem oder mehreren Kernen, ein Teil derselben bleibt oft im Uterus zurück. Mit ihr hängt innig zusammen die Decidua reflexa, die ebenfalls am Ende der Schwangerschaft De-generationszeichen darbietet und aus den bekannten sogen. decidualen Zellen von länglicher Form mit rundem Kern besteht.

Das Chorion, Lederhaut, hat am Ende der Schwangerschaft keine Gefässe, mit Ausnahme desjenigen Teiles natürlich, der die fötale Placenta bildet, es ist ziemlich fest, besteht aus mehreren Lagen länglicher Binde-gewebszellen, die Zotten sind zu dünnen Fäden atrophiert, welche es mit der Decidua verbinden.

Das Amnion, Schafhaut, Wasserhaut, ist dünn, durchsichtig, aber fest, besteht aus dem gegen die Eihöhle gelegenen einschichtigen Epithel und darunter liegendem Bindegewebe, es ist ebenfalls gefässlos. Das Epithel stammt vom Ektoderm, das Bindegewebe vom Mesoderm und geht am Nabel in die Whartonsche Sulze über.

Das bisher Gesagte betraf die anatomischen Verhältnisse der Placenta. Ihre Physiologie ist weniger gut bekannt und manches beruht mehr auf Vermutungen als auf direkten Beobachtungen. Es bleibt noch vieles weiteren Forschungen vorbehalten.

Im Zwischenzottenraum ist die Blutcirkulation sehr verlangsamt, dadurch wird der Übergang von Stoffen aus dem Blut der Mutter in das des Kindes erleichtert. v. Herff nimmt an, dass es in toten Winkeln zu Stagnation und sogar zu Gerinnung kommen könne und dass die Schwangerschaftswehen dieser Trägheit des Blutkreislaufs durch periodische Entleerung des Zwischenzottenraumes nachhelfen. Durch die grossen Venen geschieht die Entleerung leicht. Eine merkwürdige Eigenschaft des Zwischenzottenraumes ist es ferner, dass das Blut in demselben nicht gerinnt, was sonst eintritt, sobald Blut sich ausserhalb des Endothels der Gefässe befindet. v. Herff vermutet, dass ein Gewebe in der Placenta die Eigenschaft besitzt, die Gerinnung des Blutes zu verhindern. Die Beobachtungen bei Blutungen aus Tubenschwangerschaften haben ihn dazu geführt. Man sieht bei solchen, dass eine Frau sich aus einem minimalen Riss verbluten kann, weil kein Gerinnsel sich bildet, welches das kleine Loch verschliesst. Er nimmt an, dass dem Zottensyncytium diese Eigenschaft zukomme, weil er bei Nekrose desselben beobachtet hat, dass sich sofort in der Nähe Fibringerinnsel des mütterlichen Blutes bilden, die zu Infarkten führen.

Diese gerinnungshemmende Eigenschaft des Syncytium ermöglicht wahrscheinlich die Thätigkeit der Placenta als Atmungs-, Ernährungs- und Ausscheidungsorgan. Es sind wahrscheinlich Diffusions- und Osmosevorgänge, welche diese vielfache Arbeitsleistung ausführen. Die Trennung zwischen mütterlichem und kindlichem Blut geschieht durch sehr dünne Wandungen, wie oben auseinandergesetzt. Sauerstoff und Kohlensäure können da leicht diffundieren und auch für giftige Gase, Kohlenoxyd (Fehling), Chloroform (Zweifel) ist das anzunehmen; denn dass diese Gase von der Mutter zum Kind übergehen und umgekehrt, ist sicher. Wasser und alle darin löslichen Stoffe werden wohl auf gleiche Weise übertreten und zwar wie die Gase in beiden Richtungen, von der Mutter zum Kind und umgekehrt. Dass sie übertreten, ist für eine ganze Anzahl derselben experimentell nachgewiesen, z. B. Salz- und Zuckerlösungen, Alkohol, Jodkali, Morphin, Atropin, Strychnin, Salicylsäure, Sublimat, Methylenblau u. s. f.

Wie das Fett übertritt, ist schwerer zu erklären, emulgiertes Fett kann nicht durch die Wandungen der Zotten, aber Fettsäuren dürften übergehen, das genügt jedoch kaum zur Entwickelung des starken Fettpolsters eines reifen Kindes. Man muss daher annehmen, dass es aus dem Eiweiss gebildet wird. Aber wie die Eiweisskörper übergehen, das wissen wir nicht. Vielleicht besitzt das Syncytium die Eigenschaft sie wasserlöslich zu machen, zu peptonisieren. Man hat auch vermutet, dass weisse Blutkörperchen dabei beteiligt seien und Rauber hat gefunden, dass sie in der Nabelvene immer zahlreicher sind als in den Arterien, sie würden also fortwährend von der Mutter auf das Kind übergehen. Sänger bestreitet das, und bei Leukämie der Mutter oder des Kindes hat man keine Vermehrung derselben beim gesunden Individuum gefunden. Das spricht dafür, dass auch unter normalen Verhältnissen ein solcher Übertritt nicht regelmässig und in grosser Anzahl stattfindet.

In Bezug auf geformte Körper weiss man, dass Russ-, Zinnober-, Karmin- und Tuschepartikel nicht durch die Zotten hindurchdringen, rote Blutkörperchen wahrscheinlich auch nicht. Reitz, Mars und Perls glauben, dass geformte Bestandteile übergehen können. Gegen das Eindringen von Krankheitserregern scheinen die Zottenwandungen einen gewissen Schutz zu gewähren und es wird von manchem angenommen, dass sie nur auf das Kind übergehen, wenn die Zotten Schaden gelitten haben, z. B. durch vorzeitige Wehen oder während der Geburt. Man kann aber auch annehmen, dass solche Pilze durch das Syncytium in die Zotten hineinwachsen. Sicher nachgewiesen ist der Übergang der Parasiten bei Malaria, Milzbrand, selten bei Tuberkulose, Typhus, Blattern. Syphilis scheint durch die Placenta nicht oder nur selten übertragbar zu sein, d. h. das Kind wird nicht luetisch, wenn die Mutter nach der Schwängerung angesteckt wird. Antitoxine, die als lösliche Körper von der Mutter zum Kind übergehen, sind vielleicht die Ursache der Impfimmunität. Da alle diese Dinge aber nicht mehr zur Physiologie gehören, sondern pathologische Verhältnisse betreffen, ist es nicht am Platze, hier weiter darauf einzugehen.

Kapitel VIII.

Das Fruchtwasser.

Von

A. Goenner, Basel.

Litteratur.

1. Ahlfeld, Berichte u. Arbeiten. Bd. 2. S. 22.
2. Derselbe, Lehrb. d. Geburtsh. 1898.
3. Baumm, Münch. med. Wochenschr. 1887.
4. Charpentier, Traité pratique des accouchements. 1883.

5. Doederlein, Verhandl. d. III. deutsch. Gyn.-Kongr. S. 311.
6. Dohrn, Monatsschr. f. Geburtsk. Bd. 26. S. 114.
7. Dührssen, Arch. f. Gyn. Bd. 32.
8. Eichstedt, Zeugung u. s. w. S. 55.
9. Fehling, Arch. f. Gyn. Bd. 14.
10. Gassner, Monatsschr. f. Geburtsk. Bd. 19. S. 46.
11. Goenner, Centralbl. f. Gyn. 1897. Nr. 24.
12. Gusserow, Arch. f. Gyn. Bd. 13.
13. Haidlen, Arch. f. Gyn. Bd. 25. S. 40.
14. Hecker, Klinik der Geburtsk. Bd. 2. S. 226.
15. Hegar, Monatsschr. f. Geburtsk. Bd. 22. S. 301, 448.
16. Derselbe, Monatsschr. f. Geburtsk. Bd. 29. S. 1.
17. Hoppe-Seyler, Physiol. Chemie. 1877. I. Teil. S. 609.
18. Jungbluth, Arch. f. Gyn. Bd. 4.
19. Köstnitz, Deutsche med. Wochenschr. 1899. S. 949.
20. Krukenberg, Arch. f. Gyn. Bd. 22.
21. Derselbe, Arch. f. Gyn. Bd. 26.
22. Nagel, Arch. f. Gyn. Bd. 35.
23. Prochownick, Arch. f. Gyn. Bd. 11.
24. Runge, Lehrb. d. Geburtsh. 1901.
25. Sandmeyer, Dissert. Marburg 1888.
26. Schaller, Arch. f. Gyn. Bd. 57.
27. Schrere, Dissert. Jena 1896.
28. Schmitz, Dissert. Berlin 1890.
29. Schultze, Lehrb. d. Embryologie. 1897.
30. Törngreen, Arch. de Tocol. 1888. Nr. 8.
31. Walthard, Arch. f. Gyn. Bd. 48.
32. Winckel, Lehrb. d. Geburtsh. 1893.

Das Fruchtwasser ist im Beginne der Schwangerschaft eine klare Flüssigkeit. Später wird es trübe wie Seifenwasser und besitzt einen faden, süsslichen, nach Charpentier spermaähnlichen Geruch. Die Trübung kommt her von Wollhaaren, Epidermisschuppen, Vernix caseosa, welche darin suspendiert sind. Charpentier erwähnt ausserdem Zellen, die aus der Niere und Blase des Kindes stammen, sowie Leukocyten. Sein spezifisches Gewicht beträgt nach Olshausen-Veit 1002—1028, nach Winckel 1002—1015, nach Runge 1006—1012, es reagiert schwach alkalisch oder neutral. Die physiologische Menge schwankt zwischen $1/3$—$1\frac{1}{2}$ l, Gassner hat durchschnittlich gefunden 1,870 g, Winckel 1300 g, Fehling 680 g. Bei grossen Kindern, Mehrgebärenden und unregelmässigen Lagen ist viel Fruchtwasser vorhanden. Im Anfang der Schwangerschaft wiegt das Fruchtwasser mehr als das Kind, nimmt dann relativ ab, aber absolut bis zur Geburt zu, d. h. das Kind wächst rascher als die Fruchtwassermenge.

Es existieren eine ganze Reihe chemischer Analysen des Fruchtwassers, welche hauptsächlich deswegen unternommen worden sind, weil seine Herkunft auf verschiedene Weise erklärt worden ist. Hoppe-Seyler hat gefunden Wasser 98,43 %, feste Stoffe 1,57 %, Albumin 0,19 %, lösliche anorganische Salze 0,566 %, Extraktivstoffe 0,81 %, unlösliche organische

In 100,0 ccm menschlichem Fruchtwasser sind enthalten

Nummer	Zeit der Gravidität	Menge des Fruchtwassers u. s. w.	Geschlecht	Länge in cm	Gewicht (G)	Reaktion	spezif. Gewicht	organische Stoffe Extraktionsstoffe – Kkwels	löslich	unlöslich	zusammen	Fette	lösliche Salze – in Alkohol	in Wasser	zusammen	unlösl. Salze	Gesamtsumme der Salze	Summen der festen Bestandteile	Wasser
1	6. Woche	40 ccm	—	1,7	—	schw. alk.	10082	0,85	4,07	2,87	6,94	0,25	6,02	0,94	6,96	0,22	7,18	15,22	984,68
2	20. Woche	130 ccm	K	2,4	280	neutr.	10122	7,1025	6,192	5,25	11,44	0,55	3,7	2,6	6,3	0,365	6,67	25,76	974,24
3	Mitte 10. M. Zwillinge	normal	M	42,5	2000	"	10072	0,93	2,825	2,15	4,98	0,1	2,13	2,6	4,73	0,15	4,88	10,89	989,11
4	Mitte 10. M.	"	K	48,0	2500	"	10815	1,1	1,81	4,0	6,81	0,2	1,82	3,25	5,07	0,2	6,27	13,88	986,12
5	Ende	"	M	50,0	3070	"	10062	0,613	2,9	4,8	7,7	0,1	2,3	2,9	5,2	0,3	5,5	13,91	986,09
6	"	"	K	50,5	3300	"	10071	0,6	2,55	5,65	8,2	1,225	1,55	3,9	5,45	0,225	5,68	14,7	985,3
7	"	zweiter Zwilling	M	50,0	3400	minim. alk.	10082	1,4	1,525	5,675	7,2	0,235	2,025	2,625	4,65	0,25	4,9	13,85	986,15
8	"	Nabelschnurumschl. 2500 cc	M	52,0	3830	neutr.	10069	0,67	3,0	5,4	8,4	0,2	1,85	3,75	5,6	0,3	5,9	15,17	984,88
9	"	Hydramnion Nabelschnurumschl. 3000 ccm	K	51,0	3500	"	10079	1,4	2,06	5,78	7,84	0,2	1,59	2,19	8,78	0,15	8,98	13,87	986,13
10	"	Hydramnion Missgeburt Sakraltumor	M	52,5	4180	"	10065	1,95	2,775	5,225	8,0	0,55	1,2	2,575	3,775	0,25	4,03	14,53	985,47
11	"	3500 cc Hydramnion	M	40,0 Gesamtgew. 2470	1100	schw. alk.	10085	5,225	4,775	2,4	7,18	0,55	1,85	3,25	5,2	0,4	5,6	18,55	981,45

Salze 0,024 %. Winckel hat das Fruchtwasser einer erhängten Schwangeren
aufgefangen, die von Weidner vorgenommene Analyse ergab: Albumin
0,097 %, Harnstoff 0,05 %, Trockensubstanz 2,3 %, Glührückstand 1,03 %;
in diesem vorwiegend Cl, Na, PO_5, SO_3, wenig Ka, Spuren Ca_2 und CO_2.
Schwefelsäure in der Flüssigkeit 0,005 %, im Glührückstand 0,027 %, keine
kohlensauren Salze. Den Eiweissgehalt hat Sandmeyer auf durchschnittlich
0,22 % bestimmt (s. S. 319).

Prochownick hat als Ergebnis seiner Analysen vorstehende Tabelle zusammengestellt.

Von der vierten Woche an hat Prochownick immer Harnstoff
gefunden, in den drei letzten Monaten fand er die Harnstoffmenge entsprechend der Länge und dem Gewicht des Kindes und hält es für wahrscheinlich, dass sich das auch in der übrigen Zeit so verhält. Vom dritten
Monat an ist Chlor-Natrium vorhanden und zwar 0,57 %, am Ende der
Schwangerschaft 0,66 %. Scherer hat bei wiederholten Untersuchungen
keinen Harnstoff gefunden, wohl aber Rees und Wöhler; Winckel hat
in drei Fällen Harnstoff gefunden und zwar 0,104 %, 0,086 % und 0,42 %.
Jetzt wird das Vorhandensein von Harnstoff nicht mehr bestritten, aber die
Menge schwankt beträchtlich, ungefähr von 0,02—0,4 %. Von Eiweisskörpern
wurden gefunden Albumin und Globulin, ferner eine dem Ovovitellin ähnliche
Substanz. Ausserdem können vorhanden sein: Mucin, Cholestearin, Kreatin,
Kreatinin, Seifen. Bakterien kommen unter normalen Verhältnissen im
Fruchtwasser nicht vor. In Bezug auf die Herkunft des Fruchtwassers be-
stehen drei Möglichkeiten, entweder es ist mütterlichen Ursprungs, oder es
stammt vom Kind, oder endlich es ist ein Gemisch von Produkten beider
Organismen.

Zuntz hat trächtigen Tieren indigschwefelsaures Natron in die Jugularis gespritzt und diesen Farbstoff im Fruchtwasser wiedergefunden, aber
nicht in den Nieren des Fötus. Dadurch ist der Beweis erbracht, dass ein
Teil des Fruchtwassers von der Mutter stammt. R. Schroeder hat gefunden, dass, wenn der Hämoglobingehalt des Blutes der Mutter zunimmt,
auch die Eiweissmenge des Fruchtwassers wächst, was ebenfalls für den
mütterlichen Ursprung spricht. Ahlfeld betont, dass der relativ grosse
Eiweissgehalt es unwahrscheinlich macht, dass das Fruchtwasser ein Sekret
der kindlichen Nieren sei. Nach Cohnstein und Zuntz sind die Druckverhältnisse in den fötalen Gefässen für eine Sekretion der Nieren ungünstig
mit Ausnahme der letzten Zeit der Schwangerschaft. Fehling und Ahlfeld sind der gleichen Ansicht und glauben, der Sekretionsdruck in der
Niere sei zu gering, um die Blase zu füllen und diese dem Intrauterindruck
entgegen in die Eihöhle zu entleeren. Nur wenn die mütterlichen Nieren
ungenügend funktionieren und sich die Schlacken des Stoffwechsels in der
Mutter und im Fötus ansammeln, treten die kindlichen Nieren vielleicht in
Thätigkeit. Winckel glaubt daher, dass das Kind nur Urin in das Fruchtwasser entleere, wenn es gefährdet sei, also unter ähnlichen Umständen, wie

die Mekoniumausstossung erfolge. Der geringe Harnstoffgehalt, den man immer im Fruchtwasser konstatiert, stamme aus dem mütterlichen Blut. Ahlfeld sagt, eine gesunde Frucht entleere normalerweise keinen Harn in die Amnionhöhle, erst bei Cirkulationsstörungen während der Geburt sei das der Fall.

Schaller hat Schwangeren Phloridzin gegeben und sie so diabetisch gemacht. Im Fruchtwasser war kein Zucker nachzuweisen, wohl aber im Urin der Kinder nach der Geburt, falls der Versuch kurz vor derselben vorgenommen worden war. Er hält daher das Fruchtwasser für fast ausschliesslich ein Transsudat aus den mütterlichen Gefässen.

Prochownik hält im Gegensatz zu diesen Autoren das Fruchtwasser für ein ausschliesslich fötales Produkt wegen des Harnstoffgehalts und wegen des konstanten Verhältnisses von Harnstoff, Länge und Gewicht der Frucht. Derselben Ansicht sind Gusserow, Wiener und Nagel zum Teil aus anderen Gründen. Gusserow führt dafür an den Mangel an Fruchtwasser bei Verschluss der kindlichen Harnwege und die starke Füllung der Blase in diesen Fällen. Benzoësäure, die er der Mutter verabreichte, wurde im Fruchtwasser als Hippursäure gefunden und musste also die kindlichen Nieren passiert haben. Nagel hält dem entgegen, dass die Umwandlung in Hippursäure auch ausserhalb der Nieren stattfinden kann und Törngreen hat die Hippursäure im mütterlichen Blut gefunden.

Chaussier, Meckel, Béclard, Tarnier und Chantreuil haben sich für den gemischten Ursprung ausgesprochen, und auch Winckel sagt, dass die Wahrheit in der Mitte liegen dürfte.

Die mütterlichen Quellen des Fruchtwassers sind die Blutgefässe, aus denen Flüssigkeit transsudieren kann, wie das bei den oft beträchtlichen Wasseransammlungen zwischen den Eihäuten, bei Hydrorrhoea gravidarum, der Fall ist.

Jodkali, trächtigen Tieren gegeben, fand Krukenberg regelmässig im Fruchtwasser, dagegen nicht oder nur spurenweise in den Nieren der Frucht. Ferner stammt ein Teil ebenfalls als Transsudat aus den von Jungbluth beschriebenen Vasa propria, die vom Nabelstrang aus zwischen Amnion und Chorion verlaufen. Sie obliterieren gewöhnlich in der Mitte der Schwangerschaft, sind aber bei Hydramnion bis ans Ende bluthaltig und besonders stark entwickelt.

Der Zweck des Fruchtwassers besteht darin, das Kind vor Druck und Stoss zu schützen, ihm Beweglichkeit zu sichern, Verwachsungen mit dem Amnion zu verhüten und die Nabelschnur vor Kompression zu bewahren. Die Bewegungen des Kindes werden durch dasselbe für die Mutter weniger empfindlich, endlich spielt es bei der Geburt eine wichtige Rolle, es bildet die Fruchtblase und dilatiert den Cervikalkanal, schützt das Kind vor der direkten Einwirkung der Wehen, erhält die Placenta im Kontakt mit der Uteruswand, macht die Geburtsteile glatt und erleichtert dadurch die Geburt.

Die Beobachtungen von Walthard haben es wahrscheinlich gemacht, dass das Fruchtwasser auch antiseptische Eigenschaften besitzt. Er hat gefunden, dass nach dem Blasensprung der Keimgehalt der Scheide bedeutend abnimmt, und glaubt, dass die Vagina durch den Abfluss des Fruchtwassers mechanisch, und chemisch gereinigt werde. Goenner hat experimentell nachgewiesen, dass das Fruchtwasser schwer fault, und denkt daher an die Möglichkeit, dass es bactericide Stoffe enthalte. Da es diese Eigenschaft behält, wenn die Albumine durch Kochen und Filtrieren grösstenteils entfernt sind, dürfte es sich vielleicht um aromatische Körper handeln, oder um Rhodanverbindungen wie im Speichel.

Kapitel IX.

Die Ernährung und der Stoffwechsel des Embryo und Fötus.

Von

A. Goenner, Basel.

Mit 2 Abbildungen im Text.

Litteratur.

1. Ahlfeld, Centralbl. f. Gyn. 1877.
2. Derselbe, Verhandl. d. deutsch. Gesellsch. f. Gyn. 1888. II. S. 203.
3. Derselbe, Lehrb. d. Geburtsh. I. Aufl. 1898.
4. Alexeff, Arch. f. Gyn. Bd. 10. S. 141.
5. Baker, Obst. transaction. Vol. 8.
6. Beale, Monatsschr. f. Geburtsk. Bd. 16.
7. Beatty, Contrib. to midwifery.
8. Benicke, Zeitschr. f. Geburtsh. u. Gyn. 1875.
9. Derselbe, Centralbl. f. Gyn. 1879.
10. Bernard, Cl. Acad. d. sc. 1859.
11. Derselbe, Phénomènes de la vie 1879. Bd. 2.
12. Casper, Klin. Novellen.
13. Cathelmiau, Progr. méd. 1890. S. 486.
14. Carazzani e Levi, Arch it. d. Biol. 1895. Bd. 23. S. 137.
15. Charpentier, Traité pratique d'accouchements.
16. Clouch, Empoison d. foet. Journ. d. chir. méd. 1868.
17. Cohnstein, Arch. f. Gyn. Bd. 4.

18. **Cohnstein** u. **Zuntz**, Pflügers Arch. Bd. 34. S. 884.
19. **Dieselben**, Ibid. Bd. 42.
20. **Davaine**, Rec. méd. vét. 1868.
21. **Dohrn**, M. f. Geburtsk. Bd. 24. S. 105.
22. **Doléris** et **Quinquaud**, Nouv. arch. d'obst. et gyn. 1888. S. 531.
23. **Dührssen**, Arch. f. Gyn. Bd. 32.
24. **Fehling**, Arch. f. Gyn. Bd. 11. S. 526.
25. **Derselbe**, Das Dasein vor der Geburt. 1887.
26. **Fleming**, Phil. Transact. Bd. 49.
27. **Friedreich**, Virchows Arch. Bd. 36.
28. **Gilson**, Soc. Roy. d'Edinb. Bd. 2.
29. **Gryfeldt**, Rev. méd. 1845
30. **Gusserow**, Arch. f. Gyn. Bd. 3.
31. **Derselbe**, Ibid. Bd. 13.
32. **Güthers**, Respiration und Ernährung im Fötalleben. Jena 1849.
33. **Hagemann**, Verhandl. d. physiol. Gesellsch. zu Berlin. 15. Jahrg. 1890. S. 16.
34. **Haidlen**, Arch. f. Gyn. Bd. 25.
35. **Halban**, Wien. klin. Wochenschr. 1900. Nr. 25.
36. **Hartmann**, Monatsschr. f. Geburtsk. Bd. 27.
37. **Heinricius**, Zeitschr. f. Biol. Bd. 26.
38. v. **Herff**, Encyklopädie der Geburtsh. u. Gyn.
39. **Hink**, Centralbl. f. Gyn. 1893.
40. **Hoffmann** u. **Langerhans**, Virchows Arch. Bd. 48.
41. **Hoppe-Seyler**, Handb. d. phys. u. path.-chem. Analyse. 1865.
42. **Ikeda**, Centralbl. f. Gyn. 1895.
43. **Jassensky**, Virchows Arch Bd. 40.
44. **Jungbluth**, Das Fruchtwasser und seine übermässige Vermehrung. Bonn 1869.
45. **Derselbe**, Virchows Arch. Bd. 48.
46. **Kehrer**, Vergl. Physiol.
47. **King**, Guys Hosp. Rep. Vol. 5.
48. **Kiwisch**, Geburtsk. Erlangen 1851.
49. **Kristeller**, Monatsschr. f. Geburtsk. Bd. 27.
50. **Kroenig** u. **Füth**, Monatsschr. f. Geburtsk. u. Gyn. Bd. 13.
51. **Krüger**, F., Dissert. Dorpat 1886.
52. **Krukenberg**, Arch. f. Gyn. Bd. 26.
53. **Derselbe**, Ibid. Bd. 31.
54. **Lobstein**, Nutrition du Foetus.
55. **Madge**, Trans. of obs. soc. London. Bd. 3.
56. **Martin**, Monatsschr. f. Geburtsk. Bd. 11.
57. **Olshausen-Veit**, **Schroders** Lehrb. d. Geburtsh. 13. Aufl.
58. **Paul**, Monatsschr. f. Geburtsk. Bd. 19.
59. **Pinard**, Art. Foetus Dict. encycl. sc. méd.
60. **Pflüger**, Arch. f. Physiol. Bd. 1.
61. **Porak**, Arch. d. Tocol. 1878.
62. **Prevost** et **Morin**, Mem. soc. phys. Genève. T. 9.
63. **Preyer**, Physiol. d. Embryo. 1885.
64. **Derselbe**, Zeitschr. f. Geburtsh. u. Gyn. Bd. 7.
65. **Priestley**, Brit. med. Journ. 1887. Vol. 66.
66. **Prout**, Virchows gesam Abhandl.
67. **Reitz**, Centralbl. f. med. Wissensch. 1868.
68. **Ritgen**, Neue Zeitschr. f. Geburtsh. Bd. 26.
69. **Rose**, Monatsschr. f. Geburtsk. Bd. 26.
70. **Rouget**, Acad. sc. 1859.

71. Runge, Arch. f. Gyn. Bd. 42.
72. Derselbe, Lehrb. d. Geburtsh. V. Aufl.
73. Derselbe, Arch. f. Gyn. Bd. 50.
74. Savor, Encyklopädie der Geburtsh. u. Gyn. Bd. 2. S. 179.
75. Schauenstein u. Spaeth, Jahrb. d. Kinderheilk. Wien 1859.
76. Scherer, Verhandl. d. phys. Gesellsch. zu Würzburg. Bd. 2.
77. Derselbe, Zeitschr. f. wiss. Zool. Bd. 18.
78. Schultze, Jenaische Zeitschr. f. Med. u. Therapie. 1868.
79. Schwartz, Die vorzeitigen Atembewegungen 1858.
80. Derselbe, Arch. f. Gyn. Bd. 1.
81. Simpson, Obst. Works. Bd. 2.
82. Simpson, Al., Glasgow. med. chir. Soc. 1867.
83. Stokvis, Wien. med. Wochenschr. 1857.
84. Tigri, Lo sperimentale. 1859.
85. Valenta, Med. Jahrb. 1869.
86. Veit, Zeitschr. f. Geburtsh. u. Gyn. Bd. 42
87. Velpeau, Accouchements.
88. Vigues, Journ. d. Toulouse. 1859.
89. Viti, Centralbl. f. Gyn. 1886.
90. Winckel, Klin. Beobacht. z. Pathol. d. Geburtsh. 1860.
91. Derselbe, Lehrb. d. Geburtsh. II. Aufl.
92. Wurster, Dissert. Zürich 1870.
93. Derselbe, Berl. klin. Wochenschr. 1869. Nr. 37.
94. Zweifel, Arch. f. Gyn. Bd. 9

Es wäre der Übersichtlichkeit wegen vielleicht am besten, wenn man die Physiologie der Frucht in verschiedene Abschnitte teilen und Ernährung, Atmung, Cirkulation, Ausscheidung getrennt beschreiben würde. Da aber der Placentarkreislauf, wie er während des grössten Teiles des intrauterinen Lebens besteht, nicht nur Cirkulationsapparat ist, sondern auch die Atmung, die Ernährung und die Abfuhr der verbrauchten Stoffe besorgt, liessen sich Wiederholungen nicht vermeiden und es scheint daher rationeller, die angedeutete Trennung nicht streng durchzuführen.

In der ersten Zeit nach der Befruchtug erhält das Ei resp. der Embryo Sauerstoff und Nahrung vom Dotter aus und durch Osmose von der umgebenden Decidua; denn eine Cirkulation besteht noch nicht. Später, ungefähr von der dritten Woche an ist der Dotterkreislauf ausgebildet, durch die Vasa omphalomesenterica wird der Dotter dem Embryo zugeführt und bildet seine Nahrung, während der Sauerstoff wahrscheinlich immer noch durch Osmose von der Mutter aus bezogen wird, wobei die Zotten, welche in die Decidua hineingewachsen sind, der Weg sein dürften, auf welchem Gase und Flüssigkeiten herbeigeschafft werden. Am Ende des ersten Monats, bevor der Dotter aufgezehrt ist, wachsen die Verzweigungen der Nabelarterien in die Zotten hinein und stellen so den Umbilicalkreislauf her, der bis zur Geburt dauern wird, während der Dotterkreislauf noch kurze Zeit daneben besteht. Mit ungefähr sieben Wochen ist man im stande, die zukünftige Placentarstelle von der übrigen Eiperipherie zu unterscheiden, indem daselbst die Zotten viel intensiver wachsen. Sobald die Placenta fertig-

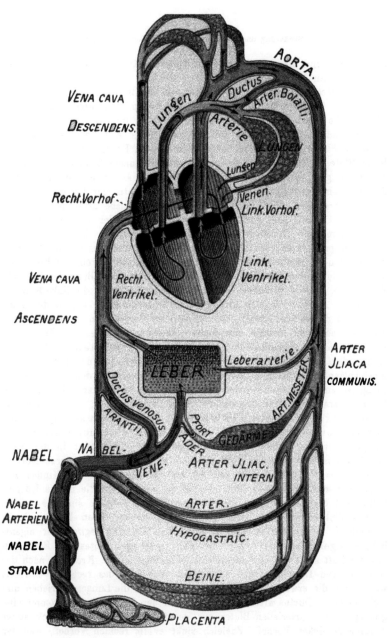

Fig. 1.

Schema der fötalen Cirkulation vor der Geburt, die Pfeile geben die Richtung des Blut-
stromes an, die Farben zeigen den Charakter des Blutes in den verschiedenen Gefässen.
(Aus American Textbook of obstetrics. 1897.

gebildet ist, sind die endgültigen Cirkulationsverhältnisse hergestellt. Das ist in der neunten Woche der Fall.

Der Weg, den das kindliche Blut zurücklegt, ist folgender (Fig. 1, Kreislauf vor der Geburt). Die Kontraktionen des linken Herzventrikels treiben das Blut in die Aorta, A. iliaca communis, A. iliaca interna, in die A. hypogastrica und aus dieser in die Arteria umbilicalis. Auf diese Weise gelangt es in die Placenta, wird dort arteriell durch den Kontakt mit dem mütterlichen Blute, welches sich in den Zwischenzottenräumen befindet. Durch die Nabelvene geht es zum Kind zurück; diese tritt am Nabel in den Körper desselben ein, geht längs dem Lig. suspensor hepatis zur Leber und theilt sich an ihrem unteren Rand in die Pfortader, welche arterielles Blut zur Leber führt, und dem Ductus venosus Arantii, der in die Vena cava ascendens mündet. In diese Vena cava ascendens fliesst das Blut, welches die Leber passiert hat, durch die Vena hepatica, und dieses gemischte Blut gelangt nun in den rechten Vorhof und aus diesem durch das Foramen ovale in den linken Vorhof infolge der eigentümlichen Stellung der Valvula Eustachii. Aus dem linken Vorhof gelangt das Blut in die linke Kammer und in die Aorta. Das Blut aus der oberen Körperhälfte kommt durch die Vena cava descendens ebenfalls in den rechten Vorhof, von da in die rechte Kammer und in die Arteria pulmonalis. Von dort geht es zum Teil in die Lungen, zum Teil aber durch den Ductus arteriosus Botalli in die Aorta. Ausser dem Blut, welches durch das Foramen ovale in den linken Vorhof hineingelangt ist, kommt eine relativ kleine Blutmenge in denselben aus den Lungenvenen. Intrauterin haben wir also folgende Unterschiede im Cirkulationsapparat gegenüber den extrauterinen Verhältnissen; 1. den Ductus venosus Arantii zwischen Vena umbilicalis und Vena cava ascendens, 2. das Foramen ovale zwischen beiden Vorhöfen und 3. den Ductus arteriosus Botalli zwischen Arteria pulmonalis und Aorta. Das Blut in der Vena umbilicalis ist rein arteriell, wird mit dem venösen aus der unteren Körperhälfte gemischt, und von da an gelangt in alle Teile des Kindes nur mehr oder weniger venöses Blut. Da in der ersten Zeit die untere Körperhälfte und die Leber relativ zum übrigen Körper ·kleiner sind als später, ist das Blut in der Vena cava ascendens in den früheren Monaten mehr arteriell als in den letzten. Durch den ersten Atemzug beginnt der eigentliche Lungenkreislauf, d. h. die Versorgung des Blutes mit Sauerstoff aus der Luft statt aus der mütterlichen Placenta (Fig. 2, Kreislauf nach der Geburt). Die Lungen werden ausgedehnt, das Blut des rechten Ventrikels wird durch die erweiterten Lungenarterien nur in die Lungen getrieben und nicht mehr in Ductus arteriosus Botalli. In den linken Vorhof kommt eine grössere Menge arteriellen Blutes aus der Lunge zurück, der Druck steigt dadurch im linken Vorhof. Zugleich sinkt er im rechten Vorhof, weil der Placentarkreislauf aufgehört hat und in der unteren Hohlvene infolge davon weniger Blut strömt. Der Blutdruck hält sich daher in den beiden Vorhöfen das Gleichgewicht, oder er überwiegt links. Die ventilartige Beschaffenheit

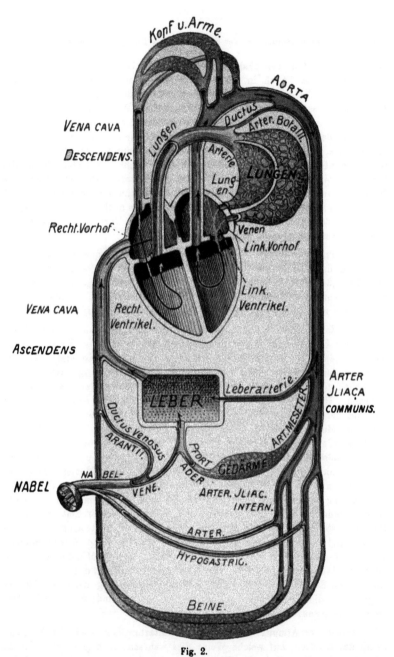

Konf u. Arme.

Aorta

Vena cava

Descendens.

Ductus

Arter. Botalli.

Lungen

Arterie

Lung en.

Lungen

Recht. Vorhof.

Venen

Link. Vorhof.

Link. Ventrikel.

Vena cava

Recht. Ventrikel.

Ascendens

Leberarterie.

Arter Jliaça Communis.

Leber

Ductus venosus Arantii.

Art. Meseter.

Aort Ader

Gedärme

Nabel

Na bel- vene.

Arter. Jliac. Intern.

Arter. Hypogastric.

Beine.

Fig. 2.

Schema der kindlichen Cirkulation nach der Geburt, der Ductus venosus Arantii, das Foramen ovale und der Ductus arteriosus Botalli sind geschlossen. (Aus American Textbook of obstetrics. 1897.

der Klappe des Foramen ovale hindert aber das Übertreten des Blutes von links nach rechts. Auch in dem rechten Ventrikel, nicht nur im rechten Vorhof, sinkt der Blutdruck durch die Eröffnung des Lungenkreislaufs, der Ductus arteriosus Botalli kontrahiert sich, dessen Wandungen legen sich an einander, selten kommt es zu Thrombose, und von nun an treiben die Kontraktionen der rechten Kammer das Blut nur in die Lungen und nicht mehr in die Aorta, wie das intrauterin der Fall war. Dadurch sinkt der Blutdruck im ganzen Gebiet der Aorta descendens und reicht zur Unterhaltung des Placentarkreislaufs nicht mehr aus, die Nabelarterien thrombosieren, die Nabelvene verengert sich gewöhnlich nur stark und letzteres ist auch mit dem Ductus venosus Arantii der Fall. Das Foramen ovale kann noch längere Zeit offen bleiben, eine Mischung des Blutes beider Vorhöfe findet aber aus den oben schon erwähnten Gründen nicht statt.

Der Placentarkreislauf des Kindes ist eine Wärmequelle und dementsprechend findet man die Temperatur des lebenden Kindes im Uterus um ca. 0,5° (0,3—0,7°) C. höher als die der Mutter; das hat zuerst Wurster nachgewiesen durch Messungen im Rektum bei Steisslagen. Durch den Tod des Kindes sinkt die Temperatur des Uterus und der Scheide.

Mit dem aus der Placenta durch die Nabelvene zurückkommenden Blute erhält das Kind Sauerstoff, durch die Arterien giebt es Kohlensäure ab, es findet also eine richtige Atmung auf diese Weise statt. Das ist bewiesen durch spektroskopischen Nachweis von Oxyhämoglobin im Blut der Nabelarterie, durch den Farbenunterschied des Blutes der Venen und der Arterien. Unterbricht man bei trächtigen Kaninchen die Atmung, so wird das Blut der Nabelvene schwarz und der Fötus macht Atembewegungen; führt man dem Muttertier wieder Sauerstoff zu, so wird das Nabelvenenblut hellrot (Zweifel). Klinische Beobachtungen haben das bestätigt. Normalerweise befindet sich das Kind im Uterus im Zustand der Apnoe, d. h. ohne aktive Respiration bekommt es genug Sauerstoff von der Mutter. Löst sich die Placenta, wird die Nabelschnur komprimiert, oder erleidet die Mutter eine Störung des Lungenkreislaufs, so tritt beim Kind Dyspnoe ein, es macht Atembewegungen, schluckt Fruchtwasser und geht in kurzer Zeit zu Grunde. Das Sauerstoffbedürfnis des Embryo ist sehr klein und auch der Fötus braucht viel weniger als das geborene Kind, weil er wenig Wärme abgiebt, daher hält er die Abschneidung des Sauerstoffs 20—30 Minuten aus. Bei einfacher Asphyxie der Mutter stirbt er rasch, weil er dem mütterlichen Blut seinen Sauerstoff abgiebt. Bei Kohlenoxydvergiftung derselben lebt er länger, weil die mütterlichen Blutkörperchen unfähig sind, Sauerstoff aufzunehmen (Högyes, Zuntz).

Ausser der Atmung besorgt der Placentarkreislauf auch die Ernährung des Kindes. Auf welche Weise dies wahrscheinlich geschieht, ist im Abschnitt der Physiologie der Placenta auseinandergesetzt worden, auf den hiermit verwiesen wird. Für die im Blut löslichen Stoffe ist ein Zweifel kaum vorhanden, für das Eiweiss und das Fett bedarf es noch strikter Beweise für die angenommenen Hypothesen.

Das Fruchtwasser kommt als Eiweissquelle kaum in Betracht; denn sein Gehalt von 0,2 % dieses Stoffes genügt auch bei reichlichem Trinken nicht, um erhebliche Quantitäten desselben dem Kinde zuzuführen. Dieses Schlucken von Fruchtwasser kommt regelmässig vor, als Beweis dafür findet man Lanugohaare im Darm, aber es scheint nur als Flüssigkeitszufuhr von Bedeutung zu sein und ist jedenfalls entbehrlich; denn Kinder mit Ösophagusverschluss können gut entwickelt sein, aber Ahlfeld und Mekus haben auch das Gegenteil gesehen.

Der Stoffansatz ist in den ersten Monaten am stärksten und nimmt bis zur Geburt ziemlich regelmässig ab mit Ausnahme des Fettes, welches in der letzten Zeit besonders reichlich zunimmt, wie Fehling nachgewiesen hat. Wie die Kohlensäure, so werden auch die anderen Schlacken des Stoffwechsels wohl hauptsächlich durch die Placenta eliminiert, ein kleiner Teil durch die Haut, das Mekonium und die Nieren. Harnsäure und Harnstoff werden sicher ausgeschieden, aber es ist nicht bewiesen, dass der Urin regelmässig entleert wird. Im Kapitel über das Fruchtwasser sind die verschiedenen Ansichten über diesen Punkt besprochen.

Der Verdauungsapparat funktioniert beim Fötus in beschränktem Masse. Der Speichel enthält gewöhnlich kein Ptyalin, aber der Magensaft Pepsin und Labferment. Die Leber bildet Glykogen und scheidet Galle aus, die in der Gallenblase vorhanden ist und das Mekonium grün färbt. Cl. Bernard hat der Placenta eine glykogene Thätigkeit zugeschrieben und sie in das Epithel des Uterus verlegt. Diese Funktion soll abnehmen, sobald die Leber des Kindes grösser wird und am Ende der Schwangerschaft ganz erlöschen. Das Mekonium bildet den Darminhalt, enthält Darmepithelien, Gallenfarbstoffe, Gallensäuren, Cholestearin, Epidermiszellen, Wollhaare, Talgklümpchen und Wasser. Es ist von teerartiger Beschaffenheit, daher der Name Kindspech (Mekonium heisst es wegen seiner Ähnlichkeit mit eingedicktem Mohnsafte), und füllt den Mastdarm sowie einen Teil des Dickdarms aus. Seine Menge beträgt nach Runge 60—90 g, nach Ahlfeld 200 g. Fäulnisprodukte und Gase fehlen im Darm. Das Mekonium ist durch peristaltische Bewegungen in die untere Partie des Darmes gelangt. In das Fruchtwasser wird es unter normalen Verhältnissen nicht entleert.

Die Thätigkeit der Haut, sowie der Schweiss- und Talgdrüsen der Haut bildet die Vernix caseosa.

Von den Eigenbewegungen des Fötus beanspruchen die Kontraktionen des Herzens das grösste Interesse, sie sind wahrscheinlich schon mit drei Wochen vorhanden, aber an der schwangeren Frau nur mit zwanzig Wochen nachweisbar. Bewegungen der übrigen Muskulatur finden vielleicht schon mit sieben Wochen statt, beobachtet sind Atembewegungen bei Früchten von zwölf Wochen, wenn sie lebend geboren werden. Kindsbewegungen im Mutterleib sind von der sechzehnten Woche an hör- oder fühlbar; es sind

hauptsächlich die unteren Extremitäten, die bewegt werden, wie man in
späterer Zeit bei dünnen Bauchdecken deutlich sehen kann. Die Arme
werden weniger ausgiebig bewegt, die Rumpfmuskulatur auch nicht. Manche
Kinder sind sehr unruhig, andere bewegen sich so selten und so schwach,
dass die Mutter an ihrem Leben zweifelt. Körperliche Anstrengung dieser
letzteren und Fieber vermehren die Kindsbewegungen. Ahlfeld hat rhythmische Bewegungen, 60 mal in der Minute sich wiederholend, am Leib von
Schwangeren beobachtet und sie als Atembewegungen des Kindes gedeutet.
Wenn diese Annahme richtig ist, so sind die Atemzüge doch jedenfalls nicht
so tief, dass Fruchtwasser in die Lungen aspiriert wird. Ikeda und Hink
deuten sie als Zwerchfellkrampf, Runge leugnet sie.

Die Nerven und das Gehirn des Fötus sind in beschränktem Masse
thätig; auf äussere Reize reagiert er, z. B. löst das Palpiren des Uterus
Kindsbewegungen aus. Jacquemier und Tarnier haben bei trächtigen
Kaninchen den Uterus eröffnet und die Pfote eines Fötus mit einer Pincette
gefasst, das hatte Unruhe desselben zur Folge und wurde von diesen Autoren
als Schmerzgefühl gedeutet, während Pinard darin eine Reflexbewegung erblickte. Dass der Fötus Reflexbewegungen macht, ist sicher, ob ein Teil
seiner Bewegungen als autokinetisch, instinktiv zu betrachten ist, bleibt
fraglich.

Die Hautempfindlichkeit beginnt erst nach der Motilität, auf
Licht reagiert die Retina schon frühe, der Geruch und das Gehör sind erst
nach der Geburt vorhanden, letzteres weil das innere Ohr erst zu dieser Zeit
Luft enthält Vorher kann das Kind wahrscheinlich durch Knochenleitung
Schalleindrücke wahrnehmen (Savor).

In den ersten Monaten enthält das fötale Blut wenig Blutkörperchen
und die Zahl derselben nimmt langsam zu. Die Blutmenge schwankt bedeutend, anfangs befindet sie sich zum grösseren Teil in der Placenta, dann
ungefähr zu gleichem Teil in ihr und im Kind und schliesslich mehr in
letzterem. Der venöse Blutdruck ist beim ungeborenen Kind grösser, der
arterielle kleiner als nach der Geburt. Cohnstein und Zuntz haben gefunden, dass die Stromgeschwindigkeit in den Nabelarterien geringer sei als
in gleich weiten Gefässen Erwachsener. Alexander Schmidt, Krüger
und Scherentzius haben das Blut der Nabelschnur unmittelbar nach der
Geburt vor dem ersten Atemzug untersucht und gefunden, dass das spezifische
Gewicht des Blutes gleich dem Erwachsener sei, das spezifische Gewicht des
Serums aber niedriger, der Hämoglobingehalt geringer, daher müssten die
Blutkörperchen reicher an Stroma sein. Die roten Blutkörperchen sind leicht
zerstörbar. Das fötale Blut gerinnt früh, aber langsam, sein Fibringehalt ist
geringer als der der Mutter, es enthält mehr Salze. J. Veit hat dem ent-
sprechend gefunden, dass der Gefrierpunkt des fötalen Blutes etwas niedriger
ist als der des mütterlichen, sein osmotischer Druck ist also höher. Die
Placenta und die Eihäute kann man als dialytische Membranen betrachten.
Die Aufnahme von Salzen aus dem mütterlichen Blut, das salzärmer ist,

würde durch eine regulierende Thätigkeit der osmotischen Verhältnisse in der Placenta zu erklären sein. Kroenig und Füth behaupten im Gegensatz zu Veit, dass zwischen dem Blut der Mutter und dem des Kindes osmotisches Gleichgewicht besteht. Die Angelegenheit bedarf noch weiterer Aufklärung. Halban hat beträchtliche Unterschiede im Agglutinationsvermögen des mütterlichen und kindlichen Blutes gefunden. Möglicherweise werden weitere Untersuchungen dieser Verhältnisse zur besseren Erkenntnis des fötalen Stoffwechsels führen.

Kapitel X.

Anatomische Veränderungen im Organismus während der Schwangerschaft.

Von

A. v. Rosthorn, Graz.

Mit zahlreichen Abbildungen im Text und auf Tafeln.

Einleitung.

Die Veränderungen, welche sich nach eingetretener Befruchtung im Organismus geltend machen, also den puerperalen Zustand charakterisieren, sind mannigfacher, anatomischer und physiologischer Art und treffen nicht allein den Genitalapparat, sondern manifestieren sich auch in den übrigen Organsystemen. Die gewisse Analogie derselben mit jenen, die sich während der menstruellen Vorgänge im Organismus einstellen, lassen die Annahme, in der Schwangerschaft nur eine Fortbildung der menstruellen Vorgänge zu erblicken, berechtigt erscheinen.

Am hochgradigsten werden naturgemäss jene im Bereiche der Geschlechtsorgane sein müssen; dieselben bedürfen einer eingehenden Schilderung und Besprechung.

Aber auch andere Teile des weiblichen Körpers bieten derart auffallende Änderungen in der äusseren Form, im Aufbau und in der Funktion, dass eine Abgrenzung des Physiologischen gegenüber dem Pathologischen oft kaum durchführbar erscheint.

Es illustriert dies in recht eindringlicher Weise die innigen Beziehungen, welche beim Weibe zwischen der Genitalsphäre und dem übrigen Organismus

bestehen, sich schon beim Eintritte der Geschlechtsreife geltend machen, aber
in noch weitaus intensiverer Weise nach erfolgter Befruchtung in den Vordergrund treten und begründet das rege Interesse, welches die Wissenschaft in
der letzten Zeit, insbesonders seit dem so glücklich ausgeführten Versuche
Peter Müllers[1]), den vollkommen verloren gegangenen Zusammenhang
zwischen Geburtshülfe und Gesamtmedizin wieder herzustellen, der durch die
sorgfältige Arbeit H. W. Freunds[2]) noch eine der neuesten Zeit entsprechende
Ergänzung erfahren hat, neuerlich dem Studium jener zugewendet hat.

Auf die Erörterung noch nicht endgültig geklärter Fragen, inwieweit
hierbei Reize mechanischer Art oder chemische Momente, besonders auch
Veränderungen im kreisenden Blute, die schon seinerzeit in dem geistvollen
Vortrage Virchows[3]) über den puerperalen Zustand besonders hervorgehoben worden waren und die nach den heute gangbaren Vorstellungen durch
eine Art innerer, von der Keimdrüse ausgehenden Sekretion beherrscht werden
sollen, eine Rolle spielen, kann an dieser Stelle nicht eingegangen werden.
Dafür soll in der Darstellung anatomisch wahrnehmbarer oder durch physikalische Untersuchungsmethoden nachweisbarer Alterationen, deren Kenntnis
auf Grund ausgedehnter Untersuchungen mehr oder minder gesichert erscheint,
keine Einschränkung platzgreifen.

Trotz der Unsumme fleissiger und auch geistreicher Arbeit, welche auf
die Klarstellung der hier einschlägigen Fragen bisher verwendet wurde, zeigt
ein nur etwas sorgfältigeres Eingehen auf jede einzelne ohne sonderliche Vertiefung, welche Mängel noch überall vorherrschen und verspricht eine inten-
sivere Beschäftigung mit fast jeder derselben lohnenden Erfolg.

I. Veränderungen des Blutes.

Unterschied zwischen Männer- und Frauenblut. Änderung in den morphologischen Verhältnissen (Zahl der roten und weissen Blutzellen, Grösse der ersteren), im Hämoglobingehalt, im spezifischen Gewicht, in der Alkalescenz, in der Molekularkonzentration. —
Historische Bemerkungen.

Litteratur.

Andral, Gavarret et Delafond, Annales de chemie et de physique. Juillet 1842.
Andral u. Gavarret, Untersuchungen über die Veränderungen des Faserstoffes der Blut-
    kügelchen u. s. w. Deutsch von A. Walter, Nördlingen 1842.

[1]) Peter Müller, Die Krankheiten des weiblichen Körpers in ihren Wechselbeziehungen zu den Geschlechtsfunktionen. Stuttgart, Enke, 1888.
    [2]) H. W. Freund, Die Beziehungen der weiblichen Geschlechtsorgane in ihren
physiologischen und pathologischen Veränderungen zu den anderen Organen. Aus den
Ergebnissen der allgemeinen Pathologie und pathologischen Anatomie des Menschen und
der Tiere. III. Jahrg. 1896. II. Hälfte. Lubarsch u. Ostertag.
    [3]) R. Virchow, Gesammelte Abhandlungen zur wissenschaftlichen Medizin. Frank-
furt 1856. Der puerperale Zustand. Das Weib und die Zelle. Verhandl. d. Gesellsch.
f. Geburtsh. zu Berlin. Bd. III. S. 151. Vortr. geh. am 11. Februar 1848.

Arronet, Quantitative Analyse des Menschenblutes etc. Inaug.-Diss. Dorpat 1887.

Barnes, Rob., Remarks on some physiologico-pathological phenomena of the circulat. in pregnant women. Brit. med. Journ. 1875. Nov. 13.

Becquerel et Rodier, Recherches sur la composition du sang etc. Paris 1844. — „Untersuchungen über die Zusammensetzung des Blutes." Erlangen 1845. Deutsch von Eisenmann.

Bernhard, L., Untersuchungen über Hämoglobingehalt und Blutkörperchenzahl in der letzten Zeit der Schwangerschaft und im Wochenbette. Münch. med. Wochenschr. 1892. Nr. 12 u. 13.

Bidone, Les globules rouges et l'hémoglobine dans la grossesse et chez le foetus. Rif. med. 1899. Nr. 239, 240.

Blumreich, Der Einfluss der Gravidität auf die Blutalkalescenz. Arch. f. Gyn. Bd. LIX. 1899. S. 699.

Bousquet, Thèse de Paris. 1899.

Cavazzani, La composizione del sangue fetale. Gaz. degli ospedali. 1895. Nr. 45. pag. 477.

Cazeaux, De la nature chlorotique des troubles fonctionnels, qui, chez les femmes enceintes, sont généralement attribués à la plethore. Mém. en le 19. Février 1850 à l'Acad. de méd. de Paris.

Cohnstein, J., Blutveränderungen während der Schwangerschaft. Pflügers Arch. f. d. gesamte Physiologie. Bd. XXXIV. 1884. S. 233.

Couvert, Korrespondenzbl. d. Schweizer Ärzte. 1872. S. 300.

Denis, Compt. rend. 1858. T. 47. pag. 996.

Dubner, Untersuchungen über den Hämoglobingehalt des Blutes in den letzten Monaten der Gravidität und im Wochenbett. Inaug.-Dissert. München 1890 und Münch. med. Wochenschr. 1890. Nr. 30, 31, 32.

Ehrlich u. Lazarus, Die Anämien. VIII. B. in Nothnagels Spez. Pathologie.

Fehling, Über Blutbeschaffenheit und Fruchtwassermenge der Schwangeren und ihre Beziehungen zu einander. Verhandl. d. deutsch. Gesellsch. f. Gyn. 1886 in München. Ref. Arch. f. Gyn. Bd. XXVIII. 1886. S. 453.

Ferroni, Ricerche ed osservazioni sul sangue della madre e sul sangue del feto. Ann. di Ost. e Gin. 1899. Nr. 10.

Fleischl, Med. Jahrb. Wien 1886.

Fouassier, De la numération des globules du sang dans les suites des couches physiologiques et dans la tympanite utérine. Thèse de Paris 1876.

Derselbe, Revue mensuelle de méd. et de chirurg. 1878. pag. 559.

Gaertner, Über einen neuen Apparat zur Bestimmung des Hämoglobingehaltes im Blute. Münch. med. Wochenschr. Nr. 50. 1901.

Gusserow, Über die hochgradigste Anämie Schwangerer. Arch. f. Gyn. Bd. II. S. 218.

Halla, Über den Hämoglobingehalt des Blutes und die quantitativen Verhältnisse der roten und weissen Blutkörperchen bei akuten, fieberhaften Krankheiten. Zeitschr. f. Heilk. 1883. Bd. IV.

Hammerschlag, Über eine Methode zur Bestimmung des spezifischen Gewichts des Blutes. Wiener klin. Wochenschr. 1890. S. 1018 und Zeitschr. f. klin. Med. 1892. Bd. XXII. S. 475.

Hibbard and White, Leucocytosis in Pregnancy. Journ. of experiment. Science. Nov. 1898.

Hunter, John, A treatise on the blood. I. pag. 64.

v. Jaksch, Klinische Diagnostik. IV. Aufl. Wien 1896.

Ingerslev, Über die Menge der roten Blutkörperchen bei Schwangeren. Centralbl. f. Gyn. 1879. Nr. 26. S. 635.

Isambert, Dictionnaire encyclopédique des sciences médicales. 1869. 2. Série. Tom II. I. partie.

Kiwisch, Beiträge zur Geburtskunde. 1848. Bd. II. S. 68.

Korniloff, Zeitschr. f. Biologie. Bd. XII. S. 527.

Kosina u. Ekert, Untersuchungen des Blutes bei Gebärenden und Wöchnerinnen nach dem Verfahren von Hayem u. Nachet. Medizinskii Westnik 1883.

Krönig u. Füth, Vergleichende Untersuchungen über den osmotischen Druck im mütterlichen und kindlichen Blute. Monatsschr. f. Geburtsh. u. Gyn. Bd. XIII. 1901. Heft 1 u. 2.

Lebedeff, Über einige Veränderungen zu Ende der Schwangerschaft im Organismus des Wirbels. Jurnal akuscherstna i shenskich bolesney. April 1898.

Leichtenstern, Untersuchungen über den Hämoglobingehalt des Blutes. Leipzig 1878. S. 29.

v. Limbeck, Grundriss einer klinischen Pathologie des Blutes für Ärzte und Studierende. Jena 1896. S. 251.

Lloyd, Jones, Journ. of Physiol. 8. 1887. Ref. in Schmidts Jahrb. 1887. 215. 7.

Malassez, L., Nouvelle méthode de la numération des globules rouges et des globules blancs du sang. Arch. de physiol. norm. et pathol. 1874.

Mathes, Die Gefrierpunktsniedrigung des mütterlichen und kindlichen Blutes. Centralbl. f. Gyn. 1901. Nr. 30 und Sammelbericht (Monatsschrift f. Geburtsh. u. Gyn. 1902).

Maurel, De l'influence de la grossesse et de menstrues sur les éléments figurés du sang chez les races hindoues et noires. Arch. de tocol. 1883.

Meyer, P. J., Untersuchungen über die Veränderungen des Blutes in der Schwangerschaft Arch. f. Gyn. Bd. XXXL 1887. S. 145.

Mochnatscheff, Über die Beziehung zwischen der schwangeren Gebärmutter und der Zahl der farblosen Zellen im Blute, das dieselbe durchströmt. Arch. f. Gynäkologie. Bd. XXXVI.

Moleschott, Über das Verhältnis der farblosen Blutzellen zu den farbigen in verschiedenen Zuständen des Menschen. Wien. med. Wochenschr. 1854. Nr. 8.

Nannicini, Ricerche sul comportamento dei leucocite in gravidanza e durante il periodo digestivo delle gravide. Arch. ital. d. Gin. anno II. 1900. Nr. 5. pag. 478.

Nasse, Das Blut. Bonn 1836.

Derselbe, Das Blut der Schwangeren. Arch. f. gemischte Arbeiten. 1853.

Derselbe, Das Blut der Schwangeren. Arch. f. Geburtsh. u. Gyn. Bd. X. 1876. S. 315.

Orgler, Hämoglobinbestimmungen bei gutartigen und bösartigen Geschwülsten, spez. auf dem Gebiete der Gynäkologie. Inaug.-Dissert. Breslau 1899.

Ostrogorsky, Zur Frage von den Veränderungen der morphologischen Zusammensetzung des Blutes bei Schwangerschaft, Geburt und Wochenbett. Inaug.-Dissert. Petersburg 1891. (Russisch.)

Paterson, Edinburgh medical Journ. 1870.

Pozzi, Sulla presenza dei globuli rossi colorabili col Neutral Roth e col liquido del Poggi nel sangue delle gestanti sane e malate, delle puerpere e dei neonati. R. Accad. med. Torino Sed. 13. Luglio 1900.

Reinl, Untersuchungen über den Hämoglobingehalt des Blutes in den letzten Monaten der Gravidität und im Wochenbett. Beitr. zur Geburtsh. u. Gyn. Festschrift f. Hegar. Stuttgart 1891.

Rieder, Beiträge zur Kenntnis der Leukocytose und verwandter Zustände des Blutes. Leipzig 1892.

Scanzoni, Lehrbuch der Geburtshülfe. 1867. Bd. II. S. 1. „Die Blutarmut."

Schneider, Die Zusammensetzung des Blutes der Frauen verglichen mit derjenigen der Männer nebst einer Analyse des Blutes dreier an Myxödem erkrankter Frauen. Inaug.-Dissert. Dorpat 1891.

Schroeder, Richard, Untersuchungen über die Beschaffenheit des Blutes von Schwangeren und Wöchnerinnen, sowie über die Zusammensetzung des Fruchtwassers und ihre gegenseitigen Beziehungen. Arch. f. Gyn. Bd. XXXIX. 1891. S. 306.

Sfameni, En alcune modificazioni della crasi sanguigna durante le menstruazione. Rassegna d'Ostetr. e Gyn. 1901.

Sommer, Zur Methodik der quantitativen Blutanalyse. Inaug.-Dissert. Dorpat 1883.

Spiegelberg, Lehrbuch der Geburtshülfe. 1878.

Spiegelberg u. Gscheidlen, Untersuchungen über die Blutmenge trächtiger Hunde. Arch. f. Geburtsh. u. Gyn. Bd. IV. S. 113.

Truzzi, Über die physiologischen Veränderungen des Verhältnisses der Leukocyten im rückläufigen Blute der Gebärmutter. Annal. di Ost. e Gin. 1891. Nr. 10 u. 11.

Vicarelli, Über Isotonie des Blutes in den letzten Schwangerschaftsmonaten, im Wochenbette und in der Stillungsperiode. Riv. di Ost. e Gin. 1891. Nr. 34 u. 35. Ref. Centralbl. f. Gyn. 1892. Nr. 34. S. 714.

Vierordt, Die Anwendung des Spektralapparates zur Photometrie der Absorptionsspektren und zur quantitativen chemischen Analyse. Tübingen 1873.

Virchow, Gesammelte Abhandlungen zur wissenschaftlichen Medizin. Frankfurt a. M. 1856.

Derselbe, Der puerperale Zustand. Das Weib und die Zelle. Vortr. in d. Gesellsch. f. Geburtsh. zu Berlin am 11. 1. 1848. Verhandl. d. Ges. Bd. III.

Welcker, Prager Vierteljahrschr. Bd. IV. 1854. S. 11 und Zeitschr. f. rationelle Medizin. (3. Folge.) Bd. IV. 1858. S. 145.

Wild, Untersuchungen über den Hämoglobingehalt und die Anzahl der roten und weissen Blutkörperchen bei Schwangeren und Wöchnerinnen. Arch. f. Gyn. Bd. LIII. S. 363.

Willcocks, The Lancet. Dezember 1881.

Winkelmann, K., Hämoglobinbestimmungen bei Schwangeren und Wöchnerinnen. Inaug.-Dissert. Heidelberg 1888.

Wiskemann, Spektralanalytische Bestimmungen des Hämoglobingehaltes des menschlichen Blutes. Inaug.-Dissert. Freiburg 1875 und Zeitschr. f. Biologie Bd. XII. S. 434.

Zangemeister u. M. Wagner, Über die Zahl der Leukocyten im Blut von Schwangeren, Gebärenden und Wöchnerinnen. Deutsche med. Wochenschr. 1902. Nr. 31 [1]).

Zimmermann, Über Analyse des Blutes. 1847. S. 328.

Untersuchungen über Veränderungen des Blutes in der Schwangerschaft gehen auf verhältnismässig weite Zeit zurück; doch können die Ergebnisse älterer Untersuchungen nicht ohne weiteres verwertet werden, da auf Grund der Verbesserungen der physikalischen und chemischen Untersuchungsmethoden heute ganz andere Anforderungen gestellt werden müssen. Die Untersucher der letzten Zeit waren hauptsächlich bestrebt, Unterschiede festzustellen, die sich zwischen normalem und schwangeren Zustande betreffs der Zahl der morphotischen Elemente und der Menge des Hämoglobins ergeben. Hierbei machten sich ganz entgegengesetzte Anschauungen geltend, was besonders darauf zurückzuführen sein dürfte, dass zunächst thatsächlich ausgesprochene Schwankungen vorkommen und je nach der individuellen Veranlagung ein anämisierender oder hypertrophisierender Einfluss sich geltend macht.

Nicht unerheblichen Schwankungen begegnet man aber auch auf Grund des von Cohnstein und Zuntz gelieferten Nachweises schon als Folge kleiner

---

[1]) Der Inhalt dieser Arbeit, der übrigens nur die grossen Schwankungen in den diesbezüglichen Werten illustriert, konnte nicht mehr berücksichtigt werden.

technischer Untersuchungsfehler bei der Blutentnahme an einem und demselben Individuum. Das Blut wird ausserdem zumeist nicht den grösseren Gefässstämmen, sondern den Gebieten der Kapillaren entnommen, in welchen lokalen Gefässgebieten die Zusammensetzung eine wesentlich weniger konstante ist und die geringsten Einwirkungen wie stärkeres Reiben oder schon früher bestehende leichte Stauung das Ergebnis der Untersuchung ganz wesentlich beeinflussen können. Ja selbst die Art und Weise, wie die Eröffnung der Kapillaren durchgeführt wird, und ob der Tropfen Blutes ausgedrückt wird oder spontan frei hervorströmt, erscheint hierbei von Belang.

So tritt eine Reihe von Autoren für eine ausgesprochene Vermindernng der Bestandteile, eine andere für eine Vermehrung derselben in der Schwangerschaft ein, endlich giebt es solche, welche eine Zwischenstellung zwischen beiden Gruppen einnehmen. Immer mehr wurde es klar, dass es notwendig sei, auf die Beschaffenheit des zu untersuchenden Individuums vor Eintritt in die Schwangerschaft entsprechend Rücksicht zu nehmen und der richtigen Wahl des Untersuchungsmateriales eine grosse Bedeutung einzuräumen. Für die Aufnahme von verwertbaren Befunden muss demnach heute angefordert werden, dass nicht zu sehr im Alter differierende Individuen gewählt werden, ferner dass vor allem jene Individuen auszuschliessen seien, welche pathologische Affektionen irgendwelcher Art und Systemerkrankungen aufweisen. Aber auch bei gesunden Schwangeren muss vorausgesetzt werden, dass sie schon längere Zeit unter gleichen und guten Ernährungsverhältnissen gestanden seien. Die Untersuchungen selbst müssen in gleichen Intervallen und auch immer zur gleichen Tageszeit (am besten vier Stunden nach dem Frühstück) vorgenommen werden. Endlich ist es wichtig, bei den Bestimmungen von vorneherein auf die schon länger bekannte Thatsache Rücksicht zu nehmen, dass bereits in der Norm die Werte bei männlichen und weiblichen Individuen nicht übereinstimmen.

Die Unterschiede zwischen Männer- und Frauenblut sind auf Grund von Untersuchungsergebnissen aus hervorragenden Schulen (besonders jener von Al. Schmidt) in Kürze folgendermassen zusammengefasst worden:

Das Frauenblut ist bedeutend leichter als das Männerblut, trotz des höheren spezifischen Gewichtes seines Serums; der Grund liegt in seinem geringen Gehalte an Blutkörperchen, welcher durchschnittlich um 27 % hinter dem des Männerblutes zurückbleibt. Das rote Blutkörperchen aber selbst ist bei der Frau schwerer als beim Manne, das Gewicht seines Rückstandes überragt dasjenige des Blutkörperchens des Mannes um 11 %. Auf das Gesamtblut bezogen bleibt die Trockensubstanz der roten Blutkörperchen der Frau um 19 % hinter derjenigen des Mannes zurück. Das rote Blutkörperchen der Frau ist nicht nur schwerer als das des Mannes, es enthält auch relativ mehr Hämoglobin und weniger Stroma. Das Blutserum der Frau besitzt zwar höheres spezifisches Gewicht als das des Mannes, der Rückstand ist aber bei beiden gleich.

Zusammensetzung des defibrinierten Blutes (Mittelwerte).

	Spezifisches Gewicht		Trockenrückstände		Spektro-photomet. Hämo-globinbe-stimmung		Gewichtsmenge		Trocken-rückstand
	des Blutes	des Serum	von 100 g Blut	von 100 g Serum	der roten Bltk. in 100 g Blut	Extink-tions-coefficient	der roten Bltk. in 100 g Blut	des Serum in 100 g Blut	von 100 g rot. Bltk.
bei der Frau nach Schneider	1055,7	1029,6	19,89	9,44	13,74	0,81	34,96	65,04	39,74
beim Manne nach Arronet	1060,7	1028,3	21,97	9,70	16,93	0,93	47,88	52,12	35,46

Was an dieser eingeschalteten Tabelle zunächst am meisten auffallen muss, ist, dass, wie schon eingangs erwähnt, der Gehalt des Frauenblutes an roten Blutkörperchen weit hinter dem des Männerblutes zurücksteht, dass die Blutkörperchen der Frauen beträchtlich konzentrierter sind als die der Männer, was wohl den Unterschied im Blutkörperchengehalte etwas, wenn auch nicht voll auszugleichen im stande ist, endlich dass die roten Blutkörperchen der Frauen zugleich auch relativ stroma-ärmer sind (citiert nach Schneider).

Nach den neuen ausführlichen Zusammenstellungen von Reinert und Limb'eck gelten folgende Zahlen (auf 1 mm^3 berechnet und abgerundet) als physiologische (citiert nach Ehrlich):

	Maximum	Minimum	Durchschnitt
Männer	7 000,000	4 000,000	5 000,000
Frauen	5 250,000	4 500,000	4 500,000

Die an der hiesigen Klinik unter sorgfältiger Auswahl der Fälle und mit entsprechender Exaktheit von Dr. Adolf Payer ausgeführten Unter-suchungen haben folgendes ergeben:

1. Zahl der roten Blutkörperchen. Untersuchung von 22 Schwangeren, welche keinerlei Zeichen von Anämie oder anderer Bluterkran-kung aufwiesen:

Maximum   5 977 000,
Minimum   3 547 000,
Mittelwert   4 529 000.

Demnach erscheint der Mittelwert dem normalen gleichkommend und besteht der von Ehrlich ausgesprochene Satz: Gravidität verändert die Blutkörperchen nicht in nachweisbarem Grade, vollkommen zu Recht.

2. Grösse der roten Blutkörperchen. Messungen am frischen Blute und am Trockenpräparate bei 22 Schwangeren:

Auffallende Schwankungen in der Grösse. Die Durchschnittszahl (7,5 bis 8,5 μ) weicht nicht von der im Blute der Nichtschwangeren wesentlich ab. Die kleinste Form hatte einen Durchmesser von 3,75 μ. Ein strikter Unterschied zwischen den Blutplättchen und den kleinsten Erytbrocyten war nicht wahrzunehmen. Als die grössten Formen repräsentierten sich die ovalen, roten Blutkörperchen, die bis zu 11,25 μ massen; diese letzten Formen finden sich sehr häufig. Auffallend grosser Polymorphismus (z. B. Halbmondform) und Poikilocytose mit amöboider Bewegung. Kernhaltige, rote Blutkörperchen konnten nicht gesehen werden.

Diese Befunde sprechen für lebhafte Regenerations- und Degenerationsvorgänge.

Blutplättchen erscheinen vermehrt, doch fehlt es an einer Methode, dieselben zu zählen.

3. Hämoglobingehalt. Die Bestimmungen wurden mit dem Fleischl-Miescher'schen Hämometer und zwar mit Vergleichströgen ausgeführt; aus diesen Werten wurde dann der Prozentgehalt an Hämoglobin auf 100 Teile Blut berechnet. Untersuchungen an 22 Schwangeren.

Physiologischer Hämoglobinwert im nicht graviden Organismus: 14 %.

Am schwangeren Weibe	(38. Woche)	14,42 %
„ „ „	(39. Woche)	14,1 %
„ „ „	(40. Woche)	14,36 %
Unter der Geburt		16,88 %
In den ersten Tagen des Wochenbettes		16,38 %.

Ergebnis: Auffallend hohe Zahlen mit Rücksicht auf die normalen Mittelwerte. Die Werte steigern sich während der Geburt oder in den ersten Tagen des Wochenbettes, doch fehlt hier die Zählung der Blutzellen.

4. Leukocyten. Beobachtungen von 25 Schwangeren. Zahl der weissen Blutzellen im mm^3:

Maximum	12700	(38. Woche),
	12300	(38. Woche),
	11400	(38. Woche).
Minimum	4300	(einmal),
	7100	(einmal).
Mittel	8969.	

Rapides Emporschnellen der Zahl der Leukocyten unter der Geburt:

Maximum	25600,
Minimum	13300,
Mittel	17560.

Form der Leukocyten, Färbung der durch Hitze in Äther-Alkohol gehärteten Trockenpräparate mit Triacid, Hämotoxylin-Eosin und Methylenblau-

Eosin. Zählung der einzelnen Formen der Leukocyten unter je 2000 ergab mit Rieder im allgemeinen übereinstimmende Resultate:

1. Mononukleäre Leukocyten (neutrophil)   23 %,
2. Polynukleäre Leukocyten (acidophil)   77 %,
3. Mastzellen   2—5 %,
4. Eosinophile Zellen (polynukleär) $^1/_2$—2 %.

Auffallend grosse Zellenformen werden häufig beobachtet. Gegenüber dem nicht schwangeren Organismus ist das Verhältnis hier von 1 : 2 nicht wesentlich verändert. Auffallend gering ist die Zahl der eosinophilen Elemente.

Ergebnis: Sehr mässige Leukocytose.

5. Spezifisches Gewicht. Pyknometrische Methode (8 Fälle: 5 mal retroplacentares Hämatom, 3 mal Aderlassblut).

Die Bestimmungen an den retroplacentaren Hämatomen ergaben auffallend niedrige Werte, fast stets 1035, jene am Aderlassblute betrugen:

Gesamtblut   1043,3,
                1033,4,
                1046,5.
Blutserum   1026,4,
                1026,5,
                1026,8.

Ergebnis: Nicht wesentliches Zurückbleiben des spezifischen Gewichtes gegenüber der Norm (1055).

6. Alkalescenz („native"). Nach der Methode von Kraus (Titriermethode, als Indikator Methylorange). Nach dieser Methode fand Kraus an einer gesunden Frau einen Alkalescenzgehalt des Gesamtblutes von

183 mg NaHO auf 100 g Blut.

Diesbezügliche Untersuchungen an schwangeren Frauen (Aderlassblut) ergaben folgende Werte:

110 mg NaHO auf 100 g Blut
120 „   „   „   „   „   „
150 „   „   „   „   „   „

Die Untersuchung wurde am defibrinierten Blute ungefähr $^1/_4$ Stunde nach der Entnahme des Blutes gemacht.

Die Methode bestimmt nur das diffusible, d. i. das nicht an Eiweisskörper gebundene Alkali.

Ergebnis: Eine Verminderung leichten Grades.

7. Gefrierpunkt. Nur vier Bestimmungen; die Werte weichen fast in nichts von der Norm ab:

$$\varDelta = -0{,}555^{\,0} \text{ C.}$$
$$\varDelta = -0{,}565^{\,0} \text{ C.}$$
$$\varDelta = -0{,}590^{\,0} \text{ C.}$$
$$\varDelta = -0{,}589^{\,0} \text{ C.}$$

Drei Fälle, an denen alle Untersuchungen vorgenomme
wurden:

1. Fall Kunes:

Rote Blutkörperchen	4481,700
Hämoglobingehalt	14,36 %
Leukocytenzahl	8300
mononukleär (neutrophil)	26 %
polynukleär (acidophil)	74 %
Mastzellen	3 %
eosinophil	0,5 %

Alkalescenz 150 mg NaHO auf 100 g Blut.
Spezifisches Gewicht: Gesamtblut 1046,5
     ,,   ,,   Blutserum   1026,8
Gefrierpunkt: $\varDelta = -0,59^\circ$ C.

2. Fall Emus:

Zahl der roten Blutkörperchen	4526,500
Zahl der weissen Blutkörperchen	9,200
mononukleär	21 %
polynukleär	79 %
Mastzellen	1,5 %
eosinophil	2 % (polynukleär)
Hämoglobingehalt	14,52 %

Alkalescenz 120 mg NaHO auf 100 Blut
Spezifisches Gewicht: Gesamtblut 1053,4
     ,,   ,,   Blutserum   1026,5
Gefrierpunkt: $\varDelta = -0,58^\circ$ C.

3. Fall Bohrer:

Zahl der roten Blutkörperchen	4690,625
Zahl der weissen Blutkörperchen	7,100
mononukleär	20 %
polynukleär	80 %
Mastzellen	4 %
eosinophil	2 % (polynukleär)
Hämoglobingehalt	14,66 %

Alkalescenz 110 mg NaHO auf 100 g Blut
Spezifisches Gewicht: Gesamtblut 1043,4
     ,,   ,,   Blutserum   1026,4
Gefrierpunkt: $\varDelta = -0,555^\circ$ C.

Ergebnis: Das Blut der Schwangeren stellt sich demnac
als ein solches mit einer normalen Zahl der Erythrocyten, no
malem Hämoglobingehalt, mässiger Leukocytose, etwas ve
minderter nativer Alkalescenz und normaler Molekularkonze
tration dar.

Die Leukocytose muss als eine solche bezeichnet werden, dass die Zahl der weissen Blutzellen der oberen Grenze der physiologischen Norm entspricht; dies steht wohl auch in Zusammenhang mit der verminderten Alkalescenz.

Historische Bemerkungen unter besonderer Berücksichtigung der neueren Arbeiten.

Schon vor Morgani, also zu einer Zeit, da weder mikroskopische noch chemische Untersuchungen vorgenommen werden konnten, war es aufgefallen, dass das Blut der Schwangeren gegenüber jenem im normalen Zustande gewisse Veränderungen zeige, die hauptsächlich in einer gesteigerten Neigung zur Bildung der sog. Speckhaut und in einer milchigen Trübung des Serums bestehen sollen. Die vermehrte Speckhautbildung wurde als Folge der Verminderung des spezifischen Gewichtes des Serums (Baudelocque) und der Zunahme des Faserstoffes gehalten, die milchige Trübung des Serums (Puzos, J. Hunter) als eine durch Beimengung von Milchfett oder Chylus bedingte angesehen. Schon Andral und Gavaret erblickten in der ausgesprochenen Zunahme des Wassergehaltes (7—10 $^0/oo$) eine charakteristische Veränderung des Blutes der Schwangeren. Becquerel und Rodier bestätigten diese Beobachtung und fanden, dass die mittlere Dichte des Blutserums im schwangeren Zustande abnehme, indes der Fettgehalt in geringem Masse (0,3 $^0/oo$) steige, der Eisengehalt des Blutes wie bei leichteren Graden von Chlorose sich vermindere. Auch der Zahl der Blutkörperchen wendeten die französischen Forscher ihre Aufmerksamkeit zu und wurde ein konstantes Sinken derselben mit dem Fortschreiten der Schwangerschaft analog einer Verminderung des Eiweissgehaltes von den meisten konstatiert (Becquerel und Rodier, Regnault u. a.).

So entwickelte sich immer mehr die Anschauung von dem Bestehen einer typischen Schwangerschaftsplethora und Hydrämie, welche lange Zeit vorherrschte. Erst durch Cazeaux und in Deutschland durch Scanzoni wurde jener die Lehre von dem chloranämischen Zustande der Schwangerschaft entgegengestellt, durch die Feststellung der Herabminderung der Eisenmenge begründet und damit die Schwangerschaftsbeschwerden als chlorotische Symptome erklärt.

Gegen diese Lehre wurden bald zahlreiche Kundgebungen laut; vor allem war es Kiwisch, welcher den Zustand als eine seröse Plethora oder Polyhämie, also eine Kombination von Blutvermehrung und Hydrämie bezeichnete und zur alten Lehre der Franzosen zurückgekehrt war. Kiwisch gab jedoch zu, dass der Blutbefund selbst auch für Chlorose spreche. Als Erscheinungen, die für eine Plethora sprechen, erwähnt er die Sekretion der Brustdrüsen, die häufigen Schweissausbrüche, die Salivation, den Fettansatz. Über das Verhalten beim Eintritte von Schwangerschaft gingen die Meinungen auseinander, indem die einen behaupteten, dass sich die chlorotischen

Beschwerden durch Eintritt in diesen Zustand besserten (Ki w i s c h), die anderen, dass sie sich regelmässig verschlimmern sollten.

Dieser Widerspruch veranlasste V i r c h o w gegen K i w i s c h aufzutreten und hervorzuheben, dass auf individuelle Verschiedenheiten viel zu wenig Rücksicht genommen würde, indem sowohl eine chlorotische als auch eine hydrämische Blutmischung vorkommen könne; er müsse jedoch immer daran festhalten, dass die Beschaffenheit des Blutes in der Schwangerschaft der phlogämischen, die histologische derjenigen, welche bei entzündlichen Krankheiten mit mächtiger Exsudatbildung oder auch jener, die nach wiederholten Aderlässen vorkomme, entspreche (Vermehrung des Wassergehaltes, des Faserstoffes, des Fettes, Verminderung der festen Bestandteile des Blutes, Vermehrung der farblosen Blutkörperchen).

N a s s e, welcher sich durch Jahrzehnte mit Untersuchungen der Beschaffenheit des Blutes beschäftigte, kann als erster, grundlegender Forscher auf hämatologischem Gebiete angesehen werden. Er untersuchte das durch Aderlass gewonnene Blut von 83 Schwangeren aus den verschiedensten Stadien der Gravidität. Das Ergebnis seiner Untersuchungen lässt sich in sechs Punkte zusammenfassen:

1. Abnahme des spezifischen Gewichtes und zwar schon verhältnismässig früh, um am Schlusse der Schwangerschaft wieder etwas zuzunehmen.

2. Geringe Abnahme des spezifischen Gewichtes des Blutserums in den letzten Monaten sowie des Gehaltes an löslichen Salzen.

3. Vermehrung des Faserstoffgehaltes vom sechsten Monate an, gleichmässig zunehmend bis zur Geburt.

4. Konstante Verminderung des Hämoglobin.

5. Ausgesprochene Zunahme der Zahl der Leukocyten.

6. Abnahme des Eisengehaltes entsprechend der Abnahme der Zahl der roten Blutzellen.

Weiter fortgesetzte Untersuchungen an Tieren, deren Blut vor der Befruchtung, während der Tragzeit und nach derselben genau beobachtet werden konnte, bestätigten die vorher angeführten Thesen und veranlassten ihn zum Ausspruche, dass die Blutbeschaffenheit bei Schwangeren am meisten Ähnlichkeit hätte mit jener, welche sich nach schweren Blutverlusten einstelle.

Die einzigen Autoren, deren Untersuchungen sich auf die Veränderung der gesamten Blutmenge im Organismus ausdehnten, waren S p i e g e l b e r g und G s c h e i d l e n. Die an trächtigen Hunden nach W e l c k e r durchgeführten Bestimmungen der Blutmenge ergaben eine konstante Zunahme derselben, jedoch erst nach Mitte der Schwangerschaft. Dieses Verhältnis wurde auf 100 Teile Körpergewicht berechnet und durch folgende Zahlen anschaulich gemacht:

Nicht trächtige Hunde	7,87 % Blutmenge
Trächtige Hunde	9,00 % Blutmenge.

Sie bestreiten die von N a s s e hervorgehobene Wasserzunahme und Abnahme des Hämoglobins, indem sie auf 1000 Teile Hundeblut bei nicht trächtigen Tieren   802 Teile Wasser

        bei trächtigen Tieren   810   „   „

und auf 100 g Körpergewicht bei

    nicht trächtigen Tieren   0,733 g Hämoglobin im Mittel

      bei trächtigen Tieren   0,766 g   „   „   „

nachzuweisen im stande waren.

Die sich anschliessenden Untersuchungen, deren Zahl eine ganz beträchtliche ist, beschäftigten sich fast ausschliesslich mit den zwei wichtigsten hämatologischen Bestimmungen, nämlich der Zählung der Blutkörperchen und und der Bestimmung des Hämoglobingehaltes mit immer mehr sich verbessernden Methoden. Es seien hier erwähnt die Untersuchungen von Denis, Couvert, Willcoks, Wiskemann, Korniloff, Fouassier, Kossina, Ekert. Aus einer weiteren Reihe mögen jedoch etwas eingehender erörtert werden die Untersuchungsergebnisse von Ingerslev, Cohnstein, Fehling, v. Winckelmann, Reindl, Dubner, R. Schroeder, L. Bernhard, Wild und Lebedeff.

Durch wiederholte Zählungen an einer und derselben Schwangeren (16 Fälle) konnte Ingerslev eine deutliche Abnahme der Blutkörperchenzahl mit fortschreitender Schwangerschaft nicht feststellen; nur in sechs Fällen fand er eine solche angedeutet. Er schliesst daraus, dass die von den Vorgängern mehrfach festgestellte, ausgesprochene Verminderung der roten Blutkörperchen in diesem Zustande nicht konstatiert werden könne. Die geringen Schwankungen führt er auf verschiedene äussere Momente zurück und spricht sich gegen Hydrämie aus.

Die an trächtigen Schafen von Cohnstein ausgeführten Beobachtungen führten zu dem merkwürdigen Resultate, dass die Menge der roten Blutzellen sich in entgegengesetztem Sinne ändert wie der Hämoglobingehalt.

Fehling war einer der ersten, welcher zunächst in regelmässigen, achttägigen Intervallen das Blut der Schwangeren untersuchte, wobei er ein Steigen des Hämoglobingehaltes im Laufe derselben um 5—10 °/o feststellen konnte. Er führt dies jedoch auf die besseren Lebensbedingungen, welche den Schwangeren in einer Anstalt zukommen, zurück. Die Ergebnisse der Zählungen wiesen grosse Schwankungen auf (2 500 000 — 4 000 000 im mm³). Er verzeichnet auffallend hohe Hämoglobinwerte gegenüber niedrigen Zahlen von Blutkörperchen.

P. G. Meyer findet ein Herabgehen der Werte (Mittelwerte bei nicht Schwangeren Hämoglobin 85,4, bei Schwangeren 77,6, Blutkörperchen 5 900 000, bei Schwangeren 5 200 000) besonders des Hämoglobin im schwangeren Zustande und betrachtet daher den letzteren als einen chloranämischen. Jene Werte sinken einige Tage nach der Geburt ganz beträchtlich, um erst nach mehreren Wochen wieder zur Norm anzusteigen. Der Mangel an systematischen Untersuchungen in bestimmten Intervallen, ferner das differierende Alter u. dergl. mehr lassen die Untersuchungen Meyers als nicht verwertbar erscheinen.

Winckelmann legt auf die Ernährungsverhältnisse und äusseren Momente einen grösseren Wert und bezieht die von ihm beobachtete Steigerung der Hämoglobinwerte in den letzten Monaten der Schwangerschaft hauptsächlich auf diese. Seine Untersuchungen beschäftigen sich jedoch hauptsächlich mit den weiteren Veränderungen des Blutes im Wochenbette.

Reinl, dessen Untersuchungen mit sorgfältiger Auswahl der Fälle und Berücksichtigung aller Nebenumstände zur Ausführung gelangten, konnte die mehrfach erwähnte Olichochromämie, also einen chloranämischen Zustand nicht nachweisen. Seine Hämoglobinbestimmungen wurden nach der spektophotometrischen Methode mit dem Instrumente von Glan ausgeführt. Für zwei Drittel der Fälle konnte er Normalwerte für den Hämoglobingehalt konstatieren. In der Hälfte der Fälle war auch die normale Zahl der roten Blutkörperchen vorhanden (Mittelwert 5 156,000 im mm³). Er betont aber ganz besonders, dass die Blutkörperchenzahl und der Hämoglobingehalt einander parallel laufen, und die Besserung der Ernährungsverhältnisse auch eine Erhöhung dieser Werte herbeiführe. Einwandfreie Resultate seien nur dann mit Sicherheit zu erwarten, wenn man die Blutbeschaffenheit in bestimmten Zeitabschnitten bei graviden Personen untersuchen würde, die vom Beginne bis zum normalen Ende der Schwangerschaft unter völlig gleichen äusseren Bedingungen gehalten werden (verheiratete Frauen in den besseren Gesellschaftsklassen). Auszuschalten seien von vornherein alle Individuen mit konstitutionellen Krankheiten und irgendwelchen in die Augen fallenden, pathologischen Affektionen.

Dubner arbeitete mit dem Gowerschen Apparate und stellte Kontrollversuche an nicht schwangeren Frauen an; trotzdem er in der überwiegenden Mehrzahl den Hämoglobingehalt und die Blutkörperchenzahl relativ vermindert findet, kann er darin nicht den Ausdruck eines chloranämischen Zustandes erblicken. Die Werte steigen bei Schaffung besserer Lebensbedingungen auch in der Schwangerschaft bis zur Norm. Er spricht sich also gegen eine typische Veränderung des Blutes in der Schwangerschaft direkt aus.

Immer mehr tritt bei den nachfolgenden Untersuchungen hervor, dass die letzterwähnten Momente von Bedeutung seien, und man immer mit grossen Schwankungen zu rechnen habe (Wiskemann). So treten in der Reihe der nachfolgenden Autoren wieder solche hervor, die die Werte erhöht, andere, die sie erniedrigt fanden. Richard Schroeder führt die Erhöhung dieser Werte vor der Geburt auf eine gesteigerte Thätigkeit in den Bildungsstätten des Eisens zurück. Seinen Untersuchungen muss insofern eine grössere Bedeutung beigemessen werden, als sie sich auf 38 Schwangere erstreckten, welche ausserhalb der Anstalt unter sich stets gleich gebliebenen Verhältnissen gestanden hatten, und die Untersuchungen mehrmals in der Gravidität, einen Tag nach der Geburt und am Ende des Wochenbettes vorgenommen worden waren. Die Zahlen sind äusserst schwankend und zeigen keinerlei Gleichmässigkeit; ausserdem blieb das Verhältnis in den Schwankungen, zwischen der Zahl der roten Blutzellen und jener der Hämoglobinmenge durchaus kein gleiches.

Bernhard spricht sich dahin aus, dass das Blut in der Schwangerschaft bei kräftigen Individuen hypertrophiere, bei schwächlichen atrophiere, dass also bei letzteren die Schwangerschaft anämisierend wirke. Das nach Virchow ein Gewebe mit flüssiger Intercellularsubstanz darstellende Blut hypertrophiere gewissermassen bei kräftigen Individuen, zeige jedoch ein Sinken in seinen Werten bei anämischen. Die von ihm aufgestellten Zahlen sind folgende:

1. Mittelwerte bei gesunden, nicht schwangeren Frauen:
    a) Blutkörperchenzahl (Thoma, Zeiss) 4458000,
    b) Hämoglobingehalt (Fleischl)   80,25 %.

2. Mittelwerte bei Schwangeren:
    a) beim Eintritt in die Anstalt:

Blutkörperchen	4545000,
Hämoglobingehalt	80,75 %.

   b) Einige Tage vor der Geburt:

Blutkörperchen	4674000,
Hämoglobingehalt	82,9 %.

   c) Nach der Geburt:

Blutkörperchen	4362000,
Hämoglobingehalt	76,8 %.

   d) Am Entlassungstage:

Blutkörperchen	4615000,
Hämoglobingehalt	81,6 %.

Bei den anämischen Personen besserte sich der Zustand trotz guter Ernährung und langem Aufenthalte in der Anstalt nicht.

Wild fand bei seinen, an 30 Schwangeren vorgenommenen Untersuchungen in der Mehrzahl der Fälle eine Vermehrung der roten Blutkörperchen und besonders in den letzten Wochen der Schwangerschaft ein auffallendes Ansteigen der Zahl derselben, welchem eine Erhöhung der Werte für das Blutrot parallel geht. Bei einer und derselben Frau sich ergebende Schwankungen erklärt er für nicht bedeutend, doch auch gegen das Ende der Schwangerschaft zunehmend. Durch die Geburt erfolge eine Verminderung der Werte und zwar mehr für das Hämoglobin. In 16 seiner Fälle seien die Schwankungen für die Werte der Zahl der Zellen und der Menge des Blutrotes parallel laufend. Die Zahl der Leukocyten erhöhe sich während des Geburtsaktes. Am 10. Wochenbettstage sei die Restitution zur Norm noch keine vollendete.

Zu analogen Schlüssen kommt Lebedeff, der auch noch eine Volumzunahme und vermehrte Resistenz der Erythrocyten (entgegen Vicarelli), eine Vermehrung der Leukocyten und der Alkalescenz und ein Herabgehen des spezifischen Gewichtes unter die Norm beobachtet haben will.

Fasst man das Ergebnis aller dieser Untersuchungen zusammen, so lässt sich dasselbe dahin ausdrücken, dass eine Gruppe der Autoren für eine ausgesprochene Verminderung (Couvert, Wicolks, Wiskemann, Fouassier, Kosina und Ekert, Ingerslev, Meyer, Dubner), und die andere für eine ausgesprochene Vermehrung (Spiegelberg und Gscheidlen, Denis, Winckelmann, Schroeder, Wild) der Werte eintritt. Für eine Verminderung der Zahl der Blutkörperchen bei gleichzeitiger Zunahme des Hämoglobingehaltes treten Cohnstein und Fehling ein. Reinl, Lebedeff und Schroeder sprechen sich dahin aus, dass bei schwächlichen Individuen ein Sinken, bei kräftigen ein Steigen der Werte sich einstelle, indes andere, wie Korniloff, Ehrlich, Limbeck, eine Beeinflussung der Zusammensetzung des Blutes durch die Schwangerschaft überhaupt leugnen.

Seit Moleschott und Nasse tritt übereinstimmend immer ausgesprochener die Thatsache in den Vordergrund, dass die Schwangerschaft zu einer **Leukocytose** führe (Paterson, Maurel, Isambert, Spiegelberg, Fouassier und Mallasez, Halla, Kosina und Ekert, Mochnatscheff, v. Limbeck, Rieder u. a.). Dies wird auf eine Vergrösserung der in der Umgebung des Genitalapparates befindlichen Lymphdrüsengruppen zurückgeführt, indes andere das lymphoide Gewebe des Endometrium damit in Beziehung bringen (Wyder, Leopold, Johnstone). Mochnatscheff macht auf andere Unterschiede zwischen dem Blute, das der Fingerbeere und jenem, das der Portio vaginalis entnommen ist, aufmerksam und begründet diesen Unterschied durch eine Wirkung von Reizen auf die Gebärmutter, wodurch eine Vermehrung der Leukocyten zu stande komme. Dadurch wird nach ihm die auffallende Vermehrung der farblosen Elemente unter der Geburt verständlich gemacht.

Rieder, welcher die grösste Zahl von Untersuchungsreihen aufzuweisen im stande ist und nach 14—16 stündiger Nahrungsenthaltung der Schwangeren untersuchte, hat ein Fehlen der Zunahme nur bei einer geringen Zahl von Mehrgebärenden nachweisen können; 21 von 31 liessen ausgesprochene Leukocytose erkennen. Er ist der einzige von den Untersuchern, welcher auch in zwei Fällen die von Ehrlich aufgestellten Leukocytenformen und deren Zahlenverhältnis zu einander festzustellen sich bemüht hat. Er fand

im 1. Falle   19 Eosinophile,
916 Polynukleare,
245 Mononukleare,

im 2. Falle   26 Eosinophile,
632 Polynukleare,
328 Mononukleare.

Den Durchschnittswert berechnet er mit   13 000,
Minimumm   10200,
Maximum   16500,

während andere, wie Mochnatscheff schon bei 14000 ihr Maximum hatten.

Ob eine Erhöhung der. Resistenz der einzelnen Blutzellen durch den schwangeren Zustand bedingt werde, ist bislang nicht festgestellt [1]).

Schon Nasse hat das Bedürfnis gefühlt, sich etwas eingehender mit den Veränderungen der Blutdichte und deren Beziehungen zu den anderen Werten zu beschäftigen. Er gewann das Blut durch Aderlass und nahm genaue Wägungen vor. Seine Normalwerte betrugen: spezifisches Gewicht des Gesamtblutes 1055,3, spezifisches Gewicht des Blutwassers 1026,3. Auch in den verschiedenen Monaten bestimmte er (bei 67 Schwangeren) die Blutdichte, wobei die Schwankungen nicht sehr wesentliche waren. Schwangere 2.—6. Monat (6 Fälle) 1052,0, Schwangere 6.—9. Monat (23 Fälle) 1049,7, Schwangere 9. Monat (23 Fälle) 1051,2, Kreissende 1053,3. Als Mittel des spezifischen Gewichtes des Blutwassers stellt er 1025,4 hin. Lloyd Jones bestätigte diesen Befund, indem er bei Kindern und Schwangeren die niedrigsten Werte fand, und eine Steigerung durch den Geburtsakt feststellen konnte. Während Lebedeff ebenfalls eine Herabminderung der Blutdichte im schwangeren Zustande annimmt, konnte Blumreich gar keine Gesetzmässigkeit feststellen. Nach Jones und Hammerschlag, welche eine ganz bestimmte Relationsskala, wonach die Schwankungen des spezifischen Gewichtes im wesentlichen mit den Schwankungen der Hämoglobinmenge und der Zahl der roten Blutkörperchen einhergehen, aufzustellen imstande waren, müsste gefolgert werden, dass entsprechend der Verminderung des spezifischen Gewichtes auch eine Abnahme der roten Blutzellen durch die Schwangerschaft gegeben sei.

Gerade sowie bei anderen Blutuntersuchungen sehr verschiedene Untersuchungsresultate zu Tage gefördert wurden, so ist dies auch mit jenen bezüglich der Alkalescenz des Blutes, mit der sich eingehender Lebedeff und Blumreich bei ihren allgemeinen Blutuntersuchungen beschäftigt haben. Während Peiper bei Wöchnerinnen die Alkalescenz vermindert fand, sieht Lebedeff dieselbe als vermehrt an (280 mg NaHO auf 100 cm^3 Blut), desgleichen Blumreich. Mit Rücksicht auf den grösseren Alkaligehalt der roten Blutkörperchen gegenüber jenem des Blutplasma bezog dieser auch die Bestimmung des spezifischen Gewichtes nach der Hammerschlagschen Methode in seine sowohl an Tieren wie an Menschen ausgeführten Untersuchungen ein.

Versuche an Kaninchen ergaben folgende Mittelwerte:

nicht trächtige Tiere (21): spez. Gew. 1046; 381 mg NaHO auf 100 cm^3 Blut,
    trächtige   „   (16):   „   „   1045; 451   „   „   „   „   „   „
Tiere vor der Geburt (4):   „   „   1047; 449   „   „   „   „   „   „
   „ nach „   „   (4):   „   „   1046; 382   „   „   „   „   „   „

---

[1]) Schaeffer, Untersuchungen über Blutkörperchenresistenz in isotonischen Lösungen in Schwangerschaft, Geburt und Wochenbett (Vortr. auf d. Naturf.-Vers. zu Karlsbad, Sept. 1902) konnte nicht mehr benützt werden.

Versuche an Frauen (Aderlassblut):

nicht schwangere Frauen (9): spez. Gew. 1051; 487 mg NaHO auf 100 cm³ Blut.

schwangere   „   (10):   „   „   1052; 533 „   „   „   „   „   „

vor der Geburt   :   „   „   1050; 548 „   „   „   „   „   „

nach „   „   :   „   „   1049; 495 „   „   „   „   „   „

Die grossen Schwankungen, denen man auch im normalen Blute begegnet, waren auch hier anzutreffen und liessen Blumreich trotz der übereinstimmenden höheren Alkaliwerte, welche sich im Blute der trächtigen Tiere ganz typisch, bei schwangeren Frauen jedoch auch in der Regel fanden, zu keinem apodiktischen Ausspruche kommen; doch war zu konstatieren, dass die Vermehrung der Alkalescenz in der Gravidität nicht auf einer Vermehrung der roten Blutzellen beruhe.

Über den Wert der osmotischen Analyse, welcher heute eine solche Bedeutung beigemessen wird, finden sich einige Bemerkungen in dem Abschnitte über die Veränderungen des Stoffwechsels in der Schwangerschaft. Hier möge nur hervorgehoben werden, dass, nachdem dieselbe eine wesentliche Ergänzung der übrigen physikalisch-chemischen Untersuchungsmethoden der Neuzeit darstellt, es nicht unterlassen wurde, die Gefrierpunktsdepression des Blutes bei Schwangeren einer genauen Prüfung zu unterziehen, wobei sich feststellen liess, dass die Verhältnisse den normalen ausser der Schwangerschaft bestehenden vollkommen gleichen. — (Über die Fehlerquellen und die spezielle Technik bei dieser Methode siehe die Arbeit von Krönig und Füth, Monatsschr. Bd. XIII und die spezielle Arbeit sowie den Sammelbericht von P. Mathes.)

Mit dem Hämatokrit (Hamburger) wurden keine speziellen Versuche gemacht. —

II. Veränderungen am Herzen und an den Gefässen (Puls, Geräusche).

Ergebnisse der klinischen Untersuchung (Aufnahme von Röntgenbildern, Perkutorische Verhältnisse). Anatomische Arbeiten. Historische Bemerkungen. Sphygmogramme.

Litteratur.

Bamberger, Lehrbuch der Krankheiten des Herzens. S. 319.

Barnes, The indications afforted by the sphygmographe in the puerp. state. Lond. obst. Rep. Vol. XVI. pag. 263. 1875.

Bazewitsch, Über Wechsel des arteriellen Blutdruckes u. der Temperatur der Haut während der Schwangerschaft und im Wochenbett. St. Petersburg 1890. P. Soykin. 278 S.

Beneke, Über das Volumen des Herzens und die Weite der Art. pulmonalis und Aorta descendens in verschiedenen Lebensaltern. Schriften der Gesellsch. z. Beförderung der geh. Naturwissensch. zu Marburg. Bd. XI. Suppl. 2. Kassel 1881.

Berthiot, Grossesse et maladies du coeur. Paris 1876.

Blot, Traité de l'art. des Accouch. nach Cazeaux Tarnier 1874. pag. 135 und bei Joulin. 1867.

Bonomi, L'apparecchio circolatorio in gravidanza. Studio clinico, anatomo-experimentale. Annali di ost. e gin. Milano 1900. Nr. X. pag. 753.

Casanova, La grossesse dans ses rapports avec les maladies du coeur. Thèse de Paris 1876.

Cohnstein, Über puerperale Herzhypertrophie. Arch. f. path. Anat. Bd. LXXVII. S. 146.

Curbelo, Die Veränderungen des Gefässsystemes bei Schwangeren u. Wöchnerinnen. Inaug.-Dissert. Berlin 1879.

Deuerlein, Sphygmographische Untersuchungen des Pulses Schwangerer u. Kreissender. Dissert. Erlangen 1888.

Dreysel, Über Herzhypertrophie bei Schwangeren u. Wöchnerinnen. München 1901.

Ducrest, Bei Beau, Nouvelles recherches sur les bruits des artères. Arch. gén. de méd. Tom. X. pag. 28. 1846 u. ibidem 1859. Mars.

Duroziez, De l'augmentation du volume du coeur pendant l'état puerp. Gaz. des hôp. Nr. 14. 1868.

Engström, L'influence de la grossesse sur la circulation. Annal. de Gyn. 1886. Tom. II. pag. 9.

Feis, Über Komplikation von Schwangerschaft, Geburt und Wochenbett mit chronischen Herzfehlern, Samml. klin. Vortr. 213. 1898.

Fellner, Herz u. Schwangerschaft. Monatsschr. f. Oebb. u. Gyn. 1901.

Friedreich, Herzkrankheiten, spez. Teil § 144.

Fritsch, Bemerkungen zur Pathologie und Physiologie des Cirkulationsapparates bei Schwangeren u. Wöchnerinnen. Arch. f. Gyn. Bd. VIII. H. 3. 1875.

Derselbe, Die Gefahr der Mitralisfehler bei Schwangeren, Gebärenden, Puerperen. Centralbl. f. d. med. Wissensch. 1875. Nr. 29. Arch. f. Gyn. Bd. VIII. S. 378.

Gerhardt, De situ et magnitudine cordis gravidarum. Jenae 1862.

Hauber, Schwangerschaft u. Myocarditis. Ärztl. Intelligenzbl. 1875. Juni 15.

Heinricius, Experimentelle u. klinische Untersuchungen über Cirkulationsverhalten der Mutter u. der Frucht. Helsingfors 1889.

Hennig, Die Beweise für den Wechselverkehr zwischen Herz u. Gebärmutter. Zeitschr. f. Geburtsh. u. Gyn. 1894. Bd. XXIX. S. 131.

Jorissenne, Sur un nouveau signe de la grossesse. Arch. de Tocol. 1882.

Kakuschkin, Einige Beobachtungen von Temperatur u. Puls während der Schwangerschaft, Geburt u. Wochenbett. Z. f. Geb. u. Fr. 1890. Nr. 10. S. 665—679. (Russisch).

Labs, Kritische Bemerkungen zu den vorläufigen Mitteilungen von Fritsch. Arch. f. Gyn. IX. S. 307.

Derselbe, Die Erweiterung des mittleren Bezirkes eines Rohres durch Einschaltung von Kollateralröhren vermindert die Strömungswiderstände. Vortr. u. Abhandlgn. z. Tokol. u. Gyn. Marburg 1884.

Larcher, De l'hypertrophie normale du coeur pendant la grossesse. Gaz. des hôp. Nr. 44. 1857.

Lebert, Beiträge zur Kasuistik der Herz- und Gefässkrankheiten im Puerperium. Arch. f. Gyn. Bd. III. S. 40.

Letulle, Recherches sur l'état du coeur des femmes enceintes ou récem. accouchées. Arch. gén. de méd. 1881. Mars.

Löhlein, Über das Verhalten des Herzens bei Schwangeren u. Wöchnerinnen. Zeitschr. f. Geburtsh. u. Gyn. Bd. I. 1876.

Lvoff, Herz u. Schwangerschaft. New-York. med. Journ. 22. Jan. 1898.

Macdonald, Über den Einfluss chronischer Herzkrankheiten auf Schwangerschaft, Geburt u. Wochenbett. Ref. Centralbl. f. Gyn. 1878. pag. 56. 1879. pag. 192.

Marty, Des accidents gravido-cardiaques. Paris 1876.

Ménière, Arch. gén. de méd. T. XVI. pag. 521.

Müller, Die Krankheiten des weiblichen Körpers in ihren Wechselbeziehungen zu der Geschlechtsfunktionen. Stuttgart. Ferd. Enke 1888.

Ollivier, Gaz. méd. de Paris 1862. pag. 360.

Derselbe, Arch. génér. de Méd. Avril 1873.

Paul et Charpentier, De l'hypertrophie cardiaque transitoire pendant la grossesse Bull. de l'acad. de méd. Paris. 3 Sér. Tom. XXV. 1891. Nr. 22 pag. 809. Nr. 23 pag 836. Nr. 24 pag. 855.

Peacock, On the weight and dimensions of the heart in health and disease. The monthly Journ. of med. Sc. Vol. XIX. pag. 193.

Queirel et Reynaud, Über den Blutdruck während der Schwangerschaft, Geburt und Wochenbett. Internat. med. Kongr. in Paris. 4. Aug. 1900.

Quérard, Herzfehler u. Schwangerschaft. Monatschr. f. Geburtsh. u. Gyn. 1900.

Schapiro, Untersuchungen über die Veränderungen der Pulsfrequenz. (Russisch.) Ref. in Centralbl. f. med. Wissensch. 1892.

Spiegelberg, Über die Komplikation des Puerperiums mit chronischen Herzkrankheiten Arch. f. Gyn. II. 1871.

Stadler, Über die Veränderungen des Pulses in der Schwangerschaft beim Sitzen, Stehen Liegen und Gehen mit Rücksicht auf die physiologische Hypertrophie des Herzens Inaug.-Dissert. München 1886.

Vaquez et Millet, Du cœur dans la grossesse normale. Presse méd. Paris 2. Févrie 1898. pag. 61.

1. Herz.

Dass das Herz in der Schwangerschaft regelmässig hypertrophiere, ist eine alte Lehre, welche durch das Ergebnis anatomischer Arbeit französischer Autoren begründet wurde, an welcher aber auch in der Gegenwart noch hervorragende Pathologen festhalten, obgleich sie sich dabei nur auf ihr allerdings geübtes Augenmass zu stützen vermögen. Dieselbe wurde insbesondere durch die klassische Arbeit von Gerhardt wesentlich erschüttert. Nur auf anatomischem Wege ist der Nachweis dieser Herzhypertrophie in exakter Weise zu erbringen. Aber auch hier haben einseitige Betrachtungen, Wägungen und Messungen allein vielfach zu entgegengesetzten Anschauungen geführt, so dass sich unter den Anatomen selbst Kontroversen entwickeln konnten.

Mehrfache Versuche, den Nachweis für diese Hypertrophie auf experimentellem Wege zu erbringen, müssen als von vornherein verunglückte angesehen werden, indem, wie das schon von anderer Seite genügend betont wurde, ein Vergleich zwischen einem starren Röhrensystem und lebender Gefässen, deren Wandungen eine enorme Anpassungsfähigkeit aufweisen nicht zulässig ist.

Eigene anatomische Untersuchungen stehen uns nicht zur Verfügung doch waren wir bestrebt, bei sorgfältig ausgewählten Fällen, in denen die individuellen Verhältnisse entsprechende Berücksichtigung gefunden hatten und irgend ein anderes Moment, welches eine Hypertrophie im Gefolge haben könnte, mit grosser Sicherheit ausgeschlossen werden konnte, die physikalischen Untersuchungsmethoden von geübter Seite in Verwendung ziehen zu lassen

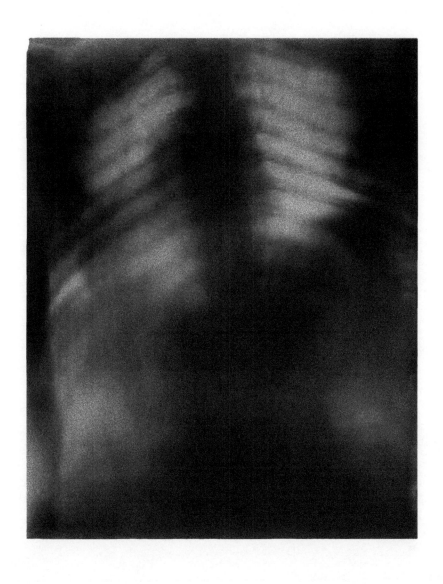

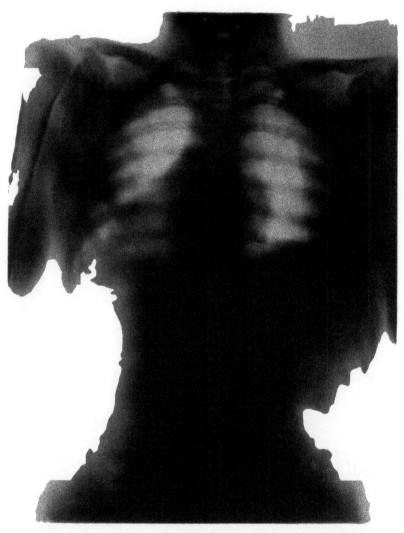

Röntgenbild.

II. Typus. — Kurzer Rumpf. — Herz quergestellt. — Zwerchfellhochstand. — Ein-
senkung in der Konvexität desselben für das Herz. — Die beiden seitlichen Kuppen nicht
gleich hoch.

Hierbei kam uns gegenüber den Methoden älterer Untersucher die Möglichkeit der Durchleuchtung und die Gewinnung klarer Situationsbilder, welche über die Lagerung des Herzens und die Form und die Konfiguration des Zwerchfelles unzweideutigen Aufschluss zu geben im stande sind, zu statten.

Der Vorstand der medizinischen Klinik, Herr Prof. Kraus, hatte die Güte, die Röntgenbilder persönlich aufzunehmen, sowie die perkussorischen Verhältnisse in den ausgewählten Fällen selbst zu bestimmen. Er kam dabei zu folgenden Deduktionen:

1. Die Konfiguration des Zwerchfelles der Hochschwangeren, wie dieselbe sich linear auf dem Schirm projiziert, zeigt je nach dem Habitus zwei eklatant verschiedene Typen:

a) Beim schlanken Thorax ist das Herz senkrechter gestellt und sieht wie ein Tropfen aus, welcher an der Aorta hängt. Es erscheint nicht an der Zwerchfellkuppel eingegraben. Letztere stellt sich dar als eine konvexe Linie.

b) Bei kurzem Rumpf liegt das mehr quer gestellte Herz wie eine rundliche Masse in einem Kissen. Das Zwerchfell ist hier nicht, wie Gerhardt es beschreibt, einfach höher gestellt und seine Kuppe konvexer, sondern die Zwerchfellprojektion stellt eine Linie von folgender Form dar: ‿‿‿. In der mittleren Vertiefung liegt das entschieden quer verlagerte Herz. Die linke Hälfte der Kuppel steht sogar öfter etwas höher als die rechte. Daraus lässt sich mit Bestimmtheit folgern, dass das Herz dem Emporrücken des Zwerchfelles am meisten, jedenfalls mehr als die Lungen, Widerstand entgegensetzt, und es ist damit ein anschauliches Moment geschaffen, welches die Verlagerung des Herzens erklären lässt. Diese stärkere Querlagerung des Herzens wird desto deutlicher, je mehr der kurze Habitus des Rumpfes ausgeprägt ist.

2. Was die Bestimmung der Herzgrösse durch die sog. absolute Herzdämpfung anbelangt, so muss zunächst daran erinnert werden, dass hier bloss der jeweilige wandständige Teil des Herzens diese Dämpfung verursacht und dass man aus der Messung eines Teiles auf das Ganze zu schliessen gezwungen ist. Bei vorgeschrittener Schwangerschaft erkennt man aus dem Vergleiche von absoluter Dämpfung und dem Schattenbilde auf dem Röntgenschirme, dass die Herzdämpfung mehr als in der Norm einer wirklichen Herzprojektion entspricht, offenbar deshalb, weil ähnlich wie bei mit Vergrösserung des Organes einhergehenden Herzfehlern infolge Anpressung desselben an die vordere Brustwand, mehr vom Herzen wandständig wird, als demjenigen Teile des Herzens entspricht, welcher normal nicht von der Lunge bedeckt wird.

Die aus der Untersuchung mit Röntgenstrahlen sehr deutlich zu erweisende Querlegung des ganzen Herzens muss ebenfalls zu einer Verbreiterung der absoluten Herzdämpfung führen.

Beide Umstände zusammengenommen, welche sich klinisch nachweisen lassen, erklären die von den meisten Autoren mit Recht vertretene Angabe, dass die absolute Herzdämpfung am Ende der Schwangerschaft regelmässig eine Verbreiterung erfahre.

Die Lage der in der Schwangerschaft oft mächtig vergrösserten Brustdrüse erschwert es, wie begreiflich, linkerseits die Grenze der absoluten
Herzdämpfung analog scharf zu bestimmen, wie auf der rechten Seite; rechts
deckt sich diese nicht mit der linken Sternallinie, sondern reicht sehr oft
bis über die Mitte des Brustbeines, ja überschreitet zuweilen bei sonst vollständig gesunden, schwangeren Personen sogar den rechten Sternalrand. Gilt
dies schon für die gewöhnliche leise Schallperkussion, so ist dies umsomehr
der Fall bei der Benützung der Tastperkussion.

Links kann man sich wegen der Schwierigkeiten, die durch die pralle
Brustdrüse gegeben sind, nur an die Lage des Spitzenstosses halten, und
selbst dieser ist nicht immer mit ausreichender Bestimmtheit abzugrenzen.
In vielen Fällen findet er sich in der Mammillarlinie, und nicht selten reicht
er über dieselbe hinaus.

Eine Verbreiterung der Herzdämpfung bis zu 13 mm ist jedesfalls nicht
häufig, keinesfalls die Regel. Bei der Heranziehung anderer Erscheinungen
für die Beurteilung der Hypertrophie des linken Ventrikels (Verhältnis des
Spitzenstosses, accentuierter II. Aortenton), wie dies schon Löhlein seinerzeit gefordert hat, lassen sich Anhaltspunkte für die Diagnose einer Hypertrophie nicht gewinnen. Sowohl eine wirkliche Verstärkung des Herzstosses
sowie eine Accentuierung des II. Aortentones oder eine erhöhte Spannung
des Radialpulses können als der Schwangerschaft eigentümliche Erscheinungen
nicht hingestellt werden. Eine Accentuierung des II. Pulmonaltones, wie sie
nicht unwesentlich ist für die Annahme einer Hypertrophie des rechten Ventrikels, ist manchmal nachweisbar, doch eine Deutung dieses Befundes nicht
leicht. Die thatsächlich durch die Perkussion nachzuweisende Herzdämpfung
ist aber auch keinesfalls typisch und kann, wie dies durch Gerhardt geschehen ist, lediglich durch die stärkere Querlagerung erklärt werden. Ein
klinisch nachweislicher Grund für die Annahme der Hypertrophie beider oder
eines der beiden Ventrikel ist bisher nicht erbracht worden.

Geschichtliches.

Die Lehre von der physiologischen Hypertrophie und Dilatation speziell
des linken Ventrikels basiert hauptsächlich auf **anatomischen Arbeiten
französischer Autoren** und ist nach und nach zu einer bei den pathologischen
Anatomen selbstverständlichen geworden. Einfache Betrachtung, approximative
Schätzung, Messung und Wägung ohne Berücksichtigung der übrigen körperlichen Verhältnisse hat dazu geführt. Die Grundlage zu derselben war gegeben durch die schon 1857 von Larcher festgestellte Zunahme der Wanddicke (um $^{1}/_{4}-^{1}/_{3}$ der normalen), welche von Ménière und Ducrest,
denen sich Bizot, Peacock, Béraud und Regnaud anschlossen, gelegentlich der Vornahme einer grossen Reihe von Sektionen an Wöchnerinnen
Bestätigung fand (mittlere Dicke der Ventrikelwand 0,015).

Die Reihe der Wägungen wurde durch Blot (1874) eröffnet, welcher
bei 20 im Wochenbette verstorbenen Frauen als mittleres Gewicht des Herzens

291 g gegenüber einem Herzgewicht im nicht puerperalen Zustand von 220 bis 230 g aufgestellt hatte. Auch hier wurde das gesamte Körpergewicht nicht in Berücksichtigung gezogen und waren so Fehlerquellen gegeben, denen mit Berechtigung entgegengetreten werden konnte. So hat schon Löhlein auf Grund der Wägung von 9 plötzlich an Uterusruptur Verstorbenen sich dahin aussprechen können, dass die mehr oder minder übereinstimmenden Gewichte in keiner Weise wesentlich von den normalen abweichen. In demselben Sinne hat sich Curbelo geäussert, der an 60 Wägungen von Herzen vorgenommen hatte, die teils von Laparotomierten, teils von an Uterusruptur und Eklampsie Verstorbenen stammten. 7 Wägungen ergaben für das Herz von Wöchnerinnen ein Durchschnittsgewicht von 280 g, 8 Wägungen bei Eklampsie von 287, für das Herz nach Rupturen 8 Wägungen von 245 g.

Cohnstein bringt die von ihm gelegentlich der Vornahme von zahlreichen Obduktionen an Wöchnerinnen wiederholt beobachtete, also zweifellos vorkommende Hypertrophie des Herzens, welche fast regelmässig mit Hypoplasie und abnormer Enge des Aortensystemes vergesellschaftet war, mit chlorotischen Zuständen im Sinne Virchow's, deren Entstehung nach ihm auf die Schwangerschaft zurückzuführen sein dürfte, in Zusammenhang. Bei diesen Fällen fand sich zumeist die Hypertrophie und Dilatation auf den linken Ventrikel beschränkt. Der Autor betont auch das häufige Vorkommen fibröser Verdickungen und kalkartiger Ablagerungen an den Herzklappen (Endocarditis valvularis) und sieht in der mangelhaften Ausbildung des Gefässsystemes ein besonderes, prädisponierendes Moment für die Entstehung der letzteren.

Wie schwierig sich volumetrische Bestimmungen am Herzen gestalten, wenn die Ergebnisse wirklich Verwertbares bieten sollen, zeigt die umfangreiche, nicht genügend beachtete Arbeit Beneke's, durch welche erwiesen wird, dass die bedeutsamste Volumszunahme des Herzens — abgesehen von jener in den allerersten Lebensjahren — in die Zeit der Pubertät fällt, deren Hemmung einen wesentlich störenden Einfluss auf letztere auszuüben im stande ist. Die Verschiedenheiten in der Entwickelung des Herzens während der Entwickelungsjahre erklären die verschiedenen Termine, zu welchen die Reife einsetzt. Die Beeinflussung des Blutdruckes sowie dessen Beziehung zur Pubertät wird entsprechend beleuchtet und die Verschiedenheiten zwischen dem Herzen des Mannes und dem des Weibes in Betracht gezogen, alles Momente, welche für die in diesem Kapitel erörterten Veränderungen von Belang sein können.

	Volumen des Herzens cm³	Umfang der Art. pulmonalis auf 100 cm	Umfang der Aorta descendens auf 100 cm
Für 7 Fälle nicht entwickelter Pubertät	133	34,8	35,0
Für 11 Fälle entwickelter Pubertät	179,4	33,9	32,9

Aus neuerer Zeit stammen die Untersuchungen von W. Müller und Dreysel, welchen, da in denselben auf derartige Umstände Rücksicht genommen ist, ein wesentlich grösserer Wert zugesprochen werden muss. Müller basiert seine Ergebnisse auf 31 Leichenuntersuchungen und behauptet auf Grund derselben, dass die Zunahme des Herzens in der Schwangerschaft nur eine der Gesamtmassenzunahme entsprechende sei. Bei diesen Untersuchungen ist Rücksicht genommen auf das Verhältnis zwischen Herz- und Körpermasse, auf die Verteilung der Muskulatur in den Vorhöfen und Kammern sowie auf das Verhältnis derselben in der rechten und linken Kammer, damit Fehlerquellen möglichst ausgeschlossen seien. Es sind ferner in denselben das Alter, die Körpergrösse, überstandene Krankheiten, der Fettgehalt u. s. w. entsprechend berücksichtigt und als Grundlage für alles ein normaler Index aufgestellt worden.

Auch Dreysel stellt sich auf den Standpunkt, dass nicht das absolute Herzgewicht entscheidend sein könne, sondern immer die Beziehung des Herzgewichtes zum gesamten Körpergewicht und bei den Messungen die Ventrikelhöhe zur Körperhöhe (wohl besser Rumpfhöhe), daher vorher ein proportionales Herzgewicht und die proportionale Ventrikelhöhe festgestellt sein müssen. Dreysel bringt Gewichtsangaben von 67 Fällen, Maassangaben von 76 Fällen. In seinen Schlussfolgerungen schliesst er sich im wesentlichen jenen von Müller an, indem auch er den Satz aufnimmt, dass in der Schwangerschaft die Massenzunahme des Herzens proportional jener des gesamten Körpers erfolge. Er gebraucht jedoch direkt für diese Massenzunahme des Herzens den Ausdruck leichte, excentrische Hypertrophie beider Ventrikel, vorwiegend des linken. Gewichtszunahme pro kg Körpergewicht = 0,44 g Herzgewicht. Er findet ferner die Hypertrophie bei jugendlichen Individuen, welche kräftig und wohlgenährt sind, besser ausgeprägt, lässt dieselbe im Verlaufe der Schwangerschaft bis zur Geburt stetig zunehmen, nach Ausstossung der Frucht plötzlich abnehmen. Herzen von Individuen jenseits des 30. Lebensjahres hypertrophieren weniger als solche von Individuen einer früheren Lebensperiode, indem die günstigen Bedingungen für die Hypertrophie durch den weniger lebhaften Stoffwechsel im späteren Alter fehlen. Die Herzen entkräfteter Individuen seien ebensowenig zur Hypertrophie geeignet, da denselben kein hierzu verwendbares Material zur Verfügung stünde.

Bonomi's Untersuchungen, welche sich nicht bloss auf solche klinischer Art an Schwangeren beschränkten, sondern sich auch auf Bestimmungen der Gewichtsverhältnisse des Herzens an verschiedenen Tieren sowohl im schwangeren als nichtschwangeren Zustande erstreckten, erscheinen deshalb von Wert, weil auch histologische Untersuchungen aufgenommen und Grössenbestimmungen der einzelnen Muskelzellen des Myokards durchgeführt sind. Die deutliche Breitenzunahme dieser letzteren (Hypermegalie der Zellkerne) führte zu dem Schlusse, dass die Schwangerschaft an sich eine wahre Hypertrophie, insbesondere des linken Ventrikels bedinge, welche als eine rein physiologische, weil im Wochenbette rasch verschwindende, bezeichnet werden musste.

Als Ursache für diese Hypertrophie wurden verschiedene Momente in Betracht gezogen, so vor allem die Aufgabe des Herzens, in der Schwangerschaft einen zweiten Organismus mit der nötigen Blutmenge zu versehen, die gesteigerte Aufgabe des Herzens bei der durch die Schwangerschaft vermehrten Blutmenge, den Kreislauf fortzuerhalten, die erhöhte Leistung infolge vermehrter Widerstände (Einschaltung des Placentarkreislaufes, Verlängerung und Vermehrung der arteriellen Gefässe des Uterus, Kompression der Aorta abdominalis durch die schwangere Gebärmutter), vermehrter, intraabdomineller Druck, Koincidenz der Hypertrophie des Herzens mit jener der Gebärmutter, endlich gewisse Veränderungen in der Beschaffenheit des Blutes, welche sekundär Hypertrophie des Herzens bedingen müssen (Hydrämie, chlorotische Zustände).

Endlich wurde die Vergrösserung des Herzens nicht auf eine Hypertrophie, sondern auf eine Dilatation zurückgeführt (Porak, Fritsch, Letulle, Fellner).

Auch von Seiten der Kliniker wurde der Versuch gemacht, durch Anwendung physikalischer Untersuchungsmethoden eine Klärung der Frage herbeizuführen. Die bedeutungsvollste aller Arbeiten über diesen Gegenstand ist und bleibt die Dissertation Gerhardts. Selbe stützt sich auf die Untersuchung von 42 Frauen am Ende der Schwangerschaft. Bei Feststellung der Perkussionsverhältnisse wird auf jene Schwierigkeiten hingewiesen, die bei Schwangeren, besonders wenn sie am Ende der Schwangerschaft stehen, durch die überhängenden Brustdrüsen gegeben sind. Trotzdem war es Gerhardt möglich, seiner Überzeugung dahin beredten Ausdruck zu verleihen, dass er die Hypertrophie nur als eine vorgetäuschte hinstellen konnte, die durch Anliegen des Herzens an die vordere Brustwand bedingt sei. Er schildert den Zwerchfellstand im allgemeinen als etwas höher, die Kuppe des Zwerchfelles als konvexer und damit die wahre obere Lebergrenze als höher hinaufreichend. Zweifellos sei die absolute Herzdämpfung regelmässig und zwar nach links hin vergrössert. Vergleiche, welche zwischen den Herzmaassen bei Larcher mit den als normal bezeichneten Maassen von Bizot und Peacock vorgenommen wurden, lassen es nicht als verständlich erscheinen, wieso sich die Lehre von der Hypertrophie entwickeln konnte, indem die normalen Maasse nur um ein Geringes überschritten würden.

Damit waren die von französischen Internisten, besonders von Duroziez inaugurierten, von Berthiot, Béraud, Bourgognon und vielen anderen bestätigten Ergebnisse der klinischen Untersuchungen, denen gemäss eine konstante, physiologische Herzhypertrophie angenommen worden war, im wesentlichen beeinträchtigt.

Löhlein hat auf die Einseitigkeit in der klinischen Bearbeitung des Themas von gynäkologischer Seite zunächst aufmerksam gemacht, indem er hervorhob, dass von den früheren Autoren nur die Dämpfungsfigur als massgebend hingestellt, auf alle anderen Erscheinungen der Hypertrophie (Stärke des Herzstosses, Verhalten des zweiten Aortentones und des ersten Tones an der Spitze, Radialpuls, Pulsation der Carotiden) jedoch nicht Rücksicht genommen worden war. Die Abwesenheit aller dieser klinischen Begleiterscheinungen der Hypertrophie bei Schwangeren lässt nach ihm die Lehre Larchers zurückweisen.

Spiegelberg war einer der wenigen deutschen Autoren, welcher sich der Lehre der Franzosen unentwegt angeschlossen hatte und vor allem auf Grund seiner Untersuchungsergebnisse, wonach die gesamte Blutmenge eine beträchtliche Vermehrung während der Schwangerschaft erfahre, ein überzeugter Anhänger dieser Lehre verblieb. Da keine schnellere Herzaktion und Atmung statthabe, müsse Dilatation und Hypertrophie des Herzens platzgreifen.

Auch Fritsch nimmt eine Vergrösserung, Hypertrophie, aber hauptsächlich Dilatation des Herzens an, doch betont auch er die Wertlosigkeit noch so genauer Wägungen und Messungen einer so kontraktilen Substanz, da für letztere die fixen Messpunkte fehlten. Die vermehrte Blutmenge könne eine solche Hypertrophie nicht bedingen, da die Accommodationsfähigkeit der Gefässe eine zu grosse sei.

Letulle erklärt die Vergrösserung der Herzdämpfung als Folge der Hebung des Herzens durch das Zwerchfell und tritt für eine Dilatation des rechten Ventrikels ein.

In allerletzter Zeit hat Fellner neuerlich die Frage vom klinischen Standpunkte aus zu bearbeiten versucht und die Vergrösserung des Herzens bestätigt (Durchmesser der Herzdämpfung bei normalen Verhältnissen 5 cm, bei Schwangeren 13 cm, am 10. Wochenbettstage noch 6,5 cm). Seine mit dem Gaertner'schen Tonometer vorgenommenen Blutdruckmessungen lassen nur den Schluss zu, dass der Blutdruck erst während der Wehenthätigkeit bedeutend ansteige, um nach der Geburt rasch abzusinken. Die Vergrösserung des Herzens wird von ihm nur auf eine Dilatation zurückgeführt; von vermehrten Widerständen und einer vermehrten Arbeitsleistung in der Schwangerschaft könne keine Rede sein.

Auf dem Wege des Experimentes wurde es mehrfach versucht, darüber ins Klare zu kommen, ob Einschaltung von Widerständen und die Verbreiterung eines intermediären Strombezirkes eine Erleichterung oder Erschwerung für die Strömung bedinge. Schon Fritsch hat mit Recht hervorgehoben, dass die Übertragung der Resultate rein physikalischer Röhrenversuche auf die Verhältnisse im Cirkulationssystem der schwangeren Frau nicht statthaft sei, da sich ein starres Röhrensystem nicht mit den ungemein labilen und im Tonus veränderlichen, lebenden Gefässen vergleichen lässt.

In Bezug auf den Einfluss der Erweiterung eines intermediären Strombettes auf die Strömung stehen sich die Anschauungen von Lahs und Fritsch einander schroff gegenüber. Ersterer hatte auf Grund seiner Versuche sich berechtigt geglaubt, behaupten zu dürfen, dass die Verbreiterung des mittleren Bezirkes einer Strombahn bei unveränderter Ein- und Ausflussöffnung eine Verringerung der Strömungswiderstände bewirke. Fritsch behauptete das Gegenteil und begründete damit, dass, da während der Gravidität das Blut noch im Uterus bewegt werden müsse, auch der Arbeitsanteil, welchen das Herz an der Blutbewegung habe, vergrössert sei, seine Lehre von der Entstehung eines Aneurysma cordis passivi minimum. In einer Entgegnung trachtet Lahs dies damit zu widerlegen, dass er auf einen experimentellen Fehler von Fritsch aufmerksam machte, der in der Art der Ein- und Ausmündung des Rohres in den weiten, eingeschalteten Cylinder, wodurch neue Strömungswiderstände geschaffen worden waren, liegen soll.

Engström's Versuche zeigen, dass Beugungen im Röhrensystem Widerstände schaffen, welche durch Einschaltung von Kollateralen vermindert werden. Widerstände der Zwischenleitung kämen dabei mehr in Betracht als die Länge der Hauptleitung. Sein Schlusssatz lautet: Die Gebärmutter mit ihren Gefässen bietet keinen solchen Widerstand, dass die Herzarbeit sich steigern müsste. Die Vermehrung der Blutmenge, welche jedoch für den Menschen noch nicht erwiesen sei, müsste die Herzarbeit allerdings steigern lassen, wenn nicht auch das Gefässsystem sich entsprechend vergrössern und erweitern würde. Die Blutvermehrung in der Schwangerschaft sei im Verhältnis zur Gesamtblutmenge zu gering, um jenen Einfluss auszuüben. Die gesteigerte Herzarbeit könne nur durch Erhöhung des intraabdominellen Druckes infolge von Volumsvermehrung der Gebärmutter in der Schwangerschaft und Druck auf die abdominalen Gefässe herbeigeführt werden.

Von Heinricius an Kaninchen ausgeführte Versuche: 1. Kompression der Aorta dicht oberhalb der Teilungsstelle bewirkt keine Drucksteigerung im Aortensystem. Die Folgen der Kompression werden durch das kompensatorische Vermögen der anderen Zweige der Aorta ausgeglichen. 2. Die Bauchhöhle kann mit einer sehr grossen Flüssigkeitsmenge gefüllt werden, ohne dass Puls oder Atmung eine Störung erleiden. 3. Rasche Entleerung der Bauchhöhle führt zur Steigerung des Blutdruckes.

Heinricius negiert auf Grund seiner Versuche die Schwangerschaftshypertrophie und fügt folgende Bemerkungen bei: Messungen und Wägungen des Herzens haben nur dann einen Sinn, wenn das relative Verhältnis zum Körpergewicht, ferner der Ernährungszustand, die Lebensweise, die Ursache des Todes in Betracht gezogen sind; dies ist bei allen älteren Untersuchungen unterlassen.

Perkutorische Untersuchungen haben keine Bedeutung, weil eine genaue Abgrenzung der Herzdämpfung der Brustdrüsen halber nicht möglich ist. Jedenfalls kommt die Dislokation des Herzens durch das emporgedrängte Zwerchfell in Berücksichtigung.

Der Uterus kann die grossen abdominalen Gefässe nicht komprimieren, weil er nicht der hinteren, sondern der vorderen Bauchwand anliegt. Er ist in Anteflexion und Anteversion. Ödeme und Varikositäten sind nur die Folge der Hydrämie.

Fügt man den eben angeführten noch die von verschiedenen Seiten ermittelten und allgemein acceptierten Thatsachen bei, dass durch Verschluss

der Aorta abdominalis unterhalb des 'Abganges der Arteriae renales der Blutdruck nicht oder nur für kurze Zeit steige (Ludwig, Slaviansky u. a.),
ferner dass die regulatorischen Einrichtungen es dem Organismus ermöglichen,
sich der Verdopplung ebenso wie der Halbierung der gesamten Flüssigkeitsmenge im Gefässsysteme rasch anzupassen (Müller, Ponfick, Cohnheim,
Lichtheim u. a.), endlich dass das Herz nur dann hypertrophieren könne,
wenn es durch nutritive und nervöse Einflüsse weniger widerstandsfähig gemacht worden ist (Lichtheim), so muss man zur Überzeugung kommen,
dass diese Momente nicht als kausale, für physiologische Herzhypertrophie
in der Schwangerschaft verwertbare angeführt werden können.

Inwieweit nervöse Einflüsse (von den Bauchorganen ausgehende Sym-
pathicus- und Vagusreizungen) eine Rolle, besonders mit Rücksicht auf das
rechte Herz, spielen (Les sympathies viscerales du coeur droit, Potain u. a.),
ist noch keineswegs klargelegt.

Schliesslich möge noch hervorgehoben werden, dass fast alle Beobachter
die grosse Disposition des Herzens zu Erkrankungen (Endocarditis, Myocarditis, Verfettung), welche durch den schwangeren Zustand gegeben ist, betonen (Ollivier, Macdonald, Marty, Casanova, Virchow u. a.).
Sie alle setzen das Bestehen einer physiologischen Herzhypertrophie als etwas
geradezu Selbstverständliches voraus.

Ebenso allgemein angenommen ist die ungünstige Beeinflussung schon
bestehender Herzaffektionen und die Neigung zu embolischen Prozessen durch
den Eintritt von Schwangerschaft (Kompensationsstörungen, plötzlicher Tod,
besonders während des Geburtsaktes infolge von Myodegeneratio cordis).

2. Puls.

So zahlreich die Arbeiten über den Wöchnerinnenpuls sind, was allerdings durch die höchst auffällige Veränderung desselben zu jener Zeit begründet erscheint, so spärlich sind dieselben über den Puls der Schwangeren;
doch musste der letztere von den meisten Untersuchern des Wöchnerinnenpulses in Rücksicht gezogen werden, um einen normalen Ausgangspunkt für
den puerperalen Zustand zu gewinnen.

So kommt denn auch gelegentlich seiner ausgedehnten, sphygmogra-
phischen Untersuchungen des Wöchnerinnenpulses Meyburg (1847) auf die
Pulsverhältnisse der gesunden Schwangeren zu sprechen. Die mit dem
Riegel'schen Sphygmographen an der Art. radialis aufgenommenen Kurven
zeigen nach ihm eine Zweiteiligkeit der Descensionslinie, also Dikrotie des
Pulses. Die erste sekundäre Welle ist nicht ausgesprochen oder fehlt vollkommen und die sogenannte grosse Ascension ist sehr ausgeprägt. Ausserdem liegt letztere sehr tief und nähert sich der Abscissenachse. Meyburg
vergleicht diese Kurve mit jener, die bei verdauenden Individuen aufgenommen
wurden und führt diese Analogie der Kurven auf eine gemeinschaftliche
Ursache zurück. Er sucht den Grund in der vermehrten Aktion des Herzens,

wie selbe sowohl beim Verdauungsprozesse als während der Gravidität zu beobachten ist. Die vermehrte Arbeitsleistung des Herzens in der Schwanger-schaft begründet er durch alle die gewöhnlich angeführten Momente (Ver-mehrung der Blutmenge, Einschaltung des Placentarkreislaufes und konsekutive Hypertrophie des Herzmuskels). Die Richtigkeit seiner Anschauung, dass der dikrote Puls der Schwangeren auf die gesteigerte Herzthätigkeit zurück-geführt werden müsse, begründet er weiters damit, dass dieser dikrote Typus während der Wehenthätigkeit um so auffallender sich bemerkbar macht.

Die Schlussfolgerungen Meyburgs können jedoch unter Berück-sichtigung der bei den Physiologen, Pathologen und Internisten hauptsächlich durch Marey[1]) wohl fundierten, gangbaren Lehre über den Puls nicht acceptiert werden. Eine wirklich ausgesprochene, stärkere Dikrotie des Pulses der Schwangeren als thatsächlich bestehend vorausgesetzt, würde nur die Deduktion zulassen, dass der Tonus der arteriellen Gefässwand ein verminderter sei. Über die Beschaffenheit des Blutdruckes gibt ein Sphygmogramm überhaupt keinen Aufschluss.

1882 gelangte Jorisenne auf Grund von langjährigen Beobachtungen des Pulses von Schwangeren zu dem höchst bedeutsamen Resultate, dass der-selbe ein gewichtiges, diagnostisches Merkmal der Schwangerschaft bereits in den ersten Anfängen darbiete. Er fand nämlich, dass, während unter gewöhnlichen Verhältnissen bei gesunden Personen die Pulsfrequenz im Stehen um 6—15 Schläge grösser ist als im Liegen, im schwangeren Zu-stande dieselbe in beiden Stellungen sich gleich bleibe. Sich auf die Unter-suchungen von Graves stützend, denen gemäss die Eigenthümlichkeit des Gleich-bleibens der Pulsfrequenz beim Stehen und Liegen durch Hypertrophie des Herzens bedingt werde, benützt er diese Befunde auch dahin, eine analoge Veränderung im Herzen für die Schwangerschaft zu erweisen.

Stadler kontrollierte über v. Winckels Anregung diese Angaben mit der nötigen Sorgfalt an 17 Fällen, bei welchen vor der Prüfung ein sehr ge-nauer Allgemeinstatus aufgenommen worden war. Mit wenigen Ausnahmen gelang es ihm, einen regelmässigen Wechsel der Frequenz des Pulses in ver-schiedenen Stellungen und Lagen nachzuweisen und damit die Angaben Jorisenne's zu widerlegen. Er erklärt die Differenz der Befunde damit, dass die Patientinnen Jorisenne's wahrscheinlich, nachdem es sich speziell um die Erkenntnis des Frühstadiums der Schwangerschaft und um Privat-patientinnen handelte, in bedeutender, psychischer Erregung sich befanden.

Eingehendere Studien über den Puls der Schwangeren und an Sphygmo-grammen liegen noch von Louge[2]) und Kehrer vor. Nach ersterem nimmt die Frequenz und Härte zu und zeichnet sich die Kurve durch grössere Ab-rundung des Gipfels und geringere Weite der Pulsschwingung aus. Nach letzterem beträgt die Zahl der Schläge 84 in der Minute und zeigt die Kurve

---

[1]) Marey, Physiologie médicale de la circulation du sang. Paris 1863.
[2]) Louge, P., Le pouls puérpéral physiologique. Paris 1886.

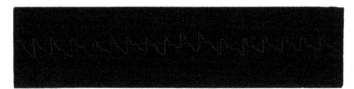

Fig. 1.

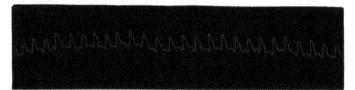

Fig. 2.

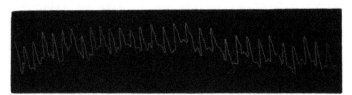

Fig. 3.

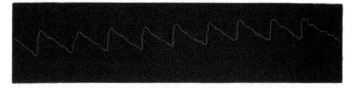

Fig. 4.

Typen von Pulskurven nach Meyburg.

1. Im Zustande der Schwangerschaft, 2. von einer Gebärenden in der Wehenpause (bei erhöhter Temperatur), 3. von derselben Gebärenden während der Wehe, 4. von einer gesunden
Wöchnerin (III. Geburt; normale Temperatur, 55 Pulsschläge).

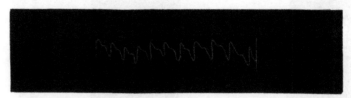

Fig. 5.

Fig. 6.

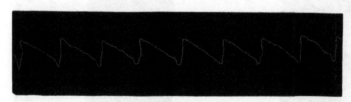

Fig. 7.

Typen von Pulskurven bei Schwangeren.

Aufgenommen mit dem Jaquet schen Sphygmographen. Die Pulskurven unterscheiden sich in nichts von der dem normalen, physiologischen Pulse entsprechenden Kurvenform. Im absteigenden Schenkel die drei katakroten Erhebungen (Rückstoss- und Elasticitäts-Elevation). — Der aufsteigende und ein kleiner Teil der absteigenden Kurve entspricht der Systole.

(Eigene Beobachtungen.)

Fig. 8.

20 jähr. I Gravida am Ende.

Fig. 9.

21 jähr. II Gravda in der 38. Woche.

Sphygmogramme (aufgenommen bei Schwangeren der Grazer Klinik durch Dr. Rieser). Der Zeitschreiber markiert ¹/₅ Sekunde mittels Aufzeichnung eines Punktes, so dass auf den Zeitraum einer Minute 300 Punkte kommen.

(in 60 % der Fälle) Jambencharakter, d. h. sind in der Descensionslinie die erste Incisur und Rückstosswelle (Höhe und Breite) scharf ausgeprägt, wsa nach Kehrer eine starke und rasche Zusammenziehung des jedesfalls öfters hypertrophischen, linken Ventrikels und eine schwache Spannung der Arterienwand erschliessen lässt [1]).

Vejas, welcher bei seinen Bestimmungen über die vitale Lungenkapazität bei Schwangeren, Kreissenden und Wöchnerinnen auch Mitteilungen über den Puls machte, gelangte zu dem Ausspruche, dass der Puls der Schwangeren sich durch keine besonderen Eigentümlichkeiten auszeichne. Die Pulszahl schwanke in der Regel zwischen 72 und 78, niedrigere Zahlen gehören zu den Ausnahmen. Die mit dem Sommerbrodtschen Apparate aufgenommenen Kurven zeigen keinen konstanten Charakter; man begegne ebenso oft einer ausgesprochenen Spannung der Arterienwand als einer leichten Dikrotie. Die von Meyburg konstatierte Dikrotie existiere nicht in allen Fällen. Ebenso negiert er auf Grund der bis jetzt zur Darstellung gebrachten Pulskurven das Vorhandensein einer ausgesprochenen Blutdrucksteigerung während der Schwangerschaft, womit natürlich nicht gesagt werden soll, dass eine solche überhaupt niemals vorkomme. Viel eingehender beschäftigt er sich mit den Veränderungen des Pulses während der Geburt.

Einen ähnlichen Standpunkt nimmt Heinricius ein, welcher erklärt, dass es während der Schwangerschaft einen bestimmten, charakteristischen Pulstypus nicht gebe, dass sphygmographisch eine Blutdrucksteigerung in der Schwangerschaft nicht feststellbar sei, und dass jede Pulskurve bei einer Schwangeren ebenso wie bei einer nicht Schwangeren als der Ausdruck einer individuellen Pulsform aufgestellt werden müsse. Damit verliert jener von Barnes [2]) aufgestellte Satz, dass die Spannung des Pulses in der Schwangerschaft, besonders bei Erstgeschwängerten eine sehr hohe sei und die durch diese bedingte Herzhypertrophie beweise, seine Bedeutung.

Unsere eigenen Erfahrungen schliessen sich denjenigen der beiden letzten Autoren an (siehe die auf vorstehenden Seiten eingefügten Kurven).

3. Herzgeräusche.

Von Einzelnen wird auf das Vorhandensein von Herzgeräuschen in der Schwangerschaft hingewiesen. So will Jacquemier bei 257 Schwangeren solche Bruits de souffle cardiaques 62 mal beobachtet haben und führt die Veränderung des 1. Tones auf die vermehrte Blut- und Fibrinmenge und auf die vermehrte Energie der momentan zu kleinen Herzhöhlen zurück. Marx (Diss. Heidelberg 1891) notiert 11 % (14 von 60, davon 9 Chlorosen).

---

[1]) Auf den Trocheentypus entfallen 22, auf den Spondeus 18 von 100. Dieser Charakter des Pulses erhält sich meist über den ganzen Verlauf der Schwangerschaft. Hoffner kommt zu ähnlichen Ergebnissen.

[2]) Siehe auch Barnes, Rob., Remarks on some physiologico-pathological phenomena of the circulation in pregnant women. Brit. med. Journ. 1875. 13. Nov.

Gerhardt, welcher die Entstehungsursachen der accidentellen Herzgeräusche in seiner mehrfach citierten, grundlegenden Arbeit erörtert, hält die bei einem Drittel der Schwangeren thatsächlich hörbaren Geräusche für Kompressionsgeräusche (Analog der Kompression einzelner Herzabschnitte durch eine Bauchgeschwulst). Manche derselben können nach ihm auch chlorotischer Natur sein. Sonst liegen fast nur Beobachtungen über die physiologischen Herzgeräusche bei Wöchnerinnen vor.

Untersuchungen, welche an der hiesigen Klinik angestellt wurden (Dr. Rieser), ergaben unter gütiger Kontrolle der Internisten folgendes: Von 100 schwangeren Frauen in den letzten 4 Wochen der Gravidität fanden sich drei mit ausgesprochenen, accidentellen Herzgeräuschen.

I. 26 jährige III para. 70 Pulse.

Spitzenstoss wenig sichtbar, schwach hebend tastbar, cirkumskript, im fünften Interkostalraum, ein Querfinger ausserhalb der Mammillarlinie.

Puls mässig frequent, rhythmisch, von geringer Grösse, normaler Celerität. Arter.-Rohr eng, elastisch, normale Spannung. Schwache Pulsation der Carotiden sichtbar.

Herzdämpfung beginnt an der dritten Rippe und reicht vom linken Sternalrand bis zum Spitzenstoss. An der Herzspitze ein leichtes, systolisches Geräusch, gegen die Basis zunehmend. Dasselbe hat sein punktiertes Maximum am Ansatze der linken zweiten Rippe an dem Sternum, ist rauh. Der zweite Pulmonalton nicht accentuiert; die übrigen Herztöne rein.

Accidentelles Herzgeräusch.

II. 24 jährige I para. 76 Pulse. Puls kräftig von normaler Beschaffenheit. Gefässrohr mittelweit, elastisch.

Spitzenstoss nicht sichtbar, cirkumskript tastbar im IV. Interkostalraum in der Mammillarlinie.

Herzdämpfung am oberen Rande der vierten Rippe beginnend, reicht vom linken Sternalrand bis zum Spitzenstoss. An der Spitze neben dem ersten Ton ein blasendes, systolisches Geräusch hörbar, leise, gegen die Basis deutlicher werdend und über der Mitte des Sternums entsprechend dem zweiten Rippenknorpel am deutlichsten hörbar.

Accidentelles Geräusch.

III. 34 jährige IV para. 72 Pulse. Puls kräftig normal. A. radial. gut gefüllt. Art. Wand elastisch.

Spitzenstoss nicht sichtbar, dagegen cirkumskript tastbar, leicht hebend im fünften Interkostalraum innerhalb der Mammillarlinie.

Herzdämpfung am oberen Rand der vierten Rippe beginnend, reicht vom linken Sternalrand bis zum Spitzenstoss.

Über der Herzspitze ein ziemlich lautes, blasendes, systolisches Geräusch. Der zweite Ton klappend, auch der erste hörbar. Intensität des Geräusches nimmt gegen die Basis ab, wenig zu, doch ist dasselbe an der Auskultationsstelle der Pulmon. ebenso deutlich hörbar. Zweiter Pulmonalton nicht accentuiert.

Accidentelles Geräusch[1]).

4. Gefässe.

Die Schwangerschaft häufig begleitende und Beschwerden bedingende sind Veränderungen an den Venen, die als Varikositäten,

_____

[1]) Chlorose war bei diesen Fällen natürlich ausgeschlossen.

Varices („Kinderfüsse") allgemein bekannt sind. Sie beschränken sich wesentlich auf die untere Körperhälfte (untere Extremitäten, äusseres Genitale, Bauchhaut, seltener Lendengegend oder jene der Hinterbacken, Organe des kleinen Beckens, innere Geschlechtsorgane und Mastdarm) und bestehen hauptsächlich aus Erweiterungen und sackartigen Ausbuchtungen und da die erweitertén Gefässe auch eine Verlängerung erfahren, in einer eigentümlichen Schlängelung des Venenrohres. Bei hohen Graden werden die unteren Extremitäten ganz unförmlich, indem sich mit den Varikositäten auch meist Ödem kombiniert, und entwickeln sich knäuelartige Auftreibungen der variabelsten Art und Dimension von bläulich-schwarzer Farbe. Oft beschränkt sich die Veränderung nur auf umschriebene Stellen, oft sind beide oder manchmal nur eine untere Extremität ihrer ganzen Länge nach betroffen und zwar sind es hauptsächlich die Hautvenen, das Gebiet der Vena saphena maior und minor, in welchen sich die Varikositäten besonders geltend machen. Nach Budin ist regelmässig unter drei schwangeren Frauen eine mit Varicen behaftet, nach Cazin, welcher nur die ausgesprochensten Fälle berücksichtigt zu haben scheint, kommt auf 20 Fälle einer. Schon Budin hat hervorgehoben, dass es auffallen müsse, dass Varicen bei Mehrgeschwängerten nur zweimal häufiger als bei Erstgraviden vorkommen; dass sie gewöhnlich vom fünften Monate an auftreten, häufig wieder vollkommen verschwinden können, wenn sie auch zumeist ausserhalb des Puerperium in geringem Grade fortzubestehen pflegen. Nach Kehrer werden dieselben nur in 24,4 % bei Hochschwangeren vermisst [1]).

Einige der erwähnten Umstände lassen die Vermutung aufkommen, dass mechanische Momente bei der Entstehung derselben eine wesentliche Rolle spielen. Zweifellos ist durch den schwangeren Zustand eine gleichmässige Kompression aller Unterleibsgefässe infolge Steigerung des intraabdominellen Druckes und der Bauchdeckenspannung (Lahs) das hauptsächliche, ätiologische Moment für die Erschwerung der Cirkulation. Dafür spricht vor allem die Beschränkung der Alteration auf die untere Körperhälfte. Doch darf man nicht annehmen, wie dies früher vielfach geschehen ist, dass die schwangere Gebärmutter direkt auf die Vena cava oder auf die Venae iliacae einen Druck ausübe. Viel eher ist es verständlich, dass, wie dies bei Erstgeschwängerten häufig der Fall ist, in den letzten Monaten der Schwangerschaft der bereits in das Becken eingetretene Kopf die hypogastrischen Venen zusammenpresse. Doch kommt das Leiden bei Mehrgeschwängerten meist

---

[1]) Meist sind sie nur an den Beinen entwickelt (38,2 % aller mit Varicen Behafteten), ferner an den Beinen und äusseren Geschlechtsteilen bei 26,5 %; nur Hämorrhoiden begegnet man bei 17,6 %, Varicen an den Beinen und Hämorrhoidalgefässen bei 14,7 %, an Beinen, Vulva und Anus bei 2,9 %. — An beiden Beinen gleich stark entwickelt finden sie sich in 32,7 %, rechts stärker als links in 32,1 %, links stärker als rechts in 14,2 %; nur am rechten Beine in 10,7 %, nur am linken Beine in 7,1 % der Fälle (nach Kehrer in Sänger-Herffs Encyklopädie). (Siehe auch Hoffner in Hegars Beiträgen. Bd. IV. S. 479. Derselbe fand übrigens die Varicen am rechten Beine zumeist stärker ausgeprägt).

deutlicher ausgesprochen vor. Das Auftreten solcher Veränderungen bei Erstschwangeren im Beginne der Gravidität lässt sich durch mechanische Momente
nicht erklären. Vermehrung des gesamten Blutes, nervöse Einflüsse, Lähmung
der Gefässmuskulatur sind Schlagworte, die vorläufig jeder Stütze entbehren.
Spiegelbergs Erklärung für Frühstadien, dass der im hypogastrischen Venen-
system bei der Schwangerschaft rasch wechselnde Blutstrom den Abfluss des

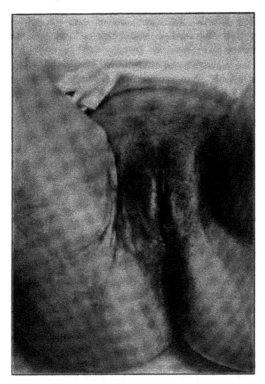

Fig. 10.

Varikositäten am äusseren Genitale bei einer 36 jähr. V Gravida (8. Schwangerschaftsmonat).
(Photographische Aufnahme.)

Blutes aus den Venae crurales hemme und Stauung bedinge, erscheint nicht
ganz unplausibel. Eine gewisse, oft vererbte Disposition zu Alterationen in
der Venenwandung muss vielfach vorausgesetzt werden.

Dass besonders die Hautvenen betroffen sind, ist darauf zurückzuführen,
dass bei diesen von seiten der Umgebung kein Gegendruck stattfindet und die
Dilatation besonders leicht zu stande kommen kann. Krankhafte Veränderungen der Gefässwandungen werden die Entstehung derselben erleichtern.

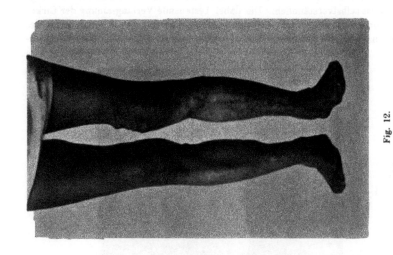

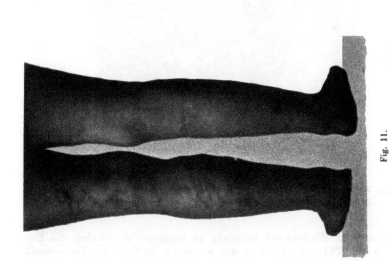

Fig. 12.

Fig. 11.

Chronisches Ödem und Varices an den unteren Extremitäten bei Schwangeren. (Eigene Beobachtungen. Photogr. Aufnahme.)

Der Grad der Dünnheit der Venenwand ist manchmal thatsächlich höchst auffällig. Dass bestehende Herzfehler eine Steigerung des Zustandes zur Folge
haben, ist selbstverständlich. Die dabei bestehende Verlangsamung der Cirkulation und die, wenn auch geringgradige Vermehrung des Fibringehaltes des
Blutes begünstigen jene sekundären Veränderungen, welchen in der Schwanger-

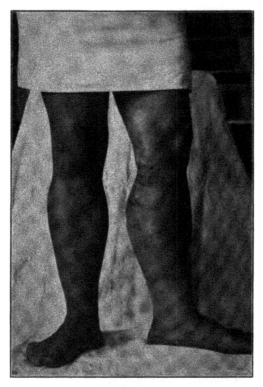

Fig. 13.

Mässige Varikositäten und chronisches Ödem der unteren Extremitäten bei einer 26jähr.
II Para im 9. Monat der Schwangerschaft. (Photographische Aufnahme.)

schaft und im Wochenbette so häufig zu begegnen ist, nämlich die Entstehung der Thrombose. Dass der puerperale Zustand zur Thrombenbil-
dung neigt, ist eine zweifellose Thatsache. Solche Thromben können eine
enorme Ausdehnung gewinnen und das Lumen der Venen ganz undurchgängig
machen. Man muss darüber staunen, dass solche Gefässe doch wieder durchgängig werden können; dieselben können aber auch dauernd verschlossen bleiben.

Ebenso besteht Neigung zu entzündlichen Prozessen in der Venenwand oder deren Umgebung (Periphlebitis), sowie im Wochenbette zur Embolie. Komplikationen sind hauptsächlich durch Entwickelung von Ödemen, Ulcerationen, Erysipel, Ekzem gegeben. Gefahrdrohende Zustände werden durch die Möglichkeit der Entstehung einer tödlichen Blutung infolge von Platzen eines solchen Varixknotens nach Einwirkung eines Traumas, beim Coitus und während der Geburt bedingt. Auffällig ist der oft sofort sich geltend machende Rückgang der Veränderungen nach dem Absterben der Frucht (Mac Clintock und Tisué)[1].

III. Schilddrüse.

Litteratur.

Bignami, Gaz. degli osped. 1896. Nr. 5. (Cit. L'obstétr. T. I. pag. 174.)

v. Braun, Centralbl. f. Gyn. 1896. S. 722.

v. Eiselsberg, Über Tetanie im Anschluss an Kropfoperationen. Samml. med. Schriften Wien 1890.

Ewald, Die Erkrankungen der Schilddrüse etc. Bd. XXII. aus Notbnagels „Spezielle Pathologie u. Therapie.“ S. 160.

Freund, H., Über die Beziehung der Schilddrüse u. der Brustdrüsen zu den schwangeren u. erkrankten weibl. Genitalien. Deutsche Zeitschr. f. Chir. Bd. XXXI. S. 446. 1890.

Derselbe, Dissert. Strassburg 1882.

Heidenreich, Der Kropf. Ansbach 1845.

Jencks, The relat. of goitre to pregnancy etc. Amer. Journ. of Obst. 1881. Vol. XIV. pag. 1.

Lange, Die Beziehungen der Schilddrüse zur Schwangerschaft. Zeitschr. f. Geburtsh. u. Gyn. Bd. XL. 1899. S. 34.

Tait, Enlargement of the Thyr. Body in Pregn. Obst. Journ. Gr. Brit. June 1875. pag. 203.

Eine regelmässige Anschwellung der Schilddrüse der Schwangeren und ein Zurückgehen zum früheren Volumen im Verlaufe des Wochenbettes ist eine allbekannte Thatsache, welche jedoch in letzterer Zeit durch H. W. Freund und M. Lange eine exaktere Bestätigung fand. Bignami spricht geradezu von einem „Schwangerschaftskropf“. Freund, welcher seine Untersuchungsergebnisse hauptsächlich durch ausgedehnte Messungen stützte, sieht in dieser Vergrösserung einer Blutdrüse im schwangeren Zustande, in welchem der ganze Cirkulationsapparat hypertrophiert, einen ganz

---

[1]) Ödeme, besonders an den Knochen, finden sich auch ohne Albuminurie recht häufig (nach Hoffner in 28 % der Fälle, davon nur sechs mit Eiweiss im Harn). Dieselben verschwinden bei Ruhelage zumeist rasch. Über die Entstehung derselben weiss man nichts. (Siehe die eingehende Arbeit von Magnus, Arch. f. experiment. Pathologie u. Pharmakologie, Bd. XLII, in welcher nachgewiesen wird, dass durch Kochsalzinfusion erzeugte hydrämische Plethora keine Hautödeme hervorbringe; erst eine künstlich durch Gifte hervorgebrachte Schädigung der Gefässwandungen macht letztere durchgängig und lässt dann erst Anasarka entstehen. Auch Exstirpation der Nieren und Unterbindung der Harnleiter begünstigt das Auftreten der letzteren.)

natürlichen Vorgang. Weder der Stauung (Heidenreich) noch nervösen Einflüssen, speziell des Sympathicus, misst er eine solche Bedeutung zu. Im Cirkulationssysteme erblickt er die vermittelnden Bahnen, welche diese Beziehungen herzustellen im stande sind. Er greift damit auf die Lehre Virchows zurück, ohne eigentlich mehr als dieser Hypothese Erwähnung zu thun. Wichtig erscheinen jene Momente, welcher Freund gelegentlich der Besprechung der Ursache dieses Wachstums gedenkt, so die Vergrösserung der Schilddrüse im Pubertätsstadium, deren vaskuläre Natur in der Beeinflussung des Cirkulationsapparates durch die in Funktion tretenden Eierstöcke ihre Ursache haben dürfte, die kongestive Anschwellung bei der Menstruation, die Schilddrüsenvergrösserung bei brünstigen Tieren und endlich die ausserordentliche Häufigkeit der Volumszunahme der Thyreoidea bei Myomen des Uterus. Den Ausgangspunkt für diese Veränderungen muss ein Reiz abgeben, der vom Uterus ausgeht. In sehr richtiger Weise stellt er diese durch länger dauernde Reize bedingte Struma in Parallele zur Schwellung und Sekretion der Brustdrüsen bei dieser Geschwulstgattung der Gebärmuttermuskulatur (unter 56 Fällen von Myom 44 mit Struma, in mehr als der Hälfte Colostrum). Er vergleicht ferner die Abnahme des Halsumfanges in den ersten Tagen des Wochenbettes mit dem Schlaffwerden der Brüste im Beginne dieser Zeitperiode. Genauere Untersuchungen lassen eine einfache Hypertrophie und keine cystische Veränderung erkennen.

Die auffallende Vergrösserung der Schilddrüse während der Geburtsarbeit ist eine einfache, direkt auf Stauung zurückführbare.

Lange verweist auf die Schwierigkeiten, welche bei den Messungen gegeben sind; nur Frauen mit langem mageren Hals, eignen sich nach ihm für diese Art der Untersuchung. Im ganzen und grossen decken sich seine Untersuchungsergebnisse mit jenen von Freund, nur gewinnen sie insofern an Bedeutung, als die Untersuchungen in regelmässigen Intervallen angestellt wurden und vor allem das Bestreben vorlag, den Zeitpunkt für den Beginn der Schwellung festzustellen. Eine solche ist nach Lange zumeist erst vom sechsten Monate an sicher zu konstatieren. Bei Erstgebärenden fällt diese Schwellung zuweilen auch noch in eine spätere Zeit. Auffallend ist, dass durch Beobachtungen in aufeinander folgenden Schwangerschaften nachgewiesen werden konnte, dass immer dieselben Abschnitte und Lappen der Schilddrüse befallen werden. Das Schwinden der Struma im Wochenbette ist ein ganz konstantes, das Stillen oder nicht Stillen darauf ohne Einfluss. Einige wenige Ausnahmefälle finden sich in Langes Zusammenstellungen.

Sowohl der Tastbefund als die Wirkung der Verabreichung von Schilddrüsenpräparaten (Thyreoidin oder Jodothyrin) sprechen für eine einfache Hypertrophie der Drüsensubstanz und nicht für einen Gefässturgor oder für Blutüberfüllung (Ewald, Heidenreich u. a.).

Zweifellos kann aus diesen Ergebnissen der Fütterung mit Schilddrüsenpräparaten der Schluss gezogen werden, dass es sich um Substanzen handelt, welche im Blute cirkulieren und auf das Schilddrüsengewebe einen besonderen

Reiz ausüben. Wohl wird es sich dabei um ein Produkt des Stoffwechsels handeln müssen, welches bei Schwangeren in viel grösserer Menge gebildet würde als bei anderen. Ihren Ursprung müssen diese Körper im schwangeren Uterus haben, wo in kürzester Zeit grosse Gewebsmassen gebildet werden. Langes Beobachtung, dass bei Individuen mit schon vor der Schwangerschaft bestehender Nephritis regelmässig eine Struma graviditatis auftrete, indes bei renaler Albuminurie in der Schwangerschaft die letztere regelmässig fehle, führte zu dem Schlusse, dass ein Zusammenhang zwischen Nierenaffektion und dem Ausbleiben der Struma bestehen müsse; doch könne der primäre Ausgangspunkt nicht in der Nierenaffektion gesucht werden, da diese gewöhnlich später als die Struma aufzutreten pflege.

Langes Versuche bei Katzen, bei denen die Trächtigkeit regelmässig von einem Schwangerschaftskropf begleitet ist, führten ihn dazu zu erklären, dass die trächtigen Tiere zur Erhaltung ihrer Gesundheit eine grössere Schilddrüsenmasse benötigen als nicht trächtige. Nach Totalexstirpation oder Entfernung von vier Fünftel der Drüse tritt bei trächtigen Tieren Tetanie ein, welche auf Jodothyrin zurückgeht. Bei einem Schilddrüsenreste, mit welchem nicht trächtige Tiere gerade noch gesund bleiben, werden trächtige von einer schleichend einsetzenden Nierenaffektion befallen, welche leichter verläuft, aber auch Krämpfe oder Koma hervorrufen kann. Diese Krämpfe sind nicht identisch mit jenen bei Tetanie und werden daher durch Jodothyrin ebensowenig wie das Koma beeinflusst.

IV. Stoffwechsel.

1. Hypothesen über Autointoxikation und die Giftigkeit des Harnes; Eiweissumsatz, Stickstoffbilanz; Polyurie; Gewichtsveränderungen in der Schwangerschaft.

Litteratur.

Bouffe de St. Blaise, Les autointoxications gravidiquee. Ann. de Gyn. et d'Obst. Tom. I. Nov. Déc. 1898 und Monographie. Paris (Baillière) 1899.

Derselbe, Les Autointoxications de la grossesse. Paris 1899. Mouographie.

Baumfelder, Beiträge zu den Beobachtungen über Körperwärme etc. im Wochenbette. Dissert. Leipzig 1867.

Baumm, Gewichtsveränderungen der Schwangeren, Kreissenden und Wöchnerinnen bei der in der Münchner Klinik üblichen Ernährungsweise. Inaug.-Dissert. München 1887.

Birch-Hirschfeld, Zunahme der Milz in der Schwangerschaft. Berl. klin. Wochenschr. 1878. S. 324. Bericht über die Sitzungen der geburtshülflichen Gesellschaft zu Dresden. Diskussion zu dem Vortrage Schramms über Intermittens in der Schwangerschaft.

Blumreich, Diskussion zur Eklampsie. 9. Versamml. d. deutsch. Gesellsch. f. Gynäkol. zu Giessen. 1901. S. 340.

Blanc, De la toxicité urinaire chez la femme enceinte. Ann. de Gynécol. Juillet 1891.

Bonnal, Recherch. expérim. sur la temperat. pendant l'accouchement. Compt. rend. T. CI. Nr. 18.

24*

Bugarsky, Beiträge zu den molekularen Konzentrationsverhältnissen tierischer Flüssigkeiten. Pflügers Archiv. Bd. 68.

Bunsen, Fettsucht in der Schwangerschaft. Neue Zeitschr. f. Geburtsk. Bd. VII. S. 51

Chambrelent et Demont, Recherches expérimentales sur la toxicité de l'urine dans les derniers mois de la grossesse. Compt. rend. hebd. des séances de la soc. de Biol. 1892. pag. 27.

Charrin et Guillemont, Physiologie pathologique de la grossesse. Compt. rend. hebdom. des séances de la Soc. de biol. 12 Mai 1899. pag. 338. ref. in l'Obst. Nr. 5. 15. Sept. 1899. pag. 474.

Dieselben, Le glycogène hépatique pendant la grossesse. Compt. rend. d l'académie des sciences. 1900. T. CXXX. pag. 673.

Charrin-Delamare, Soc. de biologie. 13. VII. 1901. Sem. méd. 1901. pag. 238.

Delezenne, Recherches sur la physiologie de la respiration pendant la grossesse. Bull. méd. du nord. Lille. Tom. XXXIII. 1894. pag. 401—411.

Dienst, Diskussion über Eklampsie. 9. Versamml. d. deutsch. Gesellsch. f. Gynäkol. zu Giessen. 1901. S. 351.

Dohrn, Die Form der Thoraxbasis bei Schwangeren und Wöchnerinnen. Monatsschr. f. Geburtsk. Bd. XXIV. S. 414. 1864.

Derselbe, Zur Kenntnis des Einflusses der Schwangerschaft auf die vitale Lungenkapazität. Monatsschr. f. Geburtsk. Bd. XXVIII. S. 457. 1866.

van Eecke, Les échanges matériels. Bruxelles 1900.

Gassner, Über die Veränderung des Körpergewichtes bei Schwangeren, Gebärenden u. Wöchnerinnen. Monatsschr. f. Geburtsk. u. Frauenkrankh. Bd. XIX. 1862.

Goenner, Experimentelle Untersuchungen über die Giftigkeit des Harnes. Centralbl. f. Gyn. 1901. Nr. 29.

Goria, Toxicität des puerperalen Harnes. Ranogl. med. 1892. Nr. 16—18.

Grammatikati, Über die Schwankungen des Stickstoffgehaltes des Harnes im Wochenbette. Centralbl. f. Gynäkol. 1884. Nr. 23.

Grandin, Comments of toxaemia in pregnancy. The amer. Journ. of obst. and diseases of women. Vol. XLI. Nr. 6. June 1900.

Gruber, Beobacht. üb. Puls- u. Temperaturverhältn. bei Gebärenden. Inaug.-Diss. Bern 1867.

Hagemann, Über Eiweissumsatz während der Schwangerschaft u. Laktation. Arch. f. Anat. u. Physiol. physiol. Abt. 1890. H. 5/6. S. 577. Vortr. i. d. Berl. physiol. Gesellsch.

Helouin, Thèse de Paris. 1899.

Henschel, Über Harnmenge. Dissert. Heidelberg 1890.

Hoffner, Über Schwangerschaftsveränderungen ausserhalb der Genitalsphäre. Hegars Beiträge. IV. 1901.

Kehrer, Zur Physiologie und Pathologie der Geburt und Schwangerschaft. Beitr. z. klin. u. experiment. Geburtsh. Giessen 1892; Müllers Handbuch. I und Encyklopädie von Sänger-Herff.

Kleinwächter, Das Verhalten des Harnes im Verlaufe des normalen Wochenbettes. Arch. f. Gyn. Bd. IX. H. 3.

Keller, Ann. de gynéc. I. 45. pag. 338.

Kollmann, Zeitschr. f. Biologie. Bd. 42. S. 1.

Krönig und Füth, Gefrierpunktsbestimmung des Blutes. Monatsschr. f. Gebh. u. Gyn.

Labadie-Lagrave, Boix et Noé, De la toxicité urinaire dans la grossesse. Soc. de biol. séance du 12 déc. 1896. pag. 1044. Ref. in l'Obstétr. 15. Jan. 1897. pag. 58.

Dieselben, Étude sur la toxicité urinaire pendant la grossesse et les suites des couches normales. L'obstétr. 1899. 15 Mai. pag. 274.

Liscia u. Passigli, Contributo allo studio delle modificazioni gravidiche urinarie. Ann. di Obst. e Gin. 1897. Nr. 9. pag. 703.

Massin, Intermediäre Stoffwechselprodukte als Ursache der Eklampsie. Centralbl. f. Gyn. 1895. Nr. 42.

Massmann. Beobachtungen über das Verhalten der Eigenwärme während der Geburt. Petersburger med. Zeitschr. Bd. V.

Mathes, Über Autolyse der Placenta. Centralbl. f. Gyn. 1901.

Matthey, Über Temperatur. Dissert. Zürich 1880.

Derselbe, Was leistet die Methode der Gefrierpunktsbestimmungen? Sammelbericht in Monatsschr. f. Geburtsh. u. Gynäkol. 1902. (Oktober.)

Miotti, Contributo allo studio istologico de fegato durante la gravidanza. Annali di ost. e ginec. Milano 1900. Nr. IX. pag. 733.

Lo Monaco e Tarulli, La creatinina nella gravidanza. Società Lancisiano degli ospedali Roma 19. I. 1895. Gazette degli ospedali 1896. 15.

Nauche, Über das sogen. Kyěstein Froriep's Not. N. 680. (1831). (Über Kyěstein sieh die älteren Lehrbücher der Geburtshilfe. Nägele, C. v. Braun bes. die Arbeiten von Kave, Höfle, Lehmann, Veit, Elsässer, Kiwisch.)

Oddi e Vicarelli, Influenza della gravidanza sul complessivo scambio respiratorio. Experimentale Mem. orig. Firenze 1891. XIV. pag. 102.

v. Ott, Gesetz von der Periodicität der physiologischen Funktionen im weiblichen Organismus. Centralbl. f. Gyn. 1890. Beil. S. 31.

Parke, Diagnosis of pregnancy by the changes in microscopic apparence of the urinary phosphates. The amer. gyn. and obst. Journ. Vol. IX. pag. 316. 1896.

Reinhardt, Über den Einfluss des Puerperiums auf Thoraxform und Lungenkapazität. Dissert. Marburg. 1865.

Reinl, Die Wellenbewegung der Lebensprozesse des Weibes. Volkmann's Sammlg. Vortr. Nr. 243. 1884.

Rivière, Des phénomènes dits physiologiques de la grossesse et de leur transformation insidieuse en phénomènes pathologiques. Arch. chir. de Bordeaux. Vol. III. 1894. pag. 437–447.

Schorl, Monographie über die patholog. Anatomie der Eklampsie und Bericht der 9. Vers. d. deutsch. Gesellsch. f. Gynäkol. zu Bonn 1891 und zu Giessen. 1901. S. 303.

Schrader, Einige abgrenzende Ergebnisse physiologisch-chemischer Untersuchungen· über den Stoffwechsel während der Schwangerschaft u. im Wochenbette. Arch. f. Gyn. Bd. LX. 1900. S. 534.

Schroeder, Über Blutdruck und Gefrierpunktsbestimmungen bei Eklampsie. 9. Vers. d. deutsch. Gesellsch. f. Gyn. in Giessen 1901. S. 358.

Schumacher, Experimenteller Beitrag zur Eklampsie. Centralbl. f. Gyn. 1901. S. 705 und Ber. üb. die 9. Versamml. d. deutsch. Gesellsch. f. Gynäkol. zu Giessen. 1901. S. 332.

Segay, Des modifications organiques produites par la gestation. Journ. de méd. de Bordeaux. XX. pag. 346, 875.

Shurakoffsky, Über die Veränderungen der Form des Brustkastens, In- und Exspirationsdruck und vitale Kapazität der Lungen während der Schwangerschaft und nach der Geburt. Wratsch 1898. Nr. 16.

Stewart, Toxicity of urine of last month of pregnancy. Amer. Journ. of obst. and diseases of women and children. Sept. 1897. pag. 339.

Derselbe, Toxicity of urine in Pregnancy. Amer. Journ. of Obst. Sept. 1899. pag. 345.

Steyrer, Über osmotische Analyse des Harnes. Beitr. z. chem. Physiol. u. Pathol. II. H. 7—9.

Veit, J., Untersuchungen über den osmotischen Druck zwischen Mutter und Kind. Zeitschr. f. Geburtsh. u. Gyn. Bd. XLII. 1900. S. 316—329 und Diskussion über Eklampsie. 9. Versamml. d. deutsch. Gesellsch. f. Gynäkol. zu Giessen. 1901.

Voituriez, Polyurie in der Schwangerschaft. Arch. de Tocol. Dez. 1890.

Volhard, Inaug.-Dissert. Halle 1897.

Winckel, Studien über den Stoffwechsel bei der Geburt u. im Wochenbette im Anschlusse an Harnanalysen bei Schwangeren, Gebärenden u. Wöchnerinnen. Rostock 1865.

Zacharjewsky, Über den Stickstoffwechsel während der letzten Tage der Schwangerschaft u. der ersten Tage des Wochenbettes. Zeitschr. f. Biologie N. F. Bd. XII. S. 1894.

Eine gewisse Beeinflussung des Stoffwechsels durch die verschiedensten Vorgänge und Veränderungen, welche sich in der Genitalsphäre abspielen, wie dieselben in der heute allgemein gangbaren, in der von Goodman begründeten, von Reinl und von Ott über Hegars Anregung weiter ausgebauten Lehre von der sog. Wellenbewegung und gesetzlichen Periodizität in den Lebensprozessen des Weibes bereits zum Ausdrucke gebracht ist[1]), für die menstruellen Vorgänge auch durch methodische Stoffwechseluntersuchungen (Jacoby und Schrader) erwiesen wurde, ist begreiflicherweise für den schwangeren Zustand in noch erhöhtem Masse zu gewärtigen. Eine grosse Zahl wertvoller Einzelbeobachtungen sind in der internationalen Litteratur bereits niedergelegt, welche über die verschiedensten Veränderungen berichten, die an sich eine solche erschliessen lassen. Dahin sind alle Untersuchungsergebnisse über Änderung der Temperatur[2]), des Pulses, des Blutdruckes, der Herzaktion, der Respiration, der Lungenkapazität, des Körpergewichtes und der Eigenschaften des ausgeschiedenen Nierensekretes (Menge, spezifisches Gewicht, chemische und morphotische Bestandteile des Harnes) zu rechnen.

Mit systematischen Stoffwechseluntersuchungen jedoch, welche uns ein klares Bild über die Stickstoffbilanz im schwangeren Körper zu entwerfen im stande wären, sind wir noch schlecht bedacht. Erst der letzten Zeit entstammen einzelne Versuche, welche allen modernen Anforderungen gegenüber als einwandfrei hingestellt werden können. Dieselben verdanken ihren Ursprung hauptsächlich dem Wunsche, endlich einmal Einblick in die noch immer dunkle Entstehungsursache jener der Schwangerschaft eigentümlichen patho-

---

[1]) Eine Beeinflussung gewisser periodisch sich abspielender, physiologischer Vorgänge durch kosmische Momente (periodische Schwankungen in der Luftelektrizität) scheint nach Svante Arrhenius (skandinavisches Archiv für Physiologie, VIII. Bd., 1898), welcher in seiner Arbeit ein grosses statistisches Material verwertet hat, thatsächlich gegeben zu sein. Nachdem von Ekholm und Arrhenius festgestellt worden war, dass die Luftelektrizität und andere elektrische Erscheinungen in der Atmosphäre eine stark ausgeprägte Periodizität, nach der tropisch-monatlichen Periode (27—32 Tage) und nach einer etwas kürzeren Periode (25—29 Tage) besitzen, dehnte der letztere seine Untersuchungen auf die Periodizität in Bezug auf Mortalität, Nativität und menstruelle Erscheinungen aus und konnte zum Schluss einen ursächlichen Zusammenhang begründen. Auf die interessanten Beobachtungen von Berthelot (Ann. de chim. et de phys. Tom. XXX. 1893) sich stützend, sprach er sich dahin aus, dass in den Zeiten hoher elektrischer Spannung in der Luft chemische Veränderungen entständen, welche auf den tierischen Organismus eine mächtige Wirkung zu entfalten vermögen.

[2]) Von Änderungen der Temperaturverhältnisse im schwangeren Zustande ist nur gelegentlich der Erörterung jener viel auffallenderen Veränderung derselben während der Geburt und im Wochenbett in den diesbezüglichen Arbeiten (Baumfelder, Bonnal, Gruber, Maassmann, Matthey, Winckel) zuweilen die Rede. Hiebei wird zumeist ein minimales Ansteigen (um 0,2—0,3 °C) über die Norm angenommen. (Nach Matthey: bei Schwangeren Scheidentemperatur 0,51 °C höher als die Achseltemperatur, bei Nichtschwangeren nur 0,22 °C und ausserdem die Abendtemperatur bei Schwangeren niedriger als jene vom Morgen.) — Analog soll sich auch eine geringe Beschleunigung der hauptsächlich thorakalen Atmung geltend machen. — Über Herz und Puls siehe das vorhergehende Kapitel.

logischen Erscheinung, der Eklampsie, zu gewinnen. Man hatte einsehen gelernt, dass mit den alten Erklärungsversuchen und Theorien für alle Fälle von Eklampsie ein Auslangen nicht gefunden werden könne, und dass es wahrscheinlich nur einem mit der physiologischen Chemie völlig Vertrauten und zwar auf dem Wege des Experimentes ermöglicht werden dürfte, über die Natur dieser so schweren Störung im Chemismus des schwangeren Körpers Aufklärung zu erlangen. So lag es denn auch nahe, anzunehmen, dass durch den schwangeren Zustand an und für sich schon Veränderungen gegenüber dem normalen Stoffwechsel gegeben seien, deren Steigerung zu einer wirklichen Störung und damit zum Ausbruche jener gefürchteten Krankheit führen könne. Leider ist man, seit durch Bouchards Forschungsrichtung die Lehre von der Autointoxikation ganz besonders in den Vordergrund des Interesses gerückt wurde, und jener eine ganze Reihe französischer und russischer Autoren unentwegt gefolgt sind, von der richtigen Bahn vielfach abgekommen und war der uferlosen und missbräuchlichen Anwendung dieses Wortes behufs Klärung oft höchst komplizierter Vorgänge Thür und Thor geöffnet worden. Man errichtete förmlich ganze Gebäude von Systemen, ordnete und klassifizierte, ohne bestimmte thatsächliche Substrate dafür einsetzen zu können.

Trotz der ansprechenden Einfachheit der Deduktionen Bouchards. und seiner Schüler haben dieselben exakten Nachprüfungen nicht standhalten können. Vor allem wurden durch v. d. Berghs und Senators, besonders aber durch Fehlings und die auf dessen Anregung ausgeführten Arbeiten Volhards und Schumachers die Unhaltbarkeit des der Bouchardschen Lehre zu Grunde liegenden Momentes von der Änderung der Giftigkeit des Harnes im schwangeren Zustande erwiesen. Ebenso wurde gezeigt, dass aus dem Ergebnisse des Bouchardschen Experimentes (Einspritzung des Harnes in die Venen eines Tieres) ein Rückschluss auf den Grad der Giftausscheidung aus dem Organismus nicht statthaft sei.

Auf Grund grösserer Versuchsreihen, unter Berücksichtigung aller Nebenumstände und technischen Versuchsmassregeln, auch entsprechender Ausdehnung der Versuche auf gesunde Schwangere und Nichtschwangere und Benützung möglichst ungiftiger Substanzen konnte mit aller Bestimmtheit eine Reihe von Schlussfolgerungen gezogen werden, die dahin lautete, dass die Toxicität des Harnes weder in der Schwangerschaft eine Verminderung, noch nach der Niederkunft eine Vermehrung erfahre, dass dieselbe vielmehr, wie vorauszusehen war, von der Konzentration, dem spezifischen Gewicht des Harnes abhängig sei, die Giftigkeit des Harnes auch durch einen mehr minder hohen Grad von Eiweissgehalt nicht beeinflusst werde. Auch die Versuche mit Serum ergaben ein gleich negatives und variables Resultat.

Unter den Vertretern jener Richtung war es Massin, welcher seine Theorie von der Autointoxikation in der Schwangerschaft durch eine von ihm supponierte Herabsetzung der Oxydationsprozesse während jenes Zustandes zu stützen suchte. Schrader kam in die Lage, jene Annahme als eine irrige zu widerlegen, indem er auf Grund seiner Stickstoffbestimmungen nachzuweisen im stande war, dass sich bei einer gesunden Schwangeren in dieser Hinsicht normale Verhältnisse darbieten. Er fand für den Gesamtstickstoff dem normalen Maasse nahezu gleichkommende Werte, zweifellos aber keine Herabminderung des als Harnstoff ausgeschiedenen Stickstoffes. Die ausgedehnten und schönen Untersuchungen Zacharjewskys ergänzen jene früher angedeutete Lücke in bestem Sinne und sind im weiteren einer eingehenden Würdigung unterzogen.

Da als Grundlage für die Forschung pathologischer Vorgänge immer nur die Beherrschung der physiologischen gelten kann, so soll in folgendem versucht werden, den Inhalt aller für die Beurteilung des Stoffwechsels im schwangeren Zustande verwertbaren Arbeiten übersichtlich wiederzugeben. Dabei sollen die Ergebnisse der Harnuntersuchungen bei Schwangeren, welche für den Praktiker als die auch von ihm am leichtesten durchführbaren und bezüglich des Stoffwechsels Aufschluss gewährenden die ausgedehnteste Bearbeitung erfahren.

Als einen der allerersten, welchem wir systematische Arbeit in dieser Richtung verdanken, müssen wir v. Winckel nennen. Schon 1865 hat derselbe in seinen Studien über den Stoffwechsel bei Schwangeren, Gebärenden und Wöchnerinnen eine Reihe von exakteren Untersuchungen über die Harnsekretion in der Schwangerschaft vornehmen lassen (40 Analysen), deren Ergebnisse er folgendermassen zusammenfasst:

Bei einer Schwangeren im 9.—10. Monate von etwa 65 kg Körpergewicht beträgt:

1. Die mittlere Menge des in 24 Stunden ausgeschiedenen Harnes: $1790 \, cm^3$;

2. die mittlere Menge des in 24 Stunden ausgeschiedenen Harnstoffes: 28,12 g (also in 100 cm^3 1,57 g);

3. die mittlere Menge des in 24 Stunden ausgeschiedenen Kochsalzes: 15,8 g (also in 100 cm^3 0,88 g);

4. die mittlere Menge der in 24 Stunden ausgeschiedenen Phosphorsäure: 1,99 g (also in 100 cm^3 0,11 g);

5. die mittlere Menge der in 24 Stunden ausgeschiedenen Schwefelsäure: 1,59 g (also in 100 cm^3 0,084 g);

6. das mittlere spezifische Gewicht des Harnes: 1,014.

Die geringste in 24 Stunden ausgeschiedene Quantität betrug $1110 \, cm^3$, mithin für eine Stunde 46,3 cm^3; die grösste Menge in derselben Zeit war 2955 cm^3, also in einer Stunde 124 cm^3 und zwar bei einer Person, die weder viel ass, noch mehr trank als andere. Da sich die untersuchten Personen weder durch besondere Grösse, noch besondere Ess- und Trinklust vor anderen auszeichneten, so erscheint nach diesen Befunden die Urinabsonderung in der Schwangerschaft beträchtlich reichlicher (mindestens um 200 bis 300 cm^3 mehr als bei nicht Schwangeren) (Polyurie), dagegen die tägliche Ausscheidung von Harnstoff, Kochsalz, Schwefelsäure und wahrscheinlich auch der Phosphorsäure ebenso gross wie bei nicht Schwangeren; die Zunahme wäre danach lediglich auf die vermehrte Wasserausscheidung zu beziehen.

Winckel führt diese Erscheinung der vermehrten Harnausscheidung (Graviditäts-Polyurie) auf die 'Zunahme des Körpergewichtes und die Vermehrung der Gesamtmenge und des Wassergehaltes des Blutes zurück. Er widerlegt ferner die Angaben von Becquerel, welche durch Mosler u. a. Bestätigung gefunden hatten, dass das spezifische Gewicht des Harnes der Schwangeren nie über 1,011 gefunden werde; er findet es etwas höher (also im Mittel aller [1,012—1,016] = 1,0144) aber immerhin noch merklich geringer als das spezifische Gewicht des Harnes bei Nichtschwangeren. Seine Beobachtungen haben mehrfach Bestätigung und allgemeine Anerkennung gefunden.

Unter der diesbezüglichen Kasuistik findet sich vielfach eine Beobachtung von Voituriez citiert, welcher die Steigerung der Harnsekretion vom fünften Monate der Schwangerschaft angefangen bis in die Zeit unmittelbar nach der Geburt konsequent verfolgte und die als eines der eklatantesten Beispiele von Polyurie und Polakiurie hingestellt werden kann. Dieselbe sei in Kürze hier wiedergegeben.

Schon um die oben erwähnte Zeit wurde die betreffende Frau durch die immer häufiger werdende Notwendigkeit, die Blase zu entleeren, gestört und belästigt. Dieser unangenehme Zustand steigerte sich in der Weise, dass alle zwei Stunden bei Tage und fast jede Stunde bei Nacht Urinentleerung notwendig wurde. Dabei bestand weder Tenesmus noch eine andere schmerzhafte Sensation. Jede Miktion ergab ein Quantum von 150—250 g und die gesamte Menge in 24 Stunden betrug damals schon 2300 g. Am Ende der Schwangerschaft war die Zahl der Harnentleerungen innerhalb von 24 Stunden auf 25 und die Gesamtmenge des entleerten Harns auf 4 l gestiegen. Eine sorgfältige Harnuntersuchung ergab gar nichts Abnormes (spezif. Gewicht 1011, die Farbe blass, die Reaktion schwach sauer, alle Eiweiss- und Zuckerproben negativ, kein Sediment). Die Blase zeigte weder spontan noch bei Druck Schmerzhaftigkeit, besass eine normale Kapacität, und das Bedürfnis, den Harn zu entleeren, zeigte sich nur dann, wenn das Blasencavum wieder gefüllt war. Das sofortige Verschwinden all dieser Erscheinungen unmittelbar im Anschlusse an die Entbindung liess Voituriez mit Recht annehmen, dass dieselben durch die Schwangerschaft ganz allein bedingt gewesen seien.

In dem Versuche der Erklärung dieser Erscheinung schliesst Voituriez reflektorische Momente aus und tritt für die Bedeutung mechanischer ein. Das Auftreten der Polyurie erst zu einem Zeitpunkte, da die schwangere Gebärmutter eine bestimmte Grösse erreicht hatte, die gleichmässige Zunahme der Intensität mit dem Fortschreiten der Schwangerschaft begründet diese Anschauung. Er stellt die Polyuria gravidarum jener von Guyon beschriebenen Form von „Polyurie de rétrécis" gleich. Kompression der Ureteren mässigen Grades und damit Irritation der Ausführungsgänge der Nieren soll reflektorisch eine Kongestion zum secernierenden Parenchym hervorrufen. Verschiedene Medikamente (spez. Nervina, Brom, Belladonna) erscheinen vollkommen effektlos.

Auf Grund des Vorangeschickten kann behauptet werden:

1. Dass es zweifellos eine, allein auf die Schwangerschaft zurückführbare Polyurie gebe, welche sich meist erst gegen Mitte der Schwangerschaft bemerkbar macht.

2. Dieselbe ist gewiss häufiger als man bisher anzunehmen geneigt war.

3. Das so häufige Auftreten (26 °/₀ Monod) von Harnbeschwerden um diese Zeit der Schwangerschaft, welche sich hauptsächlich durch die häufige Notwendigkeit die Blase zu entleeren allein manifestierte (Polakiurie). begründet diese Annahme.

4. Die Prognose derselben ist für Mutter und Kind gleich günstig.

5. Dieselbe verschwindet sofort nach der Entbindung.

Untersuchungen aus neuerer Zeit bei Hochschwangeren in Ruhelage und unter den üblichen Ernährungsverhältnissen (Henschel, Kehrer, 1890) sprechen ebenfalls für Vermehrung der Harnausscheidung (24 stündige Menge = 1818 ccm oder 76 ccm pro Stunde).

Wie schon oben angedeutet, beschäftigte sich Winckel mit dem Stoffwechsel insofern, als er die Harnbestandteile (den Gehalt an Harnstoff, Kochsalz, Phosphorsäure, Schwefelsäure, Trockensubstanz und Asche) bestimmte, jedoch die in den Lochien, in Milch und Kot ausgeschiedenen, sowie die in der Nahrung eingeführten Stoffe nicht näher berücksichtigte. Bezüglich der Harnstoffmenge stimmt Heinrichsen v. Winckel bei (dass nämlich die Harnstoffmenge Schwangerer wenig von der Norm abweiche), trotzdem man nach der Zunahme des Körpergewichtes und [durch die infolge der Bildung eines neuen Organismus gesteigerte Stickstoffmetamorphose eine Vergrösserung der Harnstoffmenge annehmen sollte. Sitzende Lebensweise und stickstoffarme Diät scheinen diese erwartete Zunahme zu kompensieren.

In anderer Weise suchten Gassner und Baumm den gesamten, während der Schwangerschaft sich ergebenden Stoffwechsel zu ergründen, nämlich durch die Feststellung der Veränderungen im Körpergewicht, wobei natürlich auf alle jene Momente, die das Körpergewicht zu beeinflussen vermögen (Nahrung, Flüssigkeitsaufnahme, Ausscheidung von Harn, Kot, Schweiss, Lochien, Milch) Rücksicht genommen wurde.

Unter sorgfältigen Kautelen ausgeführte Wägungen von 320 Fällen, von denen 193 mehrmals im Verlaufe der letzten Schwangerschaftsmonate, während der Geburt und im Wochenbette gewogen wurden, haben Gassner die Überzeugung gewinnen lassen, dass die bis an das Ende der Schwangerschaft progrediente Massenzunahme nicht allein auf die Vergrösserung des Eies und der Genitalien zurückgeführt werden können, sondern dass auch die übrigen Organe entsprechend zugenommen haben müssen. Die sich ergebenden Schwankungen in der Gewichtszunahme liessen ihn auf Basis seiner sorgfältigen Untersuchungen 2 Gesetze aufstellen, welchen diese Schwankungen unterworfen sein sollen. Dieselben lauten:

1. Die Gewichtszunahme in den letzten drei Monaten der Schwangerschaft steht in geradem Verhältnisse zur Körpermasse der Schwangeren.

2. Mehrgeschwängerte erfahren eine grössere Massenzunahme als Erstgeschwängerte.

Als Faktoren, welche diese Gewichtszunahme bedingen, stellt er die folgenden auf:

1. Wachstum des Eies, der Gebärmuttersubstanz, Vermehrung des Säftereichtumes des ganzen Genitalapparates.

2. Die seröse Durchtränkung der Gewebe und Ödeme der unteren Extremitäten (bei 100 Erstgeschwängerten 42 mal, bei 100 Mehrgeschwängerten 25 mal).

3. Mechanische Kompression der Iliakalvenen mit konsekutiver Bildung von Varikositäten an den unteren Körperabschnitten.

4. Die Unthätigkeit und das gute diätetische Regime für die Schwangeren an den Gebäranstalten.

Die Gewichtsdifferenz des Eies beträgt in jedem der letzten drei Monate circa je 1 kg, das Wachstum der Gebärmuttersubstanz und die Zunahme der Säfte in der Genitalsphäre wird von ihm in jedem der drei Monate mit 0,125 kg angesetzt. Auf Grund dieser Beobachtungen erscheint ihm die Behauptung gerechtfertigt, dass der Gesamtorganismus während der letzten drei Monate infolge seiner grösseren Vitalität eine primäre Erhöhung der Fähigkeit zu assimilieren erfährt. In allen jenen Fällen, wo in den letzten Monaten eine Gewichtsverminderung auftritt, handelt es sich um greifbare Ernährungsstörungen. Auffallend ist die Gewichtsabnahme in solchen Fällen, wo ein Absterben und längeres Verweilen der toten Frucht in der Gebärmutter platzgreift. (Gewichtsabnahme um 2—3 kg innerhalb mehrerer Wochen).

Mittleres Körpergewicht (nach Gassner)					
einer Schwangereren am Ende des zehnten Monats		einer am normalen Schwangerschaftsende Neuentbundenen		einer Wöchnerin des siebten bis achten Wochenbettstages	
Zahl der Fälle	Mittel des Körpergewichtes in kg ausgedrückt	Zahl der Fälle	Mittel des Körpergewichtes in kg ausgedrückt	Zahl der Fälle	Mittel des Körpergewichtes in kg ausgedrückt
242	62,8	190	56,25	269	51,45

Innerhalb eines Zeitabschnittes von	betrug bei einer Anzahl von	die Zunahme des Körpergewichtes berechnet			
		nach kg	als Prozent des mütterlichen Körpers %	in Proportion zu dem mütterl. Körper	auf 1 kg Weib (pro mille) g
drei Monaten ante partum	8 Individuen	4,8	7,58	1 : 13,2	75,8
zwei Monaten ante partum	23 Individuen	3,05	4,9	1 : 20,42	49,0
einem Monate ante partum	106 Individuen	1,54	2,473	1 : 40,43	24,73

Baumm, welcher 25 Jahre später unter v. Winckels Anleitung die Untersuchungen Gassners kontrollierte, nahm bei seinen Gewichtsbestimmungen auch Rücksicht auf die Ernährungsverhältnisse der Schwangeren. Er konnte im allgemeinen die Befunde Gassners bestätigen, doch erstrecken sich seine Untersuchungen nur auf die letzten sechs Wochen der Schwangerschaft und beschränken sich auf Mehrgebärende. Interessant ist, dass, trotzdem den Schwangeren an Nährstoff nur soviel gereicht wurde, als für einen ruhenden Menschen unter gleichen physiologischen Verhältnissen zur Erhaltung seiner Körpermasse unbedingt notwendig ist, sich doch analoge Gewichtszunahmen konstatieren liessen. Aus Baumms Beobachtungen geht hervor, dass bei einer Gesamtzunahme der Schwangeren von 1,777 kg der mütterliche Organismus selbst um 620 g zugenommen haben muss. Dem schwangeren Organismus muss demnach eine bedeutend gesteigerte Fähigkeit, Organisiertes aus der zugeführten Nahrung zu bilden, zugeschrieben werden. Die Differenz gegenüber den Gassnerschen Zahlen wird auf die zur Zeit bessere Ernährungsweise der Schwangeren zurückgeführt.

Körpergewichtsveränderungenn des Weibes in den letzten sechs Schwangerschaftswochen (nach Baumm).

Schwangerschaftswoche	Zahl der Schwangeren	Zahl der Schwangeren die		Mittel der Gewichts-		Mittleres Körpergewicht der Schwangeren in g	Mittel der Gewichtszunahme berechnet für die Gesamtzahl der Schwangeren nach			
		zugenommen haben	abgenommen haben	Zunahme	Abnahme		g	Prozent des mütterl. Körpers	Proportion zum mütterl. Körper	auf 1 kg Schwangere g
35	2	2	—	740	—	62875	740	1,18	1 : 84,9	11,8
36	2	2	—	745	—	63615	745	1,17	1 : 85,9	11,7
37	6	5	1	674	100	61063	545	0,89	1 : 112	8,9
38	10	9	1	656,6	50	61449	586	0,95	1 : 104,8	9,5
39	13	11	2	634,5	225	61668	502,3	0,81	1 : 122,9	8,1
40	16	13	3	757	430	63677	535	0,84	1 : 119	8,4

Körpergewichtsveränderungen während des letzten Monates der Schwangerschaft (nach Baumm).

Zahl der Schwangeren	Zahl der Schwangeren die		Mittel der Gewichts-		Mittleres Körpergewicht in kg	Mittel der Zunahme berechnet nach			
	zugenommen haben	abgenommen haben	Zunahme in kg	Abnahme in kg		g	Prozent des mütterl. Körpers	Proportion zum mütterl. Körper	g pro kg Schwangerer
6	6	—	1,777	—	61,063	1777	2,91	1 : 34,4	29,1

Über den Stoffwechsel Gebärender und Wöchnerinnen und die Beeinflussung desselben durch Veränderungen in der Diät erschienen die Arbeiten
Kleinwächters, Klemmers und Kehrers. Die meisten der übrigen
Arbeiten (Grammaticati und Repreff) beziehen sich hauptsächlich oder
ausschliesslich auf die Zeit des Wochenbettes. Erst Zacharjewsky nahm
derartige Untersuchungen bei Schwangeren in ausgedehntem Massstabe und
in eingehender moderner Weise wieder auf. Auch er konstatierte analog
Gassner und Baumm bis zu einer gewissen Zeit der Schwangerschaft eine
Gewichtszunahme, welche der Entwickelung der Frucht und der Gebärmutter
parallel läuft. Einige Tage vor der Geburt jedoch scheint bei Erstgeschwängerten
das Gewicht wieder etwas zurückzugeben, bei Mehrgeschwängerten sich gleich
zu bleiben. Es würde dies den Ahlfeldschen Beobachtungen entsprechen,
welcher die Frucht auch nur bis zur 39. Woche (bis zu 3321 g im Mittel)
steigen lässt, in der 40. Woche jedoch eine Abnahme bis zu 3168 g im Mittel
beobachtet haben will.

Die Zahlen der täglichen, in den letzten Tagen der Schwangerschaft ausgeschiedenen Harnmengen stimmen fast mit denen Heinrichsens, der für
Erstgeschwängerte im Mittel 1138 cm³, für Mehrgeschwängerte im Mittel
1323 cm³ gefunden hatte. Für die letzteren sind die Zahlen von Mosler
(1488) und Boecker (1481) um etwas, jene von Winckel (1796) und
Kehrer (1792) erheblich höher[1].

Zacharjewsky spricht sich dagegen aus, dass die Harnmenge bei
Schwangeren eine bedeutendere sei als bei Nichtschwangeren,
und zwar hauptsächlich deshalb, weil für letztere keine sichere mittlere Zahl
festzustellen möglich ist, indem die mannigfachsten Momente darauf von Einfluss sind. Er verweist auf die von Bischof, Mosler, Becquerel u. a.
verzeichneten, grossen Schwankungen der normalen Harnmenge in gewöhnlichen Verhältnissen (von 837 cm³ bis 1690 cm³) (von 900—1200 cm³ nach
Landois).

Entsprechend der geringeren Harnmenge der Erstgeschwängerten zeigt sich
der Harn auch konzentrierter (mittleres spezifisches Gewicht = 1020) gegenüber jenem bei Mehrgeschwängerten (mittleres spezifisches Gewicht = 1012).

Die mittlere Harnstoffmenge ist nach Zacharjewsky während der letzten
13 Tage bei Erstgeschwängerten 27,443 g, bei Mehrgeschwängerten in den
letzten 18 Tagen 32,319 g, das Mittel demnach 28,925 g, eine Zahl, die mit
jener von Winckel, Heinrichsen u. a. gefundenen übereinstimmt. Die
Harnstoffausscheidung bewegt sich daher in physiologischen
Grenzen. Die in einzelnen Fällen sich ergebenden, von der Norm abweichenden Werte berechtigen auch ihn zu der Schlussfolgerung, dass während
der Schwangerschaft die Zersetzung stickstoffhaltiger Stoffe gesteigert oder

---

[1] Zangemeister fand im Mittel von 22 Tagesbestimmungen 1670 ccm mit Schwankungen von 1500—2100 im letzten Schwangerschaftsmonat. Die Diurese steigt gegen das
Ende zu noch an. Zwei Höhepunkte der Ausscheidung am Tage (vor- und nachmittags).

vermindert sei. Ebenso bewegt sich die Harnsäureausscheidung in normalen Bahnen; Erstgeschwängerte 0,603 g, Mehrgeschwängerte 0,531 g, gleiche Zahlen wie bei Boecker und Ranke. Die Reduktionsfähigkeit des Harnes ist von der bei Nichtschwangeren gefundenen nicht verschieden; sie entspricht nach Zacharjewsky 4,362 g = 0,26 % Traubenzucker, welche Zahl der für den Harn gesunder Menschen normierten Menge gleichkommt (1,15—0,4 %, Munk, Moritz, Salkowsky).

Wenn sich auch aus den Zacharjewskyschen Tabellen über die Stickstoffbilanz ergiebt, dass die Menge des in Harn und Kot enthaltenen Stickstoffes nicht die physiologischen Grenzen überschreitet, so darf man nach diesem Autor nicht darauf schliessen, dass die Zersetzungsprozesse im Organismus der Schwangeren sich ganz so wie in dem der nicht Schwangeren vollziehen. Bei den Schwangeren wird nämlich ein beträchtlicher Teil des aus dem Darme resorbierten Stickstoffes zurückgehalten und angesetzt. Dieser reichliche Ansatz findet statt, um die Frucht günstig zu ernähren und zu entwickeln. Der Autor gewinnt auch den Eindruck, dass am Tage vor der Geburt verhältnismässig viel mehr Stickstoff zurückgehalten werde als an den vorhergehenden Tagen. Die Ausnützung der stickstoffhaltigen Stoffe im Darmkanale ist bei Mehrgeschwängerten besser als bei Erstgeschwängerten und wird bei ersteren auch mehr Stickstoff im Organismus zurückbehalten als bei letzteren. Er sieht in dieser Zurückhaltung von Material unmittelbar vor der Geburt eine Art Aufspeicherung desselben für die bevorstehende Arbeitsleistung.

Über den Eiweissumsatz bei trächtigen und säugenden Tieren liegt eine Reihe von Beobachtungen vor (Stohmann 1873, Potthast). Auf Anregung von Zuntz führte Hagemann an zwei Hündinnen vom Beginne der Brunstzeit, während der ganzen Schwangerschaft bis in die Laktation hinein Beobachtungen durch. Bei sehr reichlicher Nahrung setzten beide Hündinnen eine allerdings nur sehr geringe Stickstoffmenge an (0,57—0,627 pro die); sobald aber Brunst eingetreten war und Befruchtung stattgefunden hatte, wobei noch immer eine, wenn auch im Anfange nur immer kleine Menge von Eiweiss für den wachsenden Uterus und die Embryoanlage in Anspruch genommen wurde, hielt sich die Eiweisszerstörung im Körper nicht nur nicht auf der früheren Höhe, so dass die früher erwähnten Stickstoffmengen Verwendung zum Aufbau der wachsenden Teile finden konnten, sondern sie steigt so stark an, dass das Tier mehr Stickstoff mit dem Harne ausschied, als es aus der Nahrung resorbierte und der Körper während dieser Zeit so nach doppelter Richtung hin an Eiweiss verarmte. Bis zur Mitte der Schwangerschaft hin hielt diese übergrosse Eiweisszerstörung im Körper an, dann wurde aber Eiweiss zurückbehalten und zwar ziemlich erheblich, besonders in den letzten acht Tagen der Schwangerschaft, zur Zeit, als neben der Bildung des Fötus auch noch ein starkes Wachsen der Brustdrüsen statthatte.

Miotti konstatierte, dass die Menge des in den Leberzellen enthaltenen Fettes mit dem Fortschreiten der Schwangerschaft eine kontinuierliche Zu-

nahme erfahre. Das Fett tritt zuerst in den centralen Teilen der Leberacini
auf; in späteren Stadien ist es ziemlich regelmässig in allen Zellen des Läpp-
chens verbreitet. Er schliesst aus seinen Beobachtungen, dass während der
Schwangerschaft eine vermehrte Fettbildung Platz greife, und dass es sich
in der Leber um Fettinfiltration handle.

Durch die an Mäusen durchgeführten Experimente von Oddi und
Vicarelli scheint für die Schwangerschaft der grosse Verbrauch von Kohlen-
hydraten, die geringe Abgabe an Stickstoffkörpern und die Verringerung der
Wasserabgabe charakteristisch. Eiweisskörper scheinen für die Ernährung
und für das Wachstum der Frucht aufgebraucht zu werden. Am auffallendsten
ist die Kohlensäureabgabe unmittelbar vor Eintritt der Geburtsthätigkeit
herabgesunken.

Die Stoffwechseluntersuchungen von Charin und Guillemont, deren
Ergebnisse unter dem Titel „Physiologie pathologique de la grossesse" zusammengefasst werden, sollen es wahrscheinlich machen, dass die Funktion der
Leber im schwangeren Organismus eine etwas von der Norm abweichende
werde, der Glykogengehalt in der Schwangerschaft bis zum Eintritte der Geburtsthätigkeit eine gleichmässige Steigerung erfahre und die durch den Harn ausgeschiedene Glykogenmenge bei Schwangeren bedeutender sei als im nicht
schwangeren Zustande. Den Verfassern erscheint es daher wahrscheinlich,
dass der Organismus das Glykogen mit einer geringeren Aktivität konsumiere,
als dies die Norm sein sollte, dass die Gewebe geringere Mengen von Glykogen
zur Zuckerumwandlung verlangen, die Nutrition also eine verlangsamte sei.
Diese Veränderungen machen es erklärlich, wieso der Stoffwechsel in der
Schwangerschaft Störungen um so leichter ausgesetzt ist.

Bei dem heutigen Stande der Stoffwechselchemie hat die sogen. „osmotische Analyse" eine grosse Bedeutung gewonnen. Dieselbe ist zu einer
notwendigen Ergänzung der chemischen Analyse geworden, indem sie uns in
der That über gewisse, im lebenden Organismus sich abspielende Vorgänge
Aufklärung bringt. Durch einfache chemische Untersuchung gewinnen wir
vielfach erschöpfende Aufschlüsse über die Zusammensetzung physiologischer
Flüssigkeiten (Blut, Harn, Milch, Fruchtwasser etc.), doch nicht über das
osmotische Verhalten derselben, da der osmotische Druck abhängig ist von
der Zahl der darin vorhandenen Moleküle plus Ionen, d. i. von der molekulären
Konzentration. Dieser wird durch die Bestimmung der Gefrierpunktsdepression
ermittelt. Die Anzahl freier Ionen wird durch die elektrische Leitfähigkeit
festgestellt, woraus sich dann, nach vorausgeschickter Bestimmung der Gefrierpunktserniedrigung, die Zahl der ungespaltenen Moleküle ergiebt. Lösungen
von gleicher molekularer Konzentration haben den gleichen Gefrierpunkt.
Innerhalb des tierischen Organismus stehen die verschiedenen Körperflüssigkeiten und Lösungen im osmotischen Gleichgewicht (Köppe). Die Zusammensetzung derselben ist in verschiedenen Phasen eine verschiedene, der osmotische
Druck wird aber durch die semipermeablen, tierischen Membranen hindurch
rasch wieder ausgeglichen (Mering).

Physikalisch-chemische Methoden einseitig in Anwendung zu ziehen, statt dieselben als Ergänzung der gesamten chemischen Untersuchung zu betrachten, ist ein Fehler, in welchen man vielfach bereits verfallen ist. Für sich allein besagt die vielfach missbrauchte Kryoskopie sehr wenig. Manche Angaben in der neueren Litteratur beruhen zum Teil auf nicht einwandfreier Durchführung der Methode. Darüber wird jeder berichten können, welcher dieselbe sich anzueignen bemüht war. Am besten wird dies illustriert durch die entgegengesetzten Resultate, welche von verschiedenen Autoren bei den Untersuchungen über die Verhältnisse des osmotischen Druckes zwischen Mutter und Kind erzielt wurden.

Die Hoffnungen, welche man auf Klärung der Frage des Stoffaustausches zwischen Mutter und Kind mittelst Vergleiches der Ergebnisse der Gefrierpunktserniedrigung gesetzt hatte, haben sich nicht erfüllt. Veits Annahme von dem Bestehen eines Überdruckes im fötalen Blute wurde durch die Resultate der Arbeiten von Krönig, Füth und Mathes, bei deren Untersuchungen der Technik eine erhöhte Aufmerksamkeit geschenkt worden war, widerlegt. Konstante Unterschiede in Bezug auf den Gefrierpunkt zwischen mütterlichem und kindlichen Blute konnten nicht nachgewiesen werden, was im übrigen nach Köppe von vornherein nicht zu erwarten stand. Beide Blutarten haben wohl dieselbe Zahl von Molen, doch sind diese gewiss voneinander verschieden, was aus den durch Mathes vorgenommenen Versuchen über Autolyse der Placenta nunmehr festgestellt erscheint. Im übrigen muss aber Veits Initiative in dieser Hinsicht anerkannt werden; wenn auch weitgehenden Schlussfolgerungen gegenüber eine gewisse Reserve gegenwärtig noch geboten sein dürfte. [1]

Die Gefrierpunktsbestimmungen des Harnes haben für die Beurteilung der Funktion der Niere klinische Bedeutung gewonnen (Koranyi, Dreser, Steyrer); besonders der letztere hat gezeigt, dass die Nierensekretion nicht nach den Gesetzen der semipermeablen Membranen verläuft und bei verschiedenen Zuständen nicht dieselben Bestandteile zurückgehalten werden. [2]

2. Albuminurie [3].

Litteratur.

Abeille, Traité des maladies à urines albumineuses et sucrées. Paris 1863.
Ahlfeld, Lehrb. d. Geburtsh. 1898.
Derselbe, Deutsche med. Wochenschr. 1888. S. 493.

---

[1] Näheres über diese Untersuchungen und deren Ergebnisse findet sich in jenem Abschnitte des Handbuches, in welchem der fötale Stoffwechsel und die Art des Überganges von Stoffen von der Mutter auf das Kind abgehandelt werden.

[2] Die gesamte diesbezügliche Litteratur und eine übersichtltche Zusammenstellung des Gegenstandes findet sich bei Steyrer (s. Litteraturverzeichnis).

[3] Siehe auch eine Reihe von Arbeiten (so von Blumreich, Dienst, Fehling, Schumacher, Schmorl u. s. w.) in dem Litteraturverzeichnis auf S. 371.

Albert, Diskussion über Eklampsie. 9. Versamml. d. deutsch. Gesellsch. f. Gynäkol. zu
Giessen. 1901. S. 583.

Aufrecht, Die diffuse Nephritis und Entzündung im allgemeinen. Berlin 1879 und Über
das Auftreten von Eiweiss im Harn infolge des Geburtsaktes. Centralbl. f. klin. Med.
Nr. 22. 1893.

Axenfeld, Monatsschr. f. Geburtsh. u. Gyn. II. S. 516.

Barbour, A. H., Freeland in Edinb. Med. Journ. 1885. XXX. pag. 701.

Barker, On the induction of premature labor in the albuminuria of pregnancy. Amer.
Journ. of Obst. July 1878.

Derselbe, Med. Record. 1888. Febr. 11.

Barnes, Rob., Brit. med. Journ. Dec. 9. 1876.

Bartels, Ziemssens Handbuch. IX. S. 278.

Baruch, Beitrag zur Lehre der Schwangerschaftsniere. Dissert. Strassburg 1890.

Behm, Monatsschr. f. Geburtsk. Bd. XVIII. Suppl. S. 19.

Blanc, Contrib. à l'Étude de la pathogénie de l'alb. et de l'eclampsie dans la grossesse.
Lyon méd. 22 Sept. 1889 und Pathogénie de l'eclampsie. Arch. de tocol. T. XVI et XVII.

Blot, De l'albuminurie chez les femmes enceintes. Thèse de Paris. 1849.

Bouchut, Néphrite albumineuse pendant la grossesse. Gaz. méd. 1846.

Broadbent, Abortion with albuminuria etc. Obst. Transact. London 1859.

Brummerstädt, Bericht aus der grossherzogl. Centralhebammenlehranstalt zu Rostock.
1865. S. 90.

Brynberg-Porter, New York med. Journ. May 1878. pag. 481.

Cahen, De la néphrite albumineuse chez les femmes enceintes. Thèse de Paris. 1846.

Cassin, Albuminurie de la grossesse. Thèse de Paris. 1880.

Cazeaux, L'Union méd. 1854. Nr. 2—3.

Chambrelent, Semaine médic. 1892. Nr. 9—10 und Arch. de Gynécol. 1893. Nov.

Chopard, Contrib. à l'Étude de la néphrite gravidique. Thèse de Paris. 1889.

Cohn, Über das Absterben des Fötus bei Nephritis der Mutter. Zeitschr. f. Geburtsh. u.
Gyn. XIV. H. 2.

Derselbe, Centralbl. f. Gyn. 1887. S. 814.

Cohnheim, Über venöse Stauung. Virchows Arch. Bd. XLI u. XCII.

Coe, Contribution to the pathology of puerperal albuminury. Americ. Journ. of Obst.
Vol. XI.

Czempin, Diskussion zur Eklampsie. 9. Versamml. d. deutsch. Gesellsch. f. Gynäkol.
zu Giessen. 1901. S. 586.

Davis, Americ. Journ. of med. sc. 1894. pag. 147.

Devillier et Regnault, Recherches sur les hydropsies des femmes enceintes. Arch.
gén. de méd. 3. Série. T. XVII. 1848. pag. 48.

Döderlein, Centralbl. f. Gynäkol. 1893. Nr. 1.

Dohm, Jubil. Progr. Marburg 1867. S. 13.

Dohrn, Monatsschr. f. Geburtsk. Bd. XXIV. S. 25.

Doléris, Albuminurie u. Eklampsie. Soc. de Biol. 1885. 18. Juli und Compt. rend. de la
soc. de biologie. 1883.

Ebrhardt et Favre, Communication provisoire relative à l'étiologie des nephrites gravi-
diques. Nouv. Arch. d'Obst. et de Gyn. Nr. du sept. 1890.

Elliot, Obst. clinic. New York 1868. pag. 7.

Favre, A., Virchows Arch. Bd. CXXIV—CXLI und Causes de l'éclampsie puerp. Soc.
d'obstét. 1895. Avril.

Fehling, Über habituelles Absterben der Frucht bei Nierenerkrankungen der Mutter.
Arch. f. Gyn. XXVII. S. 300.

Derselbe, Weitere Beiträge zur klinischen Bedeutung der Nephritis in der Schwangerschaft. Arch. f. Gyn. XXXIX. S. 468. 1894.

Fehling, Centralbl. f. Gynäkol. 1892. Nr. 10 und Referat über Eklampsie in der 9. Versamml. d. deutsch. Gesellsch. f. Gynäkol. zu Giessen. 1901.

Feiss, Über den Einfluss des vermehrten Harnstoffgehaltes im mütterlichen Blute auf Uterus und Fötus. Centralbl. f. Gyn. 1898. Nr. 14. S. 951.

Felsenreich, Wien. med. Bl. 1883. Nr. 29—30.

Fischer, Klinischer Beitrag zur Diagnose der Schwangerschaftsniere. Prager med. Wochenschr. 1892. Nr. 17.

Derselbe, Über Schwangerschaftsniere und Schwangerschafts-Nephritis. Arch. f. Gyn. Bd. XLIV. S. 218—262.

Flaischlen, Über Schwangerschafts- und Geburtsniere. Zeitschr. f. Geburtsh. u. Gyn. Bd. VIII. H. 2. 1882. pag. 354.

Fordyce-Barker, Bemerkungen über Albuminurie in der Schwangerschaft. Med. record. 1888. 11. Febr. pag. 155.

Fournial, Contrib. à l'étude de l'alb. du travail. Paris 1886.

Freeland u. Barbour, Mitteilung über einen Fall von Verminderung einer Albuminurie in der Schwangerschaft zusammenfallend mit dem Tode des Fötus. Edinb. med. Journ. 1885. Febr.

Frerichs, Die Brightsche Nierenerkrankung etc. 1851.

Haegler, Centralbl. f. Gynäkol. 1892. Nr. 51.

Friedeberg, Über Albuminurie im Anschlusse an den Geburtsakt. Berl. klin. Wochenschr. 1894. 4.

Gerdes, Deutsche med. Wochenschr. 1892. Nr. 26.

Georgi, Typhus, Pneumonie und Nephritis in ihrem Einflusse auf die Schwangerschaft. Inaug.-Dissert. Strassburg 1877.

Gottschalk, Verhandl. d. deutsch. Gesellsch. f. Gynäkol. Leipzig 1897. S. 492.

Grawitz u. Israël, Virchows Arch. Bd. 77. S. 315.

Hafenbradl, Über Morbus Brightii und Eklampsie bei Schwangeren, Gebärenden und Wöchnerinnen. Erlangen 1864.

Halbertsma, Über Albuminuria graviditatis. VIII. internat. med. Kongr. zu Kopenhagen. August 1884.

Derselbe, Über Ätiologie der Eklampsia puerperalis. Volkmanns Samml. klin. Vortr. Nr. 212 und Centralbl. d. med. Wissensch. 1871. Nr. 27.

Hergott, Progrès médic. 1892. Nr. 17.

Hermann, E., Tr. Lond. Obst. Soc. Vol. XXII for 1890. pag. 320.

Herzfeld, Diskussion zur Eklampsie. 9. Versamml. d. deutsch. Gesellsch. f. Gynäkol. zu Giessen. 1901. S. 440 und dessen Lehrbuch der Geburtshülfe.

Hicks, B., Obst. Transact. Vol. 8. pag. 332.

Hiller, Über Nierenaffektionen der Schwangeren. Zeitschr. f. klin. Med. II. S. 685.

Hofmeier, Bedeutung der Nephritis in der Schwangerschaft. Zeitschr. f. Geburtsh. u. Gyn. III. S. 271. 1878.

Hofmeister, Fortschritte der Medizin. 1892. Nr. 22—23.

Hypolitte, De l'ecclampsie puerpérale etc. Thèse de Nancy. 1879.

Jacobsohn, Untersuchungen über den weissen Infarkt der Placenta. Zeitschr. f. Geburtsh. u. Gyn. Bd. XX. S. 237.

Jaccoud, Des conditions pathogéniques de l'albuminurie. Thèse de Paris. 1860.

v. Jaksch, Klinische Diagnostik. S. 306 u 361. III. Aufl. 1892.

Ingerslev, Beitrag zur Albuminurie während der Schwangerschaft, der Geburt und der Eklampsie. Zeitschr. f. Geburtsh. u. Gyn. Bd. VI. S. 171.

Kaltenbach, Über Albuminurie und Erkrankung der Harnorgane in der Fortpflanzungsperiode. Arch. f. Gyn. Bd. III. S. 1.

King, A new explanation of the renal troubles, ecclampsia and other pathological phenomena of pregnancy and labour. Amer. Journ. of Obst. pag. 225 u. 347.

Knapp, Über Urämie. 9. Versamml. d. deutsch. Gesellsch. f. Gynäkol. zu Giessen. 1901.

Koblank, Die Prognose der Schwangerschafts-Nephritis. Zeitschr. f. Geburtsh. u. Gyn. Bd. XXIX. S. 268. 1894.

Krzyminski, Jos., Über Nierenaffektionen der Schwangeren und Gebärenden. Inaug.-Dissert. Berlin 1885.

Langheinrich, Beiträge zur Ätiologie der Albuminurie. Scanzonis Beiträge. 1855. Bd. II. S. 40.

Laudi, Albuminuria nel parto analisi chimiche quantitative ed esperimenti, Morgagni. Sessemb. Tesi di laurea Milano. 1890.

Lantos, Beitrag zur Lehre der Eklampsie und Albuminurie. Arch. f. Gyn. XXXII; 3. S. 365. 1887.

Lecorche u. Talamon, Traité de l'albuminurie. Paris 1888.

Lehfeld, Hydrops und Albuminurie in der Schwangerschaft. Inaug.-Dissert. Berlin 1888.

v. Leyden, Klinische Untersuchungen über Morbus Brighti. Zeitschr. f. klin. Med. Bd. II. S. 171, H. 2 u. Bd. IX. H. 1.

Derselbe, Über Hydrops und Albuminurie der Schwangeren. Deutsche med. Wochenschr. 1886. Nr. 9.

Derselbe, Charité-Annalen. Bd. XIV. 1889. S. 129.

Lever, Guys hosp. rep. 1843. April.

Ligertink, Bericht über einen Fall von Albuminurie intra graviditatem. Centralbl. f. Gyn. 1899. Nr. 12 S. 336.

Liscia and Passigli, The urine in pregnancy. Amer. gyn. Journ. Nr. 97. 1898.

Litten, Zeitschr. f. klin. Med. Bd. I. S. 131.

Litzmann, Über ursächlichen Zusammenhang zwischen Urämie und Eklampsie. Deutsche Klinik. 1852. Nr. 19—30 und 1855. Nr. 30.

Löhlein, Bemerkungen zur Eklampsie. Zeitschr. f. Geburtsh. u. Gyn. IV.

Lubarsch, Fortschritte der Medizin. 1898. Nr. 20—21.

Ludwig u. Savor, Monatsschr. f. Geburtsh. 1895. V.

Magnus, Die Entstehung der Hautödeme bei experimenteller hydrämischer Plethora. Arch. f. experim. Pathol. u. Pharmakol. Bd. XLII.

Mattei, Grossesse et albuminurie. Gaz. d. Hop. 1860.

Mayer, L., Analecta ad gravid etc. Dissert. Berlin 1853.

Meyer, L., Zur Lehre von der Albuminurie in der Schwangerschaft und bei der Geburt. Zeitschr. f. Geburtsh. u. Gyn. XVI. S. 215.

Derselbe, Über das Verhältnis zwischen Nierenleiden, weissen Infarkten und habituellem Absterben der Frucht. Centralbl. f. Gyn. 1891. Nr. 15.

Derselbe, Über Albuminurie bei der mit Zwillingen, Hydramnios etc. komplizierten Schwangerschaft und Geburt. Zeitschr. f. Geburtsh. u. Gyn. Bd. XVII.

Monod, Étude clinique de la cystite chez la femme, considérée dans ses rapports avec la grossesse et l'accouchement. Ann. de Gyn. 1880.

Mons, De la cystite dans la grossesse. Thèse de Paris. 1877.

Möricke, Beitrag zur Nierenerkrankung der Schwangeren. Zeitschr. f. Geburtsh. u. Gyn. Bd. V. 1880.

Mynlieff, Einige Bemerkungen über Albuminurie und Nephritis gravidarum im Zusammenhange mit dem intrauterinen Absterben der Frucht. Samml. klin. Vortr. N. F. Nr. 56. 1892.

Müller, P., Handbuch der Geburtshülfe. 1889.

Negri, Richerche sulla frequenza dell' albuminuria durante el parto.

Ollivier, Arch. de méd. 1874. pag. 165.

Olshausen, Die Ätiologie des Blasenkatarrhs bei Wöchnerinnen. Arch. f. Gyn. Bd. II.

Olshausen u. Veit, Lehrbuch der Geburtshülfe. 1899.

Olshausen, Über Erkrankung der Harnorgane im Wochenbett und in der Schwangerschaft. Berlin. Beitr. II. S. 71.

25*

Oui, Über Albuminurie in der Schwangerschaft als Todesursache des Fötus. Rev. génér. de méd., de chir. et d'obst. 1893. Nr. 49.

Pels Leusden, Virchows Archiv. 1895. CXLII. S. 1.

Paykull, Über Albuminurie bei kürzlich entbundenen Frauen. Upsala Läkareform Förhandl. Bd. XV. S. 41.

Petit, Recherches sur l'alb. des femmes enceintes. Thèse de Paris. 1876.

v. Platen, Experimentelles über fettige Degeneration der Nierenepithelien. Virchows Arch. Bd. 71. S. 31.

Popoff, Virchows Arch. Bd. 82. S. 40.

Posner, Centralbl. f. med. Wissensch. 1879. S. 515.

Rayer, Traité des maladies des reins. Tom. II. Paris 1840.

Ribbert, Centralbl. f. med. Wissensch. 1879. S. 836.

Richter, Über die Nierenentzündung in der Schwangerschaft. Inaug.-Dissert. Berlin 1880.

Ries, Klinisch-experimentelle Untersuchungen über die Schwangerschaftsniere. Strassburg 1888.

Rosenstein, Die Pathologie und Therapie der Nierenkrankheiten. Berlin 1886.

Rouhaud, Des lesions du placenta dans l'albuminurie. Thèse de Paris. 1887.

Runge, Lehrbuch der Geburtshülfe 1896.

Saft, Beitrag zu der Lehre von der Albuminurie in der Schwangerschaft, Geburt und im Wochenbette und von ihrem Verhältnisse zur Eklampsie. Arch. f. Gynäkol. Bd. LII. S. 207. 1896.

Scanzoni, Kiwisch, Klinische Vorträge. III. S. 449.

Schmorl, Pathologisch-anatomische Untersuchungen über Puerperaleklampsie. Leipzig 1893.

Schollenberger, Albuminuria in pregnancy. Annal. gyn. and Paed. Boston 1894—1895. Vol. 8. pag. 320.

Schuhl, Note sur un cas de grossesse molaire accompagnée d'albuminurie. Rev. méd. de l'Est. 1. I. 1888.

Senator, Die Albuminurie in physiologischer und klinischer Beziehung und ihre Behandlung. 2. Aufl. Berlin 1890 und Erkrankungen der Nieren in Nothnagels Handbuch. Wien 1896. S. 193.

Silex, Über Amblyopie und Amaurose bei Schwangeren, Gebärenden und Wöchnerinnen. Monatsschr. f. Geburtsh. u. Gyn. Bd 5. S. 573.

Simpson, Edinb. med. Journ. Juli 1876.

Southey, Clinical lecture on pregnancy nephritis. Lancet 1883.

Spiegelberg, Lehrbuch der Geburtshülfe. 1878 und Arch. f. Gyn. Bd. I.

Stewart, Albuminuria in pregnancy. The times and register. 1889. pag. 395.

Stokvis, Rech. exp. sur les conditions pathogéniques de l'alb. Journ. de méd. de Bruxelles. 1887.

Strassmann, Diskussion zur Eklampsie. Verhandl. d. deutsch. Gesellsch. f. Gynäkol. zu Giessen. 1901. S. 366.

Sünder, Beitrag zur Lehre der Nierenerkrankung während der Schwangerschaft. Dissert. Basel 1891.

Tarnowski, Klinische Untersuchungen und Studien über das Verhalten der Harnorgane, besonders der Nieren in der Schwangerschaft, Geburt und im Wochenbette. Zeitschr. f. Geburtsh. u. Gyn. Bd. XXX. S. 98—176. 1894.

Veit, J., Über Albuminurie in der Schwangerschaft. Vortrag in der Berliner geburtshülflichen Gesellschaft. 11. April 1902. Berl. klin. Wochenschr. 1902. Nr. 22 u. 23

Über die Bedeutung der Albuminurie bei vorzeitiger Lösung der Placenta. Sonderabdruck. Erinnerungsbündel Prof. Rosenstein*.

Abhandlungen. 1856. S. 778.

Nephritis der Schwangeren und Kreissenden. Münch. med. Wochenschr.

Weinbaum, Drei Fälle von chron. Morbus Brighti infolge von Schwangerschaft. Dissert. Berlin 1887.
Weigert, Die Bright sche Nierenerkrankung vom patholog.-anatom. Standpunkte. Volkmanns klin. Vortr. 1879, Nr. 162.
Weissgerber u. Perls, Arch. f. experim. Pathol. u. Pharmakol. Bd. VI. S. 118.
Wiedow, Über den Zusammenhang zwischen Albuminurie und Placentarerkrankungen. Zeitschr. f. Geburtsh. u. Gyn. Bd. XIV. S. 387.
v. Winckel, Die Albuminurie bei Kreissenden und die Eklampsie. Berichte u. Studien. Bd. I. 1874. S. 273.
Zangemeister, Albuminurie bei der Geburt. Arch. f. Gyn. Bd. LXVI[1]).

Seitdem durch Rayer (1840) die Lehre von der Albuminurie wissenschaftlich begründet worden war, insbesondere seit dem von Lever (1843) gelieferten Nachweise des fast regelmässigen Zusammentreffens von Albuminurie und Eklampsie, hat dieselbe auch für die Geburtshülfe eine grosse Bedeutung erlangt. Man hat im Harn der Schwangeren immer mehr als typische sich herausstellende Veränderungen kennen gelernt, deren Erklärung einerseits und deren pathognomonische Wertigkeit andererseits zu vielfachen Diskussionen und Untersuchungen Anlass gegeben haben.

Es kann nunmehr als feststehende Thatsache angesehen werden, dass das Nierensekret der Schwangeren viel häufiger Eiweissausscheidungen aufzuweisen vermag als dies bisher angenommen wurde (Albuminurie gravidique). v. Leyden hat für die diese Veränderung der Ausscheidung bedingende Alteration der Niere den Begriff „Schwangerschaftsniere“ eingeführt und ganz besonders betont, dass es sich hierbei nicht um einen entzündlichen, sondern um einen degenerativen Prozess im Nierenparenchym handle. Der Ausdruck Nephritis gravidarum, der insofern begründet war, als zur Albuminurie sich auch die Ausscheidung gewisser morphotischer Elemente und urämische Erscheinungen zugesellten, wie sie die Nephritis parenchymatosa zu liefern pflegt, wurde nun vielfach für diese Albuminuria gravidarum in Verwendung gezogen und damit viel Verwirrung angerichtet. Dazu kam noch die Beziehung dieses Zustandes zur Eklampsie, welche durch ähnliche, nur hochgradigere Störungen gekennzeichnet war.

Ohne jetzt auf das Theoretische dieser Frage einzugehen, soll zunächst auf Grund der sehr eingehenden und sorgfältigen Untersuchungen der letzten Zeit das Thatsächliche über die Veränderungen des Harnbefundes in der Schwangerschaft berichtet werden.

Albuminuria gravidarum. Eiweissausscheidung ist eine die Schwangerschaft ausserordentlich häufig begleitende Erscheinung. Die Anwendung moderner Untersuchungsmethoden und exakter Proben hat einen weitaus höheren Prozentsatz der Häufigkeit ergeben. Die Albuminurie tritt erst in der zweiten Schwangerschaftshälfte (25.—32. Woche) deutlicher zutage und steigert sich allmählich bis zur Geburt. Während dieser letzteren hat

[1]) Diese recht umfassende Arbeit konnte leider bei der Korrektur nicht mehr entsprechend berücksichtigt werden.

dieselbe ihren Höhepunkt erreicht (Albuminurie du travail der Franzosen, Geburtsalbuminurie). Als die verlässlichste Probe hat sich die Essigsäure-Ferro-Cyankaliumprobe bewährt. Einmalige Untersuchungen des Harnes bei Schwangeren können keine Verlässlichkeit beanspruchen, da es sich um transitorische Albuminurie handeln kann, welche natürlich ausgeschlossen werden muss. Nur in wenigen Fällen war in den ersten Monaten der Schwangerschaft Eiweissausscheidung nachgewiesen worden. Schon ältere Autoren (Petit u. a.) haben das häufigere Auftreten dieser Schwangerschaftsalbuminurie bei Erstgeschwängerten betont. Von den neueren Untersuchern treten dafür ein Fischer, Mynlieff, Lantos, Saft, indes Meyer, Volkmar und Trantenroth keinen wesentlichen Unterschied zwischen Erst-. und Mehrgeschwängerten erblicken. Litzmann wollte das regelmässige Auftreten dieser Albuminurie bei Zwillingsschwangerschaft direkt als diagnostisches Merkmal benützt wissen. Die neueren Autoren schwanken darüber in ihren Angaben.

Tabelle über die Häufigkeit der Albuminurie in der Schwangerschaft.

Ältere Beobachter:

Blot	berechn. aus	205	Unters. b. Schwang. bei	41	pos. Ergeb.	20,00 %
Litzmann	„ „	79	„ „ „	„ 16	„	20,20 „
Scanzoni	„ „	98	„ „ „	„ 8	„	8,10 „
Hicks	„ „	100	„ „ „	„ 1	„	1,00 „
v. Winckel	„ „	104	„ „ „	„ 10	· „	10,00 „
Lantos	„ „	70	„ „ „	„ —	„	18,57 „
Ingerslev	„ „	600	„ „ „	„ 29	· „	4,80 „
Fleischlen	„ „	1000	„ „ „	„ 26	· „	2,60 „
L. Meyer	„ „	1124	„ „ „	„ 61	„	5,40 „

Dumas berechnete aus den Beobachtungen älterer Autoren eine Durchschnittszahl von 20 %.

Neuere Beobachter:

Volkmar	berechnet aus	60	Untersuchungen bei Schwangeren	68,33 %
Fischer	„ „	175	„ „	„	50,00 „
Trantenroth	„ „	100		„	46,00 „
Saft	„ „	314	„	„	5,41 „
Zangemeister	„ „	271	„	„	10,70 „

(bei 59 Schwangeren, welche alle zwei Tage untersucht wurden, 17 %).

Noch höher als die Perzentzahlen der Häufigkeit der Schwangerschaftsalbuminurie ist jene Eiweissausscheidung, welche während der Geburt einsetzt. So berechnet L. Meyer aus 1124 kreissenden Fällen 50,71 %, Volkmar aus 58 kreissenden Fällen 48,27 %, v. Winckel 20 %, Ingerslev aus 153 kreissenden Fällen 32,7 %, ja einige steigen, wie Trantenroth, bis 98 %, so dass Ausscheidung von eiweissfreiem Harn während der Geburt eine besondere Ausnahme bilden würde. Auch hier scheinen Erstgebärende und eine besonders lange Dauer der Geburt von einem gewissen Einflusse zu sein.

Im Wochenbette pflegt diese Albuminurie rasch zu verschwinden und zwar in der Hälfte der Fälle schon am vierten Wochenbettstage, bei anderen zieht sie sich bis zum zehnten Tage hinaus. Selten aber dauert die Ausscheidung noch Wochen an (11. Woche Friedberg). Fieberhafte Prozesse im Wochenbette kompliziert mit Blasenkatarrhen lassen naturgemäss die Albuminurie länger andauern. Ascendierende Prozesse in den Harnwegen würden, wenn darauf mehr geachtet würde, gerade im Wochenbette viel häufiger zur Beobachtung kommen als man von vornherein glauben könnte.

Quantitative Bestimmungen der Eiweissausscheidung zeigen wenig Übereinstimmung und es wäre wünschenswert, dieselben einmal neuerlich aufzunehmen. Fischer bestimmte den Eiweissgehalt nach Brandberg in jenen Fällen, die er als typische Schwangerschaftsniere bezeichnete, mit 0,01—0,05 % (in 10 % sämtlicher Schwangeren bestimmbar).

Über den Ort der Ausscheidung des Eiweisses neigt man heute allgemein der Ansicht zu, dass dasselbe nur renalen Ursprunges sei, dass es sich also um echte Albuminurie handle, dem Katarrh der Harnwege demnach nur eine untergeordnete Rolle zufalle. Während Ingerslev dem letzteren 75 % der Fälle mit Eiweissausscheidung zuschrieb, will Trantenroth nur 17 % derselben als katarrhalischen Ursprunges infolge häufigen Katheterisierens angesehen wissen. Umgekehrt liegt die Sache für das Wochenbett, wo Cystitis wohl eher die Hauptrolle spielen dürfte.

3. Sedimente.

Von grösster Bedeutung für die Erkenntnis von Störungen in der Nierensekretion ist nebst der Albuminurie der Nachweis von morphotischen Elementen, resp. von organisierten Sedimenten. Das Vorkommen von solchen ist die Regel (97,7 %, Fischer).

1. Epithelien. Stauungshyperämie und Druckerscheinungen führen zu einer reichlicheren Abstossung der Epithelien, und zwar von Plattenepithelien, welche im katheterisierten Harn aus den ableitenden Harnwegen stammen, indes im spontan entleerten Harn auch die Vulvaepithelien hinzukommen. Nur wenn in auffallender Zahl erscheinend, kann an eine katarrhalische Affektion gedacht werden. Epitheliale Cylinder stammen nur aus den Harnkanälchen, einzelne cylindrische oder kubische Epithelien sowie die sogen. geschwänzten Zellen lassen einen bestimmten Schluss auf ihre Provenienz (ob aus der Blase oder dem Nierenbecken) nicht zu (Möricke, Meyer, Pentzold). Dieselben sind zuweilen von Fettkörnchen erfüllt.

2. Leukocyten. Leukocyturie ist eine regelmässige Begleiterscheinung der Schwangerschaft. Die Leukocyten finden sich in Flocken, Cylindern oder als Belag von solchen. Sie stammen aus den ableitenden Harnwegen oder aus der Niere. Fischer hält diese Ausscheidung von Leukocyten für die

dieselbe ihren Höhepunkt erreicht . \
Geburtsalbuminurie). Als die ·
Ferro-Cyankaliumprobe bewährt. I
Schwangeren können keine Verläs-·
sitorische Albuminurie handeln ka·
muss. Nur in wenigen Fällen w
schaft Eiweissausscheidung nachg·
u. a.) haben das häufigere Auftr·
Erstgeschwängerten betont. Vo·
Fischer, Mynlieff, Lanto·
Trantenroth keinen wesentli·
geschwängerten erblicken. Litz·
Albuminurie bei Zwillingsschwa·
benützt wissen. Die neueren A

... .den in Form von Cylindern
lann, wenn keine Albuminurie
·· aus der Blase (Saft).
·. Auftreten im Schwangerschafts-
·eine . gelmässig die Geburt begleitet.
· in :'l·n den bekannten Stechapfel-,
·u a. ·Schatten vor. Nur dann stammen
·· aus .lnnderbelag auftreten. Tranten-
nma ·.len ableitenden Harnwegen ihren
· ac. reichliches Erscheinen immer für
· eines akuten Nachschubes (einer
· engung, dass ihr Erscheinen im
· könne. Hiller fand rhombische
·at welchen die hyalinen Cylinder
·stallbrusen von Hämatoidin frei in

Tabelle über die H·
Sc·

Älterе Beobachter:

Blot	berechn. aus	205
Litzmann	„ „	79
Scanzoni	„ „	98
Hicks	„ „	100
v. Winckel	„ „	104
Lantos	„ „	7·
Ingerslev	„ „	60
Fleischlen	„ „	100
L. Meyer	„ „	112

Dumas berechnete au·
schnittszahl von 20 °/o.

Neuere Beobachter:

Volkmar	berechnet au
Fischer	„ „
Trantenroth	„ „
Saft	„ „
Zangemeister	„ „

(bei 59 Schwangeren, w· \

Noch höher als die ·
albuminurie ist jene Eiwei·
setzt. So berechnet L. Me·
aus 58 kreissenden Fällen
kreissenden Fällen 32,7 °,·
so dass Ausscheidung vo·

··nden Schwangeren finden sich echte
· er, 1–4 % die übrigen Autoren),
· die fast regelmässigen Begleiter von
· ·er Albuminurie in einzelnen Fällen
· frecht, Trantenroth), eine Be-
·ir mit der Centrifuge zu arbeiten
··lne Beobachtungen gehen auch dahin,
·reten können (Fischer, Tranten-

· ·n Faserstoffcylindern begegnet man

· estellt werden, dass in der ersten
·wöhnlich frei von Formelementen ist,
· zweiten Hälfte das Vorkommen von
· organisierte Sedimente finden sich
· elemente nehmen in der letzten Zeit,
· chwangerschaft auffallend zu und er-
· er während der Geburt. Hier über-
· ·nbette, zu welcher Zeit hauptsächlich
· schwinden die anderen Formelemente

· re als einer ausschliesslich durch
· und der Albuminuria gravidarum
· von den Internisten unterschiedene
· ·· ·

· . nach Nephritis acuta infectiosa
· Zeichen von Nephritis, welche

an besonders bei jugendlichen Schwangeren nicht so selten antrifft. Diese rm, welche seit den Kindes- oder Adolescenzjahren vorhanden, manchmal l Verhalten der cyklischen Albuminurie zeigt, durch aufrechte Körperialtung und Muskelanstrengung hervorgerufen oder verstärkt wird, erfährt ihrend der Schwangerschaft keine auffallende Verschlimmerung. Das Allg meinbefinden pflegt dabei nicht zu leiden. — Ganz überflüssigerweise wird solchen Frauen die Konzeption widerraten.

2. Die gewöhnliche Stauungsniere, welche natürlich auch in der Schwangerschaft vorkommen kann, sich aber durch allgemeine Merkmale (Cyanose, gestaute Venen, Puls etc.) und durch den Harnbefund (Fehlen der Leukocyten aus den Nieren) genügend kennzeichnet.

3. Die verschiedenen Arten der vorübergehenden, akuten Nephritis, welche im Verlaufe der Schwangerschaft ebenso auftreten können wie ausser dieser und auf dieselben ursächlichen Momente zurückzuführen sind (Erkältung — Intoxikation — Infektion, Scarlatina, Angina etc. — gewisse Gifte, Abortiva).

Eine schon vorher bestehende, chronische Nephritis kann durch Eintritt von Schwangerschaft ungünstig beeinflusst werden. Diese Beeinflussung manifestiert sich in der Änderung des Harnbefundes (Menge, Farbe, Eiweiss, Sediment).

Eine scharfe Grenze zwischen der Albuminuria in graviditate und der eigentlichen Schwangerschaftsniere lässt sich nicht ziehen.

Wichtig erscheint es nur zu · versuchen für die Differentialdiagnose der Schwangerschaftsniere gegenüber anderen akuten Nierenaffektionen entzündlicher Art, die oben Erwähnung fanden, einige Anhaltspunkte zu gewinnen.

Am meisten charakteristisch für die Schwangerschaftsniere wäre das Fehlen von Allgemeinstörungen, oder falls solche sich zeigen sollten, die ausserordentlich geringe Intensität im Beginne des Leidens. Die Harnmenge ist dabei vermindert; das spezifische Gewicht kann erhöht oder erniedrigt, die Farbe blass und dunkel sein. Das Sediment zeigt grosse Verschiedenheiten und lässt daher keine so sicheren Schlüsse zu, als dies allgemein vorausgesetzt wird. Auch die Reichlichkeit des Sedimentes wechselt; es kann auch ganz fehlen. Starke Blutbeimengung spricht mehr für die häufigeren Formen der akuten Nephritis, doch können auch hier blutiges Sediment und Hämatoidinkrystalle gefunden werden. Eine gewöhnliche Erscheinung bei Schwangerschaftsniere ist das Auftreten von Leukocyten (besonders einkernigen Formen, Fischer) und auch jenes von verfetteten Nierenepithelien.

Hydrops entwickelt sich, wenn überhaupt, ganz auffallend langsam und beschränkt sich gewöhnlich auf die untere Körperhälfte. Selten schreitet derselbe im Gegensatz zu Nephritis nach oben fort, um sich im Gesicht und an den oberen Extremitäten bemerkbar zu machen. — Die Nephritis begleitende Herzhypertrophie und Härte des Pulses fehlen. In wenigen Fällen wurde auch Retinitis albuminurica, allerdings mit günstiger Prognose, beobachtet (P. Silex).

Alle Symptome pflegen mit fortschreitender Schwangerschaft sich zu steigern und nach der Entbindung sich rasch rückzubilden. Durch diesen Verlauf ist die Schwangerschaftsniere am sichersten gekennzeichnet. Doch liegt eine Zahl von Beobachtungen vor, welche ein längeres Andauern der Albuminurie (Wochen, Monate), und damit eine späte Wiederherstellung der Integrität der Nierenfunktion erweisen (Hofmeier, Ingerslev, Flaischlen u. a.).

In späteren Schwangerschaften kehrt diese Art von Nierenaffektion nicht selten wieder, gewöhnlich mit Steigerung der Symptome und damit ungünstigerer Prognose (Flaischlen, Cohn).

In Bezug auf das Einsetzen von Eklampsie ist dieser Zustand keine absolut notwendige Vorbedingung, wenn auch eine gewisse Beziehung zwischen beiden nicht zurückgewiesen werden kann. Eklampsie kann sich aber auch an die durch die Geburtsarbeit verursachte Albuminurie anschliessen. Zu letzterer scheinen Frauen mit solcher in graviditate besonders zu disponieren (Zangemeister).

Schwangerschaftsniere. Definition. Anatomische Veränderungen. v. Leyden hat diesen Namen einem Zustande verliehen, welcher sich durch eine Veränderung des Nierensekretes in der zweiten Hälfte der Schwangerschaft kennzeichnet, vornehmlich bei Erstgeschwängerten in die Erscheinung tritt, an Intensität gegen das Ende der Schwangerschaft zunimmt und im Wochenbette schnell zu verschwinden pflegt. Der Intensitätsgrad ist nach dem Quantum der Ausscheidung von Eiweiss und von Cylindern zu bemessen. Das Eiweissquantum ist oft sehr beträchtlich ($^1/s$—$^1/s$ des Volumens). Klinisch sei der Zustand von der akuten und chronischen Nephritis durch den Harnbefund (geringe Menge, hohes, spezifisches Gewicht, dunkle, trübe Farbe, Eiweiss, wenig, sehr variables Sediment) ebenso verschieden als die anatomischen Veränderungen gewisse Unterschiede zeigen.

Fischer giebt folgende Definition: Das Auftreten von Albuminurie und Formelementen in mässigen Mengen während der letzten Wochen der Schwangerschaft und deren rasches Verschwinden in den ersten Tagen des Wochenbettes lassen den Zustand „Schwangerschaftsniere" diagnostizieren. Das Antreffen von zahlreichen Leukocyten bei relativ geringer Eiweissmenge (bis 0,05), sowie das Auftreten von zahlreichen hyalinen und wenig granulierten Cylindern sowie einzelner roter Blutzellen ist für diesen Zustand, ebenso wie das Fehlen von allgemeinen Symptomen charakteristisch. Die Ödeme sind selten hochgradig und nicht universell. Diese letzteren lokalisieren sich hauptsächlich an den äusseren Genitalien und unteren Extremitäten und lassen daher eine wirkliche Nephritis ausschliessen. Überwiegen die granulierten Cylinder, sind die Ödeme universell, so wird man von vornherein den Zustand als Nephritis deuten können. In Bezug auf die Häufigkeit scheint uns Fischers Zusammenstellung aus der Prager Klinik massgebend zu sein. Dieselbe beziffert die

Häufigkeit der Schwangerschaftsniere mit 50 %, welche Zahl am Ende der Schwangerschaft bis 90,2 % ansteigt, jene der Nephritis in der Schwangerschaft mit nur 7,4 %.

In Bezug auf die anatomischen Veränderungen in der Niere[1]) ist es ebenfalls ein Verdienst Leydens, hervorgehoben zu haben, dass es sich nicht um entzündliche (Bartels), sondern um degenerative Prozesse im Nierenparenchym handle, dass ein akuter Prozess vorliege und dass das Bild (Vergrösserung, Blässe, weiche Konsistenz, Verbreiterung der Rinde, graugelbe Verfärbung, Fettinfiltration, Verfettung der Epithelien der Tubuli recti, contorti und Glomeruli) jenem der grossen, weissen Niere im zweiten Stadium der Nephritis gleichkomme, Gefässveränderungen jedoch und kleinzellige Infiltration fehlen. Das anatomische Bild gleiche weder jenem bei akuter Nephritis noch jenem bei der Stauungsniere. Mikroskopisch zeige sich nur das Parenchym, nie das interstitielle Gewebe verändert.

Die fettige Degeneration der Epithelien wird ganz übereinstimmend als das wesentliche zugegeben. Nur gegen das Auftreten einer „Fettinfiltration" im Sinne Leydens wendet sich Senator. Flaischlen hat sich jener Anschauung angeschlossen, indess neuere Autoren überhaupt bezweifeln, ob es ein anatomisches Substrat für die Schwangerschaftsniere gebe (Lantos). Gewisse Veränderungen und degenerative Prozesse in dem Nierenparenchym (albuminöse Trübung und fettige Degeneration der secernierenden Epithelien) ähneln vielfach den Befunden bei an Eklampsie Verstorbenen. Die ältere Anschauung, dass die Schwangerschaftsniere als Nephritis bei Schwangeren angesehen werden müsse (Bartels, Bamberger, Spiegelberg, Olivier u. a.), dürfte heute keine Anhänger mehr finden. Hofmeier unterscheidet noch zwischen einer akuten, parenchymatösen Nephritis und einer Nephritis gravidarum. Manche glauben und gewiss mit Recht, dass die Nephritis aus der Schwangerschaftsniere sich entwickeln könne (Fischer, Mynlieff), indes andere ganz entgegengesetzte Anschauungen vertreten (Trantenroth, Flaischlen).

Der Ausdruck „Schwangerschaftsnephritis" wie ihn noch z. B. Senator gebraucht, sollte zweckmässigerweise vollkommen fallen gelassen, jener „Schwangerschaftsniere" beibehalten werden, jedoch eine schwere und leichte Form unterschieden werden. Dass die Schwangerschaftsniere in chronische Nephritis. übergehen könne, wird von vielen angenommen (Litzmann, Hofmeier, Möricke, Ingerslev, Ries u. a.). Die einen sprechen sich mehr für einen häufigen, die anderen für einen selteneren Vorgang aus, einzelne leugnen diesen von vornherein. Fehling neigt mehr der letzteren Anschauung zu.

---

[1]) Die Häufigkeit anatomischer Veränderungen in den Nieren Schwangerer geht aus den Mitteilungen von Lantos hervor, indem derselbe bei 39 Sektionen nicht an Eklampsie oder Nephritis verstorbener Wöchnerinnen 15 mal auffallend anämische, 21 mal blasse Nieren, 2 mal Nephritis parenchymatosa acuta, 1 mal Nephritis haemorrhagica, 9 mal Degeneratio parenchymatosa, 4 mal Degeneratio albuminurica vorfand.

Eine schon vorher bestehende Nephritis wird durch Schwangerschaft meist verschlimmert (übereinstimmende Anschauung der Autoren) (siehe die Tabelle der Fälle von Nephritis in der Arbeit Fischers).

Über die Entstehung und Ursachen jener Veränderungen, die unter dem Namen „Schwangerschaftsniere" durch Leyden zusammengefasst werden, liegen ziemlich analog, wie dies für die Eklampsie gilt, eine ganze Reihe von Erklärungen hypothetischer Art vor.

Die erste Gruppe dieser Theorien stützt sich auf rein mechanische Momente (Drucktheorie). Hierher gehören vor allem: Kompression der abführenden Nierenvenen oder der zuführenden Nierenarterien oder der Harnleiter durch die im schwangeren Zustande vergrösserte Gebärmutter.

Andere nehmen eine Vermehrung des intraabdominellen Druckes oder eine reflektorische Anämie an.

Die zweite Gruppe umfasst die besonders in der Neuzeit im Vordergrunde stehenden, chemisch-toxischen Theorien.

Die dritte Gruppe endlich, eigentlich kaum anführenswert, weil nicht genügend fundiert, und vielfach widerlegt ist jene, welche ihr Auslangen ohne Bakterien nicht zu finden meint.

Der schon ursprünglich von Leyden aufgestellten Erklärung bezüglich der Schwangerschaftsniere, dass es sich vor allem um eine Cirkulationsstörung, primär hervorgerufen durch Steigerung des intraabdominalen Druckes und um Harnstauung handle, sind auch die Autoren der Neuzeit vielfach beigetreten.

I. Kompression der abführenden Venen und der zuführenden Arterien (Frerichs, Litzmann, Rosenstein, Brown-Sequard u. a.). Der Umstand, dass Albuminurie in den ersten Monaten der Schwangerschaft zuweilen vorkommt, der Gebärmuttergrund aber vor dem siebenten Monate die Höhe des Abganges der Nierengefässe von der Aorta gar nicht erreicht, dass die Albuminurie manchmal bei Hydramnios und Zwillingen fehlt und endlich die Erfahrung, dass künstliche Unterbindung zu anderen pathologisch-anatomischen Veränderungen führen (Grawitz, Israel, v. Platen, Litten, Ribbert, Perls u. a.), lassen dieselbe zurückweisen. In Sonderheit sprechen die Experimente Singers, denen gemäss nach Unterbindung der Venen wenig Harn, viel Eiweiss und viel Sedimente ausgeschieden zu werden pflegen, gegen diese Anschauung [1]).

II. Erhöhung des allgemeinen, arteriellen Blutdruckes (Blot). Das Ergebnis der Versuche, denen gemäss Erhöhung des arteriellen Druckes infolge von Kompression keine Albuminurie zur Folge habe (Frerichs,

---

[1]) Auf die Details der zahlreichen, experimentellen Arbeiten, welche sich mit dem Effekte teilweiser oder vollständiger Abbindung der Nierengefässe (Arterien und Venen) beschäftigen, kann nicht eingegangen werden. Einige derselben sind in das Litteraturverzeichnis dieses Abschnittes aufgenommen (so Platen, Grawitz, Litten). Die auf experimentellem Wege so erzielten, pathologisch-anatomischen Veränderungen stimmen in keiner Weise mit jenen, die für Schwangerschaftsniere charakteristisch sind.

Rosenstein, Stokvis, Litten u. a.) lässt sich gegen diese Anschauung verwerten. Auch die Unterbindung der Aorta ober ihrer Teilung bewirkt keine Druckerhöhung im arteriellen Systeme (Heinricius).

III. Reflektorische Anämie (Cohnheim, Spiegelberg, Schroeder, Flaischlen, Fehling, Dührssen u. a.). Reflektorische Übertragung eines Reizzustandes der Gebärmutternerven auf die Gefässnerven der Niere und dadurch herbeigeführte Herabsetzung der Blutzufuhr zu diesem Organe, dessen Ernährungsstörungen in der Eiweissausscheidung ihren Ursprung finden. Gegen diese Anschauung lässt sich von vornherein nichts einwenden, nur ist dieselbe noch keineswegs bewiesen worden. Auch müsste man die Andauer dieser Reflexerscheinung für Monate annehmen, um die Andauer der Eiweissausscheidung zu erklären.

IV. Es ist eine alte Erfahrungsthatsache, dass die Kompression der Harnleiter zur Harnstauung im Nierenbecken und damit zur Entartung der secernierenden Epithelien führe (Bamberger, Frerichs, Litzmann, Halbertsma u. a.). Positive Sektionsbefunde in dieser Hinsicht, die Dilatation der Ureteren haben dieser Lehre eine sichere Basis gegeben. Erweiterung der Harnleiter wurde in einem Fünftel der untersuchten Fälle von an Eklampsie Verstorbenen gefunden (Löhlein, Birmer, Strassmann, Herzfeld 22 % der Fälle, u. a.). Bedeutsam erscheint die Lehre Kundrats, welcher einen hohen und einen tiefen Sitz der Aortabifurkation unterscheidet und von diesem, je nachdem der Ureter eine geschütztere oder weniger geschützte Lage einnimmt, infolge von länger anhaltendem Druck durch den vorliegenden, kindlichen Schädel das Auftreten der Eklampsie ableiten will. Hiezu kommen die Ergebnisse der betreffenden experimentellen Arbeiten über Unterbindung der Ureteren (Aufrecht, Popoff, Rosenstein, Stokvis, Hermann u. a.). Bei Schwangerschaftsniere wurde allerdings die Ureterenkompression öfters vermisst oder nur einseitig gefunden, während beide Nieren die gleichen anatomischen Veränderungen zeigten. Es muss natürlich hervorgehoben werden, dass das Ergebnis des Experimentes (Unterbindung der Ureteren) mit der in der Schwangerschaft sich ergebenden, allmählichen Kompression der . Harnleiter nicht in eine Parallele gestellt werden darf. Ebenso wenig zutreffend sind in dieser Hinsicht Vergleiche mit den Effekten rasch wachsender Geschwülste [1].

V. Erhöhung des intraabdominalen Druckes. Leyden und Rosenstein führen die lang dauernde Anämie der Nieren auf den erhöhten, intraabdominalen Druck zurück, welcher die Gefässe der Nieren und die Harnleiter trifft und auf diesem Wege zur Verminderung der Sekretion, Ausscheidung von Eiweiss, endlich zur fettigen Degeneration führt. Senator nimmt einen allgemeinen Innendruck mit Erschwerung des arteriellen Zuflusses, des venösen Abflusses und des Harnabflusses und dadurch bedingte

---

[1] Bamberger (Volkmanns Samml. klin. Vortr. Nr. 173) beobachtete übrigens auch bei solchen, besonders Ovarialtumoren, die nicht rasch wuchsen, Albuminurie und auch anatomische Veränderungen in den Nieren.

Veränderung der Epithelien an. Mynlieff folgt Leydens Anschauung, indem auch er gestörte Cirkulation in den Bauchorganen und Anstauung des Nierensekretes annimmt.

Gegner der sog. Drucktheorie giebt es eine Menge; so betonte schon seinerzeit Bartels, dass grosse Bauchgeschwülste trotz des gesteigerten, abdominellen Druckes nicht immer eine Eiweissausscheidung im Gefolge haben müssen. In seinen Auseinandersetzungen betont er jedoch das Verhältnis der Lage eines solchen Tumors zum Harnleiter und zum Beckeneingange zu wenig. Flaischlen beobachtete bei 28 Fällen von Kombination von Schwangerschaft mit Geschwülsten nur zweimal Albuminurie mit Cylindern. Ingerslev vermisste Albuminurie bei 24 Fällen von engem Becken.

Alle diese Einwände sind nicht im stande, unsere eigene Vorstellung von der Bedeutung mechanischer Momente für die Entstehung der hier besprochenen Erscheinung zu widerlegen. Ein gewisser Zusammenhang zwischen der Höhe des Bauchhöhlendruckes, dem Grade der Cirkulationsstörung, der Kompression der Harnleiter und damit in der Funktion des Nierenparenchyms kann nicht so apodiktisch abgelehnt werden. Wer Gelegenheit hatte, die durch die verschiedensten Momente hervorzubringenden, bedeutsamen Konsequenzen der Kompression der Harnleiter für die letztere exakter zu verfolgen, wird die Berechtigung der Annahme eines gewissen, zum mindesten prädisponierenden Zusammenhanges nicht von vornherein ablehnen können. Freilich lässt sich auch hier wie bei der Eklampsie das Überwiegen des Vorkommens pathologischer Nierenbefunde und der Ureterenkompression für I Gravidae verwerten. Zweifellos besteht dabei ein Missverhältnis von Versorgung mit Blut und Arbeitslast der Niere, wie sie durch die Schwangerschaft bedingt werden (Zangemeister).

Seitdem Bartels die sog. toxische Theorie begründet, Virchow von Albuminosen in der Leber und Milz gesprochen und endlich Peter die Anhäufung von Desassimilationsprodukten als Ursache für die Schädigung der Nierenfunktion in Anspruch genommen hatte, hat jener viele Anhänger gefunden. Der schwangere Organismus wurde als ein infolge von Insufficienz der Nieren mit giftigen Stoffen überladener angesehen und die Meinung vertreten, dass der geringere Grad von Vergiftung Schwangerschaftsniere, der höhere Grad Eklampsie im Gefolge habe. Auch Senator steht nicht an, erstere als eine durch ungenügende Funktion der Nieren bedingte Toxämie anzusehen.

Die von Bouchard begründete Lehre von der Autointoxikation fand ihren weiteren Ausbau in den Arbeiten von Rivière, Blanc, Chambrelent, Darnier, Davis, Ludwig und Savor, welch letztere in einer Vorstufe des Harnstoffes, in der Karbaminsäure das im Blute kreisende und' die deletären Folgen entfaltende Gifte erblickten.

Von einzelnen (v. Winckel, Stumpf, Chrobak, Fehling, Schmorl, Joh. Veit, Czempin u. a.) wird die Quelle des Giftes in die Produkte der Schwangerschaft (Fötus, Placenta, Syncytium) verlegt. Bei Insuffizienz der sekretorischen Apparate oder mangelhafter Leistungsfähigkeit des Herzens kommen Abfallstoffe des fötalen Stoffwechsels auf dem Wege der Placenta direkt in den·mütterlichen Kreislauf, ohne die Leber passieren zu müssen. Durch das Kreisen dieser Blutgifte ist eine weitere Schädigung des Nierenparenchyms bedingt, welche in Form von pathologischen Veränderungen (trübe Schwellung, Verfettung) sich geltend macht, indes andererseits durch die leukotaktischen Eigenschaften jenes Blutgiftes die Erzeugung von Fibrinfermenten und die Bildung von zahlreichen Thromben, damit im Zusammenhange stehend anämische Nekrosen herbeigeführt werden sollen (Dienst). Die typischen Schwangerschaftsbeschwerden, vor allem die Hyperemesis werden als Intoxikationserscheinungen aufgefasst.

Auf Grund einer klinischen Beobachtung, welche eine Koincidenz von den für Schwangerschaftsniere charakteristischen Erscheinungen und vorzeitiger Placentalösung ergab, auf welche bereits Winter und Joh. Veit hingewiesen hatten[1]), und auf Grund der Ergebnisse histologischer Untersuchung jener Nachgeburtsteile kam Gottschalk zu der Anschauung, dass nekrobiotische Prozesse an der Decidua basalis zur Anhäufung von zelligen Zerfallsprodukten und durch Aufnahme dieser in den Kreislauf analoge Störungen in der Nierenfunktion herbeizuführen im Stande seien

Dass durch den Geburtsakt selbst die schädigende Wirkung noch intensiver zum Ausdrucke kommen müsse, nachdem auch bei ganz gesunden Menschen infolge von körperlichen Anstrengungen Eiweissausscheidung und Cylinder im Harne aufzutreten pflegen, erschien nur als ein, jene Anschauung stützendes Moment.

Bei Albuminuria gravidarum wurden wiederholt typische **Mikroorganismen** im Harne nachgewiesen und darauf die parasitäre Ätiologie basiert (Doléris [1882], Gerdes, Delore und Blanc, Hergott, Lewinowitsch, Manaberg, Thorkild-Roosing u. a.). Erhardt und Favre (1890) nehmen eine von der Placenta ausgehende Infektion an, indem sie analoge Gifte, wie bei Scharlach und Diphtherie, auf die Nieren wirken lassen (Ptomainanämie). Albert lässt die Intoxikation durch Stoffwechselprodukte jener Bakterien zu stande kommen, welche eine latente Mikrobenendometritis verursacht haben.

Auch ein **hämatogener Ursprung der Albuminurie** infolge von Veränderungen in der Zusammensetzung des Blutes wurde wiederholt angenommen. Es erscheinen hier erwähnenswert die Versuche von Claude-Bernard und Pavy, denen zufolge Injektionen von Hühnereiweiss, Milch, Blutserum in die Venen das Eiweiss im Harn erscheinen liess, ferner die Lehre von der Hypalbuminose (Devilliers und Regnault). Doch lässt sich das Entstehen der Albuminurie aus dem Kreisen des Eiweisses im Blut nicht erklären, auch die Experimente von Mya, Vandoni, denen gemäss durch die Injektion von Harnstofflösung Albuminurie erzeugt worden sein soll, liessen sich nicht weiter

---

[1]) Bestätigt durch Kohn, Fehling, v. Weiss.

verwerten. Der Einfluss der Schwangerschaft auf die chemische Beschaffenheit des Blutes muss als ein noch nicht hinlänglich bekannter hingestellt werden.

Joh. Veit hat den Versuch gemacht, die Lehre Ehrlichs von den Hämolysinen für die Erklärung gewisser physiologischer Veränderungen in der Schwangerschaft, spez. für die Albuminuria gravidarum nutzbar zu machen. Der mehrfach gelungene Nachweis des Überganges von Chorionzotten und Zellen der Eiperipherie (Langhanssche Zellschichte, Syncytium, Schmorl bei Eklampsie) in das mütterliche Blut veranlasste ihn zu der Annahme von der Regelmässigkeit eines solchen Überganges in der Schwangerschaft. Von der Dauer und Plötzlichkeit derselben sowie von der Menge der übergehenden Stoffe hänge die Intensität und Qualität der Erscheinungen ab. Im Anschlusse an die Versuche von Charrier und Delamare suchte auch Veit die Folgen der Einbringung von Placentargewebe in die Bauchhöhle von Tieren zu prüfen. Nach Einverleibung. grösserer Mengen gingen die Versuchstiere wie begreiflich rasch zu Grunde; nach kleineren Dosen trat regelmässig Albuminurie auf, welche als toxische zu deuten war. Als giftige Substanz musste ein Eiweisskörper angesehen werden, der sich in den verschleppten Zellen vorfindet und mit dem reinen Eiweiss der Erythrocyten chemische Affinität aufweist.

Zweifellos würde durch Ausscheidung dieser Verbindung ein pathologischer Reiz auf die Niere ausgeübt, welcher wie andere Formen der Intoxikation Albuminurie im Gefolge habe (experimentelle, cytotoxische Albuminurie). Sicher müsse hierfür auch ein Antitoxin existieren, dessen Kenntnis natürlich von allergrösster Bedeutung für die Ausartung in pathologische Zustände (Eklampsie) werden müsste. Das Immunserum wäre wohl durch fortgesetzte Injektion von Placentargewebe in ein Pferd zu gewinnen.

So sehr es zu begrüssen ist, dass endlich auch in der Geburtshilfe die moderne, biologische Arbeitsrichtung Fuss zu fassen scheint, was hauptsächlich den unentwegten Bestrebungen Veits zu danken ist, so sehr muss auch vor zu weitgehenden Schlüssen in dieser Hinsicht vorläufig noch gewarnt werden. Veit selbst wählt auch wie begreiflich noch eine sehr hypothetische Sprache.

4. Glykosurie.

Litteratur.

Abeles, Med. Centralbl. Bd. XVII. 1879. S. 33. S. 209, 385.

Baisch, Zeitschr. f. physiol. Chemie. Bd. XIX. S. 339 u. Bd. XX. S. 249.

Bar u. Keim, Soc. de Biol. 26. Nov. 1898 in Le progrès méd. 1898. pag. 424.

Bert, Compt. rend. Soc. biol. pag. 193 et Gaz. des hôp. 1883. pag. 261.

Blot, De la glycosurie physiologique chez les femmes en couches, les nourrices, et un certain nombre de femmes enceintes. Compt. rend. Octob. 1856.

Born, Ein Fall von Coma diabetic. bei einer Schwangeren. Korrespondenzbl. f. Schweizer Ärzte. 1892. Nr. 11.

Brocard, La glykosurie de la grossesse, fréquence, nature, mécanisme. Introduction à l'étude de la nutrition dans l'état puerpéral. Thèse de Paris. 1898.

Brücke, Über Glykosurie der Wöchnerinnen. Wien. med. Wochenschr. 1858. Nr. 19, 20.

Derselbe, Vorlesungen über Physiologie. 1874. S. 365. Sitzungsber. d. math.-naturw. Kl. d. k. k. Akad. d. Wissensch. zu Wien. Bd. XXXIX. S. 15.

Bouvrie, Het Voorkamen van suiker in de urine van gravidae en puerperae. Dissert. Amsterdam 1901.

Mac Cann and W. A. Turner, Brit. med. Journ. London 1892. pag. 1389.

Capezuoli, Interno allo zucchero nell' orine delle donne gravide etc. Lo sperimentale. 1858. Nr. 5.

Combemale et Oui, Recherches sur la glykosurie alimentaire chez les femmes enceintes. L'Echo méd. du Nord. Lille. Nr. 44. 1899. pag. 533.

Cristalli, Ricerche sulla presenza dello zucchero nelle orine delle donne gravide e puerpere. Napoli 1900.

Demelin, Sur le diabète dans les rapports avec la grossesse, l'accouchement et les suites de couches. Revue gén. de clin. et thérap. 1890. 24 avril. pag. 260.

Duncan, Puerperal diabetes. Obstetric. Transact. Vol. XXIV.

Fry, Diabet. mellit. gravidarum. Transact. Ann. Gyn. Soc. Philad. 1891. Vol. XVI. pag. 350.

Gaudard, Essai sur le diabète sucré dans l'état puerpéral. Thèse de Paris 1889. pag. 24.

Gubler and Chailly, Thèse de Paris. 1869.

Gubler, Sur la glycosurie temporaire dans l'état puerpéral. Gaz. de méd. de Paris. 1876. Nr. 48.

v. Gusnar, Beiträge zur Laktosurie der Wöchnerinnen. Inaug.-Dissert. 1895.

Hempel, Glykosurie im Wochenbette. Arch. f. Gyn. Bd. VII.

Heynsius, Arch. f. holländische Beitr. Donders Bd. I. S. 243.

Hofmeister, Über Laktosurie. Zeitschr. f. physiol. Chemie. Bd. I. S. 101.

Hofbauer, Die alimentäre Glykosurie der Graviden. Wien. klin. Rundschau. 1899. Nr. I. S. 1.

v. Jaksch, Prag. med. Wochenschr. 1895. S. 282.

Johannovsky, Über den Zuckergehalt im Harne der Wöchnerinnen. Arch. f. Gyn. Bd. XII.

Iwanoff, Beiträge zur Glykosurie der Schwangeren. Inaug.-Dissert. Dorpat 1861.

Kaltenbach, Die Laktosurie der Wöchnerinnen. Zeitschr. f. Geburtsh. u. Gyn. Bd. IV. S. 161.

Keim, Recherches de glykosurie de la grossesse et de la puerpéralité. Bull. de la Soc. d'Obst. de Paris. VII. 1898.

Kirsten, Über das Vorkommen von Zucker im Harn der Schwangeren, Gebärenden und Wöchnerinnen. Monatsschr. f. Geburtsk. u. Frauenkrankh. 1857. Bd. IX.

Klimmer, Ist Zucker ein normaler Bestandteil des Harnes unserer Haussäugetiere? und zwei neue klinische Methoden der quantitativen Zuckerbestimmung im Harne. Inaug.-Dissert. Bern 1898.

Lanz, Über alimentäre Glykosurie bei Graviden. Wien. med. Presse. 1895. Nr. 49.

Leconte, Recherches sur l'urine des femmes en lactation. Extrait du Tome II du Recueil des travaux de la société d'émulation pour la science pharmaceutique und Compt. rend. de l'acad. de sc. 1857.

Lecorché, Du diabète dans ses rapports avec la vie utérine, la menstruation et la grossesse. Paris 1885.

Leduc, Recherches sur les sucres urinaires physiologiques des femmes en état gravido-puerpéral. Thèse de Paris. 1898.

Derselbe, Les sucres urinaires des femmes en état gravido-puerpéral. Bull. méd. 23. Nov. 1898.

Lemaire, Über das Vorkommen von Milchzucker im Harn von Wöchnerinnen. Zeitschr. f. physiol. Chemie. 1895. Bd. XXL

Lesse, Über Diabetes bei Frauen. Sammelber. Monatsschr. f. Geburtsh. 1902. H. 4.

Ludwig, Über Glykosurie und alimentäre Glykosurie in der Schwangerschaft. Wien. klin. Wochenschr. Nr. 12. 1899.

Luther, Über das Vorkommen von Kohlehydraten im normalen Harn. Berlin 1890.

Marcus, Glykosurie und Decubitus im Wochenbette. Deutsche med. Wochenschr. 1892. Nr. 47.

Moritz, Über die Kupferoxyd reduzierenden Substanzen des Harnes unter physiologischen und pathologischen Verhältnissen. Deutsch. Arch. f. klin. Med. Bd. XLVI. 1890. S. 266.

Du Moulin, Mémoire sur l'application de la Chimie au diagnostique médical. Rapport fait sur ce séjour à Vienne. 1856.

Naunyn, Diabetes mellitus. In Nothnagels Handb. d. spez. Pathol. u. Therapie.

Ney, Über das Vorkommen von Zucker im Harne von Schwangeren, Gebärenden und Wöchnerinnen. Inaug.-Dissert. Basel 1889. Arch. f. Gyn. Bd. XXXV. S. 239.

v. Noorden, Die Zuckerkrankheit und ihre Behandlung. Berlin 1898.

Pavy, Physiologie der Kohlenhydrate. Deutsch von Grube. 1895.

Payer, Adolf, Über den Einfluss des Zuckers auf den Stoffwechsel der Schwangeren und auf den Geburtsverlauf. Monatsschr. f. Geburtsh. u. Gyn. Bd. X. H. 6.

Prietsch, Über Zuckerharn bei Frauen. Inaug.-Dissert. Leipzig 1882.

Riedel, Über Glykosurie der Wöchnerinnen und Schwangeren. Inaug.-Dissert. Halle 1869. Monatsschr. f. Geburtsh. 1858. Bd. XI. S. 13.

Seegen, Zuckerbildung im Tierkörper u. s. w. Berlin 1890.

Sinclair, Glykosurie bei der Laktation. Med. chron. 1886. Januar. London 1888.

Strauss, Zur Lehre der alimentären und diabetischen Glykosurie. Berl. klin. Wochenschr. 1899. H. 13.

Strümpell, Über Ätiologie der alimentären Glykosurie und des Diabetes mellitus. Berl. klin. Wochenschr. 1896. Nr. 46.

Swift, Some forms of Glykosuria. The New York med. Journ. 1889. Bd. XLIX. S. 216.

Vinay, Diabetes graviditatis. Lyon méd. 1898.

Voit, Untersuchungen über das Verhalten verschiedener Zuckerarten im menschlichen Organismus nach subcutaner Injektion. Deutsch. Arch. f. klin. Med. 1897. Bd. LVIII. S. 530.

Voituriez, Polyurie in der Schwangerschaft. Arch. de Tocol. Déc. 1890. Tom. XVII.

Wiederhold, Über den Zuckergehalt des Harnes von Schwangeren und Wöchnerinnen. Deutsche Klinik. 1857. Nr. 41.

Worm-Müller, Pflügers Arch. Bd. XXXIV. S. 591.

Die Vermutung Du Moulins, dass der Harn der Wöchnerinnen bei unvollständigem Verbrauch Zucker (und zwar Milchzucker) enthalte, hat durch exakte chemische Forschung (Hofmeister, Kaltenbach) Bestätigung erfahren. Die Mehrzahl der Autoren hat sich dementsprechend mit der Prüfung der Zuckerausscheidung durch den Harn während der Laktationsperiode beschäftigt.

Seit durch Blot (1856) zum erstenmale der Nachweis erbracht wurde, dass Glykosurie nicht ausschliesslich dem Diabetes mellitus zukomme, sondern dass auch eine physiologische Glykosurie bei Schwangeren existiere, hat sich doch eine Reihe von Forschern gefunden, die auch in dieser Richtung der Frage Interesse entgegenbrachte und zwar war es zunächst Kirsten (1857), welcher die Untersuchungsergebnisse Blots einer Kontrolle unterzog. Im ganzen und grossen konnte er dieselben insofern bestätigen, als er bei Schwangeren und Gebärenden des öfteren, bei Wöchnerinnen regelmässig Zuckerausscheidung durch den Harn nachweisen konnte. Nur sprach er sich entgegen Blot dahin aus, dass die beobachtete Glykosurie mehr in das Gebiet des Pathologischen zu gehören scheine und fügte seiner Anschauung als Grundlage eine Erklärung für diese pathologische Erscheinung bei, welche sich auf die berühmten Entdeckungen Claude-Bernards stützte. Die späteren Beobachter verhalfen immer mehr der Anschauung Blots zum Durchbruche, dass die erwähnte Glykosurie eine physiologische sei und bei Wöchnerinnen die Steigerung des Zuckergehaltes im Harne auf eine Unterbrechung des Stillgeschäftes, resp. auf eine Stauung des Milchsekretes zurückgeführt werden müsse.

Durch die Ende der 70er Jahre erfolgten, grundlegenden Darstellungen Hofmeisters und Kaltenbachs wurde zunächst die Frage über die Beziehung der Milchsekretion zur Zuckerausscheidung im Harne der Wöchnerinnen und die Zuckerart, welche hier zur Ausscheidung gelangt, endgültig klargestellt nnd alle weiteren Arbeiten über diesen Gegenstand, die hauptsächlich vom klinischen Standpunkte aus unternommen wurden (Johannovsky, Luther, Mac Cann, Turner, Gubler, Chailly, Louvet u. a.) dienten nur zur weiteren Bestätigung der in jenen beiden Arbeiten niedergelegten Thatsachen. Die Frage von dem Resorptionsdiabetes bei Wöchnerinen, welche besonders auch von Spiegelberg bereits in früherer Zeit gelehrt wurde, war damit erledigt.

Anders verhielt es sich mit der Beantwortung der Frage über das Vorkommen von Traubenzucker im Harne der Schwangeren. Schon nach den Angaben der älteren Autoren ist die Zuckerausscheidung im Gestationszustande wesentlich seltener und die Ausscheidungsmenge im allgemeinen bedeutend geringer und wechselnd. Begreiflicherweise spielte bei Klarstellung dieser Verhältnisse die Frage von der Zuckerausscheidung unter normalen Verhältnissen wesentlich mit. Bezüglich dieser standen sich Vertreter entgegengesetzter Anschauungen gegenüber, bis sich endlich die Lehre von der transitorischen und alimentären Glykosurie Bahn gebrochen hatte.

Nachdem zunächst Ney neuerdings auf die Seltenheit des physiologischen Diabetes in der Schwangerschaft gegenüber jener im Wochenbette hingewiesen hatte (16,6 : 77 %), war es zunächst Lemaire gelungen, selbst jene Spuren von Zucker, welche sich im Harne der Schwangeren nachweisen liessen, quantitativ zu bestimmen (0,003—0,009 %) und die Art des Zuckers als Glykose festzustellen. v. Gusnar will die Häufigkeitsverhältnisse noch viel niedriger angenommen wissen (10 %) und Leduc spricht sich dahin aus, dass die Glykosurie in der Schwangerschaft käum stärker ist als die normale, physiologische des gesunden Menschen. Letzterer hebt ausserdem hervor, dass gegen Ende der Schwangerschaft die Glykosurie bereits durch Laktosurie gedeckt werden kann, wenn sich die Milchsekretion geltend macht. Brocard macht auf den ausserordentlichen Wechsel der Zuckerausscheidung oft im Verlaufe eines

Tages aufmerksam und hält dieselbe für eine vielfach alimentäre, nachdem sie wenige Stunden nach der Mahlzeit am meisten ausgesprochen sei. Gewöhnlich übersteigt die ausgeschiedene Zuckermenge kaum 2 g in 2 l Harn. Übereinstimmend mit Leduc findet auch er knapp vor der Geburt in geringer Menge Laktose. Experimentell ist nach Brocard die Glykosurie in der Schwangerschaft leichter zu erzeugen als unter gewöhnlichen Verhältnissen. Spontan kann dieselbe eintreten bei Subjekten, deren Ernährungszustand genügend oder unter der Norm ist; er hält dieselbe für ein Zeichen der Verlangsamung der Ernährung und daher für etwas Pathologisches. Hoher Zuckergehalt des Blutes und Zucker im Harn begünstigen bei den Frauen den Fettansatz. Die Zuckerausscheidung bei den Schwangeren kommt nach ihm durch Verminderung der Glykolyse zustande und wird bedingt durch Verlangsamung der Ernährung.

Cristalli führt die von ihm nicht selten beobachtete Glykosurie in der Schwangerschaft auf eine funktionelle Insufficienz der Leber zurück, die sich auch im Beginne dieses Zustandes durch Symptome der Autointoxikation (Kopfschmerz, Erbrechen) geltend macht.

Eingehend beschäftigten sich mit der alimentären Glykosurie der Schwangeren v. Jaksch und Lanz. Nachdem Bloch und Strasser gezeigt hatten, dass bei einer Reihe von organischen und funktionellen Nervenerkrankungen das Vermögen des Organismus, eingeführten Traubenzucker zu assimilieren, herabgesetzt sei, schlug der Versuch, bei Kranken mit Chorea und Syringomyelie Glykosurie zu erzeugen, fehl (v. Jaksch). Um so auffallender war es, dass bei zwei mit diesen Krankheiten behafteten Frauen von 100 g eingeführten Traubenzuckers ein relativ grosser Bruchteil durch den Harn zur Ausscheidung gelangte. v. Jaksch bezog diese auffällige Erscheinung direkt auf die bei beiden Frauen bestehende Schwangerschaft. Lanz unternahm es nun, an der Prager medizinischen Klinik, bei einer Versuchsreihe von 30 Fällen diesen Zusammenhang der Erscheinung mit Schwangerschaft zu überprüfen. Das Resultat dieser Versuche war, dass die Assimilationsgrenze für den Traubenzucker während der Schwangerschaft bedeutend herabgesetzt schien. In Bezug auf die Zeit der Schwangerschaft gewann der Autor den Eindruck, dass die Herabsetzung der Assimilationsgrenze im mütterlichen Organismus bis zur Reife der Frucht zunahm. Er begründet dies in analoger Weise wie Bunge dies bezüglich des Eisens gethan hat. Diesem Autor zufolge wird während der Schwangerschaft aus der Nahrung Eisen aufgespeichert und kann später gereichtes Eisen nicht mehr aufgenommen werden.

Hofbauers Untersuchungsergebnisse stimmen im allgemeinen mit jenen Lanz' lauten dahin, dass schon während der frühen Schwangerschaftsmonate nahezu immer positiv ausfallen, mit der Dauer der Schwangerschaft die Grenze für den Traubenzucker sinke und diesem Symptome ein unterstützenden Momentes für die Diagnose normaler und Schwangerschaft zugeschrieben werden könne, nachdem bei pathologischen Verhältnissen der Schwangerschaft durchwegs negative Resultate erzielt worden waren.

Die aus der allerletzten Zeit stammenden Untersuchungen über die Mellituric der Schwangeren von Ludwig und Payer führen, was die alimentäre Glykosurie betrifft, nicht zu übereinstimmenden Resultaten. Payer spricht sich auf Grund einer äusserst sorgfältigen und eingehenden Untersuchung von 41 Fällen der Grazer Klinik, bei welchen 31 mal deutlich eine Assimilationsgrenze für den Traubenzucker nachgewiesen wurde, dahin aus, dass fast durchwegs mit 130 g eine alimentäre Glykosuie zu erzeugen sei und stimmt in diesem Sinne mit den vorher genannten Autoren überein. Er erklärt diesen Gegensatz gegenüber Ludwig damit, dass man sehr rasch nach der Zuckeraufnahme untersuchen müsse, da ihm nach sechs Stunden nie mehr der Nachweis von Zucker gelungen sei. Je weiter die Schwangerschaft vorgeschritten war, desto leichter konnte Glykosurie erzeugt werden; auch zeigten sich Erstgeschwängerte geeigneter als gleichaltrige Mehrgeschwängerte. Die Assimilationsgrenze sinke mit dem Alter der Frau bei Erstgeschwängerten, indes bei Mehrgeschwängerten nicht.

Wichtig sind Ludwigs Daten über die Häufigkeit der Mellituric. Die an 82 Schwangeren vorgenommenen Untersuchungen ergaben folgendes:

26 mal (31 %) wurden niemals durch Reduktions- oder Gärungsproben oder polarimetrisch nachweisbare Spuren von Zucker ausgeschieden.

10 mal (12 %) wurden einigemal Spuren oder nachweisbare Mengen gärungsfähigen Zuckers ausgeschieden.

38 mal (46 %) wurden einigemal Spuren oder nachweisbare Mengen nicht gärungsfähigen Zuckers ausgeschieden.

8 mal (10 %) wurden abwechselnd und verschiedene Mengen gärungs- oder nicht gärungsfähigen Zuckers ausgeschieden.

Zweifellos besteht auch nach Ludwig anfänglich in der Schwangerschaft Glykosurie. In den von ihm angeführten Tabellen werden die Ergebnisse der Reduktionsproben, der Proben von Nylander und Fehling, der Gärungsproben, der quantitativen Bestimmung, der Dauer der Zuckerausscheidung in Stunden, der Menge des ausgeschiedenen Zuckers in Gramm und der täglich ausgeschiedenen Harnmenge angeführt.

Jene Fälle, in welchen auch bei gemischter Kost geringgradige Glykosurie beobachtet wird, gelten als Übergang zu den allerdings seltenen, in denen Zuckerausscheidung nachzuweisen ist, welche sich in nichts von einem mittelschweren Diabetes (vermehrter Durst, vermehrte Harnmenge, günstiger Ernährungszustand) unterscheidet, während längerer Perioden der Schwangerschaft fortdauert und nach erfolgter Geburt vollständig und dauernd verschwindet. Der Zuckergehalt des Harns kann in diesen bisweilen selbst zu einer Menge von mehreren Prozent ansteigen.

5. Acetonurie.

Litteratur.

Argenson, Recherches sur l'acétonurie. Paris 1898.
Becker, Über Acetonurie nach der Narkose. Centralbl. f. Chirurg. 1894. 38.
Blumenthal u. Nauberg, Deutsche med. Wochenschr. XXVII. 1.
Bozzi, Arch. d'obstétr. gynec. Neapel 1897. IV.
Costa, Ann. di ost e gynec. 1901. Marzo.
Couvelaire, Annal. de gynéc. et d'obstétr. Juin 1899.
v. Engel, Zeitschr. f. klin. Med. 1892. 20.
Frerichs, Zeitschr. f. klin. Med. 1883.
Geelmuyden, Zeitschr. f. physiol. Chemie. 1897. XXIII
Hartmann u. Fredel, Annal. de gynéc. et d'obstétr. 1898.
Hirschfeld, Deutsche med. Wochenschr. 1893. 88.
Derselbe, Zeitschr. f. klin. Med. 1895 u. 1896. XXVIII u. XXXI.
Derselbe, Allg. med. Centralztg. 1895. 33 u. 34.
v. Jaksch, Über Acetonurie und Diaceturie. Berlin 1885.
Derselbe, Über klinische Harnuntersuchung. (Vortrag.)
Knapp, Centralbl. f. Gyn. 1897.
Kussmaul, Deutsch. Arch. f. klin. Med. 1874. XIV.
Levy, Arch. f. experiment. Pharmakol. 1900 XLII.
Lop, Gaz. des hôp. 1899. Mai.
Mercier u. Menu, Soc. d'obst. de Paris. 1899. Juillet.
Müller, J., Arch. f. experiment. Pathol. u. Pharm. 1898. XL. Sitz.-Ber. d. physik.-med. Gesellsch. Würzburg. 18. 12. 1897.
Noorden, Pathologie des Stoffwechsels. Berlin 1893.
Olshausen u. Veit, Lehrbuch der Geburtshülfe. 1898.
Petters, Prager Vierteljahrschr. 1857. XIV. 3.
Petters u. Kraulich, Prager Vierteljahrschr. 1860. XVII. 3.
Penzoldt, Deutsch. Arch. f. klin. Med. 1889.
Rousse, De l'acetonurie pendant la grossesse, le travail de l'accouchement et les Suites des couches. Ann. de gyn. et d'obst. Tom. LIII. 1900. S. 161.
Rosenfeld, Deutsche med. Wochenschr. 1885. 40.
Scholten, Hegars Beitr. 1900. III. 3.
Schumann-Leclerq, Wien. klin. Wochenschr. 1901. 10.
Schwarz, Arch. f. experim. Pathol. u. Pharmakol. 1897. XL. Verhandl. d. Kongr. f. innere Med. Wiesbaden 1900.
Derselbe, Münch. med. Wochenschr. Mai 1900.
Stolz, Die Acetonurie in der Schwangerschaft, Geburt und im Wochenbette, als Beitrag zur physiologischen Acetonurie. Arch. f. Gyn. Bd. LXV. H. 3.
Vicarelli, Prag. med. Wochenschr. 1893. 16. Ref. Centralbl. f. Gyn. 1894.
Waldvogel, Zeitschr. f. klin. Med. XXXVIII.
Weintraut, Arch. f. experim. Pathol. u. Pharm. 1894. Bd. XXXIV.
Weintraut u. Laves, Zeitschr. f. physiol. Chemie. 1894. XIX.

Nachdem v. Jaksch festgestellt hatte, dass Aceton ein Produkt des normalen Stoffwechsels sei, es demnach eine physiologische Acetonurie gebe und die neueren Untersucher die Ursache der Acetonausscheidung nicht in gesteigertem Eiweisszerfall, sondern hauptsächlich in dem Fettansatze erblicken, wurden die Beobachtungen auch auf Schwangere, Gebärende und

Wöchnerinnen ausgedehnt. Von Bedeutung erschien die Mitteilung Vicarellis, dass die während der Schwangerschaft auftretende Acetonurie regelmässig als ein Zeichen intrauterin erfolgten Fruchttodes angesehen werden müsse. Trotz der Bestätigung jener durch Knapp sprechen sich alle neueren Untersucher dagegen aus.

Mercier und Menu begegneten der Acetonurie nur bei besonderen, die Schwangerschaft begleitenden Komplikationen (Albuminurie, Eklampsie), ferner regelmässig unmittelbar nach der Geburt und im Wochenbette, besonders ausgesprochen im fieberhaften Wochenbette. Couvelaire giebt analoge Befunde bekannt und fasst die während der Geburt auftretende, transitorische Acetonurie analog der intra partum auftretenden Albuminurie als eine Folge einer Art Autointoxikation durch Überanstrengung auf. Rousse und Scholten treten ebenfalls für die vermehrte Acetonausscheidung während der Geburtsarbeit ein, anerkennen aber auch eine physiologische Acetonurie während der Schwangerschaft.

Die an der hiesigen Klinik von Stolz ausgeführten Untersuchungen 97 Fälle, hiervon wurden 37 in den verschiedensten Perioden der Schwangerschaft untersucht) ergaben analoge Resultate. **Eine geringe, die physiologische nicht überschreitende Acetonurie konnte in fast allen, daraufhin untersuchten Fällen nachgewiesen werden.** Vermehrte Acetonurie fand sich nur in 28 % der Fälle und zwar zu den allerverschiedensten Zeiten der Schwangerschaft Dieselbe war oft nur wenige Tage andauernd, verlief vollkommen symptomlos und wechselnd. Es erschienen mehrgeschwängerte und fettreichere Frauen häufiger dazu disponiert. Auch nach Stolz ist die vermehrte Acetonurie kein Zeichen des intrauterin erfolgten Fruchttodes. Während der Geburt nimmt die Acetonausscheidung in · auffallender Weise zu und steigert sich bis unmittelbar nach derselben; Vermehrung der Geburtsarbeit erhöht die Menge der Ausscheidung.

Für den Nachweis der physiologischen Acetonurie muss der Harn behufs Vornahme der Probe destilliert werden. Von den Proben am Destillate erscheint jene von Lieben als die empfehlenswerteste, doch hat sie den Nachteil, dass sie bei anderen Körpern auch positiv ausfallen kann, daher am besten gleichzeitig 3 Proben (Lieben, Gunning und Reynold) zur Anwendung kommen. Erst beim positiven Ausfalle aller 3 Proben kann von einem positiven Resultate im allgemeinen gesprochen werden.

Die gewöhnlich zur Orientierung in Verwendung gezogene Legalsche Probe erscheint unzuverlässig.

Über die Ausscheidung verwandter Substanzen (das Aceton hat nahe chemische Beziehungen zur Acetyl-Essigsäure und zur β-Oxybuttersäure) ist bei Schwangeren wenig bekannt. In einigen Fällen von unstillbarem Erbrechen mit bereits hochgradigeren Inanitionszuständen ist die Ausscheidung der letzteren im Harn wiederholt nachgewiesen (Kraus) und von uns als ein wertvolles, prognostisches Merkmal, das unser therapeutisches Vorgehen wesentlich beeinflusste, verwendet worden.

6. Peptonurie.

Litteratur.

Biagio, Peptonurie. Annali di ostet. etc. 1887. April—Juni.

Ehrström, Über die sogen. puerperale Peptonurie. Arch. f. Gyn. LXIII. 3. Ref. 975.

Fischel, Über puerperale Peptonurie. Arch. f. Gyn. XXIV. 3.

Derselbe, Über puerperale Peptonurie. Centralbl. f. Gyn. 1884. 46.

Derselbe, Über Peptonurie in der Schwangerschaft. Centralbl. f. Gyn. 1889. 27. S. 473.

Derselbe, Neue Untersuchungen über den Peptongehalt der Lochien nebst Bemerkungen über die Ursache der puerperalen Peptonurie. Arch. f. Gyn. XXVI. H. 1.

Hofmeister, Über die Verbreitung des Pepton im Tierkörper. Zeitschr. f. physiol. Chemie. Bd. VI.

Koettnitz, Über Peptonurie in der Schwangerschaft. Deutsche med. Wochenschr. 1888. Bd. 30.

Derselbe, Beiträge zur Physiologie und Pathologie der Schwangerschaft. I. Peptonurie. Deutsche med. Wochenschr. 1889. Nr. 44—46.

Maixner, Über das Vorkommen von Eiweisspeptonen im Harn. Prager Vierteljahrschr 143. Bd.

Mathes, Über Autolyse der Placenta. Centralbl. f. Gyn. 1902.

Thomson, Über Peptonurie in der Schwangerschaft und im Wochenbette. Deutsche med. Wochenschr. 1889. Nr. 44.

Truzzi, Puerperale Peptonurie. Annali univ. di med. e chir. 1885. Juni und Dezember.

Nachdem durch die Untersuchungen Hofmeisters festgestellt war, dass Pepton, welches nicht vom Darmkanal aus ins Blut gelangt, grössenteils durch die Nieren ausgeschieden wird, hat von den Gynäkologen zuerst Wilh. Fischel den Begriff der puerperalen Peptonurie begründet nnd die nach ihm regelmässige Peptonurie im Wochenbette zu erklären versucht. Ausgehend von der Vorstellung, dass die rasche Verkleinerung der Gebärmutter im Wochenbette durch Zerfall der Masse des Organes und Überführung des Muskeleiweisses in eine lösliche Modifikation, welche dann durch den Harn nach aussen befördert wird, bedingt werde, unternahm er in dem medizinisch-chemischen Laboratorium Hupperts systematisch seine für diese Frage grundlegenden Untersuchungen des Wöchnerinnenharnes. Auf Grund dieser kommt er zu dem Schlusse, dass die Peptonurie am 2. und 3. Tage des Wochenbettes als eine konstante Erscheinung hingestellt werden könne, da unter 25 untersuchten Proben 24 positiv ausfielen. Nachdem nichts Krankhaftes an diesen Frauen zu bemerken war, so bemühte er sich, Klarheit über die Provenienz des Peptons zu gewinnen, und liessen ihn seine weiteren, daraufhin gerichteten Untersuchungen zur Annahme gelangen, dass das Pepton des Wöchnerinnenharnes nicht aus den Lochien, sondern aus dem Myometrium stamme, der intestinale Ursprung desselben also mit grösster Wahrscheinlichkeit ausgeschlossen werden könne. Um sich weiter über die Ätiologie dieses Peptons zu orientieren, dehnte Fischel seine Untersuchungen auf den Harn Schwangerer aus. 28 Schwangeren entnahm er 68 Harnproben, die mit denselben Kautelen wie bei den Wöchnerinnen abgenommen wurden. In 17 Proben, also in einem

Viertel der Fälle, fand er Pepton in geringerer Menge. Bei den einzelnen Schwangeren wiederholt vorgenommene Untersuchungen liessen die Befunde als wechselnd erscheinen, wonach eine Gesetzmässigkeit im Gange der Peptonurie der Schwangeren ausgeschlossen erscheint. Über die Ursachen der Graviditätspeptonurie spricht sich Fischel nicht weiter aus. Trotzdem er bei den wiederholten Untersuchungen der Decidua und Placenta der schwangeren Tiere diese Organe stets frei von Pepton fand, erwähnt er die Möglichkeit, dass das reicher als normal mit peptonhaltigen, weissen Blutkörperchen beladene Blut solches an die Placenta abgebe, welche dasselbe dann dem fötalen Blute zuführen würde. Menschliches Placentargewebe, das allerdings erst mehrere Stunden nach der Geburt zur Untersuchung kam, fand er zuweilen peptonhaltig, zuweilen peptonfrei.

Entgegen den Angaben Fischels lauten jene von Köttnitz und Thomson als für die normale Schwangerschaft negativ. Letzterer leugnet auch die von Köttnitz aufgestellte Peptonurie als sicheres Zeichen für stattgehabten, intrauterinen Fruchttod. Thomson kann aber auch die von Fischel behauptete Konstanz der Peptonurie im Wochenbette nicht bestätigen.

Nachdem Mathes im Laboratorium der hiesigen medizinischen Klinik in der Placenta eine gesteigerte Autolyse nachzuweisen imstande war, so ist es naheliegend, anzunehmen, dass die bei Schwangeren vorkommende Peptonurie, mag sie häufig oder selten sein, ihren Ausgangspunkt in diesem chemischen Prozesse zu suchen habe.

V. Veränderungen an der Haut.

Schwangerschaftsstreifen. Pigmentation. Dermographismus. Flächendehnung der Bauchhaut, Diastase der Musculi recti abdominis. Veränderung des Bauchumfanges.

Litteratur.

Asthalter, Über die Entstehung der braunen Linie. Bellair 1883. Jan.

v. Braun, C., Lehrbuch der Geburtshülfe. Wien 1857.

Bulkley, Herpes gestationis. Americ. Journ. of Obstetr. 1874. Febr.

Casper-Limann, Handbuch der gerichtlichen Medizin. Berlin 1889. VIII. Aufl.

Credé, Über narbenähnliche Streifen in der Haut des Bauches, der Brüste und der Oberschenkel bei Schwangeren und Entbundenen. Monatsschr. f. Geburtsk. Bd. XIV. 1859.

Eichstedt, In Frorieps Notizen. 1846. Bd. XXXIX.

Elsässer, In Henkes Zeitschr. f. Staatsarzneikunde. 1852.

Freund, H., Die Haut bei schwangeren und genitalkranken Frauen. Verhandl. des VI. deutschen Dermatologen-Kongr. zu Strassburg.

Hamilton, Evidences or signs of human pregnancy. Edinburgh 1836.

Hebra, Hautkrankheiten in der Schwangerschaft. Wiener med. Wochenschr. 1872. Nr. 48.

Hecker u. Buhl, Klinik der Geburtsk. Leipzig 1861.

Hoffner, Über Schwangerschaftsveränderungen ausserhalb der Genitalsphäre. Hegars Beitr. Bd. IV. 1901 und Dissert. Heidelberg.

Jarisch, Die Krankheiten der Haut. In Nothnagels Handbuch. Wien 1901.

Jeannin, Observations pour servir à l'histoire du masque des femmes enceintes. Gaz. hebdom. 1868. 20 Nov. pag. 728.

Kehrer, Beiträge zur klinischen und experimentellen Geburtshülfe und Gynäkologie. 1884. II. S. 207.

Derselbe, Über Flächenvergrösserung der Bauchhaut während der Schwangerschaft. „Schwangerschaftsveränderungen" in Sänger-Herffs Encyklopädie der Geburtsh. u. Gyn. Leipzig 1900.

Kirstein, Über streifenförmige Divulsion als Begleiterscheinung schwerer, fieberhafter Krankheiten. Berl. klin. Wochenschr. 1893. Nr. 41. (Unnas Monatsh. Bd. 1894. Nr. 19 ref.)

Krause u. Felsenreich, Über Spannungsverhältnisse der Bauchhaut bei Graviden. Arch. f. Gyn. Bd. XV. 1884.

Küstner, Zur Anatomie der Graviditätsnarben. Virchows Arch. Bd. LXVIII. S. 210.

Mc. Lauc, New York med. Journ. Mai 1878. Kasuistik zu übermässiger Pigmentation in der Schwangerschaft.

Langer, Karl, Über die Spaltbarkeit der Cutis. Sitz.-Ber. d. k. k. Akad. d. Wissensch. zu Wien. 1861.

Derselbe, Über die Textur der sogen. Graviditätsnarben. Anz. d. k. k. Ges. d. Ärzte in Wien. 1878 und med. Jahrb., herausg. von Stricker. 1880.

Lehmann, De la ligne brune abdominale. Thèse de Paris. 1901 [1]).

Marlio, Des modifications de la pigmentation de la peau au cours de la grossesse. Thèse de Paris. 1896—97.

Martin, E., Physiologische Lage und Gestalt der schwangeren Gebärmutter. Zeitschr. f. Gebh. u. Frauenkrankh. 1876. Bd. I.

Montgomery, W. F., An exposition of the signs and symptoms of pregnancy. London 1856. II. Edit.

Osiander, Handbuch der Entbindungskunst. Tübingen 1829.

Roederer, Elementa artis obstetriciae. Göttingen 1778.

Roesen, Gerichtlich medizinische Beurteilung von Narben. Friedreichs Blätter. XI. Jahrg. 1889.

Schlee, Maria, Über die Dehnung der Bauchwand in der Schwangerschaft. Zeitschr. f. Geburtsh. Bd. XIII.

Schröder, Schwangerschaft, Geburt und Wochenbett. Bonn 1867.

Schultze, B. S., Über narbenförmige Streifen in der Haut des Oberschenkels. Jenaer Zeitschr. Bd. IV. 1868. H. 3 u. 4.

Slocum, Bartwuchs in der Schwangerschaft. New York med. Rec. 1875. July.

Treymann, Herpes gestationis. New York med. Rec. 1875. July.

Troisier et Menetrier, Histologie des vergetures. Arch. de méd. expériment. 1889. Tom. I. pag. 131.

Truzzi, Über die Genese der Hyperchromie der Haut in der Gravidität. Monatsschr. f. Geburtsh. Bd. XI. 1898.

Derselbe, Intorno alla genesi della ipercromia cutanea gravidica fisiologica. Atti della Soc. it. di ost. e gin. Vol. VI. pag. 216. 1900. Offic. poligrafica. Roma.

Unna, Histopathologie der Haut. 1894.

Derselbe, Ziemssens spezielle Pathologie und Therapie. I. Hälfte. Bd. XIV.˙

Vedeler, Centralbl. f. Gyn. 1878. S. 415.

Veit, J., Über Albuminurie in der Schwangerschaft. Berl. klin. Wochenschr. 1902. Nr. 22 u. 23.

Zu den selbst dem Laienauge am meisten auffallenden, allerdings erst in den späteren Schwangerschaftsmonaten deutlich vortretenden Veränderungen

---

[1]) Diese Arbeit konnte leider nicht berücksichtigt werden.

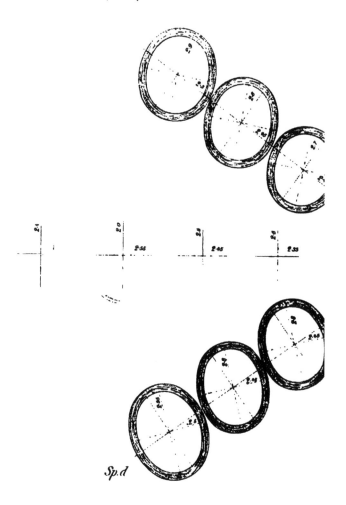

Sp.d

Maaßstab - Centimeter -
(natürliche Größe)
Der ursprüngliche Kreis hatt
den Durchmesser 3 25 cm

Schematisches Bild zur Darstellung der Veränderung der auf ¢
farbigen Kreise infolge von Retraktion der Ba
U Nabel, *Xy* Richtung des Processus xyphoideus, *Sy* der Sym

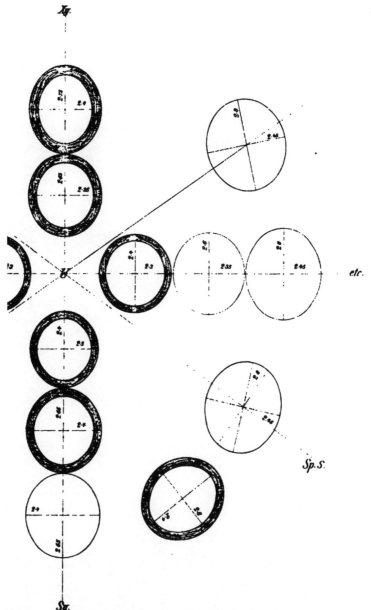

etc.

Sp. S.

...haut von Schwangeren in bestimmten, radiären Linien aufgetragenen,
nach der Geburt (nach Krause und Felsenreich.)
...ssium pubis, *Sp.s* der Spina superior sinistra, *Sp.d* der Spina superior
...bra.

Typische Anordnung der Schwangerschaftsstreifen an den Bauchdecken, Brüsten und Oberschenkeln einer lichtbrünetten I Gravida

zählen — abgesehen von den naturgemässen Formveränderungen des sich infolge des Wachstums der schwangeren Gebärmutter vergrössernden Abdomens — zweifellos jene, welche sich auf der äusseren Haut, ganz besonders aber an den Bauchdecken abspielen. Es sind dies vor allem die sogen. **Schwangerschaftsstreifen, Striae gravidarum,** eigentümliche spindelförmige Streifen in der Haut von wechselnder Dimension und ebenso verschiedener Färbung. Die letztere sowie die Intensität des Glanzes hängt einerseits von dem Winkel ab, unter welchem das Licht auf dieselben einfällt, andererseits von jenem Winkel, unter welchem sie betrachtet werden. Zumeist erscheinen sie in frischem Zustande infolge der durchschimmernden, ektatischen Blutgefässe bläulich, rötlich oder violett. — Sie sind schon von altersher bekannt. Doch finden sich in der deutschen Litteratur erst bei Roederer (1773) und Ossiander (1829) eingehendere Beschreibungen. Montgomery bereits war das Vorkommen analoger Veränderungen auf den Oberschenkeln, Brüsten und Waden, Cazeaux das Vorkommen jener in der Gesässgegend bekannt. Wenn einmal entstanden, bleiben dieselben gewöhnlich zeitlebens erhalten; dann erst kann eventuell von der früher sehr beliebten, vom anatomischen Standpunkte aus eher verwerflichen Bezeichnung „Schwangerschaftsnarben" Gebrauch gemacht werden. Diese sind gewöhnlich der Farbe nach weiss und manchmal atlasglänzend, meist stark gerunzelt, wie quer gefältelt.

Die mehr minder gleichmässig wiederkehrende Art der Anordnung der Striae um einen bestimmten Mittelpunkt (Nabelgegend) liessen schon von vornherein eine gewisse Gesetzmässigkeit in ihrer Anordnung vermuten und dieselben mit den Spannungsverhältnissen der Bauchdecken, welche ja in ganz bestimmten Richtungen gedehnt werden, in ursächlichen Zusammenhang bringen. Grundlegend für die Kenntnis dieser Verhältnisse wurden die Untersuchungsergebnisse Karl Langers über die Spaltbarkeit der Cutis.

Unter Benützung der von diesem Forscher angewendeten Methode wurden die spezifischen Spannungsverhältnisse der Bauchhaut bei der durch die Schwangerschaft bedingten Volumszunahme des Abdomens von Krause und Felsenreich genauer geprüft. Die Untersuchungen wurden an hochschwangeren Erstgebärenden vorgenommen und dadurch eine sichere Kenntnis über die Richtung erlangt, in welcher die Textur der Bauchdecken die Dehnung am besten gestattet, ferner wie sich die Retraktion der Haut im Wochenbette gestaltet und ausserdem das Verhältnis klargelegt, welches zwischen Dehnungsrichtung und dem Verlauf der Striae besteht. Ermittelt wurde dieses Verständnis durch Vergleich jener Figuren, welche in ganz bestimmter Form auf die Haut der Hochschwangeren aufgetragen worden waren mit jenen, welche sich in der Retraktionsperiode der Haut während des Wochenbettes dem Beseher darboten. Die Auftragung geschah mittelst Stampiglien, indem genau abgemessene, farbige Kreise in ganz bestimmten, vom Nabel radiär auslaufenden Linien aufgezeichnet wurden, deren Umfänge einander von aussen berührten und diese dann mit den in Dimension und Form im Wochenbette veränderten verglichen. Es liess sich durch diese Untersuchungen ermitteln, dass die Retraktion der Haut in den bezeichneten, radiären Linien beträcht-

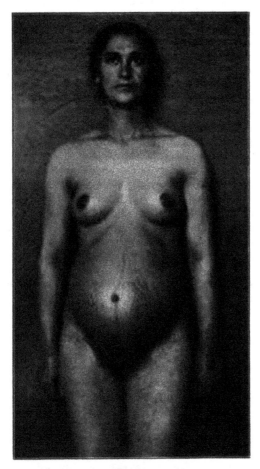

Fig. 14.

Photographische Aufnahme einer brünetten I Gravida im 8. Schwangerschaftsmonat. Typische Anordnung der Schwangerschaftsstreifen auf der Bauchhaut, Verlauf der Linea fusca. Normale Konfiguration der Brustdrüse bei einer Nullipara.

licher als in der darauf senkrechten Richtung zum Ausdrucke komme, gegen den Nabel hin zunehme und auch in den Abschnitten oberhalb des Nabels eine stärker ausgeprägte sei. In der unmittelbaren Umgebung des Nabels hatten die daselbst angebrachten Kreise nach der Entspannung ihre Form gar nicht verändert. Die Striae stehen danach stets auf den kleinen Achsen der Ovale, d. i. auf der Richtung der maximalen Retraktion oder während der Schwangerschaft auf jener Richtung, in welcher die Maximalspannung bestand, senkrecht.

Im ganzen übereinstimmend wird die gewöhnliche Anordnung der Schwangerschaftsstreifen folgendermassen beschrieben:

Die Streifen in der Nähe der Linea alba verlaufen parallel zu derselben, jene in der seitlichen Bauch- und Leistengegend parallel zum Poupart'schen Bande, jene in der nächsten Umgehung des Nabels teilweise wirr durch einander, manchmal konzentrisch um denselben herum, jene an der Vorderfläche des Oberschenkels in der Richtung der Fasern des Musc. sartorius und jene an den Brustdrüsen regelmässig radiär.

Das Auftreten von Schwangerschaftsstreifen ist grossen individuellen Schwankungen unterworfen. Bei manchen Frauen treten dieselben früher, bei anderen später, bei manchen sehr reichlich, bei anderen sehr spärlich auf; zuweilen fehlen dieselben trotz ganz gewaltiger Ausdehnung des Leibes vollkommen, indes in anderen Fällen sie, ohne dass eine besondere Spannung zu beobachten wäre, nicht nur die ganze Vorderseite des Leibes bedecken, sondern sich auch nach der Seite hin in die Gesässgegend und auf die Vorderseite der Oberschenkel erstrecken.

Das weissglänzende Aussehen der Schenkelstreifen oder jener Streifen, welche bei Erstgeschwängerten an den Oberschenkeln anzutreffen sind, führte B. S. Schultze darauf, auch solche weibliche Individuen einer Untersuchung zu unterziehen, welche nie geboren hatten und eine glatte, narbenlose Bauchhaut aufwiesen. Dabei zeigte sich, dass Schenkelstreifen thatsächlich in 36 % der Untersuchten (222 im geschlechtsreifen Alter stehende, gesunde Frauen) zu sehen waren. Ja selbst bei kräftigen, besonders hoch gewachsenen Männern (445 Soldaten) fanden sich solche in 6 % der Fälle, bei letzteren aber viel spärlicher und in der Verlaufsrichtung nicht parallel, sondern senkrecht auf die Längsachse. Schultze fand es naheliegend, das Auftreten derselben mehr mit dem Breitenwachstum des Beckenskelettes in der Pubertät als mit Fettablagerung in Beziehung zu bringen.

Im allgemeinen gelten die Striae als regelmässige Begleiterscheinung, also als ein Symptom bestehender oder überstandener Schwangerschaft und haben damit eine gewisse gerichtsärztliche Bedeutung gewonnen. Nach Fayé fehlten sie unter 514 Fällen nur 31mal, Credé vermisste dieselben nur in 10 % der von ihm untersuchten Schwangeren, Hecker nur in 6,6 %; nach Maria Schlee fehlten sie bei 50 von ihr untersuchten Schwangeren nur 4mal (8 %), nach Hoffner bei 100 Fällen 14 mal (also in 14 %) an den Bauchdecken[1]).

---

[1]) Über die Häufigkeit des Sitzes giebt Hoffner folgende Zusammenstellung: Es fanden sich bei 100 Fällen Striae am ganzen Bauche in 33,7 %, am Unterbauch in ebensoviel %, am Bauch und Oberschenkel in 13,5 %, am Bauch und an der Brust in 10,1 %,

Da schon von Credé hervorgehoben worden war, dass diese Streifen auch infolge von verschiedenen Erkrankungsformen, bei welchen eine schnelle und bedeutende Ausdehnung der Haut stattfindet (Ascites, rasch wachsende Geschwülste der Bauchhöhle, rasche Fettablagerung in den Bauchdecken) entstehen, bedarf es kaum weiterer Argumente, die in den alten Lehrbüchern der gerichtlichen Medizin (Casper-Limann) enthaltene Lehre, dass dieselben als absolut sichere Zeichen bestehender oder überstandener Schwangerschaft hingestellt werden dürfen, zu widerlegen. Auf eine analoge, streifenförmige Divulsion der Haut als Begleiterscheinung schwerer, fieberhafter Krankheiten (lange dauernder Typhus etc.), welche sich besonders an den Extremitäten lokalisiert und zweifellos ohne Zerrung des cutanen Gewebes entstanden ist, hat zuerst Aschersohn (1835), neuerdings Kirstein (1894) hingewiesen. Nur bezüglich der Haut der Brüste dürfte die Anschauung Spiegelbergs zu Recht bestehen, dass die Streifen durch keine andere Ursache — von hydropischen Zuständen abgesehen — als durch die Schwellung bei Schwangerschaft bedingt würden. Nachdem dieselben jedoch nach dem übereinstimmenden Ausspruche aller Autoren nicht wieder völlig verschwinden können, wenn auch ihr Aussehen ein wesentlich verändertes sein kann, so ist man allerdings unter gewöhnlichen Verhältnissen berechtigt, dieselben als ein Merkmal überstandener Schwangerschaft anzusehen.

Über die Häufigkeit des Fehlens der Striae bei Erst- und Mehrgeschwängerten giebt die nachfolgende Tabelle Heckers Aufschluss:

Bei 141 Erstgeschwängerten fehlten die Striae	16 mal
„ 152 Zweit „ „ „ „	3 mal
, 109 Dritt „ „ „	6 mal
„ 52 Viert „ „ „	2 mal
„ 25 Fünft „ „ „	1 mal
„ 7 Sechst „ – – –	—
„ 4 Siebent „ – – –	—
„ 2 Acht – – „	—
„ 2 Zehnt „ „ „ „	—

Das Verhältnis der Zahlen bei den Erst- und Zweitgeschwängerten könnte nach Hecker dafür sprechen, dass die Streifen sich mitunter erst bei der zweiten Schwangerschaft bilden, ein Vorgang, den Credé nicht für wahrscheinlich hält, sobald das erstemal ein ausgetragenes Kind geboren wurde. Doch lässt sich dieser Unterschied durch eventuell veränderte Verhältnisse (grösseres Kind, grössere Fruchtwassermenge) unter Umständen erklären. Begegnen wir doch bei wiederholt Geschwängerten neben alten Streifen frischen, durch ihre Färbung sich von jenen unterscheidenden.

Bei hydropischer Anschwellung der Bauchhaut, auch bei Hängebauch erscheinen die Striae über das Niveau der Haut hervorragend, ödematös

an letzterer, an Bauch und Oberschenkel in 5,6 %, an den Brüsten allein in 2,2 %, an den Oberschenkeln und am Gesäss in 1,1 %, an den Oberschenkeln überhaupt in 20,2 %, am Bauch überhaupt in 86 % der Hochschwangeren.

geschwollen, welches nicht seltene Vorkommnis schon Hecker aufgefallen war (siehe Fig. 15.)

Bezüglich der histologischen Struktur der Striae konnte sich bereits Küstner (1876) trotz seiner etwas mangelhaften Untersuchungsmethode, welche sich auf die Entnahme kleiner Stückchen aus der Haut der Lebenden beschränken musste, dahin aussprechen, dass die alte Anschauung, der gemäss

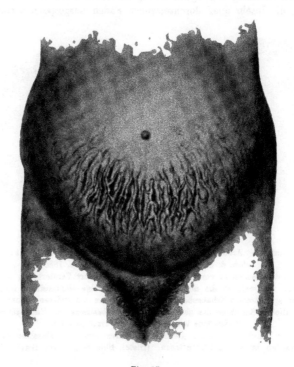

Fig. 15.

Hochgradig ödematöse Striae der Bauchwand bei einer 24 jährigen I Para.

es sich hierbei um wirkliche Kontinuitätstrennungen im Rete Malpighi handelte, nicht mehr haltbar sei, dass es sich vielmehr um ein Auseinanderweichen der tieferen Cutisschichten handle, indes die durch straffere Spannung transparent gewordene Epidermis und das darunterliegende Rete an der über der Stria befindlichen Stelle völlig erhalten und gleich dick wie an anderen Hautstellen geblieben ist. Weitaus eingehendere Darstellung der Strukturverhältnisse verdanken wir Karl Langer, der schon als vorzüglicher Kenner der normalen Anordnung des Bindegewebsgerüstes der Lederhaut für die Lösung dieser Frage prädestiniert erschien. Hatte er uns doch mit der Vorstellung vertraut gemacht, dass diese Faserwerke durchaus keinen regellosen Filz bilden, sondern vielmehr schichtenweise zu Netzen verflochten seien, deren Maschen, je nach der lokalen Spannung bald breitere, bald engere Rhomben darstellen.

Die Striae sind nach Langer demnach Inseln, innerhalb welcher die ursprünglich netzartig angelegten, bindegeweblichen Strickwerke der Cutis zu parallelen, die Inseln quer durchsetzenden Fäden ausgesponnen sind, sodass

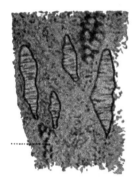
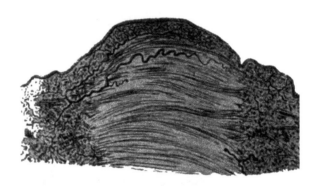

b

Fig. 16.

Abbildungen aus der Arbeit von Langer über Schwangerschaftsstreifen (med. Jahrb. d. k. k. Gesellsch. d. Ärzte zu Wien, 1880).
a) Stückchen der Bauchhaut von einer bald nach der Geburt Verstorbenen mit mehreren Narbeninseln, von welchen die mit (* bezeichneten infolge eingetretener Retraktion der Cutis mit unregelmässigen Erhabenheiten besetzt sind. An den anderen ist nach Abtragung der oberflächlichen Schichten das gespannte Bindegewebsstroma mit Rudimenten injizierter Blutgefässe bemerkbar (Lupenvergrösserung).
b) Senkrechter Durchschnitt einer gleichfalls frischen Stria mit einzelnen dieselbe quer durchsetzenden, injizierten Blutgefässen. (Histol. Bild vergrössert. Hartnak, II. 2.)

es sich also um eine durch übermässige und lange dauernde Spannung hervorgerufene Umordnung und bleibende Verdünnung der betreffenden Gewebsschichten handelt. Auch die regelmässige Anordnung der Papillen in bestimmten Feldern wird durch die gleichen mechanischen Momente gestört. Dieselben sind nämlich auf den Narbeninseln wohl in quer gerichteten Reihen, aber in wechselnden Abständen angeordnet. Die Reihen selbst sind immer durch grössere, manchmal sehr grosse, papillenlose Zonen von einander geschieden. Mit dieser Veränderung in der Anordnung verbindet sich eine mehr minder hervortretende Abflachung, ja ein stellenweises Verstrichensein der Papillen. Die in die letzeren eintretenden Blutgefässe erfahren eine derartige Streckung, dass es auch zum Verstreichen der Schlingen kommen kann. Langer bezeichnet in seinem Schlusswort als Ursache für diese Umänderung: Zerrung (Distensio oder Divulsio).

Maria Schlee konnte die Beobachtungen Langers über jene Vorgänge im ganzen und grossen bestätigen. So fand auch sie, dass die Epidermis an den Schwangerschaftsnarben fast gestreckt verlief, dass die Papillen auffallend niedrig oder gänzlich verschwunden waren, dass sich die Pars reticularis und Pars papillaris cutis schwer abgrenzen liessen, endlich, dass die Bindegewebsbündel der Cutis sowie deren Blutgefässe einen zur Oberfläche parallelen Ver-

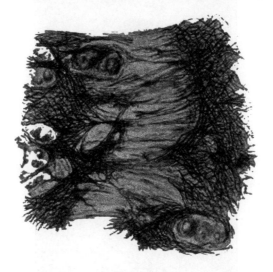

Fig. 17.

Flächendurchschnitt durch die Bauchhaut einer 26 Tage nach der Geburt verstorbenen Wöchnerin. Distension der elastischen Fasern in einem Schwangerschaftsstreifen (Färbung mit Orzeïn). (Präparat der Grazer Klinik, von Dr. R. Pichler angefertigt.)

lauf angenommen hatten. Nur darin differierte sie insbesonders von Langers Anschauungen, dass es nie zu Kontinuitätstrennungen in der Cutis kommen solle. Das gar nicht seltene Auftreten von mehr oder minder breiten, parallel zur Oberfläche verlaufenden Spalten in der Pars reticularis, insbesonders die Befunde an hydropische Narben tragender Haut, welche unregelmässig gestaltete, senkrecht zur Oberfläche angeordnete Spalträume aufweisen, liessen sie annehmen, dass Überdehnung unter Umständen zu thatsächlichen Zerreissungen führen könne.

Von wesentlicher Bedeutung für die betreffende Frage musste das Verhalten der elastischen Fasern in dem Gewebe der gedehnten Cutis

sein. In Unnas Histopathologie finden sich diesbezügliche Andeutungen.
Unna selbst steht auf dem Standpunkte von Menetrier und Troisier,
welche den Nachweis zu liefern bemüht waren, dass das elastische Gewebe
an der Stelle der Striae eine vollständige Kontinuitätstrennung erleide. Nach
ihnen findet die Umlagerung der kollagenen Bündel blos in der Cutis, nicht
im Papillarkörper oder subcutanen Gewebe statt. In der Umgebung der
Striae sei das Elastin vermehrt und zwar finde man dort die zusammen-
geschnürten, knäuelförmigen oder korkzieherartig gewundenen Enden der durch

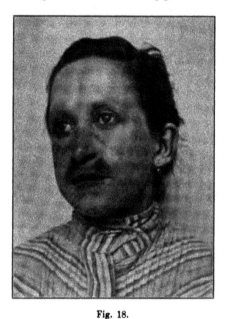

Fig. 18.

Stark hervortretende Pigmentation der Haut der Oberlippe bei einer 28 jähr. I Gravida.
(Eigene Beobachtung. Photographische Aufnahme.)

Riss getrennten, elastischen Netze dicht gehäuft. Im Bereiche der Streifen
selbst jedoch begegnet man nach Unna nur den sogenannten Elacinfasern,
welche sich aus elastischen Fasern entwickeln, aber ihre Elastizität eingebüsst
haben. Sie entsprechen den analogen Gebilden der senilen Haut, welche ihre
Entwickelung regressiven Metamorphosen verdankt. Diese Elacinfasern zeigen
sich auffallend gestreckt. Unna schliesst daraus, dass im Bereiche der
Striae folgende Veränderungen der elastischen Fasern sich geltend machen:
1. Zerreissung infolge von Dehnung und Zurückschnellen derselben in die
benachbarten Gewebe, 2. Zerfallen der dickeren Fasern in feinere und Umwandlung des Elastin in Elacin.

Zwischen alten und frischen Streifen machen die genannten Autoren in Bezug auf die Hautstruktur keinen Unterschied. Hoffner dagegen war die Dünnheit der darüber befindlichen Epidermislagen und die geringe Zahl sowie schwache Entwickelung der Gefässe des Papillarkörpers bei alten Streifen aufgefallen.

Schon den Ärzten des Altertums waren gewisse Veränderungen an der Haut der Schwangeren geläufig, welche als solche der Farbe (Fahlheit, gelbliche Färbung) und als Vermehrung des Turgor und der Sekretion beschrieben werden. So sagt man, der Teint werde unrein, Muttermale und Sommersprossen werden dunkler. Als eine der auffallendsten Erscheinungen gilt das Auftreten gelblicher und bräunlicher Flecken an der Haut des Gesichtes, der Brust und der Arme, welche zumeist bald nach dem Wochenbett wieder verschwinden und häufig bei Eintritt in die nächste Schwangerschaft wiederkehren. Dieselben fanden bereits bei Hippokrates Erwähnung: „Quae utero gerunt, in facie maculam habent, quam ἐφηλιν vocant." Es ist dies das vielgenannte Chloasma uterinum (die Gesichtsmaske der Schwangeren), welches sich mit Vorliebe auf der Stirn, am Nasenrücken und auf der Oberlippe lokalisiert und in 74 % der Fälle überhaupt sich findet, in 35 % sehr stark ausgeprägt ist (Hoffner). Dasselbe kommt im Winter auffallend seltener vor und wird auch kaum bei Individuen mit hellem Teint und lichter Haarfarbe angetroffen. Ebenso selten begegnen wir demselben bei Frauen, welche ihre Haut sorgsam zu pflegen gewohnt sind. Chanin gab sich grosse Mühe, um eine Klärung der Frage, inwieweit das Entstehen dieser Veränderung an der Haut auf mykotischen Einflüssen beruhe, herbeizuführen. Es standen sich damals die Anschauungen von Cazenave und Bazin schroff gegenüber; ersterer erblickte in dem Chloasma nur eine einfache Pigmentablagerung, letzterer betrachtete dasselbe regelmässig als Effekt der Einwirkung von Mikrosporon furfur. Vermittelnd zwischen beiden stand Hardy. Chanins Nachforschungen ergaben mit Rücksicht auf das Auffinden des Pilzes ein negatives Resultat. Er stellt sich damit auf die Seite Cazenaves und betrachtet das Chloasma als eine Masque simple, non parasitaire. Wertvoll erscheinen uns auch dieses Forschers Beobachtungsserien über den Zeitpunkt des ersten Auftretens dieser Hautaffektion, des Verschwindens derselben, also über deren Dauer. Er betont, dass das Stillgeschäft auf das Verschwinden keinen, die Rückkehr der Regel aber fast typisch einen Einfluss darauf ausübe. Er erwähnt auch jene Fälle von Chloasma bei jungen Mädchen, welche amenorrhoisch sind oder an dysmenorrhoischen Beschwerden leiden.

Bezüglich der Ätiologie des Chloasma in der Schwangerschaft liegen wenige Bemerkungen vor. Cohnstein spricht sich gelegentlich seiner Mitteilungen über den Zusammenhang von Herzhypertrophie mit chlorotischen Zuständen in der Schwangerschaft dahin aus, dass er auf Grund des von ihm regelmässig beobachteten Zusammentreffens von Chloasma und ausgesprochener Hypoplasie des Gefässsystemes einen analogen Zusammenhang anzunehmen sich genötigt sah. Der während der Schwangerschaft infolge der Zunahme der Blutmasse bei engem Gefässsysteme in der Aorta ansteigende Blutdruck erreicht nach ihm nicht bloss gegen das Herz, sondern auch gegen die Peripherie (Haut) hin eine beträchtliche Höhe, welche sich als Blutung, Purpura oder Pigmentation dokumentieren könne.

Eine in der Schwangerschaft nicht selten auftretende und in ihrer Verfärbung an Pigmentation erinnernde Hautaffektion ist die Pityriasis versicolor (Kleienflechte). Sie charakterisiert sich durch licht- bis dunkelbraun gefärbte, in Form und Ausdehnung ausserordentlich variierende Flecken, welche sich mit Vorliebe auf der vorderen und hinteren Thoraxwand, an den Schultern, in der Achselhöhle, den Gelenkbeugen und in den unteren Halspartien auszubreiten pflegt. Näher betrachtet sind es leicht schilfernde Plaques, deren oberflächlichste Partien sich durch Kratzen leicht abstreifen lassen. Es zeigt sich dabei, dass dieselben der unveränderten Haut als abnormer Belag aufsitzen.

Ursache dieser Veränderung ist eine Pilzform, nämlich der von Eichstädt entdeckte Mikrosporon furfur, welcher in den oberflächlichsten Hornschichten vegetiert. Derselbe lässt sich mit Leichtigkeit in den abgekratzten, mit Kalilauge behandelten Schuppen nachweisen und ist dessen Kultur bereits gelungen (Spietschka). Für die Ansiedlung desselben scheint eine besondere Beschaffenheit der Haut Vorbedingung zu sein (Häufigkeit bei Phthisikern). Gegenüber anderen Pigmentanomalien wird von Seite der Dermatologen differentialdiagnostisch die Abkratzbarkeit und der Nachweis der Pilzformen als leicht durchführbar hingestellt.

(Näheres siehe in den Hand- und Lehrbüchern der Dermatologie, ebenso Litteratur, besonders Jarisch: „Die Hautkrankheiten" in Nothnagels spezieller Pathologie nnd Therapie.)

Elsässer, Simon und Wedl beschrieben das Chloasma als eine mit der Pithyriasis allerdings nicht ganz identische, aber verwandte Hautkrankheit und wollten die Bezeichnung Pityriasis gravidarum eingeführt wissen (C. v. Braun).

Andere Körperstellen, welche von der Pigmentation besonders betroffen werden, sind die äusseren Geschlechtsteile und die Warzenhöfe der Brustdrüsen. Besonders die Schamlippen und der Damm erscheinen oft ganz dunkelbraun, so dass bei gleichzeitig livider Verfärbung der Vorhofsschleimhaut das Bild ein sehr charakteristisches wird[1]. Die Linea alba wird besonders bei Brünetten zu einer Linea fusca von 2—7 mm Breite. In der Nabelgegend weicht sie zumeist etwas nach der Seite, häufig nach rechts ab, oder verbreitet sich um den Nabel herum, um sich oberhalb desselben öfters noch bis in die Regio epigastrica fortzusetzen. Um den Nabel selbst bildet sich in solchen Fällen ein brauner Ring (umbilical areola, Montgomery). Da sich selbst bei jungfräulichen, brünetten Individuen manchmal an Stelle der

---

[1] Bezüglich der Pigmentation des Warzenhofes siehe den Abschnitt über Veränderung der Brustdrüsen.

Linea alba eine lichtbraune Linie an der Bauchhaut zeigt, so kann begreiflicherweise Pigmentablagerung an dieser Stelle nicht als verlässliches Schwanger-

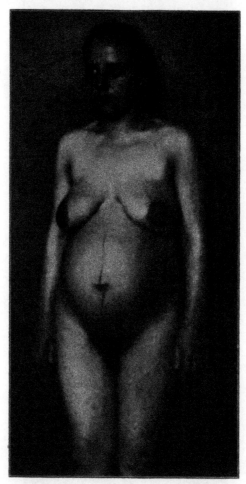

Fig. 19.

Starke Pigmentation der Linea alba abdominis und bajonnettartige Abknickung derselben in
der Nabelgegend bei einer 20 jährig. brünetten I Gravida. Hängebrust bei einer Nullipara.
Starke Pigmentation und auffallende Grösse des Warzenhofes. (Photographische Aufnahme).

schaftszeichen hingestellt werden. Bei anämischen Personen tritt die Pigmentierung deutlicher in den Vordergrund und bleibt auch oft jahrelang nach
überstandener Schwangerschaft noch erhalten. Bei den unregelmässigen, braunen

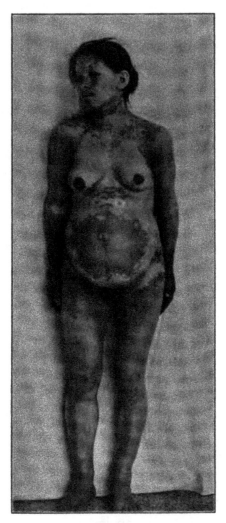

Fig. 20.

Besonders hochgradige und ausgebreitete Pigmentation der Haut unter Bevorzugung bestimmter Regionen. (Eigene Beobachtung.)

Flecken zeigt nähere Betrachtung, dass sich die Pigmentation häufig dem Verlaufe der Gefässe nach anordnet oder dass um Haarbälge herum Höfe sich entwickeln, indes das Centrum frei bleibt (Virchow).

Die Pigmentierung tritt nach dem Mitgeteilten an ganz bestimmten Körperstellen, welche hiezu prädestiniert erscheinen, in der sogen. embryonalen Schlusslinie, die dem Narbengewebe gleichkommt, und dort auf, wo viel Blutzufluss, aber nicht entsprechender Abfluss stattbat (Ahlfeld).

Mit der Frage über die Genese des Pigmentes, das hauptsächlich in den tieferen Lagen des Rete Malpighi abgelagert ist, haben sich nur wenige Autoren beschäftigt. Truzzi hat in letzter Zeit den Versuch gemacht, die Frage zu entscheiden, ob es hierbei sich um Haemosiderosis oder Melanosis handle. Jeannin (1886) u. a. vertraten bis auf die neuere Zeit die Anschauung, dass die Pigmentbildung in der Schwangerschaft mit der, die letztere begleitenden, physiologischen Amenorrhoe in Zusammenhang gebracht werden müsse, dass es sich demnach um Pigment handle, welches durch Auflösung von roten Blutzellen entstehe. Die mikrochemische Untersuchung Truzzis, welche auf den Nachweis von Eisen und Hämatoidin ausging, hatte regelmässig einen negativen Erfolg, daher er folgende Schlusssätze aufstellte:

1. Die Pigmentbildung in der Basalschichte der Cutis bestimmter Regionen ist nur eine einfache Steigerung der normalen Melanose ohne Dazutreten von Pigment hämoglobinen Ursprunges.

2. Die Hypothese, dass diese Erscheinungen zu hämolytischen Prozessen in Beziehung stehen, welche sich aus der Schwangerschaftsamenorrhoe erklären liessen, ist zu verwerfen.

3. Die Hyperpigmentation ist der Gruppe der reflektorischen Melanosen zuzuteilen und findet ihre Ursache im gestörten Innervationsverhältnisse an verschiedenen Stellen des Genitalapparates.

Im Gegensatze hierzu tritt neuerdings wieder Wychgel mit der Anschauung hervor, dass das Hautpigment der Schwangeren Eisen hämoglobinen Ursprungs aufweise. Dies wird von J. Veit für seine Annahme von dem Vorgange der Zottenaufnahme und Bildung eines Cytotoxins mit Überschuss an Eisen verwertet.

Auch über abnormen Haar- und Bartwuchs in der Schwangerschaft wird mehrfach berichtet (Slocum). Wie während der Menses ist auch hier eine besondere Disposition zu Erkrankungen der Haut (Herpes gestationis, Ekzem, Pruritus, letzterer oft sehr lästig werdend) gegeben (siehe u. a. Hebra).

Eine merkwürdige, bei Schwangeren auftretende Erscheinung, welche allerdings auf nervöser Basis beruht, ist der von Freund jun. beschriebene Dermographismus. Nach dem Streichen der Haut mit dem Fingernagel stellt sich eine rote Zeichnung ein, welche sich aus dem Niveau der Umgebung erhebt, auf die gereizte Stelle beschränkt bleibt und bis zu 3 Stunden andauern kann. Die Prädilektionsstelle ist die Brusthaut über dem Sternum und die Bauchhaut entsprechend dem Stande des Fundus uteri. Schon in frühen Stadien der Schwangerschaft kann diese Erscheinung auftreten. Nach der Geburt verschwindet dieselbe regelmässig wieder. Wenn dieselbe auch nicht als ein absolut sicheres Schwangerschaftszeichen hingestellt werden kann, so muss doch hervorgehoben werden, dass man dieselbe (in geringem oder stärkerem Grade) niemals bei Schwangeren vermisst und dass man derselben sonst nur zuweilen bei menstruierenden und hysterischen Individuen begegnet. Vor der Pubertät und in der Menopause wurde sie niemals beobachtet.

Flächenvergrösserung und Flächendehnung der Bauchwand.

Über die Messung verschiedener Umfänge bei Jungfrauen und Hochschwangeren, beziehungsweise Wöchnerinnen liegen Beobachtungsreihen von Hecker, Schröder, E. Martin und Kehrer vor.

Jeder, der viele Schwangere daraufhin untersucht hat, wird die ausserordentliche Variabilität in der Konfiguration des Unterleibes bestätigen können (fettreiche und fettarme, straffe und ungewöhnlich schlaffe Bauchdecken, Vorwölbung in den Flanken, Hängebauch). Mit einer zahlenmässigen Feststellung der Veränderungen des Umfanges haben sich nur wenige beschäftigt, und die es gethan haben, haben regelmässig die Unsicherheit der Messung auf Grund einer Reihe von Fehlerquellen betont. Es kommt viel darauf an, bestimmte, fixe Punkte zu gewinnen und andererseits eine mittlere Anspannung des Bandmasses festzuhalten; letztere muss thatsächlich erst durch Übung gelernt werden. Diese Unsicherheit führte auch dazu, dass man es aufgegeben hat, die Umfangsbestimmung zur Feststellung der Dauer der Schwangerschaft diagnostisch zu verwerten.

Meist wurden nur Schwangere in den letzten Monaten gemessen.

Schon Hecker giebt in seiner Klinik der Geburtskunde eine tabellarische Übersicht solcher Messungen, worin allerdings nur die Maxima des Umfanges angegeben erscheinen. Seine Maasse für den 9. Monat sind 89—112 cm, für den 10. Monat 88—116 cm mit einem Durschnittswert für den letzteren von 100 cm. Für Primigravidae führt er einen Durchschnittswert von 97 cm für diese Zeitperiode an. Er schliesst aus einer grösseren Reihe von Messungen, dass die Zunahme für den letzten Monat gewöhnlich 3—4 cm, für beide letzte Monate 7—8 cm betrage. Von 70 sehr genau gemessenen Fällen haben 33 zwischen 2 und 4, 20 zwischen 5 und 7 cm zugenommen.

Schroeder hat vom 8. Schwangerschaftsmonate an regelmässige Messungen des Leibesumfanges vorgenommen, hauptsächlich um den Übergang vom 9. zum 10. Monate zu studieren. Als sichere Messpunkte können nur oberer Schamfugenrand und die Spitze des Schwertfortsatzes angesehen werden. Der grösste Leibesumfang kam regelmässig unterhalb des Nabels, selten in der Höhe, noch seltener oberhalb desselben zu liegen. Seine Messungen beschränken sich auf solche in Nabelhöhe und in der Mitte zwischen Nabel und Schamfuge. Auf Grund seiner tabellarischen Zusammenstellungen gelangt er zu folgenden Schlussfolgerungen:

1. Die Ausdehnung des Leibes Schwangerer nimmt bis zum Ende der Schwangerschaft in allen Richtungen zu, am meisten in der Höhe des Nabels.

2. Der Unterschied zwischen Nabelumfang und dem Umfange in der Höhe zwischen Nabel und Symphyse wird gegen das Ende der Schwangerschaft immer geringer. Derselbe ist bei Multiparen beträchtlich grösser als bei I paren, nimmt aber auch bei ersteren im 10. Monate bedeutend ab.

3. Die Entfernung zwischen Schwertfortsatz und Schamfuge nimmt bei I paren vom 9. zum 10. Monat beträchtlich weniger zu als vom 8. zum 9.; während der Geburt verringert sich dieselbe in solchem Maasse, dass sie bei Mehrgebärenden unter das Maass des 9., bei Erstgebärenden sogar beträchtlich unter das des 8. fällt.

4. Die Vergrösserung dieser Maasse hängt fast allein von der Entfernung zwischen Nabel und Schwertfortsatz (und zwar bei I paren sowohl wie bei Multi paren) ab. Bei ersteren nimmt diese Entfernung vom 9. zum 10. Monat kaum, bei letzteren noch erheblich zu. Die Verkürzung unter der Geburt hängt zum grössten Teile von der Verkürzung der Entfernung zwischen Nabel und Symphyse ab (besonders deutlich bei Mehrgebärenden). Diese wird nicht unbeträchtlich geringer als im 8. Monate.

Das Ergebnis der Messungen könne jedoch nicht so für die Bestimmung der Dauer der Schwangerschaft verwertet werden, dass man dies von einer Tabelle abzulesen in der Lage wäre. Bei Berücksichtigung der Körpergrösse, des Ernährungszustandes sowie auffallender Abweichungen vermögen die Mittelzahlen immerhin einigen Anhalt zu geben (siehe Schroeders Tabelle I in seinem Werke „Schwangerschaft, Geburt und Wochenbett" pag. 2).

Der Leibesumfang variiert nach zahlreichen Messungen E. Martins bei verschiedenen Individuen in derart ungeregelter Weise und wird das Maass von so vielen wechselnden Faktoren (Füllungszustand der Baucheingeweide, Fettpolster der Bauchdecken etc.) beeinflusst, dass dieser Autor nicht im stande war, für die Praxis brauchbare Normen aufzustellen. Auch seine ebenso zahlreichen Messungen (402) der Distanz zwischen Gebärmuttergrund und oberem Schamfugenrand haben derartige Differenzen zwischen Maximum und Minimum, sowie ungleichmässige Zunahmen der Mittelzahlen ergeben, dass er auch hierfür zu dem gleichen Schlussresultate kam, „man müsse sich mit den früher üblichen Schätzungen in Zukunft weiter begnügen".

Kehrer führte die Bestimmung des Nabelumfanges so durch, dass das von der Lendengegend aus über den Hüftenwulst nach vorne unten geführte Centimeterband sich mit seinen Schenkeln an dem Messpunkte unter einem nach oben offenen, stumpfen Winkel kreuzte. Für die Messungen in einer rein horizontalen Linie bilden die über den Darmbeinkämmen und an den Hüften sich ablagernden Fettmassen ein Hindernis, so dass Kehrer infolge der verschiedenen Werte, die er an einem und demselben Individuum erhielt, ganz davon Abstand genommen hat. Der grösste Umfang wurde meist unter dem Nabel liegend gefunden, öfter auf dem letzteren, selten darüber. Kehrer hat ferner auch die Ergebnisse von Messungen in der Hüften-

Nabellinie, des Brustumfanges und die Distanzen von der Schossfuge bis zum Gebärmuttergrunde in Tabellen zusammengestellt, die hier eingefügt werden mögen. Seine Schlussfolgerungen gehen dahin, dass

1. die Vergrösserung von Brust- und Bauchoberfläche in der ersten Schwangerschaft bedeutender ist als die nachträgliche Verkleinerung im Wochenbette, womit die allgemein bekannte Erscheinung, dass die Taille nach einer Entbindung nicht wieder zu ihrer früheren Dimension zurückkehrt, ziffernmässig erwiesen scheint; dass

2. die Vergrösserung der Bauchdecken in der ersten Schwangerschaft

Zahl der Fälle	Grösster Leibesumfang bei			Nabelumfang bei			
	Schwange-ren	Frischent-bundenen	Wöchne-rinnen	Nicht-schwange-ren	Schwange-ren	Frischent-bundenen	Wöchne-rinnen
22 Virgines	—	—	—	78,5	—	—	—
113 I. Gr. u. Pp.	96,6	86,6	82,6	—	95,1	84,2	80,5
75 II Gr. u. Pp.	99,3	89,1	85,6	—	97,5	85,9	83,1
50 Mlt. Gr. u. Pp.	100,5	90,0	85,1	—	98,2	87,2	83,2
= 238 Gr. u. Pp. Mittel:	98,2|	88,0	84,1	—	96,5	85,3	81,9

Zahl der Fälle	Weisse Linie								Hüftnabellinie					
	Oberer Schenkel				Unterer Schenkel				Rechte			Linke		
	Nicht-schwangere	Schwangere	Frisch-entbundene	Wöchne-rinnen	Nicht-schwangere	Schwangere	Frisch-entbundene	Wöchne-rinnen	Nicht-schwangere	Schwangere	Wöchne-rinnen 3 Tg.	Nicht-schwangere	Schwangere	Wöchne-rinnen 3 Tg.
22 Virgines	15,6	—	—	—	15,5	—	—	—	14,1	—	—	14,1	—	--
113 I parae	—	19,3	14,7	15,2	—	19,8	14,9	15,2	—	21,6	16,1	—	21,7	16,3
75 II parae	—	19,5	15,5	16,1	—	19,8	15,8	15,8	—	23,3	17,2	—	23,1	17,1
50 Multiparae	—	20,3	15,6	16,0	—	21,2	16,0	15,8	—	24,2	17,2	—	24,4	17.4
= 238 Parae Mittel:	—	19,6	15,3	15,4	—	20,1	15,4	15,4	—	22,7	16,7	—	22,7	16,7

in der Hüften-Nabellinie am bedeutendsten ist, in absteigender Reihe geringer wird: am unteren Schenkel der weissen Linie, am Nabelumfang und am oberen Teil der weissen Linie, am Brustumfang aber den relativ geringsten Zuwachs erfährt, dass

3. diejenigen Maasse, welche während der Schwangerschaft am meisten zugenommen haben, im Wochenbette am meisten abnehmen, resp., dass relative Schwangerschaftszunahme und Wochenbettabnahme einigermassen einander proportional sind.

Oberflächenmaasse	Zunahme in der 1. Schwangerschaft		Abnahme von d. 1. Schwangerschaft bis zum Geburtsende		Abnahme von d. 1. Schwangerschaft bis zum 3. Tag des Wochenbettes		Abnahme von der Schwangerschaft bis zum Geburtsende		Abnahme von der Schwangerschaft bis zum 3. Tage des Wochenbettes	
	in cm	in %	in cm	in %	in cm	in %	in cm	in %	in cm	in %
Rechte Hüftnabellinie	+ 7,5	+ 58,2	—	—	— 5,5	— 25,4	—	—	— 6	— 26,4
Linke Hüftnabellinie	+ 7,6	+ 53,9	—	—	— 5,4	— 24,8	—	—	— 6	— 26,4
Weisse Linie, oberer Schenkel .	+ 3,7	+ 23,7	— 4,6	— 23,8	— 4,1	— 21,2	— 3,9	— 19,8	— 4,2	— 21,4
Weisse Linie, unt. Schenkel . . .	+ 4,7	+ 31,1	— 4,9	— 24,7	— 4,6	— 23,2	— 4,7	— 23,3	— 4,7	— 23,3
Weisse Linie, im Ganzen. . . .	+ 8,1	+ 27	— 9,5	— 24,8	— 8,7	— 22,2	— 8,6	— 21,6	— 8,9	— 22,4
Nabelumfang . .	+ 21,6	+ 29,3	— 10,9	— 11,4	— 14,6	— 15,3	— 11,2	— 11,6	— 14,6	— 16,1
Grösster Leibesumfang . . .	—	—	— 10,0	— 10,3	— 14,0	— 14,4	— 10,2	— 10,3	— 14,1	— 14,3
Grösster Brustumfang . . .	+ 8,9	+ 12,2	—	—	— 7,8	— 9,5	—	—	— 7,2	— 8,8

	Zeit der Messung	Bauchumfang	Nabelumfang	Brustumfang	Linea alba		Hüftnabellinie		Schossfuge zum Fundus uteri
					oberer	unterer	rechte	linke	
					Schenkel				
		cm	cm	cm	cm	cm	cm	cm	cm
Vor der Konzeption	28. VII. 75	64	63	63	13	14	11	12	—
Anfang des 2. Monats	3. IX.	65	63	64,5	13,5	13	11	12	—
„ „ 4. „	2. XI.	67	66	64,5	14	15	11	13	6,5
„ „ 5. „	3. XII.	76	74	67	15,2	14	14	15	13
„ „ 6. „	4. I. 76	80	79	73,5	15	14	15	16	18
„ „ 7. „	5. II.	81	81	71	16	18	16	17,5	23.5
„ „ 8. „	4 III.	84	82,5	73	15	18	16	18	23
„ „ 9. „	3. IV.	87,5	85	74,5	16,5	18	18	20	29
Geburt	27. IV.	95	94	76	17	18	20,5	24	31
Zunahme in cm		31	31	13	4	4	8,5	12	—
„ in %		48,4	49,2	20,6	30,7	22,2	77,7	100	—

	Entfernung des Fundus uteri von der Schoosfuge		Breite des Uterus	
	bei Hochschwangeren	bei Wöchnerinnen gleich nach Entfernung der Nachgeburt	bei Hochschwangeren	bei Wöchnerinnen gleich nach Entfernung der Nachgeburt
bei 96 I parae Mittel	31,9	16,2	20,2	12,0
bei 68 II parae Mittel	33,1	16,8	20,7	12,6
bei 44 Multip. Mittel	33,6	16,6	21,2	12,6
bei 208 Pt. Mittel	32,6	16,4	20,5	12,3

Eine grössere Zahl von Messungen des Umfanges wurde von Herrn Dr. Kermauner an der hiesigen Klinik vorgenommen; die Reihen sind noch nicht abgeschlossen und hier nur einige Paradigmen übersichtlich zusammengestellt. Dieselben gewinnen insofern an Wert, als das Datum der Geburt und das Gewicht und die Länge des Kindes verzeichnet sind.

Prot.-Nr.	Datum	Nabel	unter dem Nabel[1]	Datum der Geburt	Gewicht des Kindes	Länge des Kindes
			Erstgebärende			
191	26. II.	92	92,5			
	9. III.	97,5	—			
	24. III.	96	—			
	1. IV.	98	—	2 IV.	2990	50
189	2. II.	89	—			
	18. II.	93	94			
	23. II.	93,5	—			
	9. III.	95	—			
	23. III.	93,5	—	25. III	2770	49,5
180	9. III.	97	98	16. III.	1570	45 macer.
175	31. I.	89	90,5			
	7. II.	88,5	91			
	16. II.	91	92			
	23. II.	92	93			
	9. III.	94	94,5	24. III.	3240	50,5

[1] Wo keine Zahl steht, ist der Nabelumfang der grösste. Fragezeigen bedeutet, dass der Umfang unterhalb des Nabels in diesen Fällen nicht gemessen wurde.

Prot.-Nr.	Datum	Nabel	unter dem Nabel[1]	Datum der Geburt	Gewicht des Kindes	Länge des Kindes
		Erstgebärende				
170	10. I.	90	91			
	16. II.	90,5	91			
	23. II.	89,5	90,5	4 III.	3140	49
			über dem Nabel			
97	10. I.	85	86			
	11. I.	86	—			
	16. I.	87	89	26. I.	3130	49
			über dem Nabel			
114	20. I.	88	88,5			
	24. I.	92	—			
	4. II.	91	92	6 II.	3350	51
130	10 I.	102				
	16. I.	103				
	24. I.	106	—			
	4. II.	104	?			
	10. II.	108	—	16. II.	3020	50
		Mehrgebärende				
166	16. I.	100	—			
X para	24. I.	100				
	8. II.	103				
	16. II.	105				
	23. II.	105,5		3. III.	4020	51
172	22. I.	98	99			
	24. I.	99	?			
	4. II.	90	?			
	10. II.	102	103			
	16. II.	101,5	102			
	23. II.	104,5	105	7. III.	3450	49
176	2. II.	97,5	98,5			
	19. II.	99,5	101			
	23. II.	101	102			
	9. III.	104	104,5	18. III.	3560	50,5
			über dem Nabel			
195	16. II.	98,5	—			
Enges	23. II.	98	98,5			
Becken	9. III.	98	—			
	24. III.	98	—			
	1. IV.	99	99,5	3. IV.	2850	50

[1] Wo keine Zahl steht, ist der Nabelumfang der grösste. Fragezeichen bedeutet, dass der Umfang unterhalb des Nabels in diesen Fällen nicht gemessen wurde.

Prot.-Nr.	Datum	Nabel	unter dem Nabel[1]	Datum der Geburt	Gewicht des Kindes	Länge des Kindes
			Mehrgebärende			
199	24. III.	108	—			
Bigem.	1. IV.	111	—		2720	48
	4. IV.	110,5	—	11. IV.	2790	48
					ohne Gehirn	
200	8. II.	97	98			
	16. II.	99	100			
	23. II.	100,5	101			
	9. III.	99	100			
	23. III.	98	100			
	1. IV.	102,5	103,5			
	4. IV.	100,5	102,5	10. IV.	2910	49
211	24. III.	104,5	105,5			
	1. IV.	108	—			
	4. IV.	105,5	106	16. IV.	4100	56
104	10. I.	98	?			
	16. I.	102	?			
	21. I.	103	?			
	24. I.	101	?	2. II.	4290	54,5
144	10. I.	104	105 5			
	16. I.	103,5	—			
	24. I.	102	103			
	8. II.	104	105			
	16. II.	106	—	22. II.	3670	48
148	24. I.	96	—			
	4. II.	96	—			
	10. II.	97,5	—			
	16. II.	100	—			
	23. II.	99	100	24. II.	3380	51

Die Inkonstanz der Zahlen beleuchtet schon auf Grund dieser wenigen Messungen die Unverlässlichkeit derartiger Aufnahmen zur Genüge und bestätigt den oben gethanen Ausspruch von der Unmöglichkeit, diese Maasse praktisch zu verwerten.

Neuerdings wurde von Kehrer ein bestimmtes Verfahren angewendet, um die **Vergrösserung der gesamten Bauchhaut** während der Schwangerschaft genauer zu bestimmen.

---

[1] Wo keine Zahl steht, ist der Nabelumfang der grösste. Fragezeichen bedeutet, dass der Umfang unterhalb des Nabels in diesen Fällen nicht gemessen warde.

Bei der horizontal gelagerten Person wurden folgende Stellen mit Anilinstift markiert: die Spitze des Schwertfortsatzes, die Rippenbogen, die Dornfortsätze der Lendenwirbel, die Darmbeinkämme, die Poupartschen Bänder und endlich die Linea alba. Dann wurde die eingeschlossene Fläche mit glatter Leinwand bedeckt, diese dann auf festgespanntem Zeichenpapier abgeklatscht und endlich umkreiste man die Konturen mit dem Planimeter. Die von Hoffner vorgenommenen Berechnungen haben ergeben, dass die in obiger Weise abgegrenzte Bauchfläche bei nicht schwangeren Mädchen 748,2 cm², bei Erstgeschwängerten am normalen Ende 1271,9 cm² betrage, woraus gefolgert wird, dass die Bauchhaut in der Schwangerschaft um 523,7 cm², im Mittel also um 70% zunimmt, im Wochenbette um 52% abnimmt (Kehrer, in der Encyklopädie von Herff-Sänger und Hoffner, siehe Litteraturverzeichnis).

Durch das Wachstum der Gebärmutter im schwangeren Zustande wird die Bauchwand in ihrem ganzen Umfange ausgedehnt, wobei alle angeborenen Lücken die Tendenz zur Erweiterung und die eventuelle Neigung zur Entstehung von Bauchbrüchen zeigen, wobei es ferner regelmässig zu einem Auseinanderweichen der geraden Bauchmuskeln (Diastase der Recti) kommt und endlich eine ausgesprochene Dehnung der Linea alba statthat. Die erwähnte Diastase lässt sich fast bei allen Frauen, die geboren haben, wenn auch zuweilen nur in geringerem Grade, nachweisen. Am leichtesten gelingt es diesen Nachweis zu liefern, wenn sich die betreffende zu untersuchende Frau aus der liegenden Stellung in die aufrechte begibt, wobei eine Kontraktion der Recti zu stande kommen muss, diese als straffe Wülste vorspringen und zwischen beiden sich ein tiefer Spalt entwickelt, in welchen die Hand eingelegt werden kann.

Die Linea alba, welche, wie man von Obduktionen und Operationen her weiss, nichts Anderes als eine sehnige Verbindung der Medialflächen der beiden Rektusscheiden ist, wird in der Schwangerschaft zu einer mehr minder breiten Aponeurose, vielleicht auch mit Neubildung von Sehnengewebe, umgewandelt.

Die Gegend der Nabelgrube kann zweierlei Veränderungen zeigen, welche zuweilen im Verlaufe einer Schwangerschaft anzutreffen sind. Einerseits kann dieselbe sich stärker vertiefen, andererseits sich vollkommen ausgleichen, ja fast vollkommen verschwinden. Erstere Erscheinung wurde bei gleichzeitig stattfindender, hochgradiger Ausdehnung der Bauchdecken auf ein Zurückgehaltenwerden des Grundes der Grube mittelst jener Ligamente, welche sich aus den obliterierten Nabelschnurgefässen entwickelt haben (Lig. teres hepatis, Ligamenta vesico-umbilicalia lateralia), zurückgeführt.

Dieser Auffassung ist Kehrer entgegengetreten, welcher gelegentlich mehrfacher Obduktionen von Schwangeren die betreffenden Bänder bei der in Rückenlage befindlichen Leiche ganz schlaff antraf, so dass von einer, durch deren Spannung bedingten Einziehung des Nabels keine Rede sein konnte. Doch fiel diesem Beobachter auf, dass in der ganzen Ausdehnung des Nabeltrichters das Fettgewebe vollständig fehlte und die Haut hier durch einen fibrösen Nabelring angeheftet war, indes das Fettpolster der der Nabelgegend benachbarten Bauchdeckenabschnitte oft eine kolossale Mächtigkeit aufwies. Kehrer erklärt das Phänomen der auffälligen Vertiefung der Nabelgrube nun damit, dass die Fettablagerung im schwangeren Zustande nicht bloss die Lenden- und Gesässgegend, sondern auch die Bauchdecken trifft, wodurch die von Fettgewebe freie Hautpartie der Nabelgrube umsomehr vertieft erscheinen muss. War der Hautnabel jedoch ursprünglich sehr lang gewesen, so tritt er dann oft später zapfenartig vor, wodurch es gelegentlich auch zur Bildung eines Nabelbruches kommen kann. Am Ende der Schwangerschaft ist die Nabelgegend gewöhnlich abgeflacht und die Hautdecke dort auffällig verdünnt, was auf die Verdünnung des Fettlagers in der benachbarten Cutis im späteren Verlaufe der Schwangerschaft zurückgeführt werden muss.

Für die **Ausdehnung der Bauchhöhle** werden **drei Faktoren** als von Bedeutung genannt: a) Das Hinauftreten des Zwerchfelles, b) die Erweiterung der unteren Thoraxapertur, c) die Dehnung der Bauchdecken.

ad a) Gerhardts Untersuchungen ergaben, dass **der Stand des Zwerchfells** in den meisten Fällen normal oder nur etwas höher sich darstellte; er erklärt dies damit, dass das Zwerchfell ebensosehr als es durch den Druck der Bauchorgane nach oben gedrängt, durch den Zug von seinen Insertionsstellen aus nach unten gezerrt wird; nur die Kuppe des Zwerchfells erscheint konvexer und damit kommt auch die wahre obere Lebergrenze höher zu stehen. Die untere Grenze der Herzdämpfung wurde von ihm 25 mm länger gefunden als bei nicht Schwangeren. Das von der Zwerchfellkuppe heraufgehobene Herz kommt dadurch in grösserer Ausdehnung an die Brustwand zu liegen, was die von den meisten Autoren beschriebene, vergrösserte Herzdämpfung in der Schwangerschaft erklären lässt. (Siehe das Kapitel über das Herz.)

Um vergleichbare Werte zur Bestimmung des Zwerchfellstandes bei Schwangeren und nicht Schwangeren zu gewinnen, hat Kehrer ein besonderes Verfahren eingeschlagen. Es wurde von der Incisura jugularis eine mediane Linie längs der Vorderfläche des Brustbeines und der Linea alba herabgezogen und bestimmt, in welchen Entfernungen vom Jugulum drei von den folgenden Stellen gezogene, horizontale Linien auf jene Mittellinie trafen, nämlich von der obersten und untersten Grenze der relativen Leberdämpfung und vom stärksten Herzimpuls. Es betrug nun die Entfernung des Jugulum von der Horizontalen der

	oberen	unteren	des stärksten
	Leberdämpfung		Herzimpulses
bei 35 Schwangeren im Mittel	13,2	19,1	13,4
bei 34 Wöchnerinnen (3. Tag) im Mittel	15,1	23,6	15,3
Unterschied	1,9	4,5	1,9 cm.

Daraus ergab sich, dass die obere Grenze der Leberdämpfung und die Stelle des stärksten Herzimpulses, d. h. das Zwerchfell, von der Höhe der

Schwangerschaft bis zum dritten Tage des Wochenbettes um 1,9 cm tiefer rückt, indes die untere Grenze der Leberdämpfung um 4,5 cm tiefer zu liegen kommt. Die Leber macht demnach eine Drehung um ihre Querachse durch, indem der in der Schwangerschaft durch die Gedärme nach aufwärts verschobene, scharfe Leberrand sich im Wochenbette nach ab- und rückwärts bewegt [1]).

ad b) Küchenmeister [2]) (1849) zweifelte als der erste an der Lehre, dass die Bauchhöhle während der Schwangerschaft auf Kosten der Brusthöhle sich erweitere. Spirometrische Untersuchungen liessen ihn zur Überzeugung kommen, dass die Lungenkapazität in der Schwangerschaft wachse und im Wochenbette wieder abnehme. Er schloss daraus, dass der Thorax während der Schwangerschaft gleich viel an Breite gewinnen müsse, als er an Länge verlöre. Zu analogen Befunden gelangte Fabius [3]). Die an 52 Schwangeren sehr verlässlich durchgeführten, spirometrischen Untersuchungen Wintrichs [4]) ergaben ein gleiches Verhältnis wie bei nicht Schwangeren; nur in den ersten Stunden nach der Geburt konnte eine Abnahme der Lungenkapazität konstatiert werden. Schultze fand, dass die Thoraxbasis während der Schwangerschaft verbreitert sei und nach der Geburt sich wieder entsprechend verkleinere. Dohrn [5]), welcher sich am eingehendsten mit dieser Frage beschäftigte und mit einer gegliederten Kette (Cyrtometer) zahlreiche Messungen vornahm, macht auf die Schwierigkeiten dieser aufmerksam, indem es wenige exakte Messpunkte gebe. Er legte die Kette bei herabhängenden Armen in der Achselhöhle an und in der Höhe der Basis des Schwertfortsatzes. Gemessen wurde unmittelbar vor der Geburt und innerhalb der ersten acht Tage nach derselben. Es war leicht zu konstatieren, dass in den meisten Fällen die Thoraxbasis während der Schwangerschaft eine wesentlich grössere Breite, dagegen eine geringere Tiefe (von vorne nach hinten) als im Wochenbette aufwies. Die Entleerung der Gebärmutter durch den Geburtsakt kehrt das Verhältnis um, indem der Thorax von den Seiten her zusammenfällt, sein Querdurchmesser also abnimmt und sein Tiefendurchmesser zunimmt. Diese Formveränderungen zeigten sich in der Höhe der Achselhöhle weniger ausgesprochen und häufiger als an der Thoraxbasis; nicht selten fanden sich dort die entgegengesetzten Veränderungen. Dohrn erklärt dies in folgen-

---

[1]) Nach Hoffner fiel die obere, relative Lebergrenze in 48 % mit der vierten Rippe, in 34 % mit dem vierten Interkostalraum zusammen (im Reste der Fälle tiefer); die untere Grenze lag in 40 % auf der zehnten Rippe, in 20 % im zehnten Interkostalraum, in 17 %, auf der elften Rippe, in 15 % im neunten Interkostalraum, in 8 % schnitt sie mit dem Rippenbogen ab. Den Herzspitzenstoss fand er in 83 % im fünften Interkostalraum, in 13 %, im vierten Interkostalraum und in 4 % unter der fünften Rippe.

[2]) Küchenmeister, Vogels Arch. f. gemeinsch. Arbeiten. 1854.

[3]) Fabius, De spirometro ejusque usu. Amstelod. 1853.

[4]) Wintrich, Virchows Handb. d. Pathologie. Bd. V. 1854. S. 101.

[5]) Dohrn, Die Form der Thoraxbasis bei Schwangeren und Wöchnerinnen. Monatschr. f. Geburtsk. Bd. XXIV. 1864. S. 414 und Über vitale Lungenkapazität bei Schwangeren. Ibid. Bd. XXVIII. 1866. S. 457.

der Weise: Durch das Wachstum der Gebärmutter und durch das Drängen
nach aufwärts wird das Zwerchfell in seinen Insertionspunkten gezerrt, die
ganze Thoraxbasis wird nach innen gezogen und der schwächste Punkt, das
sind die biegsamen Rippenknorpel der Vorderwand, muss nachgeben. Das
Brustbein weicht daher nach hinten, der Tiefendurchmesser nimmt ab, der
Querdurchmesser dagegen zu. Die seitlichen Krümmungen der Rippen werden
stärker nach aussen vorgewölbt.

Die Formveränderungen des Thorax werden natürlich ausserdem vom Alter
des Individuums, von der Ausdehnung des Leibes und von der Zahl der
überstandenen Geburten abhängig sein.

Auch Kehrer[1]) beschäftigte sich mit dieser Frage. Er bestimmte durch
Messung den grössten, horizontalen Umfang und die grösste Breite des unteren
Thoraxabschnittes bei Exspirationsstellung und in horizontaler Rückenlage.
Auf Grund dieser Thoraxmessungen, die er in einer Tabelle zusammenstellt,
gelangt er zu dem Schlusse, dass

1. in der ersten Schwangerschaft die Thoraxbasis an Umfang 12,2 %,
an Breite 9,7 % zunehme,

2. der Umfang von der Höhe der Schwangerschaft bis zum dritten Tage
des Wochenbettes bei Erstschwangeren um 9,5 %, bei Schwangeren überhaupt
um 8,8 %, die Breite bei Erstschwangeren um 9,6 %, bei Schwangeren überhaupt um 6,7 % abnehme.

Nach Vejas[2]) erfährt die vitale Lungenkapazität in der Schwangerschaft
keine Veränderung; sie schwankte bei den verschiedenen Personen zwischen
2700 und 3500 ccm. Die Körperlänge sei dabei in Betracht zu ziehen, ebenso
das Verhalten der Bauchdecken; Schlaffheit der letzteren vergrösserte dieselbe.
Bei Erstgeschwängerten sei dieselbe in der Regel niedriger als bei Mehrgeschwängerten. Ziemlich hohe Zahlen fänden sich bei kräftigen, wohlgenährten
Individuen jugendlichen Alters. Während der Geburt nehme dieselbe etwas
ab, um im Wochenbette noch mehr abzunehmen. Beziehungen der vitalen
Lungenkapazität und der für das Wochenbett so charakteristischen Puls-
verlangsamung scheinen ihm in der That zu bestehen.

ad c) Nach Maria Schlee sind die Bauchdecken, individuellen Verschiedenheiten entsprechend, in drei Kategorien zu theilen:

1. Die straffen Wandungen, bei denen alle Schichten gleichmässigen
Widerstand leisten und der Grund der schwangeren Gebärmutter nicht imstande ist, dieselben vorzuwölben. Dieser Zustand findet sich hauptsächlich
bei Erstgeschwängerten; aber auch bei Mehrgebärenden finden sich zuweilen
analoge Verhältnisse.

2. Schlaffe Wandungen, welche dem wachsenden und nach vorne sich
neigenden Uterus keinen Widerstand entgegensetzen, so dass der Gebärmuttergrund schon gleich nach seinem Aufsteigen aus dem kleinen Becken die unteren Bauchpartien vorzuwölben beginnt. Es ist dies der typische Hänge-

1) Kehrer, Beitr. z. experim. Geburtsk. Bd. II. S. 208.
2) Vejas, Samml. klin. Vortr. Volkmanns. N. F. Nr. 269.

bauch der Mehrgebärenden, dessen verdünnte Bauchwand die Aufnahme des Palpationsbefundes wesentlich begünstigt.

3. Hauptsächlich Dehnung der Linea alba mit den höchsten Graden der Diastase der Recti, welch letztere dem Uterus gestatten, zwischen den beiden Muskelbäuchen sich vorzudrängen, wodurch die Anteflexio uteri gravidi zu stande kommt. Eine Dehnung der Linea alba findet in allen drei Kategorien statt, nur geschieht dieselbe in verschiedenen Graden.

Übergänge und Combinationen aller drei Kategorien finden sich nicht selten. Eine besonders starke Ausdehnung der Bauchhöhle (Zwillingsschwangerschaft, Hydramnios, sehr grosse Früchte, Geschwülste u. dgl. m.) wird die erwähnten Veränderungen nur im verstärkten Masse auftreten lassen, dies um so mehr, je weniger gut der Ernährungszustand der betroffenen Gewebe vorher war (Hegar). Die Folge davon sind dann die bekannten postpuerperalen Erschlaffungszustände und die grosse Neigung zur Entwickelung von Hernien in der Linie alba (Lipocelen u. dgl.), welche oft beträchtliche Beschwerden bedingen.

VI. Veränderungen an den Knochen und Zähnen.

1. Knochen.

Litteratur.

Audiban, Étude sur quelques variétés d'ostéophytes de la grossesse. Thèse de Paris. 1888.

Ducrest. Ostéophyt. Mém. de la soc. méd. Obstétr. 1844. II. pag. 404.

Engel, Über das puerperale Osteophyt. Österr. med. Wochenschr. 1842. Nr. 5.

Hanau, Über Knochenveränderungen in der Schwangerschaft und über die Bedeutung der puerperalen Osteophyte. Fortschr. d. Med. 1892. Nr. 7.

Derselbe, Über Knochenveränderungen in der Gravidität und über die Bedeutung des puerperalen Osteophyts mit Vorlegung der bezüglichen Präparate. Atti di XI. Congr. med. internaz. Roma 1894. Patol. gen. ed. anat. pag. 148—150.

Koestlin, Über das Osteophyt. Müllers Arch. 1845. S. 60.

Moreau, A., Sur les ostéophytes craniens développés chez les femmes en couches. Malgaignes. Journ. de chirurgie. Août 1895. pag. 248 et Recherches sur la fièvre puerp. Thèse de Paris. 1884.

Pommer, Untersuchungen über Osteomalacia und Rachitis. 1885.

Rokitansky, Handb. d. pathol. Anat. 1844. S. 237.

Derselbe, Über das puerperale Osteophyt. Med. Jahrb. d. österr. Staates. Bd. 24 oder neueste Folge. 15. Bd.

Virchow, Über das puerperale Osteophyt. Verhandl. d. Ges. f. Geburtsh. zu Berlin. 1848. S. 190.

Derselbe, Zur Entstehung des Krebses etc. Arch. f. pathol. Anat. Bd. I. 1847. S. 136.

An den Knochen findet sich recht häufig (in mehr als in der Hälfte der Fälle) eine Veränderung, welche allgemein als puerperales Osteophyt bekannt ist. Ducrest und Rokitansky haben dasselbe zuerst (1844) ein-

28*

gehend beschrieben und die Beziehungen dieser Affektion zur Schwangerschaft
festzustellen gesucht. Dasselbe findet sich an der Innenfläche der Schädel-
dachknochen (hauptstächlich von Stirn- und Scheitelbein), aber auch über
die ganze innere Fläche des Schädelgewölbes ausgebreitet und zwar gewöhnlich in Form zerstreuter oder konfluierender Tafeln, so dass die dazwischen
freibleibenden Stellen der Lamina vitrea schon durch Farbenunterschiede
und ihre Glätte auffallen. Lieblingssitz sind jene Furchen, in welche sich
die Art. meningea media einlagert, und dann der Sulcus falciformis, indes
die Erhabenheiten (Juga) zumeist freibleiben. So wie die Ausbreitung variiert,
so wechselvoll ist die Dicke (2—4 mm), die Farbe und die Textur. Was die
letztere betrifft, so unterscheidet Rokitansky 3 Entwickelungsstufen, von
denen man wenigstens 2, bisweilen allen 3 an demselben Schädel begegnen
kann:

1. Eine dünne, weisse oder gelblich-rötliche, meist auf kleinere Stellen
beschränkte, gallertartige, gefässreiche Exsudation, die sich leicht mit dem
Messerhefte abziehen lässt; die Glastafel darunter ist normal und glatt.

2. Eine weiche, biegsame, poröse, knorpelige Schichte, die mittelst einer
gallertartigen, blass-rötlichen Gerinnung an der Glastafel des Schädels klebt
und an ihren Grenzen in einen grünlich-weissen, überaus zarten Anflug (Reif)
übergeht. Dieselbe ist noch ablösbar, doch die darunter befindliche Glastafel
bereits rauh.

3. Eine noch immer biegsame, der harten Hirnhaut gegenüber glatte,
auf der der Glastafel zugewendeten Fläche rauhe, Knochenschichte; dieselbe
sitzt fest auf und hängt innig mit der Schädelwand zusammen. Ein schwammiges, succulentes Gewebe bildet durch Blätter und Fäden diese innige Verbindung mit dem Knochen, welche man beim Versuche der Losschälung nebst
vielen Blutgefässen zerreisst. Im Zustande vollendeter Verknöcherung wird
jene nicht angetroffen. In den meisten Fällen bleibt beim Abheben des
Schädeldaches die Neubildung an der inneren Fläche desselben kleben.

Nach der chemischen Analyse Kühns enthält das Osteophyt die gleichen
Bestandteile wie die Knochensubstanz eines Schädeldaches, von welchem das
Osteophyt abgelöst wurde, nur in etwas anderem Verhältnisse, nämlich mehr
Calciumoxyd und Kohlensäure, aber weniger Phosphorsäure und bedeutend
weniger animalische, durch Feuer zerstörbare Bestandteile. Besonders war
Kühn die Menge der Kohlensäure im Osteophyt aufgefallen.

In seltenen Fällen begegnete Rokitansky dieser Veränderung auch
auf der äusseren Fläche des Schädeldaches, besonders an den Stirnbeinen,
selbst an mehreren Gesichtsknochen (Oberkiefer und Nasenbein), allerdings
nur als einem zarten, weisslichen Anflug, an anderen Teilen des Skelettes
jedoch niemals.

In Bezug auf den Zeitpunkt des Auftretens in der Schwangerschaft
äussert sich Rokitansky dahin, dass es zu jeder Schwangerschaftsperiode
bis zum 3. Monate zurück gefunden werde, aber auch weiter, dass er es bisweilen am Ende der Schwangerschaft und nach der Entbindung nur an be-

schränkten Stellen und sehr unentwickelt antraf, so dass es scheint, dass seine Entstehung und sein erstes Erscheinen durchaus nicht an eine bestimmte Schwangerschaftsperiode gebunden sei, dass es sich unter Umständen auch während der Schwangerschaft noch zurückbilden könne.

Das Zugeständnis Rokitanskys, dass ein Osteophyt ganz ähnlicher Art von geringer Ausdehnung auch bei nicht schwangeren Personen und bei männlichen Individuen vorkomme, veranlasste Virchow, die Erklärung abzugeben, dass das Vorkommen dieses Osteophyts, welches er als einen gewöhnlichen Sektionsbefund (skrofulose Knochenauftreibung) hinstellte, mit den puerperalen Zuständen kaum in irgend einen ursächlichen Zusammenhang gebracht werden könne. Virchow fasst den Prozess als eine akute Knochenentzündung auf, an welcher die fibrösen Häute sich beteiligen, wobei die letzteren oft mehr affiziert sind als die Knochenfläche und als ein Glied der Nutritionsstörungen in der Schwangerschaft auf. Er stellt sich damit auf die Seite von Ducrest, welcher solche faserstoffhaltige Exsudationsschichten an der Innen- und Aussenfläche der Dura mater beschrieb und dem ganzen Bilde nach, da die Hyperämie der Dura mater eine höchst auffallende Begleiterscheinung ist, den Prozess als eine chronische Entzündung der Dura mater selbst hinstellte. Die inneren Exsudationslamellen verdichten sich dabei zu Bindegewebe, die äusseren wandeln sich zu Knochen um. Leichtere Formen entgehen ihrer ausserordentlichen Zartheit halber der Beobachtung nur zu leicht.

Wenn es uns auch heute nicht gelingt, ebenso wie es seinerzeit Rokitansky nicht möglich war, eine plausible Erklärung für die Entstehung dieser auffälligen Veränderung im schwangeren Zustande abzugeben, so wird man doch im Einverständnisse mit fast allen pathologischen Anatomen sich mit Rücksicht auf die ausserordentliche Häufigkeit und Intensität des Prozesses gerade im puerperalen Zustande der Anschauung nicht verschliessen können, dass hier ein gewisser kausaler Zusammenhang bestehe. Durchmustert man die Schädelsammlungen von pathologischen Museen, so ist die Zahl der Osteophyt-Präparate von Schädeldecken, welche von Schwangeren und Wöchnerinnen stammen, eine derart überwiegende, dass die früher ausgesprochene Anschauung schon hiermit begründet werden kann.

Hanau hat in neuerer Zeit versucht, die Knochenveränderungen in der Schwangerschaft eingehender zu studieren und diese in gewisse Beziehung zur Osteomalacie zu bringen, zu welcher er hauptsächlich durch die von Pommer gegebene Deutung der osteomalacischen Veränderungen und durch die Entdeckung von Mehring und Stilling, dass sich wirklich durch die Entziehung des Kalkes in der Ernährung beim trächtigen Tiere Osteomalacie erzeugen lasse, die Anregung erhalten hatte. Bei Anwendung der von Pommer anempfohlenen, unvollkommenen Entkalkung fand er in einer Reihe von Fällen aussergewöhnlich breite und zahlreiche osteoide Säume und zwar hauptsächlich dann, wenn gleichzeitig ein weiches und besonders dickes Osteophyt vorhanden war. Es besteht somit nach ihm ein gewisser Parallelismus zwischen der Osteophytbildung und zwischen osteoiden Zonen, welche er als apponiert betrachtet und ausserordentlich ähnlich jenen findet, welchen man regelmässig bei Osteomalacie begegnet. Die ausgesprochensten Veränderungen dieser Art waren am Becken zu finden. Er führte dieselben einerseits auf den Kalkverbrauch des Fötus (Cohnheim), andererseits auf andere Einflüsse in der Geschlechtssphäre (auf Grund der von Fehling konstatierten Heilung der Osteomalacie durch Kastration) zurück, wodurch die von Gelpke vermutete, physiologische Osteomalacie der Graviden nachgewiesen zu sein scheine.

Damit wären jene Ernährungsstörungen in der Schwangerschaft, welche den Knochen betreffen, einigermassen plausibel gemacht, welche schon nach Fabricius Hildanus ihren Einfluss durch Verzögerung von Kallusbildung bei Knochenbrüchen zum Ausdrucke bringen sollen. Die Annahme, dass Knochenbrüche in der Schwangerschaft schlecht heilen, ist jedoch schon von Malgaigne widerlegt worden.

Auch die Beeinflussung des osteomalacischen Prozesses durch erneuerte Schwangerschaft wurde wiederholt bei Erörterung der Ernährungsstörungen und der Veränderungen des Stoffwechsels im schwangeren Zustande herbeigezogen. Zweifellos erheischte diese Frage neuerliche, sorgfältige Bearbeitung.

2. Zähne.

Litteratur.

Baume, Zahnärztl. Ber. in Schmidts Jahrb. Bd. CLXVI. S. 71 u. Bd. CLXXVI. S. 280.
Didsbury, État des gencives chez les femmes enceintes et son traitement. Thèse de Paris. 1883.
Eiselt, Zahnfleischhypertrophie während der Schwangerschaft. Österr. med. Zeitschr. Bd. XXI. H. 4.
Fallen, Influence de la grossesse sur les maladies. 1888—89. Nr. 373.
Fourier, Du traitement et des indications opératoires dans les affections dentaires pendant la grossesse. 4°. Paris 1890.
Galippe, Recherches sur la constitut. physiol. et clinique des dents à l'état de santé et de maladie. Gaz. d. hôp. Paris 1884.
Derselbe, Des rapports de la densité des dents avec leur compos. chimique. Gaz. des hôp. Paris 1885.
Kirk, Zahnfäulnis in der Schwangerschaft. Philadelph. Med. Ann. März 27. 1890.
Marshall, The teeth and the oral cavity of pregnant women. Journ. of amer. med. Assoc. 1890. Vol. XIV. pag. 260.
Mauriceau, Des maladies des femmes grosses et accouchées. Paris 1638.
Mehliss, Hypertrophia gingivarum in der Schwangerschaft. Schmidts Jahrb. Supplem. Bd. II. S. 168.
Petit, Traité des maladies des femmes enceintes. Paris, VII, 2 vol. (8° T. 837).
Pinard, De la gingivite des femmes enceintes et de son traitement. Paris 1877.
Terrier, De l'influence de la grossesse sur les dents. Thèse de Paris. 1899.

Das Auftreten von Zahnschmerzen und das Lockerwerden der Zähne im schwangeren Zustande sind auch im Volke gut bekannte Erscheinungen;

das bezeugt das gangbare Sprichwort: „Jedes Kind hat mich einen Zahn gekostet". Schon Petit erwähnt in seiner Beschreibung der die Schwangerschaft begleitenden Krankheiten das häufige Auftreten dieser Erscheinungen im Verlaufe des 3. und 4. Monates, unterscheidet eine leichtere und eine schwerere Form und führt die erstere zumeist auf eine Verschlimmerung kariöser Prozesse durch die Schwangerschaft zurück.

Die Zahnärzte beschreiben eine ganz abnorme Zerbrechlichkeit der Zähne sowie eine erhöhte Empfindlichkeit bei allen Manipulationen an den Zähnen schwangerer Frauen. Sie wird vielfach verglichen mit jenen, wie sie für anämische Individuen charakteristisch sind.

Man hat sich bemüht, durch chemische Analysen über diese Änderungen in der Konsistenz Aufklärung zu gewinnen, die doch zweifellos auf Störungen in der Ernährung, in den Cirkulationsverhältnissen und der Sekretion zurück geführt werden müssen. Besonders Galippe hat auf diese Veränderungen hingewiesen und behauptet, dass der Speichel in der Schwangerschaft eine intensiv saure Beschaffenheit annehme. Terrier hat neuerdings eine Reihe von Analysen durchführen lassen und dieselben mit den Analysen bei normalen Zähnen in Vergleich gebracht. Am auffälligsten erscheint die Verminderung von FluorCalcium (1,57—1,35 % gegenüber 0,58 % bei Schwangeren).

Die Ursache für das Lockerwerden wird auf eine bei Schwangeren ausserordentlich häufig vorkommende Gingivitis zurückgeführt, auf welche zuweilen hochgradige Zahnfleischaffektion besonders Pinard (1877) hingewiesen hat. Vermehrung der Speichelsekretion ist eine für die Schwangerschaft oft beschriebene, manchmal an das Pathologische grenzende Erscheinung. Der Säuregehalt für diesen, in besonderer Menge produzierten Speichel scheint ausser von Galippe neuerlich von Terrier nachgewiesen.

Abgesehen von einer Reihe von Fällen, die vor der Schwangerschaft ganz normale Verhältnisse gezeigt hatten und bei denen der Zahnschmerz zweifellos auf Hyperämie der Pulpa und nervöse Einflüsse zurückgeführt werden muss, handelt es sich am häufigsten um ein Symptom kariöser Erkrankung, welche durch den schwangeren Zustand regelmässig verschlimmert wird.

Die Schmerzen treten hauptsächlich ganz im Beginn und am Schlusse der Schwangerschaft auf; als Ursachen können in Kürze zusammengefasst werden:

a) lokale Gingivitis (Rötung, Schwellung des Zahnfleisches und Neigung zur Blutung) bei Schwangeren,

b) Veränderung der chemischen Zusammensetzung des Speichels, endlich

c) die durch das häufige Erbrechen bedingte Veränderung der in der Mundhöhle stagnierenden Flüssigkeitsmengen.

Reine Neuralgien können auf Kongestion zurückgeführt werden. Pinard sieht in denselben ein Symptom der Autointoxikation in der Schwangerschaft (Hepatotoxaemie gravidique).

VII. Veränderungen an den Gelenken.

Litteratur.

Albinus, De sceleto humano. 1762.

Balandin, Über die Beweglichkeit der Beckengelenke Schwangerer, Gebärender und Wöchnerinnen in seinen klin. Vortrügen aus dem Gebiete der Geburtshülfe und Gynäkologie. I. Heft. St. Petersburg. 1883. S 85.

Barkow, Syndesmologie. Breslau 1841. S. 69.

Credé, Klinische Vorträge über Geburtskunde.

Duncan, Dublin Quart. Journ. of Med. Science. 1853.

Derselbe, Researches in Obstetrics. Edinb. 1868.

Fritz, Jos., De Pelvis symphysibus ejusque ligamentis circa graviditatis finem. Dissert. Würzburg 1818.

Kilian, Die Geburtslehre etc. Teil I. S. 179. 1847.

Klein, Zeitschr. f. Gebh. u. Gyn. Bd. XXI. S. 74.

Koelliker, Mikroskop. Anat. 1850. Bd. II. S. 313.

Korsch, Zur Frage über den Einfluss der Schwangerschaft auf die Beweglichkeit der Artikulationen des Beckens. Inaug.-Diss. St. Petersburg. 1881. (Russisch.)

v. Küttner, Experimentell-anatomische Untersuchungen über die Veränderlichkeit des Beckenraumes Gebärender. Hegars Beiträge. Bd. I. H. 2. S. 211.

Laborie, Gaz. hebd. de Med. 1862.

Lenoir, Neue Zeitschr. f. Geburtsh. Bd. 29. S. 145.

Levret, L'art. des accouch. etc. 1751.

Luschka, Die Kreuzdarmbeinfuge und die Schambeinfuge des Menschen. Virchows Arch. 1854. VII. S. 313.

Meyer, G. H., Arch. f. Anat. u. Entwickelungsgesch. 1878. S. 1—19.

Mohrenheim, Wiener Beitr. z. prakt. Geburtsh. Bd. I. Wien 1781. S. 346.

Sandifort, De pelvi ejusque dilatatione in partu. Diss. in Thesauro. dissert. III. Vol. Lugduni 1778.

Schwegel, F. A., Die Gelenkverbindungen der Beckenknochen und deren Verhalten bei der Geburt. Monatsschr. f. Geburtsk. 1859. XIII. S. 124.

Smellie, Theoretische und praktische Abhandlung von der Hebammenkunst. 1755. Übersetzt von Zeiller.

Ulsamer, Über die Erweichung der Beckensymphysen etc. Neue Zeitschr. f. Geburtsk. II. 1835. S. 169.

Die alte Lehre von Hippokrates, dass die Beckengelenke während der Geburt nachgeben und die dieselben bildenden Knochen dabei auseinanderweichen, an welcher besonders von Soranus und Aëtius bis auf Galen festgehalten wurde, welche bis ins 18. Jahrhundert die herrschende war, und von bedeutenden Meistern ihrer Kunst (Deventer, Levret, Smellie, selbst Credé) tradiert wurde, ist heute in dem angedeuteten Sinne nicht mehr haltbar. Dieselbe war schon, ohne dass hierbei exakte Forschung Platz gegriffen hätte, von Mauriceau, Kilian u. a. abgelehnt worden.

Eine sichere Basis gewann diese ablehnende Haltung jedoch erst durch die sorgfältige Erforschung der beteiligten Beckengelenke seitens namhafter Anatomen. Die Annahme von Albinus, dass der Schamfuge sowohl als dem Kreuzdarmbeingelenke nach vollendeter Entwickelung alle Attribute eines wahren Gelenkes zukämen, erhielt durch die genauen Studien von Luschka eine sichere Bestätigung und ist durch weitere Forschungsergebnisse, welche in den Arbeiten von Barkow, Koelliker, Henle, Lenoir u. a. niedergelegt sind, entsprechend fundiert worden. G. H. Meyer machte uns in der ihm eigenen, klaren Weise mit der Mechanik der Ileosakralgelenke vertraut, indem er die Rotation der Darmbeine um eine frontale Achse lehrte.

Auch mit Hülfe von Versuchen an der Leiche hatte man sich schon seit langem darüber zu orientieren getrachtet, welche Art von Beweglichkeit, welche Grösse von Exkursion in den erwähnten Gelenken auszuführen und welcher Grad von Erweiterungsfähigkeit des Beckenraumes zu erreichen sei.

Bereits Luschka erwähnt als typische Schwangerschaftsveränderungen: Zunahme der Synovia, eine gewisse Auflockerung der Synovialmembran, sowie des Bandapparates jener Gelenke. — Es gelang ihm und Schwegel, eine ganz geringfügige Erweiterung des Beckens (Querdurchmesser um 1‴, Conjugata um 1—3‴) bei Schwangeren in der Rückenlage mit erhöhtem Kreuze oder in der Seitenlage an Leichenpräparaten nachzuweisen. — Letzterer bestimmte auch die Kraft, durch welche diese Erweiterung des Beckens ermöglicht werde (80 Pfund) und studierte die Erfolge, welche durch den Schamfugenschnitt am Leichenpräparate erzielt werden.

Laborie negiert die Möglichkeit der Vergrösserung im Beckeneingange, anerkennt aber wohl eine solche im Beckenausgange. Duncans Verdienst ist es, nachgewiesen zu haben, dass beim Heben der Schamfuge sich die Beckenneigung verringere und der Sagittaldurchmesser im Beckeneingange sich um 4—6 mm verkürze. Balandin beschreibt an drei puerperalen Becken die ausserordentlich grosse Beweglichkeit, welche jener gleichkommt, welcher man an Präparaten begegnet, die von hydropischen Leichen stammen. Der grössten Beweglichkeit begegnete er bei Hochschwangeren und frisch Puerperalen; an dieser war die Symphyse um 5—10 mm verschieblich und konnte eine Vergrösserung der Conjugata vera um 1—5 mm bei gleichzeitiger Verkürzung im queren Durchmesser erzielt werden. Ein in praktischer Hinsicht bedeutungsvoller Raumzuwachs sei normalmässig nur im Beckenausgange möglich. Balandin gibt danach einen gewissen Grad von Konfigurationsfähigkeit des Beckens beim Geburtsakte zu. Auch er bestätigt den Befund Duncans, dass durch Heben der Symphyse eine Verkürzung des geraden Durchmessers im Eingange bis zu 3 mm erzielt werde. Die Becken von Primiparen, die das Alter von 25 Jahren überschritten hatten, zeigten eine geringere Beweglichkeit. Die Ursache dieser erhöhten Beweglichkeit führt Balandin auf die starke physiologische Durchfeuchtung der Gelenke zurück. Becken von unreifen Individuen können auch vermöge ihrer Elastizität infolge der noch vorhandenen Knorpelmassen und einer gewissen Weichheit der Knochen schon durch Druck in ihrer Form verändert werden (Beeinflussung der Beckenform im Kindesalter und in der Pubertätsperiode). Die Untersuchungsergebnisse von Korsch stimmen im wesentlichen mit denen von Balandin, nur graduell ergeben sich einige Differenzen.

In neuerer Zeit hat die Veränderlichkeit der Beckengelenke, ihre Verschieblichkeit und die damit erzielbare Erweiterungsfähigkeit des Beckeneinganges wieder eine grosse Bedeutung gewonnen, einerseits bei jenen Studien,
welche sich mit dem Effekte der Symphyseotomie befassten, andererseits bei
Berücksichtigung der Beeinflussung der dimensionalen Verhältnisse im Becken
durch Walchers Hängelage. Unsere Kenntnisse darüber wurden durch eine
Reihe verdienstvoller anatomischer Arbeiten, besonders jener von Klein,
Dührssen, Döderlein, wesentlich gefördert, und die Einsprüche Varniers
durch die neueste Arbeit v. Küttners in einwandfreier Weise widerlegt.
Gemäss der letzteren ergiebt sich, dass das puerperale Becken in seiner
Form thatsächlich veränderlich ist. Diese Veränderlichkeit beschränkt
sich aber nur auf die Sagittaldurchmesser des Beckeneinganges und -aus-
ganges, indes jener der Beckenweite und alle Querdurchmesser vollkommen
unbeeinflusst bleiben[1]). Auf die grosse, praktische Bedeutung dieser Beinflussung
der dimensionalen Verhältnisse durch eine besondere Lagerung der Gebärenden,
wie sie von Walcher, Leopold, Wehle, Fehling u. a. geprüft und
empfohlen wurde, kann hier nicht eingegangen werden.

An der lebenden, schwangeren Frau kann man sich von der deutlichen
Verschieblichkeit in den Beckengelenken am besten so überzeugen, dass man
in stehender Stellung die innere Austastung des Beckens vornimmt.

Kapitel XI.

Die Veränderungen in den Geschlechtsorganen.

Von

A. v. Rosthorn, Graz.

Mit Textabbildungen.

Durch die andauernde Überernährung in der Schwangerschaft kommt es
zu einer Massenzunahme im Bereiche der Geschlechtsorgane, die weitaus am
hervorragendsten in der Gebärmutter ihren Ausdruck findet. Dem im Jahre
1672 von Swammerdam gemachten Auspruche, dass die menschliche Gebärmutter in dieser Hinsicht als ein Miraculum naturae zu bezeichnen sei, begegnen wir daher allerwärts. Heinrich Bayer verleiht in der Einleitung

---

[1]) Der gerade Durchmesser beträgt nach v. Küttner in seinem I. Falle:

a) in Walchers Hängelage   12,70 cm,
b) in Horizontallage   12,15 cm,
c) in Steinschnittlage   11,30 cm.

zu seiner gross angelegten, physiologischen Morphologie der Gebärmutter diesem Gedanken beredten Ausdruck, indem er sagt: „Nach langsamer, stiller Vorbereitung zu dem einen Zweck tritt der befruchtete Uterus mit einem Schlage dominierend in den Vordergrund des weiblichen Lebens, vergrössert und entfaltet sich mit der Rapidität embryonalen Wachstums, um dann auf einen noch vollkommen dunklen Impuls hin plötzlich seine Bestimmung ins Gegenteilige umzuändern, in kürzester Zeit aus dem Kontentivapparate, den er vorstellte, zu einem expulsiven Organe und dann einer Kraftleistung fähig zu werden, die für einen Komplex glatter Muskelfasern ihresgleichen nicht hat. Ein Staat im Staate stellt er einen fast selbständigen Organismus dar, der selbst nach Unterbrechung aller Verbindungen mit den Centren des Willens und der Reflexe seine Funktion noch ungestört abzuspielen im stande ist." Eine gewähltere Form für die diesen Abschnitt einleitenden Worte dürften kaum zu finden sein[1]).

Litteratur zu den Abschnitten I, II, III.

Berry Hart, Structural anatomy of the female pelvic floor. Edinburgh 1880 und in Selectio papers in Gynaecology and Obstetrics. Edinburgh and London 1893. pag. 7.

Braun v. Fernwald, Rich., Über Frühdiagnose der Gravidität. Wien. klin. Wochenschr. 1899. Nr. 10.

Braune, W., Die Lage des Uterus und Fötus am Ende der Schwangerschaft. Leipzig 1872.

Compes, Ein neues zuverlässiges Schwangerschaftszeichen. Berl. klin. Wochschr. 1885. Nr. 38.

Credé, Beiträge zur Bestimmung der normalen Lage der Gebärmutter. Arch. f. Gyn. Bd. I. S. 118.

Dickinson, The diagnosis of pregnancy between the second and eighth week by bimanuel examination. The amer. Journ. of Obst. 1892.

Farre, Todds Cyclopaedia. Artikel: Uterus.

v. Franqué, Cervix und unteres Uterinsegment. Monographie. Stuttgart (Enke) 1897.

Gardner, The diagnosis of early pregnancy. Amer. Journ. of Obst. 1897. Vol. XXXV.

Gebhard, Pathologische Anatomie der weiblichen Sexualorgane. Leipzig (Hirzel) 1899.

Gottschalk, Uterus gravidus. V. Woche. Arch. f. Gyn. Bd. 29.

Hegar, Diagnose der frühesten Schwangerschaftsperiode. Deutsche med. Wochenschr. 1895. 565.

Heinsohn, Schwangerschaftszeichen der ersten Wochen. Inaug.-Dissert. Freiburg 1896.

Holzapfel, Das Verhältnis der Stärke der runden Mutterbänder zur Stärke der Wehenthätigkeit. Hegars Beitr. Bd. I. S. 338.

Keilmann, Die diagnostische Bedeutung der Fluktuation im graviden Uterus. Monatsschr. f. Geburtsh. u. Gyn. Bd. I. 1895. S. 438—447.

Küstner, Uterusachse und Beckeneingangsachse. Zeitschr. f. Geb. 1885. Bd. XI. 326.

Landau, Th., Die Diagnose der Schwangerschaft in den ersten Monaten. Deutsche med. Wochenschr. 1893.

Leopold, Uterus und Kind (mit Atlas). Leipzig (Hirzl) 1897.

---

[1]) Einer geschichtlichen Darstellung darüber, welche abenteuerliche Vorstellungen über die Gebärmutter im schwangeren Zustande bis auf Vesal (1543) vorherrschten, begegnet man bei Noortwyk (Uteri humani gravidi anat. et hist., Lugd. Batav. 1743). Für unsere heutigen Auffassungen sind noch immer die mustergültigen Beschreibungen von Will. Hunter (Anatomia ut. humani gravidi. Tab. illustr. Birmingham 1774) grundlegend geblieben.

Löhlein, Zur Diagnose der Schwangerschaft in den frühen Monaten. Deutsche med. Wochenschr. 1889. Nr. 25.
Derselbe, Über Achsendrehung des Uterus, besonders der Graviden. Deutsche med. Wochenschr. 1897. Nr. 16. S. 243.
Martin, E., Die physiologische Lage und Gestalt der schwangeren Gebärmutter bei der Lebenden. Zeitschr. f. Geburtsh. u. Frauenkrankh. 1876. Bd. I. S. 389.
Meckel, J. F., Anat. IV. S. 691.
Noble, Diagnosis of pregnancy during the first three months. Transact. Philadelphia country med. Soc. 1894. Nov.
Ouvrier, Sur une forme particulière de l'utérus pendant les premiers mois de la gestation. Thèse de Paris. 1900.
Palm, Zur Diagnose des Placentarsitzes. Zeitschr. f. Gebh. u. Gyn. Bd. XXV. S. 317.
Pfannkuch, Über den Einfluss der Nachbarorgane auf Lage etc. des puerperalen Uterus. Arch. f. Gyn. III. 1872. S. 327.
Pinard et Varnier, Études d'anatomie obstétricale normale et pathologique.   Tafeln. Paris (Steinheil) 1892.
Piskaček, Über Ausladungen der Gebärmutter. Wien 1901.
Reinl, Ein neues sicheres Zeichen der Schwangerschaft in den ersten Monaten. Prager med. Wochenschr. 1884. Nr. 26.
Schiff, Das Ligamentum uteri rotundum. Strickers med. Jahrb. 1872. S. 247.
Schröder, Schwangerschaft, Geburt und Wochenbett. Bonn 1867.
Sellheim, Experimentelle Begründung des Hegarschen Schwangerschaftszeichens. Modell eines graviden Uterus. Hegars Beitr. Bd. V. S. 399.
de Seigneux, Über die Neigung der Uterusachse am Ende der Schwangerschaft und die Kopfeinstellung. Hegars Beitr. 1901. Bd. IV.
Sonntag, Das Hegarsche Schwangerschaftszeichen. Volkmanns Samml. 1892. Nr. 58.
Staffer, Du massage pour appréciation des signes de prohabilité de la grossesse. V. Congr. de la Soc. Obst. de France. L'Obstétr. 1897. Tom. 2.
Varnier, La Pratique des accouchements. Obst. Journ. Paris 1900.
Vinay, Signes et symptomes de la grossesse commençante. Arch. de Toc. Tom. XXIII. pag. 411.
Waldeyer, Das Becken. Bonn 1899.
Derselbe, Beitrag zur Kenntnis der Lage der weiblichen Beckenorgane. Bonn 1892. (Mit Tafeln.) [1]

I. Grössenzunahme der Gebärmutter.

In Bezug auf die Grössenzunahme der Gebärmutter im schwangeren Zustande muss von vornherein Körper und Hals getrennt in Betracht gezogen werden, nachdem das Wachstum des ersteren so ausserordentlich überwiegt, dass am Ende der Schwangerschaft der wohl auch etwas hypertrophierte Hals nur mehr als ein cylinderförmiges Anhängsel dem enorm vergrösserten Corpus uteri anhaftet (Fig. 1). Es muss ferner die Dickenzunahme der Schleimhaut und jene der Muskelschicht getrennt und nach den einzelnen Monaten geschildert, aber auch die Veränderungen der Gebärmutteranhänge, des Bandapparates und des Bauchfellüberzuges erörtert werden.

Betrachtet man das Organ in seiner Gesamtheit, müssen zunächst die dimensionalen Veränderungen der Länge, Breite und Dicke angeführt werden.

---

[1] Siehe auch das Verzeichnis der Litteratur über Gefrierdurchschnitte in einem späteren Abschnitte.

Schon bei Farre begegnen wir einer Tabelle, welche in den älteren Lehrbüchern überall anzutreffen ist und welche die Grössenverhältnisse des schwangeren Uterus in den einzelnen Monaten verzeichnet.

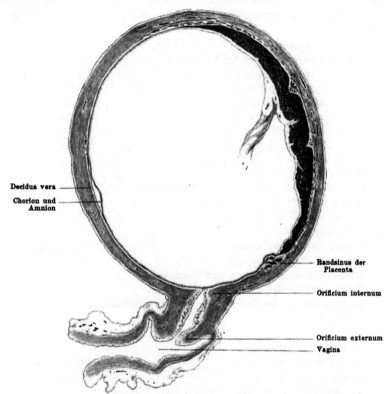

Fig. 1.

Sagittalschnitt durch eine Gebärmutter aus dem fünften Schwangerschaftsmonate (Hälfte natürl. Grösse, nach Bumm.) Zur Darstellung der Form- und Raumverhältnisse. Die Cervix hängt dem Corpus wie ein cylinderförmiger Anhang an.

	Länge	Breite
Ende des 3. Monats	$4^1/_2''-5''$	$4''$
Ende des 4. Monats	$5^1/_2''-6''$	$5''$
Ende des 5. Monats	$6''-7''$	$5^1/_2''$
Ende des 6. Monats	$8''-9''$	$6^1/_2''$
Ende des 7. Monats	$10''$	$7^1/_2''$
Ende des 8. Monats	$11''$	$8''$
Ende des 9. Monats	$12''$	$9''$

Waldeyer hat uns in seinem neuesten, grossen Werke über das Becken mit einer Maasstabelle bedacht, in welche auch die durchschnittlichen Dimensionen einer hochschwangeren Gebärmutter aufgenommen sind, die deshalb Wert hat und hier Aufnahme fand, da dieselbe auch genauere Maassunterschiede zwischen jungfräulichem Uterus und jenem der Nulli- und Multiparen bringt.

I. Längenmaasse:

Gesamtlänge des Uterus bei Nulliparen . . . . 6,5 cm (5—8)
Gesamtlänge des Uterus bei Multiparen . . . . 7,5 cm (6—9)
Corpuslänge bei Nulliparen . . . . 4,0 cm
Cervixlänge bei Nulliparen . . . . 2,5 cm
Corpuslänge bei Multiparen . . . . 4,5 cm
Cervixlänge bei Multiparen . . . . 3,0 cm
Gesamtlänge der Cavitas uteri bei Nulliparen . . 5,5 cm (4—7)
Cavum corporis uteri bei Nulliparen . . . . . 3,0 cm
Canalis cervicis bei Nulliparen . . . . 2,5 cm
Gesamtlänge der Cavitas uteri bei Multiparen . . 6,5 cm
Cavum corporis uteri bei Multiparen . . . . . 4,0 cm
Canalis cervicis bei Multiparen . . . . 2,5 cm

II. Nullipara:

Grösste Breite des Corpus . . . . 3,5—4,0 cm
Grösste Dicke des Corpus . . . . 2,5—3,0 cm
Wandungsdicke des Corpus und Fundus . . . . 1,0—1,5 cm
Wandungsdicke der Cervix . . . . 0,8—1,0 cm
Querdurchmesser des Cavum corporis dicht unterhalb
    der Tuben . . . . 2,5 cm
Gewicht . . . . 40—50 g

III. Multipara:

Grösste Breite des Corpus . . . . 4,0—5,0 cm
Grösste Dicke des Corpus . . . . 3,0 cm
Querdurchmesser des Cavum corporis dicht unterhalb
    der Tuben . . . . 3,0—3,5 cm
Länge der Portio vaginalis Erwachsener (durchschnittl.) 1,0 cm
Gewicht . . . . 60—70 g

IV. Gesamtlänge des kindlichen Uterus im Durch-
    schnitte . . . . 2,5—3,5 cm

V. Gesamtlänge des senilen, rückgebildeten Uterus
    im Durchschnitte . . . .   3 cm

VI. Schwangerer Uterus im letzten Monat,
    Durchschnittsmaasse:

Grösste Länge . . . . 36 cm
Grösste Corpusbreite . . . . 25 cm
Grösste Corpusdicke . . . . 24 cm

Gewicht . . . . 900—1200 g
Länge der Cervix uteri grav. . . . . 4,5—5,0 cm.

Ausserdem findet sich bei Waldeyer eine Tabelle über die Maasse in den einzelnen Monaten, die wir ausser unserer grossen Zusammenstellung hier einfügen.

Man hat sich daran gewöhnt, die Grössenzunahme der Gebärmutter in den einzelnen Schwangerschaftsmonaten für praktische Zwecke in folgender Weise zu schildern:

Im zweiten Monate erreicht das zunächst auffallend breite Organ die Grösse einer Orange oder eines Gänseeies, im Verlaufe des dritten jene des Kopfes eines Neugeborenen (der Gebärmuttergrund wird schon über dem Beckeneingange tastbar), im vierten jene eines Mannskopfes (der Fundus uteri steht zu Anfang des fünften Monats in einer Höhe, welche der Mitte zwischen Schamfuge und Nabel entspricht). Von nun ab wird . nur mehr nach dem Stande des Fundus gerechnet und ein vergleichendes Grössenmaass nicht mehr angegeben (sechster Monat Nabelhöhe, siebter mehrere Querfinger über der bereits flach gewordenen Nabelgrube, achter Mitte zwischen Nabel und Schwertfortsatz, neunter Rippenbogen, zehnter Senkung des Fundus zu einer Höhe entsprechend jener im achten Monat, speziell bei Erstgeschwängerten). — Dass diese Vergleiche sehr ungenau, die Bestimmungen nach dem Stande des Gebärmuttergrundes höchst unzuverlässig, weil von so vielen Dingen abhängig, ist zur Genüge bekannt. Dieselben sollen ja auch nur zu beiläufiger Orientierung dienen. — Im Laufe der Jahre hat sich durch Anwendung der Gefrierschnittmethode und dadurch, dass gelegentlich von gynäkologischen Eingriffen auch das schwangere Organ entfernt werden musste, mehrfach die Gelegenheit ergeben, sich über die dimensionalen Veränderungen in genauerer Weise zu informieren und fügen wir am Schlusse dieses Abschnittes die Ergebnisse solcher Messungen in Form einer Tabelle bei, die allerdings auch zu anderen Zwecken entworfen und jener von Franqué (in seiner Monographie über das untere Uterinsegment) nachgebildet wurde. In dieser findet sich eine ganze Serie von Fällen aus allen Monaten der Schwangerschaft zusammengestellt, und zwar sind Fälle ausgewählt, welche in Bezug auf die Fesstellung der Maasse einen sehr verlässigen Eindruck machen.

Maasstabelle nach Waldeyer (Das Becken, S. 617).

I. Uterus vom zweiten bis dritten Monate:
Totallänge . . . . 11.0 cm
Canalis cervicalis . . . . 3,5 „
Dicke der Muskelwand im Corpus und Fundus 1,3—1,5 „
Dicke der Muskelwand im unteren Uterinsegment 0,8—0,9 „
Dicke der Cervixwand . . . . 1,0 „

II. Uterus vom dritten Monate:
Totallänge . . . . 13 „
Portio supravaginalis . . . . 2,5 „

Canalis cervicalis . . . .   **3,5 cm**
Grösster Frontaldurchmesser (Corpus) . . .   8—8,5 „
Grösster Sagittaldurchmesser . . . . . .   8,0 „
Dicke der Uteruswand . . . .   0,6—0,8 „

III. Uterus vom vierten Monate:
   Totallänge . . . .   13,5 „
   Canalis cervicalis (ungewöhnlich) . . . . .   4,4 „

IV. Uterus vom fünften Monate:
   Totallänge . . . .   17.0 „

V. Uterus vom sechsten Monate:
   Totallänge . . . .   21,5—24 „
   Grösste Breite . . . .   17,5 „
   Grösste Tiefe . . . .   16,0 „

VI. Uterus vom siebten Monate:
   Totallänge . . . .   27—30 „
   Grösste Breite . . . .   20 „
   Grösste Tiefe . . . .   17.5 „

VII. Uterus vom achten Monate:
   Totallänge . . . .   30—32,5 „
   Grösste Breite . . . .   21,5 „
   Grösste Tiefe . . . .   19,5 „

VIII. Uterus vom neunten Monate:
   Totallänge . . . .   32,5—37,5 „
   Grösste Breite . . . .   25,5 „
   Grösste Tiefe . . . .   21,5—24,5 „

Auch Oberflächenberechnungen besitzen wir aus alter Zeit, so von
Levret, welcher behauptet, dass der leere, jungfräuliche Uterus etwa 16
Quadratzoll Oberfläche, der hochschwangere hingegen deren 339 misst. Was
die Länge betrifft, so wird allgemein die Distanz vom Fundus bis zum Orificium externum für das jungfräuliche Organ mit 7 cm berechnet, welche
Dimension sich am Ende der Schwangerschaft auf 35 cm vergrössert. Die
Höhle der Gebärmutter erweitert sich nach der Bestimmung von Krause auf
das 519fache und das Gewicht nach den Bestimmungen von Meckel auf
das 24fache. Auch der Kubikinhalt wurde bestimmt und die Innenfläche
berechnet. Barbour hat in seinen Abgüssen den Kubikinhalt in zwei
Fällen a) mit 2236 cm³, b) mit 2177 cm³ und die Innenfläche mit 940,8 cm²
bestimmt. Die Umfänge seiner Gipsausgüsse bei einer Längsachse von 34,3 cm
ergaben vertikal gemessen 54,6 cm, horizontal 50,6 cm. Das mittlere Gewicht für den hochschwangeren, mit Blut gefüllten Uterus wird von Scanzoni auf cirka 2 Pfund geschätzt, nachdem jenes der Gebärmutter von
Frauen, die kurz nach der Entbindung verstorben waren, stets zwischen 55
und 60 Lot betrug.

Die Maasse der Durchmesser der Wandung wurden seinerzeit schon von Meckel bestimmt. Es war schon damals bekannt, dass diese Zunahme im Beginne der Schwangerschaft ganz bedeutend werde, aber schliesslich unter das normale Maass herabsinke, woraus zu folgern war, dass die Volumszunahme am Ende der Schwangerschaft hauptsächlich durch das wachsende Ei bedingt werde, die stetige Volums- und Umfangszunahme in Abhängigkeit von den Maassverhältnissen der Frucht selbst, der Menge des Fruchtwassers, der Be-

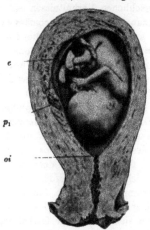

Fig. 2.

Uterus mit Fötus aus dem vierten Monat (nach Leopold, Uterus und Kind, 1897).

35 jährige IX gravida. Totalexstirpation wegen Carcinom. Länge der Gebärmutter 13 cm, Breite 10 cm, Dicke 7,5 cm. Hintere Fläche abgeplattet, vordere stark gewölbt. Placentarsitz an der vorderen Wand, die Tuben inserieren mehr an der hinteren Fläche des Fundus. Masse: vom Fundus bis zum Orificium ext. 13,5 cm, vom Fundus bis zum Orificium int. 10,5 cm, Länge des Halskanales 3 cm, Dicke der Muskelschicht: am Fundus 0,7 cm, in der Mitte der hinteren Wand 1,0 cm, dicht oberhalb des inneren Muttermundes 1,5 cm, der Vorderwand Mitte 1 cm, der Vorderwand oberhalb des inneren Muttermundes fast 2 cm. Die Eihäute liegen der Innenfläche des Uterus dicht an und reichen mit dem nach unten abgestumpften Eipol bis zum inneren Muttermund. Über der Mitte der Placenta hat sich das Amnion vom Chorion abgehoben. Die Mitte wird von bräunlicher Flüssigkeit ausgefüllt (Bluterguss, in der Fig. e). Bluterguss im Placentargewebe bei p_1. Die Decidua erreicht zwischen Placenta und Muscularis eine Dicke von 0,5—1 mm, an der hinteren Wand bis zum inneren Muttermund eine solche von 1,5—2 mm. An letzterer Stelle hört ihr schwammiges Gewebe plötzlich auf und geht bei oi in eine straffe, eher atrophische Schleimhaut über, an der man nur lang gezogene Plicae palmatae mit Buchten, Follikeln und Nabotheiern erkennt. Beim Abheben der Eihäute am unteren Eipole zeigt sich die darunter befindliche Unterlage als Siebhaut im wahren Sinne des Wortes. Da wo sich die Gebärmutterwände mit der Decidua vera zu einem Trichter verengen, hört dieselbe mit einemmale auf. (Stelle des inneren Muttermundes oi). Der Fötus 11 cm lang.

schaffenheit des Fruchtkuchens stehe und daher eine gewisse Variabilität zu zeigen pflege.

Die von Meckel aufgestellte Tabelle über die Dimensionen der Dicke der Wandung lautet:

Ende	des 1. Monats	6'''	Mitte des 6. Monats 3'''
Anfang	des 3. Monats	5'''	Mitte des 7. Monats 3'''
Ende	des 4. Monats	4'''	Mitte des 8. Monats 2'''
Mitte	des 5. Monats	3'''	

Den Hauptanteil an dieser Grössenzunahme hat die Muskelschicht der Körperwandung, indem besonders die Grösse, aber auch die Zahl der Fasern, wie dies später noch eingehend erörtert werden soll, wesentlich vermehrt wird. Dazu kommen die mächtige Veränderung an den Blut- und Lymphgefässen, deren auf das äusserste gehender Füllungszustand, endlich die hochgradige Durchfeuchtung und Succulenz der gesamten Gewebsmassen.

Wie schon eingangs erwähnt, ist es nicht so einfach, die Dimensionen der Wanddicke den thatsächlichen Verhältnissen entsprechend zu schildern. Einerseits ist die Massenzunahme keine gleichmässige, indem einzelne Teile dicker sind als andere, andererseits zeigen die einzelnen Abschnitte ihre grösste Dickenzunahme zu verschiedenen Zeitperioden. Im allgemeinen kann als feststehend hingenommen werden, dass die Verdickung der Wandung in der ersten Zeit der Schwangerschaft, insolange das Ei noch nicht die ganze Gebärmutterhöhle ausfüllt, analog jener zu stande komme[1]), welche von den pathologischen Anatomen als excentrische Hypertrophie bezeichnet zu werden pflegt, später jedoch die Grösse des stetig zunehmenden Uterus dem Volumen des wachsenden Eies sich anpasse, wenn auch die Ausdehnung nicht allein auf den Druck Seitens des wachsenden Eies zurückgeführt werden darf. Die Wandung wird aber in diesem Stadium doch gedehnt und damit dünner. Als der Zeitpunkt, zu welchem diese Verdünnung sich bemerkbar macht, wird im allgemeinen übereinstimmend der fünfte Monat bezeichnet. Allgemeine Sätze wie z. B. jener, dass der Fundus und die hintere Wand die grösste Stärke zeigen, lassen sich nicht mehr festhalten, sondern wir begegnen für die verschiedensten Abschnitte recht variablen Maassen. Zeigt die nicht schwangere Gebärmutter eine Dicke der Wand von 8 mm, so steigt dieses Maass nach Ahlfeld am Ende des vierten Monats bis zu 25 mm, um dann weiterhin abzunehmen. Vor Eintritt der Wehen erwies sich die eigentliche Muskelschichte in den verschiedensten Partien der Wandung, welche dimensional nicht gleich war, im Grossen und Ganzen übereinstimmend dick (Berry Hart, Hofmeier, C. Ruge, Waldeyer). Viele Autoren sahen jene Gegend, welche als unteres Uterinsegment bezeichnet wird, noch längere Zeit in ihrer Dimension stärker fortbestehen, bis zum Schlusse die Verdünnung auch an diesem Abschnitte oft eine auffällige wird (Ahlfeld, J. Veit, Benckiser[2]). Wir müssen mit Lahs gegenüber Bayer der Annahme huldigen, dass die Befunde gewiss nicht immer ganz gleiche sind, demnach sich auch nicht nach bestimmten Stadien genau rangieren lassen.

Trotz der Abhängigkeit von verschiedenen Faktoren, durch welche Schwankungen in der Grössenzunahme gegeben sind, konstatiert man doch

---

[1]) Messungen haben ergeben, dass das Ei in der zweiten und dritten Woche etwa $^{1}/_{15}$, in der achten Woche etwa $^{1}/_{3}$—$^{1}/_{4}$, im vierten bis fünften Monate die Hälfte der Innenfläche der Gebärmutter einnimmt. Es wächst also das Ei und mit ihm seine Haftfläche in den ersten Monaten der Schwangerschaft weit schneller als der Uterus (Gebhard). Über das Flächenwachstum der Eiinsertionsstelle fehlen noch eingehendere Beobachtungen.

[2]) Siehe die Litteratur über „das untere Uterinsegment“, Abschnitt IX.

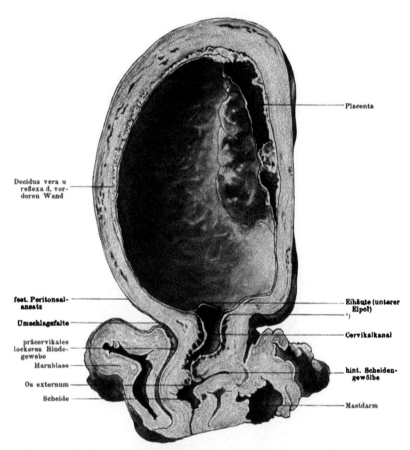

Sagittaler Medianschnitt einer Gebärmutter aus dem fünften Monat der Schwangerschaft.
(Präparat der Heidelberger Frauenklinik.)

Die Frucht entfernt. — Mehrgebärende. — Der Gebärmutterkörper hat schon die typische, ovoide Gestalt.
Placentarsitz an der hinteren Wand. Das Präparat zeigt ausser gewissen topographischen Verhältnissen
(Höhe des festen Peritonealansatzes, der Umschlagsfalte) auch deutlich die Verdünnung der Decidua in den
unteren Körperabschnitten, das trichterförmige Offenstehen des inneren Muttermundes und des oberen Teiles
des Cervikalkanales, der von dem typischen Schleimpfropf ausgefüllt ist. Der untere Eipol zieht über diese
offenstehende Lücke hinweg. Die dimensionalen Verhältnisse des Präparates sind in der Tabelle zu Seite
451 (Fall 11) aufgenommen.

*) Umbiegungsstelle der Wand, unter welche nach abwärts in der Ausdehnung von ca. 4,5 mm
sich noch decidual veränderte Schleimhaut verfolgen lässt (Compacta mit einigen gut erhaltenen Drüsen-
schläuchen — keine Spongiosa mehr) = isthmische Zone, oberer Trichterteil.

Verlag von J. F. Bergmann, Wiesbaden.

29*

eine grosse Regelmässigkeit in der ständigen Zunahme aller Maasse der wachsenden Gebärmutter bis zum Ende der Schwangerschaft. An dem Wachstume nehmen nicht alle Abschnitte gleichen Anteil. Am stärksten dehnt sich der Fundus, was am besten dadurch demonstriert werden kann, dass die Insertion der Tuben eine vollkommen andere wird. Die Eileiter und die Ligamente gehen nämlich am nicht schwangeren Organe nur wenige Millimeter unter der Kuppe des Gebärmuttergrundes ab, indes sie am hochschwangeren Organe unter Umständen fast in der Mitte der Seitenkante und zwar je nach dem Sitze der Placentarstelle mehr an der vorderen oder hinteren Wand entspringen.

Augenfällig ist die zunehmende Verdickung des Bandapparates an dem schwangeren Organe. Am stärksten treten in dieser Beziehung die runden Mutterbänder hervor, welche, wie ja bekannt, selbst bei dicken Bauchdecken deutlich an der Vorderwand des bereits die ganze Bauchhöhle ausfüllenden Uterus tastbar werden. Spiegelberg bezeichnet ihre Längen- und Dickenzunahme als das vierfache gegenüber dem Normalen. Die Verdickung ist am stärksten an ihrer Insertionsstelle. Einer analogen Veränderung begegnen wir nur bei Myomen, welche das Corpus mächtig ausdehnen. Besonders die Muskulatur hypertrophiert in denselben und zwar jene Muskelbündel, die an dem Aufbau der Gebärmutter sich beteiligen (Bayer, Tubeneckenmuskulatur). Bei (besonders durch Hindernisse) verzögerter Geburt tritt die Hypertrophie infolge von Anspannung der Ligamente noch deutlicher zu Tage. Sie gewinnen damit prognostisch eine grosse Bedeutung und zwar durch ihr stärkeres Hervortreten und ihre straffe Spannung als ein Zeichen drohender Uterusruptur.

Hamburger hat das Verhältnis der Stärke der runden Mutterbänder zur Stärke der Wehenthätigkeit an 110 Fällen studiert. 82 mal entsprach die Stärke der Dauer der Wehenthätigkeit, 7 mal nicht, 21 mal war ein Schluss unsicher oder ungenau. Hiebei wurden hauptsächlich nur Wehen der Austreibungsperiode in Rücksicht gezogen.

Die Abgangsstelle der runden und der Eierstocksbänder an der Gebärmutter entfernt sich im schwangeren Zustande bei der starken, konvexen Entfaltung des Gebärmuttergrundes immer mehr von jener der Eileiter und zwar kann ein bestimmtes Verhältnis nach dem Placentarsitz festgestellt werden (siehe in dem Kapitel über Formveränderung). Alle Insertionspunkte rücken demnach in toto tiefer herab[1]).

---

[1]) Bei einem gut konservierten Uterus aus dem fünften Schwangerschaftsmonate fanden wir folgende Maasse:
Entfernung des Abganges der Eierstocksbänder von der höchsten Kuppe des Fundus 9 cm,
Entfernung des Abganges der Eileiter von der höchsten Kuppe des Fundus . . . 7 cm,
Entfernung des Abganges der runden Mutterbänder von der höchsten Kuppe des Fundus 10 cm,
Entfernung des Abganges der Eierstocksbänder von jenem der Eileiter . . . . . 2,5 cm,
Entfernung des Abganges der Eileiter von jenem der runden Mutterbänder . . . 1,5 cm.
Die Insertion der Eileiter und runden Bänder liegt an der Vorderwand der Gebärmutter. — Placentarinsertion (Morphologie der Gebärmutter) an der hinteren Wand. — Exakte Angaben über die diesbezüglichen Verhältniszahlen darüber finden sich vielfach bei Bayer.

' Die breiten Mutterbänder hängen gewöhnlich an der Seite der hochschwangeren Gebärmutter schlaff herab. Wir können uns Joh. Veit im Allgemeinen anschliessen, welcher eine Entfaltung der breiten Mutterbänder in ihrem medialen Abschnitte durch die wachsende Gebärmutter annimmt. Sie werden massiger, succulenter, und erscheinen etwas verkürzt. Diesbezüglich bedürfte es übrigens noch weiterer Untersuchungen. Auch die Ligamenta recto-uterina hypertrophieren und fühlen sich massiger an als unter gewöhnlichen Verhältnissen [1]).

II. Änderung der Form und Konsistenz.

Mit den erwähnten Veränderungen des Volumens Hand in Hand geht auch eine Veränderung in der Form. Die ursprüngliche Birn- oder Flaschenkürbisform wird durch die einseitige Vergrösserung des Körpers, speziell durch die starke Rundung des Grundes und der Seitenwände allmählich zur Kugel-, später zur Eiform. In den ersten drei Monaten ergiebt sich die erstere, die besser als ein platt gedrücktes Sphäroid beschrieben wird; erst vom fünften Monate an, wenn die Zunahme des Längendurchmessers überwiegt, die oberen Segmente auffallend rasch zu wachsen beginnen, entwickelt sich die für das hochschwangere Organ immer mehr charakteristisch werdende Eiform mit breitem, oberen und schmalem, unteren Pole.

Am Ende der Schwangerschaft wird die Form der Gebärmutter von der dem Organe ursprünglich eigentümlichen Gestalt, von der Grösse und Lage des Kindes und der Menge des Fruchtwassers, endlich auch, von der Lage des Placentarsitzes abhängig. Dieselbe passt sich den in der Nähe befindlichen Knochenvorsprüngen und Weichteilen, wie dies die Gefrierschnitte Waldeyers am besten illustrieren, aufs innigste an.

Schroeder und Stratz haben ganz bestimmte Typen in der ursprünglichen Form der schwangeren Gebärmutter unterschieden, deren Grundlage von diesen Autoren auf entwickelungsgeschichtliche Momente zurückgeführt wird. Sie unterscheiden a) einen Uterus fusiformis, welcher im allgemeinen gleichmässig abgerundet, Spindelform zeigt, b) einen Uterus arcuatus, der durch eine grössere Breite auffällt und im Gebärmuttergrunde eine Vertiefung trägt. Mit dieser Form soll auch die Lage der schwangeren Gebärmutter in Zusammenhang gebracht werden, indem der spindelförmige Uterus gewöhnlich mehr median zu liegen kommt, indes der Uterus arcuatus eine starke Neigung zu seitlicher Abweichung zeigt. Die letztere Form sei die häufigere. Natürlich werden allerlei Übergänge zwischen beiden Extremen beobachtet werden können.

Webster[2]), welcher an dem Gefrierschnitte durch eine im fünften Monate Schwangere eine mit den gewöhnlichen Darstellungen nicht überein-

---

[1]) Bezüglich der Beteiligung der Cervix an der Hypertrophie wird in späteren Kapiteln abgehandelt werden.

[2]) Webster, J. C., The female pelvis in the beginning of the fifth month of pregnancy. The Transact. of the Edinb. obstetr. Soc. Vol. XVII. pag. 344.

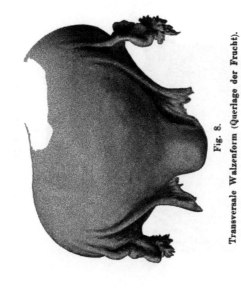

Fig. 8.

Transversale Walzenform (Querlage der Frucht).

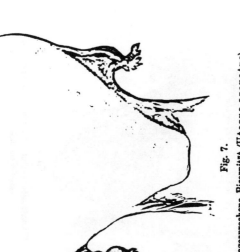

Fig. 7.

Ausgesprochene Bicornität (Uterus arcuatus).

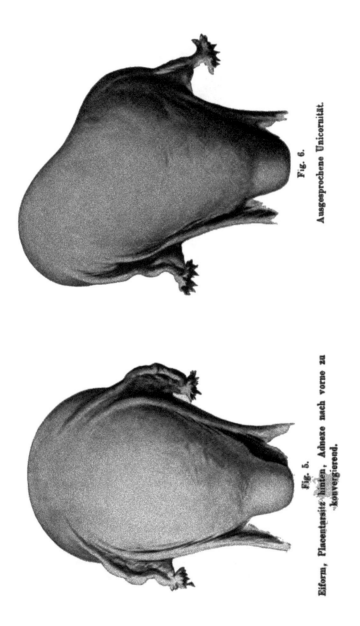

Fig. 6.

Ausgesprochene Unicornität.

Fig. 5.

Eiform, Placentarsitz hinten, Adnexe nach vorne zu konvergierend.

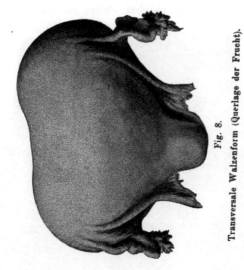

Fig. 8.

Transversale Walzenform (Querlage der Frucht).

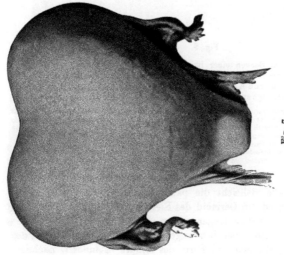

Fig. 7.

Ausgesprochene Bicornität (Uterus arcuatus).

stimmende Form der Gebärmutter konstatieren konnte, hat durch Diagramme
zu veranschaulichen versucht, dass der Uterus am Anfange und Ende der
Schwangerschaft oben breiter und dicker sei als unten, im dritten und vierten
Monate eine mehr runde Gestalt annehme und im fünften Monate dem Umfange nach unten grösser sei als oben.   Schon der Autor hebt jedoch her-

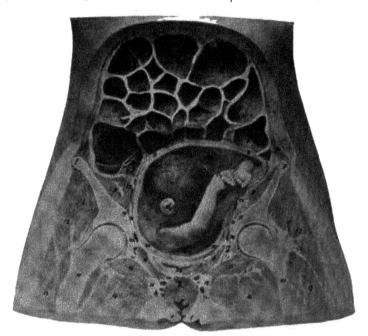

Fig. 9.

Frontaldurchschnitt durch das Becken einer im fünften bis sechsten Monate schwangeren
Person; das Kind in den Uterus in voller Figur hineingezeichnet. Zur Darstellung der Formveränderung des Uterus durch Kindeslage. (Ausbuchtung an der Stelle, wo die Füsse
liegen.) (Aus Waldeyer, Beiträge zur Kenntnis der Lage der weiblichen Beckenorgane. 1892.)

1, 1 Labia majora, 2 Canalis vaginae, pars infer., 3 Cöcum, 4 Colon ascendens, 5, 5 Colon transversum, 6 Colon
descendens, 7, 7 Spina anterior superior oasis ilei, 8, 8 Fundus uteri, 9, 9 Musc. ilio-psoas., 10, 10 Os femoris,
11, 11 Musculi abdomin., 12, 12 Musculi glutaei, 13, 13 Musc. vastus lateralis, 14, 14 Musc. adductores, 15,
15 Musc. obturator ext., 16, 16 Musc. obturator int., 17, 17 Canalis obturat., Vasa obturat., 18, 18 Sectio Os-
pubis, 19, 19 Linea terminalis, 20, 20 Pars inferior corp. uteri, 21, 21 Gland. lymphatica, 22, 22 Vena obtura-
toria, 23, 23 Vasa iliaca externa, 24 Diverticulum cavit. uteri sinistrum continens pedes foetus, 25 Diverticulum
uteri dextrum, 25, Placenta, 26 Pars funicul. umbilic., 27 Pars altera funicul, umbilic., 28 Vesica urin., 29 Ure-
thra, 30 Valvula coli.

vor, dass in seinem Falle vielleicht die pathologischen Verhältnisse, indem
dem Uterus dicht anliegend ein Dermoid des Eierstockes vorgefunden worden
war, Schuld an diesem Verhalten tragen mögen.

Jedenfalls wird am Ende der Schwangerschaft die äussere Form auch
durch die Lage, Grösse, Haltung und Form des Kindes beeinflusst, nachdem

um diese Zeit die Wandungen wesentlich dünner und nachgiebiger geworden sind, und tritt nun vor allem ein Unterschied zwischen der Form des Uterus der Erstgeschwängerten und jener von Frauen auf, bei welchen nicht nur eine Erschlaffung und Verdünnung der Gebärmutterwandung, sondern auch eine Erschlaffung des ganzen Fixationsapparates und Nachgiebigkeit der Bauchdecke infolge der schon überstandenen Geburten gegeben ist. Regelwidrige Lagen der Frucht (Querlagen z. B. siehe Fig. 8) bedingen naturgemäss auch ganz besondere Formveränderungen der Gebärmutter. Für Zwillingsschwangerschaft und übermässige Menge des Fruchtwassers kann jedoch eine besondere, charakteristische Form nicht unterschieden werden.

Ausladungen und Ausbuchtungen, wie sie zuweilen besonders durch die kleinen Kindesteile in auffälliger Weise gegeben sind, werden sich einerseits durch die Weichheit, andererseits durch die Dünnheit der Wandung erklären lassen. Auch an Gefrierschnitten sehen wir, wie z. B. die kleinen Teile in eine eigene Ausbuchtung eingelagert sind (Frontalschnitt Waldeyers, siehe Fig. 9 auf nebenstehender Seite).

Die Form der schwangeren Gebärmutter wird endlich auch noch durch den Sitz des Fruchtkuchens beeinflusst, da durch letzteren die betroffenen Wandteile stärker entfaltet werden. Bayer, welcher getrachtet hatte, bestimmte Anhaltspunkte für die klinische Diagnose der Tubeneckenplacenta zu gewinnen, sprach dies zuerst in bestimmter Weise aus und unternahm über seine Anregung hin Palm systematische Untersuchungen, deren Ergebnis mit den von Leopold gelehrten und durch die Befunde beim Kaiserschnitt bestätigten übereinstimmte.

Palms fünf typische Formen:

1. Uterus spindelförmig, ohne Asymmetrie; die Insertionspunkte der Tuben und runden Mutterbänder hoch oben in gleicher Höhe, ziemlich nahe aneinander, auf der vorderen Wand (Placenta hinten, unten).

2. Ebenso, nur die Insertionspunkte weit auseinander, an den Seitenkanten (Placenta vorne, unten).

3. Gebärmutter mehr kugelförmig, ohne Asymmetrie; Insertionspunkte tief, unter der Nabelhöhe, ziemlich nahe aneinander, auf der vorderen Wand (Placenta hinten, oben).

4. Ebenso; Insertionspunkte weit auseinander, an den Seitenkanten (Placenta vorne, oben).

5. Uterusfundus breit, in der Mitte eingefaltet (scheinbar Uterus arcuatus); Asymmetrie stets vorhanden; die eine Ecke stärker vorgewölbt, höher stehend; Insertionspunkte weit auseinander, an den Seitenkanten, einseitig höher (Placenta in einer Tubenecke).

Allgemein begegnen wir in Bezug auf die Konsistenz der schwangeren Gebärmutter dem Ausdrucke „teigig weich". In der That besteht eine solche Weichheit; wir können dieselbe bei der bimanuellen Abtastung prüfen, wir sehen auch an den Leichenpräparaten direkt Eindrücke von Darmschlingen an der Oberfläche des Organs. (Siehe auch die Bilder in dem Atlas von

Waldeyer.) Diese Eindrücke gleichen jenen, welchen man bei Obduktionen von Wöchnerinnen am Uterus fast regelmässig begegnet. Doch scheint uns die Bezeichnung der Konsistenz als eine teigig weiche durchaus nicht für alle Fälle zu passen. Zuweilen ist der Uteruskörper ballonartig aufgetrieben und zeigt förmliche Fluktuation. Oder er ist so weich, dass die Kontur ganz verschwindet. Auch Kanten und Leisten begegnen wir bei der Abtastung; umschriebene, härtere Partien kontrastieren gegenüber weicheren und täuschen zuweilen Geschwülste vor.

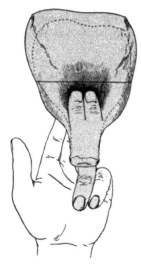

Fig. 10.

Zur Erklärung des Hegarschen Schwangerschaftszeichens.
(Aus Sellheim in Hegars Beiträge zur Geburtshülfe und Gynäkologie. V. Bd. 1901).

Ausweichen des inkompressiblen Eies nach oben während der bimanuellen Zusammendrückung des unteren Gebärmutterabschnittes. Die punktierte Linie stellt die Grenzen des Uterus im Ruhezustand, die ausgezogene während der Kompression dar. In den oberen Teilen der Gebärmutter macht sich demnach infolge der Kompression eine Volumszunahme nach allen Dimensionen geltend.

In Bezug auf die Konsistenz und die Form der schwangeren Gebärmutter in den ersten Monaten der Schwangerschaft liegt eine Reihe von Beobachtungen vor, deren Hauptzweck allerdings in der Feststellung von Merkmalen zur Stellung der Frühdiagnose der Schwangerschaft zu suchen ist; doch können die hiebei gemachten Erfahrungen auch vom Standpunkte des Anatomen nicht ignoriert werden. Das bekannteste und allgemein bereits acceptierte Merkmal ist das sogen. Hegarsche Schwangerschaftszeichen. Die Beobachtung Hegars über die eigentümliche, hochgradige Zusammendrückbarkeit der Gegend des unteren Körpersegmentes im Beginne der Schwangerschaft, welche im Jahre 1884 von Reinl zuerst bekannt gemacht und von Hegars Schülern (Sonntag, Compes, Sellheim) wiederholt ausführlich beschrieben und vielfach von anderer Seite nachgeprüft wurde (Löhlein, Theod. Landau, Vinay u. a.) ist zweifellos das wertvollste derselben [1]).

Seither wurde aber von verschiedenen Seiten nachgewiesen, dass die Grössenzunahme des Uterus bis zum Ende des dritten Lunarmonates häufig keine ganz regelmässige, sondern eine asymmetrische sei, indem jener Abschnitt, in welchem das Ei sich inseriert hat (Tubarecke, Vorder- oder Hinterwand), stärker vorgebuchtet ist, eine weichere Konsistenz und zuweilen auch etwas Druckempfindlichkeit zeigt. Dieser Teil grenzt sich von dem in seiner Konsistenz nicht so sehr abweichenden Abschnitte des Uterus durch eine Furche ab.

---

[1]) Die Zuverlässigkeit dieses Zeichens für alle Fälle negieren Dickinson und Gardner; nach ersterem ist es nur in 66 % der Fälle nachweisbar. Dies stimmt mit den Angaben einiger neuerer Beobachter und auch mit unseren Erfahrungen.

Theod. Landau machte schon auf die Verschiedenheit der Konsistenz in den verschiedenen Abschnitten des Organs (Corpus, Pars supravaginalis, Pars vaginalis colli) und ganz besonders auf die verschiedene Konsistenz innerhalb der Wandung jedes dieser Abschnitte aufmerksam. Ausser an der von Hegar beschriebenen Stelle, welche sich durch enorme Weichheit auszeichnen kann, sei eine analoge Konsistenzveränderung an den beiden Abgängen der Tuben zuweilen nachzuweisen. Allerdings nur in 30 % der Fälle begegne man einer derartigen Veränderung an dieser Stelle; wenn aber deutlich fühlbar, dann sei Schwangerschaft sicher vorhanden. Ausserdem unterscheide sich die vordere und die hintere Wand durch ungleiche Konsistenz; in der grössten Zahl der Fälle sei die vordere die mehr aufgelockerte.

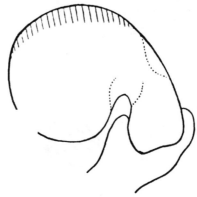

Fig. 11.

Sagittalansicht zur Darstellung der Konsistenzverhältnisse einer schwangeren Gebärmutter (vierte bis fünfte Woche der Schwangerschaft, II. Geschwängerte). (Nach Piskaček, Über Ausladungen umschriebener Gebärmutterabschnitte. Wien 1899.)

Uterus symmetrisch vergrössert, die Vorderfläche vorgewölbt und weich, die hintere Fläche bedeutend resistenter. Hegarsche Kompressibilität des unteren Uterinsegmentes deutlich ausgesprochen.

Auch Dickinson (1892) hat bei der Nachprüfung des Hegarschen Schwangerschaftszeichens auf ein anderes, völlig konstantes Zeichen aufmerksam gemacht, das nur in 4 % der Fälle fehle. Er begegnete einer typischen Vorwölbung der sonst flachen Oberfläche des Gebärmutterkörpers und zwar meistens an der Vorderfläche (40 %), selten an der Seitenkante. Dieselbe sei schon in der dritten Woche nach der Befruchtung anzutreffen. In wenigen Fällen begegnete er an der Vorderwand einer queren Falte.

Am meisten hat sich in letzter Zeit mit derartigen Ausladungen Piskaček (1901) beschäftigt. Es ist nach ihm selbstverständlich, dass die seitliche Ausladung vorwiegend eine Breitenzunahme, die vordere und hintere mediane Ausladung eine Dickenzunahme des Uterus zur Folge haben müsse. Erst im

vierten Lunarmonat nimmt der Uterus die typische Ovoidform an und
wächst hierauf gleichmässig weiter. Bei bestehender Ausladung der Tubarecke sei die Hegarsche Kompressibilität des unteren Uterinsegmentes nur
selten, hingegen bei der symmetrischen Ausladung der Vorder- oder Hinterwand fast regelmässig vorhanden. Das letztere spricht für die Richtigkeit
der Hegarschen Anschauung, dass bei der Zusammendrückung der untere

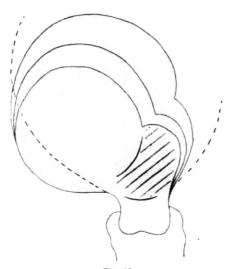

Fig. 12.

Frontalansicht zur Darstellung der Form- und Konsistenzverhältnisse einer schwangeren
Gebärmutter (Schwangerschaftsdauer 12 Wochen, IV. Geschwängerte). (Nach Piskaček,
Über Ausladungen umschriebener Gebärmutterabschnitte. Wien 1899.)

Ursprünglich ausgesprochene Asymmetrie, die linke Gebärmutterhälfte kaum vergrössert und von normaler
Konsistenz, die rechte, auf das vierfache vergrösserte Hälfte setzt sich von der linken wie ein dieser auf-
sitzender, weicher, elastischer Tumor nach vorne, oben und der Seite fort. Beide Teile sind durch eine tiefe
Furche von einander abgegrenzt. Keine Hegarsche Kompressibilität. Es ist an dem Bilde die weitere Umgestaltung der wachsenden Gebärmutter angedeutet, die, wie die punktierte Linie zeigt, sechs Wochen später
vollständig symmetrisch geworden ist, so dass der ursprüngliche Verdacht auf eine Eileiterschwangerschaft
aufgegeben werden musste.

Eipol verdrängt werde, was auch durch das Compes-Sellheimsche Experiment zweifellos sicher gestellt erscheint. Das letztere zeigt aber auch,
dass die oberflächlichen Schichten der Gebärmuttermuskelwand wesentlich
lockerer gefügt sind und durch ihre lamelläre Anordnung eine weitaus grössere
Verschieblichkeit darbieten als die tiefer liegenden, indem sie Faltenbildung
gestatten, indes die übrige Wandung mit dem Ei sich verdrängen lässt.

Piskaček bringt noch Einzelheiten über die von ihm beschriebenen Ausladungen, welche auch sonst noch von Wert sind. Zunächst konstatiert er die viel häufigere Einnistung des Eies an der vorderen als an der hinteren Wand, ferner das Überwiegen der Einnistung in der Tubarecke, bei tiefem Sitz die Berechtigung zur Annahme einer Placenta praevia, endlich die grosse Wahrscheinlichkeit dafür, dass bei Ausladung einer Tubarecke das Ei aus jenem Eierstocke stamme, an welcher Seite die Ausladung sich befindet.

Auch Schatz (1897) hat sich dahin ausgesprochen, dass der Uterus sich nicht gleichmässig, sondern an der Insertionsstelle des Eies wesentlich stärker auszudehnen pflege.

Endlich hat Richard v. Braun-Fernwald (1899) auf die asymmetrische Gestalt des schwangeren Uterus und auf den meist an der Vorderwand der Länge nach verlaufenden, deutlichen Sulcus aufmerksam gemacht; nur hat er seine Befunde nicht in so eingehender Weise begründet, als dies von Piskaček geschehen ist.

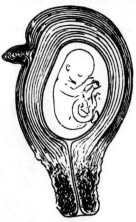

Fig. 18.

Zur Erklärung des II. Hegarschen Schwangerschaftszeichens nach Sellheim in Hegars Beiträge z. Geburtshülfe und Gynäkologie. V. Bd. 1901.

Faltenbildung in den peripheren, aufgelockerten Schichten der Wand des Corpus uteri und Ausweichen der tieferen Schichten im Zusammenhang mit dem inkompressiblen Ei. Beweis für die Lockerung und Verschieblichkeit der einzelnen Muskellamellen in der Schwangerschaft.

III. Lage und Stellung der schwangeren Gebärmutter.

Verhältnis der Achse der Gebärmutter zu jener des Beckens.

Bis zum Ende des dritten Monats füllt die Gebärmutter das kleine Becken aus, indes die seitlichen Beckenbuchten noch frei bleiben. Der Fundus ist dabei stark nach vorne geneigt, nicht, wie früher vielfach angenommen wurde, in Retroversionsstellung (E. Martin), und ruht bei leerer Blase der vorderen Scheidenwand auf. Er ist gegen den Hals etwas stärker abgeknickt als im nicht schwangeren Zustande, wodurch eine spitzwinkelige Anteflexion gegeben ist (siehe Fig. 15). Durch die Gewichtszunahme ist ein tieferes Herabdrängen des gesamten Organs bedingt; nur die Cervix verändert ihre Lage im Beckenraume zunächst nicht wesentlich. Vom vierten Monate an erreichen die Gebärmutterwandungen unmittelbar die an der seitlichen Beckenwand gelegenen Teile (Vasa iliaca, Ureteren) bis zum oberen Psoasrand.

Im späteren Verlaufe erhebt sich jedoch der Gebärmuttergrund ins grosse Becken, die Anteflexion vermindert sich, der Fundus steigt immer weiter hinauf bis ins Epigastrium, um sich zuletzt wieder etwas zu senken. In diesem Stadium ist hauptsächlich der mächtige, obere Abschnitt des schwangeren Organs zwischen die Weichteile der Bauchhöhle eingebettet,

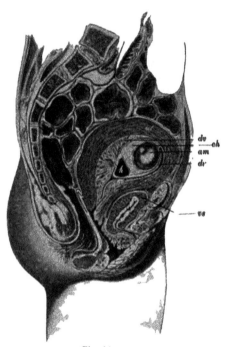

Fig. 14.

Der bekannte Gefrierdurchschnitt durch eine Schwangere im Anfange des dritten Monats von B r a u n e. Der in der Leiche nach hinten zurückgesunkene Uterus ist hier normal anteflektiert gezeichnet. (In der Modifikation nach A h l f e l d s Lehrbuch.)

ut Uterus, *dv* Decidua vera, *ch* Chorion. *am* Amnion, *dr* Decidua reflexa, *h* Bluterguss zwischen Chorion und reflexa (wahrscheinlich vor dem Tode entstanden), *vs* Harnblase.

indess der mittlere Teil im Beckentrichter zwischen die Acetabula festgelegt ist und nicht auszuweichen vermag (W a l d e y e r).

Es ist schon von altersher betont worden, dass die Lage der schwangeren Gebärmutter eine wechselnde sein kann, da es sich um einen weichen, schlaffen Sack handelt, der eine grosse Verschieblichkeit zeigt und mit der Lage der Schwangeren selbst seine eigene Lage verändert. Auf die grosse Veränderlichkeit der Lage der im vorgeschrittenen Stadium zu einem schlaffen Gebilde umgewandelten Gebärmutter hat bereits B r a u n e (1872), später auch besonders

Waldeyer in entsprechender Weise aufmerksam gemacht. Bei diesem Lage-
wechsel beteiligt sich selbstverständlich der obere, konvexe Teil, während der

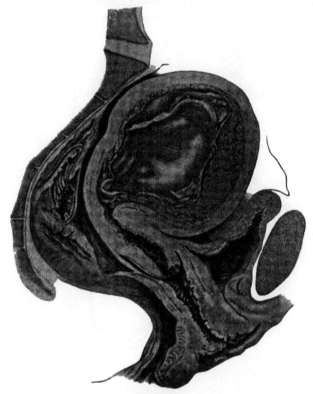

Fig. 15.

Uterus einer 23 jährigen Erstgeschwängerten aus dem dritten Monate der Gravidität.
(Nach H. Bayer aus Freunds gynäkol. Klinik. I. Bd. 1885.)

Starke Anteflexion des Uterus, der Fundus die Conjugata vera kaum überragend, die Blase von oben her
eingedrückt, das ganze Organ 13 cm lang, (8 Corpus, 5 Cervix). Länge der Cervixwand 4,6—4,8, Dicke derselben 0,8—1,0 cm. Länge der vorderen Lippe 1,2, die der hinteren 2,5 cm. Die Wanddicke am Fundus und
vorne 0,5 cm. Die Eierstocksbänder inserieren 2,5 cm unter dem Fundus. Der Cervikalkanal, in der Mitte
ampullenförmig erweitert, verläuft schräg nach hinten und oben. Die Stelle des inneren Muttermundes markiert sich durch die starke Abknickung des Organes. Die vordere Corpuswand stark nach vorne ausgebaucht,
die hintere dagegen stark ausgezogen. Die Portio der typische konische Zapfen mit engem Muttermund. Die
Placenta liegt der ganzen vorderen Wand bis an den inneren Muttermund herab an. Die Eihäute liegen in
ihrem unteren Abschnitte etwas lose auf, Vera und Reflexa sind noch getrennt. Die Vera hat eine Dicke
bis 5 mm. Bis zum inneren Muttermund herauf reicht typische Cervixschleimhaut. In der unteren Hälfte
derselben die Kämme des Arbor vitae. Die Faserung in der Wandung ist eine ziemlich gleichmässige und
lässt keine besonderen Unterschiede erkennen. Die Umschlagsstelle des Bauchfelles an der vorderen Wand
liegt nicht in der Höhe des Os int.

im kleinen Becken befindliche durch die Lagebeziehung zu den Nachbarorganen
und das umgebende Bindegewebe trotz dessen Auflockerung mehr minder fix

erscheint. In aufrechter Stellung der Hochschwangeren fällt die **Schwerlinie** der Gebärmutter vor das Becken und wird das ausgedehnte Organ eigentlich nur durch die vordere Bauchwand gestützt. Bei weiterer Ausdehnung muss auch letztere vorgewölbt werden, wodurch die charakteristische Formveränderung der gesamten,

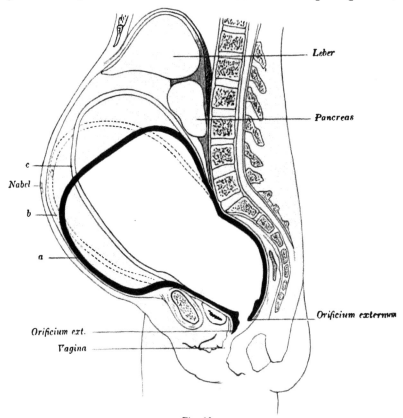

Fig. 16.

Konfigurationslinien des hochschwangeren Uterus. (Aus **Schröder**, Der schwangere und kreissende Uterus. Bonn 1886.)

a Form des Uterus am Gefrierschnitt, *b c* modifizierte Konfiguration der Uterushöhle wie sich dieselbe an der Lebenden verhalten haben würde und zwar *b* am Ende der Schwangerschaft, *c* im kreissenden Zustande.

vorderen Bauchwand in der Schwangerschaft bedingt wird[1]). Die grösste Tiefe des Gebärmutter-Körpers beträgt $^2/_3$ der Gesamttiefe der Bauchhöhle und liegt in der Höhe des unteren Abschnittes der Lendenwirbelsäule. In Rückenlage der Frau muss die Gebärmutter mit ihrer hinteren Wand der Wirbelsäule aufruhen und nimmt demgemäss der Tiefendurchmesser der Bauchhöhle

---

[1]) Siehe darüber einige Bemerkungen im Schlusskapitel dieses Abschnittes.

ab, der Längendurchmesser zu. In halb sitzender oder halb liegender Stellung der Frau steht die Gebärmutter ungefähr senkrecht. Sind die Bauchdecken hochgradig erschlafft, dann muss sich der typische Hängebauch entwickeln,

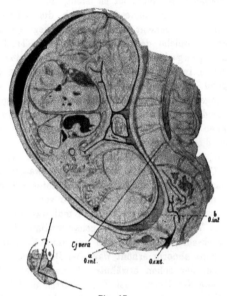

Fig. 17.

**Konfiguration des Uterus, mit Kind in erster Schädellage am Ende der Schwangerschaft.
(Nach Leopold, Uterus und Kind. Leipzig 1897.) (Beträchtlich verkleinert.)**

Das Präparat stammt von einer Erstgebärenden, an Eklampsie beim ersten Wehenbeginn Verstorbenen. Der Gefrierschnitt hat den Uterus genau in der Mittellinie getroffen. Das Kind stellt sich in erster Schädellage unter vorangehender kleiner Fontanelle in den Beckeneingang ein. Zwischen Kopf und dem ganz geschlossenen, inneren Muttermund, über welchen sich die Eihäute, dicht anliegend, hinwegziehen, findet sich meconiumhaltiges Fruchtwasser. Gebärmutterhals 3,5 cm lang, geschlossen. Schleimhautfalten dicht aneinander liegend, äusserer Muttermund ein Grübchen, Scheidenteil ein konischer Zapfen. Von einem Aufgehen des Collum oder seiner Schleimhaut in das untere Uterinsegment nichts zu bemerken. Höhe des Vorwasserraumes 1,2 cm. Die hintere Wand der Uterusmuskulatur liegt den Lendenwirbeln dicht auf. Die obere Hälfte der vorderen Wand ist stark nach vorne gekrümmt und gegen die unteren Partien des Uterus förmlich rechtwinkelig abgeknickt. Dicke der Uteruswand allenthalben 0,5–0,6 cm, nur an der Cervix bis zu 2 cm. Die Eihäute liegen bis zu einem Kreise, der von dem Punkten a und b markiert wird, der Schleimhaut des unteren Gebärmutterabschnittes dicht an. An dem Ringe a b liegt, wie die mikroskopische Untersuchung ergeben hat, die Grenze zwischen Körper- und Halsschleimhaut. Die obere Öffnung des Cervikalkanales hat sich demnach unter dem Beginne der Geburtsarbeit etwas erweitert und die Eihäute ziehen in dem Umfange eines Dreimarkstückes über diese erweiterte Öffnung frei hinweg. An ihrer unteren Fläche haftet Cervixschleim. Die Decidua in der Gegend des inneren Muttermundes bedeckt nur noch in einer ganz schmalen Schichte die locker gefügte Muskulatur und zeigt in etwa zwei Lagen übereinander lang gezogene Drüsenräume mit desquamiertem, cylindrischen Epithel. Eine scharfe Abgrenzung gegen die Gebärmutterhöhle zu fehlt. Die Abgrenzung gegen die Cervixschleimhaut vollzieht sich bei a in derselben Weise, wie dies von Leopold im allgemeinen beschrieben ist.

wodurch ein Unterschied zwischen Erst- und Mehrgeschwängerten augenfällig wird. Bei den letzteren ergiebt sich hiebei eine mehr minder ausgesprochene Anteversionsstellung der Gebärmutter. Bei Erstgeschwängerten tritt der

Hängebauch und zwar in einer besonderen Form (Spitzbauch) dann auf, wenn eine Verengung des Beckeneinganges vorliegt.

Untersucht man viele Schwangere auf das Verhältnis der Längsachse des Uterus zur Medianebene, dann ist es leicht, zu konstatieren, dass diese beiden selten mit einander zusammenfallen, d. h. die Gebärmutter liegt zumeist nach einer Seite hin geneigt und zwar überwiegt weitaus die Dextroversio uteri gravidi, welche der schon angeborenen Tendenz zur Achsendrehung entspricht (Spiegelberg). Als Ursache für dieselbe wird die geringe Tiefe der Bauchhöhle in der Mittellinie, das Vorspringen der Wirbelsäule in der Lendengegend und die Schwerkraft bezeichnet. So kommt es, dass die meisten Schwangeren auch auf der rechten Seite zu liegen pflegen. Bei sehr schlaffen Bauchdecken oder bei einer übermässigen, asymmetrischen Entwickelung des linken Gebärmutterhornes, bei Uterus unicornis sinister sind Abweichungen von dieser Regel gegeben.

Pfannkuch, welcher den Grund der Häufigkeit der Rechtslagerung des schwangeren Organes und die Bedingungen etwaiger Ausnahmen von dieser Regel zu eruieren sich bemüht hat, fand unter 100 daraufhin untersuchten Fällen 81 mal die erwähnte Dextroversio vor. Nur 6 mal fand sich der Gebärmuttergrund nach links verlagert, 6 mal war die Abweichung eine wechselnde, und nur 7 mal stand derselbe genau median. Die ausgesprochene Linkslage sowie wechselnde Lagerung kam nur unter Verhältnissen, in denen die Beweglichkeit ganz abnorm erhöht war, bei Beckenenge, relativer Kleinheit des Organs, bei der schon erwähnten Formanomalie, bei auffallender Schmalheit und Leere des Uterus, bei Frühgeburten u. dgl. vor.

Mit dieser Neigung zu Verlagerung nach rechts ist auch eine, schon in physiologischen Grenzen sich bewegende Torsion verbunden, wodurch die linke Seitenkante der schwangeren Gebärmutter deutlich nach vorne zu liegen kommt. Als Ursache der physiologischen Torsion, welche schon von B. S. Schultze beim jungfräulichen Uterus beschrieben ist, wurden bislang schon für den nicht schwangeren Zustand eine bestimmte Wachstumsrichtung, die nicht median, sondern mehr nach links verschobene Lage des Mastdarmes, endlich die topischen Verhältnisse der Wurzel des Mesenteriums an der linken Seite der Wirbelsäule angeführt.

Die erwähnte Achsendrehung wird auch auf entwickelungsgeschichtliche Verhältnisse zurückgeführt, indem beim Embryo, wie dies Thiersch und Dohrn beschreiben, die Müllerschen Gänge nicht seitlich und symmetrisch nebeneinander, sondern zumeist voreinander gelagert zu sein pflegen, wobei der linke Gang der vorne gelegene ist. Der Einfluss des Mastdarmes ist hierbei unverkennbar. Beachtung dieser Verhältnisse beim Neugeborenen, bei denen das Rektum mit Mekonium stark gefüllt ist, lässt diese Verschiebung sehr deutlich erkennen, und die Beobachtung Credés, dergemäss bei Rechtslagerung des Mastdarmes die umgekehrte Situation gegeben war, in entsprechender Weise zur Begründung verwerten [1]).

---

[1]) Hier erscheint auch Bodons eigentümlicher Fall erwähnenswert, in welchem bei Dextrocardie eine Sinistroversio uteri bestand (Centralbl. f. Gyn. 1897. pag. 592).

Die Höhe des Standes des Gebärmuttergrundes gilt als ein klinisches Symptom für die Bestimmung der Schwangerschaftsdauer. Verfolgt man das Ascendieren des Fundus bis zum Schlusse der Schwangerschaft, so kann man häufig eine gewisse Regelmässigkeit konstatieren, die thatsächlich diagnostische Werte zu finden beanspruchen kann. Man wird auch festzustellen in der Lage sein, dass zumeist in den letzten Wochen der Fundus von seiner erreichten Höhe sich zu senken pflegt, welche Erscheinung auch von den Frauen selbst beobachtet wird, indem von jenem Zeitpunkte an die Atmung eine freiere und auch das Schliessen der Kleider ein leichteres wird. Sorgfältige Bestimmungen lassen jedoch erkennen, dass dieses Senken des Fundus nicht in allen Fällen ein ganz gleichmässiges ist und dass auch bei Erst- und Mehrgeschwängerten diesbezügliche Unterschiede bestehen. Man wird allgemein Olshausen und Veit nur beipflichten, wenn sie in ihrem Lehrbuche erklären, dass der Stand des Fundus für die Berechnung der Schwangerschaftsdauer nur bis zum Ende des siebenten Monats ein einigermassen verlässliches Merkmal darstellt. Als Ursache für dieses Herabtreten des Fundus in der letzten Schwangerschaftszeit wurde bisher das Tiefertreten des kindlichen Kopfes in das Becken bei Erstgeschwängerten, das Nachgeben der vorderen Bauchwand bei Mehrgeschwängerten und endlich die starke Dehnung des unteren Uterinsegmentes bezeichnet.[1])

Das Verhältnis der Achse der Gebärmutter zu jener des Beckens war wiederholt Gegenstand der Prüfung; speziell an Hochschwangeren wurden solche Untersuchungen von B. S. Schultze, Schatz und Küstner vorgenommen. Letzterer stellte drei Thesen auf:

1. Die Uterusachse und Beckeneingangsachse fallen an der hochgraviden, wohlgebauten, stehenden Person meist zusammen.

2. Eher liegt die Uterusachse etwas nach hinten von der Beckeneingangsachse als nach vorne.

3. In der auf dem Rücken liegenden Person liegt die Uterusachse bei weitem am häufigsten nach hinten von der Beckeneingangsachse.

Diese Anschauungen werden durch die mit einem eigens hiezu konstruierten Apparate aufgenommenen Messungen durch de Seigneux wesentlich modifiziert und mit jenen von Pinard und Varnier in Einklang gebracht. Das Ergebnis seiner Messungen fasst dieser Autor in einer Reihe von Sätzen und Tabellen zusammen, die dahin lauten:

1. Unter den gewöhnlichen Verhältnissen (Rückenlage) findet sich der Uterus bei einer hochschwangeren, nicht kreissenden Frau in der grössten Mehrzahl der Fälle in ausgesprochener Retroversion. Seine Achse ist also zur Beckeneingangsachse nach hinten geneigt.

2. Im Stehen ist die Gebärmutterachse bei Primiparen in seltenen Ausnahmen ebenfalls nach hinten geneigt; bei Multiparen ist sie im Gegenteil sehr

---

[1]) Näheres über den Stand des Fundus in den letzten Monaten der Schwangerschaft siehe das vorhergehende Kapitel über Umfangsbestimmungen und Dehnung der Bauchhaut sowie die diagnostischen Abschnitte dieses Handbuches.

häufig nach vorn geneigt. Ein Einfluss durchgemachter Schwangerschaften auf das Vornüberfallen des Uterus im Stehen kann nicht geleugnet werden.

3. Die Neigung des Uterus zur Beckeneingangsebene wechselt sehr merk-

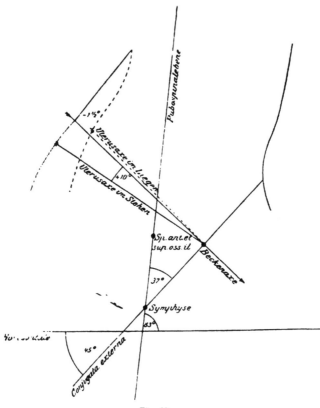

Fig. 18 a.

Fig. 18 a und b. Schematische Darstellung der Neigung der Gebärmutterachse am Ende der Schwangerschaft zur Beckeneingangsebene und das Verhalten derselben bei der liegenden und stehenden Frau nach De Seigneux. Profilzeichnungen, aufgenommen nach der Küstnerschen Methode.

Fig. 18 a. 27 jährige VI para. Beckenneigung 45°, Neigung der Pubospinalebene auf den Horizont 83°, Winkel, welcher von der Pubospinalebene und der Conjugata ext. gebildet wird = 37°, Neigung der Gebärmutterachse im Stehen 10° vor; im Liegen = 1° hinten von der Beckeneingangsachse.

lich mit der Stellung der Frau (aufrechte Stellung oder Rückenlage). Die Differenz zwischen der Neigung im Stehen und derjenigen im Liegen ist bei Mehrgeschwängerten grösser als bei Erstgeschwängerten; sie beträgt im Durchschnitt 10,3" bei ersteren und 7,4" bei letzteren, doch bestehen grosse individuelle Schwankungen. Das Verhältnis der beiden Achsen zu einander gewinnt grosse Bedeutung für die Art der Kopfeinstellung (synklitische Einstellung, Litzmannsche Obliquität, Naegelesche Obliquität, Hinterscheitel-

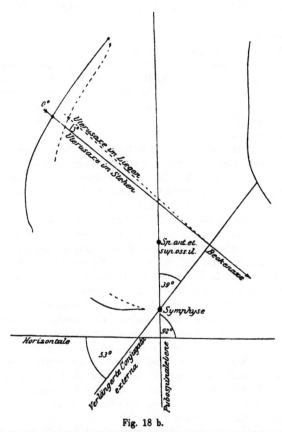

Fig. 18 b.

Fig. 18 b. 32 jährige IV para. Beckenneigung 53°, Neigung der Pubospinalebene auf den Horizont 92°, Winkel, welcher von der Pubospinalebene gebildet wird, 37°. Die Gebärmutterachse fällt hier im Stehen mit der Beckenachse zusammen, im Liegen ist sie 3° nach hinten von der Beckenachse geneigt.

In beiden Profilen sind jene Punkte, welche ihre Lage in Bezug auf die übrigen Teile nicht ändern, welches auch die Lage der Frau sein mag (Symphyse und Spina ant. sup), aufeinander gebracht, so dass sie zusammenfallen, damit auch die Pubospinalebenen an der liegenden und stehenden Frau aufeinander kommen. Es ist dadurch die durch die Lage bedingte Änderung in der Neigung der Gebärmutterachse auffällig gemacht.

bein-, Vorderscheitelbeineinstellung) und damit auch für die Klinik der Geburt. Über die Häufigkeit und Prognose dieser Einstellungsarten spricht sich de Seigneux in seiner Arbeit eingehender aus, worauf jedoch hier nicht näher eingegangen werden kann.

Dass die für die normalen, physiologischen Verhältnisse geltende, wesentliche Beeinflussung der Lage der Gebärmutter durch die Nachbarorgane auch für den Zustand der Schwangerschaft Geltung habe, zeigt die Betrachtung einer Reihe von Gefrierdurchschnitten, welche W a l d e y e r in sein grosses Beckenwerk aufgenommen und auf welche er bei Besprechung der Syntopie des schwangeren Uterus speziell verwiesen hat. Insolange das sich vergrössernde Organ noch im Beckenraum gelegen ist, wird sich diese Beeinflussung in gleichem Sinne nachweisen lassen, wie dies durch die grundlegenden Beobachtungen von S c h r ö d e r, C r e d é, E. M a r t i n, P f a n n k u c h u. a. für den puerperalen Uterus festgelegt ist. So ruht der sich vergrössernde Gebärmutterkörper, der durch seine Schwere etwas herabdrängt, in den ersten sechs Wochen der hinteren Blasenwand auf, Flexur und Mastdarm sind in die Kreuzbeinhöhlung verdrängt. Der tiefstehende Scheidenteil sieht nach vorne (Anteflexio). Fühlbar wird bei einfacher Indagation die vordere Gebärmutterwand, welche sich stärker vorwölbt, vom Scheidengewölbe aus erst nach der sechsten Woche (E. M a r t i n). Schon im vierten Monate erhebt sich der Gebärmutterkörper über die Schamfuge empor in das grosse Becken, wodurch auch ein höherer Stand der Portio bedingt wird[1].

Die Gefrierschnitte (B r a u n e, W a l d e y e r) lehren, dass im hochschwangeren Zustande der Fundus uteri die Höhe des ersten oder zweiten Lendenwirbels erreicht, wie dies schon M o r e a u und B. S. S c h u l t z e gelehrt haben. Den grössten Tiefendurchmesser (16 cm) erreicht die Bauchhöhle in der Richtung von vorne nach hinten in Nabelhöhe, welche dem vierten Lendenwirbel gegenüberliegt (bei B r a u n e etwas höher). Die Gebärmutter verdrängt die Darmschlingen nach aufwärts; ihr Grund berührt das Duodenum und Pankreas. — Weder vor noch hinter dem Uterus finden sich Dünndarmschlingen (nur im ersten Präparate B r a u n e s fand sich eine solche tief herabreichend und zwar unterstes Ileum). — Die L e b e r, welche sich so wenig wie die Milz vergrössert erwiesen hat, wird mit ihrem unteren Rande etwas emporgehoben[2]. Das Zwerchfell erreicht mit seinem höchsten Teile die Höhe des siebten Brustwirbels (im nicht schwangeren Zustande nur jene des neunten und zehnten). Über die syntopischen Verhältnisse der Harnblase und des Bauchfellüberzuges wird an anderer Stelle berichtet.

In den späteren Stadien, bei der grossen Dünnheit der Gebärmutterwandung kann selbst die Impression von weichen Gebilden, wie von Darmschlingen, an der Innenfläche des Organs zum Ausdruck kommen (W a l d e y e r).

---

[1] Über die Höhe des Standes des Orific. extern. gegen Ende der Schwangerschaft stimmen die Anschauungen nicht überein. Nach M o r e a u und B. S. S c h u l t z e fällt dasselbe in die Höhe des oberen Schamfugenrandes; ebenso nach W a l d e y e r; indess nach B e r r y H a r t (Structural anatomy of the pelvic floor, Edinb. 1880) selbst der innere Muttermund unterhalb die Beckeneingangsebene zu liegen kommt.

[2] Auf die Dislokation der Leber, infolge von Schwangerschaft, besonders wenn eine Schnürfurche bestand, welche sich in einer Umstülpung des abgeschnürten Teiles über den Rippenbogen nach aussen und oben kennzeichnete, hat schon V i r c h o w (Monatsschr. f. Gebk. XXI. S. 90) aufmerksam gemacht. Entgegen dem Befunde von B r a u n e fand B i r c h - H i r s c h f e l d die Milz beträchtlich vergrössert und schwerer.

IV. Beteiligung der einzelnen Wandelemente an der Vergrösserung. Veränderung (Hypertrophie) und Neubildung (Hyperplasie) der Muskelfasern.

Litteratur.

Acconci, Contributione al studio dell' anatomia e Fisiol. d. Utero gestante e parturiente. Giornale della R. Accad. di Med. 1890. 7.

Amadei, L'iperplasia delle fibre muscolari liscie dell' utero gravido. Suppl. di ostetr. e gin. 1894. 5.

Arnold, Handbuch der Gewebelehre von S. Stricker. Wien 1872.

Bossi, Sulla degenerazione grassa dell' utero durante la gravidanza. Ann. di Ost. e Gin. Dicembre 1896.

Dittel, Über die elastischen Fasern der Gebärmutter. Wien. klin. Rundschau. 1896. 26, 27.

Dührssen, Beiträge zur Anatomie und Physiologie der Portio vaginalis uteri. Arch. f. Gyn. 1891. Bd. XLI. S. 258.

Elischer, Beitrag zur feineren Anatomie der Muskelfasern des Uterus. Arch. f. Gyn. Bd. IX. S. 10. 1876.

d'Erchia, Florenzo, Beitrag zum Studium des Bindegewebes des Uterus während der puerperalen Rückbildung. Monatsschr. f. Geburtsh. 1897. V. S. 595.

Farre, Uterus and its appendages. Todds Cyclop. of anat. and phys. pag. 645.

Frankenhäuser. Die Nerven der Gebärmutter. Jena 1867.

Girode, Quergestreifte Muskelfasern im Uterus. Compt. rend. 1892.

Helene, Histologische Untersuchungen über Muskulatur und Bindegewebe des Uterus während der Schwangerschaft und Geburt. Transact. of the royal soc. of Edinb. Bd. XXXV. 1893. Nr. 8.

Heschl, Zeitschr. d. Gesellsch. d. Wien. Ärzte. 1852. VIII. 228.

Hirrigoyen: Examen d'un utérus gravide. Journ. de méd. de Bordeaux. Tom. XXIX. Juin 1899. pag. 311.

Jaja, Ricerche istologiche sul tessuto muscolare e connettivo dell' utero gravido. Il Policlinico. Roma 1900. Vol. VII. C. Fasc. 10. pag. 521.

Klebs, Virchows Archiv. Bd. 42.

Koelliker, Zeitschr. f. wissensch. Zoologie. Bd. 1, 8, 47 und Koellikers Handbuch der Gewebelehre, VI. Aufl., III. Bd., II. Hälfte, herausgegeben von V. v. Ebner, Leipzig 1902, S. 571.

Melnikow-Raswedenkow, Histologische Untersuchungen über das elastische Gewebe in normalen und pathologisch veränderten Organen. Zieglers Beitr. 1899. Bd. XXVI. S. 546.

Nehrkorn, Quergestreifte Muskelfasern in der Uteruswand. Virchows Archiv. 1898. Bd. CLI. S. 52.

Piccoli, Wichtigkeit der histologischen Untersuchung des Uterus, sowie der mikrometrischen Messung der Uterusfasern für die Diagnose eines stattgehabten Abortus und des Zeitpunktes der Schwangerschaft an der Leiche. Arch. di ostetr. e gin. 1899. Ref. Monatsschr. 1900. XII. 857.

Pick, Über das elastische Gewebe in der normalen und pathologisch veränderten Gebärmutter. Volkmanns Samml. klin. Vorträge. 1900. Nr. 283.

Sänger, Die Rückbildung der Muskularis des puerperalen Uterus. Festschrift f. E. L. Wagner. Leipzig 1887.

Schwalbe, M. Schultzes Archiv für mikroskopische Anatomie. Bd. IV.

Woltke, Beitrag zur Kenntnis des elastischen Gewebes in der Gebärmutter und im Eierstocke. Zieglers Beitr. 1900. Bd. XXVII. S. 374.

Die Vergrösserung des Gebärmutterkörpers kommt hauptsächlich durch ein mächtiges Auswachsen der Muskelschicht zu stande. Freilich beteiligen sich an dieser Grössenzunahme im Anfange auch das interstitielle Bindegewebe, die Gefässe, die Nerven, das Bauchfell und endlich die gerade anfangs

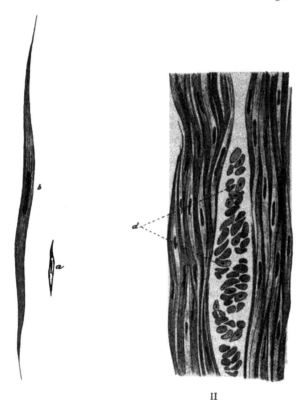

II

Fig. 19.

I. Glatte Muskelfasern der Gebärmutterwandung. Die Grössenzunahme derselben in der
Schwangerschaft.
a Eine solche aus dem jungfräulichen, *b* eine solche aus dem hochschwangeren Uterus.

II. Anordnung der glatten Muskelfasern zu Bündeln in der Gebärmutterwand, längs und
quer (*d*) getroffen. (Nach Bumm.)

gewaltig verdickte Schleimhaut. Doch gerade in der Körperwandung treten alle diese Gewebselemente wesentlich zurück hinter den Veränderungen, welche in der Muskulatur gegeben sind. Ob diese allein die Folge von Hypertrophie der schon vorhandenen Muskelfasern oder eine dazu kommende Neubildung von solchen ist, erscheint Manchen noch zweifelhaft. Die meisten Autoren

nehmen Kombination von Hypertrophie und Hyperplasie an (Lehrbücher von
Karl Schroeder, Olshausen-Veit, Zweifel, Joh. Veit in Müllers

Fig. 20. Muskelelemente aus einer fünfmonatlichen,
schwangeren Gebärmutter, nach V. v. Ebner (aus
Koellikers Handbuch der Gewebelehre, VI. Aufl.,
Leipzig 1902).

a Bildungszellen der Muskelfasern, b jüngere, c entwickelte Faserzellen.

Fig. 21. Muskulöse Faserzelle aus einem sechsmonat-
lichen Uterus gravidus, nach V. v. Ebner (aus
Koellikers Handbuch der Gewebelehre, VI. Aufl,
Leipzig 1902).

a Muskulöse Faserzelle, b der mittlere Teil derselben, nach Behandlung mit Essigsäure den Schein einer Hülle zeigend, c Kern der
Faserzellen.

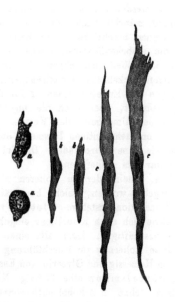

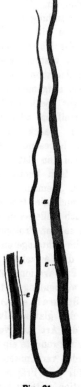

Fig. 20.   Fig. 21.

Handbuch), indes einzelne sich nicht bestimmt auszusprechen wagen (Ahlfeld, Bayer). v. Koelliker ist schon seit langem mit Rücksicht auf die

Verhältnisse beim Menschen ebenso wie Kilian mit Rücksicht auf jene bei den Tieren für die Kombination beider eingetreten. v. Ebner schliesst sich mit Helene in ganz entschiedener Weise diesen an. Ersterer nimmt sowie Luschka eine Neubildung von Muskelzellen in den ersten Monaten (bis zur 26. Woche) an, indes die Vergrösserung der Zellen auch weiter hinaus bis ans Ende der Schwangerschaft dauern soll. Sie sahen junge, rundliche Zellen mit allen Übergängen sich zu langen spindelförmigen Zellen umformen. Analog behauptet Spiegelberg, dass eine Menge von embryonalen Muskelzellen im Laufe der Schwangerschaft zu kontraktilen Formen von oft kolossaler Dimension auswachsen. Dies soll besonders in den ersten fünf Monaten und zwar namentlich in den inneren Lagen der Wandung stattfinden. Kariokinetischen Figuren in den Muskelzellen begegnet man nur in den ersten Monaten der Schwangerschaft (Amadei). Heschl nahm nur Hyperplasie, Sänger nur Hypertrophie an. Ganz vereinzelt steht Meola, welcher die Zunahme der Dicke der Wandung hauptsächlich auf Vermehrung des Bindegewebes zurückgeführt wissen will.

Was die Form der Muskelelemente betrifft, so gelten noch allgemein die in seiner ersten, grossen Arbeit und seiner Histologie von Koelliker gemachten Angaben zu Recht und sind seine diesbezüglichen Abbildungen überall noch aufgenommen. Dieselben werden als blass granuliert und mit mehr weniger deutlicher Längsstreifung, manchmal auch mit einer Andeutung von Querstreifung oder Faltung versehen beschrieben. Ihr Rand soll oft wellenförmig gezackt erscheinen, die stäbchenförmigen Kerne sollen sich zumeist durch besondere Länge und Schmalheit auszeichnen. Elischer beobachtete bei den glatten, bandförmigen Muskelzellen der schwangeren Gebärmutter der Kuh knotige Auftreibungen am Ende, welchen er für die Neubildung von Elementen Bedeutung beimisst, aber auch die eigentümliche Streifung und die Granulierung in der Umgebung des Kernes. Er begegnete auch Zellen von der Gestalt von mehrkantigen Prismen; am Rande der Zellen sah er Protoplasmafäden wie feine Wurzelfäden. Die Schlankheit derselben im schwangeren Zustande war ihm aufgefallen.

Um die einzelnen Muskelzellen voneinander zu isolieren sind verschiedene Präparationsmethoden angegeben worden, welche hauptsächlich in einer Art wochenlang fortgesetzter Maceration bestehen. Klebs, Frankenhäuser, Schwalbe, Arnold, welche sich nach Koelliker eingehend mit dem Bau der glatten Muskelfasern beschäftigten, legen alle einen grossen Wert auf die Art und Weise, wie diese Isolierung zur Durchführung gelangt. Elischer verwendete ein Gemisch von Holzessig und Glycerin, von Essigsäure-Glycerin oder verdünntem Alkohol, Bertelsmann eine 33%ige Kalilauge, Sänger für jene Präparate, die lange schon in Alkohol aufbewahrt waren, die Maceration mittelst 30%iger Salpetersäure durch mehrere Tage hindurch. Bayer endlich kochte kurze Zeit in 10%iger Kalilauge oder verwendete eine wochenlange Maceration in einer Mischung von Holzessig und Glycerin zu gleichen Teilen 2, konzentrierter Karbolsäure 1, Wasser 12.

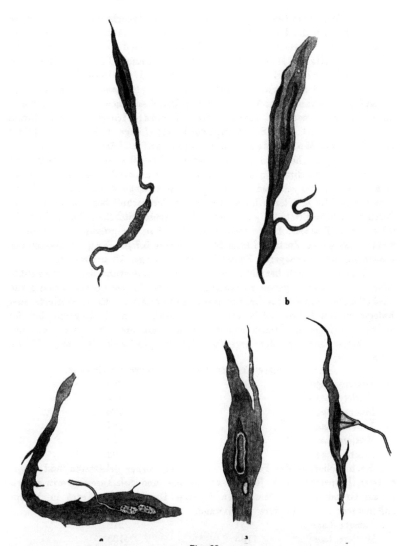

Fig. 22.
Verschiedene Formen von Muskelfasern der Gebärmutterwand nach **Elischer**, Archiv für
Gynäkologie. IX.

a) Menschlicher, virginaler Uterus — während der Menstruation — eigentümliche Form mit doppelter, spindeliger Auftreibung; nur in der einen stäbchenförmiger Kern; untere Spindel kernlos.
b) Uterus des Kaninchens. Faser mit knötchenartiger Auftreibung am Ende, welche vielleicht mit Neubildung einer Muskelfaser im Zusammenhang stehen könnte. Bandartige Formation.
c), d) und e) Uterus der schwangeren Kuh. Hochgradige Abplattung der Muskelzelle infolge des schwangeren Zustandes. Auswachsen von wurzelartigen Protoplasmafäden am Zellrande.
e) Winkelig gebogene Nervenfaser, am Ende ein Knötchen führend und in drei feine Endäste zerfallend welche sich in den Kern der Muskelspindel einsenken.

Zu einer Tradition ist es geworden, die Hypertrophie in der Weise anzugeben, dass die Länge der Muskelzellen das 7—11 fache, die Breite das 3—5 fache des Normalen erreicht. Messungen sind mehrfach ausgeführt worden. Koellikers Maasse: Länge 0.06—0,12 Linien, Breite 0,0025—0,006 Linien, stellenweise 0,01. (Aus der äusseren und mittleren Schichte — in der inneren sind sie kürzer, V. Monat.) Das Längenmaass kann im weiteren Verlauf der Schwangerschaft bis zu ¹ ₄''' im Mittel ansteigen. Jene von Ebner (in Koellikers neuester Auflage 1902): Normale Länge 44—68 μ, Breite 4,5 μ; V. Monat der Schwangerschaft: Länge 130—160 μ, Breite 13—22 μ; VI. Monat der Schwangerschaft: Länge 220—560 μ. — Runde Zellen, welche einen Durchmesser von 22—40 μ aufweisen, kann man nach Ebner sich direkt in solche von 40—68 μ umwandeln sehen. Sängers Maasse: Uterus im sechsten Monat Durchschnittslänge 254,1 μ, durchschnittliche Breite 11.9 μ. Uterus im achten Monat durchschnittliche Länge 172,6 μ, durchschnittliche Breite 9,1 μ; dagegen die durchschnittlichen Maasse im nicht schwangeren Zustand: Länge 29.9 μ. Breite 4,4 μ; die grösste Dimension im nicht schwangeren Zustand Länge 38.3 μ, Breite 5.7 μ. Nagels Maasse der Fasern im hochschwangeren Zustande: 600 μ Länge. 12 μ Breite [1]).

Bayer hat sich bemüht, um seine die Veränderung der Cervixmuskulatur betreffenden Angaben zu stützen, auch die in der Cervix vorhandenen Muskelfasern, speziell ihre Längenmaasse zu bestimmen. Er konstatierte zwei Kategorien von Fällen, solche mit a) und solche ohne b) Hypertrophie des muskulären Elementes (nach seiner Deutung mit und ohne oder mit nur mangelhafter Entfaltung der Cervix) und dem entsprechenden Maasse (in Mikromillimetern):

		Vordere Cervixwand.	Hintere Cervixwand.
a)	Äussere Lage	356	285
	Mittlere Lage	210	174
	Innere Lage	172	130
b)	Äussere Lage	170	187
	Mittlere Lage	98	99
	Innere Lage	71	92.

Nach Isolierung der Fasern in dem schon vorher gehärteten und eingebetteten Präparate durch Ranviers Alkohol- und Salzsäure-Glycerin erhielt er auf Grund von 800 Messungen folgende Durchschnitts-Werte in Mikromillimetern:

	Vordere Cervixwand.	Hintere Cervixwand.
Äussere Lage	231	219
Mittlere Lage	195	135
Innere Lage	133	96.

Das Ergebnis war also der Nachweis deutlicher Hypertrophie der Fasern, die, wenn Härtung und Einbettung nicht vorhergegangen wären, noch bedeutender gewesen wäre.

---

[1] Auf die forensische Bedeutung der Muskelfasermessungen am puerperalen Uterus hat Piccoli (siehe Litteraturverzeichnis auf   macht.

Die Dehnungsverhältnisse besonders der unteren Gebärmutterabschnitte, wie sie sich während des Geburtaktes geltend machen, haben wiederholt verschiedenen Forschern den Anlass gegeben, nach der Ausbreitung der elastischen Fasern zu suchen und den Gehalt an elastischen Fasern in verschiedenen Abschnitten der Gebärmutterwandung zu bestimmen. Die älteren Angaben sind die Ergebnisse der anatomischen Untersuchung von Fällen mit Ruptur (Waldeyer, Hofmeier, Auvard, Acconci). Der letztere behauptet, dass der Gebärmutterkörper wesentlich ärmer an elastischen Elementen sei als die Cervix, dass also die Zahl der elastischen Elemente von oben nach abwärts zunehme. Acconci führt die passive Dehnung des unteren Segmentes gerade auf diesen Reichtum an solchen zurück. Systematische Untersuchungen über diesen Gegenstand stammen von Dührssen, v. Dittel, Woltke und

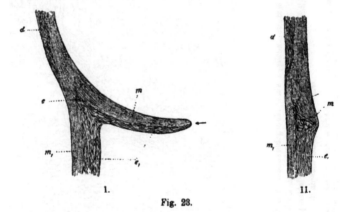

1.   11.

Fig. 23.

Schematische Darstellung der Verlagerung des centralen und peripheren Teiles der Portio bei der Erweiterung des äusseren Muttermundes nach Dührssen modifiziert von Dittel.

m Glatte Muskulatur des inneren Abschnittes, m₁ glatte Muskulatur der Scheidenwandung, e und e₁ elastische Fasern des äusseren Abschnittes der Portio übergehend auf die Scheidenwandung.

E. Pick. Dührssen tritt dafür ein, dass die peripheren Abschnitte der Cervix reicher an elastischen Fasern, indes die centralen fast frei von diesen Elementen seien und dass die elastischen Fasersysteme von der Portio auch auf die Scheide übergreifen. v. Dittel nimmt eine zwischen Corpus und Collum eingeschobene, intermediäre Schichte an, in welcher die elastischen Fasern gänzlich fehlen. Am eingehendsten erscheint die Frage von Woltke studiert, welcher die Weigert-Färbung benützte. Nach ihm finden sich elastische Fasern nur in den Interstitien der äusseren und mittleren Muskelschichte und auch da nehmen dieselben von aussen nach innen zu an Zahl ab. An der Innenfläche sind sie überhaupt nur in der Umgebung der Gefässe zu finden. An den Tubenostien finden sich zarte Fasern in der longitudinalen, submukösen Schichte. An der Portio sind dieselben als ein dicht unter dem Plattenepithel

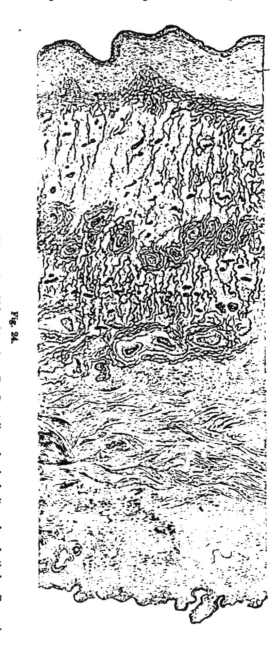

Fig. 24.

Sagittaldurchschnitt durch die vordere Muttermundslippe einer Mehrgebärenden. Zur Darstellung der Ausbreitung der elastischen Fasern im
Gewebe der Portio vaginalis (nach Dührssen).
Die Abbildung zeigt, dass das oberflächliche Netzwerk unmittelbar unter dem Plattenepithel gelagert ist und dass ein tieferes, gröberes Netz-
werk die Gefässe umspinnt.

a b c Peripherer Abschnitt der Portio: a Plattenepithel der Portio, b oberflächliches Netz elastischer Fasern, c tiefes Netz elastischer Fasern; d e centraler Abschnitt der
Portio: d glatte Muskulatur, e Cervixschleimhaut.

gelegenes und ein tiefes, die Gefässe umspinnendes Netz angeordnet. Ersteres reicht nur bis zur Cervixschleimhaut. Nach der Konzeption vermehren sich die elastischen Fasern in auffallender Weise. Er bestätigt den Befund Dührssens, dass bei Frauen, welche spät konzipiert haben, das tiefe Netz an der Portio schwach entwickelt ist. Nach seinen sehr eingehenden Untersuchungen an Organen der verschiedenen Schwangerschaftsmonate kommt er zu dem Schlusse, dass die vermehrte Ausbildung von elastischen Fasern in der Schwangerschaft wahrscheinlich mit der Vergrösserung der Gefässe im Zusammenhange stehe. Ganz auffallend sei die Häufung dieser Elemente in den äusseren Muskelschichten, indes das innere Drittel der Wandung oft ganz von Fasern frei bleibe. In der ersten Hälfte der Schwangerschaft scheine eine Hyperplasie Platz zu greifen, später jedoch trete infolge von Verdünnung der Gebärmutterwandung eine relative Abnahme ihrer Zahl ein. Die vorhandenen Fasern würden im Laufe der Schwangerschaft auch ausgedehnt. Die Vermehrung der elastischen Fasern an der Oberfläche hänge vielleicht mit der elastischen Grenzmembran der Serosa zusammen. Wo sonst elastische Fasern im Bindegewebe sich fänden, stammten sie von den Gefässen; im Stratum submucosum hätten die Bluträume nur eine ganz schwach ausgebildete Elastica, in der Decidua und Spongiosa seien die Gefässe zu reinen Endothelröhren umgewandelt.

L. Pick bestätigt die Anschauungen Woltkes, beschäftigt sich aber hauptsächlich mit dem Verhalten der elastischen Fasern bei chronischer Metritis und bei Myomen. Melnikow Raswedenkow führt die Vermehrung der elastischen Elemente auf die lange dauernde Hyperämie zurück.

Nach L. Pick lässt es sich schwer sagen, ob die Abnahme der elastischen Fasern am Ende der Schwangerschaft eine relative oder eine absolute zu nennen sei. Die Regeneration der elastischen Gewebe im puerperalen Uterus, wie sie Woltke beschreibt, könnte eher als Argument für die letztere Annahme verwertet werden; jedenfalls ist der vom letzteren Autor hervorgehobene, geringere Gehalt an elastischen Fasern in der Wandung des hochschwangeren Uterus im Vergleich zu den Verhältnissen, wie sie sich in den ersten Schwangerschaftsmonaten bieten, auffallend.

Zu den bleibenden Veränderungen am Uterus von Frauen, welche mehrfach geboren haben, gegenüber dem virginellen Organe muss die stärkere Ausbildung des elastischen Gewebes nach der Konzeption gerechnet werden. Es sind damit Anhaltspunkte zur anatomischen Differenzierung des Uterus von Nulli- und Multiparen gegeben. Dieses plus an elastischem Materiale muss als das Ergebnis übernormaler Regeneration im puerperalen Uterus angesehen werden.

Die Dehnungsfähigkeit des Uterus und dessen ausserordentlich schnelle Verkleinerung unmittelbar nach der Geburt muss auch auf die kolossale Anhäufung von elastischem Materiale im parauterinen Gewebe zurückgeführt werden.

Das interstitielle Bindegewebe wird in der Schwangerschaft, wie schon vorher hervorgehoben wurde, reichlicher, succulenter und lockerer. Es zeigt am Ende der Schwangerschaft deutliche Fibrillenbildung. In demselben finden sich im schwangeren Uterus Leukocyten und Mastzellen eingelagert (D'Erchia). Pels Leusden hat nachgewiesen, dass die von Friedländer in der Decidua serotina zuerst beschriebenen Riesenzellen im Verlaufe des dritten bis sechsten Schwangerschaftsmonates in die Muskelschichten eindringen und daselbst bis zur Mitte der Wandung gelangen. Die Form, Richtung und Zahl der Riesenzellen richtet sich nach den Kontraktionsverhältnissen der Muskulatur:

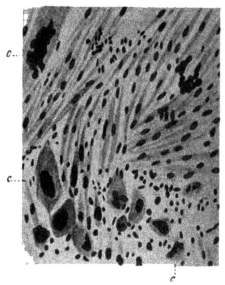

Fig. 25.

Histologisches Bild der Muskelwand des Uterus unterhalb der Placentarstelle (nach Florenzo d'Erchia).

C Die sog. serotinalen Riesenzellen zwischen den Bündeln der Muskelfasern, d. h. mehrkernige Zellelementa, welchen man in den oberflächlichsten Schichten der Muskulatur begegnet, wie dieselben von Leopold und Pels Leusden beschrieben sind, und welche teils von bindegewebigen Elementen (echten Deciduazellen) teils vom Drüsenepithel herstammen sollen.

bald liegen sie zwischen den Muskelzellen selbst, bald sind sie bloss um die Gefässe oder um die Drüsenreste angeordnet. Sie scheinen eine wesentliche Rolle bei der Regeneration der Epithelien zu spielen. Florenzo D'Erchia fasst sie als Veränderungen der Bindegewebszellen auf.

Ein merkwürdiger und bisher nicht völlig aufgeklärter Befund ist das mehrmals beobachtete Auftreten von quergestreiften Muskelfasern in der Wand des puerperalen Uterus. In dem von Girode beschriebenen Fall war das Auftreten derselben ein sehr reichliches, so dass dieselben fast ein

Drittel der hinteren Gebärmutterwand ausmachten. Die Fasern lagen der Innenfläche und zwar der Placentarstelle näher und verliefen in Wellenform parallel zu derselben. Sie zeigten keine Anordnung in Gruppen und waren einzeln oder mehrfach zwischen die glatten Muskelzellen eingestreut. Ihre Struktur war eine vollkommen typische mit regelmässiger Abwechselung von dunklen und hellen Querscheiben, mit Sarkolemmschlauch und unter diesem eingelagerten Kernen. Gewisse Zellformen liessen ihn, da Geschwulstbildung (Rhabdomyom) ausgeschlossen war, an die Möglichkeit der Metaplasie glatter in quergestreifte Fasern denken. — Einem weniger ausgedehnten Herde (von 10 bis 1 μ Dicke) inmitten infolge chronischer Entzündung hypertrophierten Gewebes begegnete Nehrkorn in einem nach Kaiserschnitt gewonnenen, puerperalen Uterus einer IV para (die Wöchnerin war an Wochenbettfieber zu Grunde gegangen). Die einzelnen Fasern zeigten die Dimension der übrigen Skeletmuskeln. Da sich an anderen Stellen eigentümliche, spindelförmige Elemente mit feiner Längsstreifung und abnormer Lichtbrechung fanden, welche er für Übergangsformen ansieht, spricht sich dieser Autor in Bezug auf die Histogenese in ähnlicher Weise aus. Die Möglichkeit einer solchen Metaplasie wird, im Gegensatze zur Annahme der Keimversprengung von Eberth und Cohnheim, besonders durch Arnold vertreten.

V. Struktur der Gebärmutterwand (Architektonik). Änderung des Aufbaues derselben in der Schwangerschaft.

Litteratur.

v. Ackeren, Zeitschr. f. wissensch. Zool. Bd. XLVIII.

Bayer, Morphologie der Gebärmutter. In: W. A. Freunds gyn. Klinik. 1885. (Ausführliche Litteraturangabe.)

Bertelsmann, Über das mikroskopische Verhalten des Myometriums bei pathologischen Vergrösserungen des Uterus. Arch. f. Gyn. 1896. Bd. L. S. 178.

Boivin et Dugès, Traité pratique des maladies de l'utérus et de ses annexes. 1833. pag. 10 ff.

Calza, Über den Mechanismus der Schwangerschaft. Reils Arch. VII. 1807. S. 341.

Chrobak, In Strickers Handbuch der Histologie. Leipzig 1871. (Kapitel Uterus.)

Deville, Bulletins de la Société anatomique de Paris. 1844. S. 51.

Dittrich, Über das Verhalten der Muskulatur des puerperalen Uterus. Zeitschr. f. Heilk. Bd. X.

Hauenschild, Dissert. de musculosa uteri structura. 1795.

Hélie, Recherches sur la disposition des fibres musculaires de l'utérus developpé par la grossesse. Paris 1864.

Henle, Handb. d. Anatomie. Eingeweidelehre. II. Aufl. 1873. S. 476.

Hoffmann, Morphologische Untersuchungen über die Muskulatur des graviden Gebärmutterkörpers. Zeitschr. f. Gebh. u. Frauenkrankh. 1876.

Hunter, Anatomia uteri humani gravidi. 1774.

Hyrtl, Lehrbuch der Anatomie des Menschen.

Keuller, Über das Verhalten der Uterusmuskulatur gegen Ende der Schwangerschaft. Inaug.-Dissert. Berlin 1880.

Kilian, Zeitschr. f. rationelle Medizin. 1849 u. 1850.

Koelliker, Mikroskopische Anatomie. 1854. II. Bd. S. 441 u. 444.
Kreitzer, Anatomische Untersuchungen über die Muskulatur der nicht schwangeren Gebärmutter. Petersb. med. Zeitschr. 1871. S. 113.
Lahs, Die Theorie der Geburt. 1877. S. 80.
Luschka, Die Anatomie des menschlichen Beckens. Tübingen 1864.
Nagel, Über die Entwickelung des Uterus und der Vagina beim Menschen. Arch. f. mikr. Anatomie. Bd. XXXVII.
Pappenheim, Vorläufige Mitteilung über den Verlauf der Muskelfasern in der schwangeren menschlichen Gebärmutter. Roser u. Wunderlichs Arch. f. physiol. Heilk. 1844. S. 99.
Pilliet, De la texture de l'utérus dans la série des mammifères. Bullet. de la soc. zoolog. de France. Tom. XI. Paris 1886.
Roederer, Icones uteri humani. 1759. pag. 7.
Roesger, Zur fötalen Entwickelung des menschlichen Uterus, insbesondere seiner Muskulatur. Festschr. z. 50jähr. Jubil. d. Ges. f. Geb. zu Berlin. Wien (Hölder) 1894. S. 9.
Romiti, Sull' anatomia dell' utero durante la gravidanza. Monitore zoologico ital. anno X. 1899. Nr. 12 und Arch. ital. de biolog. Turin 1891. S. 254.
Ruge, C., Über die Kontraktionen des Uterus in anatomischer und klinischer Beziehung. Zeitschr. f. Geburtsh. und Gyn. 1880. Bd. V. S. 149.
Schatz, Beiträge zur physiologischen Geburtskunde. Arch. f. Gyn. 1872. Bd. III.
Schroeder, Lehrbuch der Geburtshülfe. S. 157.
Schwartz, Observ. microscop. de decursu muscul. uteri et vaginae hominis. Dorpat 1850.
Sobotta, Beitrag zur vergleichenden Anatomie und Entwickelungsgeschichte der Uterusmuskulatur. Arch. f mikr. Anat. 1891. Bd. XXXVIII.
Tourneux et Legay, Journ. de l'anatomie et de la physiol. 1884.
Werth-Grusdew, Untersuchungen über die Entwickelung und Morphologie der menschlichen Uterusmuskulatur. Arch. f. Gyn. 1898. Bd. LV. S. 325.

Die Anordnung der Faserbündel in der mächtigen Muskelwand des Uterus zeigt auf den ersten Anblick hin ein regelloses Gewirr von höchster Komplikation und seit langem ist die Forschung bemüht, festzustellen, ob für jene bestimmte Lagerungsgesetze unserer Erkenntnis sich erschliessen lassen, welche auf die Erfüllung der Bestimmung, die diesem Organe zukommt, hingerichtet sind und den Mechanismus der dabei statthabenden Arbeit klarzustellen im stande wären.

Es wurden hiezu verschiedene Wege eingeschlagen:

1. Der der anatomischen Präparation, welche durch Macerationsmethoden unterstützt wurde,

2. der der Schnittmethode,

3. der der Vergleichung mit einfachen Formen in der Tierreihe (vergleichend-anatomische Betrachtungen),

4. der der entwickelungsgeschichtlichen Erforschung jener Veränderungen, welche sich von den ersten Anfängen bis zur Ausbildung des geschlechtsreifen Organes darbieten.

Die letzteren Methoden scheinen in Bezug auf die Gewinnung eines Einblickes betreffs der Architektonik am meisten von Erfolg begleitet gewesen zu sein, wie dies die Ergebnisse der aus der letzten Zeit stammenden, diesbezüglichen Arbeiten von Sobotta, Werth und Grusdew lehren.

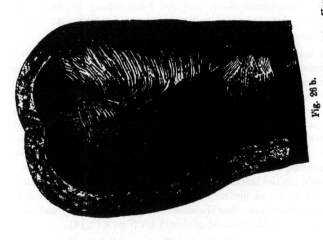

Fig. 26 b.

Die submukösen Muskelschichten auf der Vorderfläche nach Entfernung der Schleimhaut (nach Hélie.
Recherches sur les fibres musc. de l'utérus. Paris 1864).

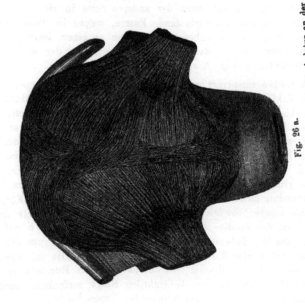

Fig. 26 a.

Die oberflächlichen, subserösen Lagen der Muskulatur an der
schwangeren Gebärmutter nach Déville. Einstrahlungen der
Ligamente (aus dem Atlas von Lenoir, Sée u. Tarnier).

31*

Folgen wir der ausführlichen historischen Darstellung H. Bayers, so begegnen wir bei den älteren Autoren (Calza (1807), Boivin und Dugès (1821, Déville (1844), Pappenheim (1844), Schwartz (1850), Hélie (1864), Luschka (1864), Kreitzer (1871)) dem Bestreben, die Muskelwandung in einzelne Schichten abzugrenzen (3—4) und den Faserverlauf in diesen möglichst exakt zu beschreiben, indes in der Neuzeit eine solche trennbare Schichtung mehrfach gänzlich geleugnet wird (Bayer).

Vor allem sind es die Arbeiten von Déville und Hélie, welche in Bezug auf das makroskopische Verhalten sehr schön ausgearbeitete Präparate über die groben Fasersysteme darboten und deren Resultate und Bilder in die geburtshilflichen Lehrbücher der damaligen Zeit allgemein Aufnahme fanden (siehe Scanzoni, Spiegelberg u. s. w.). Auch schon bei den Autoren der ältesten Zeitperiode werden Faserstrahlungen geschildert, welche vom Bandapparate des Uterus auf die Oberfläche desselben übergehen (herabdrückender Muskel Santorinis, Déville) und Faserringe in Form von konzentrischen um die Tubenmündung und die Gegend des inneren Muttermundes angeordneten Kreismuskeln (Sphinkterenapparate. Verheyen, Calza, Koelliker endlich an der vorderen und hinteren Wandung ein dreieckiges, submuköses Muskelblatt, dessen Basis von einer Tubenmündung zur anderen und dessen Spitze gegen den inneren Muttermund gerichtet ist (Purkinje).

Was die Genese der Faserbündel betrifft, so erblickt schon Déville in den Ligamenten und in der Tube den Ausgangspunkt derselben; dieselben verschmelzen nach ihm mit jenen der anderen Seite in der Mittellinie zu einer Raphe. Einzelne querverlaufende Fasern, welche in dieser einen vertikalen Verlauf genommen haben, biegen dann an einer bestimmten Stelle höher oder tiefer um, um dann wieder transversal an der anderen Hälfte weiter zu verlaufen (s. Fig. 26 a).

Nach Hélie entspringt an der Verbindung zwischen Körper und Hals eine grosse Zahl longitudinaler Fasern, welche sich zu einer Muskelschleife verbinden, bis zum Fundus aufsteigen, um auf der anderen Seite (Vorder- oder Hinterfläche) herabzuziehen und in verschiedener Höhe zu enden (faisceau ansiforme). Diese bildet die äusserste Schichte, welche noch durch transversale Bündel, die unter und zwischen den Längsbündeln verlaufen, verstärkt wird. In dieser Schichte strahlt auch das Ligamentum ovarii auf den Gebärmuttergrund und die mittlere Partie des Körpers aus, indes das Ligamentum rotundum sich über die ganze vordere Oberfläche des Körpers auffächert. Als innere Schichte beschreibt er das schon erwähnte dreieckige Muskelblatt an der Vorder- und Hinterwand (siehe Figur 26 b auf S. 48) Muskelringe um die Tubeninsertion und transversale Züge um den inneren Muttermund, welche eine Art Kontraktionswulst bilden. Die mittlere Schichte stellt ein Faserwerk von allseitig sich durchkreuzenden Bündeln dar, welche als die die Gefässe umgebenden, kontraktilen Ringe aufgebaut werden und die Wandung der nur eine Intima besitzenden Venen bilden.

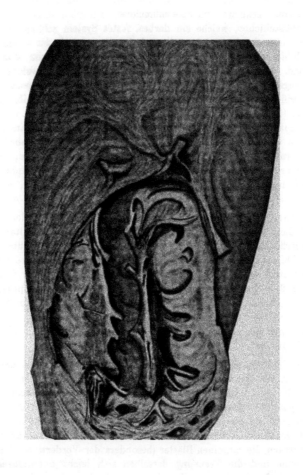

Hélie spricht sich über die Funktion der einzelnen Muskelschichten dahin aus, dass die äussere und innere Lage zur Austreibung befähigt seien, indes die mittlere Schichte zur Blutstillung nach der Geburt diene.

Kreitzers Angaben wurden in Henles Lehrbuch aufgenommen; er hat grob anatomisch vier Schichten unterschieden: eine subseröse, eine supravaskuläre, eine vaskuläre und eine submuköse. Die mächtigste von denselben ist die Gefässschichte, welche ein derbes, festes System schlingenförmig die Gefässe umringender Bündel darstellt und den Grundstock der Wand abgiebt. Dieselbe bildet auch einen hohen, sphinkterartigen Ring um den inneren Muttermund. Als supravaskulär bezeichnet er jene Schichte, welche in Form breiter Längsbündel auf die Nachbarorgane und den Bandapparat übergeht. Der das Orificium internum umgebende Muskelapparat scheint ihm der Ausgangspunkt für die gesamte Gebärmuttermuskulatur zu sein; an diese lagert sich nach aussen hin die supravaskuläre, auf die Nachbarorgane ausstrahlende Schichte, zu welcher noch am Fundus die dünne, hauptsächlich aus longitudinalen Fasern bestehende und auf die Ligamente übergehende, subseröse Schichte hinzukommt. Die der Hauptmasse nach aus Längsbündeln aufgebaute und nur an den Orificien cirkuläre Fasern aufweisende, submuköse Schichte ist als eine einfache Auskleidung der Gebärmutterhöhle aufzufassen.

Luschka, welcher die Verhältnisse an der frisch entbundenen Gebärmutter studiert hat, kommt zu einem ungefähr ähnlichen Resultate, indem er eine oberflächliche, sehr dünne, den Fundus wie eine Haube überziehende Schichte abbildet, deren Bündel sich auf die Tuben und Ligamente fortsetzen, indes die Seitenkanten der Gebärmutter von diesen Fasermassen frei bleiben (s. auch Fig. 27). Die durch das Eindringen der Gefässe so komplizierte und irregulär aussehende Hauptmasse der Wandung besteht nach ihm aus einem unentwirrbaren Flechtwerk, das aus Faserbündeln aufgebaut ist, welche nach allen Richtungen hin sich durchkreuzen. Die innerste Lage bilde die konzentrischen Ringe um die drei Öffnungen der Höhle.

v. Hoffmann (1876) geht von der Vorstellung aus, dass der Gebärmutterkörper, wie dies die Entwickelungsgeschichte lehrt, aus den vereinigten Eileitern seine Entstehung nimmt, daher auch dessen Faserschichtung genetisch auf jene der Eileiter zurückgeführt werden müsse. Er dehnte seine Untersuchungen auf die schwangere Gebärmutter aus und nennt die Struktur, Meckel folgend, eine blätterige. Ihm fiel auf, dass man gerade am graviden Organe zwischen die einzelnen Blätter (besonders der Vorderwand) leicht eindringen könne und die Trennung derselben sich leicht durchführen lasse. Nur in der Gefässschichte sei eine Zerlegung in Lamellen schwer möglich. Die innerste, von ihm subdeciduale Schichte genannt, lässt sich leicht von der Innenfläche abheben. Auch die schräge Richtung der Muskelblätter wurde von ihm bereits gesehen. Die Umbildung gewisser Fasergruppen zu Blättern hat dieser Autor mit dem nicht glücklich gewählten Ausdruck „höhere Organisation der Fasern" zu kennzeichnen gesucht.

Die oben erwähnte Hoffmannsche Anschauung wird jedoch viel eingehender und mit Rücksicht auf die Veränderungen, die die Muskelwandung im schwangeren Zustand durchzumachen hat, von Keuller und Karl Ruge (1880) besonders gewürdigt. Ersterem waren eigentümliche, rhombenartige Figuren in der vorderen Gebärmutterwand aufgefallen, deren grösster Durchmesser von oben und aussen nach unten und innen gerichtet ist. Er erhielt diese Bilder, indem er Streifen der Muskelwand auf Korkplatten ausspannte und sie zur Dehnung brachte. Bei Anwendung eines kräftigen Wasserstrahles wurden die einzelnen Muskelbündel auseinander gedrängt, ohne dass es zur Zerreissung kam. Es ergaben sich auch gewisse Regelmässigkeiten in Bezug auf den Abstand der einzelnen Lamellen an ihrer Ursprungsstätte, dem Bauchfelle. Während dort, wo das Bauchfell fest angeheftet war, die Zahl der Lamellen pro Centimeter cirka acht beträgt, kamen auf die ganze Strecke vom festen Peritonealansatz bis zum inneren Muttermund im ganzen nur neun Lamellen. Die Richtung der Blätter stimmt genau mit jener, wie sie v. Hoffmann beschrieben hat. Die Grösse der Maschen ist in den oberen Partien

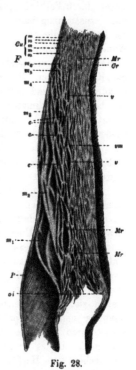

Fig. 28. Nur in geringem Grade schematisierte Zeichnung eines Längsschnittes durch die Wand einer schwangeren Gebärmutter nach Karl Ruge (Zeitschr. f. Gebh. Bd. V. 1886).

Deutlicher Aufbau aus parallelen, namentlich an der inneren Wand besonders ausgeprägten Lamellen. Bei *oi* Gegend des inneren Muttermundes. Bei *F* feste Anheftung des Bauchfelles. Zwischen *F* und *oi* unteres Uterinsegment. Unterhalb *F* die nach innen unten verlaufenden Muskellagen (*m₁*, *m₂*, *m₃* u. s. w.), die durch Verbindungsäste (*c*) grosse Maschenräume (Muskelrhomboide [*Mr*]) darstellen. Oberhalb von *F* sind die Lamellen (*m*) dicht zusammengedrängt, die Muskelrhomboide klein; auf die Flächeneinheit kommen demnach oberhalb von *F* mehr Muskelrhomboide als unterhalb. Die Zahl der Muskellamellen, welche die Dicke der Wand ausmachen, ist nicht unter 20. *Or* Stelle des Kontraktionsringes, *P* peritonaler Überzug des Uterus. *Cu* unterste Lagen der Körpermuskulatur, *vm* Lamellen, welche von der Gefässwand entspringen und die Gefässe einschliessen.

Fig. 28.

selbstverständlich beträchtlich kürzer als in den unteren. Auch im Schräg- und Querschnitte begegnete man demselben Bilde. Dies führte dazu, dass der Autor sich dahin aussprach, das Uterusgewebe mit einem Schwamme zu vergleichen oder mit der Anordnung der Balken in der Spongiosa des Knochens. Keuller negiert daher das Vorhandensein von ausgesprochenen Muskelschichten; vielmehr stellen die Muskeln des Uterus nach ihm ein uniformes Gewebe dar, auf dessen Struktur auch die Gefässe keinen Einfluss ausüben können.

Karl Ruge verleiht dieser Lehre noch einen besonderen Nachdruck durch seine klare Darstellung. Auf dem Längsschnitte der überall gleichmässig dünnen Wand eines grossen, paretischen Uterus ist die Muskulatur auffallend gleichartig angeordnet, parallel streifig, lamellär. Vergleicht man diesen Befund mit jenem am puerperalen Uterus, so fällt bei letzterem ausser der Dickenzunahme der Wand das fast unentwirrbare, durcheinander gefilzte Gewebe auf. Lamellös angeordnet bleibt bei diesem nur die Stelle oberhalb des inneren Muttermundes.

Diese auf der Schnittfläche leicht darstellbare Struktur muss herangezogen werden für die Erklärung der Funktion. Indem die einzelnen Lamellen durch Verbindungsstränge, die wieder unter einander ziemlich parallel sind, zusammengehalten werden, entstehen bei der Auseinandertrennung der Lamellen die schon von Keuller beschriebenen **Muskelrhomboide.** Die Wandung des Uterus erhält dann das Aussehen eines Maschenwerkes und ist einem Netze zu vergleichen, welches in einer Richtung stark ausgezogen ist Bei Kontraktionen ziehen sich die Wände dieser Rhomboide zusammen, verkürzen sich und der Unterschied der Diagonalen nimmt ab auf Kosten des langen Durchmessers. Am auffallendsten ist diese Veränderung der Struktur an jenen Wandteilen, welche später das untere Uterinsegment darstellen. Ruge betont, dass eine analoge Entfaltung und lamelläre Umordnung der Muskulatur nicht bloss in der Schwangerschaft statthabe, sondern auch durch Entwickelung und Wachstum myomatöser Neubildung in der Uteruswandung hervorgerufen werden könne.

Am weitesten in der Verwertung von Faserstrahlungen, die dem Uterus durch seine Ligamente zu gute kommen und sich in demselben zu ganzen Fasersystemen sondern, geht Bayer. Nach ihm treten an das durch die Erweiterung und Umgestaltung der Tuben gebildete Gerippe der Uterusmuskulatur die Adnexa von den Seiten heran und nehmen den wesentlichsten Anteil an dem Aufbau der Wandung. Er unterscheidet eine Retraktoren-, Ovarialfaserung und die Einstrahlung der Ligamenta rotunda, von denen der ersteren die hervorragendste Bedeutung zugemessen wird. Die Fasersysteme treffen sich, durchkreuzen sich und gewinnen auch Bedeutung für die Ausdehnung und die Veränderungen in der Struktur der Gebärmutter im schwangeren Zustande durch Zugwirkung. In jenen einstrahlenden Fasermassen kommt es zu Muskelverschiebungen im schwangeren Organe, welche jene schon von Hoffmann beschriebene Aufblätterung viel hochgradiger erscheinen lassen, als dies der Anlage nach im nicht schwangeren Zustande der Fall sein kann. Durch die Anordnung der Fasersysteme giebt es Partien der Wandung, welche besonders dehnbar sind, indes andere infolge der innigen Durchflechtung mehrerer dieser Züge dem grösseren Zuge Widerstand zu leisten vermögen. **Nur durch Trennung und Verschiebung von Muskelblättern ist nach ihm die gewaltige Ausdehnung der schwangeren Gebärmutter denkbar.** Die Aufblätterung aber steht unter dem Einflusse verschiedener Faserungskomponenten und richtet sich an jeder Stelle nach dem Charakter des dominierenden Muskelsystems. Dass sich die einzelnen Muskelblätter so deutlich trennen lassen, kommt dadurch zu stande, dass die verschiedenen Lagen mit der Wandung auf verschiedene Weise gezogen und gedehnt werden. An jeder Stelle der Uteruswand kommen Verziehungen zu verschiedenen Zeiten bei verschiedener Kraft und in verschiedener Richtung zu stande, und so erklärt sich auf rein mechanische Weise die schon im nicht graviden Zustande vorhandene Blätterung. Überall, wo feste Bindegewebsmassen von den Ligamenten einstrahlen oder wo die Gefässe mit reichlicher Adventitia eintreten, fehlt jene ausgesprochene Aufblätterung. Ohne auf die eingehende und etwas komplizierte Darstellung der Architektonik des nicht graviden Organes einzugehen, sei hier nur der Effekte, speziell der Zugwirkungen von den Ligamenten Erwähnung gethan.

Äussere Längsfaserschichte der Tube   Ringfaserschichte der Tube

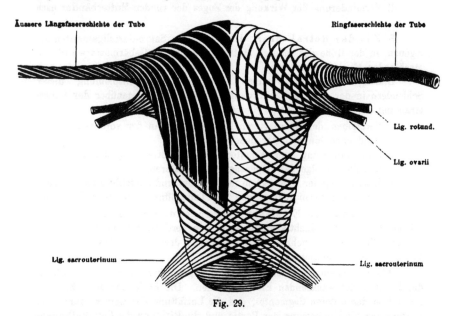

Lig. rotund.

Lig. ovarii

Lig. sacrouterinum   Lig. sacrouterinum

Fig. 29.

Schematische Darstellung des Muskelflechtwerkes der Gebärmutter nach Bumm. Hauptsächlich ist die Einstrahlung der Längs- und Ringfaserschichte der Eileiter (als Grundstock) und der Ligamentfaserung (als Oberflächenschichte) in diesem Schema ersichtlich gemacht und Bayers Lehre in gewissem Sinne verwertet.

    1. Zug der runden Mutterbänder infolge ihrer Anspannung von ihren Fixationspunkten aus; derselbe bewirkt:

    a) Die Formation des unteren Uterinsegmentes,

    b) die Verdünnung der Wand am Gebärmuttergrunde bei kuppelartiger Vorwölbung derselben,

    c) die Wanderung der hinteren, inneren Faserung nach vorne und nach den Seiten.

    2. Zug der Eierstocksbänder; derselbe könnte, da ein Fixations-

punkt am Skelet fehlt, keine Wirkung entfalten, wenn jene nicht durch die Retraktorenfaserung nach unten befestigt wären.   Wirkung:

a) Wanderung der Tubeninsertion nach hinten und unten durch Zug auf die oberen, seitlichen Partien des Körpers.

b) Verlagerung der inneren Funduslagen nach hinten, was zur Verdünnung der mittleren Partien des Gebärmuttergrundes beiträgt.

c) Bogenförmige Anspannung der hinteren Körperwand und Wanderung der Gegend des inneren Muttermundes nach oben und hinten im umgekehrten Sinne wie durch Zug der Retraktoren.

d) Verminderung der Wirkung des Zuges der runden Mutterbänder nach aussen.

3. Zug der Retraktoren, d. h. der in den Sakrouterinligamenten gelegenen, in der Höhe des inneren Muttermundes in die Gebärmutterwand einstrahlenden Muskelfasermassen.

Bildung von sphinkterartigen Faserringen und Anspannung dieser Schleudern in der vorderen Cervixwand.   Antagonismus gegenüber der Längsstrahlung des Lig. teres.   Folge dieses Antagonismus:

a) Verbleiben der spornartigen Hervorragung an der vorderen Cervixwand nach hinten unter dem Eipole.

b) Herabwanderung der Eierstocksbänder, Streckung der gefalteten Lamellen infolge des Gegenzuges von letzteren.

c) Erweiterung der Tubenecken nach hinten und staffelförmige Abweichung der inneren Blätter von der Tubenöffnung in dieser Richtung.

4. Die von den Eileitern herrührenden Spiralfasern treten infolge der geringen Mächtigkeit wenig in den Vordergrund; dieselben führen nur zur Bildung des mehrfach beschriebenen, dreieckigen Muskels an der Innenfläche der Gebärmutterwand.

Alle Verschiebungen der Muskelblätter geschehen unter dem Einflusse des Druckes des wachsenden Eies von innen.   Die Beziehung derselben zur Formation des unteren Segmentes, und die Entfaltung der Cervix, deren Bedeutung für die Umformung der Portio und die Richtung des Cervikalkanales siehe an späterer Stelle (Abschnitt über das untere Uterinsegment).

Obgleich die Arbeiten von Roesger, Sobotta und Werth-Grusdew, in denen auf die Verhältnisse bei den einfacheren embryonalen Formen und jene bei den niedrigen Säugern zurückgegangen wird, sich mit der Beschaffenheit der Muskelwandung im schwangeren Zustande nicht beschäftigten, müssen dieselben doch hier vorübergehend angeführt werden, da durch dieselben das Bestreben zum Ausdruck gebracht ist, in die Genese und die Grundprinzipien des Aufbaues Einblick zu gewinnen.

Während Roesger für vollkommene Abhängigkeit der Anordnung der Muskulatur von jener der fortschreitenden Entwickelung und Verästelung der Blutgefässe eintrat und von vornherein das Vorhandensein bestimmter primitiver, selbständiger Schichtungen leugnete, konnten Sobotta und

Werth, an dem genetischen Princip festhaltend in bestimmter Weise sich dahin aussprechen, dass die eigentliche fundamentale Muskulatur der Gebärmutter eine von dem Eileiter auf dieses Organ und die Scheide kontinuierlich sich fortsetzende sei, also als primitive Muskulatur der Müllerschen Gänge aufgefasst werden müsse, und eine Störung in dieser Anordnung erst im

Fig. 30—34 Darstellung des Aufbaues der Uterusmuskulatur (nach der Arbeit von Werth und Grusdew, Über die Entwickelung und die Morphologie der menschlichen Uterusmuskulatur. Arch. f. Gynäkol. Bd. 55. H. 2).

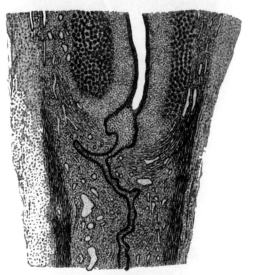

Fig. 30.

Medianer Sagittalschnitt durch den Uterus eines 26 cm langen Fötus. Uterus-Vaginal-Grenze. Vergr. 45/1.

Scheidenepithelstrang noch unausgehöhlt. Anlage des hinteren Scheidengewölbes links, des vorderen in Gestalt einer kürzeren Abzweigung rechts tiefer. Vaginales Längsmuskelrohr in der unteren Hälfte des Schnittes sehr deutlich. Nach innen von demselben die breite Bindegewebsschichte der Scheidenschleimhaut mit Gefässen. Im oberen Teil der Figur nach aussen von der mit Cylinderepithel bekleideten Innenschichte die primitive Ringmuskulatur (Querschnittsbilder). Dieselbe endet unten ungefähr in der Höhe des Plattenepithelpfropfes, der den Cervikalkanal abschliesst. Nach aussen wird das untere Ende der Cervixmuskulatur von den nach oben verstreichenden Ausläufern der vaginalen, primitiven Längsmuskeln umfasst. Zwischen beiden schiebt sich eine Lage von indifferenten Spindelzellen mit gleichgerichteten Gefässen ein, welche die Gegend des äusseren Muttermundes markiert. Die äusserste helle Schichte vorne und hinten stellt das seröse und subseröse Bindegewebe dar.

weiteren Verlaufe durch die in das Parenchym hineinwachsenden Gefässe bedingt werde. Als erste Muskelanlage überhaupt wird von Werth eine primitive Ringzone angesehen (Archimyometrium), welche aus mesodermalen Bildungszellen des Genitalstranges hervorgeht und die den Müllerschen Gang bildenden Epithelien konzentrisch verdichtet. Erst sekundär entwickeln

sich aus dem adventitiellen Bindegewebe die longitudinalen Aussenschichten
der Muskulatur infolge direkter Umwandlung des bereits fertigen Bindegewebes an Ort und Stelle (Paramyometrium). Zwischen beide schiebt sich, allerdings zeitlich vor dem Paramyometrium entstanden, jene, die Gefässe begleitende Muskelschicht ein, welche die Abgrenzung der Schichten stört und
jenes Wirrnis in dem Fasersystem hervorbringt, welches den geschlechtsreifen
Uterus charakterisiert. Die Bündel der subserösen Aussenmuskulatur er-

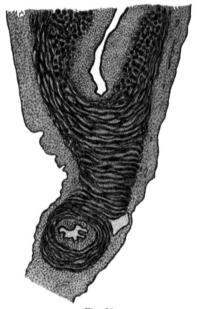

Fig. 31.

Halbierter Querschnitt nahe dem Fundus mit uterinem Tubenende im Querschnitte von
einem Fötus des 7. bis 8. Monats. Vergr. 17/1.

Zur Darstellung des Überganges der Ringmuskulatur des Eileiters in die primitive Uterusmuskulatur. Nächst
der Uterusschleimhaut quergeschnittene Muskelbündel (Fundus-Bogen-Bündel). — Das seröse und subseröse
Bindegewebe ist hell gehalten, ebenso die Innenschichte (Mucosa).

scheinen nur als Verstärkungsbänder, welche an dem Aufbau der mehr einwärts gelegenen Elemente der Muskelwand keinen irgendwie nennenswerten
Anteil haben. Damit wird bis zu einem gewissen Grade, insofern es die
nicht schwangere Gebärmutter betrifft, den Anschauungen Bayers entgegengetreten. Vergleicht man die von Werth gebrachten Bilder von Schnitten
durch den fötalen und geschlechtsreifen Uterus miteinander, so fällt eine
gewisse Übereinstimmung in der Wandung des Fundus auf. Der Unterschied besteht in dem stärkeren Hervortreten der zur Höhle, also radiär ver-

laufenden Bündel. Zum grössten Teil biegen diese, nachdem sie die transversale Schichte durchsetzt haben, einwärts von dieser letzteren um und gehen in die submuköse Längsschichte über. Dieselben werden von W e r t h als die direkten Abkömmlinge der alten primordialen Muskulatur aufgefasst, aus deren Bögen sie sich abspalten. An Schnitten, welche gleichzeitig den interstitiellen Tubenabschnitt frontal treffen, ist zu erkennen, dass die submuköse Längsschicht als unmittelbare Fortsetzung der inneren Längsmuskulatur der

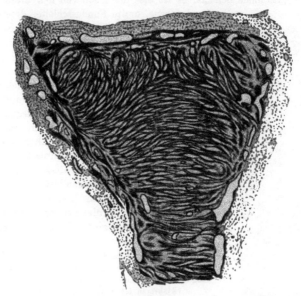

Fig. 32.

Frontaler Flachschnitt durch das Corpus uteri eines Fötus von 34,5 cm Länge.
Vergr. 14/1.

Das Horn rechts stärker excentrisch getroffen als das linke. — In beiden Uterushörnern bildet die Primordialmuskulatur senkrecht zur Hornachse stehende Ringe und Bögen von nach der Mittellinie des Uterus zunehmender Spannweite, die sich im Fundus begegnen. Die Ringbündel spalten sich und entsenden querlaufende Kommissurenbündel, welche die beiden Trichter der Hörner in der Mitte unterhalb des Fundus in Verbindung bringen. Unten nur Ringbündel. Aussen Gefässe und Subserosa.

Tube aufzufassen sei. Mehr als am Längsschnitte macht sich der von S o b o t t a hervorgehobene, störende Einfluss der Gefässentwickelung am Querschnitte des Corpus uteri auffallend bemerkbar. Hier sind es die vielen eingelagerten Venen, welche Ausbiegungen der Muskelbündel bedingen, andererseits ist derselbe durch die sich den Gefässen enganschliessenden Muskelmassen bedingt. Vor allem übereinstimmend mit der primären Muskulatur am fötalen Uterus ist einerseits an den inneren Muskelschichten das Überwiegen der Bogenbündel am Fundus und jenes der Kommissurenbündel am unteren Teile des Corpus uteri. Auch hier wird die Seitenwand von Bogensegmenten der schräg über den Fundus laufenden Muskelringe des Archimyometrium umfasst. Die seitliche Längsmuskulatur wird als Abkömmling der Wand des Wolffschen Ganges angesehen. Der wesentliche Unterschied gegenüber dem fötalen Uterus ist in der mächtigen Ausgestaltung im serösen Muskelstratum zu erblicken. Dasselbe erreicht bis zu 0,5 mm Dicke und besteht aus vorwiegend quergestellten Bündeln. Ihr folgt im oberen und medianen Gebiet des Corpus die rein longitudinale Schicht; es ist dies die schon von den alten Autoren beschriebene, breite Fundusschleife, deren Anlage auch bereits im fötalen Alter nachweisbar ist.

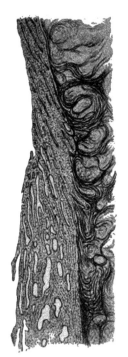

Werth und Grusdew anerkennen einen Unterschied in der Struktur der Muskelwand des Gebärmutterkörpers und des Gebärmutterhalses. Dieselben lehnen sich jedoch dagegen auf, dass die Cervixwandung sich durch einen ganz besonderen Bindegewebsreichtum auszeichne; es seien vielmehr individuelle Unterschiede, Unterschiede des Alters und solche als Folge der Ernährungsverhältnisse massgebend. Wohl sei die bindegewebige Kittsubstanz im Gebärmutterhalse mächtiger ausgebildet, aber die Hauptmasse des interstitiellen Bindegewebes nicht so auffällig vermehrt, als dies von den meisten Autoren sonst angenommen wird. In den Muskelmassen

Fig. 38. Untere Hälfte des Isthmus uteri und Übergangsgebiet aus der Corpus- in die Cervixschleimhaut. Längsschnitt aus der hinteren Wand der Gebärmutter eines 18 jährigen Mädchens. Vergr. Zeiss a, Oc. 2.

Links Schleimhaut; dieselbe im oberen Drittel verschmälert und schräg nach aufwärts gerichtete Drüsen. Das Epithel der letzteren wie das Oberflächenepithel und Stroma wie höher oben im Corpus. Im mittleren Drittel des Schnittes Übergangsschleimhaut; etwas weitere, zum Teil unten gabelig nach schräg aufwärts gerichtete Drüsen. Im unteren Drittel typische Cervixschleimhaut. Im oberen Drittel flachhügeliges Hervortreten der Grenzmuskulatur gegen die hier verdünnte Schleimhaut. Von dem vortretenden Muskelwall (welcher dem Isthmus entspricht) ist nur ein unterer Teil im Schnitt enthalten.

Fig. 33.

überwiege in der Cervixwandung hauptsächlich die primäre Muskulatur, das Archimyometrium. Es überwiegen demnach auch die cirkulären Fasern, besonders in den oberen Partien. Die appositionellen, besonders subserösen, oberflächlichen Muskelbündel sind wesentlich schwächer ausgeprägt als im Corpus. Deutlich ist ein Übergang von Längsfaserbündeln in Form eines Streifens in aufsteigender Richtung von der Scheide in das Collum zu verfolgen.

In betreff der Cervixfrage unterscheiden sie in der Gegend des Isthmus. (Guyon, Küstner u. a.), welcher im virginellen Uterus 0,5 cm lang ist, eine

Art Übergangszone, deren Schleimhaut die Eigenschaften des Endometrium corporis, aber doch mit gewissen Abweichungen zeigt. Erst am unteren Ende des Isthmus, welches dem inneren Muttermunde entsprechen würde, sei typische Cervixschleimhaut mit ausgesprochen straff fibrillärem Bau des Stroma und den charakteristischen Schleimdrüsen nachweisbar. Die Plicae palmatae sind fast durchwegs in ihrem Gerüst durch Längsmuskelbündel aufgebaut. Es findet sich weiters eine plexusartige, submuköse Muskellage

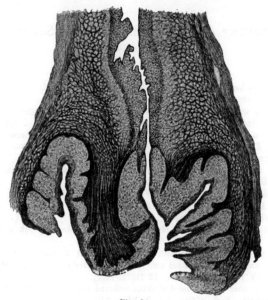

Fig. 34.

Medianer Sagittalschnitt eines 31 cm langen Fötus. Vergr. 12/1.

Mittlerer und unterer Cervixabschnitt mit Scheidengewölbe. Vordere Wand links. Vordere Lippe mächtiger entwickelt, fast rein bindegewebig. Geschichtetes Plattenepithel bis zur Lippenbasis in den Cervikalkanal hinein. Im Scheidengewölbe und Collum Längsmuskulatur vorwiegend peripher gelegen. Die untere Cervixanschwellung wird bedingt durch ein hohes und breites Ringmuskellager.

und innen eine vielfach durchflochtene, cirkuläre Schichte, welche übereinander lagernde Muskelringe darstellt. Die stärkste Bildung findet sich in der hinteren Wand und zwar in der Gegend der Retraktoreninsertion. In den von den Anatomen beschriebenen Vesicouterinligamenten finden sich auch Längsfaserbündel, welche in das paravesikale Bindegewebe ausstrahlen.

Die Muskulatur der Portio vaginalis ist in typischer Weise angelegt und zeigt so wie die unteren Cervixabschnitte überhaupt einen wesentlich einfacheren Aufbau. Der Scheidentheil muss nach Werth (entgegen Lott) als eine Duplikatur der sich begegnenden Abschnitte von Cervix- und Vaginalwand aufgefasst werden. Die innere, submuköse, cirkuläre Muskelschichte

der Cervix setzt sich in jene der Scheide fort. Eine von oben sich ein-
schiebende, lockere, gefässreiche Zwischenschichte dürfte dem Bayerschen
Faserdreieck entsprechen. Dazu kommen endlich Längsfaserbündel aus den
peripheren Muskelfasermassen der Scheide. Diese Anordnung der Muskulatur
erklärt nach Werth das Auseinanderweichen des Muttermunds in der Geburt besser als die von Dührssen gegebene Erklärung. In den seitlichen
Längsbündeln ist der persistierende Wolffsche Gang eingelagert.

VI. Veränderung der Schleimhaut in der Schwangerschaft (Decidua).

Litteratur.

Ahlfeld, Die Beschaffenheit der Decidua des Eies als Zeichen der Reife oder Frühreife
der Frucht. Centralbl. f. Gyn. 1878. Nr. 10.
Ercolani, Della struttura anatomica della caduca uterina etc. Bologna 1874.
Friedländer, Über die Innenfläche des Uterus post partum. Arch. f. Gyn. Bd. IX.
Derselbe, Physiologische und anatomische Untersuchungen über den Uterus. Leipzig 1870.
Gottschalk, Ein Uterus gravidus aus der fünften Woche, der Lebenden entnommen.
Arch. f. Gyn. Bd. XXIX. S. 491.
Hofmeier u. Benckiser, Beiträge zur Anatomie des schwangeren und kreissenden
Uterus. Atlas. Stuttgart (Enke) 1887.
Hofmeier, Die menschliche Placenta. Wiesbaden, 1890. S. 24.
Hunter, W., Anatomia ut. hum. gravid. tab. ill. Birm. 1774.
Koelliker. Mikroskopische Anatomie.
Klein, G., Entwickelung und Rückbildung der Decidua. Zeitschr. f. Geb. u. Gyn. B. XXII.
S. 247.
Kundrat u. Engelmann, Unters. über Uterusschleimhaut. Strickers med. Jahrb. 1873.
Küstner, Das untere Uterinsegment und die Decidua cervicalis. Jena 1882.
Langhans, Arch. f. Gynäkol. VIII u. IX (1875, 1876).
Leopold, Studien über die Uterusschleimhaut während der Menstruation, Schwangerschaft
und Wochenbett. Arch. f. Gyn. Bd. X, XI u. XII.
Derselbe, Uterus und Kind. Leipzig (Hirzel) 1897.
Olshausen-Veit, Lehrb. d. Geburtsh. von C. Schroeder. Bonn 1902.
Peters, Die Einbettung des menschlichen Eies. Wien 1899.
Ruge, K., In Schröder: Der schwangere u. kreissende Uterus. Bonn, 1886. S. 144 und
Centralbl. 1881. S. 187. Zeitschr. f. Gebh. VI. 1882.
Veit, J., In Müllers Handb. d. Geburtsh. Bd. I. 1895.
Waldeyer, Arch. f. mikrosk. Anat. XI. 1875.
Weber, Zus. z. Lehre vom Bau u. von d. Veränd. d. Geschlechtsorgane. Abh. d. k. sächs.
Akad. 1896.

Schon wenige Tage nach der Befruchtung (vier Tage, Peters, jüngstes
bisher beobachtetes Stadium) erscheint die Gebärmutterschleimhaut beträchtlich verdickt, deutlich von der Muskelschichte in einer zackigen Linie abgegrenzt, weich und aufgelockert und tief rot gefärbt. Dieselbe zeigt zunächst
makroskopisch ähnliche Eigentümlichkeiten wie vor dem Einsetzen der Menstruation (Schwellung infolge von Hyperämie und seröser Durchtränkung) und
gewinnt erst allmählich die histologisch charakteristischen Merkmale des infolge

der Konzeption zur Decidua umgewandelten Endometrium. Leopold vergleicht sie mit einem dicken Teppich, in der Tiefe Lücken und Maschen, oben ein derberes, zusammenhängendes, aber immer noch sehr weiches Lager darstellend. Die Oberfläche (Reicherts Hochplateau) erscheint gerifft, ge-

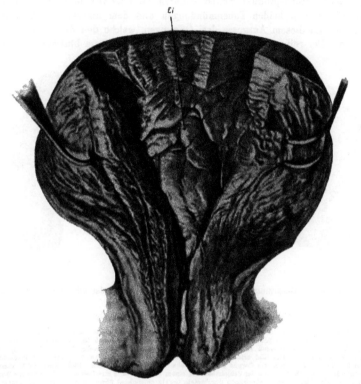

Fig. 35.

Mächtige Veränderung der Schleimhaut des Gebärmutterkörpers wenige Tage nach erfolgter Befruchtung. Beginn der Deciduabildung. Furchenbildung in dem geschwellten Endometrium. Der Sitz des sich einbettenden Eies ist nicht besonders in die Augen fallend. Jedenfalls fehlt eine ausgesprochene Erhabenheit (analog den Befunden von Reichert und Ahlfeld). Die Stelle ist bezeichnet. (Aus Peters: Die Einbettung des menschlichen Eies. Wien 1899.)

furcht, zerklüftet und mit deutlichen Falten versehen, so dass die ganze Schleimhaut in insel- oder beetförmige Erhabenheiten geteilt ist. Dieselbe ist von den erweiterten Öffnungen der Uterindrüsen siebförmig durchbrochen, eine Eigenschaft, die am schönsten dann zum Ausdrucke kommt, wenn bei Fehlgeburt die gesamte Decidua (siebförmige Haut) ausgestossen wird. Je früher dies statthat, desto mehr gefüllte Gefässstämme sieht man auf derselben und desto intensiver rot ist deren Farbe. Wir finden dann ein dreizipfeliges Gebilde, welches einem förmlichen Ausguss der Gebärmutterhöhle entspricht, und man begreift, dass die alten Autoren dies für ein Entzündungs- oder Ausschwitzungsprodukt halten konnten (J. Hunter und M. Baillie). Entsprechend den beiden Tubenmündungen und dem inneren Muttermunde finden sich an diesem Ausgusse drei Öffnungen, welche den drei Zipfeln entsprechen. Bei reifer Frucht, also dann, wenn die Gefässe blutleer sind und

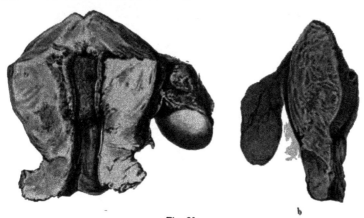

Fig. 36.

Veränderungen der Gebärmutter im Beginne der zweiten Woche der Schwangerschaft (nach Leopold, Uterus und Kind).

a Von vorne eröffnete Gebärmutter. b Sagittalschnitt.

Totalexstirpation wegen Carcinom 10 Tage nach der befruchtenden Kohabitation. Zunächst die mächtig geschwollene, in Felder geteilte Schleimhaut auffällig (Decidua). 7 mm unterhalb des Fundus an der hinteren Wand schimmert aus der Decidua eine linsenförmige, flache Erhebung vor, welche, fast gleichmässig rund, 8 mm lang und breit ist. Das Bild erinnert an die bekannte Abbildung Reicherts. Dicke der Muskulatur am Fundus und im Collum 2, am Corpus 2—5 cm, Dicke der Decidua 5—6 mm. Dicht über dem inneren Muttermunde senkt sich die Dicke der Schleimhaut zu einem Maasse von 2 mm herab, um in gleicher Stärke in die etwas atrophische von Nabothbeeren durchsetzte Cervixschleimhaut überzugehen. Am Sagittalschnitte zeigt die Decidua verschiedene Stärke, am Fundes 4 mm, in der Umgebung des Eies 6—9 mm, gegen den inneren Muttermund allmählich abfallend 8—6 mm. Das kaum 10 Tage alte Eichen liegt von 8—9 mm hohem Wallen umgeben in einer napfartigen Vertiefung der mächtig geschwollenen Schleimhaut. Dicke der Decidua serotina 4 mm. Das Ei selbst stellt ein 4 mm hohes, 3,7 mm breites, zartes, von Zöttchen besetztes Bläschen dar.

regressive Metamorphosen sich bereits geltend gemacht haben, geht die Farbe mehr in das Gelbliche über (dieses Merkmal wurde von Ahlfeld in diagnostischer Hinsicht verwertet).

Die der Höhle zusehende Innenfläche ist glatt, die Aussenseite rauh.

Anstoss zu dieser mächtigen Wucherung der Gebärmutterschleimhaut soll der gewaltige Reiz geben, welcher durch Eintritt des befruchteten Eichens in die Gebärmutterhöhle ausgelöst wird. Diese Anschauung wird neuerlich durch die Befunde von Peters gestützt, denen gemäss die das sich einbettende Ei umgebenden Parthien (die Umlagerungszone) die ersten Veränderungen (als solche machen sich aktive Hyperämie und Ödem, der Austritt eines homogenen Plasmas und das reichliche Auftreten von Rundzellen geltend, bis später die Veränderungen im Stroma an den Drüsen und am Epithel deutlich werden) darbieten, indess in entfernteren Teilen der Schleimhaut sich noch keine ausgesprochenen, histologischen Veränderungen geltend machen.

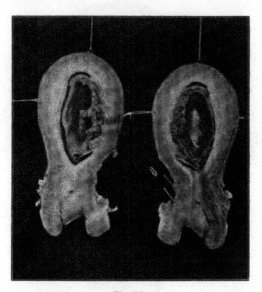

Fig. 87.

Medianer Sagittalschnitt durch einen graviden Uterus der sechsten Woche. (Carcinoma portionis, abdominale Totalexstirpation.) Photographische Aufnahme des Formolpräparates zur Darstellung der Veränderungen in der Gebärmutterhöhle. Placentaranlage an der vorderen Wand. Das Ei füllt noch lange nicht die ganze Gebärmutterhöhle aus. (Eigene Beobachtung.)

Maasse: Gesamtlänge des Uterus 10 cm, Länge der Körperhöhle 5 cm, des Cervikalkanales 3,5 cm. Wanddicke im Fundus 1 cm, dickste Stelle der vorderen Wand 1,8 cm, Wanddicke in den unteren Gebärmutterabschnitten 0,7—0,8 cm, dickste Stelle der Cervixwand 1,2 cm, hintere vom Krebs verschont gebliebene Muttermundlippe 1 cm dick. Länge der Eihöhle 3,8 cm. Das Ei füllt die Gebärmutterhöhle nicht aus, es bleibt noch ein Spalt von 2—3 mm. Die Dimension der Decidua übersteigt fast nirgends die von 0,2 cm. Die Placenta inseriert an der vorderen Wand in einer Ausdehnung von 3,5 cm; ist am Schnitt 0,6 cm dick; ihr unterer Rand ist vom inneren Muttermunde über 1 cm entfernt.

Die Dickenzunahme erfolgt einerseits durch Hypertrophie aller Bestandteile des Endometrium, andererseits durch Hyperplasie; erstere macht sich hauptsächlich geltend durch die Umwandlung der bindegewebigen Elemente des Stroma zu den typischen Deciduazellen (Durchmesser 20—50 μ, Wyder). Das Oberflächenepithel ist zu Anfang stellenweise defekt und geht später verloren und die Ausmündungen der Utrikulardrüsen verschwinden allmählich. Die übrigen Abschnitte der Drüsen werden

32*

zufolge Verdickung der Schleimhaut in die Länge gezogen und wie bei hyperplastischer Endometritis und der menstruierenden Schleimhaut spiralig gewunden und dilatiert. Schon in verhältnismässig frühen Stadien wird in histologischer Beziehung die Scheidung in eine oberflächliche, nur aus Deciduazellen aufgebaute Compacta und die der Muskelwand anliegende.

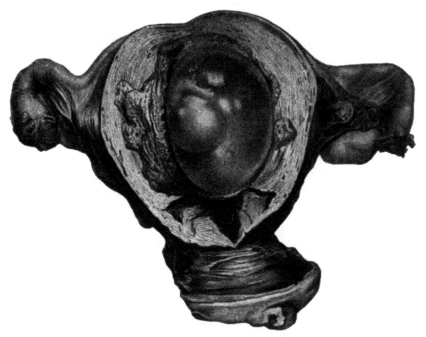

Fig. 38.

Uterus im Anfange des dritten Monats der Schwangerschaft, vaginale Totalexstirpation wegen Carcinoma portionis. Ei wohl erhalten. (Nach Leopold.)

Die Gebärmutter an der vorderen Fläche durch Längsschnitt eröffnet. Das intakte Ei hervorgequollen. Gesammtlänge des Uterus 10 cm, Corpus 6,5 cm. Der grösste Querdurchmesser 6 cm, die dickste Stelle der Muskulatur 2 cm. Die Decidua vera hat eine Dicke von 0,5 cm. Die Decidua reflexa oder capsularis ist an der Basis etwas dicker und verdünnt sich allmählich nach oben. Die Serotina erscheint ungewöhnlich verdickt (1 cm) und ist in Falten gelegt. Die genaue histologische Beschreibung der Decidua, des Chorion und der Placentaranlage siehe Leopold, Bott und Marchesi (Zur Entwickelung und den Bau der menschl. Placenta. Arch. f. Gyn. Bd. LIX).

lockere Spongiosa sichtbar; aber auch hierbei macht sich die Veränderung zunächst in der Umlagerungszone geltend.

Über die Art der Einbettung, Einnistung, Nidation des Eies sowie über die Histogenese und histologische Beschaffenheit der Decidua wird an anderer Stelle des Handbuches ausführlich berichtet. Hier sei nur bemerkt, dass für das Verständnis auch der makroskopischen Verhältnisse notwendig ist, dass man seit der Darstellung W. Hunters drei Abschnitte der veränderten Schleimhaut mit Rücksicht auf das Verhältnis zu dem sich einbettenden Ei unterscheidet. Diese Trennung ist nur nach dem groben anatomischen Verhalten durchgeführt worden; histologisch ergeben sich für die drei Abschnitte nur geringfügige Unterschiede, aber in den Maassen sind dieselben schon frühzeitig different.

Der Teil der veränderten Schleimhaut, welcher nicht zur Insertion des Eies benützt wird, wird als Decidua vera beschrieben, jener, an dem sich das Ei einbettet, als Decidua serotina, (insertionis, basalis), endlich jener Teil, welcher das mit seinen Zotten sich verankernde Ei an seiner, der Gebärmutterhöhle zugekehrten, freien Seite überwuchert und einschliesst, als Decidua reflexa oder capsularis.

Erreicht das wachsende Ei mit seiner Oberfläche die gegenüberliegende Seite der Uteruswandung, so kommen Decidua vera und reflexa miteinander in Berührung, um im Laufe des fünften Monats, also zu einem Zeitpunkte, wo das Ei sich bereits allen Wandungsabschnitten der Gebärmutter vollständig angelegt hat, zur Verklebung zu gelangen. Reflexa und Serotina werden dann immer schmäler, erstere durch die Dehnung, letztere durch die Entwickelung der mächtig anwachsenden Placenta, durch welche sie platt gedrückt wird.

Die dimensionalen Verhältnisse sind aus den einzelnen Monaten gut bekannt, ebenso wie die allmählich fortschreitenden makroskopischen und mikroskopischen Veränderungen. Im allgemeinen gilt, dass bis in den dritten Monat hinein die Decidua an Dicke zunimmt, um dann allmählich wieder, besonders von der Zeit an, wo das Ei mit seinen Hüllen die ganze Körperhöhle einnimmt, dünner zu werden und den höchsten Grad der Verdünnung am Ende der Schwangerschaft zu zeigen.

Die Maassverhältnisse, soweit diese von einzelnen exakt beobachteten Fällen zu verwerten waren, sind in der Tabelle S. 451 aufgenommen und dort einzusehen. Wir fügen jedoch hier der Übersichtlichkeit halber die Beschreibung der makroskopischen Verhältnisse und die Dimensionen in den einzelnen Monaten ein.

Eine Dicke von 1 cm wird selbst im dritten Monat und von der Decidua vera selten erreicht; über 6—8 mm geht dieselbe gewöhnlich nicht hinaus. Dagegen wird im ersten Monate häufig bereits eine solche von 5—6 mm angetroffen. In dem von Peters beschriebenen Frühstadium erreichte die Verdickung der Schleimhaut am Gebärmuttergrunde und an der hinteren Wand schon das Maass von 8 mm, an der vorderen das von 5—6 mm. Die grösste Verdickung ist an der unmittelbaren Einbettungsstelle des Eichens zu finden. Sie zeigt hier die ausgeprägteste Oberflächenfurchung, schöne Kapillarnetze und sehr deutlich die feinen Drüsenmündungen. Sie ist sonst am dicksten ungefähr in der Mitte der hinteren und vorderen Körperwand und erfährt eine gleichmässige Verdünnung nach nach den Kanten, Tubenecken und nach abwärts, um in der Gegend des inneren Muttermundes zuweilen fast die ursprüngliche Dicke zu erreichen. Häufig bildet sie hier gerade eine scharfe Grenze in Form eines vorspringenden Wulstes (der oft beschriebene Deciduawulst). Im zweiten Monat ist sie zumeist 6—7 mm dick und im Verlaufe des dritten Monats erreicht sie in den oberen Partien die maximalste Dimension von 10 mm. Zu dieser Zeit ist die Differenzierung zwischen einer

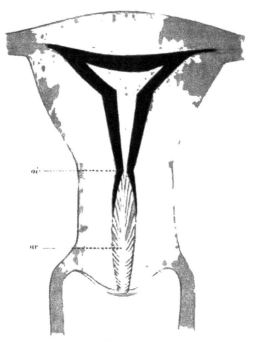

Fig. 39.

Schematischer Koronaldurchschnitt durch einen Uterus nach Küstner, um 1. den Verlauf der Falten des Arbor vitae, 2. das Verhältnis, in welchem die Schleimhaut des Uterus in der Gravidität hypertrophiert, zu zeigen.

Dieses Verhältnis ist durch den im Corpus sehr dicken, in der Cervix sich schnell und erheblich verdünnenden, dunklen Kontur veranschaulicht. Eigentümlich radiäre Stellung der Falten in der oberen Cervixpartie, welche Anordnung bei Erweiterung der letzteren es Küstner wahrscheinlich erscheinen lässt, dass dieselben nicht mehr als charakteristische Cervixfalten zu erkennen sind. Der Stamm des Arbor vitae hat eine sehr konstante Lage in der Cervix und reicht etwa bis in die Mitte des Halskanales hinauf. Die Deciduabildung stellt auf dieser Figur entsprechend den Befunden Küstners auch eine Fortsetzung unterhalb des Orificium internum in die Cervix hinein (bis 14 mm) dar (Cervikaldecidua).
oi Orificium internum, av Stamm des Arbor vitae.

kompakten und einer spongiösen Zone in der vollkommensten Weise zum Ausdruck gebracht. Erstere besteht aus den in ihrer Form variablen, dicht gedrängten Deciduazellen; eine Intercellularsubstanz scheint zu fehlen. Die letztere besteht aus den dilatierten und verzerrten Drüsenräumen, welche den Fundusabschnitten der Drüsen entsprechen, indes die Interglandularsubstanz auf ein Minimum reduziert ist und stellt das aus den Abbildungen zur Genüge bekannte Maschenwerk dar.

Das Verhältnis der beiden Schichten in der Decidua vera beträgt im sechsten Monat für die Compacta 0,25—0,75 mm, für die Spongiosa 1—1,5 mm. Letztere überwiegt demnach bereits bedeutend. Im achten Monat ist durchgehends die Vera im Maximum 2 mm dick und die Spongiosa zweimal so mächtig als die Compacta.

Topographisch finden sich Unterschiede in Bezug auf Dicke der Vera; in der Gegend des Fundus beträgt dieselbe noch 6—8 mm, in den unteren Abschnitten der Gebärmutterhöhle oberhalb des Orificium internum jedoch nur 3 mm.

In den letzten Monaten beginnt die Dickenabnahme deutlich zu werden; sehr bald wird dieselbe in den oberen Partien auf 5 mm, in den unteren Abschnitten auf 2 mm reduziert. Die Dickenabnahme schreitet aber noch gegen das Ende der Schwangerschaft weiter vor, so dass dieselbe zum Schlusse im Durchschnitte 1—1,5 mm beträgt.

Die Decidua reflexa zeigt selten eine Dickenzunahme bis zu 3 mm; meist beträgt dieselbe im zweiten Monat 1,75 mm, im fünften Monate 0,50—1 mm, im achten Monate 0,25—0,50 mm, welches Maass bis zum Ende der Schwangerschaft auch noch abnehmen kann. Sie enthält alle Bestandteile der Vera (Drüsen, Kapillaren und Deciduazellen), ein epithelialer Belag fehlt. Sie ist am Ende der Schwangerschaft als schmaler Streifen immer noch erkennbar.

Die Decidua serotina, welche den Boden des Einestes darstellt, an der sich das Ei mit seinen Haftzotten verankert (Leopold) und welche sich am Bau der Placenta beteiligt und anfangs auch eine Dicke von 7—8 mm erreicht, geht ebenso zurück, um am Ende der Schwangerschaft 1,5 bis höchstens 2 mm aufzuweisen. Schon im ersten Monat vollziehen sich jene hochgradigen Veränderungen an derselben, welche für das Studium der Genese der Placenta wichtig geworden sind, auf die jedoch an dieser Stelle nicht näher eingegangen werden kann.

Allgemein wird heute angenommen, dass sich die Schleimhaut der Körperhöhle allein zu einer wirklichen Decidua umwandle. Die Veränderungen einzelner Gruppen von Stromazellen auch jener Abschnitte, die grob anatomisch bereits zur Cervixwand gerechnet werden müssen, zu decidualen Elementen, wie solche mehrfach zur Beobachtung gelangten, vermag an dieser allerseits accceptierten Lehre kaum etwas zu ändern, besonders seitdem man weiss, wie sehr sich die Neigung der Bindegewebszellen zu derartigen Metamorphosen auf die verschiedensten Regionen des inneren Genitale auszudehnen vermag, und seitdem die Grenzmarken zwischen Schleimhaut des Corpus und der Cervix als keine so ausserordentlich scharfen mehr hingestellt werden können, als dies früher angenommen zu werden pflegte, ja vielmehr auf Grund neuerer Untersuchungen die Neigung besteht, die Existenz einer Art von Übergangsschleimhaut anzuerkennen, welche sich auf den Bereich einer isthmischen Zone erstrecken würde.

Beistehende Fig. 39 versinnlicht die von Küstner u. a. vertretene Anschauung, dass auch die oberste Parthie der Cervixschleimhaut zu „einer Art von Decidua", oder, wie andere sich ausdrücken, zu einer „Decidua jüngeren Datums" sich umzuwandeln vermöge. Die von ihm angegebene Ausdehnung (ca. $1/2$ cm) würde vollkommen dem von Werth für diese Zone angegebenen Maasse am nicht schwangeren Organe entsprechen (siehe die diesbezüglichen Bemerkungen auf S. 494 und die zugehörige Figur 33). Die Variabilität in Bezug auf Ausdehnung dieser sogen. Cervixdecidua sowie der weniger ausgesprochene Grad dieser Umwandlung auf der betr. Strecke würde mit dieser Argumentation nur in Einklang zu bringen sein.

Das Vorhandensein eines Oberflächenepithels auf diesen untersten Abschnitten der Decidua kann ebensowenig für die Ableitung dieser aus Cervixschleimhaut verwertet werden, als die Konfiguration einer gelegentlich einer Fehlgeburt iu Gänze ausgestossenen, hinfälligen Haut (Einschnürung am unteren Pole) etwas für die Lehre der Cervixdecidua beweist (Widerlegung diesbezüglicher Annahmen von Küstner und Keilmann durch C. Ruge).

Die unterhalb dieser Parthie gelegene Schleimhaut zeigt die typischen Charaktere der Mucosa cervicis. Diese kann besonders in ihrem oberhalb des äusseren Muttermundes gelegenen Abschnitte als beträchtlich hypertrophiert angesehen werden. Sie zeigt ein schön erhaltenes, oberflächliches Epithel, die ausserordentlich charakteristischen, verzweigten Drüsenschläuche mit pallisadenartiger Epithelbekleidung, welche mit zähem Schleim angefüllt sind (Krypten), und das straffe, fibrilläre Stroma. Die Dicke der Schleimhaut nimmt von oben nach abwärts ganz beträchtlich zu, kann daselbst eine solche von 3—7 mm erreichen. Die Konfiguration der Cervixhöhle ist nach den Darstellungen eine sehr variable. Die Abgrenzung der Schleimhaut gegen die Decidua ist auch eine verschiedene. Sie wird besonders in den ersten Monaten so geschildert, dass durch einen wulstartigen Vorsprung des untersten Deciduazipfels eine Verengung des Kanales bedingt ist (Decidualkanal Benckisers): dieser Abschnitt der Uteruswand, in welchem Decidua vera an vera zu liegen kommt, wird als der nicht entfaltete, unterste Körperabschnitt angesehen. In anderen Fällen ist der Cervikalkanal in seinem oberen Drittel durch Schleim erweitert und trichterförmig in die Körperhöhle übergehend, zum grossen Teil von der als Wulst von 3—4 mm vorspringenden Decidua ausgefüllt. Bei der Entwickelung eines solchen Trichters reicht die Decidua an der vorderen Wand auffallend tiefer herab als rückwärts (Bayer). Die obersten Abschnitte der Cervixschleimhaut sind wesentlich drüsenärmer.

---

1) Auch in dem von uns mitgeteilten und abgebildeten Falle von Schwangerschaft im fünften Monate (Tabelle Fall 11) entspräche der obere Teil des Trichters einer solchen decidual veränderten, isthmischen Zone von $4^{1}/_{2}$ mm Länge. Definitive Schlüsse aus dieser einen Beobachtung in Betreff der Cervixfrage zu ziehen, wäre unvorsichtig.

VII. Veränderungen an dem Scheidenteile und am äusseren Muttermunde[1]).

Die vielfach umstrittene Frage, ob die Cervix bis an das Ende der Schwangerschaft in dimensionaler Hinsicht erhalten bleibt oder ob der obere Teil im Laufe der Schwangerschaft bis gegen das Ende derselben aufgebraucht und in die das Ei bergende Körperhöhle einbezogen wird, ist eine solche, dass sie bei Besprechung der Genese des unteren Uterinsegmentes eingehender erörtert werden muss. Hier sollen zunächst die für den Kliniker wichtigeren Veränderungen der Portio, die sich dem tastenden Finger und dem Auge wahrnehmbar machen, abgehandelt werden. In Bezug auf diese Verhältnisse an der Portio werden die Veränderungen in der Länge und Breite, in der Form und in der Konsistenz, endlich das Verhalten des äusseren und inneren Muttermundes zu unterscheiden sein.

1. Länge des Scheidenteiles.

Die alte, schon auf Galen, Avicenna, Aëtius zurückgehende Lehre lautet dahin, dass im Laufe der Schwangerschaft eine stetige Verkürzung der Portio vaginalis Platz greife. Dieselbe beruhte auf rein klinischen Wahrnehmungen und wurde so erklärt, dass durch das Aufgebrauchtwerden der oberen Cervixpartie in den Brutraum auch die Portio nach und nach zum Verstreichen gebracht werde (Roederer, Stein d. Ä.). Schon die vielfachen Bemühungen der verschiedensten Autoren, diese Verkürzung zu begründen, deutet darauf hin, dass die Annahme, die Portio verkürze sich thatsächlich regelmässig in der Schwangerschaft, eine allgemein acceptierte war. Roederer, Stein, Mauriceau lehrten dieselbe im strengsten Sinne. Den Abbildungen des letzteren gemäss ist der Halskanal von Anfang an eine trichterförmige Höhle und scheint ihm das Vorhandensein eines Orificium internum ganz unbekannt gewesen zu sein. Ihm schloss sich Levret an.

In der damals von den Franzosen beherrschten Geburtshülfe wurde diese Lehre in gleicher Weise weiter tradiert bis auf Stoltz, welcher gewisse Bedenken gegen dieselbe äusserte und wesentliche Modifikationen einführte. In den nun folgenden zahlreichen Publikationen (Kilian, Birnbaum, Hüter, Hecker, Duncan, Holst, Spiegelberg, Schroeder, Müller, Halbertsma, Lott u. a.) über diesen Gegenstand war die Streitfrage hauptsächlich die, ob diese Verkürzung eine thatsächliche sei oder ob sie auf einer Täuschung beruhe.

Als Ursachen für die Verkürzung der Portio wurden angegeben:

1. Spindelförmige Erweiterung der Cervixhöhle (Stoltz, Birnbaum, Cazeaux, Scanzoni).

---

[1]) Litteratur sieh in Abschnitt IX: Unteres Uterinsegment.

2. Aufgehen in den Scheidenschlauch, Ektropium (**Wigand**, **Birnbaum**, **Cazeaux**, **Scanzoni**, **Grenser**).

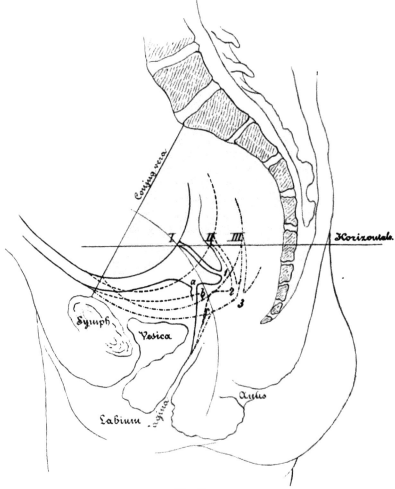

Fig. 40.

Schematische Darstellungen der Veränderungen der Cervix uteri nach Grösse, Form und Lage, wie sie durch das Tiefertreten des Kopfes veranlasst werden. Aus **Lott**, Zur Anatomie und Physiologie der Cervix uteri. Erlangen 1872.

I, II, III Innerer Muttermund bei verschiedenen Kopfständen. *1, 2, 3* Aeusserer Muttermund bei verschiedenen Kopfständen. *a, b, c* Vaginalinsertion bei verschiedenen Kopfständen. — Hierbei ist das Verstreichen der Portio vaginalis und der Scheidengewölbe, sowie die verschiedene Verlaufsrichtung des Halskanales veranschaulicht.

3. Elevation des Uterus im schwangeren Zustande (Duncan, Scanzoni, Halbertsma).

4. Horizontalstellung der Portio mit dem Muttermunde nach rückwärts (Holst, Schroeder).

5. Ausbuchtung des vorderen Abschnittes des unteren Uterinsegmentes und Veränderung des Winkels zwischen diesem und der Cervix durch Schwellung des paracervikalen Bindegewebes (Müller, Schroeder).

6. Auflockerung und Schwellung der Scheidengewölbe (Duncan, Spiegelberg, Ritgen, E. Martin).

7. Zug von der Scheide aus (Scanzoni, Halbertsma).

Lott bemüht sich, diese verschiedenen Arten der Begründung zu widerlegen und nimmt auf Grund seiner Beobachtungen an Erstgeschwängerten, bei welchen sich die Verhältnisse am reinsten darstellen, zwei Faktoren als massgebend für die scheinbare Verkürzung der Portio an:

1. Die mehr minder hochgradige Erweichung des Portiogewebes infolge der Auflockerung, welche die Konturen des Scheidenteiles dem tastenden Finger gegenüber undeutlicher fühlbar macht. Er unterscheidet eine chronische und eine subakute Erweichung. Die letztere macht sich nach ihm in den letzten Tagen der Schwangerschaft geltend und lässt den Scheidenteil noch weniger deutlich fühlbar erscheinen.

2. Die durch das Tiefertreten des Kopfes bedingte Ausbuchtung des vorderen, unteren Gebärmutterabschnittes in Form eines Divertikels der vorderen Scheidenwandung, wodurch der Scheidenteil immer mehr nach hinten gerückt, deshalb schwerer zu erreichen ist, demnach auch höher erscheint. Dass in den letzten Tagen vor der Geburt die Portio sich wieder vertikaler stelle und es zur Centralstellung des äusseren Muttermundes komme (Müller), giebt auch Lott zu.

Schroeder stimmt mit Duncan und Spiegelberg darin überein, dass, solange keine Kontraktionen in der Schwangerschaft auftreten, die Länge der Cervix unverändert bleibe und nur die Portio scheinbar durch Hypertrophie und Auflockerung des Scheidengewölbes verstreiche. Wenn der Kopf stark nach abwärts drängt, so könne die Richtung des Cervikalkanals so verändert werden, dass derselbe von vorne nach hinten vollständig dem Kopfe entlang verläuft, ohne indes an seiner Länge etwas eingebüsst zu haben. Hierbei gewinne man allerdings den Eindruck, als ob der Kopf unmittelbar dem äusseren Muttermunde aufliege. Das deutliche Gefühl des herabdrängenden Kopfes und die Dünnheit der ihn bedeckenden Schichten führten zu dem trügerischen Schlusse, dass die Cervix sich verkürzt habe. Schroeder tritt für den Ausspruch Duncans, dass eine exakte Methode der Messung nur an Leichen durchführbar sei, ein; klinische Beobachtungen seien daher nicht verlässlich. Bei eröffnetem, äusseren Muttermunde an der Lebenden sei die Messung unter Umständen wohl möglich. Nach dem Eintritte deutlicher Wehen komme es deutlich zu einer Verkürzung der Cervix, welche bei Schwangeren oft wenige Tage vor der Geburt nur 2,5—3,5 cm messe. Der innere

Muttermund könne, wenn er auch schon beträchtlich erweitert ist, noch lange als scharfrandig fühlbar bleiben.

Dagegen erhebt A. Martin auf Grund seiner klinischen Beobachtungen an der Portio der Schwangeren in den letzten Monaten Einspruch. Nach seinen Messungen, welche eine konstante Zunahme der Muttermundslippen (2,5—4,6 cm) gegenüber den Maassen von Lott: vordere Muttermundslippe 0,5—1,0 cm, hintere Muttermundslippe 1,5 cm, Braune vorne 1,0 cm, hinten 1,8 cm, Waldeyer vorne 0,5 cm, hinten 2,8 cm, Zweifel vorne 0,4 cm, hinten 0,5 cm), kurz eine Volumszunahme in allen Richtungen ergeben, bleibt die Einstellung des Kopfes auf die dimensionalen Verhältnisse der Cervix ganz ohne Einfluss. Seine Befunde kontrastieren in auffälliger

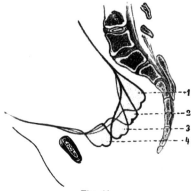

Fig. 41.

Zur Darstellung der Lage und Richtung des Scheidenteiles. Aus A. Martin, Das Verhalten des Cervix uteri während der letzten Schwangerschaftsmonate. Stuttgart 1877.

1 Richtung nach der oberen Hälfte, 2 nach der unteren Hälfte der hinteren Beckenwand, 3 Richtung nach dem Beckenboden, von oben und hinten, 4 Richtung nach dem Beckenboden entlang der vorderen Beckenwand.

Weise mit jenen der vorher genannten Autoren; ob aber die von ihm gebrauchten Vorsichtsmassregeln bei Einführung der Halbrinnen in die Scheide Fehlerquellen auszuschalten im stande waren, scheint zweifelhaft, und können seine Untersuchungsergebnisse in diesem Sinne daher nach dem Ausspruche der meisten Autoren nicht verwertet werden.

Schon Birnbaum erklärte genauere Messungen an der Lebenden für undurchführbar, indem die Weichheit des Gewebes den Kontur zu verwischen im stande sei und man ausserdem die Längenverhältnisse bei den betreffenden Fällen im nicht schwangeren Zustande nicht kenne. Auch bei Verwendung von Leichenbefunden sei mit grösster Vorsicht vorzugehen, weil die durch den Tod herbeigeführten Veränderungen, welche sich hauptsächlich auf die Spannungsverhältnisse beziehen, auch zu täuschen vermögen.

Die oft erhebliche Verkürzung der Vaginalportion kann nach E. Martin schon im sechsten Schwangerschaftsmonat sich geltend machen. Er erklärt sie für eine scheinbare infolge der Schwellung des pericervikalen Zellgewebes (Mutterhalskragen Ritgens). Doch erschien ihm wieder in späteren Monaten der Scheidenteil länger. Im allgemeinen scheinen ihm zweifellos individuelle Verschiedenheiten, der rasche Wechsel des Zustandes (Müller, Birnbaum, A. Martin) und die Schwierigkeit exakter Messung die differenten Beobachtungsergebnisse und Erklärungen der Autoren seit Roederer zu verursachen. Eine Messung mit Instrumenten, wie sie Peter Müller ausführte, sei nach ihm noch unverlässlicher. Ist aber schon die Messung der Länge des Scheidenteiles an seiner Aussenfläche, da das obere Ende nicht bestimmbar ist, nicht sicher, so können auf die Messung der ganzen Länge des Cervikalkanals bloss auf Grund des Tastbefundes nach der Verschiedenheit der Schleimhautoberfläche und der stenosierten Stelle in der Gegend des inneren Muttermundes (Müllerschen Ringes) noch weniger Wert gelegt werden. Es müsste die Verschiedenheit des Mutterhalses schon bei den einzelnen Individuen vor der Schwangerschaft genau eruiert sein. Dazu kommen die sehr verschiedenen Grade der Auflockerung des Mutterhalses selbst und seiner nächsten Umgebung; auch narbige Veränderungen, Druck von Seite der oberen Uteruspartien, und selbst das Verhalten, die Lage und Entwickelung der Frucht können hierfür von Belang werden.

Von allen Autoren der neueren Zeit wird übereinstimmend betont, dass das Maass der Portio ganz unwesentlich und nur das Gesamtmaass der Cervix in Rechnung zu ziehen sei. Thatsächlich findet man bei der klinischen Untersuchung die Portio oft verkürzt; dies müsse auf die Auflockerung in den Scheidengewölben und auf das Höbertreten des Uterus zurückgeführt werden. Eine wirkliche Verkürzung kann erst durch den Zug der gedehnten und gespannten Wand der unteren Gebärmutterabschnitte zu stande kommen, also dann, wenn der obere Teil des Mutterhalses erweitert wird und die Cervixwandungen nachgeben. Nur ausnahmsweise ist dieses Verhalten schon in der letzten Zeit der Schwangerschaft nachgewiesen worden. Dabei kann die Portio, wie man das häufig bei Erstgeschwängerten beobachten kann, bereits ganz verstrichen sein, indes der Halskanal in seiner ganzen Länge noch erhalten ist.

2. Auflockerung.

Ein geringer Grad von Auflockerung, dieses für die Schwangerschaft so massgebenden Symptomes, der Schleimhaut der Scheide und des Scheidenteils findet sich schon bei der Menstruation, aber auch bei akuten Entzündungszuständen. Der Ruhezustand der Gebärmuttermuskulatur ist in der Kontraktion zum Ausdruck gebracht; Nachlassen derselben und Erschlaffung bei beginnender Funktion (Menstruation und Gravidität) führt zu dieser Veränderung, bewirkt

Hyperämie und sekundär seröse Durchfeuchtung und Schwellung, welche durch den eigentümlichen Bau und Verlauf der Cervixgefässe begünstigt wird. Indem die Lymphbahnen das Serum wieder aufsaugen und entfernen, wird das Gewebe durch das konsekutive Kollabieren der Lücken weich und schlaff (dünnmaschige Auflockerung, Virchow, His).

Die Auflockerung ist in den verschiedenen Teilen der Portio eine ungleichmässige; am stärksten an der Oberfläche und zuerst an der Spitze auftretend schreitet sie stetig nach aufwärts vor. Seltener ist das umgekehrte Verhalten, dass die Spitze derb bleibt und der übrige Teil weich wird, zu beobachten. Sie ist eine chronische, gegen das Ende der Schwangerschaft stetig zunehmende. Bei den höchsten Graden der Erweichung begegnet man nicht selten epithelialen Verlusten, also erodierten Stellen in der Umgebung des Muttermundes. Im Zusammenhang mit dieser Konsistenzveränderung steht auch die Veränderung am Muttermunde. Die Lippen verlieren ihren scharfen Rand und infolge der grösseren Nachgiebigkeit der Lippenränder wird auch der Muttermund leichter durchgängig. Am intensivsten wird die Erweichung unmittelbar vor der Geburt, indem zur aktiven Hyperämie noch eine venöse Stauung, also eine passive hinzutritt und zwar infolge von Druck der vordringenden Kindesteile auf die Venenstämme des Beckens. Ruht wie bei Erstgeschwängerten der Kopf schon lange Zeit in der Beckenhöhle und kommt dieser Druck daher früher zum Ausdruck, so kann diese Erweichung auch früher sich geltend machen. Der Grad der Auflockerung jedoch giebt ebenso wenig wie die Länge der Portio einen bestimmten Anhaltspunkt für die Erkenntnis der Schwangerschaftsdauer. Es kann dieses Moment, wie Pinard und Varnier so treffend hervorheben, daher ebensowenig in praktischer Hinsicht, in Sonderheit zur Beantwortung der Frage, ob die Geburt nahe bevorstehe, mit Sicherheit verwertet werden.

Die oben erwähnten Erosionen finden sich häufiger bei Erst- als bei Mehrgeschwängerten (vollkommene Glätte der Muttermundslippen bei 58 % der Erstgeschwängerten und 78 % der Mehrgeschwängerten, Erosionen 8 %, A. Martin).

3. Verhalten des äusseren und inneren Muttermundes.

Schon Hüter hat in Bezug auf das Offenstehen des Muttermundes und zwar in den verschiedensten Schwangerschaftsmonaten an 1000 Fälle untersucht und kommt zu dem Ergebnisse, dass der äussere Muttermund gewöhnlich in dem letzten Schwangerschaftsmonate offen stehe. Seiner Tabelle entnehmen wir folgende Zahlen:

6. Monat unter 12 Fällen 3 mal äusserer Muttermund offen,

7. Monat unter 37 Fällen 8 mal äusserer Muttermund offen,

8. Monat unter 104 Fällen 37 mal äusserer Muttermund offen, 2 mal auch der innere,

9. Monat unter 263 Fällen 135 mal äusserer Muttermund offen, 13 mal auch der innere,

10. Monat unter 96 Fällen 49 mal äusserer Muttermund offen, 22 mal auch der innere,

3 Wochen vor der Geburt unter 122 Fällen 63 mal äusserer Muttermund offen, 24 mal auch der innere,

2 Wochen vor der Geburt unter 136 Fällen 64 mal äusserer Muttermund offen, 39 mal auch der innere,

1 Woche vor der Geburt unter 230 Fällen 62 mal äusserer Muttermund offen, 154 mal auch der innere.

Hüter tritt demnach als der Erste der damals allgemein herrschenden und von den hervorragendsten Autoritäten (Osiander, Busch, Spiegelberg u. a.) vertretenen Anschauung, dass bei Erstgeschwängerten der äussere Muttermund bis zum Eintritte von Wehen regelmässig geschlossen bleibe, auf Grund systematischer Untersuchungen entgegen, wenn sich auch Andeutungen über ein abweichendes Verhalten bei einzelnen Autoren (Siebold, Nägele, Hohl, Scanzoni) schon früher finden.

Schroeder stimmt mit Hüter darin überein, dass man den äusseren Muttermund Erstgebärender in der letzten Zeit der Schwangerschaft gewöhnlich geöffnet finde. Er macht bei dieser Gelegenheit auf den Unterschied in der Beschaffenheit des Muttermundsaumes gegenüber jenem der Mehrgebärenden aufmerksam. Nur selten finde man denselben bei Mehrgebärenden ganzrandig, meist finden sich an demselben mehr minder deutliche Einrisse und zwar zu den Seiten. Die Muttermundslippen werden wirklich voneinander getrennt; doch giebt es auch Ausnahmen. Bei einer zum 13. Mal Schwangeren fand sich einmal ein Muttermundsaum wie bei einer Erstgeschwängerten.

Nach Litzmann kommt es bei Erstgeschwängerten nie vor der 34. Woche zur Eröffnung des äusseren Muttermundes, in $1/5$ der Fälle in der Zeit zwischen der 36.—39. Woche. Bei Mehrgeschwängerten ist der äussere Muttermund schon in der 33. Woche viel öfter offen als geschlossen. In der Regel ist der Halskanal nur 2—3 cm hoch hinauf durchgängig, dann darüber verengt. In der überwiegenden Mehrzahl der Fälle von Erstgeschwängerten bleibt der innere Muttermund bis in die 39. Woche geschlossen; erst in der 40. Woche eröffnet er sich in $3/5$ der Fälle. Der Halskanal ist ganz durchgängig bei Erstgeschwängerten in der 36.—39. Woche nur ganz selten, in der 40. Woche in $2/5$ der Fälle, bei Mehrgeschwängerten in der 36.—39. Woche in mehr als $1/3$ der Fälle, in der 39. Woche in cirka $3/4$ der Fälle, in der 40. Woche fast immer.

Auch A. Martin beschäftigt sich mit dem Verhalten des Muttermundes und des Halskanales in der Schwangerschaft. Nach ihm eröffnet sich über-

einstimmend mit den Angaben H ü t e r s und S c h r o e d e r s der äussere
Muttermund bei den meisten Erstgeschwängerten im neunten und zehnten
Monate und bleibt nur bei wenigen bis zum Eintritt der Geburt vollkommen
geschlossen (18 %), indes bei den Mehrgeschwängerten die Durchgängigkeit schon in früheren Monaten prävaliert. Eigentümlich ist nach ihm die
auffallend späte Eröffnung bei einzelnen Pluriparen (Fälle ohne seitliche
Einrisse und solche, bei welchen frühere Geburten lange vorausgegangen
waren). Schlüsse darüber, wie lange Zeit es noch bis zum Eintritte der
Geburt brauchen werde, aus der Weite des Muttermundes allein zu ziehen,
ist bei der Variabilität desselben nicht gestattet. Bei der Mehrzahl der
H o c h s c h w a n g e r e n ist der S c h e i d e n t e i l bei Erstgeschwängerten und
Mehrgeschwängerten ein vielgestaltiger, glatter oder eingekerbter, meist mit
dem unteren Ende etwas nach hinten gerichteter oder winkelig abgebogener
Zapfen. Scheinbare oder wirkliche Verkürzung des Scheidenteiles trete nicht
vor dem Ende des achten Monats ein. Der innere Muttermund bleibe gewöhnlich bis in die letzten Wochen der Schwangerschaft geschlossen; der äussere
sei bei Mehrgeschwängerten regelmässig während der letzten Monate zugängig.
Kurz vor der Geburt nähere sich der äussere dem inneren und sei der Halskanal etwas erweitert. Bei Mehrschwangeren hängen oft eine oder beide
Lippen als wulstige Lappen in die Scheide herab.

Obduktionsbefunde bei verstorbenen Hochschwangeren (D u n c a n, B r a u n e,
M ü l l e r) erwiesen unzweifelhaft, dass in einer gewissen, wahrscheinlich der
grösseren Zahl der Fälle der innere Muttermund bis zum Anfange des neunten
Monats geschlossen bleibt; in den letzten vier bis sechs Wochen kann man
jedoch häufig durch die in den Halskanal eingeschobene Fingerspitze eine
Eröffnung und Durchgängigkeit auch des inneren Muttermundes oder der
dafür gehaltenen ringförmigen Falte konstatieren. Der innere Muttermund
ist daher auch gewiss nicht stets bis zum Eintritte der Wehen geschlossen.
P. M ü l l e r giebt dies auch für eine kleine Zahl zu; die Regel jedoch sei
das Geschlossenbleiben des inneren Muttermundes.

Aus der F e h l i n g schen Klinik berichtet L e h m a n n (1898), dass die
Verkürzung der Portio gegen das Ende der Schwangerschaft regelmässig statthabe, bereits im siebten Monat deutlich werde und dass die Eröffnung des
äusseren Muttermundes bei Erstgeschwängerten zwischen der 38. und 39. Woche
gleich häufig geöffnet sich zeige wie bei Mehrgebärenden zwischen der 32.
und 36. Woche; der innere Muttermund öffne sich bei ersteren im achten,
bei letzteren schon im siebten Monat (bei Erstgeschwängerten in der 39.
Woche ebenso oft wie bei Mehrgeschwängerten in der 36. Woche, nämlich
in der Hälfte der Fälle).

Als Ursache der Eröffnung erblickt A. M a r t i n die Auflockerung und
Schwellung der Cervixschleimhaut, welche aus dem Muttermunde vorgedrängt
wird. Der vielfach beschriebenen, spindelförmigen Erweiterung der Cervixhöhle begegnete er nur bei Erstgeschwängerten und auch da nicht häufig.

Er glaubt, dass die Formveränderung des Cervikalkanals von der ursprünglichen Gestalt desselben abhängig sei und lehnt alle anderen Erklärungsversuche (Cazeaux, Scanzoni, Müller, Lott — Ansammlung von zähem Schleim, Druck von oben u. s. w.) ab.

VIII. Bauchfell.

Litteratur.

Dobbert, Beiträge zur Anatomie der Uterusschleimhaut bei ektopischer Schwangerschaft. Arch. f. Gyn. Bd. 47. 1894.

Josefson, Deciduo-cellulare Vegetationen am Peritoneum. Nord. med. Ark. XXX. 28. Ref. Centralbl. f. Gyn. 1897. 1531.

Kinoshita, Grosszellige, deciduaähnliche Wucherungen auf dem Peritoneum und den Ovarien bei intrauteriner Schwangerschaft. Monatschr. f. Gebh. Bd. VIII. S. 500.

Lindenthal, Über Decidua und ihre Beziehungen zu gewissen Veränderungen im Ovarium. Monatsschr. f. Gebh. 1901. Bd. XIII. S. 707.

Pels Leusden, Über die serotinalen Riesenzellen. Zeitschr. f. Gebh. Bd. XXXVI und Beiträge zur pathologischen Anatomie der puerperalen Eklampsie. Virchows Arch. Bd. 142. 1895.

Schmorl, Grosszellige (deciduaähnliche) Wucherungen auf dem Peritoneum und den Ovarien bei intrauteriner Schwangerschaft. Monatsschr. f. Gebh. 1897, Bd. V. S. 46.

Schnell, Bindegewebszellen des Ovarium in der Gravidität. Zeitschr. f. Gebh. 1899. Bd. XL. 267.

Stravoskiadis, Über die Bildung von Deciduagewebe am Peritoneum. Wiener klin. Wochenschr. 1901. Nr. 41.

Walker, Der Bau der Eihäute bei Graviditas abdominalis. Arch. f. pathol. Anat. Bd. 127. 1887.

Zweifel, Vorlesungen über klinische Gynäkologie 1897[1]).

Das Bauchfell zeigt nicht nur eine enorme Zunahme der Flächenausdehnung entsprechend der Vergrösserung des Organs, welches es bekleidet, sondern auch eine Dickenzunahme. In welcher Weise diese Vergrösserung zu stande kommt, ist nicht ganz klar gestellt. Die Elastizität allein genügt trotz der ausgesprochenen Vermehrung der elastischen Elemente (Acconci) nicht, um die Flächenvergrösserung zu erklären; es wird sich also wohl auch um Vergrösserung und Vermehrung der Endothelien der Serosa und des darunter liegenden Bindegewebslagers, demnach auch um Hyperplasie handeln müssen.

Wie auch im leeren Zustande sitzt dem grössten Teile des Corpus das Peritoneum überall fest und unverschieblich auf. Nur in der Gegend der untersten Abschnitte des Körpers und der ganzen Cervix wird die Bekleidung lockerer und verschieblich.

Die Höhe des festen Bauchfellansatzes und jene, in der sich das Bauchfell von der hinteren Blasenwand auf die vordere Gebärmutterfläche herüberschlägt, also der sogen. Übergangsfalte des Bauchfells, Momente, welche mit Rücksicht auf die Bestimmung der Lage des Kontraktionsringes

---

[1]) Die Litteratur über die topographischen Verhältnisse des Bauchfellüberzuges der schwangeren Gebärmutter (feste Anheftung und Umschlagsfalte) siehe Abschnitt IX: Unteres Uterinsegment.

und der oberen Grenze des unteren Uterinsegmentes zur Verwertung gelangten, fallen topographisch nicht zusammen. Wenn auch hier einer gewissen Variabilität Spielraum gelassen werden muss, so kann es auf Grund
vielfacher Beobachtungen als Regel hingestellt werden, dass der feste Ansatz
immer über die Gegend des inneren Muttermundes zu liegen kommt, indess
die Übergangsfalte entweder mit letzterem zusammenfällt oder noch tiefer
liegt. Bei leerer Blase kann dieselbe sogar bis an das vordere Scheidengewölbe herabrücken, wie Gefrierschnitte lehren (Sappey, Waldeyer,
v. Franqué, Chrobak und Rosthorn u. a.). — Nicht striktes Auseinander-
halten beider und die erwähnten Variationen dürften die Meinungsverschieden-
heiten, welche sich bei Erörterung der Cervixfrage mehrfach ergeben, hinlänglich erklären.   Vor allem muss hervorgehoben werden, dass die auf
Kohlrausch zurückgeführte Anschauung, dass der feste Bauchfellansatz mit
dem inneren Muttermunde zusammenfalle, als endgültig zurückgewiesen anzusehen ist (siehe u. a. die Beweisführung v. Franquès in dem Abschnitte IX
über das untere Uterinsegment).   Hier seien nur einige Ergebnisse von
Messungen angeführt.

Nach den Messungen Hofmeiers ist die Höhe des festen Ansatzes
oberhalb des Orificium internum anatomicum

im 3. Monat   3 cm,
im 6. Monat   4,5 cm,
im 7. Monat   5 cm,
im 9. Monat vorne 4 cm, hinten 5 cm,
im 10. Monat   7 cm.

Derselbe fällt mit dem oberen Ende des unteren Uterinsegmentes
zusammen.

Benckisers Messungen:

im 2. Monat 2 cm,
im 4. Monat vorne 3,5 cm, hinten 1,6 cm,
in einem anderen Falle vorne 3,5 cm, hinten 3 cm.

Entsprechend den sich schon im nicht schwangeren Zustande vorfind-
lichen Verhältnissen reicht der feste Bauchfellansatz rückwärts in der Douglas-
Tasche tiefer herab[1]).

Auf eigenartige Bildungen an dem Beckenbauchfell, welche zweifellos
mit der Schwangerschaft in Zusammenhang gebracht werden müssen, wurde
man erst in letzter Zeit aufmerksam. Nachdem Walker, später Dobbert
und Zweifel das Vorkommen grosszelligen, deciduaähnlichen Gewebes bei
Extrauteringravidität beschrieben hatten, konnten Pels Leusden und
Schmorl das Auftreten von tuberkelähnlichen, grauweisslichen Knötchen
analoger Struktur, welche machmal auch zu Platten konfluieren, auf der

---

[1]) Die Vorstellung jedoch, dass die wachsende Gebärmutter das Bauchfell empor-
hebe und dadurch die Lage der Bauchfellfalten nach oben sich verschiebe, ist eine unrichtige
(Webster), da der Uterus in der zweiten Schwangerschaftshälfte hauptsächlich in seinem
oberen Anteile auswächst. Die Blase streift sich durch das Sinken des Beckenbodens vom
Bauchfell förmlich ab.

injizierten Serosa als eine häufige Begleiterscheinung der normalen Schwangerschaft konstatieren und eine eingehendere Beschreibung derselben liefern. Am
augenfälligsten und makroskopisch schon sichtbar sind diese Gebilde am
Boden des Douglasschen Raumes, an der hinteren Gebärmutter- und vorderen Mastdarmwand. Sie finden sich aber auch an der Oberfläche der
Tuben und Ovarien. Die oberflächlichen Zellhaufen, welche manchmal den
Eindruck von geschichtetem Plattenepithel machen, liegen unter dem Serosa-
endothel, ebenso unter dem Keimepithel. Stellenweise umkleiden die viel-
gestaltigen Zellen kleine Hohlräume, so dass die Gebilde cystischen Charakter
gewinnen. Schon am Ende der Schwangerschaft machen sich oft regressive
Metamorphosen (fettige, hydropische, schleimige Degeneration) und später
Resorption geltend, so dass sie im Wochenbett gänzlich schwinden können.
Nur zuweilen tritt Verkalkung ein.

Kinoshita unterscheidet drei typische Formen an diesen Gebilden der
Serosa: Knötchen, Zöttchen und diffuse Formen mit allerlei Übergängen.
Stravoskiadis vermisste dieselben unter 18 Fällen von Schwangerschaft
nur dreimal. Vor dem vierten Lunarmonate wurden sie nie gefunden. Der
Umstand, dass sie öfters längere Zeit (bis zu zwei Monaten) nach der Entbindung noch nicht verschwunden sind, lässt denselben auch einen gewissen
diagnostischen Wert bezüglich einer vorausgegangenen Schwangerschaft bei-
messen. Sie erscheinen dann als stark vaskularisierte, ödematöse Exkres-
cenzen, oder als kleine Cystchen, oder als hyaline, Kalkkonkretionen führende
Knötchen. Offenbar führt Verflüssigung der centralen Partien zur Cystenbildung. Alle Autoren sind darüber einig, sie als Abkömmlinge der bindegewebigen Elemente der Serosa aufzufassen und die Beteiligung des Endothels
vollkommen auszuschalten.

Schnell und Lindenthal haben sich in eingehender Weise mit analogen Veränderungen an der Oberfläche der Eierstöcke, welche übrigens schon
von Schmorl, Kinoshita und Pouchet auch schon gesehen wurden, befasst.
Hier entstehen diese aus den Bindegewebszellen der Albuginea. Die Bildung
von pilzähnlichen Wucherungen kommt hier dadurch zu stande, dass die
sich beträchtlich vermehrenden Deciduazellen das sie deckende Keimepithel
einfach emporheben und die Ausbreitung nach der Gegend des geringsten
Widerstandes, also gegen die Oberfläche zu geschieht.

Nach Lindenthal bleiben kernarme, sklerosierte Gewebsmassen als Reste
dieser Gebilde oft lange Zeit fortbestehen. Die Rückbildung geschieht nach ihm
durch hydropische Degeneration mit Vakuolenbildung; schleimige und fettige
Degeneration, oder solche der Intercellularsubstanz konnte er nicht nachweisen. Die Häufigkeit der Deciduabildung wird ziemlich übereinstimmend auch
für die Oberfläche der Eierstöcke als eine beträchtliche geschildert (unter 34 Fällen
25 mal, Lindenthal; unter 20 Fällen 17 mal, Schnell). — Auch hier treten
diese Bildungen nicht vor dem dritten Schwangerschaftsmonate in Erscheinung. Lindenthal vermutet weiter, dass die von Pfannenstiel und
Orthmann als Fibroma papillare beschriebenen Neubildungen von geringer

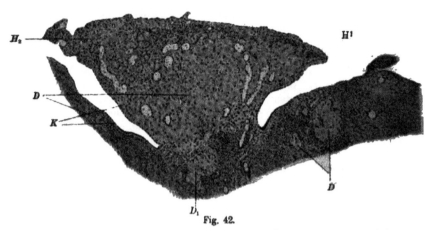

D₁   Fig. 42.

Eierstocksoberfläche. — 7. Schwangerschaftsmonat. (Schnitt 80 fache Vergr.) Pilzförmige
Wucherung mit eingestreuten Deciduainseln.

K Keimepithel, *D₁* in decidualer Umwandlung begriffene Stromazellen, *H¹* an der Peripherie dichtgedrängte
spindelförmige Deciduazellen (sklerosierte Partien), bei *H₂* sind die Zellkontouren völlig verwischt, das Gewebe hyalin. — Die am besten erhaltenen Deciduazellen finden sich im Centrum des Pilzes. Dieselben sind
nur stellenweise durch Ödem auseinandergedrängt.

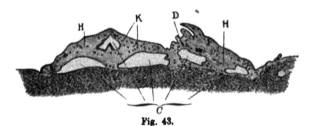

Fig. 43.

Eierstocksoberfläche. — 10. Schwangerschaftsmonat. (Schnitt 80 fache Vergr.)

D Vereinzelte, noch gut erhaltene Deciduazellen; sonst völlig rückgebildete, Deciduawucherung, die aus einem
homogenen kernarmen Gewebe (*H*) bestehen. *C* Die vom Keimepithel (*K*) allseits ausgekleideten Hohlräume
(Cystenbildung), durch Abschnürung von der Oberfläche entstanden.

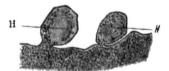

Fig. 44.

Eierstocksoberfläche. — 21. Wochenbettstag. (80 fache Vergr.) — Kernarme, hyaline, knospen-
artige Auswüchse.

H Reste von Deciduapilzen.

Fig. 42—44 Darstellung der deciduaartigen Bildungen an der Oberfläche des Eierstockes
nach **Lindenthal** (Monatsschr. f. Geburtsh. u. Gynäkol., Bd. XIII, 1901).

Dimension nichts anderes als Residuen der decidualen Gewebswucherungen seien. Einige der Lindenthalschen Abbildungen sind hier eingefügt (siehe Fig. 42, 43, 44). ●

IX. Unteres Uterinsegment in der Schwangerschaft (Cervixfrage).

Litteratur.

Acconci, Contributo allo studio dell' anat. e fis. dell' utero gestante e partoriente. Giorn. Acc. Med. Torino. 1890. Nr. 7. Arch. de Tocol. Vol. XVII. pag. 795.

Bandl, Über die Ruptur der Gebärmutter und ihre Mechanik. Wien 1875.

Derselbe, Vortrag auf der Naturforscherversammlung zu Graz. 1875. Arch. VIII.

Derselbe, Über das Verhalten des Collum uteri im nicht schwangeren Zustande. Arch. XV.

Derselbe, Über das Verhalten des Uterus und der Cervix während der Schwangerschaft und Geburt. 1896.

Derselbe, Kritik zu A. Martins Arbeit: Das Verhalten der Cervix uteri während der letzten Schwangerschaftsmonate. Centralbl. f. Gyn. 1877. Nr. 10 und Arch. XII.

Derselbe, Diskussion auf der Baden-Badener Naturforscher-Versammlung. 1879. Arch. XV.

Derselbe, Bemerkungen zu Chiaris und Säxingers Durchschnitt. Sitz.-Ber. d. gebh.-Ges. zu Wien. 1879.

Barbour, Some recent results from the study of labour by means of frozen sections and casts. Brit. med. Journ. 1890. 1. Nov. Nr. 1557. pag. 1002.

Barnes, On the cervix uteri in pregnancy. Edinb. med. Journ. 1859.

Bayer, Zur physiologischen und pathologischen Morphologie der Gebärmutter in Freunds gynäkologischer Klinik. Stuttgart 1885.

Derselbe, Über Placenta praevia. I. Gynäkolog.-Kongress. München 1886.

Derselbe, Über das untere Uterussegment. Centralbl. f. Gyn. 1886. Nr. 18.

Derselbe, Die Hypertrophie der Muskelfasern im graviden Uterus. Ein Beitrag zur Lehre vom U. U. und der Placenta praevia. III. Gynäkol.-Kongr. Freiburg 1889.

Derselbe, Bemerkungen über die Diagnose des Placentarsitzes und über Cervixverhältnisse. Centralbl. f. Gyn. Vol. XIX. 1895. S. 180—183.

Derselbe, Uterus und unteres Uterinsegment. Arch. f. Gyn. 1897. Bd. LIV.

Derselbe, Weitere Beiträge zur Lehre vom unteren Uterinsegment. Mit 3 Tafeln und 6 Textabbildungen. Hegars Beitr. z. Geburtsh. u. Gyn. Bd. I. 1898. S. 167.

Derselbe, Beitrag zur Lehre von der Entfaltung und Nichtentfaltung des Mutterhalses in der Schwangerschaft. Centralbl. f. Gyn. 1900. S. 81.

Benckiser u. Hofmeier, Beiträge zur Anatomie des schwangeren und kreissenden Uterus. Stuttgart 1887.

Birnbaum, F. G. H., Über die Veränderungen des Scheidenteiles und des unteren Abschnittes der Gebärmutter u. s. w. Habilitationsschrift. Bonn 1841.

Blanc, De l'exploration clinique du segment inferieur de l'utérus pendant la grossesse. Arch. de Tocol. et de Gyn. Dec. 1891. pag. 926.

Derselbe, Du col uterin à la fin de la grossesse. Arch. de Tocol. Nov. 1888.

Blind, Beitrag zur Ätiologie der Uterusruptur während der Schwangerschaft und unter der Geburt. Inaug.-Dissert. Strassburg 1892.

Bolk, Veränderungen in der Cervix des Semnopithecus während der Schwangerschaft. Sitz.-Ber. d. Niederl. Gesellsch. f. Gebh. u. Gyn. Nederl. Tijdschr. v. Verlosk. 1900. XI. Jaarg. Afl. 2.

Breisky, Innsbrucker Naturforschervers. 1869.

Brosin, Über das untere Uterinsegment bei Abort. Centralbl. f. Gyn. 1892. 48.

Cazeaux, Traité d'accouchement. 1867. pag. 102.

Chrobak, Diskussion auf dem VI. Gynäkol.-Kongr. zu Wien. 1895.

Chrobak u. v. Rosthorn, Die Erkrankungen der weiblichen Geschlechtsorgane. Wien 1896. S. 140 u. 141.

Cornil, Recherches sur la structure de la muqueuse du col utérin à l'état normal. Journ. de l'Anat. I. Bd. 1864.

Croom-Halliday, The bladder during parturition. Edinb. 1884. Ref. Centralbl. f. Gyn. 1884. 27.

Davidsohn, Über die Arteria uterina und das U. U. Ein Beitrag zur Theorie der Placenta praevia. Morphol. Arb., herausgeg. von G. Schwalbe. II. Bd. 1893.

Demelin, Documents pour servir à l'histoire anatomique et clinique du segment inferieur de l'utérus. Thèse de Paris. 1888.

Dittel, Die Dehnungszone des schwangeren und kreissenden Uterus. Wien, Deutike, 1898.

Derselbe, Unteres Uterinsegment und Cervix. VI. Gynäkol.-Kongr. Wien 1895.

Duncan, On the cervix uteri in Pregnancy. Edinb. med. Journ. 1863. Sept. March. The statics of pregnancy. Edinb. med. Journ. Jan. 1859. 2.

Fehling, Diskussion auf dem VI. Gynäkol.-Kongr. Wien 1895.

Derselbe, Diskussion auf der Naturforscherversammlung zu München. 1877. Arch. XII und zu Kassel. 1878.

Derselbe, Die Blase in der Schwangerschaft und Geburt. Centralbl. f. Gynäkol. 1893. S. 536.

v. Franqué, Cervix und unteres Uterinsegment. Eine anatomische Studie mit 2 Tafeln in Farbendruck und 9 in den Text gedruckten Figuren. Stuttgart, Enke, 1897.

Derselbe, Zur Cervixfrage. Centralbl. f. Gyn. 1900. S. 182.

Derselbe, Untersuchungen und Erörterungen zur Cervixfrage. Separatabdr. d. Festschr. d. phys.-med. Gesellsch. zu München. 1899. Ref. Centralbl. f. Gyn. 1900. S. 95.

Görtz, Das Verhalten der Cervix uteri während der letzten Monate der Schwangerschaft. Inaug.-Dissert. Würzburg 1890.

Gottschalk, Zur Cervixfrage. Centralbl. f. Gyn. 1893. 46.

de Graaf, Opera omnia Regneri de Graaf. Lugd. Batavor. 1677. pag. 283.

Hecker, Zur Schwangerschaftsdiagnostik. Monatsschr. f. Geburtsk. Bd. XII. 1858.

Hegar, Diskussion auf der Naturforscherversammlung. München 1877.

Herff, Zur Frage der hohen Collumexcision bei Carcinoma u. des feineren Verhaltens des Uterus bei eingetretener Schwangerschaft. Centralbl. f. Gyn. 1891. S. 1009.

Derselbe, Diskussion auf dem VI. Gynäkol.-Kongr. Wien 1895.

Derselbe, Unteres Uterinsegment und Kontraktionsring. Münch. med. Wochenschr. 1898. S. 445.

Derselbe, Kann die Stelle des Auftretens des Kontraktionsphänomens auf rein anatom. Wege einwandfrei bestimmt werden? Monatsschr. f. Geburtsh. 1900. Bd. XI. S. 502.

Hofmeier, Über Kontraktionsverhältnisse des kreissenden Uterus und ihre eventuelle Behandlung. Zeitschr. VI. 1881.

Derselbe, Zur Ätiologie der Uterusruptur. Centralbl. f. Gyn. V. S. 619. 1881.

Derselbe, Diskussion auf der Naturforscherversammlung zu Freiburg. 1883. (Ref. Arch. Bd. 22.)

Derselbe, Das untere Uterussegment in anatomischer Beziehung. In Schröder: Der schwangere und kreissende Uterus. Bonn 1886.

Derselbe, Entgegnung an H. Bayer. Centralbl. f. Gyn. 1886. S. 323.

Derselbe, Diskussion auf dem I. Gynäkol.-Kongr. München 1886.

Derselbe, Die menschliche Placenta. Wiesbaden 1890.

Derselbe, Zur Entstehung der Placenta praevia. Zeitschr. 29. 1894.

Derselbe, Zur Anatomie der Placenta praevia. VI. Gynäkol.-Kongr. Wien 1895. Ebenda Diskussion zur Uterusruptur.

Holst, Beiträge zur Geburtshilfe und Gynäkologie. I. Heft. 1865. S. 130—169.

Hüter. Der Muttermund der Erstgeschwängerten am Ende der Schwangerschaft. Monats-
schr. f. Geburtsk. 1859. Bd. XIV.
Keilmann, Zur Klärung der Cervixfrage. Zeitschr. f. Geburtsh. u. Gyn. Bd. XXII. S. 106.
1890. (Gekrönte Preisschrift.)
Derselbe, Zur Cervixfrage. Centralbl f. Gyn. 1893. Nr. 40.
Derselbe, Bemerkungen über Gottschalks Äusserung zur Cervixfrage. Centralbl. f.
Gyn. 1894. Nr. 11.
Keuller, Über das Verhalten der Uterusmuskulatur gegen Ende der Schwangerschaft.
Inaug.-Dissert. Berlin 1880.
Kilian, Die Geburtslehre von seiten der Wissenschaft und Kunst dargestellt. Frankfurt
1859. I. Teil. S. 163 ff.
Köberlin, Anatomischer Beitrag zum Verhalten der Cervix uteri während der Schwanger-
schaft. Inaug.-Dissert. Erlangen 1880.
Koblanck, Beiträge zur Lehre von der Uterusruptur. Stuttgart 1876.
Kroenig, Beitrag zum anatomischen Verhalten der Schleimhaut der Cervix und des Uterus
während der Schwangerschaft und im Frühwochenbett. Arch. f. Gyn. 1901. Bd. LXIII.
Küstner, Diskussion auf der Naturforscherversammlung zu Freiburg. 1883.
Derselbe, Beiträge zur Anatomie der Cervix uteri während der Schwangerschaft und
des Wochenbettes. Arch. f. Gyn. 1877. Bd. XII.
Derselbe, Das untere Uterinsegment und die Decidua cervicalis. Jena 1882.
Lahs, Zur Mechanik der Geburt. 1869.
Derselbe, Theorie der Geburt. Bonn 1877.
Derselbe, Was heisst unteres Uterinsegment? Arch. f. Gyn. 1884. Bd. XXIII.
Derselbe, Erörterung und Richtigstellung einiger gebh.-phys. Fragen, angeknüpft an
neueste Werke von Bayer, Hofmeier, Schröder, Olshausen. Arch. 29. 1887
Langhans u Müller, Anatomischer Beitrag zur Frage vom Verhalten der Cervix während
der Schwangerschaft. Arch. f. Gyn. 1879. Bd. XIV.
Leopold, Studien über die Uterusschleimhaut während der Menstruation, Schwangerschaft
und Wochenbett. Arch. Bd. XI u. XII. 1887.
Derselbe, Diskussion auf der Naturforscherversammlung zu München 1877, Kassel 1878,
Baden-Baden 1879, Gynäkol.-Kongr. zu Freiburg 1889.
Derselbe, Uterus und Kind. Geburtsh.-anatom. Atlas mit Text. Leipzig (Hirzel) 1897.
Levret, Explications de plus. fig. sur le mécanisme de la grossesse etc. Paris 1752.
Litzmann, Beiträge zur Physiologie der Schwangerschaft u. s. w. I. Das Verhalten der
Cervix uteri in der Schwangerschaft. Arch. X. 1876.
Lott, Zur Anatomie und Physiologie der Cervix uteri. Erlangen 1872.
Lusk, W., A note of the ring of Bandl. Transact. of the amer. gyn. Soc. 1884.
Macdonald, On the condition of the Cervix uteri in the later months of Utero-Gestation.
Transact. of the Edinb. obstetr. Soc. 1876/77.
Marchand, Über das Verhalten des unteren Abschnittes des Uterus am Ende der Gravi-
dität. Breslauer ärzt. Zeitschr. Nov. 1880.
Derselbe, Noch einmal das Verhalten der Cervix uteri in der Schwangerschaft. Arch.
f. Gyn. 1880. Bd. XV.
Martin, E., Über die physiologische Gestalt der Gebärmutter im lebenden Weibe. Zeit-
schr. f. Gebh. u. Frauenkrankh. von E. Martin u. Fassbender. 1876.
Derselbe, Das Verhalten der Cervix uteri während der letzten Schwangerschaftsmonate.
Stuttgart 1877. Zeitschr. f. Gebh. Bd. I. 1877.
Mauriceau, Traité des maladies des femmes grosses u. s. w. Paris 1668.
Müller, P., Anatomischer Beweis zur Frage vom Verhalten des Cervikalkanales während
der Schwangerschaft. Arch. f. Gyn. 1878. Bd. XIII.
Derselbe, Untersuchungen über die Verkürzung der Vaginalportion in den letzten Monaten
der Schwangerschaft. Würzburg 1868. Scanzonis Beiträge. V.

Derselbe, Diskussion auf der Naturforscherversammlung zu Kassel. 1878.

Derselbe, Anatomischer Beitrag zur Frage vom Verhalten der Cervix während der Schwangerschaft. Arch. XIII. 1878.

Nagel, Die weiblichen Geschlechtsorgane. Jena 1896. (Bardelebens Handbuch.)

Nordmann, Ein Beitrag zur Lehre von der Bildung der Decidua. Verhandl. d. phys.-med. Gesellsch. zu Würzburg. 1894. (Bd. 18.)

Olshausen-Veit, Schröders Lehrbuch der Geburtshülfe. Auflage 1902.

Overlach, Die pseudo-menstruierende Mucosa uteri nach akuter Phosphorvergiftung. Arch. f. mikroskop. Anatomie. 25. 1885.

Paschen, Beschreibung eines graviden Uterus aus dem 5. Monat der Schwangerschaft. Inaug.-Dissert. Marburg 1887.

Pestalozza, Studii anatomici e clinici sull' utero in gravidanza e in travaglio. Aus: Studii di ostetricia e Ginecologia, Milano, Tip. Bernardoni di C. Rebeschini e C. 1890. Festschrift für Tibone.

Pfannkuch, Arch. f. Gyn. Bd. III.

La Pierre, Über das Verhalten des Uterus u. der Cervix bei Kontraktionen u. die Bildung des unteren Uterinsegmentes. Inaug.-Dissert. Berlin 1879.

Pinard et Varnier, Études d'Anatomie obstétricale normale et path. Paris 1892.

Regnoli, Unteres Uterinsegment. Ref. Centralbl. f. Gyn. 1894. Nr. 49.

Ritgen, Über die ständige und wechselnde Gebärmutterenge. Neue Zeitschr. f. Geburtsh. Bd. 24. S. 206. 1847.

Roederer, Icones uteri humani observat. ill. Elementa art. obstetr. Göttingen 1759.

Ruge, Kritik zu den Arbeiten von Davidsohn (Frommels Jahresber. über 1893, S. 426) Keilmann (Frommels Jahresber. über 1891).

Ruge, Über Kontraktionen des Uterus in anatomischer und klinischer Beziehung. Zeitschr. V. 1880 und Diskussion auf der Naturforscherversammlung zu Baden-Baden. 1880.

Runge, Mitteilungen aus der Göttinger Frauenklinik. Arch. f. Gyn. Bd. XLI. S. 110. 1891.

Sänger, Zum Beweis für die Erhaltung der Cervix in der Schwangerschaft. Arch. f. Gyn. 1879. Bd. XIV.

Derselbe, Der Grenzstreit zwischen Cervix und Corpus uteri. Deutsche med. Wochenschr. 1891. Nr. 31.

Derselbe, Ein letztes Wort in der Cervixfrage. Deutsche med. Wochenschr. 1892. Nr. 24.

Derselbe, Referat über Uterusruptur. VI. Gynäkol.-Kongr. Wien 1895.

Schatz, Über typische Schwangerschaftswehen. I. Gynäkol.-Kongr. München 1886.

Derselbe, Über das Os uteri internum. Arch. f. Gyn. Bd. XXII. 1884 und Freiburger Naturforscherversammlung 1883.

Derselbe, Diskussion auf dem VI. Gynäkol.-Kongr. Wien 1895.

Schick, Über das Verhalten der Cervix in der letzten Zeit der Schwangerschaft. Erlangen 1894.

Schroeder, Schwangerschaft, Geburt und Wochenbett. Bonn 1867.

Derselbe, Der schwangere und kreissende Uterus, herausgeg. unter Mitwirkung von Hofmeier, Ruge, Stratz. Bonn 1886.

De Seigneux, Beiträge zur Frage des unteren Uterinsegmentes. Arch. f. Gyn. Bd. XLII. 1892.

Spiegelberg, De cervicis uteri in graviditate mutationibus etc. Commentatio Regimonti. 1865 und Arch. f. Geburtsk. Bd. XXIV. S. 435.

Stapfer, Variations quotidiennes du degré d'engagement de l'utérus grav. pendant les derniers mois. Arch. de Tocol. 1887. (Klinisches über das U. U.)

Staurenghi, Topogr. degli organi toraco-abdominali nella prima metà del VI. mese di gravidanza. Bollet. Soc. Med. Chir. di Pavia. 1889. Nr. 1.

Stein, Theoretische Anleitung zur Geburtshülfe. I. Teil. 6. Aufl. Marburg 1800. § 262 bis 267.

Stoltz, Sur les différents états du col de l'utérus etc. Considérations sur quelques points relatifs à l'art d'accouchement. Strassburg 1826. I. § 8.

Strassmann, Demonstration. Zeitschr. XXVI. S. 213. 1893.

Stratz, Über Placenta praevia. Zeitschr. XXVI. 1893.

Taylor, Non shortening of the Cervix uteri during utero gestation. New York med. Rec. Oct 1877. Amer. med. Times. June 1862. Ref. Virchow-Hirsch, Jahresber. XII. 1878 und Schmidts Jahrb. CXVII. S. 178.

Theopold, Geburtshülfliche Miscellen. Deutsche med. Wochenschr. 1880. Nr. 7, 25. 1883. Nr. 37. 1882. Nr. 13.

Thiede, Über das Verhältnis der Cervix uteri zum unteren Uterinsegment. Zeitschr. f. f. Gebh. u. Gyn. IV. 1879.

Varnier, Le col et le segment inférieur de l'utérus à la fin de la grossesse u. s. w. Ann. de Gyn. Juillet, Nov., Déc. 1887. XXVIII. S. 443.

Veit, J., Diskussion auf dem VI. Gynäkol.-Kongr. Wien 1895 u. 1899.

Derselbe, In: Müllers Handbuch der Geburtshülfe. 1888. Bd. I.

Verheyen, Corp. humani anatomia. 1710. pag. 126.

Waldeyer, Beitrag zur Kenntnis der weiblichen Beckenorgane nebst Beschreibung eines frontalen Gefrierschnittes. Bonn 1892.

Derselbe, Medianschnitt einer Hochschwangeren bei Steisslage des Fötus. Bonn 1286.

Webster, The Disposition of the pubic segment in pregnancy and in labour. Edinb. med. Journ. 1890.

Derselbe, The female pelvic in the beginning of the V. month of Pregnancy. Transact. of the Edinb. obst. Soc. Vol. XVII. 244.

Derselbe, Researches in female pelvic anatomy. Edinb. and London 1892. (Puerp. Ut.)

Weitbrecht, De utero muliebri observat. anatom. Nov. com. Acad. sc. Petropol. T. I. pag. 348. 1750.

Zweifel, Zur Verständigung über das untere Uterinsegment. VI. Gynäkol.-Kongr. Wien 1895. S. 320 und Diskussion. Lehrb. d. Geburtsh. 1895. Centralbl. f. Gyn. 1890. Nr. 33.

Gefrierschnitte [1]).

Barbour, Sectional anat. of labour. Edinb. med. Journ. 1887. Vol. XXXII and XXXIII.

Derselbe, The Anatomy of Labour including that of full time pregnancy ... exhibited in frozen sections. XII. plates with description. Edinburgh and London, W. u. K. Johnson, 1889.

Derselbe, Demonstration von Gefrierschnitten. X. intern. med. Kongress. Berlin 1890. Centralbl. f. Geburtsh. Beil. S. 160.

Barbour and Webster, Anatomy of advanced pregnancy and of labour as studied by means of frozen sections and casts. Vol. II. Laboratory Reports iss. b. t. R. Coll. of Phys. Edinburgh 1890.

Blacker, Frozen sections of a uterus at the tenth week of pregnancy, showing haemorrhages into the placenta, decidua ... Transact. of the obst. Soc. London 1900. VI and VII. 235.

Braune, Die Lage des Uterus und Fötus am Ende der Schwangerschaft nach Durchschnitten an gefrorenen Kadavern. Leipzig 1872.

Braune, Topographisch-anatomischer Atlas. Nach Durchschnitten an gefrorenen Kadavern. III. Aufl. Leipzig 1888.

Braune u. Zweifel, Gefrierdurchschnitte in systematischer Anordnung durch den Körper einer Hochschwangeren geführt. 12 Tafeln in natürl. Grösse. Leipzig 1890. Veit u. Co.

---

[1]) In dieser Zusammenstellung sind nur Gefrierschnitte durch Schwangere aufgenommen.

Döderlein, Die Ergebnisse der Gefrierdurchschnitte durch Schwangere.   Anat. Hefte.
    II. Abt. Wiesbaden 1896.
Keller, Zwei Gefrierschnitte durch Schwangere, resp. Gebärende. Zeitschr. f. Geburtsh.
    Bd. XVI. S. 200.
Leopold, Gefrierschnitt durch den hochschwangeren Uterus einer an Eklampsie Ver-
    storbenen. Verhandl. d. deutsch. Gesellsch. f. Gyn. IV. Bonn 1891.
Derselbe, Uterus und Kind. Atlas. 1897.
Pinard et Varnier, Études d'anatomie obstétricale norm. et patholog. etc. 44 planches etc.
    Paris 1892.
Pirogoff, Anatomia et Topographia chirurgica. Bd. III. 1895. (Gefrierdurchschnitte, bei
    Braune wiedergegeben.)
Schroeder, Der schwangere und kreissende Uterus (mit Hofmeier, C. Ruge und
    Stratz). Mit 52 Abbildungen und Tafeln. Bonn 1886.
Soffiantini, Sectio media verticalis aut. post. cadaveris congelat. VI. m. graviditatis.
    Ann. di ost. Mailand. 1891.
Testut et Blanc, Anatomie de l'utérus pendant la grossesse et l'accouchement. Section
    median d'un sujet congelé au VI. mois. Paris 1893.
Waldeyer, Medianschnitt einer Hochschwangeren nebst Bemerkungen über die Lage und
    Formverhältnisse des Uterus gravidus. Bonn 1886.
Derselbe, Beiträge z. Kenntnis der Lage der weibl. Beckenorgane etc. 5 Tafeln. Bonn 1892.
Webster, Demonstration of casts illustrating the anatomy of pregnancy and labor.
    Transact. of the amer. gyn. Soc. The amer. Journ. of obst. July 1900. Vol. XLII.
    pag. 94.

Die Besprechung der sogenannten Cervixfrage ist nicht zu trennen von
jener über die Bildung des sogen. unteren Uterinsegmentes. Als solches
versteht man, wie dies nunmehr fast übereinstimmend geschieht, eine Zone,
welche sich bei jeder Geburt, ganz besonders aber dann, wenn sich der Austreibung der Frucht Hindernisse entgegen stellen, auszubilden pflegt, am
puerperalen Uterus deutlich erkennbar, zwischen dem kontrahierten, also aktiven
Körperabschnitte und dem erschlafften, also passiven Halsteile eingeschaltet
ist, in physiologischer Hinsicht zu letzterem gehört, über deren Abstammung,
räumliche Ausdehnung, Wandstruktur und Schleimhautbekleidung hauptsächlich
die Streitfrage entbrannte, die auch heute nicht nach jeder Richtung end-
giltig beseitigt erscheint.

Als Begründer dieses Begriffes sowohl in klinischer als in anatomischer
Hinsicht müssen Bandl und Lahs angesehen werden, wenn auch letzterer
den ganzen gedehnten Abschnitt unterhalb des Kontraktionsringes bis zum
äusseren Muttermund als solchen (nicht in Übereinstimmung mit der allgemeinen Auffassung) zu bezeichnen geneigt war. Doch war es vor allem
Lahs, welcher zuerst seine Bedenken gegen die Identifizierung des gedehnten Teiles am gebärenden mit der Cervix am schwangeren Uterus
ausgesprochen hatte. Bandl hielt zuerst an der Annahme fest, dass eine
Verschiebung der Halsmuskulatur nach aufwärts Platz greife, indess die ursprüngliche Grenze zwischen Körper- und Halsschleimhaut entsprechend dem
Orific. int. erhalten bleibe. Später kehrte er ganz zur alten Lehre zurück,
dergemäss die Entfaltung der oberen Cervixabschnitte schon vom 7. Monate
an stattfinde, das untere Uterinsegment demnach dem Collum angehöre.

Die Ausgestaltung der Lehre vom unteren Uterinsegment in der jetzt allgemein gangbaren und von den meisten acceptierten Form verdanken wir Schroeder und seiner Schule (besonders den Arbeiten Hofmeiers, Benckisers, C. Ruges, Thiedes, v. Franqués u. a.). Diesen gemäss wird damit ein mittlerer, vom kontrahierten Corpus und von der Cervix wohl unterscheidbarer Abschnitt bezeichnet, dessen obere Grenze durch den festen Peritonealansatz, dessen untere Grenze durch den Beginn der typischen Cervixschleimhaut und -substanz gegeben ist, dessen räumliche Ausdehnung von der Geburtsarbeit analog abhängig ist wie die stärkere oder geringere Ausbildung eines Muskelwulstes, des sogen. Kontraktionsringes an der oberen Grenze seiner Innenfläche.

Sänger (Ref. über Ut. rupt.), welcher sich im ganzen der Schröder-Hofmeierschen Lehre anschliesst, definiert ziemlich analog als unteres Uterinsegment jenen Abschnitt des Corpus, welcher äusserlich vorne das Cervixstück der Blase, hinten die Douglas-Falten überragend bis zur vollkommen festen Anheftung des Bauchfelles nach oben, welcher innerlich bis zum Orificium internum cervicis nach unten reicht. Nach ihm besitzt dasselbe also nur eine untere Grenze innen und eine obere Grenze aussen. Er negiert das konstante Auftreten eines Kontraktionsringes, welcher von Schroeder als die obere, innere Grenze dieses Abschnittes bezeichnet wird.

Bayer, welcher sich weder zu dem Standpunkte Schroeders noch ganz zu dem Bandls bekennt, nennt dasselbe einen vor der Geburt Corpusähnlich entfalteten, nach der Geburt Cervix-ähnlich erschlafften Teil des Uterus, welcher zwischen Corpus und Cervix eingeschaltet ist.

Nur wenige Autoren stehen auf dem Standpunkte, dass sich ein unteres Uterinsegment überhaupt nicht bilde (Schatz, Fehling).

Schatz, welcher bei seinen Versuchen über die Physiologie der Wehenthätigkeit mit dem Tokodynamometer so oft Gelegenheit hatte, die diesbezüglichen Verhältnisse an der Lebenden zu studieren, tritt dafür ein, dass jene Stelle, welche in Braunes Durchschnitt als Orificium internum bezeichnet wurde, auch wirklich und zwar auch am nicht schwangern Organe die Stelle des inneren Muttermundes darstelle. Die Betrachtung der Wehenthätigkeit bei Tieren führte ihn dazu anzunehmen, dass auch beim Menschen analoge Zonen (Corpus, Collum, Vagina) sich abgrenzen lassen, dass es überhaupt nur ein thätiges Corpus und ein passives Collum und nichts dazwischen gebe. Aktive und passive Spannung liessen sich nur schwer unterscheiden, was leicht Veranlassung zu Täuschung gebe. Die Unklarheit der Autoren über die physiologische Bedeutung des gewöhnlich als unteres Uterinsegment bezeichneten Abschnittes der Gebärmutter, der sich zugleich kontrahieren und dabei dünner werden soll, führte ihn zu diesem ablehnenden Standpunkt. Zerreissungen der Gebärmutter müssten naturgemäss an dieser Stelle dann am häufigsten sein, indes die Thatsachen lehren, dass die Cervix der ganz gewöhnliche Sitz der Ruptur ist.

Fehling stützt seinen ebenfalls negativen Standpunkt darauf, dass kein einziger der zahlreichen Gefrierdurchschnitte an Schwangeren ein deutlich ausgeprägtes Uterinsegment oder einen Kontraktionsring erkennen lasse.

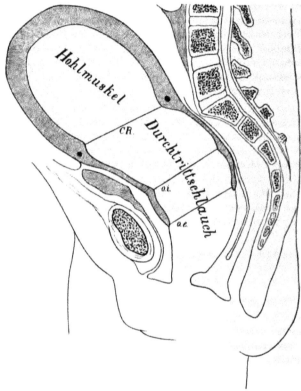

Fig 45.

Schematischer Schnitt durch den Genitalkanal einer Gebärenden am Ende der Eröffnungs-periode. (Nach Schroeder, Lehrbuch der Geburtshülfe. 1886.)

Cr Kontraktionsring, *oi* innerer Muttermund, *oe* äusserer Muttermund.

Die verdünnte Zone zwischen Kontraktionsring und Orif. int. entspricht dem gedehnten, unteren Abschnitte des Corpus uteri, dem „unteren Uterinsegment".

Alle diejenigen, welche die Bildung eines unteren Uterinsegmentes während der Geburtsarbeit annehmen, acceptieren auch die Existenz eines solchen am schwangeren, ja viele sogar am nicht schwangeren Organe.

Nur Zweifel und v. Herff vertreten den Standpunkt, dass sich das untere Uterinsegment ausschliesslich während der Geburt bilde.

Derzeit bestehen noch Differenzen in Bezug auf die Abstammung dieses Abschnittes. Die Mehrzahl steht auf dem Standpunkte Schroeders, demgemäss die Cervix bis ans Ende der Schwangerschaft erhalten bleibt und das Gebärorgan während der Geburt

  a) in einen dickwandigen, kontrahierten, aktiven Teil (Hohlmuskel),
  b) in einen gedehnten, passiven Teil (Durchtrittsschlauch, welcher vom untersten Teile des Corpus und der Cervix gebildet werde)

zerfällt (Acconci, Barbour, Blanc, v. Franqué, Gebhard, Hofmeier, Leopold, Pestalozza, Pinard, Ruge, Testut, Varnier, J. Veit, Waldeyer, Webster, Werth u. a.).

Den Anschauungen einer kleineren Gruppe entsprechend entfaltet sich von der Mitte der Schwangerschaft an die Cervix, wird deren Höhle zur Vergrösserung des Brutraumes verwendet und deren Schleimhaut in Decidua verwandelt. Sie bezeichnen als unteres Uterinsegment den zwischen Corpus uteri und dem erhaltenen, unteren, engen Teile der Cervix gelegenen, in den Brutraum einbezogenen, mit Decidua ausgekleideten, oberen Cervixabschnitt (Bandl, Bayer, Kaltenbach, Keilmann, Küstner, Marchand).

Obgleich seit Jahrzehnten in lebhaftester Weise diskutiert und durch unzählige Beiträge erweitert, kann die Frage nach der Genese dieses Gebärmutterabschnittes leider noch nicht als in jeder Hinsicht einwandfrei gelöst hingestellt werden. Indes ursprünglich der Hauptfehler darin bestanden haben dürfte, dass man nur auf Grund klinischer Beobachtung, später nur auf Grund grober, makroskopischer Befunde Schlüsse einseitiger Art zu ziehen geneigt war, so ist man später wieder in ein anderes Extrem und einen ebenso grossen Fehler verfallen, indem man sich bei der Beurteilung auf die Ergebnisse rein mikroskopischer Untersuchungen umschriebener Zonen unter Vernachlässigung der makroskopischen und topographischen Verhältnisse beschränkte. Wie wenig exakt und vollständig viele der niedergelegten Beobachtungen sind, zeigt ein Blick auf die grossen Tabellen v. Franqués. Vielfach bewegte man sich, wie dies Bayer zutreffend hervorhob, in einem Circulus vitiosus. Das, was von der einen Seite als Axiom hingestellt war (wie z. B. der Satz: wo Decidua, da Corpus), wurde von der anderen bestritten. Von dieser jedoch wurde als Hauptargument auf den Umstand hingewiesen, dass die am Ende der Schwangerschaft zuweilen auffallende Kürze des Cervikalkanales nur so erklärt werden könne, dass ein Teil der oberen Cervixabschnitte in die Körperhöhle einbezogen worden sein musste, welche Erscheinung von den Gegnern hinwiederum als Folge von Schwangerschaftswehen oder als eine Inkonstanz der Maasse überhaupt ausgelegt wurde.

Der hervortretendste Widerspruch war darin gelegen, dass sich eine Übereinstimmung der formalen Gliederung des funktionell ruhenden Organs mit dem differenzierten, thätigen Organe nicht herstellen liess. Sobald sich jedoch das konstante Vorkommen einer Art Übergangszone an dem ersteren feststellen lassen sollte, dürften sich manche Schwierigkeiten beseitigen lassen.

Es scheint nun die Annahme einer solchen, wie dies schon früher von Küstner und Bayer ausgesprochen worden und in neuerer Zeit durch von Dittel und ganz besonders durch die sorgfältigen Forschungsergebnisse Werths einen präciseren Ausdruck gefunden hat, von der allergrössten Bedeutung und berufen zu sein, die noch bestehenden, schroffsten Gegensätze zu überbrücken.

In diesem Grenzgebiete zwischen Corpus und Collum, dem am virginellen Uterus 0,5—0,6 mm langen Isthmus uteri begegnet man einerseits den charakteristischen Eigenschaften des Corpus, indes dennoch gewisse Abweichungen im Bau der Schleimhaut und der Muskelwand sich geltend machen — die Schleimhaut wird hier dünner; die langgestreckten, parallel verlaufenden Drüsen des Endometrium corporis können an der Aussenseite eines Schnittes noch getroffen werden, indes die Oberfläche und selbst das Stroma der Schleimhaut bereits cervikalen Charakter angenommen haben. An dem Vorhandensein eines solchen Engpasses mit Übergangszone haben französische Autoren (Rouget, Sappey) schon lange festgehalten. Von Deutschen setzte sich besonders Spiegelberg dafür ein. — Auch die Bilder Bandls in seiner Arbeit über das Verhalten des Collum am nicht schwangeren Uterus (Arch. Bd. XV) sprechen deutlich dafür. Dilatationsversuche lassen die Existenz desselben besonders deutlich in Erscheinung treten (siehe Chrobak und Rosthorn, S. 221)[1].

Der im ersten Momente auffallend kontrastierende Befund — dass das eine Mal die deciduale Umwandlung der Schleimhaut etwas tiefer herabrückt, das andere Mal die cervikale Wandstruktur auch über den sogenannten Müllerschen Ring hinauf sich erstreckt — welcher schon manche Kontroverse im Gefolge hatte, verlöre durch den Mangel einer histologisch scharfen Grenzmarke im nicht schwangeren Zustande ganz das Befremdliche. Zieht man weiter die differenten Verhältnisse bei Erst- und Mehrgebärenden, auf welche schon Bandl hingewiesen hatte, sowie individuelle Unterschiede in Betracht, wie sich solche auch hier zweifellos finden dürften und als verschiedene Typen seitens der Autoren (Dittel, Bayer) bereits beschrieben sind, dann erklärten sich manche Divergenzen[2].

Weitere Momente verwirrender Darstellung waren durch Veränderungen gegeben, welche als Wirkung der von der Trägerin nicht gefühlten, aber zweifellos anerkannten, oft schon früh auftretenden Schwangerschaftswehen (Braxton Hicks, Schatz) angesehen werden müssen. So die Entfaltung der oberen Cervixpartien in Form der vielbeschriebenen, trichterförmigen Er-

---

[1] Siehe auch Chrobak, Verhandl. d. deutsch. Gesellsch. f. Gyn. VI. Bd. 1895. S. 358.

[2] Man kann sich heute gewissen Thatsachen, so vor allem jener, dass in den obersten Cervixpartien zuweilen deciduaähnliche Veränderungen nachgewiesen wurden (Küstner, Bayer, v. Weiss), deren Vorkommen sogar von dem eifrigsten und erfolgreichsten Vertreter der Schröderschen Lehre, v. Franqué, für einzelne Fälle nicht negiert wird, nicht mehr verschliessen. So äussern sich Olshausen und J. Veit über über diesen Punkt demgemäss neuerdings in dem von ihnen herausgegebenen Lehrbuche mit Vorsicht und ziehen jene sowie die auf sorgfältige Muskelfasermessungen an der Cervix sich stützende Argumentation Bayers bereits in entsprechende Berücksichtigung.

weiterung und der entsprechend weit sich vollziehenden Ablösung des unteren Eipoles, so dass die Eihäute nicht bis an die als innerer Muttermund bezeichnete Stelle herabreichend angetroffen wurden.

Wenn auch, wie Bumm in seinen geburtshülflichen Vorlesungen hervorhebt, die Fülle der Litteratur über das untere Uterinsegment im umgekehrten Verhältnis zur geringen praktischen Wichtigkeit der Sache steht, so kann doch diese Frage vom Standpunkte desjenigen, welchem die Aufgabe übertragen ist, die Theorie der Geburt und der dieselben einleitenden Veränderungen zu erläutern, nicht in analoger, kurzer Weise abgethan werden.

Während des Geburtsaktes selbst unterscheidet man nun wohl allgemein mit Gebhard vier Abschnitte am Gebärorgan:

1. Den aktiv sich zusammenziehenden Anteil des Corpus uteri (äussere Grenze der feste Bauchfellansatz; innere Grenze, wo sich eine solche markiert, der Kontraktionsring Schröders).

2. Den passiven, unteren, noch mit decidual veränderter Schleimhaut (Decidua jüngeren Datums) bekleideten Anteil des Corpus uteri (unteres Uterinsegment, das gewöhnlich bis zu jener Stelle herabzureichen pflegt, an der die typische Cervixschleimhaut beginnt.

3. Den oberen, erweiterten Abschnitt des Collum uteri (Zone von der erwähnten Schleimhautgrenze bis zu dem noch nicht entfalteten Halsabschnitt).

4. Den unteren, verengten Abschnitt des Collum uteri (bis zum Orificium uteri externum).

In dieser Einteilung ist die Bezeichnung, innerer Muttermund, Orificium internum, gänzlich vermieden worden, welche vor der Schwangerschaft die anatomische Grenze zwischen Corpus und Collum markierte.

Um ein entsprechendes Verständnis und regeres Interesse für diese recht komplizierte Frage zu gewinnen, erscheint das Eingehen auf die Erörterung der hauptsächlichsten Phasen in dem Entwickelungsgange der Lehre vom unteren Uterinsegment sowie das Hervorheben der wesentlichsten Momente. die auf Grund recht wertvollen, reichlich beigebrachten Materiales von seiten einer ganzen Reihe von Forschern für die von ihnen vertretene Anschauung ins Feld geführt wurden, unerlässlich. Auf eine erschöpfende Darstellung des Gegenstandes muss allerdings an dieser Stelle verzichtet werden. Der Hauptanteil bei der kritischen Beleuchtung der hier strittigen Punkte muss den mit der Physiologie der Geburt sich beschäftigenden Abschnitten überlassen bleiben.

Trotz der thunlichsten Beschränkung auf die am schwangeren Organe sich darbietenden Verhältnisse konnte bei dem Umstande, als der Übergang vom Ende der Schwangerschaft zum Gebärakte in morphologischer Hinsicht kein jäher ist und auch Rückschlüsse aus den während und nach demselben sich ergebenden Formveränderungen auf solche ante partum bestehende gezogen werden müssen, ein Eingehen auf die bei der Geburt in die Augen fallenden Erscheinungen nicht vermieden werden.

Die deutsche Litteratur besitzt, abgesehen von den ersten grundlegenden Arbeiten, in der Monographie B a y e r s eine ausserordentlich eingehende und in jener v. F r a n q u é s eine den Gegenstand geradezu erschöpfende, mustergültige, in der Preisschrift K e i l m a n n s eine historisch zusammenfassende Darstellung der Frage, in dem Prachtwerke L e o p o l d s eine lückenlose, bildliche und erklärende Darstellung der morphologischen Verhältnisse aus allen Phasen der Schwangerschaft, deren Einsichtnahme für denjenigen, welcher sich intensiver mit derselben beschäftigen will, notwendige Vorbedingung ist, und auf welche hiermit verwiesen wird.

Historische Bemerkungen zur Entwickelung der Lehre vom unteren Uterinsegment.

Abgesehen von der Ansicht einiger Anatomen der älteren Zeit, R e g n e r de G r a a f (1671), V e r h e y g e n (1693, unter Berücksichtigung der Verhältnisse bei der Kuh) und W e i t b r e c h t (1750), welche für das Erhaltenbleiben der Cervix bis ans Ende der Schwangerschaft sich ausgesprochen hatten, lehrten die Geburtshelfer Ende des 18. bis in die Mitte des 19. Jahrhunderts analog den Darstellungen von M a u r i c e a u (1668), L e v r e t, S t e i n, R o e d e r e r (1759), dass die beim Touchierbefunde wahrnehmbare Verkürzung der Vaginalportion so zu erklären sei, dass der obere Teil der Cervix am Ende der Schwangerschaft allmählich aufgebraucht werde und die Wandung der Cervix zur Vergrösserung des Brutraumes beitrage. Es entwickelte sich zunächst um die Mitte des 19. Jahrhunderts ein Streit, dessen Gegenstand hauptsächlich die Frage bildete, ob diese Verkürzung eine thatsächliche oder nur scheinbare sei. An demselben beteiligten sich hauptsächlich, wie in dem vorausgegangenen Kapitel schon auseinandergesetzt wurde, B i r n b a u m, L o t t, A. M a r t i n, P. M ü l l e r, S c h r o e d e r. Das Resultat dieser zunächst auf klinischer Beobachtung beruhenden Untersuchungen verhalf der Ansicht, dass die Verkürzung bloss eine scheinbare sei, zum Siege. Eine bestimmte Grundlage fand diese Anschauung durch die Betrachtung anatomischer Präparate. D u n c a n (1859) muss als derjenige bezeichnet werden, welcher zuerst den puerperalen Uterus von während der Geburt verstorbenen Frauen daraufhin untersuchte; ihm folgten insbesondere S p i e g e l b e r g, T a y l o r, H o l s t, welche alle für das Erhaltenbleiben der ganzen Cervix bis zum Eintritte der Geburt sich einsetzten und damit die schon von S t o l t z (1826) ausgesprochenen Zweifel an der M a u r i c e a u - R o e d e r e r - S t e i n schen Lehre als begründete hinzustellen im stande waren.

Am massgebendsten jedoch und geradezu entscheidend waren die anatomischen Untersuchungen von K a r l S c h r o e d e r und L a n g h a n s - M ü l l e r. Beide fanden nämlich, dass bis vor Eintritt deutlicher Wehen das Längenmass der Cervix ca. 3 cm betrage. M ü l l e r bemühte sich die obere Grenze der Cervix zu bestimmen, wobei er allerdings noch von der Vorstellung ausging, dass sich der innere Muttermund, indem derselbe sphinkterartig vorspringt und auf Reize reagiert, die glatte Auskleidung der Körperhöhle gegenüber den Cervixwänden kontrastiere, auch dem tastenden Finger gegenüber (also klinisch) präcis bestimmen lasse.

In ein neues Stadium konnte die Frage erst treten, als Braune (1872) die Gefrierschnittmethode, als deren Schöpfer er bezeichnet werden muss, für geburtshilfliche Objekte verwertete.

Doch betonte zunächst schon Schroeder in seinem grossen Werke über den schwangeren und kreissenden Uterus, dass man bei der Betrachtung gefrorener Durchschnitte einer gewissen Kritik nicht entraten dürfe. So instruktiv und förderlich dieselben seien, müsse man sich bei der Verwertung für das Verständnis normaler Verhältnisse vor zwei Fehlerquellen hüten:

1. Können Leichenerscheinungen Abweichungen von jenem Bilde bedingen, wie es die lebende Frau thatsächlich darbietet,

2. müssen individuelle Abweichungen oder gar solche pathologischer Art in Rechnung gezogen und nicht als der Norm entsprechend angesehen werden.

Die Erschlaffung und das Verschwinden des Tonus der Gebärmutterwand nach dem Tode hatten schon wiederholt zu Irrtümmern auf anatomischer Seite geführt. Wie leicht können in einem solchen erschlafften Organe Knickungen und Verlagerungen zu stande kommen, die dem Verhalten an der Lebenden nicht entsprechen.

Dass bedeutsame, individuelle Verschiedenheiten vorliegen, wird jedermann geläufig sein, der vielfach Beckendurchschnitte angefertigt und die Topographie der weiblichen Genitalien an solchen Schnitten studiert hat.

Die Brauneschen Tafeln zeigen uns zunächst einen sagittalen Durchschnitt durch die schwangere Gebärmutter aus dem Anfange der neunten Woche, welcher leider für die Beurteilung der Lage- und Gestaltveränderung des Uterus im graviden Zustande deshalb nicht verwertbar erscheint, da eine wohl als Leichenerscheinung aufzufassende Retroversion vorliegt (wir bringen die Abbildung in der von Ahlfeld zweckmässig modifizierten Weise in dem Abschnitte über die Decidua). Ferner zeigen dieselben einen Durchschnitt durch einen ganzen Kadaver einer 25 jährigen Selbstmörderin aus dem letzten Schwangerschaftsmonate und endlich den berühmt gewordenen Schnitt durch eine Kreissende aus dem Ende der Austreibungsperiode. Da dieser letztere die Umgestaltung des Gebärschlauches während der Austreibung in geradezu unübertrefflicher Weise zur Anschauung bringt, hat derselbe in allen Lehr- und Handbüchern der Geburtshülfe Aufnahme gefunden. Leider war es versäumt worden, die mikroskopische Untersuchung der verschiedenen Wandungsabschnitte vorzunehmen, wodurch die Ausnützung des Präparates mit Rücksicht auf die Frage der Abstammung des unteren Uterinsegmentes illusorisch gemacht worden war. Vielleicht wäre durch entsprechende Vornahme einer solchen der lange sich hinziehende Streit über diese Frage, wie Döderlein hervorhebt, zu vermeiden gewesen.

Von grösster Bedeutung für die Cervixfrage wurde der äusserst sorgfältig aufgenommene Befund an dem Medianschnitt einer Hochschwangeren,
den Waldeyer (1886) veröffentlicht hat. Beistehende Abbildung erläutert
die Verhältnisse, die uns hier interessieren. Die ganze Cervix erscheint analog
wie in der ersten Schwangerschaftshälfte auch jetzt am Ende erhalten; nichts
ist von ihr aufgebracht worden (Länge des Halskanales 38—39 mm). Von

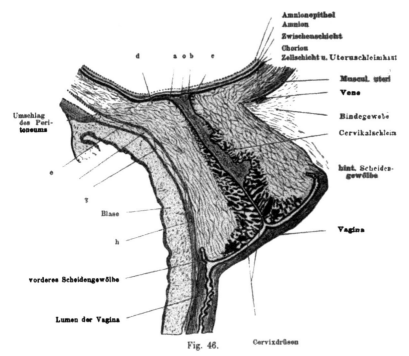

Fig. 46.

Schnitt durch die Cervix uteri nebst einem Stücke der Blase und Scheide einer Hochschwangeren, etwas mehr als natürliche Grösse. Aus Waldeyer, Medianschnitt. 1886.

o Gegend des inneren Muttermundes, a u. b Umbiegungsstellen in der Gegend desselben, c u. d Stellen der
Wand, an denen typische Decidua beginnt, e u. g bindegewebiger Überzug der hinteren Blasen- und vorderen
Cervixwand, f lockeres, h dichteres Zellgewebelager zwischen Blase und Gebärmutterhals.

einem deutlich abgrenzbaren, unteren Uterinsegmente ist allerdings auch nichts
wahrzunehmen. Der mikroskopische Befund lässt in der Gegend der Umbiegungsstelle auch eine Grenze an der die Wände auskleidenden Schleimhaut
feststellen, so dass die Gegend des inneren Muttermundes sowohl makroskopisch als mikroskopisch übereinstimmend markiert erscheint. Die die
Cervikalschleimhaut charakterisierenden Drüsen hören bei den Punkten a und
b auf. Ausgesprochener Decidua begegnet man von den Punkten c und d

angefangen. Die Cervixhöhle ist in ihren oberen zwei Dritteilen mit dem seither wiederholt beschriebenen Pfropf zähen, glasigen Schleimes ausgefüllt; die Halsschleimhaut nimmt vom inneren gegen den äusseren Muttermund hin kontinuierlich an Masse zu und erscheint hypertrophiert.

Seither ist eine ganze Reihe von Gefrierschnitten publiziert worden, welche in erster Linie die Verhältnisse in den verschiedenen Stadien der Geburt illustrieren. Doch fehlt es nicht an Durchschnitten durch das schwangere Organ aus den verschiedensten Zeitperioden (siehe Litteraturverzeichnis).

Trotzdem der hohe Wert derartiger Präparate für die Erkenntnis der Veränderungen an den Genitalien infolge von Schwangerschaft und Geburt ein allgemein anerkannter ist, so ist doch das Bedürfnis nach weiterer noch lange nicht erschöpft und auch die Frage über die Entstehung und Abstammung des unteren Uterinsegmentes durch dieselben nicht endgültig gelöst, wie dies Döderlein in seinem Referate über die Ergebnisse der Gefrierdurchschnitte durch Schwangere erst jüngst betont hat.

Beim Studium der Ursachen und des Sitzes der Gebärmutterzerreissung trat zunächst Bandl (1875) in seiner Aufsehen erregenden Schrift über diesen Gegenstand der Frage näher. Eingehend erörtert er dieselbe jedoch erst in seiner Arbeit über das Verhalten der Cervix ,in der Schwangerschaft und während der Geburt (1876), nachdem ihm aufgefallen war, dass in dem gedehnten Abschnitte nur eine ca. 3 cm über dem äusseren Muttermunde gelegene Partie von typischer Halsschleimhaut bekleidet war, indess die obere, noch zu den gedehnten Wandteilen gehörige Partie Decidua aufwies. Er fasste daher, wie es jetzt allgemein geschieht, den verdünnten, also gedehnten Teil der Gebärmutter aus zwei Teilen (unteres Uterinsegment und Cervix) zusammengesetzt auf. Die im Vergleiche zu den dimensionalen Verhältnissen am vaginalen Organe auffallende Kürze des als Cervix angesprochenen Abschnittes veranlasste ihn schliesslich zu der Annahme, dass der obere Teil des Gebärmutterhalses sich im Laufe der Schwangerschaft eröffnet haben und zur Bildung der Eihöhle mit in Verwendung gezogen sein müsse. Damit trat er wieder für die alte Lehre, dass die Erweiterung der Cervix regelmässig bereits am Ende der Schwangerschaft stattfinde, ein. Er nahm zum Schlusse an, dass sich notwendigerweise bereits in der Schwangerschaft Verhältnisse herausbilden müssten, welche den Befund nach der Geburt einigermassen erklären könnten und führte die Bildung des unteren Uterinsegmentes auf die Muskulatur der Cervix zurück. Er spricht von einem selbstständigen Emporwandern der Muskelelemente und bezeichnet die obere Grenze jener hinaufgezogenen Partien als inneren Muttermund und identifiziert diesen mit dem Schröderschen Kontraktionsringe. Die äusseren Schichten der Cervixmuskulatur sollten sich also ausserhalb der Cervixschleimhaut und der Corpusdecidua nach oben schieben und zur Vergrösserung des Cavum beitragen. Die Cervixschleimhaut bleibe in ihrer Länge erhalten, schiebe sich nur zusammen und diene scheinbar verkürzt zur Auskleidung des Kanalrestes, der von dem Teile des Cervixgewebes dargestellt wird, welcher nicht in die Wand des unteren Uterinsegmentes aufgegangen sei.

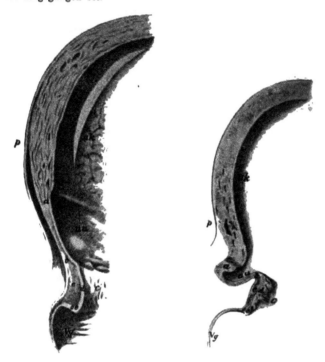

Fig. 47.

Fig. 47 a—d. Durchschnitte durch die Gebärmutter aus den letzten Schwangerschaftsmonaten zur Darstellung jenes Abschnittes der Gebärmutterwand, welcher als unteres Uterinsegment bezeichnet wird, und der Lage des von Müller und jenes von Braune als Ostium ist. bezeichneten Ringes. (Aus dem Werke von Bandl, Über das Verhalten des Uterus und der Cervix in der Schwangerschaft und während der Geburt.)

Schnitt durch den Uterus a einer im achten, b einer im siebten, c einer im neunten, d einer im zehnten Lunarmonate verstorbenen Erstschwangeren.

Die Durchschnitte stammen alle von Frauen, bei denen unmittelbar nach dem Tode der gesetzlich vorgeschriebene Kaiserschnitt zur Ausführung gelangt war.

Bezeichnungen: uk Gebärmutterkörper, uu unteres Uterinsegment, C Cervixschleimhaut, d Cervixwand (bindegewebige Schichte), e (muskuläre Schichte), oe Orificium ext., b Orificium int. nach Müller, a Orificium int. nach Braune, p Grenze des festhaftenden Bauchfelles, Vg Vagina.

Damit verliert nach Bandl die Schleimhautgrenze ihre Bedeutung für die Scheidung zwischen Corpus und Collum.

Als neues Moment führt er weiteres den Umstand an, dass die Eihäute nur bis zur bezeichneten, unteren Grenze des eigentlichen Cavum uteri der

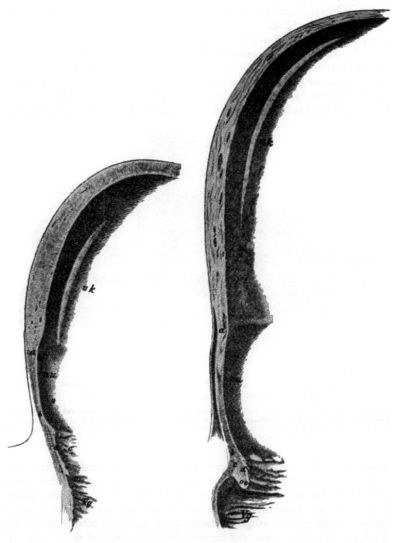

Fig. 47.

Wand fest adhärieren, die Verklebung der Decidua reflexa mit der auch **das** sog. untere Segment auskleidenden Decidua vera jedoch gänzlich fehle oder nur unvollständig sei.

Er beschreibt zuerst jenen wiederholt beobachteten Trichter, dessen oberer und oberflächlicher Teil eine Höhe von 2,7 cm, dessen unterer kanalartiger Teil eine Länge von 2,5 cm beträgt. Die Verklebung der beiden Deciduae (Vera und Reflexa) reiche nur bis zum oberen Rande dieses Trichters.

Es schien dringend geboten, durch mikroskopische Untersuchung die Schleimhautverhältnisse weiter zu klären. Küstner unterzog sich dieser Aufgabe mit grosser Sorgfalt und teilte nun mit, dass die Bekleidung des unteren Uterinsegmentes keine Corpusdecidua, sondern hypertrophierte, deciduaähnliche Cervixschleimhaut sei; das Vorhandensein von Cylindcrepithel auf

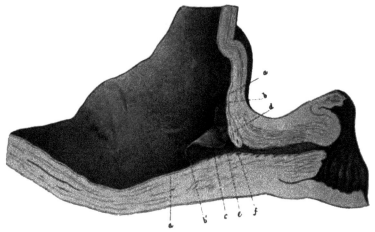

Fig. 48.

Sagittaldurchschnitt durch den unteren Teil des Uterus aus dem siebten Monate der Schwangerschaft nach Marchand (Arch. f. Gyn. XV).

a Eihäute, *b* Stelle an der vorderen Wand des Uterus, wo das Chorion mit der Decidua reflexa sich von der Uteruswand ablöst, *b¹* dieselbe Ablösungsstelle an der Hinterwand, *c* der Teil der Eihäute, welcher den unteren Eipol bildet, etwas abgehoben und gefaltet, *d* Deciduawulst an der vorderen Wand, *e* Plicae palmatae an der hinteren Wand, *f* Grenze zwischen unterem und oberen Abschnitte der Cervix.

dieser zwinge ihn zu dieser Annahme. Das untere Uterinsegment könne daher nicht als Haftfläche für das Ei angesehen werden. Die Zugehörigkeit des unteren Uterinsegmentes zur Cervix trachtete er durch Nachweis von zähem Schleim in dem zwischen fester Haftung der Eihäute und der vom unteren Segmente zugehörigen Wandpartie gelegenen Raum, ferner durch das hohe Hinaufreichen der Plicae des Arbor vitae und flimmerndes Cylinderepithel zu stützen. Im Bereiche des unteren Uterinsegmentes bilde sich also wohl eine Art von Decidua, die aber stets jüngeren Datums sei als jene des Corpus. Sie entwickle sich erst in der zweiten Hälfte der Schwangerschaft und zwar aus Cervixschleimhaut. Er anerkennt damit die Möglichkeit der Umwandlung von Cervixbekleidung zu Decidua.

Mit Rücksicht auf den mikroskopischen Befund der Schleimhaut, welcher schon nach der Ansicht von Leopold und Hegar als eines der für die Erkenntnis der Abstammung des unteren Uterinsegmentes massgebendsten Momente hingestellt wurde, konnten Müller und Langhans (1877) durch den Nachweis von echter Decidua in der Gegend des unteren Uterinsegmentes die bestimmte Zugehörigkeit dieses Teiles zum Corpus uteri feststellen. Sänger und Thiede schlossen sich dieser Ansicht an und hoben hierbei hervor, dass es sich in den Fällen von Küstner um solche im Geburtsstadium gehandelt haben müsse.

Endlich kam Bandl (1879) dahin zu erklären, dass das untere Uterinsegment eine Zeitlang mit Collumschleimhaut ausgekleidet sei, die sich später in Decidua verwandle. Je öfter die Frau geboren habe, desto ausgesprochener trete diese Umwandlung ein.

Keuller und C. Ruge beschreiben die Wandung des unteren Uterinsegmentes etwas näher und erkennen, dass der lamellöse Bau desselben jenem der aktiven Körperwandung im wesentlichen gleichkomme. Sie erschliessen daraus die Zugehörigkeit desselben zum Corpus (siehe den Abschnitt über Architektonik).

Köberlin beobachtete auch Fortsetzungen der Plicae palmatae nach aufwärts in das sog. untere Uterinsegment und glaubte wegen der Übereinstimmung seiner Bilder mit jenen von Bandl, dass letzterer nur Uteri von Kreissenden untersucht habe.

Marchand (1880) legte hauptsächlich Wert auf die Art und den Ort der Anheftung der Eihäute an die Gebärmutterwand und anerkennt auf Grund seiner Untersuchung die Richtigkeit der Küstnerschen Auffassung. Zwischen Müllerschem Ring und der Insertion der Eihäute findet auch er flimmerndes Oberflächenepithel und das für die Cervix charakteristische, schleimhaltige Sekret. Auch er giebt zu, dass Cervikalschleimhaut sich zu einer, der Decidua vera sehr ähnlichen Membran umbilden könne (siehe Fig. 48).

Endlich wies Küstner in seiner Monographie über das untere Uterinsegment (1882) an nicht schwangeren Organen nach, dass die Grenze der die Plicae tragenden Cervixschleimhaut sich nach stattgehabten Geburten nach abwärts schiebe, wodurch die Cervix eine Verkürzung erfahren könne. Die engste Stelle im Lumen falle jedoch stets mit der Linie des festen Peritonealansatzes zusammen, ebenso differenziere sich an dieser Stelle die Muskulatur. Die Schleimhautgrenze zur Bestimmung der Lage des Os internum heranzuziehen, halte er nicht für richtig, indem nach ihm die obere Partie der Cervixschleimhaut den Charakter der Körperschleimhaut anzunehmen im stande sei. Er kommt damit auf den Standpunkt, eine Art Übergangsschleimhaut anzuerkennen, die kombiniert Charaktere der Cervix (Plicae und Epithel) und solche des Corpus (Deciduazellen) erhalte.

Bei seinen weitläufigen Studien über die Architektonik des Uterus kommt Bayer (1885) zur Vertretung der Anschauung von der Zugehörigkeit des sog. unteren Uterinsegmentes zum Collum uteri. Nach ihm ist an der Hinterwand immer eine Strecke weit hinauf das untere Segment von richtiger Cervix-

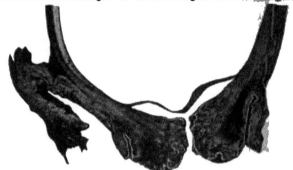

Fig. 49 a.

Fig. 49 a und b. Verhalten der Cervix und des unteren Uterinsegmentes am Ende der Schwangerschaft. a Ohne und b mit Einwirkung der Geburtsthätigkeit auf die morphologischen Verhältnisse. (Nach Bayer. Abbildungen aus dessen Arbeit über die Morphologie der Gebärmutter in W. A. Freunds gynäkolog. Klinik. Atlas 1885.)

a Mehrgeschwängerte, zehnter Monat. Tod an Pneumonie. Gesamtlänge des Uterus 26½ cm. Cervix noch geschlossen, 3 cm lang. Im unteren Segmente spontane Ablösung der Eihäute vorne bis 2 cm, hinten bis 7 cm über der inneren Öffnung der Cervix. Ablösbar waren dieselben bis in die Höhe des festen Peritonealansatzes (also ca. 6 cm hoch). Die Wände der Cervix liegen noch fast zusammen. Cervikalkanal verläuft gestreckt, fast vertikal. Im Bereiche desselben typische Cervikalschleimhaut, welche noch etwa 1 cm weit auf die hintere Wand des unteren Segmentes übergeht.

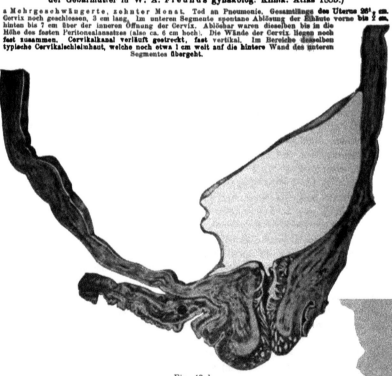

Fig. 49 b.

b Mehrgebärende, neunter Monat, Beginn der Eröffnungsperiode. Tod an Phthisis pulmonum. Gesamtlänge 24 cm. Wanddicke auffallend gering 3–1 mm. Länge der Cervix 1½ cm. Entfernung der inneren Cervixöffnung vom festen Peritonealansatz 10,2 cm. Die Eihäute liegen der Wand des unteren Segmentes fest auf, nur in den alleruntersten Teilen sind sie abgelöst. Die richtige Cervixschleimhaut reicht an der vorderen und hinteren Wand in die Gebärmutterhöhle hinauf. Die Muscularis erscheint wie longitudinal. Auffallend ist die Gefässlosigkeit der vorderen Wand des unteren Segmentes.

Fig. 50 a und b. Schematische Darstellung der Art der Muskelverschiebung im Bereiche des unteren Uterinsegmentes und die Einstrahlung der Muskellamellen in die Cervix nach Bayer. (Morphologie der Gebärmutter in W. A. Freunds gynäkologischer Klinik. 1885. Fig. 20 u. 21.)

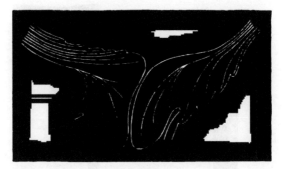

Fig. 50 a.

Uterus einer Mehrgeschwängerten aus dem 10. Monate. Cervikalkanal erhalten, 3 cm lang.

An der vorderen Wand des unteren Segmentes lassen sich Muskelbänder abpräparieren, deren geschärfte, untere Ränder staffelförmig durch das ganze untere Segment übereinander liegen. An der hinteren Wand findet sich eine ähnliche lamelläre Anordnung, jedoch enden hier die Muskelblätter auf der hinteren Aussenfläche in gleichen staffelförmigen Absätzen, wie sie die vorderen Lamellen an der Innenfläche unter der Schleimhaut bilden. Die Blätter der äusseren Lage an der Vorderwand richten sich gegen einen hinter dem Blasenansatze liegenden Knotenpunkt, von dem aus die Fasern pinselförmig in die vordere Muttermundslippe und ins Scheidengewölbe ausstrahlen. Die parallel der Innenfläche an der hinteren Wand herabziehenden Fasern dagegen strahlen im Bogen gegen den Cervikalkanal aus bis in die Gegend des äusseren Muttermundes. An der hinteren Wand ist es hier daher zu einer Muskelverschiebung von aussen her, an der vorderen Wand von innen her gekommen. Auf der vorderen Muttermundslippe ist es zu keinem Zug gekommen und daher hat die vordere Cervixwand ihre senkrechte Stellung beibehalten: sie bildet mit der vorderen Wand des unteren Segmentes einen rechten Winkel. Das kürzere, gestreckte, vertikal stehende Collum, der Mangel einer ausgesprochenen Spornbildung, das weniger gespante, dickwandige, untere Segment die breite, plumpe Portio mit gewulsteter Lippe charakterisierte in typischer Weise den Uterus der Mehrgeschwängerten.

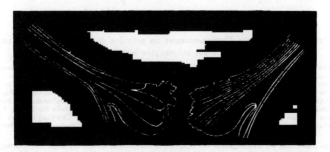

Fig. 50 b.

Uterus einer Mehrgebärenden aus dem 9. Monate. Beginn der Wehenthätigkeit.

Auffallend kurze Cervix (1½ cm). Die ganze hintere Lippe ist durchsetzt von Fasern, die nach unten in die Schleimhaut des Cervikalkanales spitz einstrahlen, nach oben aber in die longitudinale Lage unter der Schleimhaut sich fortsetzen. An der vorderen Wand des unteren Segmentes dagegen findet sich eine exquisit lamellöse Anordnung übereinander gelagerter Muskelblätter. Die Aufblätterung beginnt schon oberhalb des festen Peritonealansatzes. Die äusserste Lage der Corpuswand verdickt sich nach abwärts und geht in die eigentliche Substanz der vorderen Lippe und des Laqueur über. An der Innenfläche endigen hoch oben beginnende Blätter mit ihren freien Rändern staffelförmig, vom Cervikalorificium nach oben hin in grösser werdenden Abständen sich folgend, in der Schleimhaut. Diese Art der Aufblätterung endete 1 cm oberhalb des Randes des Cervikalkanales. Nach der weitgehenden Verschiebung der inneren Lamellen an der Oberfläche lässt sich eine hochgradige Verziehung der Ebene des Os internum erkennen.

schleimhaut bekleidet; an der vorderen Wand sei Decidua zu finden. Begegne man an letzterer Cervikalmukosa, so lasse dies auf beginnende Geburtsthätigkeit schliessen. Die Möglichkeit der Bildung einer Decidua cervicalis

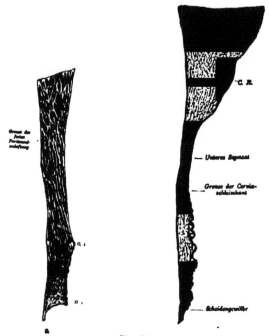

Fig. 51.

Verhalten des unteren Uterinsegmentes im graviden und puerperalen Uterus.
(Nach Schroeder, Der schwangere und kreissende Uterus.)

a Längsschnitt durch die Gebärmutterwand eines Uterus gravidus mens. X. Ziemlich gleichmässige Dicke der Wandung. Auf Quer- wie Längsschnitten dieselbe buchblattartige Anordnung der Muskellamellen. Vom äusseren Muttermund bis zur engsten Stelle der Cervix, wo die Erweiterung zur Gebärmutterhöhle erfolgt, 2,7 cm; von hier bis zur Anheftung der Eihäute 1,3 cm. Trichterförmiger Hohlraum von den Eihäuten überbrückt. Dicke der Cervixwand am Übergange in die Corpushöhle 1,5 cm, an der Anheftungsstelle der Eihäute 1,4 cm, dicht oberhalb 0,8 cm, in der Mitte der hinteren Wand 1,5 cm. Von der Stelle der festen Anheftung der Eihäute zu jener des Bauchfelles an der vorderen Wand 7 cm. Hier ist der Übergang aus der dünneren in die dickere Muskulatur. Die ausgesprochene blätterige Struktur der Wand beginnt gleich oberhalb der Anheftung der Eihäute.

b Auffällige Ausbildung der Dehnungszone des unteren Uterinsegmentes bei einem puerperalen Uterus, welcher eine schwere Geburtsarbeit mitgemacht hat (Uterusruptur). Am Corpus unentwirrbares Geflecht von Muskelfasern, am unteren Uterinsegment die isolierten Muskelplatten und die gleichmässige Isolierung der Muskelfasern, die auf Längs- und Querschnitten fast das gleiche Bild geben.

giebt er übereinstimmend mit Küstner und Marchand zu. Er sieht in der Decidua des unteren Segmentes eine solche jüngerer Bildung, die in den tiefsten Partien am wenigsten fortgeschritten ist. Die Bestimmung der Lage des inneren Muttermundes nach der Schleimhautgrenze und nach der Stelle des festen Peritonealansatzes hält er nicht für massgebend. Auf Grund dieser Vorstellung kommt er zu dem Schlusse, dass es am schwangeren oder kreissenden Organe nicht möglich sei, die Lage des Os internum anatomisch genau festzustellen.

Am schärfsten präcisiert Hofmeier die Schroedersche Lehre (1885), nach welcher die Cervix bis zur Geburt völlig erhalten bleibt, zur Bildung der Eihöhle in der Schwangerschaft nicht verwendet wird; nur die oberste Cervixpartie könne leicht trichterförmig erweitert sein. Dieser Teil behalte aber dann alle Eigenschaften der Cervix und sei durch die Beschaffenheit der Schleimhaut und Struktur der Wandung leicht vom unteren Uterinsegment

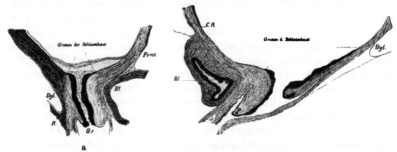

Fig. 52.

Darstellung des Verhaltens von Collum und unterem Uterinsegment bei einer Schwangeren und Gebärenden. (Nach Schroeder, Der schwangere und kreissende Uterus.)

a Uterus gravidus mens. X. Wohlerhaltene Cervix von 3 cm Länge. Die Schleimhaut derselben vollkommen typisch kleidet die innere Öffnung des Kanales in etwa 1 cm Ausdehnung aus. Bis dahin verliert sich die Faltung der Schleimhaut und beginnt die Anheftungsstelle der Eihäute, die mehrere Centimeter im Umkreis bereits abgelöst sind. O.e. Orificum ext., Bl. Blase, R. Mastdarm, Dgl. Douglas-Perit-Stelle der festeren Anheftung des Bauchfelles.

b Uterus parturiens. Cervix und vordere Lippe als dicker 2,2 cm langer Wulst erhalten. Von der Spitze der vorderen Lippe bis zu der fast rechtwinkeligen Umknickung in die Körperhöhle 8,7 cm: von hier bis zur festen Anheftung des Bauchfelles 5,5 cm; von der Spitze der unteren Lippe bis zur obersten, scheinbar der Cervix angehörigen Falte 5,4 cm; bis zur Anheftung des Bauchfelles 8 cm. Die Wand des Uterus fast gleichmässig dick, nur im unteren Segment dünner. Die Innenfläche der hinteren Lippe bildet die Eihöhle mit. Die Eihäute im Bereiche des ganzen unteren Segmentes abgelöst und ohne Decidua. Die Blase erstreckt sich an der vorderen Gebärmutterwand etwa 4 cm herauf; von hier bis zur festen Anheftung des Bauchfelles 1 cm.

zu trennen. Letzteres gehöre zum Corpus; Wandstruktur und Deciduabildung sprächen dafür. Die Eihäute seien in den untersten Partien nur locker oder gar nicht mit der Uteruswand verklebt. Die Verkürzung der Vaginalportion habe nichts mit dem Aufgebrauchtwerden der oberen Cervikalpartien zu thun. Benckiser (1887) tritt gleich Hofmeier auf Grund einer Reihe sehr sorgfältig studierter Präparate von schwangeren Organen für die Schroedersche Lehre ein, desgleichen Joh. Veit und Werth in der Bearbeitung dieser Abschnitte im Müllerschen Handbuch (1888).

Benckiser konnte in frühen Schwangerschaftsstadien eine beträchtliche Dickenzunahme des untersten Körperabschnittes konstatieren, welcher später einer Verdünnung desselben Platz macht. Eine solche Dehnung kann

nach seiner Darstellung auch stattfinden, ohne dass die oberen Cervixabschnitte sich eröffnet zu haben brauchen. Die Dehnung führt auch zur
Verdünnung und Lockerung der Decidua und damit zur Lösung der Verbindung der Eihäute mit der Gebärmutterwandung dieses Abschnittes. Sein
Präparat aus dem zehnten Schwangerschaftsmonate beweist das Erhaltenbleiben der ganzen Cervix (Länge 4,3 cm) bis an das Ende der Gravidität
in einwandfreier Weise. Seine mikroskopischen Bilder lassen erkennen, dass
die Abgrenzung zwischen Decidua und Cervixschleimhaut eine scharfe ist.
Diese Grenze stimmt auch mit den makroskopischen Verhältnissen vollkommen
überein.

Keilmann (1890) hebt hervor, dass die relative und absolute Länge
des mit Cervixschleimhaut ausgekleideten Kanales eine schwankende sei,
ebenso wie jene des sogenannten unteren Uterinsegmentes, dass aber das von
La Pierre betonte, vikariierende Verhältnis auch ihm auffalle. Die Summe
beider Längen schwanke zwischen 6 und 7 cm, die Grenze des festen Peri-
tonealansatzes falle mit der oberen Grenze des unteren Uterinsegmentes zusammen, an welcher Stelle sich auch eine Differenz der Wanddicke geltend mache.
Analog Küstner-Marchand fand auch er die cervikalen Plicae in das untere
Uterinsegment hinauf verfolgbar. Insbesonders jedoch die Betrachtung der
Verhältnisse bei der Fledermaus liessen ihn für die Bandl-Küstnersche
Lehre eintreten. Die physiologische Bedeutung dieser sich schon in der
Schwangerschaft geltend machenden Erweiterung der oberen Cervixpartien
erklärt er dahin, dass durch dieselbe mechanische Reizung der Cervikalganglien
und damit am Ende der Schwangerschaft diejenigen Wehen ausgelöst werden,
die die Entleerung des Uterus zur Folge haben.

Wenn wir der eingehendsten Darstellung, jener v. Franqué, folgen, so
lässt sich auf anatomischem Wege die Lage des inneren Muttermundes
analog wie am nicht schwangeren Organe bestimmen:

1. Durch eine Einschnürung, welche sich am äusseren Kontur des Uterus
kennzeichnet.

2. Innen durch die engste Stelle im Lumen.

3. Durch die mikroskopische Beschaffenheit der Schleimhaut.

4. Durch die eigentümliche Struktur der Muskelwandung.

Die durchschnittliche Entfernung des inneren Muttermundes vom äusseren
am schwangeren Organe = 3,45 cm.

Die Hypertrophie der Cervix in der Schwangerschaft ist im
Verhältnis zu der des Corpus eine ganz unbedeutende (Gegensatz zur Annahme von Bayer). Die Länge der Cervix, insbesondere deren supravaginaler
Abschnitt, zeigt keine Konstanz der Zahlen, sie schwankt in ihrer Variabilität
zwischen 2 und 5 cm, daher die Schlüsse Küstners über die Verkürzung
der Cervix während der Schwangerschaft nicht zugegeben werden können.

Die Verkürzung der Portio ist nur eine scheinbare, die klinisch auf
genommenen Portiomasse daher nicht massgebend. Pathologische Fälle mit
ganz abnormen mechanischen Verhältnissen können hierbei nicht in Betracht

gezogen werden. In diese Kategorie müssen auch jene von Zweifel einbezogen werden. Die Maasse, welche Lott angegeben hat (vordere Lippe
0,5—1,0 cm, hintere Lippe durchschnittlich 1,5 cm), haben in den Gefrierschnitten im grossen und ganzen Bestätigung gefunden (Braune, Waldeyer).
Dass vorausgegangene Wehenthätigkeit das Bild wesentlich stört, ist selbstverständlich. Die durch den Tastbefund wahrnehmbare Verkürzung muss
daher, wie jetzt allgemein angenommen wird, eine vorgetäuschte sein.

Auch bei den Fällen, an denen der Kaiserschnitt ausgeführt wurde
(15 Fälle der Litteratur nach Franqué), wurde eine durchschnittliche Länge
der Cervix von 3—4 cm konstatiert. Leopolds Ausspruch (Archiv Bd. XII.),
dass die Länge des Cervikalkanales in der frisch entbundenen Gebärmutter fast
gleich komme jener während der letzten Monate der Schwangerschaft, bleibt
demnach aufrecht erhalten.

Tabelle der Portio- und Cervikalmasse nach v. Franqué.

Mensis graviditatis	Primiparae				Pluriparae				Ipara + Pl.para + ?para Durchschnittsmaasse				
	Zahl der Uteri	Cervix			Zahl der Uteri	Cervix			Zahl der Uteri	Cervix	Portio		Zahl für die Portioberechnung
		Durch-schnitt	grösstes Maass	kleinstes Maass		Durch-schnitt	grösstes Maass	kleinstes Maass			vorne	hinten	
		cm	cm	cm		cm	cm	cm		cm	cm	cm	
I.—II.	5	3,56	5,0	2,7	5	2,8	4,6	2,0	10	3,38	—	—	—
III.	4	3,7	5,0	2,7	3	3,3	3,75	2,75	9	3,44	—	—	—
IV.	2	3,7	4,4	3,0	4	4,75	5,0	4,5	11	3,46	0,84	1,8	5
V.	2	3,7	4,3	3,0	5	3,4	5,0	2,0	13	3,1	—	—	—
VI.	1	—	5,2	—	8	3.1	4,0	2.2	15	3,5	—	—	—
VII.	3	3,3	4,3	3,0	2	4,0	4,0	4,0	7	3,8	1,1	1,9	3
VIII.	4	3,8	5,2	2,5	3	3,0	4,6	1,5	9	3,6	0,6	1,8	3
IX.	2	3,0	3,2	2,7	3	3,3	5,0	1,5	5	3,8	0,8	1,8	3
X.	8	3,9	5,0	1,9	3	3,6	3,8	3,3	42	4,4	0,65	1,2	8
Summa:	31	3,37	—	—	36	3,03	—	—	121	4,1	0,78	1,6	22

Das Verhältnis zwischen der Länge der Cervix und jener des unteren
Uterinsegmentes kann als ein konstantes nicht hingestellt werden. Auch giebt
es keine Konstanz in dem vikariierenden Verhältnisse beider zueinander.

Die Beziehungen der Lage des festen Ansatzes des Bauchfelles
und jener der Umschlagsfalte des Bauchfelles auf die Blase zur
Lage des Orificium internum uteri sind häufig Ursache verwirrender Darstellung geworden. Die Angabe der Lage der Umschlagsfalte von der
Blase zur Gebärmutter ist, wie die Durchsicht vieler Gefrierschnitte zeigt,
etwas höchst variables und daher ganz unverlässlich. Es kann dieselbe infolgedessen nicht zur Bestimmung der Höhe des inneren Muttermundes benützt
werden, wie dies von einzelnen Autoren (Küstner) geschah. Ebenso fallen

Umschlagsfalte und fester Bauchfellansatz nicht miteinander zusammen, sind demnach als zwei differente Dinge zu behandeln (entgegen Keilmann). Auch Bayer hält dies nicht genügend auseinander. Beide Punkte sind immer räumlich von einander getrennt und liegt die feste Anheftung regelmässig oberhalb der Umschlagsfalte, die letztere zumeist unterhalb des inneren Muttermundes (Lott, Hofmeier, Barbour, Veit, Acconci u. a.). Auf die individuellen Variationen bezüglich des tiefen Herabreichens der Umschlagsfalte haben die Anatomen (Sappey, Rüdinger, Koelliker, Savage u. s. w.) bereits aufmerksam gemacht und wurde mehrfach gezeigt, dass bei leerer Blase diese Umschlagsfalte das vordere Scheidengewölbe berühren kann. Franqué hat bei systematischer Beachtung dieses Momentes feststellen können, dass bei den von ihm untersuchten Fällen die Umschlagsfalte regelmässig ungefähr 1 cm unterhalb des inneren Muttermundes zu liegen komme, indes die feste Anheftung regelmässig oberhalb zu finden sei (v. Franqué giebt die Durchschnittsmaasse für die Entfernung; der feste Ansatz 1—3,3 cm oberhalb, die Umschlagsfalte meist 1 cm unterhalb) und zwar scheint die Distanz zwischen Umschlagsfalte und festem Ansatz mit dem Fortschreiten der Schwangerschaft zu wachsen (zweiter bis vierter Monat 1—2,5 cm, fünfter bis sechster Monat 2—3,3 cm). An der hinteren Fläche stellen sich die Verhältnisse als variabel dar und reicht die Umschlagsfalte natürlich wesentlich tiefer herab. Die Douglasfalten setzen sich aber immer etwas unterhalb des Orificium internum an.

In der Litteratur sind die Angaben über die Lage der Umschlagsfalte verschieden, doch spricht die Mehrzahl für ein Tieferstehen der Umschlagsfalte gegenüber dem Orificium internum.

Die Cervix enthält hypertrophierte, aber in ihrem Charakter nicht veränderte, nicht in Decidua umgewandelte Schleimhaut. Das untere Uterinsegment wird von Körperschleimhaut bekleidet und zeigt daher je nach der Zeitdauer der Schwangerschaft mehr minder fortgeschrittene, deciduale Umwandlung. Küstner verwertete für seine Anschauung von dem Aufgehen der obersten Cervixpartie in die Körperhöhle das Verhalten des Arbor vitae und den Nachweis des Vorkommens von Cervikaldecidua. Da die Länge einer mittleren Längsfalte des Arbor vitae am nicht schwangeren Organe nur die Hälfte der Cervixlänge ausmacht, in der Schwangerschaft jedoch bis an die Grenze der Decidua reicht, so muss nach ihm die obere Hälfte der Cervix in die Körperhöhle aufgegangen sein. v. Franqué behauptet dagegen, dass nach der Darstellung von Nagel der Arbor vitae gut $^2/_3$ der Cervixhöhle nach aufwärts reicht, und dass er selbst Fälle gesehen habe, in welchen eine 3 cm lange Strecke zwischen dem oberen Ende des Arbor vitae und dem Beginn der Decidua eingeschaltet war. Auch hebt er hervor, dass wohl Ausläufer, aber nicht Stämme gerade noch sichtbar waren. Küstner hat später selbst zugegeben, dass das sogen. untere Uterinsegment von einer der Decidua sehr ähnlichen Schleimhaut bekleidet werde. Für jene Fälle, in denen in dem oberen, gedehnten Abschnitte typische Cervixschleimhaut nachgewiesen werden konnte, sei der Effekt von unfühlbaren Schwangerschaftswehen nicht ausgeschlossen, vielmehr müsse ein solcher direkt angenommen werden. Nirgends war jedoch bei diesen Fällen auf den festen Peritonealansatz und die typische Wandstruktur entsprechende Rücksicht genommen worden.

Als obere Grenze der Cervix darf nie jene Stelle angesehen werden, wie dies von Bandl und Marchand geschehen ist, an der die Eihäute fest haften. Wenn Eihäute in den untersten Abschnitten des Brutraumes von der Wandung abgelöst sind, muss angenommen werden, besonders dann, wenn der wiederholt beschriebene Trichter am oberen Cervixabschnitte sich findet, dass Wehenthätigkeit stattgefunden und diese Lösung bewirkt habe (Pestalozza, v. Franqué u. a.).

Zweifel identifiziert den Kontraktionsring mit dem Orificium internum anatomicum. Unterhalb desselben findet er also Cervixschleimhaut. Mit dieser Beschreibung stimmt jedoch jene von den mit ihm von Braune beschriebenen Fällen, bei welchen in der Dehnungszone Decidua nachgewiesen wurde, nicht überein.

Die Untersuchungsergebnisse von Köberlin erscheinen Franqué zu unverlässlich.

Bayer hat am unteren Uterinsegment stets Decidua gefunden, nur an der hinteren Wand eine Strecke weit Cervixschleimhaut. Der erweiterte Teil des oberen Cervixabschnittes wurde eben von ihm und seinen Vorgängern Bandl, Marchand, Küstner einfach von vornherein immer als unteres Uterinsegment angesehen, wobei grobe Konturverhältnisse jenen Autoren als massgebend erschienen, indes auch von diesen auf wichtige Momente, wie den festen Peritonealansatz und die Wandstruktur nicht entsprechend Rücksicht genommen war.

Von den Anhängern der Schroederschen Lehre wird angegeben, dass sich schon makroskopisch ein Strukturunterschied zwischen Cervix und Corpuswand dem Auge darbiete, dass derselbe die Grenze dieser beiden Wandabschnitte markiere und regelmässig mit den Differenzen in der Textur der Schleimhaut zusammenfalle. Auf diese Unterschiede hat Hofmeier am eingehendsten hingewiesen. Acconci, welcher hervorgehoben hatte, dass die in der Schwangerschaft ebenfalls hypertrophierenden, elastischen Elemente im umgekehrten Verhältnisse wie die Muskelfasern, besonders an der Cervix und am unteren Segment sich bemerkbar machen, konnte dies ebenso wie Pestalozza und de Seigneux bestätigen. Zwischen unterem Uterinsegment und Corpus sind während der Schwangerschaft die Unterschiede in der Wandstruktur nicht so deutlich, um so ausgesprochener aber am puerperalen Uterus und zwar dort, wie sie Keuller und C. Ruge beschrieben haben.

Bei der Untersuchung von Schwangeren fällt auf, dass der Blasenscheitel oft auffällig hoch über der Schamfuge an der vorderen Gebärmutterwand sich vorwölbt; bei Harnverhaltung wird dies besonders deutlich, indem oberhalb des Blasenscheitels eine Art Furche sichtbar wird. Aus diesem Hochstand des Blasenscheitels darf aber kein Schluss auf das Verhalten der

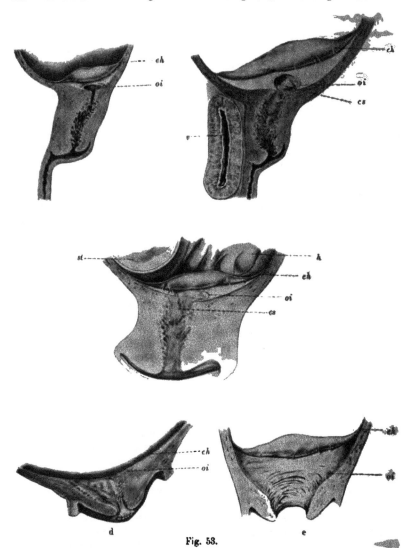

Fig. 53.

Verhalten des Collum uteri in der zweiten Hälfte der Schwangerschaft (fünfter bis neunter Lunarmonat) und beim Beginn der Wehenthätigkeit. (Nach Leopold, Atlas, Uterus u. Kind.)

a Ende des fünften Monats, Erstgeschwängerte.

Die Eihäute liegen der Innenfläche der Höhle dicht an und überkleiden wie eine Tapete die obere Öffnung des Cervikalkanales. Hebt man sie hier empor, so ergeben sich schon makroskopisch auffallende Unterschiede im Verhalten der Schleimhaut des Corpus und des Collum. An ersterer bemerkt man bis zum Ringe des inneren Muttermundes (oi) Drüsenöffnungen, die Schleimhaut des Ringes selbst und des Halskanales zeigt das Gerüst der Plicae palmatae. Von einem trichterförmigen Aufgehen des oberen Collumabschnittes in die

Körperhöhle ist nichts zu bemerken. Der Kanal, welcher bis zum inneren Muttermunde die gleiche Länge beibehält, biegt hier plötzlich mit rechtwinkeliger Kante um und bei *oi* stossen Decidua und Cervixschleimhaut unvermittelt aneinander. Diese obere Öffnung des Kanales, der von zähem, sagoähnlichem Sekret ganz ausgestopft ist, hat bei natürlichem Aneinanderliegen der Wände eine Breite von knapp 0,8—1 cm und einen Tiefenspalt von 5 mm.

b Siebter Monat, Mehrgeschwängerte.

Die Eihäute überdecken das obere Ende des Cervikalkanales vollkommen. Letzteres wird von der Decidua vera mit scharfem Saume umgeben und bildet eine linsengrosse Öffnung, welche mit zähem Schleim ausgefüllt ist. Diese sagoartige dicke Schleimmasse füllt auch den Cervikalkanal ganz aus. Der Gegensatz zwischen der Oberfläche der Schleimhaut oberhalb und unterhalb des scharfen Saumes fällt ins Auge. Die Decidua ist glatt und 0,5—1 mm dünn; die Halsschleimhaut dagegen 7—8 mm hoch und aus Balken, Buchten und Follikelcysten zusammengesetzt, rauh und verfilzt. Eine Übergangszone ist nirgends zu bemerken.
v Die seitlich getroffene Harnblase.

c Anfang des neunten Monats, III Gravida.

Die Eihäute verdecken durch dichte Verklebung den inneren Muttermund (*oi*). Die ringartige obere Mündung des Halskanales hat einen Durchmesser von 1,5 cm. Der Halskanal ist von einem kaum ablösbaren Schleimpfropf angefüllt. Die Eihäute sind nicht nur dem Ringe dieser oberen Kanalöffnung dicht verklebt anliegend, sondern auch mit der Schleimschicht innig verschmolzen. Nach Entfernung der Schleimmassen zeigt sich das deutliche Baumwerk der Plicae palmatae. Der anfangs rundliche Halskanal verjüngt sich nach unten. Das Orificium ext. lässt die Spitze des Zeigefingers eindringen. Die Decidua vera liefert eine scharfe Leiste um die obere Öffnung und unmittelbar unter dieser beginnt typische Cervixschleimhaut. Körper und Halshöhle sind also scharf von einander getrennt.

d Neunter Monat, I para, beginnende Wehen. Stehende Blase. Innerer Muttermund fängt an sich zu erweitern. Tod an Eklampsie.

Die Eihäute überdecken ohne jede Verschiebung oder Abhebung die obere Öffnung des Cervikalkanales. Sie sind mit der ganzen umgebenden Deciduafläche wie mit dem scharfen Rand an der oberen Halsöffnung und dem diese ausfüllenden Schleimpfropf völlig verklebt. Das Collum stellt einen nach oben in die Breite gezogenen schrägwandigen Trichter dar, dessen untere Spitze (Orificium ext.) linsengross ist und dessen eine längere Wand 3,5 cm, kürzere Wand 2,2 cm misst und dessen obere Öffnung ein Längsoval bildet von 2 cm Länge und 1,3 cm Breite. An dem Ring dieses Längsovales stossen die beiden Schleimhäute aneinander. Oberhalb desselben die Decidua vera, unterhalb desselben die Cervixschleimhaut in terrassenartigen Bögen, die nach unten gegen den äusseren Muttermund immer enger werden. Jedenfalls infolge von Wehen befindet sich hier das Collum im Beginne der Erweiterung seiner oberen Öffnung; aber mitverbraucht ist dasselbe zur Bergung des wachsenden Eies sicherlich nicht.

e Ende der Schwangerschaft, I para, Wehenbeginn. Innerer Muttermund öffnet sich.

Der oberste Abschnitt des Cervikalkanales hat sich zu einer nach oben trichterartigen Höhle erweitert. Die Eihäute liegen im ganzen unteren Gebärmutterabschnitte bis zu dem oben beschriebenen Ringe, welcher einen Umfang von reichlich Dreimarkstückgrösse zeigt, ihrer Unterlage (der Decidua vera) dicht an. Der Ring wird gebildet von einer ziemlich scharfen Rinne, welche die oberhalb liegende, platt gedrückte, höchstens 1 mm dicke Mucosa corporis gegen die hohen Falten der Cervixschleimhaut scharf absondert. **(|**

Gebärmutter zugestanden werden, wie dies von F e h l i n g geschehen ist. Das Verhältnis von Blase zum Uterus ändert sich nämlich in der Schwangerschaft nicht, und die obere Blasengrenze ist nicht mit der Lage der Umschlagsfalte identisch. Die Blase schiebt sich mit ihrem oberen Abschnitte zwischen Gebärmutterwandung und dem lockeren präcervikalen Bauchfell empor. Die Ansicht F e h l i n g s , dass die Blase am Ende der Schwangerschaft durchaus abdominell sei, und dass dadurch eine Entfaltung des unteren Uterinabschnittes erwiesen werde, ist durch die Betrachtung der Gefrierdurchschnitte (B r a u n e , W a l d e y e r), denen gemäss die Blase vollständig im kleinen Becken geblieben ist, sowie die Arbeit von D e m e l i n (1888) widerlegt [1].

---

[1] Auch C r o o m (The bladder during parturition, Edinb. 1884) steht nicht an zu erklären, dass die Harnblase am Ende der Schwangerschaft noch immer ein pelvines Organ bleibe. Die geringe Blasenkapazität wird auf die Beschränkung der Ausdehnungsfähigkeit nach oben und von vorne nach hinten durch das vergrösserte Corpus im Frühsstadium, durch den vorliegenden Kindesteil am Ende erklärt.

Die V e r w e r t u n g d e r a r t e r i e l l e n G e f ä s s v e r s o r g u n g für die Deutung der Abstammung des unteren Uterinsegmentes sowie der Lage der sog. Kranzvene für den gleichen Zweck siehe den folgenden Abschnitt X. Auf jene Deduktionen, welche sich aus den Verhältnissen bei Placenta praevia ergeben, soll hier nicht eingegangen werden.

Schlussfolgerungen Franqués:

1. Wir sind zu jeder Zeit berechtigt, am Uterus von einem Ostium internum zu sprechen; dasselbe liegt da, wo die typische Schleimhaut und zugleich das typische Wandungsparenchym der Cervix aufhört und die typische Mucosa corporis uteri, in der Schwangerschaft in Decidua verwandelt, und zugleich mit ihr die typische Muskulatur des Corpus uteri beginnt.

2. Es bildet sich bei jeder Geburt eine mittlere, vom kontrahierten Corpus und von der Cervix wohl unterscheidbare Zone des Uterus, ein unteres Uterinsegment aus, nach oben begrenzt durch die feste Peritonealanheftung, nach unten durch den Beginn der typischen Cervixschleimhaut und Cervixsubstanz; die räumliche Ausdehnung derselben ist abhängig von der Geburtsarbeit, ebenso stärkere und geringere Ausbildung eines nach innen vorspringenden Muskelwulstes, des Kontraktionsringes, an seiner oberen Grenze.

3. Das untere Uterinsegment enthält Decidua, bezw. Corpusmucosa, niemals Cervixschleimhaut. Die Cervix enthält so gut wie immer hyperplastische, sonst nicht veränderte Schleimhaut. Ganz ausnahmsweise, wie es scheint, bei besonders reichlicher Zufuhr, können sich auch in ihr Bindegewebszellen stellenweise in deciduale Elemente entwickeln, ohne dass es zur Bildung einer zusammenhängenden Membrana decidua kommt.

4. Die Cervix uteri bleibt in der Regel bis zum Ende der Gravidität im Wesentlichen als solche erhalten, das Os internum geschlossen; während der Geburt zerfällt das Gebärorgan in einen dickwandigen, kontrahierten, aktiven Teil (Hohlmuskel), und einen gedehnten, im Wesentlichen passiven Teil (Durchtrittsschlauch); ersterer ist gebildet von dem oberen Teil des Corpus uteri, nicht von dem ganzen Corpus, letzterer von dem untersten Teil des Corpus (dem unteren Uterinsegment) und der Cervix.

5. Das untere Uterinsegment ist nach oben begrenzt durch die feste Anheftung des Bauchfells, am arbeitenden, lebenden Organ durch eine in gleicher Höhe liegende, ringförmige Verdickung der Muskulatur, dem Kontraktionsringe; ausgekleidet ist es von Decidua; nach unten begrenzt durch den Beginn der — von ganz seltenen Ausnahmefällen abgesehen — nicht decidual veränderten, sondern nur hypertrophischen Cervixschleimhaut und der Cervixsubstanz.

Leopold, welcher seit vielen Jahren sich mit der Frage der Placentarentwickelung und Deciduabildung beschäftigt hat und in seinem neuesten grossen Werke aus allen Stadien der Schwangerschaft eine zusammenhängende Serie naturgetreuer Abbildungen und sorgfältige Untersuchungsergebnisse bringt, kommt auf Grund derselben zu den gleichen, eben angeführten Schlusssätzen, wie sie Franqué formuliert hat. Fügt man die von ihm beschriebenen Präparate in die Tabelle Franqués ein, so ergiebt sich eine Übereinstimmung mit der Lehre, dass das Collum in der Regel bis zum Ende der Schwangerschaft im Wesentlichen als solches erhalten, das Os internum geschlossen bleibt. Eine Reihe von Präparaten aus dem Leopoldschen Atlas zeigt ferner die Richtigkeit von dem Satze Pestalozzas, dass die Verdünnung des unteren.Segmentes der Erweiterung der Cervix, besonders deutlich beim Einsetzen der Wehen, und an der vorderen Wand vorausgeht.

Umstehende Abbildungen (Fig. 53), welche dem Leopoldschen Werke entnommen sind, werden das Verhalten des Collum uteri in der zweiten Schwangerschaftshälfte besser als lange theoretische Auseinandersetzungen illustrieren, wobei die Bilder d und e Stadien illustrieren, in denen bereits Wehenthätigkeit sich geltend gemacht hat.

Bayer (1897) kommt auf Grund unzähliger Muskelfasermessungen an der

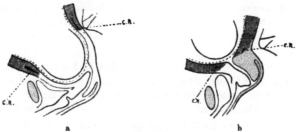

Fig. 54.

Zwei schematische Zeichnungen Bayers zur Darstellung der normalen (a) und mangelhaften (b) Entfaltung der Cervix.

a Normale Bildung des unteren Uterinsegmentes aus dem oberen Cervixabschnitte in der Schwangerschaft.

Dasselbe ist entsprechend seiner Abstammung aus der Cervix kontraktionsunfähig. Die untere Grenze der Kontraktion, also die wirkliche Grenze zwischen Corpus und Cervix, stellt dann am Beginne der Geburt schon einen weiten, eine Strecke über dem geschlossenen, noch erhaltenen Cervikalkanal liegenden Ring dar, der sich in der Wehe nicht zusammenziehen kann. Der Corpus muss bei seiner Verkleinerung in der Wehe am Ei in die Höhe rücken. Das untere Segment wird dabei nur passiv gespannt und übt einen erweiternden Zug auf die Cervix aus. Die Cervix ist hypertrophiert, welche Hypertrophie als Beweis für die Entfaltung von Bayer betrachtet wird. Die Schleimhaut des entfalteten Cervixabschnittes wird zur „Decidua cervicalis" jüngeren Datums.

b Mangelhafte Entfaltung der Cervix, daher Fehlen eines unteren Uterinsegmentes in der Schwangerschaft.

Die kontraktionsfähige Körperwand reicht bis unter die Eispitze herab. In der Wehe fühlt man eine Verengerung am oberen Ende des Cervikalkanales. (Bayers physiologische Striktur, welche bei Tetanus uteri zur spastischen werden kann.) Hypertrophie der Cervix fehlt in diesen Fällen.

Cervix neuerlich zu dem Schlusse, dass eine ganz beträchtliche Hypertrophie der Cervixmuskelfasern platzgreife. Wenn aber eine Verlängerung der Cervix nicht stattfinde, so muss bei nachgewiesener Hypertrophie der einzelnen Fasern angenommen werden, dass der obere Teil der Cervix sich entfaltet haben müsse. Gefrierschnitte haben nach ihm wenig geleistet; sie zeigen nur, dass ein geschlossener Kanal vorhanden ist, sie zeigen aber nicht, wo der anatomische innere Muttermund zu suchen sei. Gegen die Verwendung der Schleimhautgrenze zur Bestimmung der Lage des inneren Muttermundes wendet Bayer ein, dass dieselbe dann eine Berechtigung hätte, wenn nachgewiesen sei, dass aus Cervixschleimhaut Decidua nicht entstehen könne. Thatsächlich haben aber sowohl Bayer als auch andere (Küstner, Marchand etc.) wiederholt Cervixdecidua zu beobachten Gelegenheit gehabt. Es könne daher das vielfach angeführte Argument, dass das Vorkommen von Decidua am unteren Uterinsegment als ein Beweis für die Abstammung desselben aus dem Corpus Verwendung finde, nicht mehr festgehalten werden. Der Bau der Wandung könne ebensowenig als Stütze für die Schroedersche Lehre gelten, indem auch die entfaltete Cervixwand lamellären Bau aufzuweisen im stande sei. Auch gegen die Benützung der Lage des festen Peritonealansatzes als obere Grenze des unteren Uterinsegmentes wendet er sich, da er dieselbe nicht als ein sicheres Kriterium anerkennen könne, weil Wandungsschichten übereinander gleiten und weil er feststellen konnte, dass die Hypertrophie der einzelnen Fasern in verschiedenen Schichten eine verschiedene sei. Er fasst seine Lehre in folgende Sätze zusammen:

1. Die Cervix hypertrophiert in der Schwangerschaft und beginnt sich zu verschiedenen Zeitpunkten zu entfalten. Findet das sehr früh statt, so wird die Cervix überhaupt nicht länger, beginnt die Entfaltung sehr spät, so wird die Cervix erst länger, dann wieder kürzer.

2. Die Folge der Entfaltung der Cervix ist die Bildung des unteren Uterinsegmentes. Das letztere unterscheidet sich vom Körper funktionell, indem es an der Kontraktion und Retraktion nach der Geburt nicht teilnimmt und von der Cervix anatomisch, indem es die Wandung des Brutraumes mitbildet und von Decidua überzogen ist.

3. Warum sich alles, was Cervix ist und von der Cervix abstammt, während der Geburt nicht kontrahiert, ist noch nicht erklärt.

4. Die untere Grenze des sich kontrahierenden Abschnittes findet sich natürlich je nach der Ausbildung des unteren Uterinsegmentes verschieden hoch, jedenfalls immer oberhalb des Orificium internum.

5. Strebt der Körper unter Wehen eine Verkleinerung an, so muss er sich am Ei in die Höhe ziehen; der Zug wird mittelst des gespannten, unteren Uterinsegmentes auf die Cervix übertragen und bewirkt die Erweiterung desselben. Diesem gewöhnlichen Verhalten gegenüber findet sich ein abnormes mit mangelnder oder geringer Entfaltung des oberen Cervixabschnittes, wobei es zur Bildung der physiologischen Striktur oder des Kontraktionsringes unter abnormen, anatomischen Bedingungen kommt. In diesem Falle sind die Cervixfasern nicht hypertrophiert und kann es wohl bei genügend langer Dauer der Geburt nachträglich zur Bildung eines unteren Uterinsegmentes kommen, welches seine Schleimhaut nicht mehr in Decidua umwandeln kann.

v. Herff (1897) räumt dem unteren Uterinsegment keine Sonderstellung ein. Seine obere Grenze, der Kontraktionsring, ist weder der innere Muttermund, noch eine andere anatomisch bestimmte Stelle, sondern bildet sich an einer beliebigen, von der Grösse des kindlichen Kopfes abhängigen Stelle, von welcher an die äquatoriale Erweiterung zum Durchtritte des Kindes erfolgen muss. Ein Seidenfaden kurz vor der Amputation des Uterus durch den Kontraktionsring gelegt, liegt später nicht an der Schleimhautgrenze.

v. Dittel (1898) leitet die Entstehung des unteren Uterinsegmentes sowohl aus dem Corpus als aus der Cervix ab und begründet dies auf Grund von Messungen und histologischer Untersuchung von sieben Fällen. Er empfiehlt den Ausdruck unteres Uterinsegment ganz aufzugeben, dafür den Abschnitt „**Dehnungszone**" zu nennen. Er beschäftigte sich auch mit dem Verhalten der elastischen Fasern. Auf Grund seiner Untersuchungen behauptet er:

1. Dass das Ende der Decidua gewöhnlich scharf begrenzt ist, immer der Corpuswand anliegt und nur zuweilen Ausläufer dieses Gewebes tiefer angetroffen werden.

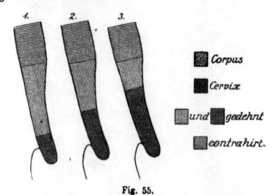

Fig. 55.

Schematische Darstellung der drei Typen, welche das Verhältnis der einzelnen Gebärmutterabschnitte (Corpus, Cervix und Dehnungszone) im schwangeren und kreissenden Organe erläutern sollen (nach v. Dittel). Der gewöhnlichste ist der Typus 1, wobei der dem Corpus angehörige Anteil gegenüber jenem der Cervix überwiegt. Typus 2, beide Anteile sind gleich gross. Typus 3, der der Cervix zugehörige Anteil ist grösser. Im schwangeren Zustande, solange es noch keine cervikale Dehnungszone giebt, könne nur von einem unteren Corpussegmente gesprochen werden.

2. Es findet sich häufig eine Übergangszone, für welche eine Entscheidung, ob zum Corpus oder zum Hals gehörig, nicht getroffen werden kann.

3. Aus dem Befunde an elastischen Fasern lässt sich eine Schlussfolgerung nicht ziehen. Er fand sie überall in den äusseren Schichten, in der Cervix, am unteren Körperabschnitt, im letzteren etwas stärker als oben ausgebildet. Sie sind auch am nicht schwangeren Organe an diesem Abschnitte vermehrt. Er bringt eine schematische Abbildung der Verteilung des elastischen Gewebes und findet, dass zwischen Cervix und Corpus eine Partie ohne elastisches Gewebe sich einschiebt.

4. Nach seinen Erfahrungen entwickelt sich die Dehnungszone zum grossen Teile und zumeist aus dem Körper, in anderen Fällen auch aus der Cervix.

6. Das Auseinanderweichen des äusseren Muttermundes ist durch Druck vom vorliegenden Kindesteile zu erklären. Die Portio geht dabei zum Teil in den Uterus, zum Teil in die Scheide auf.

Er stellt schematisch drei Typen der Dehnungszone auf (siehe Fig. 55).

Bayer (1898) begründet seine Ableitung des unteren Uterinsegmentes aus der Cervix neuerdings hauptsächlich aus dem physiologischen Verhalten

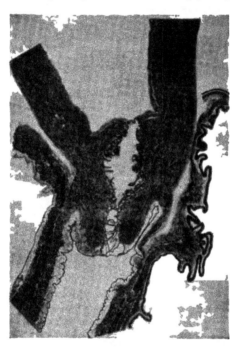

Fig. 56 b.

Medianschnitt durch den unteren Teil des Uterus einer Erstgebärenden. Mangelhafte Entfaltung der Cervix. (Vergr. 9 : 5.)

Tod intra partum an Mitralstenose, Lungenödem, 24 Stunden nach Wehenbeginn. Cervix auffallend gross, 4 cm lang. Portio noch als Zapfen erhalten. Der äussere und innere Muttermund fast geschlossen Striktur artiges Vorspringen der Wandung in der Gegend des letzteren. Kontraktionsring und Verdünnung des unteren Segmentes fehlen, ebenso Ablösung des unteren Eipoles. Decidua und Cervixschleimhaut grenzen sich scharf gegeneinander ab. Die einzelnen Muskelfasern der Cervix sind nicht hypertrophiert.

desselben bei der Geburt und wendet sich gegen v. Herff und Dittel. Die Berechnung der Oberfläche ergiebt, dass eher eine Verminderung der Oberfläche unter der Geburt statthabe. Die Dehnung kann daher nicht gross sein. Die Erschlaffung des unteren Uterinsegmentes sei nicht Dehnungseffekt, sondern rühre nur daher, dass das untere Uterinsegment kontraktionsunfähig ist. Bei Kontraktion des Uterus wird das untere Uterinsegment passiv gespannt und überträgt den Zug auf die Cervix. Fehlt das untere Uterinsegment, so kontrahiert sich das ganze Corpus und dauert die Eröffnung sehr lange, macht die Geburt keine Fortschritte, es bildet sich eine Striktur.

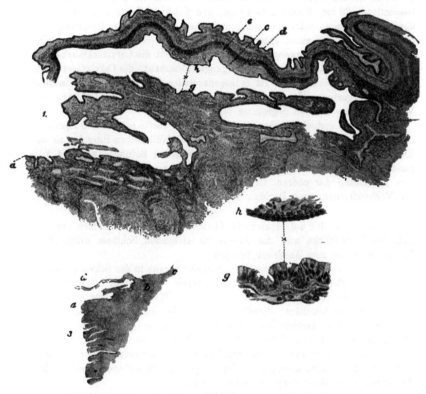

Fig. 57.

Frontalschnitt durch den unteren Teil eines Uterus gravidus mens. IX. Nach Kroenig.
(Vergrösserung Zeiss Obj. A₂, Oc. 2.)

1. *a* Müllerscher Ring, etwas weiter nach links gelegen, im Bilde nicht mehr sichtbar. *b* Stelle an der seitlichen Wand des Uterus, wo die Eihaut mit Decidua reflexa, Chorion und Amnion sich von der Gebärmutterwand abhebt und über den Cervikalkanal sich ausspannt. *c* Decidua reflexa. *d* Amnionepithel, *e* Chorionepithel, *f* Decidua vera mit wohl ausgebildeten Deciduazellen.
2. Die Stelle bei ✕ in Fig 1 bei stärkerer Vergrösserung (Zeiss Obj. E, Oc. 2) zeigt das Cervixepithel bei *g*, das niedrige kubische Epithel bei *h*, welches der Eihaut an der freien Fläche aufsitzt.
3. Übersichtsbild in natürlicher Grösse.

Gegen Dittel bemerkt er, dass auch das Corpus gedehnt werde, daher der Ausdruck „Dehnungszone" nicht gerechtfertigt sei. Das Vorkommen von Deciduazellen in der Cervix sei nicht etwas Nebensächliches. Für seine Lehre bilde der Fall Weiss (Placenta praevia cervicalis) eine grosse Stütze. Wo

eine Entfaltung stattgefunden hat, wird von seinen Gegnern allgemein Wehenthätigkeit angenommen; dies sei aber eine Annahme und kein Beweis.
Schliesslich beschreibt er an der Hand von zwei Fällen die von ihm aufgestellten **beiden Typen**: a) ein schwangerer Uterus im 9. Monate; Maasse:
Gesamtlänge 28 cm, Kindeslänge 46 cm, die Eihäute 7 cm weit abgelöst,
über dem Orificium internum ein 1 cm hoher Trichter, also Entfaltung der
Cervix und Bildung eines unteren Uterinsegmentes sicher; an der Schleimhaut eine deutliche Übergangszone; rückwärts reicht die Cervixschleimhaut in
den Brutraum hinauf, dann erst Übergangsschleimhaut; die Cervixfasern sind
hypertrophiert. Diesem Falle ist entgegenzustellen ein zweiter; b) kreissender
Uterus mit geringer Hypertrophie der Cervixfasern. Kontraktionsring und
Verdünnung des unteren Segmentes fehlen.

K r o e n i g endlich beschreibt einen Fall von Sectio caesarea in Agone im
9. Monat ohne Wehen. Cervix 1,8 cm lang, vom Müllerschen Ring bis zu den
Eihäuten 1,1 cm. Auf Grund des mikroskopischen Befundes und des Vorhandenseins eines Epithels auf der Decidua reflexa nimmt er an, dass bereits
eine Entfaltung der oberen Cervixpartie stattgefunden habe, negiert aber
das Vorhandensein einer Decidua cervicalis.

Fasst man das aufgespeicherte Thatsachenmaterial zusammen, so lässt
sich das Wesentliche und die daraus zu ziehenden Schlüsse eventuell in
folgenden Sätzen zum Ausdruck bringen:

1. Es existiert ein unteres Uterinsegment bereits in der Schwangerschaft.

2. Dasselbe wird von decidual veränderter Schleimhaut bekleidet.

3. Die Anordnung der Muskulatur in der Wandung dieses Abschnittes
ist eine exquisit lamelläre; dieselbe unterscheidet sich in geringem Maasse
von jener in der darüber liegenden Körperwand, in ganz ausgesprochener
Weise von jener in den darunter liegenden Abschnitten.

4. Als obere Grenze des unteren Uterinsegmentes muss aussen der feste
Ansatz des Bauchfells, innen, wenn Wehen sich bereits geltend gemacht haben,
der sogen. Kontraktionsring angesehen werden.

5. Als untere Grenze muss zunächst die wesentlich anders geartete
Wandstruktur der Cervix bezeichnet werden.

6. Die Schleimhautgrenze scheint gewissen Variationen unterworfen zu
sein. Für die Mehrzahl der Fälle ist sie eine scharfe (ausgesprochene Decidua
einerseits, typische Cervixschleimhaut andererseits). — Individuellen Verschiedenheiten, gewissen Differenzen je nach dem Umstande, als es sich um Erst-
oder Mehrgeschwängerte handelt, muss Rechnung getragen, atypisches Verhalten anerkannt werden.

7. Die Cervix bleibt in der Regel bis an das Ende der Schwangerschaft
in ihrer ursprünglichen Länge erhalten. Ausgesprochene Verkürzung derselben, das Vorhandensein eines Trichters oberhalb des sogen. Müllerschen
Ringes, wenn derselbe als Wandbekleidung typische Cervixschleimhaut aufweist, sind auf Erweiterung der oberen Halsabschnitte zufolge von für die

Trägerin unfühlbaren Schwangerschaftswehen anzusehen. — Ein analoges, kausales Moment dürfte für den häufig nachweisbaren Mangel einer Verklebung der Eihäute in den untersten Abschnitten mit der wandständigen Decidua anzuführen sein.

8. Die Lage der Übergangsfalte des Bauchfells, die topographischen Verhältnisse der Harnblase, die Art der Gefässverzweigung, der Sitz der Kranzvene haben sich für die Lehre von der Abstammung des unteren Uterinsegmentes als nicht sicher verwertbar erwiesen.

9. Der Nachweis des Vorhandenseins einer isthmischen Zone am ruhenden Organe, welche einen Übergang zwischen Corpus und Collum darstellt (Mangel einer scharfen Schleimhautgrenze, Bestehen einer Übergangsschleimhaut) dürfte am ehesten gewisse Widersprüche in den Befunden erklären und lässt sich erhoffen, dass eine genauere Festlegung des anatomischen Begriffes sowie eine weitere Verfolgung der Veränderungen an diesem Teile in der Schwangerschaft zu einer endgültigen Klärung der komplizierten Frage beizutragen im Stande sei.

X. Blutgefässe.

Litteratur.

Benckiser u. Hofmeier, Beitrag zur Anatomie des schwangeren und kreissenden Uterus. Stuttgart 1887.

Brockaert, Contribution à l'étude de l'artère utérine. Ann. de Soc. de Méd. de Gand. 1892.

Chrobak u. Rosthorn, Erkrankungen der weiblichen Geschlechtsorgane. In Nothnagels Handb. d. spez. Pathol. Bd. XX. I. Hälfte. Wien 1900.

Davidsohn, Über die Art. uterina und das untere Uterinsegment. Morphol. Arbeiten von Schwalbe. 1893. II.

Frappier, Vaisseaux sanguins de l'utérus. Thèse de Paris. 1896.

Henle, Handbuch der Anatomie.

Hennig, Über die Uterusvenen in normaler und in pathologischer Hinsicht. Virchows Arch. 1893. Bd. CXXXI. S. 509.

Derselbe, Centralbl. f. Gyn. 1893. S. 1044.

Hyrtl, Korrosionsanatomie.

Koelliker, Zeitschr. f. wissensch. Zoologie. I. 84.

Leopold, Zur spontanen Thrombose zahlreicher Uterinvenen. Centralbl. f. Gyn. 1877. 4.

Luschka, Die Anatomie des Beckens. Tübingen 1864.

Nagel, Beitrag zur Anatomie der weiblichen Beckenorgane. Arch. f. Gynäkol. Bd. LIII. 1897.

Derselbe, Die weiblichen Geschlechtsorgane. In Bardelebens Handbuch der Anatomie des Menschen. VII. Bd II. Tl. I. Abt. Jena 1896.

Patenko, Zur Lehre von der physiologischen Thrombose der Uterusgefässe während der Schwangerschaft. Arch. f. Gyn. 1879. Bd. XIV. S. 422.

Sappey, Traité d'anatomie descript. Paris 1879.

Tiedemann, Tabulae arter. corp. hum. Karlsruhe 1822.

Virchow, Die Gefässe der schwangeren Gebärmutter. Verhandl. d. Gesellsch. f. Geburtsh. Berlin 1855.

Waldeyer, Das Becken. Bonn 1899.

Alle Autoren stimmen darin überein und das ist ja naturgemäss, dass auch der gesamte Blutgefässapparat in der Schwangerschaft hypertrophiere, was sich durch eine besondere Massenzunahme der einzelnen Gefässstämme manifestiert. Die Zunahme der Wanddicke, speziell der Venen, ist durch den Nachweis einer besonderen äusseren und inneren Längsmuskellage — abgesehen von der auch ausserhalb der Schwangerschaft vorhandenen Ringmuskelzone — auch mikroskopisch klargestellt (Koelliker). Während jedoch die einzelnen Autoren von einer Neubildung von Gefässen sprechen, wird dieselbe von anderen geleugnet. Für die Richtigkeit der letzteren Annahme spricht vor allem die Anschauung Hyrtls, welcher noch heute als der beste Kenner der diesbezüglichen Verhältnisse auf Grund seiner ausgedehnten Injektionsversuche und Korrosionspräparate hingestellt werden muss. Ihm stimmt von gynäkologischer Seite auch Nagel bei (siehe auch Waldeyer). Die meisten, sowohl Arterien als auch Venen, nehmen an Umfang und Länge zu und wird diese auffallende Längenzunahme als eine charakteristische Veränderung der Arterien der schwangeren Gebärmutter aufgefasst. Doch muss hier hervorgehoben werden, dass einzelne Forscher die gegenteilige Ansicht vertreten, also eine Streckung der im nichtschwangeren Zustand korkzieherartig gewundenen Gefässe als die Regel hinstellen (Scanzoni). Als Ursache dieser differenten Meinungen dürfte der Umstand angesehen werden, dass die einen ihre Untersuchungen am vollen, die anderen am entleerten Organe ausführten.

Übereinstimmend wird weiter angegeben, dass die Venen eine starke Erweiterung erfahren, dass dieselben ferner besonders in der Gegend der Placentarstelle vielfach anastomosieren (William Hunter, Goodsir) und ein eigentümliches Labyrinth darstellen, das schon Roederer aufgefallen war.

Die Venen der Gebärmutterwand sind meist klappenlos und in ihrer Ringmuskelschicht verstärkt (Koelliker), indes ihre Adventitia fehlt (Virchow); der Hauptsache nach sind dieselben mehr erweitert als verlängert.

Etwas Charakteristisches für den schwangeren Uterus ist ferner die Beziehung, welche die Venenwand mit der Gebärmuttermuskulatur gewinnt, indem die Media der Venen sich mit den benachbarten Muskelschichten innig verbindet, so dass die Venenlumina als spaltenförmige Kanäle zwischen den Muskelbündeln im Durchschnitte klaffend angetroffen werden (Uterinsinus).

Die dimensionalen Veränderungen sind bereits von Hyrtl in seinen Korrosionspräparaten festgestellt worden.

	Im nicht schwangeren	Im schwangeren
	Zustande	
Dicke der Arteria spermatica	2—2 mm	5 mm
Dicke der Arteria uterina	3—5 mm	8 mm
Dicke der Vena spermatica	3—5 mm	14 mm
Dicke der Vena uterina	4—7 mm	15 mm
Dicke der Vena coronaria ant.	1—3 mm	4—9 mm

Virchow wies an einer Gebärmutter aus dem fünften Schwangerschaftsmonate, bei welcher er die Arterien und Venen injizierte, nach, dass
das Lumen der Vena spermatica am schwangeren Organ jenes der Vena
hypogastrica am nicht schwangeren Organ nahezu übertreffe. v. Winckel
betont, dass die Arteria uterina in der Schwangerschaft das Doppelte ihrer
früheren Breite erreiche (4 mm) und wie die Arteria spermatica im schwangeren

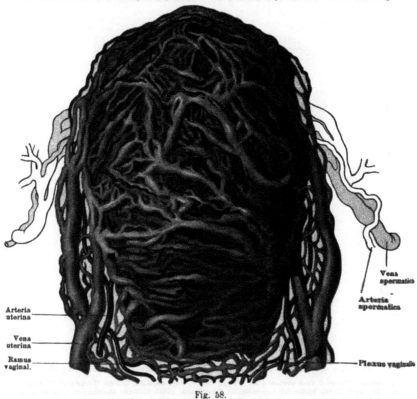

Fig. 58.

Das arterielle und venöse Blutgefässsystem der schwangeren Gebärmutter injiziert.
Korrosionspräparat von Hyrtl (Heitzmanns Atlas).

Zustande ausgesprochen geschlängelt bleibe. Nach Hennig ist die Zunahme
der Breite der Arterien nicht im Verhältnis zur Grössenzunahme des Uterus.
Nach ihm ist die Arteria spermatica aufgeschnitten und nicht injiziert 5 mm,
die Arteria uterina 8 mm breit. Es erhalte der schwangere Uterus durch einen
Pulsschlag nach ihm nur viermal soviel Blut als der nicht schwangere. Die
Gefässe erreichen das sechsfache ihrer Länge; ausgeschlossen von dieser Verlängerung bleiben nur die Gefässkegel im Hilus ovarii. Die Venae ovariales

erreichen manchmal die Dimension der Venae iliacae im nicht schwangeren Zustande! (Scanzoni).

Durch die mächtigere Entwickelung der Gefässe wird die mittlere Lage der Muskelschichte des Uterus (Gefässschichte) viel deutlicher abgegrenzt.

Die direkte Kommunikation der Arterien und Venen, wie selbe mehrfach beschrieben wurde, hat bislang eine exakte Bestätigung nicht gefunden)[1].

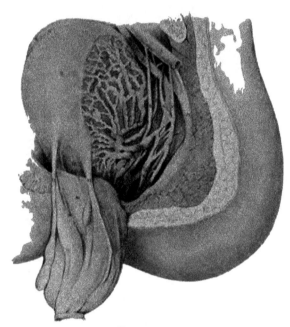

Fig. 59.

Die Venen der inneren Genitalien bei einer schwangeren Frau (nach Nagel).

1 A. uterina, 2 Ureter 3 Vena uterina, 4 die Wurzeln der V. utero-vaginalis, 5, 5 die Wurzeln der V. vesico-vaginalis. Beide Venen bilden den hyp-uretralen Venenbezirk, gehen vielfache Anastomosen untereinander und mit der V. uterina ein, sammeln sich zu drei Hauptstämmen 6, 6, 6, 7 Vena hypogastrica, 8 Uterus gravidus mens. IV., 9, 9 Tuba Falloppii, 10 Mastdarm, 11, 11 Ligg. recto-uterina, 12 Cavum Douglasi, 13 Vagina, 14 Lig. tuber. sacr., 15 Musc. glutaeus magnus.

Es können drei Geflechte unterschieden werden:

a) ein oberflächliches, subperitoneales,

b) ein mittleres, nach allen Richtungen die Wandungen durchziehendes,

---

[1] Nagel beschreibt allerdings ein derartiges Injektionspräparat eines frisch entbundenen Uterus, an dessen Hinterwand die Venen von den Arterien aus mit roter Masse sich füllen liessen (Verhandl. d. deutsch. Gesellsch. f. Gynäkol. 1899). (Vielleicht besteht an der Placentarstelle eine besondere Neigung hiezu.)

c) ein ganz spezielles, an der Placentarstelle sich ausbreitendes Geflecht, was im allgemeinen den drei Zonen Hyrtls (subperitoneal, parenchymatös, submukös) entsprechen dürfte (Hennig).

Bei der Betrachtung eines Injektionspräparates treten die Arterien ganz in den Hintergrund, indem sie von den mächtig ausgedehnten Venen überlagert erscheinen (Hyrtl, Nagel). Die zahlreichen Anastomosen und der geschlängelte Verlauf der zahlreichen den Uterus versorgenden Arterien ergeben ein Bild, welches dem eines Aneurysma cirsoides ähnlich wird (Luschka).

Im venösen System können drei Gebiete unterschieden werden, jenes der Kranzvenen, der Mitte und des Grundes (Hennig). Den von Rokitansky und Hennig beschriebenen Kranz- und Ringvenen, welche von Klob, Chiari und Lott als etwas Konstantes und für die Schwangerschaft Charakteristisches hingestellt wurden, wird heute nicht mehr diese Bedeutung beigemessen. Die Konstanz des Vorkommens der Kranzvene überhaupt und speziell in der Höhe des Kontraktionsringes wird nicht mehr anerkannt (C. Ruge, La Pierre, Bayer, Keilmann, Nagel, v. Franqué u. a.). Mars konnte sie mit einem dünnen Zinnstab nicht weiter sondieren. Dieselbe wird wohl als ein zufällig durch einen Schnitt getroffenes Lumen einer tangentiell getroffenen Längsvene oder als ein Knotenpunkt von Anastomosen aufzufassen sein (Nagel).

Eine besondere Bedeutung wird der **Art der Verästelung der Art. uterina** beigemessen und dieses Moment auch **für die Deutung der Entstehung des unteren Uterinsegmentes** verwertet.

Die Art. uterina legt sich bekanntermassen, nachdem sie ihre quere Verlaufsrichtung in eine ascendierende vertauscht und einen nach abwärts verlaufenden Ramus cervico-vaginalis abgegeben hat, an die Seitenkante des supravaginalen Cervixabschnittes an, steigt weiter bis gegen die Tubenecke empor, um dann mit der Art. spermatica zu anastomosieren. Sie entsendet zahlreiche, über einander liegende, quer verlaufende Äste an die vordere und hintere Fläche des Uterus. Dieselben vereinigen sich zu queren Anastomosen, welche schon Hyrtl eingehend beschrieben hat. Diese, den Uterus selbst versorgenden Zweige gehen senkrecht vom Hauptstamme ab und zeigen ebenfalls einen korkzieherartigen Verlauf (Arteriae helicinae). Die Zahl der Windungen nimmt mit der Zahl der überstandenen Geburten zu. Noch auffallender unterscheidet sich durch dieses Merkmal der virginale von dem Uterus einer Frau, die schon geboren hat (Sömmering). Sowohl in der Zahl als in der Art, wie diese Äste sich abzweigen, begegnet man einer grossen Veränderlichkeit, welche erst in neuerer Zeit mit Rücksicht auf die arterielle Versorgung des unteren Uterinsegmentes eingehendere Bearbeitung gefunden hat (Davidsohn, Hofmeier, Nagel).

Davidsohn konnte am nicht schwangeren Organ zwei Typen aufstellen; bei dem einen fand sich rechts ein starker Ast, welcher den unteren Teil des Collum und der vorderen Scheidenwand versorgte; dicht unterhalb des inneren Muttermundes vier Äste an den oberen Teil des Collum; unmittelbar in der Höhe des inneren Muttermundes Äste für das Corpus, Summa: 14 Äste. Links zwei Scheidenarterien, davon eine an das Collum, fünf Äste für das Collum, acht Äste für das Corpus, Summa 15 Äste. 2. Typus. Eine in viele Zweige gespaltene Art. cervicalis; zwei weitere Äste für das Collum; in der Höhe des inneren Muttermundes teilt sich die Art.

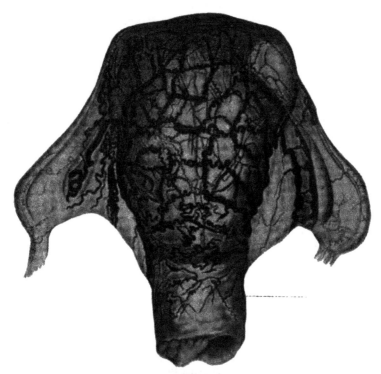

Fig. 60.

Uterus 6 Stunden post partum mit injizierten Arterien. Das Scheidengewölbe mit herausgeschnitten. Die Linie deutet die Gegend des äusseren Muttermundes an. Ansicht der hinteren Fläche. (Nach Nagel, Arch. f. Gyn. Bd. LIII.)

O Ovarium, *T* Tube, *Lo* Ligamentum ovarii.

uterina in zwei Stämme; der eine, mehr rückwärts gelegen, geht die Anastomosen mit der Art. spermatica ein, der andere vordere verzweigt sich im Corpus.

Hofmeier, welcher mit Rücksicht auf die Gefässverteilung bei Placenta praevia an injizierten Organen Studien gemacht hat, beschreibt übereinstimmend mit Hyrtl, dass die Art. uterina nach Abgabe eines starken Astes für den unteren Teil der Cervix und den oberen Abschnitt der Scheide (Art.

cervico-vaginalis) an der seitlichen Kante der Gebärmutter nach aufwärts läuft und erst in der Höhe der festen Anheftung des Bauchfelles, also in jener des Kontraktionsringes den ersten, grossen Ast für das Gebärmuttergewebe abgiebt. Geht dieser früher ab, so verläuft derselbe bis zu jener Höhe empor und erst von da an gehen stärkere Zweige ab, welche sich in die Tiefe des Uterusparenchyms senken, indes der Hauptast den Gefässbogen zur Art. spermatica bildet. Bei Placenta praevia sind im unteren Uterinsegment besonders grosse Gefässe nicht vorhanden, das letztere scheint überhaupt arm an arteriellen Gefässen zu sein.

Davidsohn fand entgegen Hofmeier, dass das untere Uterinsegment und die Cervix ebenso direkte Äste erhalten wie das Corpus und erklärt die Gebilde Hofmeiers als Ausnahmen. Endlich hebt derselbe hervor, dass die Cervix des nicht schwangeren Uterus von mehr direkten Ästen versorgt werde als jene des schwangeren, woraus zu erschliessen wäre, dass ein Teil der Cervix schon in der Schwangerschaft zum unteren Uterinsegment aufgebraucht werde.

Auch Nagel bestreitet die Angaben Hofmeiers, dass die Art. uterina keine Äste an die Cervix abgebe, nur seien die zur Cervix gehenden Äste viel dünner als die anderen. Von derartig querverlaufenden Ästen zählt er an der Rückseite sieben, an der Vorderseite drei. Er bestätigt die Angaben von Davidsohn, dass die Cervix der nicht schwangeren Gebärmutter mehr Zweige erhalte als die des graviden Uterus.

Nagel schildert die quer an der vorderen und hinteren Seite des Uterus liegenden Anastomosen so wie Hyrtl, misst die Abstände zwischen denselben mit 2—3 cm und bestätigt die Angaben von Hyrtl und Hennig, denen gemäss dieselben sich in sechs bis zehn, in gleichen Abständen (2—3 cm) voneinander liegenden Gallerien anordnen. Die stärkste quere Anastomose findet sich an der hinteren Wand in der Höhe des Tubenwinkels (Waldeyer). Die Anastomosen erscheinen ihm an der Rückseite regelmässiger angeordnet als an der vorderen Seite. Die in die Gebärmuttermuskulatur eingetretenen Zweige liegen in der Mitte der Wanddicke und gehen unter einander wieder Verbindungen ein durch starke longitudinale Äste. Erst die weiteren Zweige bilden die drei von Hyrtl beschriebenen Gefässschichten. In dem von ihm untersuchten Falle sind die Gefässe der Placentarstelle stärker entwickelt, was den Anschauungen Hyrtls, Hofmeiers, Benckisers, Runges nicht entspricht. Die stärkeren Windungen der arteriellen Gefässe im puerperalen Uterus führt er auf die rasche Verkleinerung des Organs nach der Geburt zurück, was ja bei der durch die Schwangerschaft hervorgerufenen Verlängerung und Volumszunahme als eine notwendige Konsequenz angesehen werden muss. Alle Uteringefässe sind in der Gebärmutterwandung von förmlichen Muskelringen umgeben (die lebenden Ligaturen Pinards).

Im Grossen und Ganzen folgen die Venen dem Verlauf der Arterien. Die Hauptstämme liegen an den Seitenkanten der Gebärmutter und von diesen ziehen die gleichen, queren Anastomosen über die vordere und hintere Wand, die wieder durch längsverlaufende Zweige untereinander in vielfacher Verbindung stehen. Die ganze mittlere Schichte der Wandung ist von denselben und deren Geflechten durchsetzt. Da dieselben von den Hauptstämmen aus injizierbar sind, können eventuell vorhandene, klappenartige Gebilde gewiss nicht von Bedeutung sein (Hyrtl, Nagel). Die bekannten Venenplexus des Beckens und des gesammten inneren Genitale (Plexus vaginalis, vesicalis, pudendalis [Santorini], uterinus und haemorrhoidalis) strotzen im schwangeren Zustande ganz besonders und Verletzungen besonders der ersteren können zu schweren, selbst tödlichen Blutungen oder zur Bildung ausgebreiteter Hämatome führen.

XI. Lymphgefäss-System.

Litteratur.

Amann, Zur Darstellung der Lymphbahnen des Uterus. Münchener med. Wochenschr. 1891. 531.

Bruhns, Über die Lymphgefässe der weiblichen Genitalien. Arch. f. Anat. u. Physiol. 1898.

Cruikshank, The anatomy of the absorbing vessels of the human body. London 1790.

Fridolin, Über die Lymphgefässe der schwangeren Gebärmutter. (1872, russisch.) Ref. Jahresber. Hoffmann-Schwalbe.

Leopold, Die Lymphgefässe des normalen, nicht schwangeren Uterus. Arch. f. Gyn. VI. 1874.

Lukas-Championnière, Lymphatiques utérines .Thèse de Paris. 1870.

Mascagni, Vasorum lymphaticorum corporis humani historia et iconographia. Senis 1787.

Peiser, Anatomische und klinische Untersuchungen über die Lymphgefässe des Uterus. Zeitschr. f. Gebh. Bd. 39.

Poirier, Lymphatiques des organes génitaux de la femme. Paris 1890.

Sappey, Traité d'anatomie descript. Paris 1879.

Wallich, Recherches sur les vaissaux lymphatiques sousséreux de l'utérus gravide et non gravide. Thèse de Paris. 1890.

Mit den durch die Schwangerschaft bedingten Veränderungen im Lymphgefässsystem haben sich verhältnismässig nur wenige Autoren beschäftigt. Die groben makroskopischen Verhältnisse waren schon durch die ausgezeichneten Quecksilberinjektionspräparate von Cruikshank und Mascagni vor mehr als einem Jahrhundert bekannt und bilden die Arbeiten dieser beiden die Grundlage für die erst in den letzten Jahrzehnten aufgenommene Erforschung der von den inneren Genitalien die Lymphe abführenden Bahnen. Der Erstere giebt auch eine Beschreibung der Verhältnisse beim schwangeren Uterus und spricht sich folgendermassen darüber aus:

„Dans la grossesse les troncs des absorbants hypogastriques sont aussi volumineux qu'une plume d'oie, et les vaisseaux sont eux-mêmes si nombreux que quand on les a injectés au mercure, on serait presque tenté de croire que la matrice n'est qu'un amas de vaisseaux absorbants." (Französ. Citat.)

Mascagni bringt eine Abbildung in seinem grossen Atlas, welche wir nachstehend einfügen.

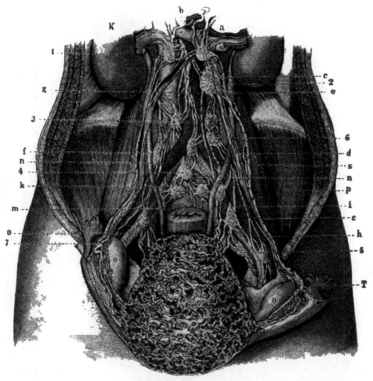

Fig. 61.

Das injizierte Lymphgefässsystem, die abführenden Lymphgefässstämme und Lymphknoten bei einer schwangeren Gebärmutter nach den Darstellungen von Mascagni.

a Vasa renalia sin. Diese gedeckt durch Vasa efferentia lymph., welche höher oben in den Ductus thoracicus münden. *b* Die entsprechende Vene, welche über der Einmündungsstelle der Lymphgefässe in die Cysterna liegt. *c* Vena spermatica int. sin. *d* Das ganze linksseitige Gefässpaquet der Spermatica überdeckt von den zugehörigen Lymphgefässplexus. *e* Aorta, *f* A. iliaca comm., *g* Vena cava ascend., *h* A. iliaca ext., *m*, *u* Ureter. *o* Vena iliaca comm., *d*, *p* M. iliacus, *s* M. psoas, *o* Ovarium. *T* Tube, *z* Glandulae lymphaticae lumb. super., *3* inferiores, *4* sacrales, *5* iliacae int. et ext., *6* iliacae comm., *7* Plexus lymphaticus spermaticus int. — *3* erhalten die Lymphgefässe von den Nieren, vom Plexus spermaticus, demnach von den Gebärmutteranhänges und kommunizierende Äste von den unteren lumbalen Lymphknoten, *3* nehmen die Vasa efferentia aus den sakralen und iliakalen Knoten, *4* die reichlichen Lymphgefässe aus dem Mastdarme auf, *5* erhalten die Hauptstämme aus den unteren Gebärmutterabschnitten und Verbindungsäste von *6*, *7* den mächtigen Stamm aus dem oberen Abschnitte der Gebärmutter.

Die klassische Beschreibung der puerperalen Lymphangoitis durch Cruveilhier lenkte wieder die Aufmerksamkeit der Geburtshelfer auf diese Gebilde und musste zunächst die ausserordentliche Ausdehnung und rosenkranzartige Gestalt der mit Eiter gefüllten Vasa lymphatica spermatica interna bei jener Erkrankung auffallen. Manche bezweifeln mit Rücksicht auf die

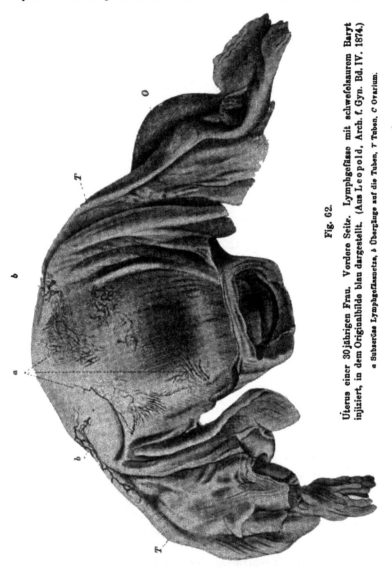

Fig. 62.

Uterus einer 30 jährigen Frau. Vordere Seite. Lymphgefässe mit schwefelsaurem Baryt injiziert, in dem Originalbilde blau dargestellt. (Aus Leopold. Arch. f. Gyn. Bd. IV. 1874.)

a Subseröse Lymphgefässnetze, b Übergänge auf die Tuben, T Tuben, C Ovarium.

Dimension, dass es sich in jenen Fällen überhaupt um Lymphgefässe gehandelt habe. Das waren aber puerperale, septisch erkrankte Organe.

36*

Gleiche Gesichtspunkte, also die Feststellung pathologischer Verhältnisse leiteten bei seinen bekannt gewordenen Untersuchungen Lukas-Champion-nière. Derselbe verfolgte die erkrankten Lymphbahnen von ihrem Ursprungs-orte bis in ihre Einmündung in die zugehörigen Lymphdrüsen. Seinen patho-logischen Studien fügte er nun auch noch eine anatomische Beschreibung bei, welche er durch das Studium der mit Eiter erfolgten Injektion der betreffenden Bahnen gewonnen hatte. Auch diese Untersuchungen beschränkten sich auf den puerperalen, nicht gesunden Uterus.

Erst die Arbeit Fridolins (1872) beschäftigt sich mit den Verhält-nissen am schwangeren Organe, allerdings von Tieren, doch begegnen wir hier den ersten histologischen Untersuchungen. Seine Injektionen wurden mit einer durch Berliner-Blau gefärbten Gelatinemasse vorgenommen, welche auch in die kleinsten Gefässbahnen vorzudringen im stande ist und auf diese Weise auch die nachträgliche, histologische Untersuchung ermöglicht. Er schickte die Injektion der Blutgefässe voraus, wie dies schon Cruikshank empfohlen hatte. Es zeigte sich bei diesen Versuchen, dass an dem schwangeren Organe die Injektion der verschieden gelagerten Lymphgefässnetze leichter gelinge als an dem leeren Uterus. Er unterscheidet zunächst oberflächlich und tief verlaufende Gefässe. Die ersteren bilden eine grosse Zahl von un-regelmässigen, durch Anastomosen hergestellten, grossmaschigen Netzen im sub-serösen Gewebe und vereinigen sich zu einzelnen Stämmchen, welche dann an der Seitenkante des Uterus in die Hauptstämme einmünden. Sie unter-scheiden sich von den gleichkaliberigen Blutgefässen durch ihre grössere Zahl, die Unregelmässigkeit der Netzfiguren und ihren eigentümlich gewundenen Verlauf. Die tiefen Lymphgefässe entspringen aus der Schleimhaut, durch-dringen die Muscularis, woselbst sie parallel zu den Muskelbündeln gerichtet sind, und vereinigen sich dann zu grösseren Stämmchen in dem subserösen Bindegewebe, um schliesslich in die Stämme der breiten Mutterbänder sich zu ergiessen. Ein Blutgefäss wird meist von zwei Lymphgefässen begleitet. Er bestreitet schliesslich die Anschauung Cruikshanks von der Vermeh-rung der Zahl der Lymphbahnen im schwangeren Zustande, giebt jedoch zu, dass zuweilen eine ganz enorme Dilatation derselben vorkommen könne. In der Schleimhaut lässt sich nach ihm eine nähere Beziehung der Lymphbahnen zu den Blutgefässen in ihrem Verlaufe nicht nachweisen.

Leopolds Untersuchungen sind für unsere heutigen Anschauungen über den Ursprung und die Verzweigungen, die Verteilung der Lymph-gefässe an der nicht schwangeren Gebärmutter grundlegend geworden, indes die Beschreibungen von Sappey und Poirier die Grundlage für die Auf-nahme des makroskopischen Verhaltens, der Zahl und Lage der abführenden Hauptstämme und der zugehörigen Drüsen geworden sind.

In neuerer Zeit erst wird die Bedeutung des Lymphgefässsystems für die Verbreitung entzündlicher Prozesse und von Neubildungen richtig gewürdigt. Trotz der grösseren Zahl von Arbeiten über dieses Thema, unter welchen ganz besonders jene von Peiser und Bruhns hervorragen, haben die Verhältnisse an der schwangeren Gebärmutter weniger Bearbeitung gefunden. So haben die Arbeiten von Fiouppe und von Miercefsky nur pathologische oder histologische Verhältnisse bei den Tieren hiebei im Auge.

Nur Wallich hat die subserösen Lymphgefässnetze am schwangeren Uterus einer genaueren Betrachtung unterzogen. In dieser Arbeit wurden die Verhältnisse an dem Uterus einer schwangeren Frau, die an Eklampsie plötzlich verstorben war, studiert. Nach vorausgeschickter Injektion der gesamten Blutgefässe wurden partienweise an der Oberfläche durch Einstich bestimmte Territorien der subserösen Lymphgefässnetze zur Darstellung gebracht. Man erhielt wie am nicht graviden Organ ein ausserordentlich feines, reichlich anastomosieren des Netz von Lymphkapillaren, welche in die verschiedenen Schichten des Subserosium eingelagert waren, und die in der That eine ganz wesentlich grössere Dimension als die zugehörigen Blutkapillaren und die Lymphgefässe ausserhalb der Schwangerschaft darboten. Sie vereinigen sich zu oberflächlich gelegenen Stämmchen, deren Volumen 0,8—1 mm zeigte, indes die tief gelegenen in ihrer Dimension 3 mm Durchmesser nicht überschritten. Auch nach Hennig sind am schwangeren Uterus die subserösen Lymphgefässe dicker als die entsprechenden Blutgefässe.

XII. Nerven.

Litteratur.

Chrobak u. Rosthorn, Erkrankungen der weiblichen Geschlechtsorgane. In Nothnagels Handb. I. Teil. Wien 1900. S. 253 u. 416.

Cohnstein, Zur Innervation der Gebärmutter. Arch. f. Gyn. Bd. XVIII. S. 384. 1891.

Frankenhäuser, Die Bewegungsnerven der Gebärmutter. Jenaische Zeitschr. f. Med.-Naturw. I. 1 und Die Nerven der Gebärmutter. Monographie. Jena 1867.

Freund, H. W., Über die feineren Veränderungen der Nervenapparate im Parametrium bei einfacher und param. Atrophie. Wiener med. Blätter. 1885. S 1342.

Freund, W. A., Vortrag auf der Naturf.-Versamml. zu Karlsbad. 1902.

Gawronsky, Über Verbreitung und Endigung der Nerven in den weiblichen Genitalien. Centralbl. 1894. Nr. 11 und Arch. f. Gyn. Bd. 47. 1894. S. 271.

Jastreboff, Anat. normale et pathol. du ganglion cervical de l'utérus. Thèse St. Pétersbourg 1881.

Jobert de Lamballe, Compt. rend. Mai 1841.

Kehrer, Beitrag zur vergleichenden experimentellen Geburtskunde. Giessen 1864.

Kilian, Die Nerven des Uterus. Henle u. Pfeifers Zeitschr. Bd. X. H. 1 u. 2. 1851.

Knüpffer, Über die Ursache des Geburtseintrittes. Küstners Ber. u. Arb. 1894. S. 385.

Koelliker, Handbuch der Gewebelehre. V. Aufl.

Körner, Über die motorischen Nerven des Uterus. Centralbl. f. d. med. Wissensch. Mai 1884.

Köstlin, Die Nervenendigungen in den weiblichen Genitalien. Fortschr. d. Med. Bd. XII. 1894.

Lee, Rob., The anatomy of the nerves of the uterus. London 1841.

Patenko, Über die Nervenendigungen in der Uterusschleimhaut des Menschen. Centralblatt f. Gyn. 1880.

Rasumovsky, Über die Nerven der Schleimhaut des schwangeren Uterus bei Tieren. Russ. Dissertat. St. Petersburg 1881. (Cit. nach Gawronsky.)

Reismann, Einige Bemerkungen über die Innervation der Gebärmutter. Arch. f. Gyn. 1871. Bd. II. S. 97.

Remak, Med. Zeitschr. d. Vereins f. Heilk. in Preussen. 1846. Nr. 16.

Röhrig, Die Physiologie des Uterus. Virchows Arch. 1879. Bd. LXXVI.

Snow-Beck, On the nerves of the uterus. Philos. Transact. II. 1846.

Spiegelberg, Die Nerven und die Bewegungen der Gebärmutter. Monatsschr. f. Geburtsk. 1864. Bd. XXIV. 11.

Teuffel, Zeitschr. f. Biologie. Bd. XVIII. S. 247.

Tiedemann, Tabulae nervorum uteri. Heidelberg 1822.

Walter, Tabulae nervorum thoracis et abdominis. Berolini 1783.

Weidenbaum, Über Nervencentren an den Gebärorganen der Vögel, Reptilien und Amphibien. 2 Tafel. Dorpat 1894.

Ausser einigen Andeutungen, welche von älteren Autoren gelegentlich der Mitteilung deskriptiv anatomischer Forschungsergebnisse auch über die Veränderung der dem Genitalsystem zugehörigen Nerven infolge Eintrittes von Schwangerschaft in recht unbestimmter Form gemacht wurden, liegt nichts von präziseren Untersuchungen über diese Veränderungen vor. Dieses Wenige lässt sich in Kürze dahin zusammenfassen, dass schon seit W. Hunter wiederholt die Anschauung vertreten wurde, es finde in der Schwangerschaft ein Wachstum der uterinen Nerven statt, eine Anschauung, welche mit Rücksicht auf die alle Wandelemente und das Gefässsystem betreffende Hypertrophie nichts Absonderliches oder Unwahrscheinliches an sich hätte.

Tiedemann und Rob. Lee, welchen wir in Bezug auf die groben anatomischen Verhältnisse des Nervensystems dieser Region so viel verdanken, sprachen sich in entschiedenster Weise für die Grössenzunahme im schwangeren Zustande aus, indess Jobert de Lamballe und Snow Beck, welch letzterer bekanntlich sogar die Existenz des Ganglion cervicale leugnete, sich in entgegengesetztem Sinne äusserten. Die Angaben Remaks, dass es in der Schwangerschaft nicht nur zu einer Verdickung der einzelnen Nervenfasern, sondern auch zu einer Vermehrung derselben, ja sogar zu einer Umwandlung der in das Parenchym eingetretenen Fasern in morphologischer Hinsicht kommen soll, werden von Gerlach angezweifelt. Am eingehendsten äussert sich Kilian auf Grund seiner ausgedehnten Untersuchungen bei Tieren dahin, dass die Nerven breiter werden, dass an Stellen, wo sonst nur Fasern der minimalsten Dimension anzutreffen waren, nunmehr viel stärkere Primitivfasern erscheinen, endlich dass in sonst leeren Nervenscheiden sich feiner Markinhalt findet. An eine Neubildung von Fasern kann er nicht gut glauben, vielmehr sei anzunehmen, dass eine höhere Ausbildung früher unreifer Formen sich geltend mache. Eine analoge, unverkennbare Differenz lasse sich durch das Fortschreiten der Entwickelung nervöser Elemente in dem schwangeren Zustande nachweisen, wie eine solche in den verschiedenen Lebensphasen bis zur Pubertät und in sexuell thätig gewesenen Organen erkennbar sei. Jedenfalls halten nach Kilian die Nerven der Gebärmutter mit vor- und rückschreitenden Metamorphosen der übrigen Gewebe gleichen Schritt.

Endlich hat Frankenhäuser in seinem fundamentalen Werke auch den mikroskopischen Veränderungen der Gebärmutternerven infolge der Schwangerschaft einige Bemerkungen gewidmet. Das schwangere Organ bot ihm ganz besonders günstige Gelegenheit, die einzelnen Fasern und feineren Verzweigungen in das Parenchym zu verfolgen, was er auf die beträchtliche Auflockerung des interstitiellen Bindegewebes zurückführt. Er begegnete vier verschiedenen Kategorien von Fasern in den breiten Muskelbändern, ähnlich wie bei den von ihm daraufhin untersuchten Tieren, doppeltkonturierten, ein kernhaltiges Perineurium besitzenden, blassen netzbildenden und Knötchen führenden Fasern, welche letztere er als die Endausläufer bis in die Muskelzellen zu verfolgen vermochte. Das viel häufigere Vorkommen von doppeltkonturierten Fasern im schwangeren Uterus führte er gleich Kilian darauf zurück, dass diese sich aus früher vorhandenen blassen Fasern in der Schwangerschaft entwickelt hätten. Sehr eingehend beschreibt er die Struktur der Cervikalganglien, welche eine ganz bedeutende Vergrösserung aufweisen (Zunahme der Länge von $^3/_4$ auf 2 Zoll, der Breite von $^1/_2$ auf $1^1/_2$ Zoll, der Dicke bis $1^1/_2$ Linien). Das histologische Bild derselben gleiche vollkommen jenem des Ganglion coeliacum, indem es sich als eine Masse meist in Gruppen zusammengehäufter Ganglienzellen und dazwischen sich verflechtender Nervenfasern verschiedener Art erweise. Von denselben strahlt die ganze Summe der die Gebärmutter versorgenden Nerven aus und verteilt sich in ziemlich gleicher Art an den Seitenkanten derselben wie die Gefässe, um dann mit letzteren in die Wand einzudringen. Auf die Möglichkeit der Verwechselung der feineren Äste mit elastischen Fasern und bindegewebigen Elementen machte Frankenhäuser schon damals aufmerksam. Um dieselben gut sichtbar zu machen, benützte er die Maceration mit Holzessig, mit Holzessig-Glycerin, und Chromsäurelösung (1 : 400). — Die damals viel empfohlene Bealesche Lösung (Essigsäure-Glycerin 1 : 800) sowie verdünnte Osmiumsäure schienen ihm weniger geeignet.

Die Bestrebungen der neueren Zeit haben unsere Erkenntnis in dieser Richtung nicht wesentlich gefördert und steht die darauf verwendete Mühe in einem gewissen Missverhältnisse zu dem Gewinn. So war eine Reihe von Forschern bemüht, klaren Einblick in die Endigungsweise der Nerven in den verschiedensten Abschnitten des Genitaltraktus, speziell der Gebärmutter zu gewinnen (besonders Gawronsky, v. Herff, Köstlin). Verhältnismässig leicht gelang es, die einzelnen feinen Nervenzweige in der Muskelwand des Uterus zu verfolgen, bei frisch gewonnenen und gut fixierten Objekten liessen sich ganze Maschenwerke um die uterinen Drüsen nachweisen (Patenko). Was jedoch die multipolaren Ganglienzellen betrifft, welche in der Gebärmutterwand (Submucosa) beschrieben wurden, so sprechen sich die betreffenden Beobachter selbst zweifelhaft aus, ob die beschriebenen Gebilde thatsächlich auch nervöse Elemente, oder solche bindegewebiger Natur seien. Rasumovsky, welcher sich allein mit den Nervenapparaten am schwangeren Organ beschäftigte, hebt hervor, dass es gerade an diesem am schönsten gelinge, die einzelnen Fasern bis in die Decidua zu verfolgen. Dieselben präsentieren sich als solche, die nur aus dem Achsencylinder bestehen. Er beschreibt auch ein terminales, engmaschiges Netz (Gefühlsnerven der Gebärmutter in der Schleimhaut).

v. Kolliker tritt der Annahme von der eventuellen Neubildung beider, von Nervenfasern und Gangliensubstanz, nicht direkt entgegen. Jedenfalls giebt er eine Vermehrung der Endäste an Zahl und deren Ausbreitung über grössere Flächen zu.

H. W. Freund untersuchte die Nerven des parametralen Bindegewebes im puerperalen Zustande und fand eine ausgesprochene Vermehrung der Elemente, so dass die Grösse des Cervikalganglions die der normalen um das $1^1/_2$—2 fache übertrifft. Das fetthaltige Bindegewebe in der Umgebung der Nerven werde grobmaschiger, reichlicher. Die einzelnen Ganglienzellen nehmen an Zahl und dimensional zu. Die Nervenstämme selbst seien verbreitert und vermehrt[1]).

In seiner Arbeit über die Ursachen des Geburtseintrittes hat Knüpffer auf Grund von Untersuchungen an der Gebärmutter der schwangeren Fledermaus das topographische Verhalten der Cervixganglien zur Cervix studiert, eigene Bilder konstruiert, welche diese Veränderungen in der fortschreitenden Schwangerschaft illustrieren, und auf Grund seiner Befunde die von Keilmann ausgesprochene Anschauung, dass die Geburt eintreten müsse, wenn die Cervix zu den in der Höhe der Scheideninsertion liegenden, grossen Ganglien erweitert ist, wodurch ein mechanischer Druck auf dieselben ausgeübt werde, gestützt. Er beobachtete die viel besprochene Veränderung an der Cervix zur Entwickelung des unteren Uterinsegmentes. Längs der ganzen Cervix liegen in den Mesometrien von der Scheide aus beginnend und hart bis unter die Hörner heranreichend die grossen Ganglienmassen, in den unteren Partien dichter gedrängt und näher dem Organe, die oberen entfernter und in viel lockerer Anordnung. Er zeigt weiter an den Schnittpräparaten, wie die Cervix sich an dem Wachstum des ganzen Organs mitbeteiligt und von dem Inhalt ausgedehnt wird. In vorgeschrittenen Stadien findet man bereits den ganzen Cervikalkanal durch die bis fast an den äusseren Muttermund herabgehenden Eihäute stark ausgedehnt, die Portio im Verstreichen begriffen, dünnwandig. Mit der stärkeren Ausdehnung sind aber die Ganglien der Wand viel näher getreten, indem die Cervix in die Mesometrien hineingewachsen ist. Im letzten Stadium ist die Ausdehnung der Cervix vollendet und liegen die Ganglienmassen der Cervixwand unmittelbar an. Die Meso-

---

[1]) Ausserordentlich schöne, histologische Bilder vom Ganglion cervicale hat W. A. Freund auf der Naturforscherversammlung zu Karlsbad (1902) demonstriert, allerdings nur unter Berücksichtigung pathologischer Momente. Die verbesserte Härtungs-, Konservierungs- und Färbetechnik liessen verwertbarere Ergebnisse für die Bearbeitung des Gegenstandes auch mit Bezug auf die durch Schwangerschaft bedingten Veränderungen erwarten.

metrien sind vollständig aufgebraucht. Die Reizung der die Cervix umgeben-
den Ganglienschicht hat mechanisch zur Auslösung von Kontraktionen geführt.
Vorbereitend wirken die Schwangerschaftswehen; mit dem Tiefertreten des
Fötus dehnt sich die Cervix und der Druck teilt sich auf die Ganglien später
mit. Die Verhältnisse von der Fledermaus werden auf jene beim Menschen
übertragen. Autor tritt dafür ein, dass auch bei exstirpiertem Uterus noch
Kontraktionen hervorgerufen werden, dass also das Kontraktionscentrum im
Uterus selbst zu suchen sei.

In physiologischer Hinsicht ist von Teuffel eine Abnahme der Sen-
sibilität der Bauchhaut, besonders in der Gegend der Striae, also der meist
gedehnten Hautabschnitte, von Neumann eine Erhöhung der Sehnenreflexe
nachgewiesen worden.

XIII. Eierstock.

Litteratur.

Berté e Cuzzi, Contrib. alla anatomia del' ovario della donna gravida. Riv. clin. di
  Bologna. 1884. pag. 577.
Consentino, Sulla questione dello sviluppo e della maturazione del folliculo di Graaf
  durante la gravidanza. Arch. di Ost. e Gin. 1897. A. 4. pag. 1.
Dalton, Reports on the corpus luteum. Am. Gyn. soc. 1878.
Derselbe, On the corpus luteum of menstruation and pregnancy. Transact. of Amer. med.
  Assoc. Philadelphia 1851.
Lindenthal, siehe die Litteratur beim Becken-Bauchfell, Abschnitt VIII.
Rabl, Beiträge zur Histologie des Eierstockes des Menschen und der Säugetiere. Anat.
  Hefte. 1898. S. 111.
Schulin, De l'ovaire pendant la grossesse. Gaz. méd. de Paris. 1877.
Sinéty, De l'ovaire pendant la grossesse. Arch. de Tocol. Sépt. 1877.
Thomson, Über die Veränderungen der Tuben und Ovarien in der Schwangerschaft und
  im Puerperium. Zeitschr. f. Geb. Bd. XVIII. S. 13.

Die Adnexe nehmen an der allgemeinen Hypertrophie, welche das
Genitale trifft, entsprechenden Anteil. Das Volumen der Eierstöcke wird grösser,
dieselben werden blutreicher, ausserdem succulenter, mehr durchfeuchtet. J. Veit
vergleicht diese Hypertrophie und die Formveränderung des Eierstockes in
der Schwangerschaft mit jener bei Myomen. Ahlfelds Messungen ergaben
als Dimension 7—10 cm Länge, 1,5—2 cm Breite. Lindenthal beschrieb
die Veränderungen in den einzelnen Monaten. Für die erste Zeit konnte er
nur eine Erweiterung der Gefässe, mächtige Füllung derselben und dement-
sprechende Hypertrophie nachweisen, die Albuginea fand er aufgelockert,
darunter Ödem. Schon vom dritten Monate an begegnete er einer eigentümlichen Veränderung der Stromazellen. Dieselben fallen durch ihre Grösse,
Form und ihr anderes tinktorielles Verhalten auf, treten oft in Gruppen
dicht unter dem Keimepithel oder noch tiefer gelagert auf und werden von
Kapillarnetzen durchzogen. Schnell konnte direkt Blutaustritt beobachten. Im
fünften Monat werden diese Zellgruppen als Knötchen von blassgrauer Farbe

makroskopisch sichtbar. Histologisch zeigt sich dann, dass sich dieselben um die Gefässe gruppieren und wenn grösser geworden, auch aus der Oberfläche des Eierstockes hervortreten. Vom siebten Monat an beginnt in diesen Zellherden, welche am Ende der Schwangerschaft über die ganze Oberfläche ausgebreitet sind, eine Art hyaliner Degeneration oder Sklerosé.

Diese eigentümliche Zellveränderung wird als eine der Deciduabildung analoge aufgefasst und gleichgestellt jener, welche von Schmorl am Bauchfell beschrieben wurde (Schnell, Lindenthal, Kinoschita, H. Rabl). Die Rückbildung und regressive Metamorphose findet regelmässig im Puerperium statt und bleiben dann oft längere Zeit kernarme Stellen mit hyaliner Zwischensubstanz zurück, welche in ihrem histologischen Aufbau jenem der Corpora albicantia gleichen und sich von diesen nur in der Form unterscheiden.

In Bezug auf das Verhalten der elastischen Fasern wurden Eierstöcke von Schwangeren einer Untersuchung bisher nicht unterzogen; in der schon früher citierten Arbeit von Woltke finden sich nur Bemerkungen über diesbezügliche Unterschiede der Marksubstanz von Eierstöcken, die von virginellen Individuen und solchen, die geboren haben, bestehen.

Einer der Eierstöcke, welcher von der schwangeren Gebärmutter abgetrennt wird, enthält regelmässig das sog. Corpus luteum verum (graviditatis)[1].

XIV. Eileiter.

Litteratur.

Bayer, Morphologie der Gebärmutter. In W. A. Freunds Gynäkol. Klinik. 1885.

Casiccia, Modificazioni istologiche delle trombe di Falloppia nella gravidanza. Arch. di Ost. e Gin. 1899. Nr. 11.

Frommel, Verhandl. d. deutsch. Ges. f. Gebh. 1886. S. 95.

Grusdew, Zur Histologie der Fallopiaschen Tuben. Centralbl. f. Gyn. 1897. S. 257.

Lange, Beitrag zur Frage der Deciduabildung in der Tube bei tubarer und intrauteriner Gravidität. Monatsschr. f. Gebh. Bd. XV. S. 48.

Mandl, Über den feineren Bau der Eileiter während und ausserhalb der Schwangerschaft. Monatsschr. f. Gebh. u. Gyn. 1897. Erg.-Heft. S. 130.

Martin, Krankheiten der Eileiter. Leipzig 1895.

Orthmann, Beiträge zur normalen Histologie und Pathologie der Tuben. Virchows Arch. Bd. CVIII.

Thomson, Über die Veränderungen der Tuben und Ovarien in der Schwangerschaft und im Puerperium. Zeitschr. f. Gebh. Bd. XVIII. S. 30.

Webster, Die ektopische Schwangerschaft. Deutsch von Eiermann. Berlin 1896.

Entsprechend der allgemeinen Schwangerschaftshypertrophie nimmt auch dieser Teil der Adnexe an Länge und Dicke zu und ändert seine Konsistenz. Die Längenzunahme beträgt nach Ahlfeld bis zu 3,0 cm, gegenüber einer durchschnittlichen normalen Länge von cirka 12 cm (die Länge der Tuben

---

[1] Auf die Erörterung der Frage, ob der Ovulationsprozess nach eingetretener Schwangerschaft sistiere oder andauere, sowie des Unterschiedes zwischen Corpus luteum graviditatis und menstruationis kann hier nicht eingegangen werden. Es wird dies in den Abschnitten über Menstruation und Ovulation abgehandelt.

schwankt allerdings nach Martin innerhalb einer Breite von 5—19 cm).
Die Abgangsstellen rücken dadurch, dass der Gebärmuttergrund sich mächtig
konvex vorwölbt, stärker auseinander. Ihr Verlauf ist am hochschwangeren
Organ ein fast senkrecht nach abwärts gestreckter und je nach der Placentarinsertion ist auch ihr Abgang ein verschiedener. Mandl erklärt diese Verlängerung als eine scheinbare und zwar als eine durch starke Streckung
und Ausgleichung der Windungen hervorgerufene.

Die Massenzunahme erstreckt sich auf alle Schichten (Schleimhaut,
Muskelschichte, subseröse Bindegewebsschichte [Grusdew]). Am auffallendsten
ist der Gefässreichtum und die Gefässfüllung im Subserosium. Auch die Lichtung
der Eileiter wird erweitert (Frommel).

Indes Thomson die Volumszunahme hauptsächlich auf Muskelhyper-
trophie zurückführt und seine an schwangeren Tieren ausgeführten, histologischen Untersuchungen und Messungen eine Verdoppelung der dimensionalen
Verhältnisse der einzelnen Muskelzellen ergeben (am nicht schwangeren Uterus
Länge 34 μ, Breite 3 μ, am schwangeren Organe Länge 52 μ, Breite 6,5 μ),
spricht sich Mandl gegen eine solche aus. Mandls Messungen der Muskelfasern von menschlichen Tuben zeigen bei intrauteriner Schwangerschaft die
gleichen Masse als am nicht schwangeren Organe (Länge 80—200 μ, Breite
3—4 μ). Darin stimmen jedoch die Autoren überein, dass eine Neubildung
von Gewebselementen in der Eileiterwandung nicht stattfindet. Nirgends begegnet man Kernteilungsfiguren oder Mastzellen. Die von Frommel gesehene
Verbreiterung der Schleimhautfalten in den Eileitern führt Mandl auf eine
stellenweise Umwandlung der Stromazellen in deciduaartige zurück. Derselbe
Autor beobachtete auch eine konstante Leukocytose als Teilerscheinung der
Vermehrung der weissen Blutzellen in der Schwangerschaft und zwar finden
sich dieselben entweder frei im Gewebe oder wandständig in den Venen.
Auch Lange leugnet eine Hypertrophie der Muskulatur, konstatiert auch
den Reichtum an Leukocyten hauptsächlich um die Gefässe und sah sehr
häufig Aufquellung und Ödem der Wandung. Auch nach ihm besitzt die
Tubenschleimhaut in ähnlicher Weise wie das Endometrium die Fähigkeit,
(auch bei intrauteriner Schwangerschaft) Decidua zu bilden.

Webster begegnete analogen deciduaähnlichen Veränderungen bei Extrauteringravidität in der Schleimhaut der nicht beteiligten Tube.

Über die Veränderungen des uterinen Tubenostiums sowie über die
Hypertrophie der Muskelfasern in der Eileiterwandung berichtet auch Bayer.

XV. Scheide.

Litteratur.

Obermüller, Untersuchungen über das elastische Gewebe der Scheide. Zieglers Beitr.
Bd. XXVII. S. 586. 1900.

Mars, Über das Verhalten der Scheide während der Schwangerschaft und Geburt. Prze-
glad lek. 1888. Ref. Centralbl. f. Gyn. 1889. 704.

Salvioli, Della struttura dell' epitelio vaginale della coniglia e delle modificazioni che vi avvengono nella gravidanza. Atti della R. Acc. delle Sc. di Torino. XXVI. 9. pag. 551. Schenk, Elastische Fasern der Scheide Verhandl. d. deutsch. Gesellsch. f. Gyn. Giessen 1901. Monatsschr. f. Gebh. Bd. XIV.

Als charakteristische Schwangerschaftsveränderungen in der Scheide werden allgemein jene der Farbe und Konsistenz geschildert, welche beide auf die venöse Hyperämie zurückzuführen sind. Die Farbe wird als eine dunkelblaurote, weinhefeartige beschrieben. Die seröse Durchtränkung und das Ödem führt zu einer Auflockerung, welche sich durch den tastenden Finger für den weniger Geübten leicht nachweisen lässt. Die ganze Scheidenwandung wird dicker, die Runzeln werden ausgesprochener, die Papillen schwellen an und die Sekretion vermehrt sich.

Die Längenzunahme der Scheide ist wiederholt gemessen worden; Dittel berechnet diese für die vordere Wandung mit 2—3 cm, für die hintere mit 3—4 cm, Mars stellt die Gesamtlänge der vorderen Wand mit 7—8 cm, die der Hinterwand mit 11—12 cm bei Erstgebärenden; wenn sich der Kopf in dem Becken befindet, für die vordere mit 5—6 cm, für die hintere mit 11—12 cm hin. Während der Geburt zieht sich die Scheide in sich selbst der Länge nach zusammen, wird also eher kürzer und bereitet sich zur Aufnahme des herabtretenden Kopfes vor.

Was die Form der Lichtung betrifft, so unterscheidet sich die der Nulliparen von jener der Multiparen dadurch, dass bei ersteren dieselbe in den oberen Partien weiter, in den unteren schmäler, bei den letzteren das Umgekehrte der Fall ist. Dazu kommt eine Zunahme der Weite und der Erweiterungsfähigkeit.

Auch die muskulären Elemente der Wandung vergrössern und vermehren sich, besonders in der oberen Hälfte (Spiegelberg). Durch Massenzunahme der Schleimhaut kommt es, wie schon oben erwähnt, zu einer vermehrten Faltenbildung derselben. Der Harnröhrenwulst springt stark vor und der Fornix erscheint verstrichen oder direkt gesenkt. Die Hypertrophie der Papillen führt zu jener eigentümlichen Veränderung der Wand, welche, wenn hochgradig (bei entzündlichen Affektionen), der Scheidenwandung ein granuläres Aussehen giebt und dem palpierenden Finger jenes reibeisenartige Gefühl darbietet (Colpitis granularis) Die venösen Plexus der Wandung sind mächtig geschwellt, die Venen selbst erweitert, häufig varikös. Jede Arterie wird von einem Kranz von Venen umhüllt (Obermüller). Indess Obermüller eine starke Vermehrung der elastischen Fasern in der Scheidenwandung während des schwangeren Zustandes anzunehmen geneigt ist, kann Schenk eine nennenswerte Zunahme derselben nicht nachweisen. Die einzelnen Elemente des elastischen Gewebes sind letzterem gemäss zumeist kürzer als normal; die längeren zeigen in ihrem Verlaufe einzelne schwächer färbbare Abschnitte oder weisen direkt Unterbrechung der Kontinuität auf, so dass man fast den

---

[1]) Nach Mars ist die Funktion der Scheide während des Geburtsaktes keine passive im Sinne Schröders, sondern eine thatsächlich aktive.

Eindruck gewinnt, als ob an diesen Stellen Zerreissungen stattgehabt hätten. Auch ist ihm der Umstand auffallend, dass das elastische Gewebe an den zahlreichen dilatierten Gefässen, besonders an den Venen, entweder gänzlich fehlt oder weniger deutlich hervortritt als an den Gefässen der Scheide im nicht schwangeren Zustande. Durch die allgemeine Auflockerung der gesamten Schichten tritt, da die einzelnen Muskelfasern weiter auseinanderrücken, die Beziehung der elastischen Momente zu diesen wesentlich deutlicher hervor.

Auch die Vulva partizipiert, insoferne als die Schamlippen voluminöser erscheinen, die Talgdrüsen stärker secernieren, Pigmentation und Verfärbung

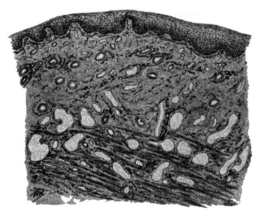

Fig. 68.

Histologisches Strukturbild der Scheidenwandung in der Schwangerschaft nach Schenk. (28 jährige Zweitgeschwängerte. X. Monat.) Art der Anordnung des elastischen Gewebes.

sich bemerkbar machen und auch hier Varikositäten sehr häufig einen beträchtlichen Grad erreichen, an den typischen Schwangerschaftsveränderungen. In Bezug auf die Verfärbung scheint der Uretralwulst als die erste Stelle, an welcher dieselbe auftritt, am intensivsten und frühesten betroffen zu sein.

Das mehr minder reichliche Auftreten von stecknadel- bis haselnussgrossen Bläschen, deren Inhalt Gas darstellt, scheint mit Rücksicht auf den Umstand, dass diese Bläschen im Wochenbette wieder verschwinden, eine der Schwangerschaft eigentümliche Erscheinung zu sein. 1844 zuerst von Deville beschrieben, wurde diese Veränderung von Winckel (1872) als Colpohyperplasia cystica, später von Schroeder (1874) als Colpitis emphysematosa eingehender dargestellt. Lieblingssitz der Bläschen ist das obere und mittlere Drittel der Scheidenwand, in welche sie ganz oberflächlich eingelagert sind. Zuweilen finden sich 15—20 solcher Bläschen an einer Stelle von Thalergrösse vereinigt.

In der späteren Zeit hat sich die Litteratur besonders in histologischer und ätiologischer Hinsicht mit diesen Gebilden beschäftigt und wurde auch der gasartige Inhalt derselben untersucht (Trimethylamin, Zweifel).

Andere Autoren hielten den Inhalt für atmosphärische Luft (Schroeder, Eppinger, Klauser und Welponer, Sauerstoff, Stickstoff). Gegen die Anschauung Zweifels, dass es sich um Trimethylamin handle, wurde geltend gemacht, dass bei Anstechen der Blasen unter Wasser die Gasblasen in die Höhe steigen, indes jenes Gas sofort absorbiert werden soll. Als Sitz der Gasansammlung werden Lymphräume (Chiari, Spiegelberg, Klebs), interstitielle Spalträume des Bindegewebes infolge von Zerreissungen oder von Blutaustritten (C. Ruge, Lebedeff, Eppinger), Lymphfollikel (Winckel, Schroeder u. a.), endlich Drüsenräume (Zweifel, Hückl) oder Höhlungen (entstanden durch Verklebung von Schleimhautfalten) hingestellt.

Mikroskopisch lässt sich eine starke Hyperämie und kleinzellige Infiltration in der Umgebung der Blasen nachweisen, welche sich hauptsächlich in dem dem Epithel anliegenden Gewebsabschnitte ausbreitet, demnach einen älteren Prozess andeutet. Unter dieser Schichte finden sich ebenso wie mehr in der Tiefe der Schleimhaut kleine Herde mit netzförmig angeordnetem, kernlosen Balkenwerk (Koagulationsnekrose); stellenweise ist die Epithelschichte ganz abgehoben und sind die darunter liegenden Hohlräume ohne Inhalt. Eine Kommunikation mit tiefer im Gewebe gelegenen Gascysten ist nicht nachweisbar. Die in der Umgebung befindlichen Kapillaren zerreissen manchmal, infolgedessen entstehen Blutergüsse. Manchmal sind die Räume wandständig von Endothelzellen bekleidet, was auf einen Zusammenhang mit dem Lymphgefässsystem schliessen liesse. Auch mächtig erweiterte, noch nicht gesprengte Lymphgefässe finden sich, die dann in die Hohlräume einmünden (Lindenthal).

Wiederholt ist es gelungen, bacilläre Elemente (plumpe Bacillen, kurze Stäbchen, Bacterium coli) in der Umgebung der Cysten und der erwähnten Herde zu finden, welche auch in der Kultur Gasbildung zeigten (Eisenlohr, Klein). Lindenthal reiht sie ein in die Gruppe der anaeroben Ödembacillen. Dieselben wurden auch bei nicht Schwangeren im Scheidensekret gefunden. (Krönig, Lindenthal)[1].

XVI. Die Beeinflussung der Beschaffenheit, Menge und des bakteriellen Verhaltens des vaginalen Sekretes durch die Schwangerschaft[2].

Litteratur.

Ahlfeld, Beiträge zur Lehre vom Resorptionsfieber in der Geburt und von der Selbst-infektion. Zeitschr. f. Gebh. u. Gyn. Bd. XXVII. 1893. S. 466.

[1] Eingehender wird diese Veränderung der Scheidenschleimhaut bei der Darstellung solcher pathologischer Art erörtert werden. Auch ist die Litteratur hier nicht aufgenommen worden.

[2] In dem Folgenden soll der gegenwärtige Stand der für den Geburtshelfer so bedeutsamen Frage von der Beschaffenheit des Scheidensekretes in der Schwangerschaft nur

Derselbe, Zeitschr. f. Gebh. u. Gyn. Bd. XVIII.

Albert, Latente Mikrobenendometritis in der Schwangerschaft etc. Arch. f. Gyn. Bd. LXIII.

Bumm, Über die Aufgaben weiterer Forschungen auf dem Gebiete der puerperalen Wundinfektion. Arch. f. Gyn. Bd. XXXIV. S. 325.

Derselbe, Centralbl. f. Gyn. 1892.

Burckhardt, Über den Einfluss der Scheidenbakterien auf den Verlauf des Wochenbettes. Arch. f. Gyn. 1894. Bd. XLV.

Burguburu, Arch. f. experim. Pathol. u. Pharm. Bd. XXX. S. 463.

Colpe, Hefezellen als Krankheitserreger im weibl. Genitalkanale. Arch. f. Gyn. Bd. XLVII.

Döderlein, Verhandl. d. deutsch. Gesellsch. f. Gyn. 1891.

Derselbe, Das Scheidensekret und seine Bedeutung für das Puerperalfieber. Leipzig 1892.

Derselbe, Die Scheidensekretuntersuchungen bei 100 Schwangeren etc. Centralbl. f. Gyn. 1894. Nr. 1.

Derselbe, Vorläufige Mitteilungen über weitere bakteriologische Untersuchungen des Scheidensekretes. Centralbl. f. Gyn. 1894. Nr. 32.

Derselbe, Über das Verhalten pathogener Keime zur Scheide. Deutsche med. Wochenschr. 1895. Nr. 10.

Derselbe, Über die Natur der Scheidenkeime, speziell über das Vorkommen anaërober Streptokokken im Scheidensekrete Schwangerer. Centralbl. f. Gyn. 1895. S. 409 u. 433.

Derselbe, Diskussion über den Bakteriengehalt des weibl. Genitalkanales. Centralbl. f. Gyn. 1895.

Döderlein u. Günther, Zur Desinfektion des Geburtskanales. Arch. f. Gyn. Bd. XXXIV. 1889.

Fehling, Münch. med. Wochenschr. 1900. Nr. 48.

Fischer, Soor der weiblichen Genitalien. Wien. med. Wochenschr. 1897. Nr. 15.

Fraenkel, Real-Encyklopädie von Eulenburg. III. Aufl.

Goenner, Über Mikroorganismen im Sekrete der weiblichen Genitalien. Centralbl. f. Gyn. 1887.

Derselbe, Sind Fäulniskeime im normalen Scheidensekrete Schwangerer? Centralbl. f. Gyn. 1897. Nr. 24.

Derselbe, Sind Streptokokken im Vaginalsekrete gesunder Schwangerer und Gebärender? Centralbl. f. Gyn. 1899. Bd. 629.

Gottschalk u. Immerwahr, Über die im weiblichen Genitalkanale vorkommenden Bakterien etc. Arch. f. Gyn. 1896. Bd. L.

Hallé, Recherches sur la bactériologie du canal génitale de la femme. Thèse de Paris. Steinheil. 1898.

Haussmann, Die Parasiten der weiblichen Geschlechtsorgane. Berlin 1870.

Derselbe, Über das Oidium albicans der weiblichen Geschlechtsorgane. Deutsche Zeitschr. f. prakt. Med. 1876. 6.

Derselbe, Zur Behandlung der Mycosis vaginalis. Centralbl. f. Gynäkol. 1879. Bd. III. S. 212.

Hegar, Zur puerperalen Infektion etc. Samml. klin. Vortr. 351.

im Zusammenhange mit der Erörterung der übrigen Schwangerschaftsveränderungen in gedrängtester Kürze gestreift werden. Da es sich vor allem um eine Ergänzung der vorangehenden Abschnitte handelt, so wird an dieser Stelle von selbst eine Beschränkung auf das rein Deskriptive geboten sein. Das detaillierte Eingehen auf die Bedeutung der Beschaffenheit des Genitalsekretes für den Verlauf des Wochenbettes und die damit in inniger Beziehung stehende Frage von der Autoinfektion muss dem Bearbeiter eines besonderen Abschnittes über Prophylaxe überlassen bleiben.

Hennig, Der Katarrh der inneren weiblichen Geschlechtsorgane. Leipzig 1862. S. 56. II. Aufl. 1870.

v. Herff, Über Scheidenmykosen. Samml. klin. Vortr. N. F. Nr. 137.

Hofmeier, Deutsche med. Wochenschr. 1891.

Derselbe, Berl. klin. Wochenschr. 1898. Nr. 46.

Jakobs, Mikrobiologie der weiblichen Genitalien. Policlinique 1894. Ref. Centralbl. f. Gyn. 1895.

Kaltenbach, Zur Aseptik der Geburtshülfe. Samml. klin. Vortr.

Knapp, Zur Frage von dem Verhalten des Scheidensekretes in den ersten Lebenstagen. Monatsschr. f. Geb. Bd. V.

Kneise, Bakterienflora der Mundhöhle Neugeborener etc. Hegars Beitr. Bd. IV.

Koblanck, Zur puerperalen Infektion. Zeitschr. f. Gyn. 1899. Nr. 40.

Koelliker u. Scanzoni, Sekret der Schleimhaut und der Cervix. Scanzonis Beitr. II. 1855.

Kottmann, Beiträge zur Bakteriologie der Vagina. Arch. f. Gyn. Bd. LV.

Kroenig, Scheidensekretuntersuchungen bei 100 Schwangeren etc. Centralbl. f. Gyn. 1894. Nr. 1.

Derselbe, Über die Natur der Scheidenkeime etc. Centralbl. f. Gyn. 1895. S. 409 u. 433.

Derselbe, Centralbl. f. Gyn. 1894.

Derselbe, Münch. med. Wochenschr. 1900. Nr. 1.

Derselbe, Über das bakterienfeindliche Verhalten der Scheidensekrete Schwangerer. Deutsche med. Wochenschr. 1894. Nr. 43.

Leopold, Untersuchungen über die Entbehrlichkeit der Scheidenspülungen etc. Arch. f. Gyn. 1894.

Leopold u. Goldberg, Zur Verhütung des Kindbettfiebers. Deutsche med. Wochenschrift. 1892.

Maslowsky, Centralbl. f. Gyn. 1894.

Menge, Über den Keimgehalt des weiblichen Geschlechtsschlauches. Verhandl. d. V. Versamml. d. deutsch. Ges. f. Gyn. in Breslau. 1893.

Derselbe, Über ein bakterienfeindliches Verhalten des Scheidensekretes nicht schwangerer Frauen. Deutsche med. Wochenschr. 1894. Nr. 46, 47, 48.

Derselbe, Über die Flora des gesunden und kranken weiblichen Genitaltraktes. Centralblatt f. Gyn. 1895.

Derselbe, Bemerkungen zu der Walthardschen Arbeit. Centralbl. f. Gyn. 1895. S. 314.

Menge u. Kroenig, Bakteriologie des weiblichen Genitalkanales. Leipzig 1897.

Dieselben, Centralbl. f. Gyn. 1898. Nr. 26.

Dieselben, Die Wahl der Nährböden bei dem kulturellen Nachweis geringer Streptokokkenmengen. Centralbl. f. Gyn. 1900. S. 137.

Mermann, Centralbl. f. Gyn. 1894. S. 792.

Mettenheimer, Über Mykose der Vagina. Memorabilien 1880. XXV.

Derselbe, Mycosis vaginae im Zustande der Virginität. Memorabilien. N. F. 1882.

Michin, P. W., Journ. akuscherstwa i shaukich Bolesney 1901. Nr. 2. Ref. Centralbl. f. Gyn. 1901.

Romme, Des propriétés bactéricides des sécrétions vaginales chez les femmes enceintes. Arch. de gyn. et de tocol. Tom. XXIII. 1896. pag. 138.

Samschin, Über das Vorkommen von Eiterstaphylokokken in den Genitalien gesunder Frauen. Deutsche med. Wochenschr. 1890. S. 332.

Dos Santos, Betrachtungen über Bakteriologie in der Gynäkologie. Thèse de Paris. 1894. Ref. Centralbl. f. Gyn. 1894. S. 1068.

Stähler-Winkler, Sind die aus dem Vaginalsekrete zu züchtenden Streptokokken eine besondere, von dem Streptococcus pyogenes unterscheidbare Art von Kettenkokken? Monatsschr. f. Gebh. u. Gyn. Bd. XI.

Steffeck, Über Desinfektion des weiblichen Genitalkanales. Zeitschr. f. Gebh. u. Gyn. Bd. XV.

Derselbe, Zeitschr. f. Gebh. u. Gyn. Bd. XX. S. 389.

Sticher, Die Bedeutung der Scheidenkeime in der Geburtshülfe. Zeitschr. f. Geb. Bd. XLIV.

Derselbe, Händesterilisation und Wochenbettsmorbidität. Zeitschr. f. Geb. Bd. XLV.

Stolz, Studien zur Bakteriologie des Genitalkanales in der Schwangerschaft und im Wochenbett. Graz 1902.

Stroganoff, Bakteriologische Untersuchungen des Genitalkanales beim Weibe etc. Inaug.-Dissert. Petersburg 1893.

Derselbe, Zur Bakteriologie der Sexualsphäre bei neugeborenen Mädchen. Centralbl. f. Gyn. 1893. S. 34.

Derselbe, Bakteriologische Untersuchungen des weiblichen Genitalkanales. Centralbl. f. Gyn. 1893. S. 935.

Derselbe, Zur Bakteriologie des weiblichen Genitalkanales. Centralbl. f. Gyn. 1895. S. 1009.

Thiebaut, Vaginale Bakteriologie. Annales de l'Institut St. Anne 1895. June. Ref. Central-blatt f. Gyn. 1895.

Thorn, Wider die Lehre von der Selbstinfektion. Samml. klin. Vortr. Nr. 327.

Vahle, Zeitschr. f. Gyn. Bd. XXXII u. XXXV.

Veit, Handbuch der Gynäkologie. Bd. I.

Verhandlungen d. VIII. Versammlung d. deutschen Gesellschaft f. Gynäkologie. Leipzig.

Vincent, M. H., Die pathogenen Fähigkeiten der Saprophyten. Ann. de l'instit. Pasteur. Dec. 1898. Ref. Münch. med. Wochenschr. 1899.

Vogel, A., Henle-Pfeuffersche Zeitschr. f. ration. Med. 1857. Bd. VIII.

Walthard, Über antibactericide Schutzwirkung des Mucins. Centralbl. f. Bakteriol. u. Parasitenk. 1895. S. 311.

Derselbe, Bakteriologische Untersuchungen des weiblichen Genitalsekretes in graviditate und im Puerperium. Arch. f. Gyn. Bd. XLVIII.

Derselbe, Über den Diplostreptococcus.

Will, Beobachtungen über die Bakteriologie des weiblichen Geschlechtstraktes. Med. age. 1894. Nr. 1.

Williams, W., Amer. Journ. of med. soc. 1893. July.

Derselbe, The cause of the conflicting statements concerning the bacterial contents of the vaginal secretion of the pregnant women. Amer. Journ. of obst. 1898.

Derselbe, The bacteria of the vagina and their practical significance. Transact. gyn. amer. Soc. 1898.

Winter, Die Mikroorganismen im Genitalkanale der gesunden Frau. Zeitschr. f. Gebh. u. Gyn. Bd. XIV.

Witte, Bakteriologische Untersuchungsbefunde bei pathologischen Zuständen im weiblichen Genitalapparate etc. Zeitschr. f. Gebh. u. Gyn. Bd. XXV. 1892.

Wittkowsky, Zeitschr. f. Gebh. u. Gyn. Bd. XXXV.

Das Genitalsekret, wie es sich in der Scheide darbietet, ist als die Summe jener Sekrete anzusehen, die aus den innen gelegenen, dem Auge nicht zugänglichen, mit wahrer Schleimhaut ausgekleideten Abschnitten der Geschlechtsorgane stammen, denen sich die aus den Blut- und Lymphgefässen transsudierte Gewebsflüssigkeit und die sich abstossenden Oberflächenepithelien beigemischt haben.

Man hat dasselbe bakteriologisch in allen Lebensphasen (bei dem Neugeborenen unmittelbar nach der Geburt, nach dem ersten Bade, im Verlaufe der ersten Tage, bei dem heranwachsenden Kinde, bei der Jungfrau, bei

Nulli- und Multiparen, bei der Schwangeren, Kreissenden und Wöchnerin und bei der Greisin), sowie die verschiedenen, den Bakteriengehalt wesentlich beeinflussenden Momente (Menstruation, Kohabitation, Schwangerschaft, Geburt, Wochenbett) genau studiert. Trotz all der darauf angewandten Mühe und der Fülle von positiven Ergebnissen gelangte man hiebei dennoch an eine Barrière, die dadurch gesetzt ist, dass unsere Kenntnisse von der Biologie der Scheidenkeime, wie der Bakterien überhaupt, deren ausserordentliche Beeinflussbarkeit in ihrer Wachstumsenergie und Virulenz durch Änderung der Lebensbedingungen infolge von Veränderung der Nährsubstrate und der Sauerstoffzufuhr, bislang noch viel zu mangelhafte und unvollständige sind. Zweifellos können dieselben noch in keiner Hinsicht als abgeschlossen angesehen werden.

Im allgemeinen wird die Anschauung vertreten, dass sich das Sekret der gesunden Schwangeren, abgesehen von einer mehr minder ausgesprochenen Vermehrung der Menge (Hypersekretion) durch einen ausgesprocheneren Grad der sauren Reaktion auszeichne. Ersteres wird durch die reichlichere Zufuhr von Nährmaterial zu den Geschlechtsorganen im schwangeren Zustande, letztes durch den Umstand erklärt, dass das alkalisch reagierende Cervixsekret in Form des zähen Schleimpfropfes zurückgehalten wird, indess dasselbe sonst dem Scheidensekrete sich beizumischen pflegt und die saure Reaktion des normalen Scheidensekretes nicht so sehr in den Vordergrund treten lässt.

Gewöhnt man sich daran, vor der Vornahme einer inneren Untersuchung von Schwangeren regelmässig auch das Sekret etwas sorgfältiger in Augenschein zu nehmen und zu prüfen, so begegnet man thatsächlich gewissen, auch schon makroskopish auffälligen Unterschieden. In der Mehrzahl der Fälle erscheint es verhältnismässig spärlich, der Farbe nach milchweiss, von mehr krümeliger oder rahmiger Konsistenz; zuweilen ist es reichlicher, mehr gelblich, dünnflüssiger, von Blasen durchsetzt, schaumig, noch seltener von ausgesprochen eiterigem Charakter.

Beide diese Sekretarten unterscheiden sich auch im Deckglaspräparate oft in ganz auffallender Weise. Das erstere besteht hauptsächlich aus Plattenepithelien und seine Flora trägt ein mehr minder gleichmässiges Gepräge, wobei eine eigentümliche Bacillenart prävaliert, welche Döderlein als den charakteristischen Bestandteil seines normalen Sekretes beschreibt, und deren Reinzüchtung ihm auch thatsächlich gelungen ist. Leukocyten und Kokken treten in diesem Präparate in den Hintergrund (Fig. 1, Taf. V).

Bei der zweiten Sekretart hingegen wird das Bild durch das reichlichere Vorhandensein von Leukocyten und durch ein Gemisch von Bacillen und Kokken beherrscht, äusserst variabel in Zahl und Art (Döderleins pathologisches Sekret) (Fig. 2, Taf. V). Dieses soll sich durch einen geringeren Intensitätsgrad der sauren Reaktion auszeichnen, ja manchmal neutral oder sogar alkalisch reagieren. Unseren Beobachtungen gemäss fand sich (über-einstimmend mit Krönig u. Walthard) neutrale Reaktion äusserst selten, alkalische gar nicht.

Sowie man sich bemüht, die einzelnen Formen zu isolieren und auf künstlichen Nährböden zu kultivieren, setzen bereits Schwierigkeiten oft er-heblicher Art ein. Auffallend kontrastiert zuweilen die Unmasse von Keimen im Deckglaspräparate mit der geringen Zahl der auf unseren gewöhnlichen Nährböden aufkeimenden Kolonien. Unsere alkalischen Nährböden bei aërobem Züchtungsverfahren scheinen dem Ge-deihen der Scheidenkeime wenig günstig zu sein und man benützt auf Grund der diesbezüglich gemachten Erfahrungen mit besserem Erfolge saure Nähr-böden und züchtet unter Luftabschluss.

Wenn auch in vielen Fällen das mikroskopische Bild mit dem makro-skopischen Aussehen der erwähnten beiden Sekretarten sich zu decken pflegt, so hat diese Unterscheidung jene praktische Bedeutung, welche ihr der Be-gründer dieser Einteilung, Döderlein, beigemessen hatte, völlig eingebüsst. Denn es dürfte sich nach dem Stande unserer heutigen Kenntnisse weniger um den Gesamtcharakter des Bildes, als vielmehr um die Pathogenität, den Virulenzgrad einzelner im Sekrete sich findender, oft ganz in den Hinter-grund tretender Keime handeln. So kann einmal ein ganz normal aus-sehendes Sekret unter besonderen Umständen eben pathogen werden, indes ein pathologisch aussehendes Sekret sich als harmlos erweist. Es ist dem-nach von modernen Bearbeitern des Gegenstandes (Walthard, Menge, Krönig, Kottmann, Koblanck u. a.) diese Einteilung gänzlich fallen ge-lassen worden.

Von Typen der Sekretflora zu sprechen, liegt nur insofern eine Be-rechtigung vor, als man das noch vollkommen sterile Sekret des eben ge-borenen Kindes von jenem des jungen Mädchens und dieses wieder von dem des bereits geschlechtsreifen, virginellen Individuums zu unterscheiden vermag. Hat schon das erste Bad zumeist einen deutlich nachweisbaren Einfluss auf die Beschaffenheit der Scheidenflora beim Neugeborenen (Stroganoff, Knapp), so tritt diese Beeinflussung beim erwachsenen Individuum naturgemäss in noch prägnanterer Weise zufolge Einsetzens der Menstruation zu Tage, und wird weiter eine noch ausgesprochenere bei Ausübung der geschlechtlichen Funktionen (Beischlaf, Geburt). Ja auch andere Momente, welche eine offene Kommunikation der von Natur aus mehr abgeschlossenen Hohlorgane mit der an Keimen aller Art so reichen Aussenwelt herzustellen oder eine Schädigung der normalen Schleimhaut in ihren Abwehrvorrichtungen herbeizuführen im stande sind (Masturbation, Fremdkörper, Spülungen, Untersuchungen, Vorfall u. dgl.), müssen als für die Variabilität der morphologischen Beschaffenheit des Scheidensekretes ursächliche in Betracht gezogen werden.

Es ist nicht viel länger als ein Jahrzehnt (wenn wir von vereinzelten vor-ausgegangenen Versuchen absehen), dass das Scheidensekret bei Schwangeren in den Bereich exakter und moderner bakteriologischer Untersuchung überhaupt einbezogen wurde. Goenners ersten diesbezüglichen Anfängen, deren Ergebnis durch die Autorität Bumms eine wertvolle Bestätigung erfuhr, und denen gemäss das normale Scheidensekret der gesunden Schwangeren der Ansiedelung septischer Keime gegenüber sich ungünstig verhalten soll, folgten rasch die Arbeiten von Winter, Thomen, Steffeck u. a. bis zum Erscheinen der grundlegenden Arbeiten Döderleins und seither hat sich die Zahl der Bearbeiter dieses Themas derart gehäuft, dass es bei dem Bestreben, nur eine ganz übersichtliche Darstellung des Gegenstandes ohne Berücksichtigung spezieller Fragen hier einzuschalten, nicht möglich ist, den Anforderungen einer genaueren Wiedergabe aller wesentlichen Einzelheiten gerecht zu werden.

Abgesehen von zahllosen, mehr minder harmlosen Stäbchenformen (Lang- und Kurzstäbchen, den typischen Scheidenbacillen Döderleins), den häufig zu begegnenden Formen von Leptothrix, Soor, Hefe, sind bis heute eine ganze Reihe von Mikroben im Scheidensekrete nachgewiesen worden, welche in jeder Beziehung sich gewissen Krankheitserregern gleich verhalten. Unter den Bacillen sind es die verschiedenen Arten des Bacterium coli, sowie jene, welche als Erreger der Diphtherie und des Tetanus gelten, unter den Kokken die typischen Eitererreger (Staphylo- und Streptokokken), endlich die Erreger der Gonorrhoe (Gonokokken). Auch Micrococcus tetragenus wurde beobachtet.

Die meisten der in der Scheide vegetierenden Formen führen daselbst ein saprophytisches Dasein. Doch darf daraus nicht gefolgert werden, dass dieselben samt und sonders obligate Saprophyten seien. Vielmehr herrscht auf Grund der diesbezüglichen biologischen Forschungen heute die Überzeugung vor, dass einzelne dieser Mikroorganismen aus ihrem saprophytischen in einen parasitären Zustand überzuführen sind. Wie ja die strenge Scheidung in solche, welche nur am lebenden Gewebe zu gedeihen vermögen, und in solche, welche nur auf toten Gewebsmassen vegetieren, auch nicht mehr haltbar erscheint (Vincent, Walthard). Endlich muss der Thatsache Rechnung getragen werden, dass anaërob gedeihende Formen auch in aërobe umgezüchtet werden können (Kottmann, Michin).

Die den Geburtshelfer hauptsächlich beschäftigende Frage ging von jeher dahin, ob im Scheidensekrete der schwangeren Frau Streptokokkenarten vorkommen, welche unter Umständen pathogene Eigenschaften aufzuweisen, also invasiven Charakter anzunehmen im stande seien, oder ob die besonders von Menge und Krönig Jahre lang vertretene Lehre von der Harmlosigkeit der Scheidenkeime noch zu Recht bestehe.

Obgleich sich bis in die letzte Zeit sehr divergierende Ansichten bezüglich des Vorkommens pathogener Keime im Scheidensekrete der schwangeren Frau einander gegenüber standen, welche Divergenz hauptsächlich auf die sehr verschiedene Art der Sekretentnahme zurückgeführt wurde (Williams, Krönig), tritt nunmehr die Anschauung immermehr in den Vordergrund, der-

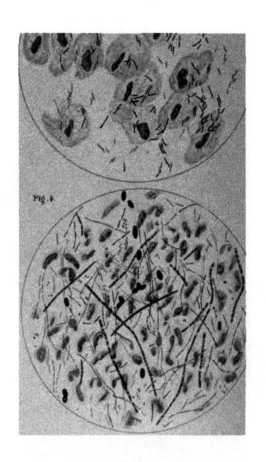

Fig. 4.

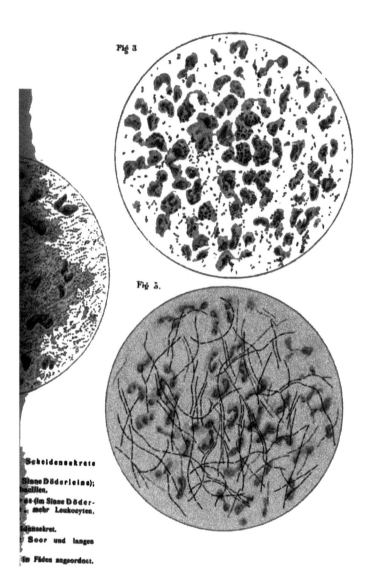

Fig 3

Fig. 5.

Scheidensekrete

Sinne Döderleins);
bacillen.

es (im Sinne Döder-
., mehr Leukocyten,

idensekret.

Soor und langen

in Fäden angeordnet.

gemäss sich auch aus dem Sekrete der nicht untersuchten, gesunden
Schwangeren Streptokokken in Reinkulturen gewinnen lassen. Über die
Pathogenität derselben und ihre Identität mit den gewöhnlichen Eitererregern
bestehen allerdings noch Meinungsdifferenzen. So nehmen Burkhardt,
Krönig, Goenner eine eigene Art anaërober, parasitärer Streptokokken an,
indes Kottmann und Koblanck unter Betonung der ausserordentlichen
Veränderlichkeit der Keime zufolge von Züchtung und Überimpfung dieser
Annahme entgegentreten.

Grossen Schwankungen begegnete man auch, wie begreiflich, bei den Prüfungen auf die Virulenz der Scheidenkeime. Die negativen Resultate führten
zur Aufstellung ganz eigener Kokkenarten, welche eine Giftwirkung herbeizuführen nicht im stande seien, und zur strikten Negierung der Identität mit
den pyogenen Streptokokken. — Die Frage ist damit in eine auch für den
Fachbakteriologen komplizierte Phase gerückt, in welcher exakte Kenntnis bio-
logischer, weniger rein morphologischer Momente ausschlaggebend wird. Die
Bedingungen, unter welchen sonst harmlose Saprophyten in gefährliche Parasiten sich umzuwandeln vermögen, sind noch nicht so festgelegt, dass dieselben hier genügend verwertbar würden. Doch leuchtet nach unseren heutigen
Vorstellungen die Möglichkeit einer solchen Umwandlung gelegentlich der
schädigenden Einwirkung des Geburtstraumas mit Herabsetzung der Wider-
standsfähigkeit der Gewebe und Abschwächung der Abwehrvorrichtungen ein,
so dass eine bedingte Pathogenität wohl verständlich erscheint.

Die von Döderlein inaugurierte Lehre von der Selbstreinigung
der Scheide (Verschwinden in die Scheide eingebrachter, hochvirulenter
Keime in dem Scheidensekrete nach wenigen Tagen) hat die Autoren vielfach beschäftigt und fand zunächst Bestätigung (Bumm, Stroganoff). Nur
bezweifelte man die Richtigkeit der Erklärung, dass das die Entwickelung
hemmende Moment die durch die Bacillen produzierte Säure sei (Walthard,
Menge, Krönig). Menges Lehre, welche dahin ging, dass die Scheide der
nicht schwangeren Frau nur fakultativ anaërob wachsende Bakterien, die
ausschliesslich auf sauren Nährböden gedeihen, und obligat anaërobe Keime
aufkommen lasse, sich aber frei von allen Formen halte, die fakultativ auf
alkalischen Nährböden wachsen, hat in Krönig noch einen weiteren Ver-
fechter gefunden, der das Scheidensekret der schwangeren Frau für direkt
baktericid erklärte. Diese Lehre wird nunmehr von verschiedenen Seiten als
nicht bewiesen, daher nicht einwandfrei hingestellt und bekämpft (Vahle,
Koblanck, Sticher).

Zum Schlusse sollen noch die an der Grazer Klinik von Dr. Stolz ausgeführten und in seiner diesbezüglichen Monographie niedergelegten Untersuchungen am Scheidensekrete gesunder Schwangerer (32 Fälle) angeführt
werden, welche folgendes ergaben:

Die Farbe des Sekretes war fast in allen Fällen eine weisse, die Konsistenz eine rahmartige. Nur zweimal war es dünnflüssig, gelblich und

schaumig. Die Reaktion war in allen Fällen eine ausgesprochen saure, nur
zweimal bei pathologischem Sekrete schwach sauer. Im mikroskopischen
Bilde war der Reichtum an Leukocyten wechselnd, meist gross, der Gehalt
an Plattenepithelien gering und vielen Schwankungen unterworfen. Im Sinne
Döderleins war das Sekret 19 mal als normal, 13 mal als pathologisch zu bezeichnen. Kokken wurden, wenn auch nur in geringer Zahl, fast in jedem
Sekrete gefunden. Die Gramsche Färbung ergab, soweit sie gemacht wurde,
immer positives Resultat.

Die Sekretentnahme erfolgte mit grosser Vorsicht unter Entfaltung der
Scheidenwände durch Einführung eines sterilisierten Spiegels von einer mit
dem Spiegel nicht berührten Partie des Scheidengrundes mit der Platinöse
unter aseptischen Kautelen. Als Nährboden gelangten Bouillon und Agar zur
Verwendung, das letztere erstarrt und in Form der Überschichtung nach
Anlegung der Stichkultur und der Kultivierung nach Liborius zur Prüfung
auf anaërobe Bakterien.

	Nachgewiesen in Fällen	aus normalem Sekrete	aus patholog. Sekrete
Stäbchen	15	14	1
Stäbchen und Kokken	7	2	5
Streptokokken	1	—	1
Stäbchen und Streptokokken	5	2	3
Stäbchen, Kokken, Streptokokken	4	1	1

Es gingen demnach aus dem normalen Sekrete in 19 Fällen Stäbchen, in drei Fällen Kokken, in drei Fällen Streptokokken auf, aus pathologischem Sekrete in sieben Fällen Streptokokken, in acht Fällen Kokken,
in zwölf Fällen Stäbchen auf; Stäbchen gingen demnach, einen Fall aus-
genommen, immer auf. Das normale Sekret zeigte somit gegenüber dem
sogen. pathologischen eine geringere Anzahl von Strepto- und Staphylokokken
und eine grössere Anzahl von Stäbchen. Aber auch das scheinbar normale
Sekret war zuweilen streptokokkenhaltig. Bei Erstgeschwängerten fand man
das Sekret etwas häufiger normal als bei Mehrgeschwängerten, doch zeigten
sich die gleichen Bakterienformen und -mengen. Seine Schlussergebnisse
lauten:

Die Unterscheidung des Sekretes der Scheide der Schwangeren in normales und pathologisches auf Grund der mikroskopischen Untersuchung und
Reaktion ist daher auch auf Grund dieser Untersuchungsergebnisse unzuläng-
lich, insoweit man dadurch den Gehalt desselben an pathogenen Bakterien
zu bezeichnen beabsichtigt. Denn es können aus normalem Sekrete im Sinne
Döderleins pathogene Bakterien gezüchtet werden und pathologisches Sekret
kann frei von pathogenen Keimen sein. Doch scheint das pathologische Sekret
reicher an pathogenen Keimen zu sein als das normale. Die anaërob gezüchteten
Streptokokken liessen sich in den betreffenden Fällen auch aërob züchten.
Es giebt auch in dem Scheidensekrete Schwangerer Streptokokken, welche für die

Maus hoch virulent sind. Die baktericide Kraft des Scheidensekretes hat sich in den untersuchten Fällen gegen die in der Scheide vorhandenen, pathogenen Keime nicht bewährt.

Die durch Schwangerschaft bedingte Hypersekretion und Auflockerung der Scheidenschleimhaut scheinen auch für ausgesprochene pflanzliche Parasiten günstigere Vegetationsverhältnisse zu schaffen, welche Annahme durch das thatsächlich auch den alten Beobachtern bekannte, häufigere Vorkommen von Leptothrix und des Soorpilzes (Oidium = Monilia) im Scheidensekrete Schwangerer sich begründen lässt.

Erstere Form, zuerst von Leuwenhoek, später von Donné beobachtet, wiederholt gesehen und beschrieben (so von Koelliker und Scanzoni, C. Mayer, E. Martin, Frankenhäuser und Winckel) findet sich in Bezug auf seine morphologischen und biologischen Eigenschaften in der bekannten Monographie von Haussmann (1870) am eingehendsten geschildert. Sie tritt in Form von ganzen Büscheln auf und lässt sich am besten in den kleinen Flocken des krümeligen Scheidensekretes nachweisen. Bei starker Vergrösserung kann man die beschriebenen Vakuolen und knotigen Auftreibungen an den einzelnen Fäden erkennen. Eine Verwechselung kann nur mit einzelnen, besonders langen Bacillenformen statthaben. Nur die zuweilen ganz auffallende Länge (bis zu 0,25 mm, Haussmann) der Leptothrixfäden lässt von vorneherein Täuschung vermeiden. Klinisch ist diese Pilzform bedeutungslos, indess die zweite, oben erwähnte, der Soorpilz durch sein oft üppiges Auswachsen zu ganzen Pilzrasen — besonders ausgesprochen bei Diabetes mellitus (Friedreich) — durch Beeinflussung der Sekretion und durch die konsekutiv ausgelösten Beschwerden (Pruritus vulvae) sich unangenehm fühlbar machen kann. Obgleich von Wilkinson, Lebert, Robin schon gut beschrieben, war erst durch E. Martin (1858) die Identität des Scheidensoors mit dem Erreger des besonders beim Neugeborenen schon längst bekannten Soors der Mundhöhle erwiesen und durch L. Mayer die Lehre von den durch diese pflanzlichen Parasiten hervorgerufenen Affektionen der Scheide (Mycosis vaginae) begründet worden. Haussmann hat diese Lehre durch seine experimentellen Forschungen wesentlich erweitert. Doch führt dies bereits in das Gebiet des Pathologischen, das hier nicht erörtert werden soll (siehe diesbezüglich insbesonders die eingehende Darstellung O. v. Herffs).

XVII. Veränderungen der Brustdrüse in der Schwangerschaft. Sekret in dieser Zeitperiode (Colostrum).

(Lage, Ausdehnung, Grösse, Form, Warzenhof, Warze, Blut- und Lymphgefässe, Nerven, histologischer Aufbau.)

Litteratur.

Baraban, Lobules mammaires erratiques simulants des gangl. axill. Rev. méd. de l'Est. 1890.

Barfurth, Zur Entwickelung der Milchdrüse. Dissert. Bonn 1882.

Bartels, Hyperthelie. Arch. f. Anat. u. Physiol. 1875.

Basch, Anatomie und Physiologie der Brustwarze. Wiener klin. Wochenschr. 1891.

Derselbe, Arch. f. Gyn. Bd. 44. 1893.

Benda, Verhalten der Milchdrüse zu den Hautdrüsen. Dermatol. Zeitschr. Bd. I. 1893 und Benda-Günther, Histolog. Atlas. 1895.

Billroth, Die Krankheiten der weiblichen Brustdrüsen. Handb. d. Frauenkr. von Billroth u. Luecke. III. Bd. Stuttgart 1886.

Bizzozero u. Vassale, Über die Erzeugung und physiologische Regeneration der Drüsenzellen bei Säugetieren. Virchows Arch. Bd. CX.

Bizzozero u. Ottolenghi, Histologie der Milchdrüse. In Merkel-Bonnets Ergebn. d. Anatomie u. Entwickelungsgesch. Bd. IX.

Brès, De la mamelle. Thèse de Paris. 1875.

Buchholz, Das Verhalten der Colostrumkörper bei unterlassener Säugung. Dissert. Göttingen 1877.

Brun, Die Nerven der Milchdrüsen. Sitz.-Ber. d. k. k. Akad. d. Wissensch. Wien 1900. Bd. 109.

Burckhard, Über embryonale Hypermastie und Hyperthelie. Anatom. Hefte. Bd. VIII. 1897

Coën, Beiträge zur normalen und pathologischen Histologie der Milchdrüse. Zieglers u. Nauwerks Beitr. Bd. II. 1887.

Creigthon, On the development of the mamma. Journ. of Anat. and Physiol. 1877.

Czerny, Adalb., Über das Colostrum. Prag. med. Wochenschr. 1890. Nr. 32.

Donati, Über einen Fall von Hypertrophie der weiblichen Brustdrüse. Centralbl. f. Gyn. 1900. Nr. 35. S. 913.

Donné, Du lait et en particulier du lait des nourrices. Paris 1836 und in Müllers Arch. 1839. S. 182.

Derselbe, Die Milch und insbesondere die Milch der Ammen. Weimar 1838.

Duval, Du mamelon et de son aréole. Paris 1861.

Eberth, Zur Kenntnis der Verbreitung glatter Muskeln. Zeitschr. f. wissensch. Zool. von Siebold u. Koelliker. Bd. XII. S. 360. 1863.

Eckhardt, Die Nerven der weiblichen Brustdrüse und ihr Einfluss auf die Sekretion. Beitr. z. Anat. u. Physiol. Bd. I. 1858.

Engström, O. (Helsingfors), De quelques anomalies dans le développement et la fonction des glandes mammaires de la femme. Annal. de Gynéc. Févr. et Avril 1889.

Flemming, Arch. f. Anat. u. Physiol. 1888. Merkel-Bonnet 1893.

Fränkel, Über diffuse Hypertrophie beider Mammae bei einer Virgo. Deutsche med. Wochenschr. 1898. Nr. 25. S. 393.

Frommel, Zur Histologie und Physiologie der Milchdrüse. IV. Versamml. d. deutsch. Ges. f. Gyn. Bonn 1891.

Gegenbaur, Bemerkungen über die Milchdrüsenpapillen der Säuger. Jen. Zeitschr. f. Med. u. Naturw. VII. Bd.

Derselbe, Zur genauen Kenntnis der Zitzen der Säugetiere. Morphol. Jahrb. I. Bd. 1875.

Goldberger, Polymastie. Arch. f. Gyn. 1895.

Graamück, Ein weiterer Fall von Hypertrophie der weiblichen Brustdrüse. Centralbl. f. Gyn. 1901. Nr. 1. S. 6.

Heidenhain, Milchabsonderung. Handbuch der Physiologie von L. Hermann. V. Bd. I. Teil. S. 374. 1883.

Henle, Neue Notizen aus dem Gebiete der Natur- und Heilkunde von L. Fr. v. Froriep. Bd. XL Nr. 223. S. 134 u. 34. 1839.

Derselbe, Lehrbuch der Anatomie. 1841.

Hennig, Über die Folgen der versäumten Vorbereitung der Frauen zum Stillen. Vortr. auf d. Naturf.-Versamml. zu Halle. Sitzung vom 22. IX. 1891.

Derselbe, Ein Beitrag zur Morphologie der weiblichen Milchdrüse. Arch. f. Gyn. Bd. II. S. 331. 1871.

Herczel, Fall von Mammahypertrophie. Ref. Centralbl. f. Gyn. 1894. Nr. 45. S. 1150.

v. Herff, Beitrag zur Lehre der Galaktorrhoe. Berlin 1889.

Huss, Zur Entwickelungsgeschichte. Jenaer Zeitschr. f. Med. u. Naturw. 1873.

Kadkin, Beiträge zur Anatomie der Milchdrüse während ihrer Thätigkeit (russisch). Inhaltsang. im Jahresber. über d. Fortschr. d. Anat. u. Physiol. 1891.

Kehrer, Über die angebliche Albuminathülle der Milchkügelchen. Arch. f. Gyn. Bd. III. 1872.

Derselbe, Erkrankungen des Wochenbettes. In P. Müllers Handb. d. Geburtsh. II. Bd. S. 450.

Derselbe, Polymastia axill. Gesellsch. d. deutsch. Naturf. u. Ärzte. 1896.

Derselbe, Schwangerschaftsveränderung. In Encyklopädie von Herff-Sänger.

Klaatsch, Zur Morphologie der Säugetierzitzen. Morphol. Jahrb. Bd. IX.

Koelliker, Gewebelehre. 1854.

Derselbe, Beiträge zur Kenntnis der Brustdrüsen. Verhandl. d. phys.-med. Gesellsch. zu Würzb. N. F. XIX. Bd.

Derselbe, Mikroskopische Anatomie. Bd. II. Leipzig 1854. S. 467—481.

Kühne, Lehrbuch der physiologischen Chemie. Leipzig 1868. S. 558.

Langer, Über den Bau und die Entwickelung der Milchdrüsen. Denkschriften d. k. k. Akademie d. Wissensch. zu Wien. Bd. III. 1851.

Derselbe, Die Milchdrüse. In Strickers Gewebelehre. 1871. S. 617.

Langhans, Die Lymphgefässe der Brustdrüsen und ihre Beziehungen zum Krebse. Arch. f. Gyn. Bd. VIII. S. 181.

Derselbe, Zur pathologischen Histologie der weiblichen Brustdrüse. Arch. f. pathol. Anat. u. Physiol. u. f. klin. Med. von Virchow. Bd. LVIII. S. 134. 1873.

Leichtenstern, Hyperthelie. Virchows Arch. 1878.

Derselbe, Über das Vorkommen und die Bedeutung supernumerärer (accessorischer) Brüste und Brustwarzen. Arch. f. pathol. Anat. Bd. LXXIII. S. 222.

Minot, Entwickelungsgeschichte. 1894.

Momberger, Untersuchungen über Sitz, Gestalt und Färbung der Brustwarze, nebst einigen Bemerkungen über die Kontraktionsfähigkeit des Warzenhofes und über die in demselben eingelagerten Talgdrüsen. Giessen 1860.

Mori, Sulle variazioni di struttura della ghiandolla mammaria durante la sua attività. Sperimentale. 1892. S. 444.

Müller, Drüsenstudien. Arch. f. Anat. u. Physiol. 1896.

Nasse, Über die mikroskopischen Bestandteile der Milch. Arch. f. Anat. etc. von Joh. Müller. 1840. S. 249.

Neugebauer, Hypertrophia mammae. Monatsschr. f. Geb. u. Gyn. Bd. IX. 1899. S. 974.

Nissen, Das Verhalten der Kerne der Milchdrüsen bei der Absonderung. Arch. f. mikr. Anat. Bd. XXVI. 1886.

Nussbaum, Über Bau und Thätigkeit der Drüsen. Arch. f. mikr. Anat. Bd. XXI.

Opitz, Über die Begriffe Milch und Colostrum. Centralbl. f. d. ges. Medizin. 1884.

Palazzi, Sopra alcune differenze microscopiche fra la secrezione mammaria durante la gravidanza e quella finito l'allatamento. Ann. di ostet. Milano. Vol. XVI. 1894. pag. 425—455.

Partsch, Über den feineren Bau der Milchdrüse. Inaug.-Dissert. Breslau 1880.

Paterson, Hypertrophy of left breast. Virchow, Jahresber. 1895. Bd. II. S. 346.

Pflüger, Herm., Zur Morphologie der Brustdrüse. Inaug.-Dissert. München 1886.

Pousson, Abeille méd. 1897. Nr. 28. Ref. Centralbl. f. Gyn. 1898. Nr. 8. S. 223.

Ranvier, Technisches Lehrbuch der Histologie. Übersetzt von W. Nicati u. H. v. Wyss. Leipzig 1877. Bd. III. IV. Lief. S. 491 u. ff.

Rauber, Über den Ursprung der Milch und die Ernährung der Frucht im Allgemeinen. Leipzig 1879.

Derselbe, Über Milchabsonderung. Schmidts Jahrb. Bd. CLXXXI. Sitz.-Ber. d. Naturf.-Gesellsch. zu Leipzig. 1878.

Derselbe, Bemerkungen über den feineren Bau der Milchdrüsen. Schmidts Jahrb. Bd. CLXXXII. 1879.

Rein, Entwickelungsgeschichte der Brustdrüse. Arch. f. mikr. Anat. Bd. XX u. XXI.

Reinhardt, Colostrum. Arch. f. pathol. Anat. von Virchow. Bd. I. 1847. S. 54—64.

Röhrig, Experimentelle Untersuchungen über die Physiologie der Milchabsonderung. Virchows Arch. Bd. LXVII.

Rosenmann, Über die Veränderungen der Milchdrüsenzellen bei der Laktation. Inaug.-Dissert. Leipzig 1898.

Rosinski, Demonstration einer Brustdrüsenhypertrophie. Ref. von Neugebauer, Monatsschr. f. Geburtsh. u. Gyn. Bd. IV. 1896. S. 695.

Rottmann, Centralbl. f. Gyn. 1896. Nr. 25. S. 704.

Saefftigen, Bull. de l'Acad. de St. Pétersbourg. 1881. Tom. XXVII.

Derselbe, Anatomie des glandes lactifères pendant la période de lactation. Bull. de l'acad. imp. de St. Pétersbourg. Tom. XXVII. pag. 95. 1881.

Schüssler. Über Hypertrophie der weiblichen Brustdrüse. v. Langenbecks Archiv. Bd. XLIII. H. 2.

Schwalbe, Über die Membran der Milchkügelchen. Arch. f. mikr. Anat. Bd. VIII.

De Sinéty, Recherches sur la mamelle des nouveau-nés. Arch. de Physiol. 1875 und Rech. sur les globules du lait. Ibidem 1874.

Steinhaus, Die Morphologie der Milchabsonderung. Arch. f. Anat. u. Physiol. 1892. Suppl.-Bd.

Stricker, Sitz.-Ber. d. k. k. Akad. d. Wissensch. Bd. LIII. II. Abt. S. 184. 1873.

Szabó, Die Milchdrüse im Ruhezustande und während ihrer Thätigkeit. Arch. f. Anat. u. Physiol. 1896.

Talma, Beiträge zur Histogenese der weiblichen Brustdrüse. Arch. f. mikr. Anat. 1882. Bd. XX.

Unger, Beiträge zur Anatomie und Physiologie der Milchdrüse. Anat. Hefte. Bd. X. 1898. H. 2 und Über Colostrum. In Virchows Arch. Bd. 151.

Virchow, Monatsschr. f. Geburtsk. u. Frauenkrankh. 1857. X. S. 242.

Derselbe, Cellularpathologie.

Winkler, Beitrag zur Histologie und Nervenverteilung in der Mamma. Arch. f. Gyn. Bd. XI. S. 294. 1877.

Zarukoff, Zwei Fälle von Mammahypertrophie bei Schwangeren. Centralbl. f. Gyn. 1901. Nr. 21. S. 585.

Zocher, Ein Beitrag zur Anatomie und Pathologie der weiblichen Brust. Leipzig 1869.

Die normal gelagerte Brustdrüse bedeckt einen Raum, welcher in vertikaler Richtung von der dritten bis zur siebten Rippe reicht, in transversaler Richtung von der Seitenkante des Brustbeines bis zur vorderen Grenze der

Regio axillaris sich ausdehnt. Dieselbe sitzt, wie bekannt, direkt dem Musc. pectoralis maior auf und ist infolge zwischengelagerten, lockeren Zellstoffes über demselben bis zu einem gewissen Grade verschieblich.

Der schwangere Zustand bewirkt eine Intumescenz des Drüsenkörpers und damit eine wesentliche Vergrösserung der ganzen Drüse, jedoch ist darüber nichts bekannt, dass sich die Basis über diese beschriebene Fläche hinaus ausdehnen sollte.

In Bezug auf die Grösse herrscht ausserordentliche individuelle Verschiedenheit; es besteht kein proportionales Verhältnis der Grösse der Drüse zu jener des Körpers. Die Grösse selbst gewinnt keine praktische Wichtigkeit, indem der Umfang der Drüse nicht von der Masse der Drüsensubstanz,

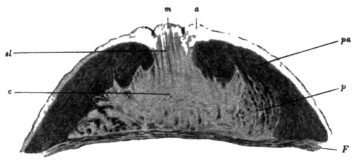

Fig. 64.

Sagittaler Schnitt durch die Brustdrüse einer Schwangeren zur Darstellung der Anordnung des Drüsenkörpers und dessen Beziehungen zur Fascie und zum Fettkörper der Haut (etwas schematisiert).

m Flache Mamilla, a Areola, c centrale, derbfaserige Parthie der Drüse, p periphere Abschnitte des Drüsenkörpers mit der Anlage der Drüsenbläschen, F Fascie über dem Musculus pectoralis major, sl Sinus und Ductus lactiferi.

sondern vor allem von den Fettmassen abhängt, welche den Drüsenkörper einhüllen. Es kann demnach eine kleine Brust mehr Milch liefern als eine auffallend grosse.

Auch zwischen der Brustdrüse der rechten und jener der linken Seite besteht keine vollständige Übereinstimmung. Hennigs 300 Messungen und Wägungen ergaben, dass bei Frauen die rechte Brustdrüse etwas grösser sei als die linke, indes dieselben im jungfräulichen Zustande an Grösse und Gewicht einander ziemlich gleich kamen. Durchschnittliches Gewicht der jungfräulichen Brust 159 g, das höchste Gewicht ausserhalb des Wochenbettes rechts 556 g, links 495 g. Auffallend kontrastiert das Ergebnis der Wägung gegenüber jenem der Messung bei Stillenden und ist die Thatsache hervorhebenswert, dass das Maximum der Gewichtszunahme acht Wochen

Tabelle über Maassverhältnisse und Durchmesser von Brustdrüsen Erst- und Mehrgeschwängerten.

		Vertek I para	Rauch I para	Alt I para	Weissenberger IV para	Egger VIII para	Bausch III para	Bemerkungen
a a′	hängend	13,5	13.5	15	12	11	11	Durchmesser entsprechend der beifolgenden Skizze aufgenommen von Dr. Rudolf Pichler (Grazer Klinik).
	liegend	7	9	10	8	10	9	
c c′	hängend	9	9	9,5	4,25	5	4,5	
	liegend	6	5	5,5	3	5	3,5	
a c	hängend	11	11	12	7,5	10	8,25	In die Augen fallend ist die Verlängerung der Durchmesser bei der hängenden im Gegensatze zur liegenden Brust.
	liegend	10	10,5	11	7	9	8,5	
b b′		8	10	9,5	6	7	7	
	Mamilla	1,25	0,5	0,4	0,5	1	0,8	
d d′	β hängende Brust	12,5	14.5	15	11	12,5	11	

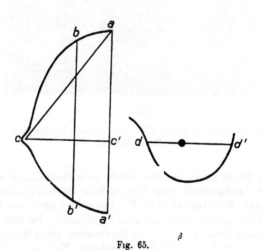

Fig. 65.

Skizzen zu vorstehender Tabelle.

nach der Geburt 40 g nicht übersteigt. Spätere Schwangerschaften bringen das Gewicht nicht wieder auf die ursprünglich erreichte Höhe.

Die typische jungfräuliche Gestalt der Brustdrüse, welche übereinstimmend als eine halbkugelige dargestellt wird, verändert sich nach eingetretener Schwangerschaft, besonders in der zweiten Hälfte derselben in der Weise, dass die ganze Drüse anzuschwellen beginnt, dann mehr und mehr

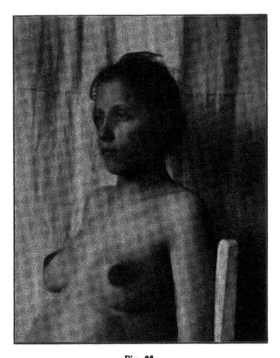

Fig. 66.

Photographische Aufnahme. 18 jährige I Gravida. Normale Konfiguration der Brustdrüsen einer Erstgeschwängerten.

strotzend und bis zu einem gewissen Grade auch überhängend werden kann. Obwohl nicht durchgreifend, aber doch vielfach ist ein Unterschied in der Form der Brustdrüse der Erstgeschwängerten gegenüber jener der Mehrgeschwängerten zu verzeichnen. Bei ersterer ist mehr die Halbkugelform beibehalten und die Brustwarzen sehen direkt nach vorne, für die letztere ist die eigentliche Hängebrust, Mamma pendula, charakteristisch, bei welcher die basalen Umfänge kleiner sind als jene an der Prominenz und ausserdem eine solche Stellung der Brust entsteht, dass die

Warzen mehr seitlich und nach abwärts verlagert sind. Doch giebt es dabei eine Unzahl von Variationen, welche durch beifolgende Tafel von Profilbildern erläutert werden soll.

Ebenso wie bezüglich der Grösse und Form ist auch eine grosse Verschiedenartigkeit in Bezug auf die Konsistenz zu konstatieren; Fettreichtum, verschiedene Massigkeit des Drüsenkörpers, Straffheit oder Auflockerung des

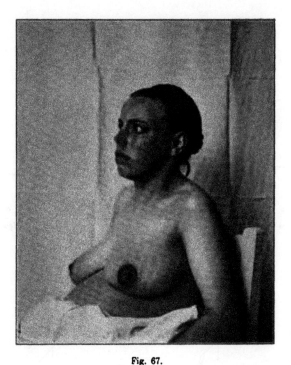

Fig. 67.

Photographische Aufnahme.   III Gravida.   Hängebrust einer Mehrgebärenden.

Bindegewebes können hier die verschiedensten Tastbefunde geben. Die jungfräuliche Brust wird als hart und prall geschildert, indes bei der typischen Hängebrust besonders die basalen Abschnitte oft ausserordentlich weich und locker sind. In einzelnen Fällen lassen sich die einzelnen Drüsenläppchen deutlich durchtasten, in anderen begegnet man einer diffusen, mehr minder derben Masse. Unter der Hängebrust findet man gewöhnlich auch noch eine Hautfalte und an dieser infolge des Druckes und der Reibung häufig Exkoriationen (Eczema intertrigo).

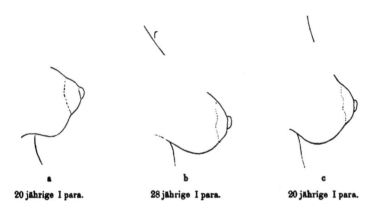

a.
20 jährige I para.

b
28 jährige I para.

c
20 jährige I para.

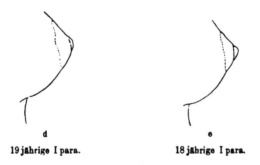

d
19 jährige I para.

e
18 jährige I para.

Fig. 68 a—e.

Profilskizzen zur Darstellung der Form und Stellung von Brustdrüsen
bei Erstgeschwängerten.

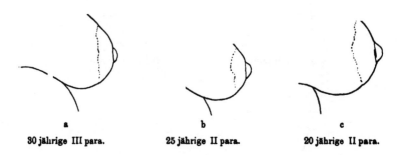

a.
30 jährige III para.

b
25 jährige II para.

c
20 jährige II para.

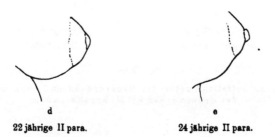

d
22 jährige II para.

e
24 jährige II para.

Fig. 69 a—e.

Profilskizzen zur Darstellung der Form und Stellung von Brustdrüsen
bei Mehrgeschwängerten.

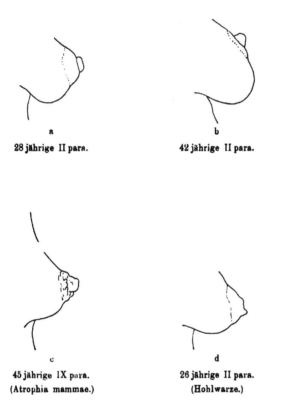

a   b
28 jährige II para.   42 jährige II para.

c   d
45 jährige IX para.   26 jährige II para.
(Atrophia mammae.)   (Hohlwarze.)

Fig. 70 a—d.

Profilskizzen auffallend geformter Brustdrüsen und abnorme Stellung
der Brustwarzen bei Mehrgebärenden.

Die die Brustdrüse deckende Haut ist zart und dünn, so dass die zumeist geschwellten Hautvenen bläulich durchscheinen; sie lässt sich nicht in Falten abheben.

Bei gut gelagerter und gebildeter Brustdrüse soll die Entfernung der Brustwarzen von der Medianlinie des Brustbeines nicht viel mehr als 12 cm betragen und die Warzen selbst nicht unter die vierte Rippe zu liegen kommen (Stratz). Infolge der Schwellung in der Schwangerschaft ändert sich das Verhältnis naturgemäss; manchmal kommt die Warze höher zu liegen, manchmal tiefer. Gleichmässige Normen für diese Veränderung aufzustellen ist bei der grossen Variabilität nicht möglich. Die Brustwarzen entsprechen auch nicht dem Mittelpunkte der von der Haut abgelösten Drüse, sondern sie sind eher etwas nach innen und oben gerückt.

Ein besonderes Gepräge verleiht dem äusseren Kontur der Drüse die Form und Grösse der Brustwarze, welche sich als eine erektile Erhabenheit auf der Höhe der Konvexität und dem Mittelpunkte des Warzenhofes, der **Areola** ergiebt. Letztere zeigt eine mehr minder kreisförmige Gestalt und einen Durchmesser von 2,6—2,9 cm gegenüber einem grössten Durchmesser von 5 cm (Hennig), von 6,7 cm (Basch) im schwangeren Zustande. Die grösste Ausdehnung erreicht derselbe in den letzten Monaten der Schwangerschaft (Momberger), worauf er wieder etwas in seinen Dimensionen zurückgeht. Die Farbe desselben wechselt nach der Intensität der Pigmentation wie an anderen Körperstellen und ist abhängig von der lichteren oder dunkleren Haarfarbe der betreffenden Individuen. Ist die äussere Grenze keine scharfe, lagern sich lichte und dunkle Parthien am Rande zwischen einander, so entsteht eine sekundäre Areola (Dubois)[1]. Die kleinen, in Zahl und Grösse variablen, konzentrisch angeordneten, accessorischen Brustdrüsenanlagen, als Montgomerysche Drüsen (Glands areolaires, Duval) bekannt, hypertrophieren in der Schwangerschaft auch und secernieren Colostrum; dieselben wurden lange Zeit für Talgdrüsen angesehen. Sie fehlen in 9 %o der Fälle; in 48,3 %o sind nur wenige, in 41,9 %o sind sie reichlich vorhanden (Kehrer)[.] Die Runzelung des Warzenhofes ist auf die hypertrophische Veränderung der zugehörigen Muskulatur zurückzuführen.

Auch die durch die Schwangerschaft gesetzte Hypertrophie der **Brustwarze,** welche alle Gewebsbestandteile derselben, in Sonderheit die glatte Muskulatur und die Lymphgefässe betrifft, pflegt nicht mehr ganz auf das ursprüngliche Mass zurückzugehen, so dass mit jeder neuerlichen Gravidität ein gewisses Plus gewonnen wird (Momberger). Bestimmte Beziehungen zwischen Höhe der Warze und Grösse des Hofes haben sich aus sorgfältigen Messungen ergeben, die Basch an 200 Hochschwangeren ausgeführt hat, und scheinen diese, wie die beifolgende Tabelle illustriert, eine ausgesprochenere Konstanz als die von Beigel angeführte Erscheinung, dass bei stärker pigmentierter Brust der Warzenhof grösser zu sein pflege als bei weniger

---

[1] Siehe die vorzüglichen, farbigen Abbildungen in dem Lehrbuch von Spiegelberg-Wiener und in der Anleitung zur Untersuchung von Schwangeren von Winternitz.

pigmentierter, zu zeigen, was sich wohl entwickelungsgeschichtlich auch besser erklären lässt (Basch).

33 jährige	II para	Areola:	6,7,	Höhe	der	Warze	0,1,	Dicke	1,3	cm
20 „	I „	„	5,6,	„	„	„	0,3,	„	1,2	„
35 „	VI „	„	5,2,	„	„	„	0,5,	„	1,3	„
30 „	I „	„	4,1,	„	„	„	0,7,	„	1,2	„
26 „	I „	„	3,2,	„	„	„	1,1,	„	1,2	„

Die Höhe der Warze schwankt zwischen 0,0—1,4 cm, die Dicke (Breite) zwischen 1,1—1,3 cm. Die Messung kann sehr genau vorgenommen werden, da sich die Basis der Warze durch eine ringförmige Furche gegenüber dem Warzenhofe scharf abgrenzen lässt.

Die Form der Warze variiert auch in normalen Breiten von der ausgesprochen cylindrischen bis zur flachen. Dieselbe hat für den Praktiker insoferne Interesse, als er nach derselben oft schon während der Schwangerschaft zu bestimmen hat, ob sich die betreffende Brust zum Stillgeschäft eigne.

Von den einzelnen angeborenen Difformitäten, welche Kehrer als Mikrothelie, Mamilla fissa, Papilla verrucosa, Papilla circumvallata aperta und obtecta beschreibt, greift Basch nur drei heraus, welche ihm die wesentlichsten Formanomalien genügend zu charakterisieren scheinen: Die Papilla plana, fissa und invertita (letztere = der Papilla circumvallata obtecta). — Natürlich finden sich allerlei Übergangsformen. Dieselben stellen verschiedene Grade von Entwickelungshemmung dar, von denen die eigentliche Hohlwarze (P. invertita) das am weitesten zurückliegende Stadium zeigt. Die Warze selbst ist bei dieser Form stets verkümmert, rudimentär. Die in der Schwangerschaft regelmässig hypertrophierende Muskulatur des Warzenhofs (Muscul. sous aréolaire Sappeys), welche in konzentrischer Weise die Basis der Papilla umschliesst, wird dann in Form einer Striktur die Grube förmlich verdecken, in welcher die verkümmerte Warzenanlage gelagert ist (Schlupfwarze, Kehrer). Der Unterschied der einzelnen Formen ergiebt sich aus der Betrachtung der beistehenden Abbildungen, welche der eingehenden Arbeit über diesen Gegenstand von Basch entnommen sind, und schwache Vergrösserungen der verschiedensten Warzenformen sowie deren Verhältnis zum Hof zeigen [1]) (siehe Fig. 73 a—f).

Nach der Darstellung der Anatomen sind die Brustwarzen mit einem muskulösem Maschenwerk, in dessen Lücken die Milchgänge gelagert sind, und mit axial von der Basis zur Spitze verlaufenden Längsmuskelbündeln (Innenmuskulatur der Warze) ausgestattet, welche genetisch durch ein System von Fasern mit der Warzenhofmuskulatur in Verbindung stehen. Die Erscheinung

---

[1]) Da eine eingehende Erörterung unserer entwickelungsgeschichtlichen und vergleichend-anatomischen Kenntnisse von der Brustdrüse, welch letztere vor allem auf den Darstellungen von Gegenbauer, Klaatsch, O. Schultze basieren, nicht aufgenommen werden konnte, musste auch von der Besprechung gewisser damit zu erklärender Erscheinungen, der Hypermastie und Hyperthelie, das Vorkommen überzähliger Brustdrüsen und Warzen, an dieser Stelle Abstand genommen werden.

der sog. Erektion, welche durch mechanische und psychische Reize ausgelöst werden kann und in einer Änderung der Dimension, Form und Konsistenz

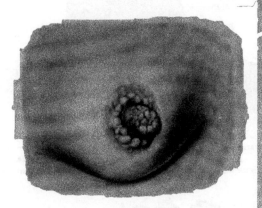

Fig. 71.

Bedeutende Hypertrophie der Montgomeryschen Drüsen und auffallend hohe, cylindrische, stark gerunzelte Warze bei sehr kleinem Warzenhof. (II gravida.) (Papilla verrucosa.)

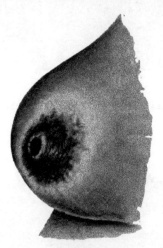

Fig. 72.

Kraterförmige Hohlwarze bei einer 26 jährigen II gravida. (Papilla circumvallata obtecta = invertita.)

besteht, ist weder auf den Grad der Gefässfüllung noch auf ein bestehendes Schwellnetz, sondern lediglich auf die Zusammenziehung des gesamten beschriebenen

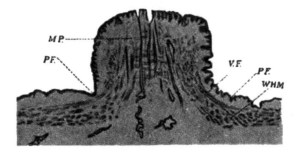

Fig. 73 a.

Normale Brustwarze von Cylinderform. 3 fach vergrössert. — Loupe. — Halbschematische
Einzeichnung der glatten Muskulatur der Brustwarze.

PF Papillenfurche, *WHM* Muskulatur des Warzenhofes, *VF* Verbindungsfasern, *MP* Innenmuskulatur der Papille

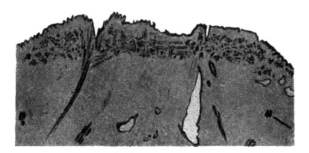

Fig. 73 b.

Papilla plana; flache Warze einer 27 jährigen. 3 fache Vergrösserung.

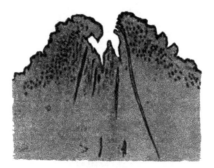

Fig. 73 c.

Papilla fissa, gespaltene Warze bei einem 17 jähr. Mädchen. Sagittalschnitt. 3 fach vergrössert.

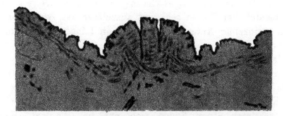

Fig. 73 d.

Papilla circumvallata aperta (Kehrer), halbkugelige Warze bei einem 19 jährigen Mädchen.
3 fache Vergrösserung.

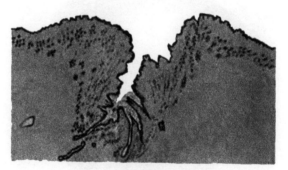

Fig. 73 e.

Papilla invertita, echte Hohlwarze bei einem 17 jähr. Mädchen.   3 fach vergrössert

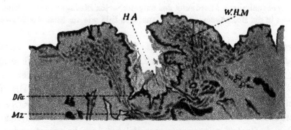

Fig. 73 f.

Papilla circumvallata obtecta, echte Hohlwarze (Kehrer), 34 jähr. Erstgebärende am Ende
der Gravidität. 3 fache Vergrösserung.

HA Auflagerung von Horngewebe, *Dfd* Drüsenfeld, *WHM* Hypertrophische Warzenhofmuskulatur, *Mz* schmale
Muskelzone unterhalb der verkümmerten Brustwarze.

Sämtliche Bilder aus der Arbeit von Basch.

Muskelapparates zurückzuführen, welche in ganz typischer Weise abzulaufen und auch experimentell bei Tieren sehr gut auszulösen ist, wobei entgegen den Anschauungen einzelner Autoren die Warze an Länge zu und an Dicke abnimmt (Basch).

Die Mehrzahl der Beobachter bestreitet das Vorkommen von glatten Muskelfasern in der Brustdrüse des Menschen ausserhalb des Gebietes der Warze, des Warzenhofes und der grösseren, Ausführungsgänge (Henle, Luschka, Koelliker, Eberth, Partsch, Heidenhain). Positive Befunde im entgegengesetzten Sinne finden sich nur bei Meckel, Hennig und Zocher. Bei mächtigerem Auftreten derselben entwickele sich die sogen.

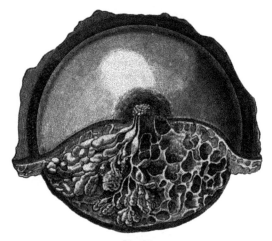

Fig. 74.

Milchdrüse eines Weibes während der Laktation (etwa ¹/₈ der natürlichen Grösse. (Nach Luschka.) Wabenähnliche Anordnung des aufgelockerten Bindegewebes. — Einlagerung der Drüsenläppchen in die Hohlräume. Ziemlich analoges Bild wie am Ende der Schwangerschaft.

Fleischbrust. An den Endbläschen fehlt die Muskulatur zumeist ganz, auch nach Ansicht der letzteren Autoren, von denen Zocher die eingehendste Darstellung dieser Verhältnisse geliefert hat. Das Auftreten von quergestreiften Muskelfasern wurde von Säfftigen beobachtet. Die Wand der Ductus lactiferi besteht aus Bindegewebe und elastischen Fasern; das Vorkommen organischer Muskelzellen in derselben wird aber zumeist auch geleugnet. Das Auftreten von spontanem Milchabfluss bei strotzender Brust, in feinem Strahle (Galaktorrhoe), lässt nach anderen eine Muskelaktion voraussetzen.

Die histologischen Veränderungen, welche die Brustdrüse in der Schwangerschaft eingeht, sind zuerst etwas ausführlicher von Karl Langer geschildert worden. Sie bilden nach ihm einen Übergang von der jungfräulichen Brust zu der einer stillenden Wöchnerin. Das wesentliche dabei besteht darin, dass

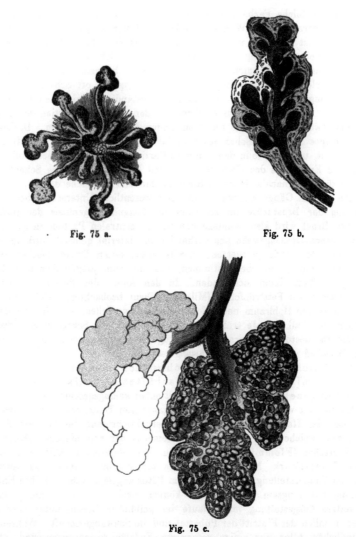

Fig. 75 a.   Fig. 75 b.

Fig. 75 c.

a) Brustdrüse eines weiblichen, 18 cm langen Embryo. — b) Drüsenläppchen aus der Brust
eines 16 jährigen Mädchens. — c) Drüsenläppchen aus der Brust eines 18 jährigen Mädchens.
Abbildungen aus dem Werke von C. Langer, Zur Darstellung des primitiven Aufbaues
der ersten Drüsenanlage und der weiteren Entwickelung derselben.

die ursprüngliche Prallheit schwindet und ein mehr minder intensiver Grad von
Auflockerung Platz greift. Die Drüsenkörper nehmen an Grösse etwas zu, ge-

winnen eine gelbliche Farbe und lassen sich leicht aus dem sie umgebenden Bindegewebe herausheben. Während die Drüsenkörner hauptsächlich peripher gelagert sind, ist das noch nicht in Läppchen zerfallene Parenchym von eingestreuten, kleinen Fettklümpchen durchsetzt, wie solche an dieser Stelle in der jungfräulichen Brust nicht aufgefunden werden können. Bei Injektionsversuchen, welche wegen der Enge der Ausführungsgänge oft Schwierigkeiten bereiten, dringt die Masse in die noch unvollständig entwickelten Drüsenbläschen ein, ohne sie ganz zu erfüllen. In den centralen Partien endigen die feinen Zweige blind, ohne an ihren Enden Bläschen zu bilden. Derbes, bindegewebiges Stroma, welches das Material für die Entwickelung der Milchgänge abgiebt, umhüllt die in den centralen Partien weiter sprossenden, soliden Gänge und Endzweige des Hauptstammes und hält Langer diese Scheidenfortsätze für Gubernacula, in deren Richtung hin und in welche die ursprünglich noch soliden Gänge weiterwachsen. Der wesentliche Unterschied bei der Entfaltung der Brustdrüse im schwangeren Zustande gegenüber der jungfräulichen Brust wird also hauptsächlich in den centralen Partien zu suchen sein, wo neues Drüsengewebe aus vorhandenem Material geformt wird, indes die an der Peripherie gelagerten, bereits entwickelten Drüsenbläschen im wesentlichen mit jenen übereinstimmen, wie sie beim jungfräulichen, nicht schwangeren Individuum sich finden. In den Acinis der Peripherie kann man jedoch schon Fetttröpfchen (Milchkügelchen) beobachten, welche allerdings den ganzen Hohlraum noch nicht vollständig ausfüllen, wie dies bei der Stillenden der Fall ist. Je trüber und je reichlicher das Sekret einer Drüse geworden ist, desto mehr derartigen Fettkügelchen begegnet man in den einzelnen Bläschen (vorgeschrittene Schwangerschaft).

Die Milchdrüse kann erst nach zurückgelegter Schwangerschaft und mit Beginn des Stillgeschäftes als vollkommen entwickelt angesehen werden. Sie zählt entwickelungsgeschichtlich zu den Hautdrüsen und wurde nach der früher gangbaren Einteilung den acinösen Talgdrüsen der Haut beigezählt[1]). Unter Berücksichtigung der heutigen Anschauungen, welche über die Einteilungsmomente der verschiedenen Drüsenarten herrschen (Flemming), wird sie zu den tubulösen gezählt (Benda, Stöhr, Koelliker). Manche nennen sie tubulo-acinös. Hertwig räumt ihnen eine Sonderstellung ein. Schon beim Fötus angelegt, schreitet ihre Entwickelung nur langsam vorwärts und können zwei Etappen in Bezug auf ihre weitere Ausgestaltung im Verlaufe des weiblichen Lebens unterschieden werden, nämlich der Eintritt der Pubertät und die Schwangerschaft. Während im kindlichen Alter nur einige verzweigte Endäste zu verfolgen sind, erscheinen bei der Heranreifung am äussersten Drüsenrande, also ganz peripher um die Endäste gruppiert, die ersten Drüsenbläschen; erst in der

---

[1]) Gegen die Analogie zwischen Talg- und Milchdrüsen (Virchow) sprachen sich schon Heidenhain und Partsch in entschiedenster Weise aus, indem die physiologische Funktion bei beiden eine so differente ist. Bei ersteren findet ein fortschreitender Zerfall, Nekrose, bei letzteren ein aktiver Prozess statt.

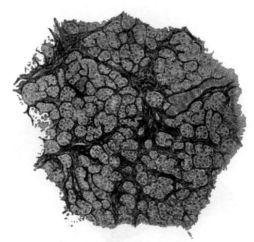

Fig. 76.

Histologisches Bild der Brustdrüse (peripherer Abschnitt) zur Darstellung der Drüsenläppchen. Mehrgeschwängerte, achter Monat. Vergr. Zeiss. Obj. II. Oc. a.

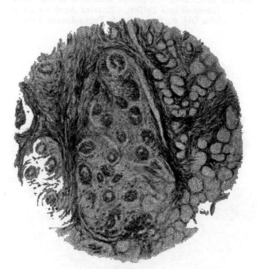

Fig. 77.

Histologisches Bild der Brustdrüse. Zur Darstellung der Verteilung des Drüsen- und Bindegewebes. Erstgeschwängerte, vierter Monat.

Die Figuren 76—79 nach Präparaten der Grazer Klinik (von Dr. R. Pichler angefertigt).

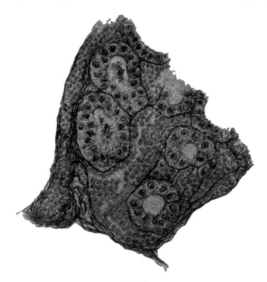

Fig. 78.

Histologisches Bild der Brustdrüse. (28 jährige Multipara, achter Monat.) Zur Darstellung des Baues der Acini. Einschichtiges Epithel. Einzelne Acini bei stärkerer Vergrösserung. (Zeiss Obj. d., Comp. Oc. 6, Tubus-Auszug 190.)

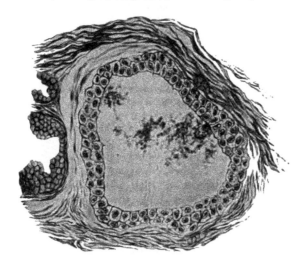

Fig. 79.

Histologisches Bild der Brustdrüse. (28 jährige Multipara, achter Monat.) Ausgedehnter Ausführungsgang in stärkerer Vergrösserung. (Zeiss Obj. d., Comp. Oc. 6.)

Schwangerschaft wandeln sich auch die centralen Anteile in solche um. Schon makroskopisch gewinnt die Drüse im schwangeren Zustande ein anderes Aussehen. Sie zerfällt in ausgesprochene Lappen, das trennende Bindegewebe lockert sich auf und reichere Fettmassen werden abgelagert. Auch hier beginnt das Wachstum von der Peripherie und schreitet gegen das Centrum fort, indem sich die Gänge weiter centralwärts verästeln, und zwar auf Kosten des bindegewebigen Stroma, welches überall da schwindet, wo Acini sich entwickeln, ausknospen.

In histologischer Beziehung machen sich die Veränderungen in der Schwangerschaft oft schon im zweiten Monate geltend, manchmal indes sind selbst im vierten Monate kaum erst Andeutungen solcher gegeben

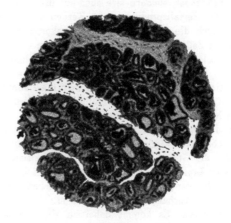

Fig. 80.

Mamma einer im Beginne der Geburt verstorbenen Pluripara. Fettfärbung mit Osmiumsäure. Zeiss Obj. A A, Oc. 2.

(Unger, Coën). Es bestehen also diesbezüglich grosse individuelle Schwankungen. Die ersten Veränderungen zeigen sich im Bindegewebe, das ursprünglich derb war, spärliche Kerne aufzuweisen hatte, nun aber aufgelockert erscheint und immer spärlicher wird, was auf das reichliche Auftreten von Wanderzellen in der Umgebung der Blut- und Lymphbahnen zurückgeführt werden muss (Talma und Creighton). Die weiteren Veränderungen sind in der Vermehrung der Lobuli und Vergrösserung der Acini, endlich im Verhalten der Epithelien gegeben. In den sich zunächst neubildenden Knospen und Sprossungen der Gänge, aus welchen die Alveolen sich entwickeln, findet sich vielfach noch kein Lumen angedeutet. Die Milchgänge selbst sind noch leer und so wie im nicht schwangeren Zustande, von einem cylindrischen Epithel begrenzt, welches in den eigentlichen Drüsenanlagen meist niedriger wird, ja sich stellenweise abplattet. Die Osmiumreaktion zeigt nur hin und wieder im Lumen einen schwarzen Fetttropfen (Durchmesser 6—12 μ), sowie auch zuweilen in dem frei gegen die Lichtung sehenden Rande der Drüsenepithelien. Je mehr die Schwangerschaft fortschreitet, desto intensiver wird die Fettproduktion (siehe Fig. 80). Die Kerne enthalten drei bis fünf Kernkörperchen, das Protoplasma zeigt Granulierung. Bei engem Lumen sind die Alveolarepithelien hoch, bei weitem niedriger (Koelliker). Der Innenrand der Epithelien ist zumeist glatt, seltener zerfranst (Heidenhain, Partsch). Die Fetttropfen sitzen in den Epithelien, besonders wenn sie grösser, fast regelmässig gegen das Lumen zu, nur selten basalwärts (Benda, Frommel). Die Beteiligung der Zellkerne bei dieser Fettumwandlung ist noch nicht endgültig festgestellt; es scheint, dass die Fettbildung nicht bloss auf das Protoplasma beschränkt ist, sondern sich auch auf die Kerne erstrecke, indem man in den Alveolen Zerfallsprodukten von Kernen als Effekt der Chromatolyse begegnete. Auch die Vermehrung der Kernkörperchen und Anhäufung von Kernen in einer Zelle sind neben dem Vorkommen von Chromatinsubstanz innerhalb der Alveolen Momente, welche die Mitbeteiligung der Kerne erschliessen lassen. Kernteilungsfiguren begegnet man gewöhnlich nicht, zum mindesten sind sie sehr selten (Szabó). Frommel konnte sogar bei ausgesprochener Laktation, welche die Kernteilung wesentlich zu steigern pflegt (Nissen), keine Karyokinese nachweisen.

Fasst man das bisher Gesagte zusammen, so kennzeichnen sich die für die Brustdrüse charakteristischen Schwangerschaftsveränderungen zunächst als solche, welche die Grösse, äussere Form und Konsistenz betreffen, und diese sind in erster Linie bedingt durch eine ganz mächtige Neubildung von Drüsengewebe (in den centralen Teilen des eigentlichen Drüsenkörpers nebst Hyperplasie des bereits vorhandenen) verbunden mit starker Auflockerung des bindegewebigen Gerüstes. Es kommt dabei zu einer beträchtlichen Hypertrophie und dimensionalen Veränderung fast aller sonstigen Konstituenten und Gewebsteile, welche jenes Gebilde aufbauen, das wir mit dem Ausdrucke „die weibliche Brust" zusammenzufassen pflegen. (Hypertrophie des gesamten Muskelapparates der Warze und des Warzenhofes, Vergrösserung des letzteren, Runzelung desselben, Verlängerung und Veränderung der Form der Warze selbst, Hypertrophie der Montgomeryschen Drüsen, Hypertrophie der Blutgefässe und Lymphgefässe.) Dazu kommt die Ablagerung von Pigment in den Zellen des Rete Malpighii der Warze und des Warzenhofes, und endlich als das Wesentlichste das Einsetzen der physiologischen Funktion, die Einleitung der Sekretion in Form der Bildung des Colostrum.

Auftreten von Sekret in der Brustdrüse, welches durch Druck auf dieselbe von aussen zur Entleerung gebracht wird, gilt als ein mehr minder verlässliches Zeichen der Schwangerschaft. Dieses Sekret erscheint besonders bei Nulliparen und am Beginne der Schwangerschaft oft wasserklar; später wird es trüb, fadenziehend und zeigt auch gelbliche, ölige Streifen. Bei Frauen, die gestillt haben, begegnet man solchem Sekrete oft noch jahrelang. Ausserdem ist es bekannt, dass Sekretbildung bei gewissen pathologischen Veränderungen

... . Myomen recht häufig in ausgesprochener
... . aufzutreten pflegt (Freund jun.). Dieses
... . charakteristische Brustdrüsensekret, welchem
... . nach der Geburt und auch nach dem Ab-
... . wesentlich von jenem bei der Säugenden:
... ... Biestmilch). Unter dem Mikroskop
... ... als charakteristischen Bestandteil der
... ...rperchen, welche seinerzeit (1837) von
... ... und von Henle so benannt worden waren.
... ...massen von wechselnder Grösse (von $9 - 40\,\mu$.
... .ser) und maulbeerartigem Aussehen dar.

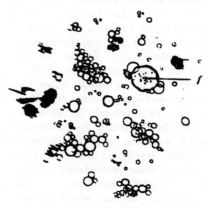

Fig. 81.

... ... Ende der Schwangerschaft (zwei Tage vor der Geburt, I Gravida).

... mit einander zusammenhängen, aus welchen kleinere Tropfen au-
... typische Colostrumkörperchen.

(l
ku
sp
ers·
Wa
werd
in d
halte
und ·
sich v
leer u:
Epithei
wird, ja

... amöboider Bewegung fähig sind, nach Säure-
....loge Kernbilder wie verschiedene Leukocyten-
...gemein als Phagocyten aufgefasst werden, welche
...genommen haben (v. Ebner)[1]. Man hat die-
...n Zusammenhang gebracht, sie direkt als Aggre-
....en angesehen (Simon, Henle u. a.) und Nasse

... lautet: „Dieselben sind wenig durchsichtig, von wenig
... gleichsam granuliert, d. h. sie scheinen aus einer Menge
....bunden oder in eine durchsichtige Hülle eingeschlossen
... recht oft bemerkt man im Mittel- oder einem anderen
... anderes zu sein scheint, als ein wirkliches, von dieser
... ..hen.

(1840) hat die lange Zeit später herrschende Anschauung ausgesprochen, dass die Colostrumkörper eigentlich im Zerfall begriffene Zellen darstellen, als deren Zerfallsprodukte dann die Milchkügelchen anzusehen wären. Immer mehr gewann diese Anschauung Anhänger, die dann, dem Beispiele Reinhardts folgend, die Colostrumkörper als metamorphosierte und ausgestossene Brustdrüsenepithelien ansahen (Langer, Koelliker). Eine Stütze für diese Anschauung war schon durch Virchow in seiner Cellularpathologie 1858 gegeben, indem er in der Colostrum- und Milchbildung denselben Prozess erblickte, nur dass es sich bei ersterem um einen langsameren Prozess, die Zellen also länger zusammengehalten werden, bei letzterem um einen akuten, bei welchem die Zellen eher zu Grunde gehen, handle. Schon Winkler war das dichte Gedränge von Wanderzellen um milchende Alveolen aufgefallen. Eine wichtige Entdeckung rührt von Stricker her, welcher die amöboiden Bewegungen der Colostrumkörper auf dem heizbaren Objekttisch zu beobachten und das Ausgestossenwerden des Fettes aus dem Protoplasmakörper der Epithelien direkt zu sehen Gelegenheit hatte. Er hält die Colostrumkörper für ausgestossene Enchymzellen, welche den Transport der Fettkügelchen aus den Epithelzellen in das Milchserum zu besorgen haben. Nicht unwichtig erscheint für die heute geltenden Anschauungen ferner der Befund von Buchholz (1877), dass die Zahl der Colostrumkörper mit der Abnahme der Milchsekretion zunimmt. Rauber führt die Entstehung der Colostrumkörperchen auf farblose Blutkörperchen zurück, welche in die Brustdrüsenepithelien eingewandert sind und ausgestossen werden. Heidenhain lässt die Colostrumkörperchen durch Veränderungen einzelner Brustdrüsenepithelien entstehen, indem in diesen eine Intussusception von Fetttröpfchen stattfindet. Wichtig ist weiters der Nachweis von de Sinéty (1875), dass das beim Neugeborenen wenige Tage nach der Geburt vorfindliche Brustdrüsensekret (Hexenmilch) sich von der Frauenmilch weder mikroskopisch noch chemisch unterscheidet und die Bestätigung der Thatsache, dass es erst auftritt, wenn die Milchsekretion versiegt. Nach dem Abstillen fanden Bizzozero und Vassale in dem Sekrete Leukocyten und grosse Zellen, welche sowie die Colostrumkörperchen bei einer gewissen Temperatur Formveränderungen zeigten und mit Fetttröpfchen beladen waren.

A d. Czerny (1890), welcher das Auftreten von Colostrum nach dem Abstillen genauer studierte, wobei sich feststellen liess, dass vom fünften Tage an typische Colostrumkörperchen vorhanden waren, kommt zu einer Auffassung, die auch experimentell begründet ist und jetzt sich allgemeiner Annahme erfreut. Das späte Auftreten derselben in dem Brustdrüsensekret Neugeborener, das Vorkommen im Colostrum der Schwangeren, das rasche Verschwinden beim Saugen, die Zunahme derselben, wenn nicht gestillt wird und ihr Erscheinen nach unterbrochener oder beendeter Laktation deutet darauf hin, dass Colostrumkörperchen nur unter einer ganz bestimmten Bedingung auftreten, nämlich beim Zusammentreffen von Milchbildung und unterlassener Sekretentleerung aus der Brustdrüse. In den Montgomeryschen Drüsen dauert die Colostrumbildung an, während die Brustdrüse schon Milch secerniert.

Auf Grund der Experimente Czernys ist festgestellt, dass die Colostrumkörperchen als Leukocyten aufzufassen sind, welche unverbrauchte Milchkügelchen aufnehmen und rückbilden. Denselben gebührt im Gegensatz zu Raubers Bezeichnung „Galaktoblasten" eher der Name Galaktolyten. Durch den Nachweis von Tusche, welche unter die Rückenhaut von Tieren injiziert war, im Colostrum ist weiter bewiesen, dass die Colostrumkörperchen Leukocyten sind. Dieselben müssen durch das Epithel in die Drüsenräume

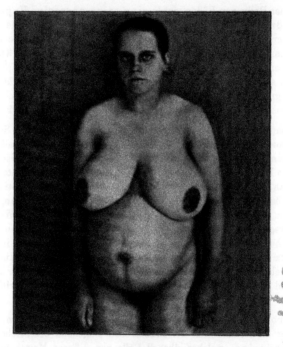

Fig. 82.

Photographische Aufnahme einer 24 jährigen I gravida. Beträchtliche reine Hypertrophie der Brustdrüsen in der Schwangerschaft.

eingedrungen sein. Sie stossen weder die aufgenommenen Fremdkörper in der Drüse wieder aktiv aus, noch lassen sie dieselben durch den angenommenen Zerfall des Zellkörpers frei werden. Die Colostrumkörperchen verlassen, nachdem sie die Milchkügelchen bis zu einem bestimmten Grad zurückgebildet haben, die Drüsenräume mittelst der ihnen eigentümlichen, amöboiden Beweglichkeit. Die Colostrumkörperchen sind Leukocyten, welche in die Brustdrüsenräume aktiv einwandern, sobald in diesen Milch gebildet, aber nicht durch die Ausführungsgänge entleert werden, welche dann daselbst die unverbrauchten Milchkügelchen aufnehmen, zerteilen und behufs weiterer Rückbildung aus der Drüse in die Lymphbahnen abführen[1]).

E. Meyer ergänzt die Lehre Czernys durch den Nachweis fettbeladener weisser Blutzellen in den abführenden Lymphbahnen und zugehörigen Lymphdrüsen und fügt noch bei, dass seiner Meinung nach die von Partsch und Steinhaus wiederholt im Beginne der Laktation beobachteten Mastzellen auch der Aufgabe des Fetttransportes zu dienen scheinen.

In einer Reihe von Fällen wurde eine reine excessive Hypertrophie der Brustdrüsen in der Schwangerschaft beobachtet, welche den Trägerinnen dieser ganz ungeheuerlich geschwellten, bis zur Schamfuge und in die Leistenbeuge herabhängenden Brüste bedeutende Beschwerden (Klagen über grosse Schwere und in die Arme ausstrahlende Schmerzen) verursachte. Dabei handelte es sich teilweise um Individuen, welche schon zur Pubertätszeit durch auffallend grosse Brüste ausgezeichnet waren und bei denen durch den schwangeren Zustand ein weiteres excessives Wachstum sich bemerkbar machte.

Gewöhnlich äussert sich letzteres symmetrisch auf beiden Seiten. Die Konfiguration der Brüste bleibt die normale, die Konsistenz ist prall, elastisch, die einzelnen Läppchen sind durch die sehr dünne, von ektatischen Venen durchzogene Haut deutlich palpabel; auffallende Zunahme der Falten ist nicht zu bemerken, dafür Andeutung von Ödem. Merkwürdig kontrastiert zumeist mit der Grösse der Drüsen die Kleinheit der Warzen. Der Umfang der Basis kann bis zu und über 60 cm, die Länge von der Basis bis zur Warze bis zu 30 cm betragen. — Histologisch zeigt die Drüse normale Struktur. Als eine eigentümliche Erscheinung muss hervorgehoben werden, dass in einzelnen Fällen trotz der imposanten Grössenzunahme des Organs die Milchsekretion nach der Geburt vollkommen versagte und dementsprechend auch keine Rückbildung und Verkleinerung der Drüsen im Wochenbett Platz griff (Fall von Zarukow).

Billroth hat die ersten zwei Fälle, die ihm begegneten, in seinem Werke über die Krankheiten der Brustdrüsen eingehend beschrieben und sein Schüler Schüssler, welcher über 2 Fälle von diffuser Mammahypertrophie

---

[1]) Die Beschreibung der Unterschiede, welche das Brustdrüsensekret in der Schwangerschaft in morphologischer und chemischer Hinsicht gegenüber jenem während des Säugens darbietet, sowie die Erörterung des physiologischen Vorganges bei der Sekretion (des Verhaltens der Brustdrüse in sekretorischer Hinsicht, des Vorhandenseins spezieller Nerven u. s. f.) wird in dem Abschnitte dieses Handbuches, welcher sich mit der Laktation beschäftigt, erfolgen. Da Colostrumkörperchen noch wochen-, ja selbst monatelang in der normal aussehenden Milch angetroffen werden können, so stehen auch einzelne Autoren (Opitz) auf dem Standpunkte, eine scharfe Trennung von Colostrum und Milch zu verwerfen. indem sich nach ihnen der klinische mit dem anatomischen Befunde nicht deckt. — Der Übergang von der Sekretion des Colostrum zu dem der eigentlichen Milch ist in der That auch ein allmählicher. — (Siehe Genaueres in den sehr eingehenden Arbeiten von E. Unger.)

aus der Billrothschen Klinik berichtet, konnte bereits mit seinen 16 Fälle (1892) zusammenstellen, denen Donati (1900) 7 Fälle der Litteratur und einen eigenen Fall anzureihen vermochte. Unter diesen finden sich jedoch auch einzelne bei virginalen Individuen. In dem Fall von Grasmück (1901) handelte es sich um typische Schwangerschaftshypertrophie, in der der grösste Umfang der Brustdrüsen sogar 73 cm erreicht, bei einer 18 jährigen Hochschwangeren, die vorher nichts von einer auffälligen Vergrösserung der Brust bemerkte. Hier nahm auch die Grösse der Drüsen im Wochenbett ab.

B.

Symptomatologie der Schwangerschaft.

Kapitel I.

Die Erscheinungen an den Genitalien in den einzelnen Monaten der Schwangerschaft.

Von

A. Goenner, Basel.

Mit neun Abbildungen im Text[1]).

...

Litteratur.

Braxton Hicks, Americ. Journ. of obst. 1887. Oct. pag. 1067.
Charpentier, Traité pratique des accouchements. Tom I. pag. 291.
Olshausen-Veit, Lehrb. d. Geburtsh.
Runge, Lehrb. d. Geburtsh.
v. Sänger u. v. Herff, Encyklopädie der Geburtshülfe. Bd. 2. S. 281.
v. Winckel, Lehrb. d. Geburtsh.

I. Monat. Der Uterus nimmt an Grösse etwas zu, man ist aber nur im stande die Vergrösserung des Organs sicher zu konstatieren, wenn es sich um eine Frau handelt, welche man schon früher untersucht hat und deren Uterusdimensionen man genau kennt. Es ist immer nur eine Wahrscheinlichkeitsdiagnose.

II. Monat. Der Uterus ist gänseei- bis orangengross, deutlich von vorn nach hinten dicker, sodass er vollständig birnförmig wird, während im nicht-schwangeren Zustand die Birne im sagittalen Durchmesser abgeflacht ist. Diese Zunahme des Dickendurchmessers ist charakteristisch. Der Uterus ist weich und die Anteflexion stark, sodass er in grosser Ausdehnung dem vorderen

---

[1]) Die Photographien der Schwangeren sind von Herrn Dr. Labhardt, Assistenzarzt der Baseler geburtsh. Klinik, aufgenommen worden.

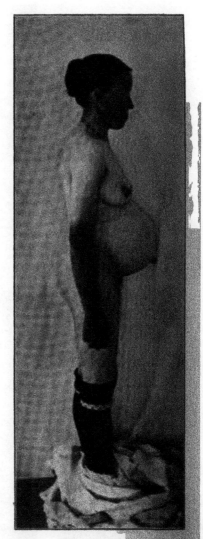

Fig. 1.   Fig. 2.

Fig. 1. 20 jähr. Erstschwangere mit normalem Becken. 28 Wochen.

2. 36 jähr. Neuntschwangere mit rachitischem platten Becken. C. V. 9. 28 Wochen.
Hängebauch, schlaffe Brüste.

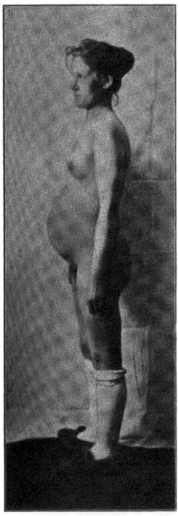
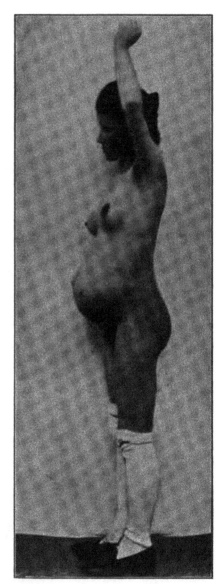

Fig. 3.   Fig. 4.

Fig. 3. 26 jähr. Erstschwangere mit normalem Becken. 32 Wochen.
Fig. 4. 25 jähr. Zweitschwangere mit normalem Becken. 33 Wochen.

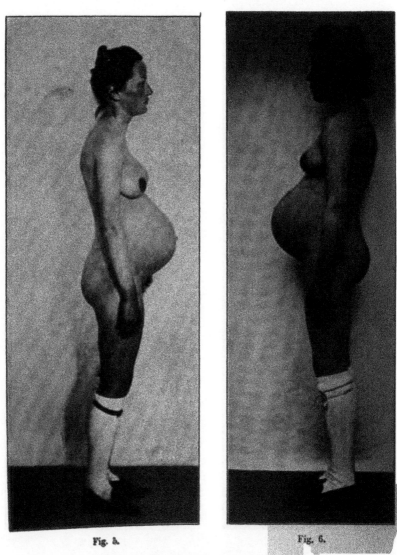

Fig. 5.   Fig. 6.

Fig. 5. 21jährige Erstschwangere. 36 Wochen.

Fig. 6. 25jährige Zweitschwangere mit normalem Becken; 36 Wochen, die gleiche Person wie Fig. 5. Die Vergrösserung des Leibes und der Brüste in diesen drei Wochen ist deutlich.

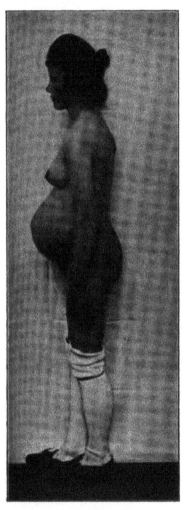 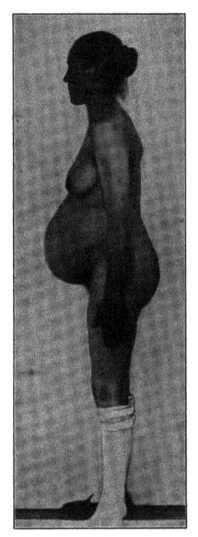

Fig. 7.   Fig. 8.

Fig. 7. 18jährige Erstschwangere, 40 Wochen, straffe Bauchdecken, der Unterschied im Vergleich zu Fig. 8 ist auffallend, der Nabel steht viel höher, am Bauch und an den Nates viel frische Strine. Brüste gut entwickelt, nicht stark hängend.

Fig. 8. 29jährige Sechstschwangere mit normalem Becken, 40 Wochen, Hängebauch, schlaffe Brüste.

Scheidengewölbe aufliegt, die hintere Fläche befindet sich noch unterhalb des Beckeneingangs.

Die Vaginalportion ist weich, aufgelockert, der Muttermund eine rundliche Grube mit weichem Rand bei Primigraviden, bei widerholt Schwangern ist er etwas weiter und weicher als sonst. Der Uterus kann unterhalb des Eies so weich sein, dass sich die Finger leicht in ihn eindrücken lassen und man das Gefühl hat, die äussere und die innere Hand berührten sich beinahe. Diese besonders nachgiebige Stelle entspricht der Grenze zwischen Corpus und Cervix, Hegar'sches Schwangerschaftszeichen.

Die äusseren Geschlechtsteile sind voluminös, ihre Schleimhaut blaurot. ebenso diejenige der Scheide, des Laquear und der Portio. Pigment tritt besonders bei Dunkelhaarigen an den Warzenhöfen, der Linea alba und den äusseren Genitalien auf.

In der Regel bleiben die Menses gleich aus, es kommt aber nicht gar selten vor, dass sie sich noch ein oder zweimal schwach zeigen.

III. Monat. Der Uterus ist fast kindskopfgross, sein höchster Punkt erreicht oder überragt die Beckeneingangsebene und bei schlaffen Bauchdecken kann ihn die aussen aufgelegte Hand ohne Zuhülfenahme der inneren fühlen, er füllt den grössten Teil des Beckens aus. Die Anteflexion resp. Version ist stark, infolge davon die Portio hoch und weit hinten in der Kreuzbeinaushöhlung und daher schwer erreichbar.

IV. Monat. Der Fundus ist handbreit über der Symphyse gut abtastbar. Der Uterus ist weich, reagiert aber durch Kontraktionen auf das Abtasten und dieses Härterwerden ist gut zu fühlen. Diese Zusammenziehungen des Uterus, welche auch spontan auftreten, verursachen keine Schmerzen wie die Wehen, sind gewöhnlich für die Frau gar nicht wahrnehmbar. Nach Braxton Hicks dienen sie zur Beförderung der Blutcirkulation in den intervillösen Räumen.

Unter günstigen Umständen kann man Kindesteile erkennen und den ganzen Kindeskörper zwischen den Händen ballotieren lassen. Das Uteringeräusch ist oft auf einer oder beiden Seiten zu hören, es ist blasend und entsteht in den grossen Gefässen, welche zum Uterus gehen, mit dem Puls der Mutter ist es synchron. Kindesbewegungen als erstes sicheres Zeichen der Schwangerschaft können hörbar sein. Der Bauch ist durch den Uterus in den unteren Partien deutlich vorgewölbt.

V. Monat. Der Fundus erreicht die Mitte von Nabel und Symphyse. Die Portio ist stark aufgelockert, der Muttermund bei Mehrgeschwängerten so weit oder wenigstens so dehnbar, dass der Finger in ihn dringen kann, bei Primigraviden ist das nicht der Fall. Die Herztöne des Kindes sind leise aber bei aufmerksamem wiederholten Auskultieren für den Geübten hörbar. Frauen, die schon geboren haben, fühlen oft vor der 20. Woche Kindesbewegungen, erstschwangere meistens später, weil ihnen die Empfindung unbekannt ist und sie daher für Darmperistaltik gehalten wird. Es gelingt manchmal Kindesteile von der Scheide oder vom Bauch aus sicher als solche zu erkennen.

Das Pigment an der Linea alba ist stark, ebenso die sogen. sekundäre Areola an den Brüsten. Die Wölbung des Bauches ist beträchtlich und Striae werden an ihm sichtbar als Folge der starken Dehnung der Haut.

VI. Monat. Der Fundus befindet sich in Nabelhöhe, nach Winckel zwei Querfinger darunter, die Herztöne sind deutlich und die Kindesteile gut fühlbar. Die Nabelgrube wird am unteren Rand flacher, die Pigmentierung ist stark, die Striae zahlreich, die Brüste werden gross und derb. Die Portio ist wieder leichter zu erreichen, sie scheint infolge der Schwellung der Scheide kürzer, sie ist kaum derber anzufühlen als diese letztere. Der Uteruskörper ist kugelförmig.

VII. Monat. Der Fundus ist 2—3 Querfinger über dem Nabel, dessen Grube flach wird, die Pigmentierung daselbst ist kreisförmig. Der Umfang des Leibes in der Mitte zwischen Nabel und Symphyse beträgt ca. 94 cm, die Entfernung von Proc. xyphoid. zur Symphyse ca. 42 cm. Bei der inneren Untersuchung fühlt man einen vorliegenden ballotierenden Teil. Das Kind befindet sich gewöhnlich in Längslage, dadurch wird der Uterus oval. Bei Mehrgeschwängerten gelangt der Finger durch den ganzen Cervikalkanal bis zum innern Muttermunde. Aus den Brüsten lässt sich regelmässig Sekret ausdrücken, oft schon früher.

VIII. Monat. Der Fundus und die Pigmentierung der Linea alba erreichen die Mitte zwischen Nabel und Schwertfortsatz, der grösste Umfang des Bauches beträgt ca. 97 cm, die Entfernung von der Symphyse zum Proc. xyphoid. ca. 43,5 cm, der Nabel ist ganz glatt. Bei Primigraviden ist die Spannung der Bauchdecken so gross, dass die Magengrube sich kaum eindrücken lässt, bei wiederholt Schwangeren weniger, die Striae haben wieder zugenommen (s. Fig. 1).

Die Lage des Kindes ist leicht bestimmbar, da man sich an seinen Teilen gut orientieren kann, bei Erstschwangeren ist der Kopf beweglich im Beckeneingang, bei Mehrschwangeren kann er auch seitlich abgewichen sein, die Kindesbewegungen sind kräftig.

Durch das Gewicht des schwangeren Uterus ist der Schwerpunkt des Körpers verlegt und die Frau genötigt den Oberkörper nach hinten zu neigen und die Wirbelsäule zu strecken. Varicen und Ödeme der Beine sind als Zeichen der erschwerten Blutcirkulation häufig. Am Rippenbogen ist oft ein Schmerz besonders bei Erstschwangeren vorhanden, der entsteht durch die Spannung der Muscul. rect. und obliq. an ihrer Ansatzstelle. Das Gehen und besonders das Steigen wird beschwerlich, auch bei flachem Liegen ist Atemnot nicht selten.

IX. Monat. Der Fundus erreicht den höchsten Stand, d. h. in der Mitte den Schwertfortsatz und seitlich den Rippenbogen, wenigstens in der ersten Schwangerschaft. Der Umfang des Bauches beträgt ca. 99 cm, die

Entfernung von Symphyse zum Proc. xyphoid. ca. 44 cm, die Ausdehnung des Leibes ist am stärksten.

Der vorliegende Teil befindet sich bei Primigraviden im Beckeneingang schwerer beweglich als im achten Monat, auch bei ihnen ist der äussere Muttermund für die Fingerkuppe offen, die Portio ist zapfenförmig verkürzt. Bei Mehrgraviden ist der vorliegende Kindesteil meistens direkt durch den inneren Muttermund fühlbar und zwar beweglicher als bei Erstschwangeren und oft abgewichen. Zusammenziehungen der Gebärmutter sind fühlbar und sichtbar (s. Fig. 2 u. 3).

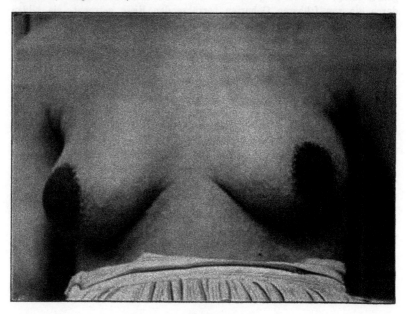

Fig. 9.

Brüste von Fig. 7.

X. Monat. Der Fundus steht tiefer und weiter nach vorn als im neunten Monat, ungefähr wie im achten, weil das Kind tiefer ins Becken herabgetreten ist. Der Umfang hat jedoch zugenommen, d. h. er beträgt ca. 100 cm und die Entfernung von Proc. xyphoid. zu Symphyse ca. 45—48 cm. Die Bauchdecken sind oberhalb des Fundus weniger gespannt, das ist besonders bei Erstschwangeren deutlich. Bei diesen steht der Kopf tief im Becken fest, das vordere Laquear nach unten wölbend. Die Portio erscheint nur als kleiner weicher Höcker oder die vordere Lippe ist ganz verstrichen und nur die hintere ragt etwas vor. Der Muttermund ist weit hinten oben und bildet eine rundliche Öffnung, durch welche der Finger nicht in den Cervikalkanal hinein dringt, der 3—4 cm lang ist. Man kann mitunter im vorderen Scheidengewölbe durch die verdünnte Uteruswand am Kopfe Nähte und Fontanellen unterscheiden (s. Fig. 4, 5 u. 6).

Bei Mehrgeschwängerten ist der Befund deutlich von dem eben Gesagten verschieden. Der Kopf ist weniger tief und fest, da der Uterus sowie die Bauchdecken schlaffer sind und ihn nicht fixieren, manchmal bleibt er bis zur Geburt abgewichen. Der äussere Muttermund klafft weit, der Cervikalkanal verengert sich nach oben trichterförmig, ist aber oft in seiner ganzen Länge für zwei Finger passierbar. Die Muttermundslippen sind meist durch die von früheren Geburten herrührenden Risse getrennt, sie bilden schlaffe Wülste von ähnlicher Konsistenz wie die Scheidenfalten. Die Schleimhaut der Scheide und der Vulva ist weich und stark secernierend.

Durch das Tiefertreten des Fundus wird die Atmung leichter, aber der Druck des Kopfes vermehrt die Blasenbeschwerden. Der Nabel wölbt sich wie eine Blase vor. Die Zusammenziehungen des Uterus werden häufig und auch für die Frau fühlbar, wenn auch nicht gerade schmerzhaft. Aus den Brüsten fliesst oft wässerige Milch, die bei unreinlichen Personen auf den Warzen Krusten bildet, das kann auch schon in früherer Zeit der Fall rein.

Sämtliche Erscheinungen sind bei Primigraviden deutlicher der betreffenden Zeit entsprechend als bei wiederholt Schwangeren. Bei diesen letzteren verwischen sich die für die einzelnen Monate typischen Unterschiede durch die aus früheren Schwangerschaften stammenden Veränderungen. Die oben angegebenen Dimensionen des Bauches und der Stand des Fundus entsprechen mässig grossen Kindern und mittleren Fruchtwassermengen, Zwillinge, Hydroammion etc. ergeben Abweichungen, ebenso Verengerungen des Beckens, welche den Eintritt des Kopfes verhindern.

Kapitel II.

Die leichteren Beschwerden der Schwangeren.

Von

A. Goenner, Basel.

Litteratur.

Casper, Lehrb. d. gerichtl. Med.
Charpentier, Traité d'accouchements.
Eichstedt, Zeugung. Geburtsmechanismus etc. Greifswald.
Hohl, Explorat II. 23—26.

Kehrer, In Encyklopädie d. Geburtsh. u. Gynäkol. von Sänger u. v. Herff. Bd. II.
     S. 261 ff.
Lauth, Thèse de Strassbourg. 1852.
Rheinstaedter, Zweifels Lehrb. d. Geburtsh. 1887. S. 269.
Rivet, Progrès méd. 1883. 3. XI.
Veit, J., Handb. d. Geburtsh. Bd. I. S. 219.
Wencelius, Thèse de Strassbourg. 1863.
Weil u. Geber, Ziemssens Handb. d. spez. Path. u. Therapie. XIV. S. 340.

Bei ganz gesunden Frauen, deren Lebensweise hygienisch richtig ist, können die Beschwerden der Schwangerschaft fehlen. Relativ häufig sieht man das bei nicht nervösen Personen, die in ihrem Haushalt genügend Beschäftigung finden, sich aber weder körperlich noch geistig überarbeiten müssen und die sich gut ernähren können. Durch die regelmässige Thätigkeit wird die Aufmerksamkeit abgelenkt, sie denken nicht über jede Kleinigkeit nach. Auch der Einfluss der Umgebung kommt in Betracht, allzu teilnehmende und ängstliche Verwandte können der Schwangeren manches suggerieren, sodass sie die Gemütsruhe verliert, ihre kleinen Beschwerden übertreibt und sich krank glaubt.

Immer macht sich gegen das Ende hin die Schwerbeweglichkeit fühlbar. Charpentier bezeichnet ganz zutreffend die Schwangerschaft als einen intermediären Zustand zwischen Gesundheit und Krankheit, der sich durch ein gewisses Unbehagen bemerkbar macht. Diese Störungen der Schwangerschaft sollen nun betrachtet werden, wobei zu bemerken ist, dass die Zahlen über die Häufigkeit ihres Vorkommens auf den Angaben von Kehrer beruhen.

Urindrang kommt bei 75 % aller Schwangeren vor, manchmal schon sehr frühe in kurzen Zwischenräumen und bei wenig gefüllter Blase. Er ist in diesen Fällen bedingt durch die starke Anteflexion des vergrösserten Uterus, welcher die Ausdehnung der Blase hindert. Tritt er erst spät auf, so ist der vorliegende Teil, welcher in das Becken herabsteigt und den Raum für die Blase beschränkt, die Ursache. Der Drang ist meistens am Tag stärker als nachts, wohl wegen des stärkeren Druckes der Bauch- und Beckeneingeweide auf die Blase bei aufrechter Stellung. 50 % der Fälle von Harndrang kommen in den letzten Monaten vor, in 18 % besteht er während der ganzen Zeit, in 11 % während der ersten sieben Monate, ebenfalls in 11 % während der letzten drei Monate, in 7 % am Anfang und ebenso in 7 % am Ende. Nach Kehrer ist es hauptsächlich das Orific. vesic., welches auf den Druck reagiert.

Inkontinenz der Blase zeigt sich erst in den späteren Monaten besonders bei Mehrgeschwängerten und in der kalten Jahreszeit, wo Katarrhe häufig sind. Der Urin wird entleert beim Husten, Niesen, Lachen, Brechen, bei starken Bewegungen, besonders solchen, welche den intraabdominalen Druck vermehren, wie Bücken und Heben von Lasten, auch beim Treppen auf- und absteigen. Es wird dabei nicht die ganze Blase entleert, sondern nur wenige Tropfen und bei der nächsten Gelegenheit fängt die Sache wieder an, sodass die Frauen fortwährend nass sind, sich infolge davon erkälten und auch Ekzeme bekommen. Als Ursache betrachtet Kehrer eine Erschlaffung des Sphincter vesicae und der Harnröhrenmuskulatur. Winckel fasst die Sache etwas anders auf, er beschuldigt den Druck, dem die Blase ausgesetzt ist, ferner die Verschiebung ihres Bauchfellüberzuges durch den wachsenden Uterus, in den letzten Monaten die Dislokation der Blase und die Zerrung der Ureteren. Den in der allerersten Zeit beginnenden Drang hält er für reflektorisch vom Uterus ausgehend, in solchen Fällen soll er die Schwangerschaft überdauern. Weder der eine noch der andere dieser Autoren erwähnt, dass Frauen mit Inkontinenz oft zugleich eine Senkung oder einen Vorfall der vorderen Scheidenwand mit Cystocele haben, der wohl ätiologisch nicht bedeutungslos ist. Diese Dislokation macht sich hauptsächlich in der letzten Zeit der Schwangerschaft bemerklich. Frauen mit solchen Senkungserscheinungen leiden bekanntlich auch ausserhalb der Schwangerschaft an Inkontinenz bei Husten u. s. w., was die Annahme einer gemeinsamen Ursache nahe legt.

Zahlreich sind die Ursachen von seiten des Verdauungsapparates. 28 % der Schwangeren leiden an Verstopfung. Von der Zeit an, wo der Uterus einen grossen Teil des kleinen Beckens ausfüllt und für die letzten Monate, in welchen der Kopf in demselben sich befindet, ist dies rein mechanisch zu erklären. Für die frühere Zeit, zu welcher der Uterusdruck nicht in Frage kommen kann, nimmt v. Winckel venöse Stauung an, ferner Erweiterung der Beckenvenen, Verlagerung des Dünndarmes, verhinderten Gallenabfluss, wenig Bewegung und unpassende Ernährung. Übrigens besteht bei vielen Frauen auch ausser der Schwangerschaft Konstipation. Veit betont, dass die Verstopfungen das Befinden mehr alterieren als im nicht schwangeren Zustand durch Kopfschmerzen, Kongestionen u. s. w., Hämorrhoiden sind oft die Folge davon.

Diarrhoen sind selten, manchmal wechseln sie mit Verstopfungen ab und sind dann erwünscht (Charpentier), Stuhldrang ist ebenfalls selten.

Dagegen sind Übelkeit und Brechen ausserordentlich häufig, letzteres wird bei 49 % aller Schwangeren beobachtet. Es sind hauptsächlich die Erstschwangeren, die darunter leiden, 44 %, Zweitschwangere in 33 %, Drittschwangere in 25 %, Viertschwangere in 21 %, Fünftschwangere in 25 %. In 54 % tritt es in der ersten Hälfte der Schwangerschaft auf, und zwar dauert es in 18 % nur die ersten drei Monate, in 35 % besteht es während der ganzen Zeit, in 9 % tritt es unregelmässig auf und in 2 % nur in der letzten Zeit.

Es wird meist morgens nüchtern oder nach dem Frühstück gebrochen, 49 %, selten nach allen Mahlzeiten 17 %. Das Brechen erfolgt ohne vorherige Übelkeit, leicht, wie ein Reflex, z. B. Husten oder Niesen. Es besteht keine Erkrankung des Magens dabei, die Zunge ist nicht belegt und gleich darauf wird mit gutem Appetit gegessen, sodass die Frauen nicht in der Ernährung herunterkommen. Rheinstaedter erklärt es durch stärkere passive Bewegungen des grossen Uterus gegen die Gedärme. Dafür spricht das Aus-

bleiben oder Nachlassen bei Beibehaltung der Bettlage, später tragen dazu bei
die Hydrämie der Schwangerschaft, die Lageveränderung der Baucheingeweide
und der Druck, welchem sie ausgesetzt sind. Für die erste Zeit, in welcher
das Brechen am häufigsten ist, ja oft das erste Sympton der Schwangerschaft
bildet, genügt diese Erklärung nicht. Da es gewöhnlich bald nach dem Auf-
stehen eintritt, hat man Gehirnanämie als Ursache angenommen. Man kann
es auch als Reflex vom Uterus ausgehend auffassen bei dem in der Schwangerschaft besonders erregbaren Nervensystem.

Sodbrennen besteht bei 65 % der Schwangeren, es tritt gewöhnlich
in der späteren Zeit auf und beruht manchmal auf unpassender Ernährung,
z. B. Genuss von viel Mehlspeisen.

Eigentliche Dyspepsie beobachtet man in 30 % meist in den ersten
Monaten.

Speichelfluss ist selten, aber sehr lästig, besonders durch das Aus-
laufen des Speichels während des Schlafens und die daraus folgende Durch-
nässung, er besteht gewöhnlich von Anfang bis zu Ende.

Eigentümliche Gelüste haben 55 % der Schwangeren, meist sind es
saure Speisen, die sie wünschen, 34,5 %, dann kommen die, welche Saures
und Obst verlangen, 27,3 %, dann die, welche Obst allein begehren, 21,8 %.
Nach Süssem gelüstet es 5,4 %, nach Süssem und Saurem 3,6 %, nach Heringen
ebenfalls 3,6 %, nach Fett und Obst 1,8 %, nach Bier 1,8 %. Manche Frauen
bekommen die Neigung zu geistigen Getränken, meist suchen sie zuerst das
Übelsein durch Cognac oder etwas Ähnliches zu bekämpfen und bleiben dann
leicht bei dieser Gewohnheit, auch wenn der Magen wieder in Ordnung ist.
Einmal habe ich eine Schwangere beobachtet, die täglich mehrere Liter Wein
trank, sich aber ohne allzu grosse Mühe davon abbringen liess. Es handelte
sich um eine den gebildeten Ständen angehörende Dame, bei welcher weder
vor noch nachher etwas von Alkoholismus zu konstatieren war. Sonderbar
sind die Gelüste nach Dingen, die nicht als Nahrungsmittel gelten, z. B. nach
Kreide. Casper erzählt, dass eine Schwangere den unwiderstehlichen Drang
verspürte in den roten Arm eines Metzgers zu beissen, eine andere Ohrfeigen
austeilen musste und Hohl teilt einen Fall mit, in welchem eine Frau nicht
anders konnte, als die eben gekauften Eier ihrem Mann ins Gesicht werfen.

Widerwillen gegen bestimmte Speisen kommt öfters vor, gegen
Fleisch in 100 %, gegen Kaffee und Bier in 30 %, gegen Mehlspeisen in 25 %,
gegen Gemüse in 15 %, gegen Kartoffeln und Milch in 10 % und gegen Käse
in 5 %.

An Müdigkeit, Schwindel, Ohnmachten leiden viele Schwangeren,
letztere beiden Erscheinungen werden oft hervorgerufen durch die schlechte
Luft und die Unbeweglichkeit in der Kirche, im Theater, durch langes bei
Tische sitzen. v. Winckel erklärt sie als Herzermüdung und Gehirnanämie
hauptsächlich bei schwächeren Frauen in der letzten Zeit.

Varicen kommen nach v. Winckel in 34 % vor, Ödeme in 20 %.

Kehrer giebt folgende Zahlen an: Varicen findet sich bei 75% aller Hochschwangeren,

in 38,2% betreffen sie die Beine allein,
„ 26,5% die Beine und die Vulva,
„ 17,6% sind es nur Hämorrhoiden,
„ 14,7% Varicen der Beine und Hämorrhoiden,
„ 2,9% „ „ Vulva „ „

Beide Beine sind an der Varicenbildung gleich stark beteiligt in 36%, sie sind rechts stärker in 32,1%, links stärker in 14,2%, ausschliesslich rechts in 10,7%, ausschliesslich links in 7,1%. Die Varicen nehmen mit der Zahl der Schwangerschaften an Grösse und Zahl zu, wie sonst sind es teils Schlängelungen, teils kropfartige Ausbuchtungen der Venen. Der Druck des Uterus auf die Venae iliacae communes, die Anfüllung des Darmes, der Mangel an Bewegung, die wässerige Blutbeschaffenheit und Veränderungen der Venenwände sind die begünstigenden Momente für die Bildung von Varicen und Ödemen. Treten sie schon früher auf, so ist die Annahme von Spiegelberg berechtigt, dass die grosse Blutmenge, die aus den Venae uterinae und hypogastricae fliesst, eine Stauung in den Venae crurales und saphenae bewirkt. Rivet hat beobachtet, dass Varicen und Ödeme durch den Tod der Frucht abnehmen, letztere sind abends am stärksten und verschwinden über Nacht bei der horizontalen Bettlage. Die Varicen verursachen, wenn sie stark sind, allerlei unangenehme Gefühle in den Beinen, die Ödeme weniger.

Zuweilen findet man bei Schwangeren Pityriasis versicolor, d. h. braune Flecken auf der Haut an Stellen, die wenig gewaschen werden, und an diesen die Epidermis durch die Kleider nicht weggerieben wird, z. B. zwischen den Brüsten. Diese Affektion wird durch einen Pilz, Microsporon furfur, hervorgerufen und verursacht ausser Jucken keinerlei Beschwerden. Es ist mehr ein Zeichen der Unreinlichkeit als etwas anderes.

Die Talg- und Schweissdrüsen der Haut besonders der Vulva, secernieren bei Schwangeren stark. Das macht sich hauptsächlich im Sommer und bei dunkelhaarigen Individuen durch einen widerwärtigen, käseartigen Geruch bemerkbar.

Das ganze Nervensystem ist während der Schwangerschaft erregbarer als sonst, das äussert sich in verschiedener Weise. Das schon erwähnte Brechen, sowie die Schwindel- und Ohnmachtsanfälle beruhen zum Teil darauf. Rascher Wechsel der Gesichtsfarbe ist die Folge der erhöhten Reizbarkeit der Gefässnerven und bildet eine häufige Erscheinung. Neuralgien kommen oft vor, namentlich im Facialis- und Trigeminusgebiet, unvernünftige Frauen lassen sich manchmal deswegen gesunde Zähne ausziehen. Für die in der späteren Zeit auftretenden Kopfschmerzen können die Osteophyten als Ursache gelten. Die Beine, der Rücken, die Lenden und die Kreuzbeingegend sind häufig der Sitz von Schmerzen, namentlich in den letzten Monaten. Für die, welche den Ischiadicus betreffen, nimmt man gewöhnlich als Ursache den Druck des schwangeren Uterus oder des Kopfes auf die Nervenwurzeln an, Kehrer in Übereinstimmung mit Bichat und Eulenburg erklärt sie durch den Druck der erweiterten Venen auf die Wurzeln des Plexus ischiadicus.

Die anatomischen Verhältnisse, vielfaches Durchtreten der Venen zwischen den Nerven, lassen diese Erklärung plausibel erscheinen. Diese ischiasartige Neuralgie kommt in 33 % vor, äussert sich oft als Wadenkrampf, gewöhnlich ist sie doppelseitig, 83,6 %, nur rechts in 6 %, nur links in 3,8 %. Ameisenkriechen, in den Beinen hauptsächlich, ist in 22 % beobachtet.

Zu den Anomalien des Nervensystems gehören auch die Veränderungen der Gemütsstimmung, denen Schwangere unterworfen sind. Ätiologisch kommen dabei in Betracht die Angst vor der Geburt bei Erstschwangeren, vor den vermehrten Sorgen durch die Familienvergrösserung bei Mehrschwangeren, vor der Schande bei ausserehelich Geschwängerten, vor dem Kindbettfieber, wenn derartige Erkrankungen im Bekanntenkreis vorgekommen sind. Es handelt sich somit gewöhnlich um Depressionszustände bei sonst heiteren, ruhigen Frauen. Durch das Brechen und andere körperliche Beschwerden wird dieser Zustand begünstigt. Oft beobachtet man Besserung, besonders bei Primigraviden, nach dem Fühlbarwerden der ersten Kindesbewegungen, das beglückende Gefühl Mutter zu werden, wirkt günstig auf den Seelenzustand.

Mitunter sind es weniger melancholische Gedanken als eine wechselnde, reizbare Stimmung, die sich bemerkbar machen, ähnlich derjenigen zur Zeit der Regeln, ein Beweis dafür wie innig das Nervensystem bei der Frau mit der Geschlechtssphäre zusammenhängt. Kehrer hat in seiner Klinik 53 % heitere und 47 % trübgestimmte Schwangere gefunden, meist ist man geneigt das Umgekehrte anzunehmen.

<hr>

Kapitel III.

Die Lagerung des Kindes.

Von

A. Goenner, Basel.

Mit einer Abbildung im Text.

Litteratur.

Battlehner, Monatsschr. f. Geburtsh. 1854. Bd. 4. S. 419.
Budin, Progrès méd. 1881. Nr. 26 u. 27.
Braune, Atlas. Leipzig 1872.
Charpentier, Traité pratique des accouchements.

Cohnstein, Monatsschr. f. Geburtsh. Bd. 31.
Derselbe, Arch. f. Gyn. 1879.
Derselbe, Arch. méd. 1869.
Credé, Obs. d. foetus situ inter grav. Lips. 1862 et 64.
Dahlem, Zur Ätiologie der Beckenendlagen. Dissert. München 1887.
Depaul, Clin. obst. 1872.
Dubois, P., Acad. méd. 1833.
Derselbe, Journ. connais méd. Chir. 1834.
Derselbe, Gaz. hôp. 1854.
Duncan, M., Research in Ostetr. 1868.
Derselbe, Edinb. med. and surg. Journ. 1865.
Faabender, Berliner Beitr. z. Geburtsh. u. Gyn. Bd. I. S. 41.
Feist, Monatsschr. f. Geburtsh. 1854.
Gassner, Monatsschr. f. Geburtsh. 1862.
Goldsmith, Nord. med. ark. 1872.
Grubitz, Dissert. Berlin 1868.
Hecker, Klin. d. Geburtsh. Leipzig 1861. Bd. 1. S. 17.
Derselbe, Ibid. 1864. Bd. 2. S. 553.
Hennig, Arch. f. Gyn. 1870.
Heyerdahl, Monatsschr. f. Geburtsh. Bd. 23. S. 456.
Hoening, Scanzonis Beitr. Bd. 7. S. 36.
Hunter, W., Anat. ut. hum. gr. tab. ill. Birmingham 1774.
Kehrer, Beitr. z. Geburtsk. Bd. 1. S. 109.
Kristeller, Monatsschr. f. Geburtsh. Bd. 5. S. 401—451 mit früherer Litteratur.
Laforgue, Rev. méd. Toulouze 1873.
Lahs, Naturf.-Ges. Würzburg 1873.
Martel, De l'accomodat. in obst. Thèse agrég. 1878.
Meeh, Arch. f. Gyn. Bd. 20. S. 185.
Müller, P., Würzb. med. Zeitschr. Bd. 6.
Ohlshausen-Veit, Lehrb. d. Geburtsh.
Pinard, L'accomodat. foet. Paris 1873.
Derselbe, Ann. Gyn. Tom IX. Palper abdominal.
Poppel, Monatsschr. f. Geburtsh. Bd. 32. S. 321 und Bd. 33. S. 279.
Ritgen, Med. Zeitschr. f. Geburtsh. 1851.
Scanzoni, Wien. med. Zeitsch. 1866. Nr. 1.
Schäublin, Arch. f. Gyn. Bd. 32. S. 305.
Schatz, Der Geburtsmechanismus der Kopfendlage. Leipzig 1868.
Tageblatt d. Naturf.-Vers. Leipzig 1872. S. 175.
Schroeder, Schwangerschaft, Geburt und Wochenbett. Bonn 1867. S. 21.
Schultze, B., Untersuchungen über den Wechsel der Lage und Stellung des Kindes. Leipzig 1868.
Simpson, J., Edinb. month. Journ. Jan. 1849. S. 423.
Spöndly, Dissert. Zürich 1855.
Sutugin, Petersb. med. Ztg. 1875.
Valenta, Monatsschr. f. Geburtsh. Bd. 25. S. 172.
Van Almelo u. Kueneke, Monatsschr. f. Geburtsh. Bd. 29. S. 214.
Veit, G., Scanzonis Beitr. Bd. 4. S. 279.
Veit, J., Handb. d. Geburtsh. Bd. 289.
v. Winckel, Lehrb. d. Geburtsh.

Unter Lage (Situs) des Kindes versteht man das Verhältnis seiner Längsachse zu derjenigen des Uterus. Wenn diese annähernd zusammenfallen, so spricht man von Gerad- oder Längslagen, schneiden sie sich in einem rechten Winkel, von Querlagen und schneiden sie sich spitzwinkelig, von Schief- oder Schräglagen. Die Geradlagen werden je nach dem Vorliegen des oberen oder unteren Rumpfendes Kopf- oder Beckenendlagen genannt. 99 °/₀ aller Kinder befinden sich am Ende der Schwangerschaft in Längslage und zwar weitaus überwiegend in Kopflage, nämlich 90 °/₀ aller Lagen.

Die Stellung (Positio) des Kindes ist das Verhältnis des Rückens des Kindes zur Wand des Uterus oder des Bauches der Frau. v. Winckel drückt das anders aus, indem er sagt, die Stellung sei das Verhältnis des Durchmessers des vorliegenden Kindesteiles zu den Beckenräumen, gemeint ist dabei das gleiche. Liegt das Kind in Längslage mit dem Rücken nach links, so bezeichnet man das als erste Stellung, mit dem Rücken nach rechts als zweite. Ist dabei der Rücken zugleich nach vorn gerichtet, so nennt man das ersten Unterart, schaut er nach hinten, zweiten Unterart. An manchen Orten werden nach Vorgang von Busch 4 Stellungen unterschieden, erste: Rücken links und vorn, zweite: Rücken rechts und vorn, dritte: Rücken rechts und hinten, und vierte: Rücken links und hinten.

Als Haltung (Habitus) bezeichnet man das Verhältnis des Rumpfes zum Kopf und den Extremitäten.

Der Ausdruck Lage wird oft statt Stellung angewendet, man sagt z. B. das Kind befinde sich in erster Schädellage und meint dabei Schädellage und erste Stellung.

Bei der gewöhnlichen Haltung, die in 93 °/₀ aller Fälle vorkommt, ist die Frucht über die Bauchfläche gekrümmt, so dass die ganze Wirbelsäule einen nach vorn konkaven Bogen bildet. Das kann der Fall sein sowohl bei Steiss- als bei Kopflagen, man bezeichnet dies als Flexionslage oder besser Haltung im Gegensatz zu den Stirn- nnd Gesichtslagen, welche Deflexionslagen heissen. Das Kinn ist auf die Brust gesenkt, die Oberarme liegen der Brust seitlich an, die Ellenbogen sind gebeugt und die Unterarme liegen gekreuzt oder neben einander auf der Brust. Die Beine sind im Hüft- und Kniegelenk gebeugt, die Füsse in dorsaler Flexion, meist mit den Fussohlen einander zugekehrt, die Fersen stehen am tiefsten, die Oberschenkel berühren den Bauch, auch die Beine sind oft gekreuzt. Die Nabelschnur liegt gewöhnlich in mehr oder weniger grossen Schlingen in dem freien Raum zwischen Armen und Beinen, also vor dem oberen Teil des Bauches. Die Nabelschnur kann sich aber, besonders wenn sie lang ist, auch an ganz anderen Orten vorfinden, häufig ist sie um Körperteile geschlungen. Die Schlingen um den Rumpf werden gewöhnlich bei der Geburt abgestreift, die um den Hals bleiben oft, eine auf 4—4¹/₂ Geburten: Sie sind nicht ganz gefahrlos, wenn die betreffende Schlinge während einer langen Austreibungszeit fest gegen die Schamfuge gedrückt wird oder wenn die Zangenspitzen auf sie zu liegen kommen. Feste und vielfache Umschlingungen verursachen Absterben des betreffenden Teiles oder des Kindes. Die oben beschriebene Haltung wird durch Be-

wegungen verändert, aber meist nur vorübergehend, gewöhnlich kehrt der
Fötus bald in dieselbe zurück.

Während der Schwangerschaft wechselt das Kind viel seine Lage und
zwar in der früheren Zeit mehr als später, weil die Beweglichkeit eine
grössere ist. Bei Mehrgeschwängerten bleibt bis gegen das Ende hin die
Frucht beweglicher wegen der Schlaffheit des Uterus und hauptsächlich der

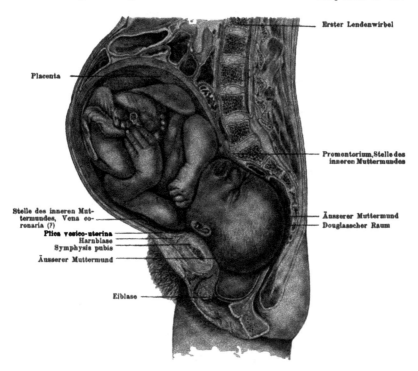

Gebärende in der Austreibungsperiode. Kind in II. Schädellage, Kopf im kleinen Becken,
Leitstelle unterhalb des Beckenausganges. Muttermund völlig verstrichen, Fruchtblase bis
zum Scheideneingang vorgewölbt. Beachtenswert die Entfernung des inneren vom äusseren
Muttermunde, dieselbe beträgt in der Führungslinie des Beckens gemessen 11 cm.
Nach Braune, Die Lage des Uterus u. Fötus am Ende der Schwangerschaft. Leipzig 1872.

Bauchdecken, während bei Primigraviden Veränderungen der Lage nach der
36. Woche zu den Ausnahmen gehören. Die Fälle von Beckenenge, bei denen
der Kopf am Eintritt in das kleine Becken gehindert ist, kommen selbstverständlich dabei nicht in Betracht.

Quer- und Schieflagen gehen glücklicherweise oft in Schädellagen über,
seltener ist das Umgekehrte, ebenso selten werden aus Querlagen Steisslagen
und umgekehrt, häufiger sieht man Steisslagen in Schädellagen sich ver-

wandeln und vice versa. Wechsel der Stellung kommt viel vor, bis der Kopf im kleinen Becken unbeweglich ist.

Diesen drei Begriffen der normalen Lage, Stellung und Haltung des Kindes fügt J. Veit im Handbuch der Geburtshülfe noch einen vierten hinzu, den der normalen Einstellung des vorliegenden Teils. Er sagt der vorliegende Teil stelle sich in typischer Weise so ein, dass er bei Längslagen am Ende der Schwangerschaft im Becken stehe und zwar die vorn und hinten gelegenen Teile in gleicher Höhe, wenn man die Beckeneingangsebene als Basis nimmt. Abweichungen von dieser Einstellung deuten auf pathologische Verhältnisse. In den anderen Lehrbüchern ist das nicht erwähnt, weil diese Einstellung des vorliegendeu Teiles bei der Geburt besprochen wird. Streng genommen hat aber Veit recht; denn diese wohl charakterisierte Einstellung findet sich bei den meisten Erstschwangeren und auch bei manchen Mehrschwängerten schon lange vor dem Beginn der Geburt, sie wird nur bei der Schwangerschaft nicht beschrieben, um Wiederholungen zu vermeiden.

Die Erklärung der Lagerung des Kindes hat seit dem klassischen Altertum die Ärzte viel beschäftigt. Hippokrates hat gelehrt, dass zuerst das Kind sich in Steisslage befinde und durch zahlreiche vom Nabel ausgehende Bänder in derselben festgehalten sei. Im siebten Monat reissen diese Bänder und der Kopf kommt nach unten zu liegen. Die Annahme einer raschen Drehung zu dieser Zeit hängt ohne Zweifel mit der Lehre zusammen, dass das Kind bei der Geburt aus dem Uterus herauskrieche, indem es sich mit den Füssen gegen den Fundus stemmt. Vom 7. Monat an wurden Geburten lebender Kinder mit dem Kopf voran häufig beobachtet, sie mussten sich also vorher gedreht haben.

Aristoteles betont, dass diese Umdrehung dadurch zu stande komme, dass die Körperhälfte oberhalb des Nabels schwerer sei als die unterhalb und dass der Kopf somit die Tendenz habe auf den Muttermund zu fallen. Arantius glaubte, die Umdrehung finde erst am Ende der Schwangerschaft statt und die Bewegungen des Kindes seien dabei so heftig, dass die Eihäute zerreissen. Bemerkenswert ist, dass die Chinesen auch an einen solchen Purzelbaum des Kindes glauben. Ambroise Paré nimmt an, dass er nicht durch Gesetze der Schwerkraft zu stande komme, sondern dass das Kind instinktiv fühle, die Geburt sei in dieser Lage leichter. Realdus Colombus, ein Schüler Vesals hat zuerst diese Umdrehung bestritten, er hat gelehrt, dass die häufigste Lage des Kindes die mit dem Kopf nach unten sei, am zweithäufigsten die mit dem Kopf oben und am seltensten das Vorliegen des Rumpfes. Für immer beseitigt wurde die Lehre von der Culbute durch die französischen Geburtshelfer der zweiten Hälfte des achtzehnten Jahrhunderts, Solayres de Renhac und Baudelocque d. ält., sowie in England durch Smellie 1751.

Baudelocque hat durch Autopsien bewiesen, dass der Kopf schon vor dem siebten Monat unten sein kann, und gezeigt, dass in Kopflage das Kind sich am besten der Form des Uterus anpasst. Onymus hat 1743

durch wiederholte Untersuchungen Mehrgeschwängerter mit offenem Muttermund den häufigen Stellungswechsel bei denselben auch in den letzten
Wochen konstatiert und diese Veränderungen sowohl als auch die Schädellage
durch die Gesetze der Schwerkraft erklärt. Scanzoni hat beobachtet, dass
Steisslagen in früherer Zeit häufiger sind als später und hat festgestellt, dass
die Umdrehung allmählich erfolgt und nicht durch einen Purzelbaum. Hecker
hat bei vielen Untersuchungen gefunden, dass bis zur Geburt Umwandlungen
der Lage vorkommen, ähnlich haben sich Credé, Heyerdahl, Valenta,
Schroeder und Schultze geäussert.

Im neunzehnten Jahrhundert sind es 2 Theorien, welche für die Entstehung der Kopflage geltend gemacht werden, die eine physikalische, welche
als Erklärung die Schwerkraft benützt, die andere vom Simpson vertretene,
deren Gedankengang ungefähr folgender ist: Das Kind nimmt Kopflage an,
weil sie ihm am bequemsten ist und es führt so lange reflektorisch
Bewegungen aus, bis es sich in derselben befindet.

Wie Baudelocque sagt er, das Kind passe in Kopflage am besten
in den Uterus und darum sei diese die häufigste. Paul Dubois drückt
sich ganz ähnlich aus, indem er sagt: „Infolge von instinktiven oder
vom Willen abhängigen Ursachen führt der Fötus Bewegungen aus, bis er
die Stellung gefunden hat, die für den Aufenthalt in der Gebärmutter und
für die Geburt die günstigste ist." Merkwürdigerweise ist er zu dieser
Ansicht durch Schwimmversuche gelangt, welche Duncan und G. Veit zum
entgegengesetzten Resultat geführt haben, das heisst zur Gravitationstheorie,
welche, wie schon gesagt, Aristoteles zuerst ausgesprochen hat. Duncans
und G. Veits Versuche haben nämlich ergeben, dass ein frischtotes Kind
in Salzwasser von gleichem spezifischem Gewicht so schwimmt, dass der Kopf
tiefer ist als das Beckenende und die rechte Schulter tiefer als die linke.
Das ist bedingt durch die grössere Schwere von Kopf und Leber. Die Ein-
wendungen gegen diese Experimente, welche Kehrer vorgebracht hat, widerlegen nicht, dass der Kopf spezifisch schwerer ist als der Rumpf, was Duncan
durch Schwimmversuche nach Decapitation bewiesen hatte. Kehrer bestreitet auch nicht, dass der Kopf Neigung hat tiefer zu sinken als der
Steiss und Poppel hat gefunden, dass der Schwerpunkt näher beim Kopf liegt.

In der aufrecht stehenden Frau liegt der Uterus schräg zum Horizont,
der Fundus am höchsten und am tiefsten eine Stelle der vorderen Uteruswand, aber nicht der Muttermund selbst. Befindet sich das Kind in erster
Lage, so entspricht das bei stehender Frau vollkommen dem Gesetz der
Schwerkraft, wie es durch die Schwimmversuche festgestellt worden ist, der
Kopf ist tiefer als der Steiss und die rechte (Leber) Seite tiefer als die
linke. Legt sich die Schwangere flach auf den Rücken, so befindet sich die
Längsachse des Uterus vertikaler als bei stehender Frau, folgt der Fötus
der Schwerkraft, so muss sein Rücken nach rechts und hinten zu liegen
kommen. Hoening hat durch Untersuchungen das bestätigt, befand sich

das Kind bei stehender Frau in erster Lage, so hatte des Abliegen der
Mutter Übergang in zweite Lage zur Folge und umgekehrt.

Olshausen-Veit glauben daher, dass die Schwerkraft zur Erklärung
der Schädellage genüge und dass kein Grund vorhanden sei, nach anderen
Theorien zu suchen. Die Wandungen des Bauches und des Uterus gestatten
dem Kind nicht jede beliebige Lage und kommen daher auch in Betracht.

Es ist sicher, dass die bei Erstschwangeren mit grosser Regelmässigkeit
sich vorfindenden Schädellagen durch die straffen Bauchdecken und durch
den Tonus der Uterusmuskulatur mitbedingt sind, so dass die Abweichungen
des Kopfes, die Schief- und Querlagen bei Mehrgeschwängerten durch die
Schlaffheit dieser Organe begünstigt werden. Wem die grössere Wichtigkeit
zukommt, ist eine Frage, welche verschieden beantwortet wird. Charpentier
glaubt, dass die Schlaffheit des Uterus dabei ebenso in Betracht komme wie
die der Bauchdecken. J. Veit betont dagegen mit Recht, dass auch der
Uterus der Erstgebärenden in den Wehenpausen so schlaff sei, dass er leicht
die äussere Wendung ausführen lasse und dass man bei Kaiserschnitten über
seine Weichheit erstaunt sei. In der Schwangerschaft werde sich das wohl
ähnlich verhalten. Die Bauchdecken sind es daher hauptsächlich, welche die
Längslage begünstigen.

Die Hinterhauptslage ist diejenige, in welcher der Fötus am wenigsten
Raum einnimmt und sich am besten den Formen des Uterus anpasst, darum
ist sie auch die häufigste. In dieser Flexionstellung mit dem Kopf unten
bildet der Fötus ein Ovoid, dessen dickes Ende durch den Steiss mit den
Füssen gebildet ist, während das dünne dem Kopf entspricht. So schmiegt
er sich am besten dem Uterus an, das untere Körperende im breiten Fundus,
der Kopf im schmalen unteren Teil. Dies ist die Auffassung von Charpentier.

Pajot hat seine Ansicht über das Verhältnis von Uterus und Kind in
folgender Weise formuliert: „Wenn ein fester Körper in einem anderen eingeschlossen ist und der einschliessende abwechselnd sich zusammenzieht und
erschlafft, wenn ferner seine Wandungen glatt und eben sind, so wird der
eingeschlossene fortwährend trachten, seine Gestalt und seine Dimensionen
der Form und der Kapazität des einschliessenden anzupassen." Kristeller
hält die Gestalt des Uterus und hauptsächlich die Schwangerschaftswehen
für die Ursachen der Kopflage und nennt letztere sogar Korrektions-
kontraktionen. Dass sie den Eintritt des Kopfes ins Becken bewirken
können, ist unzweifelhaft. Man hat oft Gelegenheit zu beobachten, wie ein
hochstehender beweglicher Kopf durch sie fixiert wird. Sie sind aber auch
im stande, aus Schieflagen Geradlagen herzustellen und ihre Wirksamkeit in
dieser Richtung ist nicht zu unterschätzen. Am häufigeren Vorkommen der
ersten Lage ist nach Winckel ausser der Schwere der Leber schuld die
rechtsskoliotische Asymmetrie der Wirbelsäule der Mutter und die Drehung
des Uterus um seine Längsachse, so dass seine linke Kante nach vorn kommt.

Man muss auch nicht vergessen, dass in früherer Zeit das Kind beweglicher ist wegen der verhältnismässig grösseren Fruchtwassermenge, die nicht

dem Kind entsprechend zunimmt. Ferner ist der Uterus kugelig, das begünstigt Bewegungen auch mehr als die spätere ovale Form.

Das Richtige dürfte sein, dass 1. die Schwerkraft, 2. die Gestalt des Uterus, 3. die Spannung seiner Wandungen und der Bauchdecken, 4. die Schwangerschaftswehen, alle zusammen die Lage des Kindes bedingen.

Soviel über Lage und Stellung, was die Erklärung der Haltung anbetrifft, so ist die Sache ziemlich einfach. Alle Autoren stimmen darin überein, dass der Embryo schon in der frühesten Zeit eine ausgesprochene Krümmung über die Bauchfläche zeigt. Diese primordiale Inkurvation persistiert bis zum Ende der Schwangerschaft und ist die Ursache der Haltung, wie sie oben als die normale beschrieben worden ist. Sie entspricht auch der Ruhelage der Muskulatur des Rumpfes und Extremitäten; denn bekanntlich überwiegen die Flexoren und auch beim geborenen Menschen ist Streckung ermüdender als leichte Beugung.

Für die Einstellung des Kopfes kommen ausser den schon erwähnten Faktoren nach Charpentier und Budin auch die Lig. rotunda in Betracht.

Kapitel IV.

Die geburtshülfliche Auskultation.

Von

F. v. Winckel, München.

Litteratur.

Adelmann, Siebolds Journal. XIV. S. 255.

Ahlfeld, Ber. u. Arbeiten 1881—82. Bd. I. S. 31 und Beiträge zur Lehre vom Übergange der intrauterinen Atmung zur extrauterinen. Festschr. f. Ludwig. Marburg 1890.

Anastasiades, Phonendoscopie appliquée au diagnostic obstétricale. Ann. de gynéc. et d'obst. Tom. XLIX. Janv. pag. 76, La presse méd. Février 1898. pag. 88.

Attensamer, Zur Ätiologie des Nabelschnurgeräusches. Inaug.-Diss. Würzburg 1885.

Bartscher, Monatsschr. f. Geburtsk. von Credé, Martin. Bd. IX. 294. 1857.

Bidder, Tastbarkeit der Nabelschnur durch die Bauchdecken. St. Petersburger med. Wochenschr. 1876. Nr. 8.

Brüll, Wilh., Intrauterines Weinen (Vagitus uterinus bei Beckenendlage). Wien. klin. Wochenschr. VIII. 1895.

Bumm, E., Arch. f. Gynäkol. 25. 277. 1885 und Über fötale Herzgeräusche. Sitzungsber. d. Würzb. phys.-med. Gesellsch. 1890 und Münch. med. Wochenschr. 1890. Nr. 27.

Commandeur, F. (Lyon), Beitrag zu den rhythmischen Bewegungen des Fötus. Lyon. méd. 1898. 24 Juillet. (Singultus foetalis durch Zwerchfellskontraktionen.)

Conrad, Zur Lehre von der Auskultation der Gefässe. Inaug.-Dissert. Giessen 1860. S. 13—17.

Dauzats, G., Recherches sur la fréquence des battiments du coeur du foetus. Arch. de tocol. Paris 1879. VI. 718–737. 1880. VII. 12—28. 142—153.

Depaul, Leçons de clinique obstétricale. Paris 1872—76. pag. 88.

Dietrich, Nabelschnurgeräusch. Neue Zeitschr. f. Geburtsk. X. 186.

Ettinger, Zur Ätiologie des Nabelschnurgeräusches. Sitzungsber. d. geburtsh.-gynäkol. Gesellsch. in Wien. 1888. Nr. 5. S. 89.

Falk, Vierteljahrschr. f. gerichtl. Medizin. 1869.

Flatau, Vagitus uterinus. Arch. f. Gynäkol. 1896. Nr. 11.

Frankenhäuser, Monatsschr. f. Geburtsk. u. Frauenkrankh. XIV. 161 und XV. 354. 1860.

Frazer, F., Vagitus uterinus. Lancet 20. Febr. 1897.

Gastaldi, Sectio caes. post mortem. (Gaz. med. di Torino. 1894. Decbr. (10 Minuten nach dem Tode der Gravida an einem Herzfehler ein 8 monatl. asphykt. aber wiederbelebtes Kind extrahiert.)

Gause, Einfluss der Temperatur der Schwangeren auf das Kind. Inaug.-Diss. Marburg 1890.

Gerhardt, Lehre von der Auskultation und Perkussion.

Gummert, Über Vagitus uterinus. Monatschr. f. Geburtsh. u. Gynäkol. Bd. IX. S. 492. 1899.

Gurlt, Monatsschr. f. Geburtsk. u. Frauenkrankh. IX. 404, 414.

Gutherz, Bayer. Intelligenzbl. 1865. Nr. 20—22.

Haake, Monatsschr. f. Geburtskunde von Credé etc. XV. 461.

Haertel, Ein Fall von Vagitus uterinus. Deutsche med. Wochenschr. XXV. 784. 1899.

Harvey, R., Note on an acoustic sign heard after the death of the foetus. Trans. obstet. Soc. London (1879) 1880. XXI. 273.

Hecker u. Buhl, Klinik I. 27. 31. 104.

Heintz, Med. Zeitschr. d. Ver. f. Heilk. X. 133.

Hennig, C., Monatsschr. f. Geburtsk. v. Credé. XV. 488.

Herwiz, W., Vagitus uterinus. Das Atmen und Schreien hirnloser Neugeborener. Inaug.-Dissert. Leipzig 1895.

Hoefft, Neue Zeitschr. f. Geburtsh. VI. 10.

Hoffmann, A., Sectio caesarea in mortua, lebendes Kind. Centralbl. f. Gynäkol. XIX. 1319. (10 Minuten p. m. m. an Eklampsie.) Arch. f. Gynäkol. XII. 258.

Hohl, Die geburtshülfliche Auskultation. 1833 u. Neue Zeitschr. f. Geburtsk. XXII. 397.

Hueter, V., Monatsschr. f. Geburtsk. u. Frauenkrankh. von Credé. XVIII. S. 23.

Kehrer, Fortleitung der kindlichen Herztöne. Verhandl. d. deutsch. Gesellsch. f. Gynäkol. zu Bonn. 1891. S. 331.

Kindler, E., Über Nabelschnur- und Uteringeräusch. Inaug.-Dissert. Berlin 1896.

Kluge u. Rahts, Med. Zeitschr. d. Ver. f. Heilk. u. Frauenkrankh. 1839. S. 181.

Knapp, L. (Prag), Verwendbarkeit des Phonendoskops von Bianchi und Bazzi in der Geburtshülfe. Prager med. Wochenschr. 1896. Nr. 46.

Kristeller, Monatsschr. f. Geburtsk. Bd. XXV. S. 321. 1865.

Kunze, Kindermord. Leipzig 1860. S. 101.

Lange, Monatsschr. f. Geburtsk. u. Frauenkrankh. von Credé. XIV. 161. XXIX. 176.

Leavitt, S., On the foetal heart-sounds in hospital experience. Clinique Chicago 1880. I. 192.

Lejumeau de Kergaradec, Frorieps Notizen. II. 201—207 u. 249—250 und III. 14. 159. 237.

Maggia, Untersuchungen über den Sitz des Uteringeräusches. Gaz. med. ital. Prov. Venet. 1877. Nr. 15 u. 16.

Marchand, F., Über die Fortdauer der automatischen Herzkontraktionen nach dem Tode der Neugeborenen. Centralbl. f. Gynäkol. XXIII. 65. 1899.

Marocco, Cesare, Contributo all' ascoltazione negativa in gravidanza avanzata. Verhandl. d. ital. Gesellsch. f. Geburtsh. u. Gynäkol. II. Jahresversamml. v. 28.—31. Okt. 1891.

Martin, Ed., Über Cirkulationsgeräusche. Monatsschr. VII. 178. 1856.

Massmann, Monatsschr. f. Geburtsk. u. Frauenkrankh. IX. 81. 1854.

Meyer, H., Zwei seltene Auskultationsphänomene bei einer Schwangeren. Centralbl. f. Gynäkol. 1897. S. 904.

Murisier, Vagitus uterinus. Soc. méd. de la Suisse romande. Nr. 1. 1899.

Naegele, H. F., Die geburtshülfliche Auskultation. Mainz 1838.

Nauche, Frorieps neue Notizen. XXVI. 96. 240.

Neugebauer, F., Automatische Thätigkeit des Embryonalherzens drei Stunden über den Tod hinaus. Centralbl. f. Gynäkol. XXII. S. 1281.

Derselbe, Eine Bemerkung zu dem Aufsatz des Herrn Opitz: Über automatische Herzthätigkeit menschlicher Föten. Centralbl. f. Gynäkol. XXIII. 465. 1899.

Nolet, Centralbl. f. d. med. Wissensch. 1871. S. 22.

Oestreicher, Beitrag zur Lehre vom Uteringeräusch, während der Schwangerschaft, der Geburt und des Wochenbetts. Inaug.-Diss. Würzburg 1891.

Opitz, E., Über automatische Herzthätigkeit menschlicher Föten. Centralbl. f. Gynäkol. XXIII. 6 u. 810.

Pestalozza, Graphische Darstellung des fötalen Herzimpulses durch die mütterlichen Bauchdecken. Centralbl. f. Gynäkol. 1890. Beil. S. 147.

Phélippeaux, Arch. de Tocol. VI. 304. 1879.

Pinard, Ibid. III. 310. 1876.

Preyer, Spezielle Physiologie des Embryo. S. 157. Leipzig 1885.

Rapin, O., Le vagissement intrautérin comme moyen de prévenir l'asphyxie du foetus pendant le travail. Gaz. des höp. LXXII. 917 und Revue méd. de la Suisse romande. Janvier 1899 (Fall von Murisier de la Sarraz). Monatschr. f. Geburtsh. u. Gynäkol. X. 663 und Congr. period. intern. de gynécol. et d'obstét. à Amsterdam. Août 1899.

Regel, Über das Nabelschnurgeräusch. Inaug.-Diss. Jena 1888.

Ribemont, Arch. d. Tokol. 1879.S. 577—599.

Salzer, Zur Lehre von den Gefässgeräuschen. Giessen 184. S. 83.

Scanzoni, Lehrb. d. Geburtsh. IV. Aufl. S. 166.

Schaller, L., Zur Kasuistik des Vagitus uterinus. Zeitschr. f. Geburtsh. u. Gynäkol. XXXI. 1895.

Schmitt, Gregor, Scanzonis Beiträge. III. 173. 1858.

Schröder, K., Schwangerschaft. Geburt und Wochenbett. Bonn 1867. S. 13—18.

Schultze, Arch. f. Gynäkol. VI. 365 und Scheintod der Neugeborenen. S. 170—172.

Seitz, L., Blutcirkulation in der Nabelschnur und Placenta. Ursachen und klinische Bedeutung des Nabelschnurgeräusches. Volkmanns Samml. klin. Vortr. N. F. 1901.

Siebold, A. E. von, Siebolds Journ. VIII. 188. 1828.

Spoendli, Monatsschr. f. Geburtsk. u. Frauenkrankh. von Credé, Martin etc. III. 200. 1854. S. 81—85.

Strawinski, Über den Bau der Nabelgefässe und ihren Verschluss nach der Geburt. Wiener Akademie. Sitzungsber. 1874. 70. III. S. 85.

Swiecicki, Wo entsteht das Nabelschnurgeräusch? Norwiny lekarskie 1891. Nr. 5. (Polnisch.)

Teuffel, R., Luftaspiration während der Geburt. Monatsschr. f. Geburtsh. u. Gynäkol. von Martin u. Saenger. VIII. 518.

Tillmann, G., Beiträge zur Diagnose von Zwillingen während der Schwangerschaft. Marburg 1898.

Thorn, W., Vagitus uterinus und erster Athemzug. Samml. klin. Vortr. N. F. Nr. 189. 1897.

Derselbe, Vagitus uterinus und sein Verhältnis zum ersten Athemzug. Münch. med. Wochenschr. XLIII. 643 und Samml. klin. Vortr. Nr. 189. N. F. S. 1014.

Trachet, (Lille), Étude sur le souffle gravidique extrautérin. Arch. de Tocol. 1888. Nr. 11.

Derselbe, Observation pour servir à l'étude critique des foyers d'auscultation en obsté-trique. Arch. de Tocol. 1888. Août. pag. 479.

Verardini, F., Lettre sur la cause du souffle utéro-placentaire, adressé au docteur Marius Rey. Ann. Soc. méd. chir. de Liège 1879. XVIII. 70—74.

Derselbe, Recherches sur les causes du souffle utéro-placentaire et nouvelles observations confirmant l'utilité de l'auscultation intravaginale comme moyen de diagnostic de la grossesse au début. (Traduit de l'ital., par van den Bosch. Analysé par de Cock.) Bull. Soc. de méd de Gand. 1879. XLVI. 241.

Weber, Th., De causis strepituum in vasis sanguiferis observ. Inaug.-Diss. Leipzig 1854 und Arch. f. physiol. Heilk. 1855. Bd. XIV.

Winckel, F., Klinische Beobachtungen zur Pathologie der Geburt. Rostock 1865. S. 196—214 u. 233—241.

Derselbe, Berichte und Studien aus der kgl. Entbindungs-Anstalt in Dresden. 1874. I. (Siehe Originalarbeiten.)

Geschichtliche Bemerkungen.

Der französische Arzt Phélippeaux hat zu beweisen versucht, dass bereits Marsac und Phil. le Goust um 1650 die Herztöne des Fötus durch unmittelbares Auflegen des Ohres auf den Leib einer Schwangeren gehört haben müssten, weil sie in treffender Weise den Rhythmus des kindlichen Herzens mit dem Klappern einer Mühle verglichen hätten. Die betreffende Stelle in der Ode morale des Phil. le Goust au Marsac lautet nämlich:

> Et lorsque en haute note
> Il (sc. Marsac) chantait, que le coeur trotte
> Comme un traquet et forge ses esprits
> Sans matière de sang et d'air — —

Phélippeaux fand ferner in der Demonstration von Ph. le Goust mehrere Zeilen, welche ihn zu dem Glauben brachten, dass damals schon das Schreien des Kindes im Uterus bekannt war. Wenn Phélippeaux dann hinzusetzt, dass ja auch Harvey, der 1628 die Cirkulation des Blutes entdeckte, das bei derselben entstehende Herzgeräusch mit den Worten geschildert habe: pulsum fieri et exaudiri in pectore contingit, so kann man diese Angaben wohl kaum als Anfänge der Auskultation bezeichnen. Letztere wurde bekanntlich, nachdem im Jahre 1763 Auenbrugger die Perkussion des Thorax zu diagnostischen Zwecken eingeführt hatte, 1808 durch Corvisart bei Herzkrankheiten zuerst angewandt und durch den Gebrauch des Hörrohrs von Laënnec 1819 zu allgemeiner Anerkennung gebracht.

1822 wandte Lejumeau de Kergaradec zuerst das Höhrrohr bei einer Schwangeren an, in der Hoffnung, ein durch die Bewegungen des Kindes im Fruchtwasser hervorgebrachtes Geräusch zu erkennen. Statt dessen aber hörte er die kindlichen Herztöne und das Uteringeräusch, von ihm souffle placental genannt Er erkannte sofort die enorme Tragweite dieses Fundes für die Diagnose der Schwangerschaft, für das Leben, die Lage und das Befinden des Kindes, für die Erkenntnis der Zwillingsschwangerschaft u. s. w.

Lejumeau erwähnte in einer Nachschrift zu seiner klassischen Arbeit, dass der Genfer Chirurg Major schon 1818 die kindlichen Herztöne gehört (Biblioth. univers. Cap. IX, pag. 248), aber keine weiteren Schlüsse daraus gezogen habe, als dass das Kind lebe. Lejumeau fügte mit Recht hinzu, das Wesentliche für eine Wissenschaft bestehe darin, dass nützliche Wahrzeichen eine solche Ausbildung und Verbreitung erhielten, dass deren Anwendung häufiger und leichter werde.

Während Dugès die Angaben von Lejumeau anfangs bestritt, wurden dieselben von Récamier, Beclard, Desormeaux bestätigt. Von deutschen Autoren, die sich zuerst mit dieser Frage beschäftigten, sind Ulsamer und Lau (1823), ferner Haus (1823) zu erwähnen, welch letzterer das sogen. Placentargeräusch nicht in den Mutterkuchen, sondern in die Aorta oder Arteriae iliacae verlegte, während Ritgen (1825) seinen Ursprung mit Recht in den erweiterten Arterien der Gebärmutterwand fand. A. E. v. Siebold erklärte die Auskultation für ein sehr schwaches, unbestimmtes und unzuverlässiges Mittel zur Erkenntnis und Beurteilung der Schwangerschaft, der Lage und des Lebens der Frucht.

Nauche gab einem rechtwinkelig gebogenen Stethoskop den Namen Metroskop, dessen untere Hälfte in die Vagina gegen den Scheidenteil geführt werden sollte, um möglichst früh die Schwangerschaft durch Auskultation des Uterus zu diagnostizieren. Und neuerdings hat Verardini die intravaginale Auskultation wieder einzuführen versucht.

In England wurden Lejumeaus Angaben bestätigt und erweitert von C. Nagle (1830), Fergusson, Ryan und namentlich von Kennedy, welcher mit Darley und Collins das Uteringeräusch auch am puerperalen Uterus hörte und zuerst ein dem Fötalpuls isochrones Blasen entdeckte, dessen Entstehung er in die Nabelschnur verlegte. Adelmann hörte dieses Nabelschnurgeräusch auch bereits 1833 oder 1834.

Hohl wandte die Auskultation auch bei gesunden und kranken Nichtschwangeren an; bewies durch Beobachtungen und Experimente, dass das Uteringeräusch nur in den Arterien der Uteruswand, nicht in der Placentarstelle und nicht in den Beckengefässen entstehen könne; ferner dass weder Bewegung noch Blutflüsse, noch Aderlass noch Ruhe und Schlaf einen Einfluss auf den Fötalpuls habe, wohl aber Temperaturerhöhung der Schwangeren. Dagegen bestritt er die Möglichkeit eines Nabelschnurgeräusches, weil die Umgebung der Nabelschnurgefässe viel zu weich sei, um den Ton fortzupflanzen und ihre Arterien viel zu klein seien, um ein solches Geräusch hervorzubringen (S. 179). Wie kühn er aber sonst in seinen Behauptungen war, erhellt aus S. 145 l. c., wo er sagt: er habe ziemlich sicher aus einem gewissen pfeifenden Ton erkannt, dass die Placenta kalkartige Ablagerungen enthalten werde!! eine Annahme, der sogar H. F. Naegele sich anschloss.

Noch sei erwähnt, dass Hohl die Erzählung seines Freundes Schottin citierte, wonach ein in Gesichtslage befindliches Kind an dem Finger dieses Arztes so lebhaft gesogen habe, dass auch die Umstehenden das dabei entstehende Geräusch deutlich hörten.

H. F. Naegele widerlegte den grössten Teil der Irrlehren Hohls. Er fand als Mittel der kindlichen Herztöne 135; er hörte auch die Bewegungen der Frucht als ein leises Pochen. Ferner erkannte er die Abnahme der kindlichen Herztöne durch Kompression des kindlichen Schädels bei der Passage desselben durch ein verengtes Becken und demonstrierte an einzelnen Fällen, wie er bei erkannter Abnahme der kindlichen Herztöne durch rechtzeitige Zangenextraktion das Kind gerettet habe (S. 138—140). Das Nabelschnurgeräusch fand er bei Umschlingungen des Stranges und diagnostizierte einmal aus dem Sitz desselben am Oberbauch eine später bestätigte Steisslage.

Spöndli hörte das Nabelschnurgeräusch in dem durch die Bauchdecken fühlbaren Nabelstrang.

Massmann fand dasselbe in einem Fall von Steisslage mit Herzfehler des Kindes, dessen rechter Ventrikel fast doppelt so gross als der linke und dessen Muskulatur sehr stark und dick war. An der Mitralis und Tricuspidalis fanden sich zahlreiche hellrote, körnige Einlagerungen von gelatinösem Aussehen.

Gregor Schmitt hörte zuerst das Nabelschnurgeräusch in einer bis vor die Vulva herabgesunkenen Nabelschnur.

Von späteren Arbeiten ist noch zu erwähnen der Aufsatz Frankenhäusers, der aus der Frequenz der kindlichen Herztöne das Geschlecht diagnostizieren zu können angab; die Differenz zwischen beiden Geschlechtern (Knaben 136 und Mädchen 139 — Ziegenspeck) ist richtig; die Diagnose daraus aber meist völlig unsicher.

Pernice fand das Uteringeräusch auch bei Tumoren der Unterleibshöhle, bei Myomen und Ovarialkystomen.

Den exakten Beweis für den Zusammenhang der Temperatursteigerung der Mutter mit der Zunahme der Frequenz der kindlichen Herztöne habe ich zuerst erbracht. Ferner auch die Entstehung des Nabelschnurgeräusches in der Nabelvene zuerst behauptet und erwiesen und diese meine Angabe ist durch meinen Schüler Dr. L. Seitz in jeder Beziehung bestätigt worden. Ausserdem habe ich als erster ein Gefässgeräusch in der leukämischen Milz und in einer Wandermilz erkannt, die durch Strangulation ihrer Gefässe stark geschwollen war.

Das infolge von Uterusruptur mit Eindringen von Luft in die Uterus- und Bauchwand entstehende Knistern wurde zuerst von Kiwisch gefunden und vom Verfasser dieser Zeilen bestätigt.

Über die Methode der Untersuchung können wir uns kurz fassen. Das gewöhnliche Stethoskop reicht fast immer vollständig aus; dasselbe als Gastroskop oder Metroskop zu bezeichnen, hat weiter keinen Zweck; zum gleichzeitigen Hören verschiedener Beobachter kann man sich des Hörrohres mit doppeltem Leitungsrohre bedienen oder des von Paul zum Ansaugen mit zwei Hörschläuchen. Auch kann man das Cammansche Hörrohr mit je einem Hörschlauch für jedes Ohr anwenden. In neuester Zeit man das Phonendoskop von Bazzi-Bianchi auch bei der geburtshülflichen Untersuchung angewandt (Anastasiades, Knapp und L. Seitz); während aber Anastasiades keine besonderen Vorteile in seiner Anwendung fand, haben Knapp und Seitz namentlich zur Festsetzung des Ortes der grössten Deutlichkeit der kindlichen Herztöne, ferner zur differentiellen Diagnose zwischen Herz- und Nabelschnurgeräuschen dasselbe mit Vorteil angewandt. Weitere Untersuchungen sind jedoch erforderlich.

Übrigens sind bezüglich der Handhabung der Instrumente folgende Vorschriften zu beobachten: Man auskultiere nur durch direktes Aufsetzen auf die Haut, nicht über dem Hemde; man setze sich neben das Bett, auf dem die Untersuchende liegt, um möglichst bequem hören zu können, nicht zu rasch zu ermüden und keine Kopfkongestionen zu bekommen; man auskultiere erst nach der Adspektion und Palpation und man fixiere beim Hören den kindlichen Steiss mit der einen Hand, damit das Kind nicht verschoben werde. Endlich kontrolliere man die gehörten Töne und Geräusche stets mit der Uhr, weil sonst leicht Verwechslungen vorkommen. Dass die Frau zuweilen ihre Lage resp. Stellung wechseln muss, dass man in Rücken- und Seiten- und Knieellenbogenlage unter Umständen auskultieren soll und dass, wenn die erste Untersuchung ganz oder zum Teil negativ ausfällt, man dieselbe in gewissen Pausen wiederholen muss, ist selbstverständlich.

Wir gehen nun zu den Tönen und Geräuschen über, welche bei Schwangeren, Kreissenden und Wöchnerinnen am Unterleib zu hören sind und erwähnen von denjenigen, welche ausserhalb der Genitalien derselben vorkommen: 1. die mütterlichen Herztöne, diese pflanzen sich unter allmählicher Abschwächung manchmal beide bis zum Nabel (25 %) oder auch bis unter den Nabel (45 %), ja selbst mitunter (7 %) bis zur Kruralarterie fort. In der linken Bauchhälfte sind sie ganz gewöhnlich lauter, als in der rechten, weil das Herz mehr links liegt und sie hauptsächlich durch die mit Luft gefüllten Teile des Darmkanales fortgeleitet werden. Die beiden Herztöne sind dabei entweder im ganzen gleich stark zu hören, oder (sehr selten) der erste stärker, oder in der Hälfte aller Fälle der zweite Ton stärker und weiter verbreitet. Durch Prüfung der Pulsation der Schenkelpulsader, welcher der diastolische Ton nachfolgen muss, kann man sich vor einer Verwechselung zwischen dem systolischen und diastolischen, an der Aosta resp. cruralis hörbaren Herzton schützen. 2. Auch von den Geräuschen des Respirationstraktus sind manche im Abdomen hörbar, besonders wenn. Magen und Gedärme mit Luft stark gefüllt sind, werden die im unteren Teil der linken Lunge entstehenden Atmungsgeräusche leicht fortgeleitet. (Gerhardt S. 213) natürlich auch Rasselgeräusche, und wenn man sie bei Nichtschwangeren nicht viel tiefer hört, so liegt das wohl daran, dass die Magen- und Darmgeräusche sie oft übertönen, während sie bei Schwangeren viel tiefer bis an beide Seiten des Uterus herabgeleitet werden können (Naegele l. c. S. 31).

3. Dass auch in den Gefässen der vorderen Bauchwand, z. B. in den Venen derselben oder in der Arteria epigastrica inferior, falls dieselben erweitert sind, oder einen Druck erfahren, Geräusche entstehen können, ist nicht unwahrscheinlich. Aber bei gesunden Frauen sind sie jedenfalls für gewöhnlich nicht zu hören. Bei unruhigen, aufgeregten, ängstlichen Individuen hört man dann und wann nicht leicht definierbare kurze, beim Zittern entstehende Geräusche, die von einer Verschiebung der Bauchdecken gegeneinander, oder von zitternden Kontraktionen der Bauchmuskeln herrühren mögen, also vielleicht „Muskelgeräusche" sind, vielleicht aber auch durch Verschiebung des Stethoskops[1]) mit den Bauchdecken auftreten.

Auf die bekannten Darmgeräusche gehen wir nicht weiter ein, von den in den mütterlichen Genitalien entstehenden Geräuschen besprechen wir zuerst das Gebärmuttergeräusch (Strepitus uterinus); noch heute von einzelnen Autoren fälschlich als Placentar- oder Placentarazellengeräusch bezeichnet. Dasselbe variiert von einem leisen Hauchen, zu einem starken Blasen, ja sogar bis zu einem klingenden Pfeifen. Nach der Inguinalgegend zu wird es stärker, nach oben schwächer, meist ist es ein-, seltener beiderseitig,

---

[1]) cf. Hoefft, Neue Zeitschr. f. Gebh. VI. 10.

noch seltener bloss in der Mitte. Es kommt in der grössten Menge der Schwangeren vor (88%/o Ettinger); meist erst im vierten bis fünften Monate, selten früher; bei Lagenveränderungen der Gravida ändert es seinen Sitz nicht. In der Wehe nimmt es anfangs an Intensität zu, an Frequenz ab und schwindet auf der Höhe der Wehe, um mit Nachlass derselben wieder zu erscheinen. Dass es nicht in der Placenta, auch nicht nur an der Placentarstelle in der Uteruswand, ausserdem nicht in der Art. epigastrica inferior, noch in den grossen Bauchgefässen, sondern nur in den vergrösserten Gefässen des schwangeren Uterus entsteht, ist durch folgende Thatsachen bewiesen:

Diese Ansicht ist exakt bewiesen, denn 1. der Ort, wo das Geräusch zu hören ist, entspricht immer der Uteruswand, es überschreitet, wie Veit sagt, nie die Grenzen der Gebärmutter.

2. Es ist in jeder Lage: bei Seiten-, Knieellenbogen- und Rückenlage und an dem in der verschiedensten Weise verschobenen Uterus zu hören, es verschwindet aber, sobald man sich mit dem Stethoskop von der Uteruswand entfernt.

3. Durch Druck gegen die Uteruswand kann das Geräusch an Stellen zum Verschwinden gebracht werden[1]), wo weder die Art. epigastrica, noch die Arteriae iliacae komprimiert werden, überhaupt gar keine anderen Gefässe liegen, die so starke Geräusche bewirken könnten, als eben die Uteruswand.

4. Beim Verschwinden des Geräusches durch Druck mit dem Stethoskop kann man doch noch deutlich den Puls der Cruralis fühlen (Veit); diese kann also nicht völlig komprimiert sein.

5. Seine konstanten Veränderungen und sein Verschwinden während der Wehen, unerklärlich aus der Hypothese, dass es in den Aa. iliacae zu stande komme, zu einer Zeit, wo die Bauchpresse noch nicht in Anwendung kommt, kann auch nur durch einen Druck der sich verschiebenden Uterusfasern auf die Gefässe der Uteruswand erklärt werden und endlich:

6. Nach der Ausstossung der Frucht aus dem Uterus ist es an der Uteruswand in der Mittellinie und weiter unterhalb der Teilungsstelle der Iliacae com. in 60%/o (Ettinger) deutlich noch zu hören.

Wir können nun ferner bestimmt behaupten, dass das Geräusch für gewöhnlich in den grossen stark geschlängelten Arterien des Uterus und deren quer verlaufenden Seitenästen su stande kommt, weil Ettinger es als ein deutliches Gefässschwirren in denselben gefühlt hat, weil es meist mit dem Radialpuls isochron ist und dem Lauf dieser Gefässe ziemlich genau an Stärke entspricht. Die gröberen Arterien sind während der Schwangerschaft in ausgezeichnetem Grade geschlängelt und bilden,

---

[1]) cf. Helm, Neue Zeitschr. f. Gebh. IX. S. 284; auch Lange und namentlich Veit, l. c. S. 152.

indem sie von beiden Seiten her reichlich Anastomosen eingehen in den oberflächlichen Muskellagen einige Ähnlichkeit mit einem Aneurysma cirsoides. Luschka sagt: Infolge der bedeutenden Dicke der oberflächlichen Äste können die in ihnen entstehenden Geräusche um so leichter gehört werden, als sich der hochschwangere Uterus in grosser Ausdehnung in der Regel unmittelbar an die vordere Bauchwand anlegt[1]). Seltener, aber meiner Ansicht nach ganz unzweifelhaft, kann es auch in den grossen oberflächlich gelegenen Venen der Gebärmutterwand entstehen, wie dies Dubois wohl zuerst behauptet hat. Diese Venen können nach Webers (l. c. S. 52) Messungen einen Durchmesser von 11—19 mm erreichen. Ein solches venöses Uteringeräusch ist dann anzunehmen, wenn es sehr verbreitet, kontinuierlich und wie manche Autoren mit Recht hervorgehoben haben, dem Nonnengeräusch in der Vena jugularis externa frappant ähnlich ist. Es ist nämlich, da diese Venen oft als enorm breite Stränge so oberflächlich an jener Seite leicht einem Druck ausgesetzt liegen und da man an gleich grossen Venen anderer Stellen, solche Geräusche deutlich gehört hat, durchaus kein Grund vorhanden, zu bezweifeln, dass in diesen Uterinvenen nicht auch solche entstehen könnten. Die systolische Verstärkung muss dann durch die Verschiebung oder den Druck, den sie seitens der benachbarten grossen Uterinarterienäste erfahren, erklärt werden.

Das Vorhandensein eines Gebärmuttergefässgeräusches lässt nur auf eine bestimmte Weite und Schlängelung jener Gefässe schliessen, diese kommt aber nicht bloss bei Schwangerschaft, sondern auch bei Geschwülsten, namentlich bei Myomen der Gebärmutter vor. Wenn seine Existenz also auch kein sicheres Zeichen für Schwangerschaft ist, so findet es sich doch unter 100 Fällen 99 mal bei Schwangerschaft. Alle übrigen Schlüsse, die man aus seinem Sitz gezogen hat, auf den Sitz des Mutterkuchens, auf die Lage des Kindes, auf die Beschaffenheit der Gefässe in der Gegend der Placenta sind absolut falsch und bedürfen nach dem bisher Gesagten keiner Widerlegung mehr.

Die Herztöne des Kindes sind erkenntlich an ihrem Doppelton, an der Schnelligkeit und dem Unterschied gegen die mütterlichen Herztöne, welche bei gesunden Schwangeren wenig mehr als halb so oft in der Minute zu zählen sind. Die Zeit, in der sie zuerst hörbar werden, wird von den meisten Autoren übereinstimmend als die Mitte der Schwangerschaft angegeben; einzelne Autoren wollen sie allerdings schon im zweiten bis dritten Monat (Burgraf), andere im dritten (Depaul) oder wenig vor dem vierten (Cazeaux), dagegen Conradi, Lange und Frankenhäuser sie nie vor dem fünften Monat gehört haben. — Ihre Intensität hängt teils von der Entwickelung des Kindes ab, jedoch behauptet Frankenhäuser, dass er bei Wasserköpfen und Hemicephalen die lautesten Herztöne gehört habe, teils von der Beschaffenheit der leitenden Medien. So sind sie bei geringer

---

[1]) Luschka, Das menschliche Becken. 1864. S. 374/5.

Menge von Fruchtwasser und nach dem Blasensprunge viel lauter und weiter ausgebreitet zu hören und Ed. Martin hörte einmal bei einem ersten Zwillingskind dessen linke Seite bei erster Fusslage fest gegen die Symphyse bei schon geborenen Füssen angepresst war, die Herztöne desselben in einer spannweiten Entfernung des Ohres von den Bauchdecken der Kreissenden und ohne Anwendung des Hörrohres. Er nahm an, dass die Schambeine temporär einen so ungewöhnlich günstigen Resonanzboden abgegeben hätten. Der Ort, wo die Herztöne am deutlichsten zu hören sind, ist vor dem siebten Monat meist in der Mitte des Unterleibes und näher der Symphyse, oder näher dem Fundus. Nach dem siebenten Monat aber sind sie der Lage des Kindes entsprechend immer da, wo die linke Seite des kindlichen Brustkastens, sei es der Rücken, oder die Brust, der Uteruswand am nächsten liegt, d. h. also bei I S. L. in der Mitte der linken Nabelspinallinie, bei II S. L. etwas nach rechts von der Mitte der Symphysen-Nabellinie, bei I Gesichtslage in der rechten Nabelspinallinie u. s. w. Es giebt jedoch von dieser Regel viele Ausnahmen, wenn bei den gewöhnlichen Lagen z. B. I S. L. über dem Rücken des Kindes die Placenta sitzt, wenn viel Fruchtwasser vorhanden, die Lage des Kindes sehr veränderlich ist; ferner ändern sie dann auch ihren Sitz bei der Geburt mit dem Herabrücken des Kindes. Bei Hängebauch soll nach Frankenhäuser der kindliche Herzschlag stets im Muttergrund am deutlichsten zu hören sein (?).

Der Umfang, in welchem sie gewöhnlich zu hören sind, entspricht ungefähr einem Kreise mit einem Radius von 5—6 cm, während man sie bei geborenem Kinde über den ganzen Rücken bis zum Steiss hin hören kann.

Auch bei lebendem Kinde sind sie zuweilen nicht zu hören und zwar bei nach hinten gelegenem Rücken (Schieflage Ib und IIb), bei Sitz der Placenta über dem Rücken des Kindes, bei sehr lautem Uteringeräusch, bei Geschwülsten in der Uteruswand, bei grosser Unruhe der Kreissenden, bei Zwillingen und schwachem Herzschlage, bei starken Darmgeräuschen und bei weit fortgeleitetem Atmungsgeräusch der Schwangeren. Frankenhäuser behauptete, man höre sie bei lebendem Kinde stets. Kehrer fand, dass sie durch Wasser hindurch 14 cm weit geleitet würden, und durch eine 14 cm dicke Gewebsschicht ebenfalls; mithin müssten in der lebenden Uterus- und Bauchwand doch besondere Hindernisse sein.

Die Schwankungen in der Frequenz der kindlichen Herztöne bei gesunden Kindern sollen zwischen 120 und 160 pro Minute liegen; einzelne einzelne Autoren, z. B. Carus, nehmen als untere Grenze 130 an. Einzelne Schriftsteller behaupten, dass in den früheren Monaten die Frequenz grösser, in den späteren geringer sei (Anderson, Lange), während Cazeaux, Naegele, Frankenhäuser dieses bestimmt bestreiten. Letzterer berechnete als mittlere Frequenz 134, ich 132. Die Angabe von V. Hueter, dass sie nie weniger als zehn in fünf Sekunden betrugen, ist als die Regel zu betrachten.

Die Frequenz des Fötalpulses wird verändert 1. durch die Bewegungen des Fötus — und zwar nach Frankenhäuser um zwei bis drei Schläge auf zehn Sekunden — nimmt aber nach fünf bis zehn Sekunden wieder ab, 2. durch das Allgemeinbefinden der Mutter. Einzelne Beispiele: Kennedy fand bei Placenta praevia den Fötalpuls von 108 auf 88 sinkend und nach sehr heftigen Kindsbewegungen verschwinden. Derselbe konstatierte bei einer an Pleuritis erkrankten Gravida infolge wiederholter Aderlässe ein Seltenerwerden des Fötalpulses; und bei einer Gravida während eines heftigen Suffokationsanfalles 140 Pulse der Mutter und 190—200 Fötalpulse.

Dass Fieber der Mutter den Fötalpuls steigert, wurde schon von Kennedy, Hueter u. a. erkannt. Nach meinen Beobachtungen hält die Frequenz des kindlichen Pulses gleichen Schritt mit der Temperatur der Mutter, bisweilen übereilt sie die letztere, meist erfolgt jedoch die Zunahme langsamer. Im allgemeinen kann man bei

37—38° C. der Mutter 120—144 Herztöne des Kindes
38,1—39° C. „   „   144—160   „   „   „
39,1—40° C. „   „   160—190   „   „   „ zählen.

Gause fand, dass bei künstlicher Wärmezufuhr von 0,1° C. die Pulsbeschleunigung im Mittel 3,2 Schläge betrug und dass die Herztöne des Kindes viel gleichmässiger mit der Temperatur der Mutter als mit dem Puls korrespondierten.

Da die Temperatur des lebenden Fötus immer um einige Zehntel höher als die seiner Mutter ist, so muss auch sein Fieber immer höher, als das der Mutter sein und es ist mir nicht zweifelhaft, dass er an diesem allein auch zu Grunde gehen kann.

3. Das Geschlecht des Kindes: Frankenhäuser fand als Mittel für Knaben 124, für Mädchen 144 per Minute. Hennig beim Schlafen bei Knaben 120, bei Mädchen 123. So gross wie Frankenhäuser sie angiebt, sind die Differenzen in utero nicht, sie betrugen nach Ziegenspeck nur 3 Schläge pro Minute (136 Knaben und 139 Mädchen).

4. Die Geburtsvorgänge: D'Outrepont erkannte zuerst die Abnahme der Zahl der Fötalpulse während der Wehen. Sie beginnt bald nach Eintritt der Wehen und steigert sich bis gegen Ende derselben. Ihre Höhe beträgt durchschnittlich 1—2, seltener 3—4 und noch seltener 8 Schläge in 10 Sekunden (Frankenhäuser). Bisweilen ist vor Beginn der Wehe und im Anfang derselben eine Beschleunigung und erst gegen Ende der Wehe eine deutliche Abnahme zu konstatieren.

Nach Ahlfeld nehmen sie gegen Ende der Austreibungsperiode stetig ab und steigen sofort nach der Geburt des Kindes wieder. Die Ursachen der Verlangsamung sind nicht einfach; sie sind zum Teil auf mechanische, zum Teil auf chemische Momente zurückzuführen. Wenn der intrauterine Druck bei noch erhaltener Fruchtblase durch Eintritt einer Wehe steigt, so wird nicht bloss die ganze kindliche Oberfläche, sondern auch die Nabelschnur und ebenso die fötale Fläche der Placenta unter erhöhten Druck gesetzt, die Blutbewegung in allen diesen Teilen wird erschwert, der Widerstand, welchen das kindliche Herz zu überwinden hat, gesteigert. Durch die Kontraktion der Uteruswände werden natürlich auch die placentaren Kapillarschlingen im Querdurchmesser verkleinert, der Placentarkreislauf und die Diosmose zwischen Mutter und Frucht vermindert. Dass hierdurch die Frequenz der fötalen Herztöne herabgesetzt werden kann, unterliegt wohl keinem Zweifel, kann man doch bei kleineren Tieren durch Kompression des Thorax momentanen Herzstillstand bewirken. Je stärker die Drucksteigerung ist, um so mehr steigt die Venosität des kindlichen Blutes infolge der Verkleinerung der Atmungsfläche der Placenta, hierdurch wird der Vagus gereizt und dadurch ebenfalls die Frequenz des kindlichen Pulses herabgesetzt.

In der Regel erhebt sich mit Beendigung der Wehe der Puls auf die frühere Höhe, oder er übersteigt dieselbe erst etwas, um gegen Mitte der Pause auf jene abzusinken. Am stärksten ist die Abminderung in der Wehe am Ende der Austreibungsperiode, wo sie nicht selten 40—45 Schläge pro Minute in der Wehe betrifft und durch die starke Verschiebung der kindlichen Schädelknochen, die Entleerung der intracraniellen Serums in den Rückenmarkskanal und die direkte Reizung des Vagus herbeigeführt wird; aber auch hier ist das Verhalten des fötalen Herzens in der Wehenpause genau so, wie vorher geschildert.

Wir sind nun in der glücklichen Lage die regulären Grenzen dieser Vorgänge genau feststellen, mit anderen Worten, den Beginn einer Gefährdung des Kindes sehr präcise ausdrücken zu können. Ist nämlich auch nur in einer einzigen Wehenpause die Zahl der Herztöne unter 100 oder über 160 geblieben — dann ist das Kind in Gefahr und muss künstlich zu Tage gefördert werden. Der sicherste Beweis für diese Behauptung liegt in den Befunden am Kinde, die sich auch bei sehr rasch vollzogener Extraktion desselben nicht verkennen lassen und die darin bestehen, dass das Gesicht meist bläulich, die fötale Apnoe bei Bestand bleibt, eventuell Meconiumabgang und Ödem der Genitalien zu erkennen und die Einleitung einer regelrechten Atmung nur durch verschiedene mehr minderstarke Reizmittel erzielt werden kann.

Wir können hier nicht auf alle jene Momente eingehen, welche diese Gefährdung des Kindes herbeiführen, sie werden an anderer Stelle eingehend besprochen (der Scheintod des Kindes und seine Ursachen): wir haben nur noch hinzuzusetzen, dass zuweilen bei starkem Schwanken der kindlichen Herztöne nach vorausgegangenem Sinken wie Depaul schon 1847 erkannte und B. S. Schultze und ich auch wiederholt beobachtet haben, nur ein Ton, statt der beiden zu hören ist.

Endlich ist noch zu bemerken, dass Fischl, Fleischmann, und Valenta bei Gesichtslagen und Pestalozza bei einem „quer" liegenden zweiten Zwillingskinde im Fundus uteri die kindlichen Herztöne direkt durch Betastung gefühlt haben.

Wir haben also an den durch ihren Doppelton, ihre Frequenz und den Ort, wo sie gehört werden, als kindliche Herztöne sicher erkannten Tönen.

1. ein sicheres Zeichen der Schwangerschaft
2. „ „ „ des kindlichen Lebens
3. „ wichtiges „ für die Lage des Kindes
4. „ „ „ für ein gutes Befinden desselben
5. „ wertvolles Zeichen für die Diagnose der Zwillings- und mehrfachen Schwangerschaft
6. ein sicheres Zeichen für die beginnende Gefährdung des Kindes und
7. „ „ „ in dem Verschwinden derselben an der Stelle, wo sie wiederholt genau gehört worden sind, für den inzwischen eingetretenen Tod des Kindes.

So giebt also in geburtshülflichen Kliniken die genaue Auskultation bei Längslagen des Kindes die weitaus häufigste Indikation zur künstlichen Beendigung der Geburt, und nicht, wie es so gewöhnlich heisst, Wehenschwäche und Beckenenge.

Bewegungsgeräusche, die von seiten des Kindes im Uterus entstehen.

An dieser Stelle sind zu erwähnen die Töne,

1. welche durch Bewegung der kindlichen Extremitäten im Uterus hervorgerufen werden. Sie sind manchmal sehr deutlich als ein starkes Klopfen zu vernehmen, dessen Klang man sich durch Klopfen mit dem Finger gegen eine vor das Ohr gehaltene Hand leicht klar machen kann. Man fühlt bei der Palpation des Uterus jene Bewegungen bisweilen ganz leicht und ist nur noch zu bemerken, dass sie öfter sehr häufig sind; so zählte ich z. B. einmal während einer Minute 18 Bewegungen des Kindes. Sie haben jedoch nur dann Bedeutung, wenn sie sehr frequent und sehr stark sind; oder wenn sie bei Nabelschnurgeräusch resp. bei gesunkenen, oder abnorm frequenten Herztönen ruckweise und sehr stark auftreten.

2. Einzelne Autoren wollen bei Gesichtslage des Kindes ein Saugen desselben an dem eingeführten Finger des Geburtshelfers gehört und gefühlt haben (Hohl-Schottin).

3. Ein anderes vom Fötus ausgehendes Geräusch, was freilich viel seltener von Sachverständigen wie Laien und manchmal weit von der Kreissenden durchs ganze Zimmer gehört wird, ist das Wimmern, Weinen und Schreien des Fötus, vagitus uterinus. Bekannt schon zu Zeiten von Philipp le Goust um 1650, beschrieben von J. B. von Fischer um 1730, also nicht erst von Baudelocque, wie Rapin angiebt, haben sich in neuerer Zeit Beobachtungen dieser Art sehr gehäuft.

Die Bedingungen für dessen Zustandekommen sind erstlich, dass die Fruchtblase gesprungen sein muss, zweitens dass Luft in genügender Quantität in den Uterus eingedrungen sein muss, drittens dass die Oberfläche des Kindes berührt, angefasst oder viertens die Nabelschnur komprimirt sein muss.

41*

Unter diesen Momenten kommt es bei allen Kindeslagen vor und ist beobachtet bei Schädellagen von Frazer, Gummert, Gesichtslagen von L. Winckel, Beckenendlagen von Brüll, Schaller, Haertel, Rapin, Schieflagen resp. bei der Wendung (Flatau, Gummert, Kristeller, Wyder) es ist also nicht zutreffend, wenn man Beckenendlagen (Brüll und Schaller) „fast immer" gefunden hat; ebensowenig, dass es nur im Verlauf von geburtshülflichen Operationen vorkäme; mein Vater hat es z. B. bei einer Gesichtslage gehört, wo nur eine Untersuchung, aber kein operativer Versuch gemacht worden war. Die Herztöne können dabei ganz regulär (140) sein und das durch Wendung und Extraktion zu Tage beförderte Kind kann sofort kräftig schreien (Gummert.) In einem Fall von Brüll soll das Kind 3 Stunden lang im Uterus „geweint" haben. Die Beobachtung von Flatau lehrt, dass das Schreien auftrat, so oft die bei Placenta praevia vorgefallene Nabelschnur mit den Fingern komprimiert wurde, diejenige von Frazer, dass das Kind (Zwillingskind) schrie, sobald sein Kopf von der Zange gedrückt wurde. In einem Falle von Haertel, wo das Schreien bei einer Fusslage und in Rückenlage vorkam und das Kind dann erst extrahiert wurde, kam es tief asphyktisch zur Welt und war schwer wiederzubeleben. Haertel meint, dass es ohne Hülfe sicher abgestorben wäre und dann bei der Obduktion auch Luft in seinen Lungen vorhanden gewesen sein würde. Indessen ist nach dem früher Gesagten, da die Fälle, in denen es konstatiert wurde, fast immer operativer Art waren, seine Bedeutung für die gerichtliche Medizin nur von untergeordneter Bedeutung.

Von viel grösserem Interesse aber ist der Versuch von O. Rapin die Einführung von Luft in den Uterus und dadurch die Atmung des Kindes künstlich herbeizuführen, um dessen Gefährdung zu vermindern und sein Leben zu erhalten.

Rapin führte in drei Fällen mittelst einer mit Luft gefüllten und an einer Sonde befestigten aseptischen Spritze Luft in den Uterus ein, so dass derselbe in seiner ganzen Ausdehnung tympanitischen Schall gab. Zweimal war Beckenenge vorhanden und wurde die Wendung gemacht, einmal war Steisslage; im letzten Falle musste, da die Extraktion manuell nicht gelang, der Forceps angewandt werden, trotzdem gelang es noch, das Kind für kurze Zeit zu beleben, es ging aber bald an Schädelfrakturen zu Grunde. Alle drei Wöchnerinnen blieben gesund.

Rapin glaubt dass die Gefahren einer Infektion bei dieser Operation sich ebenso sicher vermeiden liessen, wie die der zu starken Ausdehnung des Uterus und des Eindringens von Luft in die mütterlichen Gefässe. Er hält das Verfahren für indiziert bei allen Fällen von Nabelschnurprolaps, bei Beckenendlagen mit zögerndem Verlauf und Hindernissen von seiten des Beckens und der Weichteile, bei Schieflagen am Ende der Wendung oder wenn die Kniee bis in die Vulva herabgeführt worden seien. Kontraindikationen seien: Tod des Fötus, Sepsis sub partu und vielleicht Placenta praevia.

Der Vorschlag ist jedenfalls originell, das Verfahren leicht ausführbar und, wie es scheint, auch ungefährlich und verdient also auch weitere Prüfung, zumal da durch die Untersuchungen von Marchand festgestellt zu sein

scheint, dass ein gewisser Luftgehalt der Lungen das Erhaltenbleiben der
Kontraktionsfähigkeit des Herzens befördert.

Rapin citiert in seiner genannten Arbeit noch die Beobachtungen von
Huguier, Depaul, Hubert de Louvain, Heyfelder und Murisier,
welche dem Verfasser unbekannt sind, ohne auf dieselben näher einzugehen.

Zwei weitere Beobachtuugen von Geräuschen, resp. Tönen, die vom
Fötus ausgegangen sein sollen, hat Dr. Hans Meyer publiziert. Derselbe
glaubt zweimal bei Schwangern ein Pochen von 250 – 300 Schlägen in der
Minute unterhalb des Nabels gehört zn haben und da das eine der Kinder
nach seiner Geburt ein Unterkieferzittern von ähnlichem Rhythmus
und Dauer zeigte, so ist er geneigt, dieses als Ursache jenes Geräusches
anzusehen (?). Wenn er ausserdem bei derselben Gravida, bei welcher er das
Unterkieferzittern gehört haben will, in der ersten Schwangerschaft ein
Schluchzen — Singultus — 18mal in der Minute, fast jeden Tag, oft
2mal im Tage 10—15 Minuten lang und auch in deren zweiter Schwangerschaft dasselbe vom 8. Monat ab, aber seltener oft erst nach 3—4 Tagen,
nur 4—10 Minuten lang und 28—30mal pro Minute gehört haben und beden beiden geborenen Kindern denselben Singultus gefunden haben will, so
ist es doch kaum denkbar, dass bei unverletzten Eihäuten ein solches bei
Eindringen von Luft natürlich hörbares Geräusch vernehmbar und in so
regelmässigen Intervallen und so lange Zeit vorgekommen sein soll.

Das Nabelschnurgeräusch,

Strepitus funiculi umbilicalis, ist ein mit den kindlichen Herztönen an
Frequenz gleiches, denselben etwas nachschleppendes, meist deutlich inter-
mittierendes, in selteneren Fällen fast kontinuierliches Blasen, dessen Stärke
fast ebenso grosse Variationen zeigt wie die des Gebärmuttergefässgeräusches.
Der erste, welcher dasselbe erkannt zu haben scheint und auch seine Entstehung richtig deutete, war, wie erwähnt, Kennedy.

Was die Stelle betrifft, an der man dasselbe am Unterleib der
Schwangeren oder Kreissenden hört, so ist es für gewöhnlich in der Nähe
des Ortes am deutlichsten zu hören, wo die kindlichen Herztöne klar zu hören
sind, oder wenigstens in deren nächster Nähe, kaum 2—3 cm von ihnen entfernt. Man findet es zuweilen auch dentlich an einer Stelle, in deren Umgebung nirgendwo die Herztöne zu entdecken sind oder ganz weit von den
Herztönen entfernt — z. B. im Fundus bei I. S. L. (cf. L. Seitz, Abbildung).
Seine Ausdehnung ist sehr variabel, von 5—15 cm. In den meisten Fällen
ist sie jedoch keine erhebliche: auf eine runde Stelle von 5—6 cm im Durchmesser beschränkt.

Das Geräusch ist ferner keineswegs bei unveränderter Kindeslage immer
zu hören, sondern kann oft in ganz kurzer Zeit und selbst während mehrere
Beobachter nacheinander auskultieren, erheblich schwächer werden oder ganz

verschwinden. In anderen Fällen ändert es weder seinen Sitz, noch seine Ausdehnung und Stärke in bewerkenswerter Weise und ich habe solche Fälle drei bis vier bis sieben Tage lang verfolgt, in denen es stets an derselben Stelle blieb. Seine Häufigkeit ist 8—15,6 % (L. Seitz, Münchener Klinik).

Als Beweise seiner Entstehung in der Nabelschnur überhaupt führen wir an:

1. Kennedy, Spoendli, Kehrer, Bidder, Zweifel, Ahlfeld u. a. haben durch die Uteruswand hindurch die Nabelschnur gefühlt und in ihr das Geräusch deutlich gehört.

2. Gregor Schmitt hörte bei einer Ipara mit Nabelschnurvorfall das Nabelschnurgeräusch nicht bloss am unteren Teil des Abdomens, sondern erkannte auch an einer durch die Vulva herabgetretenen Schlinge dasselbe Geräusch, welches nach der Reposition verschwand. Die gegenteiligen Beobachtungen von Scanzoni, Carrière und Bumm hat L. Seitz (l. c. S. 15) widerlegt.

3. Bei Nabelschnurvorfall verschwindet das Geräusch, wenn mit der gelungenen Reposition der Schnur der Druck aufhört und tritt sofort wieder ein, wenn der Druck aufs neue bei wiederholtem Herabgleiten der Schnur erfolgt. (Beob. von Winckel.)

· 4. Man hört das Geräusch bisweilen an Stellen, wo von den kindlichen Herztönen absolut gar nichts zu hören ist.

5. In der weitaus grössten Zahl der Fälle ist das Geräusch nicht weit von ganz reinen geräuschfreien Doppeltönen des kindlichen Herzens zu hören. (Winckel, Swiecicki, Ettinger, Regel u. v. a.)

Gegen die Annahme, dass das Geräusch überhaupt in der Nabelschnur entstehe, ist E. Bumm aufgetreten; er erklärte dasselbe für ein fötales Herzgeräusch, da die Nabelschnurarterien für dessen Produktion zu klein seien, da er das Geräusch an der schon geborenen, noch pulsierenden Nabelschnur nicht erzeugen konnte und da es dem Ort der kindlichen Herztöne entspricht und mit diesen den Ort wechsele. Es soll nach E. Bumm ohne organische Veränderungen der Klappen durch Schwankungen des Blutdruckes entstehen und sich den accidentellen Herzgeräuschen Anämischer anschliessen. Diese Ansicht ist auch in der Inaug.-Diss. von Attensamer vertreten, während sie von Ettinger, Regel und Swiecicki bekämpft und die Entstehung des Geräusches wieder in die Nabelschnur verlegt worden ist.

Nun fragt es sich weiter, in welchen Gefässen des Nabelstranges es zu stande kommt und in dieser Beziehung muss ich auf die sehr tüchtige Arbeit meines Assistenten Herrn Dr. L. Seitz „Über Blutcirkulation in der Nabelschnur und Placenta, Nabelschnurgeräusch, dessen Ursachen und klinische Bedeutung" 1901 verweisen, welche meine früheren Arbeiten auf diesem Gebiete bestätigt, experimentell bekräftigt und ergänzt hat; ausserdem aber die gegenteiligen Behauptungen von E. Bumm und anderen Autoren eingehend widerlegt hat.

Ich brauche aus dieser Arbeit für meine Behauptung, dass das Geräusch meist in der Nabelvene entstehe, nur folgende Sätze zu citieren. „Die Kapillaren der Placenta sind weiter und leichter durchgängig, als die des übrigen Körpers, vielleicht spielen auch präkapillare Übergänge in der Placentarcirkulation eine Rolle. Möglicherweise schon unter normalen, sicher aber unter pathologischen Verhältnissen, so bei Stenosenbildung irgendwelcher Art, und dadurch bewirkter Anstauung des Blutes pflanzt sich der Puls der Nabelschnurarterien durch das Kapillarsystem auf die Vene fort, an der stenosierten Stelle entsteht ein Geräusch. Die Vene der Nabelschnur hat keine Klappen, die Arterien können manchmal Andeutungen von solchen zeigen.‟

Als prädisponierende Momente für die Entstehung eines Nabelschnurgeräusches sind: höherer Blutdruck, grössere Blutgeschwindigkeit, abnorme Kürze, Spannung und abnorme Länge der Schnur, starke Windungen, Torsionen, falsche und wahre Knoten, besonders bei sulzarmer Schnur, Umschlingungen und Vorfall der Schnur zu bezeichnen — auslösend ist stets nur die Stenose, welche sehr selten nur durch den anatomischen Bau, viel häufiger durch Kompression der Schnur bewirkt wird, welche letztere also als allerwichtigste Ursache angesehen werden muss.

Hieraus ergiebt sich für die klinische Bedeutung jenes Geräusches, dass leise, kurze Kompressionen ungefährlich sind, durch stärker, länger dauernde kann der Fötus schon vor der Geburt absterben. Bei ersterem sind an den geborenen Kindern keine Spuren nachzuweisen. Besonders laute, längere Zeit vor und während der ganzen Geburt bestehende Geräusche, namentlich solche, die an Intensität sub partu noch zunehmen, sind sehr gefährlich. Hier lassen sich in 90 % der Fälle mehr oder minder ausgesprochene Symptome der vorangegangenen Gefährdung des Kindes konstatieren. Unregelmässigkeit der Herztöne, Asphyxie, Meconiumabgang, Aspiration von Schleim oder Meconium, Ödeme der äusseren Genitalien, strotzende Füllung der Nabelschnurgefässe mit leichter Erweiterung der Kapillaren, in selteneren Fällen Ödem der Schnur. Unter diesen Fällen ist daher sehr häufig — nach unseren Erfahrungen in 58 % der Geburten — Kunsthülfe nötig und 76,5 % dieser Kinder werden totgeboren.

Die intrakardiale, meist bei asphyktischen oder apnoischen Kindern gleich post partum auftretenden und mit der regulär eingeleiteten Cirkulation ebenso rasch verschwindenden systolischen Geräusche, haben weder mit dem Nabelschnurgeräusch, noch mit Klappenfehlern irgend etwas zu thun; sie waren in unserer Klinik nur in 7,6 % der Fälle aufzufinden und sind offenbar den Klappenschwingungen und Strudeln zuzuschreiben, die noch vor völliger Ausdehnung der Lungen im geborenen Kinde eintreten. Da wo schon vor der Geburt — was äusserst selten ist — ein sicher intrakardiales Geräusch konstatiert wird, was nach der Geburt auch bei Bestand bleibt, muss man allerdings eine funktionelle Insufficienz der Klappen annehmen. Hierher gehören einzelne Fälle von G. Schmitt (Fall 1), Massmann und E. Bumm, vielleicht auch drei von unsern, die aber eben durch ihre Seltenheit die Regel bestätigen.

_____

Kapitel V.

Dauer der Schwangerschaft.

Von

F. v. Winckel, München.

___

Litteratur.

Acker, A case of prolonged gestation. Amer. journ. of obstetr. 1889. Vol. XXII. 1276. (305 Tage.)

Ahlfeld, Monatsschr. f. Geburtsk. u. Frauenkrankh. von Credé-Martin. Bd. 34. 1869.

Auvard, Travaux obstétr. 1888. pag. 357.

Baketel, H. S., Prolonged gestation med. record. July 21. 1897. — Americ. Journ. obst. Vol. 36. pag. 395. Med. Record New York. Vol. LII. 159.

Barker, The relation of the duration of gestation to legitimate birth. Americ. Journ. Obst. 1892. pag. 218.

Derselbe, Journ. of the Amer. med. Assoc. 1892. June 18.

Bensinger, 11 monatliche Gravidität. Centralbl. f. Gynäkol. 1893. S. 513, 841.

Bisell, What is the extreme time of gestation. Califor. med. Journ. San Franzisco 1890. XI. 147.

Blake, A case of protracted gestation. Transact. of the Obstetr. soc. of London 1892. Febr. 3. Brit. med. Journ. 1892. I. 336. (323 Tage?) Edinb. med. Journ. 1893. August.

Blake, J. G., Protracted gestation. Boston med. and surg. Journ. VII. pag. 164—166.

Blake, C. P., Protracted gestation. Trans. Edinb. Obstet. Society. 1892/93. XVIII. 246.

Braun, C. v., Lehrb. d. Gynäkol. II. Aufl. 1881.

Campbell, J. S., How long may the term of utero gestation be protracted? Mass. M. J. Bostou 1888. VIII. 145—149.

Cazeaux, Traité d'accouch. VI. Edit. 1862. pag. 379.

Charpentier, Traité des Accouch. I. 298. 1883.

Cloker, Fall von verlängerter Schwangerschaft. Americ. Journ. obst. 1889. pag. 1276. Centralbl. f. Gynäkol. 1890. S. 778. (305 Tage.)

Cohnstein, Grundriss der Geburtshülfe. II Aufl. 1885. S. 30.

Cordes, Schwangerschaft von 326 tägiger Dauer. Annali di ostetr. e Ginecol. XVI. 343.

Credé, Klin. Vortr. 1853. S. 413.

Dubois, H., Die Riesenkinder vom geburtshülfl. Standpunkt. Thèse de Paris. G. Steinheil. 1897.

Dührssen, Zeitschr. f. Geburtsh. u. Frauenkrankh. XVII. 305. (303 Tage, 55 cm, 4100 g.)

Duff, J. M., Is gestation ever prolonged? Philad. med. and surg. Reporter. 1889. Vol. 61. pag. 199.

Dupeyron, Thèse de Bordeaux. 1895.

Ebell, Zeitschr. f. Geburtsh. u. Frauenkrankh. Bd. XVI. S. 207. 1888.

Eberhart, Deutsche med. Wochenschr. 1892. Nr. 9.

Engelmann, G. J., Time of conception and duration of pregnancy. St. Louis Cour. Med. 1880. III. 438—443 and Supplementary. St. Louis. Cour. Med. 1880. IV. 327—332.

Faucon, Un cas de prolongation de grossese avec dystocie. I. internat. Kongr. f. Geburtsh. u. Gynäkol. zu Brüssel. Semaine méd. 1892. XII. 386.

Favaria, H. K., Notes of a case with a tendency to protracted gestation, successive periode 12 months, 18 months, 21 months, 54 months. Indian. med. Chir. Revue. Bombay. L 460. 1893.

Fitzgerald, O. D., Protrahierte Schwangerschaft. Dublin. med. soc. 1888. März. Ref. Centralbl. f. Gynäkol. 1889. pag. 104.

Ford, A., Die Zeit der Empfängnis. Med. age 1891. Nr. 10. Centralblatt für Gynäkol. 1891. XV. 852. Konzeption selten nach dem 15. Tage vor Beginn der Menses; nie (?) in letzter Woche vor den Menses.

Geijl, Nog eens de Zwangerschapduur. Nederl. Tijdschr. v. Geneesk. Amsterdam 1890. 2. R. XXVI. 41.

Derselbe, Over Zwangerschapduur, en de momenten die dezen beheerschen. Nederl. Tijdschr. v. Verlosk. 1889. Nr. 1. (Centralbl. f. Gynäkol. 1890. S. 327.)

Glüsing, Zur Frage der Schwangerschaftsdauer. Inaug.-Dissert. Würzburg 1888.

Graham, The duration of pregnancy. St. Bartholom. Hosp. Reports 1890. (Nicht selten über 300 Tage.)

Greslou, Deux cas d'accouchement retardé. Arch. de tocol. XVII. 570. 1890. (1. 307 Tage, 3370 g, 2. 308 Tage.)

Greslou et Porak, Sur l'accouch. retardé. Rev. obst. et gynec. 1890. pag. 430.

Gusserow, Zeitschr. f. Gebh. u. Gyn. XVI. 1888.

J. H., Prolonged gestation. Brit. med. Journ. Vol. II. pag. 1860. 1896.

Hartigan, An mensual Wight for a child at term. Boston Med. and Surg. Journ. Vol. 137. pag. 557. (Kind über 8200 g schwer?)

Harris, Protracted labour and a forteen-pound infant. Lancet 1892. II. 256. Centralbl. f. Gyn. 1893. S. 328.

Hayes, H. L., Case of protracted gestation, delivery on the 398 (!) day. The americ. Journ. Obst. December. XXVIII. 794.

Hirst, B. C., The disadventages of prolonged pregnancy. Proc. Phil. Co. M. Soc. Philadelphia 1892. XIII. 104.

Hohl, A., Lehrb. d. Gebh. 1862. S. 317.

Ingleby-Mackenzie, J., Case of prolonged gestation. Brit. gyn. Journ. 1889/1890. V. 427. (314 Tage, Gewicht nicht angegeben.)

Joulin, Traité compe. d'accouchem. 1867. pag. 449.

Issmer, Über die Zeitdauer der menschlichen Schwangerschaft. Arch f. Gyn. XXX. 277 u. XXXV. 310.

Jaffé, Fall von abnorm langer Dauer der Schwangerschaft. Centralbl. f. Gynäkol. 1890. S. 74.

James, Prolonged gestation. New York med. Journ. Vol. LX. 343.

Jardine, R., A case of prolonged gestation with complete occlusion of the os externum. Brit. med. Journ. 1892. I. 962. (304 Tage.)

Jefferis, D. W., A case of prolonged gestation (358 days) from the cessation of the menses to the delivery of the child. Transact. med. Soc. Penn. Philadelphia 1879. XII. pt. 2. pag. 759.

Kaltenbach, Lehrb. d. Geburtsh. 1893. S. 93 u. 94.

Kirley, R. M., A case of protracted gestation delivery on the 461 day. St. Louis Cour. med. XI. 3. 1894.

Kiwisch, Klinik d. Gebk. 1851. l. 301.

Kleinwächter, Grundr. d. Gebh. II. Aufl. 1881. S. 40.

Kormann, Lehrb. d. Gebh. 1884. S. 41.

Kouwer, Partus serotinus. Verslg. von den Nederl. Gyn.-Ver. m. Tijdschr. v. Verlosk. u. Gyn. III. Afl. 9. 3.—7. Juli 1890.

Lange, W., Lehrb. d. Gebh. 1868. S. 138 u. 139.

Loewenhardt, Arch. f. Gyn. III. 456. 1872.

Lomer, Fall von wahrscheinlicher Übertragung. Centralbl. f. Gyn. 1889, S. 244. (52 cm, 4750 g.)

Derselbe, Übertragung der Frucht. Centralbl. f. Gyn. 1890. Nr. 35.

Loviot, Grossesse prolongée Annal. de Gyn. Nov. 1892. T. 38. pag. 388. (307 Tage dem letzten der Regel.)

Macan, Schwangerschaft von 11 Monaten. Dublin Journ. of med. scienc. January 1891. Centralbl. f. Gyn. 1891. S. 818.

Mackenzie, Case of prolonged gestation. Brit. gyn. Journ. London 1889/90. V.

Marcus, E., Die in dem Entwurf eines bürgerlichen Gesetzbuches für das deutsche Reich enthaltenen Paragraphen, welche den Arzt betreffen. Deutsche med. Wochenschr. 1889. S. 220.

Maygrier, Foetus du poids de 13 livres et demie (6750 g). Soc. obst. et gynéc. de Paris. 12. II. 1891. Ann. de Gynéc. May 1891. pag. 394.

Mervin Maus, Remarks on prolonged gestation in the human female. The New York med. Journal. 1889. Vol. 49. pag. 519. (384 Tage, 4500 g.)

Moker, Fall von verlängerter Schwangerschaft. Americ. Journ. Obst. 1889. S. 1276. (305 Tage.)

Murray, W. H., Prolonged gestation. Brit. med. Journ. 1889. I. 282.

Olano, Ein Riesenkind. El Monitor medico. Med. News LXX. 369. (68 cm u. 10000 g in der unentbundenen toten Mutter.)

Derselbe, Ein Riesenkind. El Monitor medico, Lima. 1. October 1896. In: Brit. med. Journ. Vol. II. Epitome. Nr. 498. (10000 g??, 68 cm Länge, Frau † unentbunden.)

Oliver, The duration of pregnancy with anomalous cases in the human female. Lancet 1891. II. pag. 714—716 and Long Pregnancy. Times and Register 1891. Nr. 17. S. 337.

Olshausen, Zeitschr. f. Gebh. u. Frauenkrankh. Bd. XVI. S. 202.

Derselbe, Magazin für Recht. Bd. VIII. H. 3. Medizinische Betrachtungen über die Empfängniszeit des bürgerlichen Gesetzbuches.

Derselbe, Centralbl. f. Gyn. 1888. Nr. 1. S. 10.

Olshausen u. Veit, XII. Aufl. von K. Schroeders Lehrb. d. Gebh. S. 533.

Parvin, Dauer der Schwangerschaft. Times and Register. XXII. 281.

Derselbe, Sc. and Art. of obst. II. Aufl. 219. 1890.

Piepers de la Haye, Ein Fall von Partus serotinus. Nederl. Tijdschr. v. Geneesk. 1887. I. 5. (11 Monate: Hydramnios. Ascites u. Hydrothorax d. Fr.)

Pürkhauer, Fall von Spätgeburt. Friedreichs Blätter f. gerichtl. Med. 1890. Bd. 41.

Rachel, G. W., Kaiserschnitt wegen eines Riesenkindes. Med. Monatsschr. New York. II. 422. 1890.

Rea, Prolonged gestation with deformed foetus. (Anencephalus). Journ. Amer. med. Ass. 14. Mai 1898. 305 Tage.

Read, Centralbl. f. Gyn. XVIII. 1247. Gewicht des Kindes 16½ Pfd.

Resnikow, Fall von Partus serotinus. Centralbl. f. Gyn. 1894. Nr. 24. S. 575.

Ross, E. F., A long pregnancy. Austral. med. Gaz. 1896. 20. Juli.

Rossbirt, Lehrb. d. Gebh. 1851. S. 441.

Runge, M., Lehrb. d. Gebh. IV. Aufl. 1898.

Rychlewicz, Zwillingsgeburten. Inaug.-Dissert. München 1890. Dauer der Schwangerschaft dabei.

Saexinger, Maschka, Handb. d. gerichtl. Med. 1882.

Sarrauté-Lourié, L., De l'influence du repos sur la durée de la gestation. Thèse de Paris. 1899. Referiert in Frommels Jahrb. 1899. S. 635.

Scanzoni, Lehrb. d. Gebh. IV. Aufl. I. 201. 1867.

Schatz, Über die Schwangerschaftsdauer. Sep.-Abdr.

Schauta, Lehrb. d. ges. Gyn. 1896. S. 159.

Schütz, A., Gratulationsschrift für C. S. Credé. Leipzig 1881. S. 167. Beitr. z. Gyn. u. Pädiatrie.

Spiegelberg, Lehrb. d. Gebh. 1858. S. 74. — S. a. Sp.-Wiener.

Sprenkel, Prolongation of pregnancy, its dangers and treatment. Americ. Journ. of obst. 1896. December. pag. 846.

Szászy, Fall von verspäteter Geburt. Gyogyaszat 1894. Nr. 39. Monatsschr. f. Gebh. u. Gyn. III. 53. (330 Tage bei 49 cm?)

Tarnier-Chantreuil, In Ribemont-Dessaignes: Précis d'obstétr. III. Aufl. Paris 1897. pag. 208.

Mc. Tavish, A case of prolonged gestation. New York med. Journ. 1889. Vol. 49. pag. 413 and Vol. 50. pag. 413. (318 Tage, 6250 g.)

Theotonio, J., Duração do gravideza. Rev. de med. e cirurg. Lissabon. I. 193. 1894.

Torggler, Über Schwangerschaftsdauer. Bericht über die Thätigkeit der gebh.-gynäkol. Klinik in Innsbruck. 1888.

Veit, J., s. Olshausen, ferner Zeitschr. f. Gebh. u. Frauenkrankh. Bd. XVI.

Wachs, Inaug.-Dissert. Berlin 1882.

Weichsel, Juristische Betrachtungen über die im Entwurf eines bürgerlichen Gesetzbuches für das deutsche Reich festgesetzte Empfängniszeit. Magazin für Recht. Bd. VIII. H. 3. S. 326.

Weihl, W., Fall von Spätgeburt. Zeitschr. f. Medizinal-Beamte. IX. 66. 1896. (Anencephalus. 315 Tage, 4500 g.)

Wiener-Spiegelberg, III. Aufl. d. Lehrb. d. Gebh. 1891. S. 128.

Wigodski, Schwangerschaft von 11 monatlicher Dauer. (340 Tage, Schulter 18 cm.) Med. Obosr. 1896. Nr. 2. Brit. med. Journ. Vol. I. Epitome. Nr. 429.

Derselbe, Centralbl. f. Gyn. XXI. 144.

Wilson, Prolonged gestation with report of a case. Univ. med. Magazine. Philadelphia.

Derselbe, A case of greatly prolonged gestation. Univ. med. Magazine. July 1890.

Wilson, Th., Prolonged gestation. Brit. med. Journ. 1889. I. 634.

v. Winckel, Lehrb. d. Gebh. II. Aufl. 1893. S. —.

Derselbe, Über die Dauer der Schwangerschaft. In: Die deutsche Klinik von E. von Leyden u. Fd. Klemperer. 1901. Bd. IX. 1—15.

Derselbe, Neue Untersuchungen über die Dauer der menschlichen Schwangerschaft. Samml. klin. Vortr. von Volkmann. N. F. 1900. Nr. 285. (Gynäkol. Nr. 84.)

Zöllner, Inaug.-Dissert. Jena 1885.

Zweifel, Lehrb. d. Gebh. IV. Aufl. 1895. S. 97.

Wenn man die Dauer eines Zustandes genau festsetzen soll, so muss man dessen Anfang und Ende sicher ermitteln können. Bei der menschlichen Schwangerschaft ist aber beides unmöglich; denn wir kennen weder den Moment der eigentlichen Befruchtung, d. h. des Eindringens eines Spermatozoons in das Ei und werden ihn auch nie auf Tage, geschweige denn auf Stunden kennen lernen. Andererseits können wir aus den Befunden an dem neugeborenen Kinde ebenso wenig einen Schluss auf die Dauer seines Auf-

habe. In Privatwohnungen sind die Verhältnisse in dieser Beziehung zweifellos besser, wegen der weit grösseren Zahl der Mehr- und Vielgebärenden, ihres höheren Alters und der besseren Pflege und grösseren Ruhe der Schwangeren, die wie erwähnt auch eine Verlängerung der Gravidität zur Folge haben.

„Um das Interesse der Beteiligten thunlichst zu schützen, die Reinheit der Ehe zu erhalten und den Familienfrieden vor Gefährdung zu bewahren", hielten die Gesetzgeber es seit uralten Zeiten für nötig, die Empfängniszeit gesetzlich und zwar in absoluter Weise zu fixieren[1]). Daher lautete der zweite Absatz des § 1717 des bürgerlichen deutschen Gesetzbuches: „als Empfängniszeit gilt die Zeit vom 181. bis zum 302. Tage vor dem Tage der Geburt des Kindes, mit Einschluss sowohl des 181. als des 302. Tages. — Manche Länder wie z. B. England und Amerika haben dagegen keine bestimmten Grenzen angegeben und Parvin (Philadelphia) bemerkte: „It has been in this country judicially decided, that pregnancy may last 317 days"; er erwähnt ausserdem, dass amerikanische Autoren wie Dewees viermal eine Schwangerschaftsdauer von 10 Jahresmonaten, Mc. Carish von 318, Maur von 334 Tagen beobachtet habe.

Die Ansichten der Geburtshelfer von Fach sind jedoch in Bezug auf diese Frage noch sehr geteilt. Denn während Kleinwächter, Charpentier, Zweifel und Schauta der Ansicht sind, es gäbe keine sogen. Spätgeburten, wenigstens seien sie wissenschaftlich nicht erwiesen, sind andere mit einer gesetzmässigen oberen Grenze von 300—302 Tagen völlig einverstanden, so Säxinger, Kormann, Gusserow, Schatz, Dupeyron, Tarnier-Chantreuil. Es giebt aber drittens eine Reihe von Autoren, welche eine obere Grenze von 308 Tagen annehmen; hierher gehören: Kiwisch, Rosshirt, Hohl, Cazeaux, Joulin, Lange. Endlich die überwiegende Zahl hervorragender Geburtshelfer sind der Ansicht, dass die obere Grenze bis auf 320 Tage und selbst noch höher gestellt werden müsse. Vertreter dieser Meinung sind: Credé, Spiegelberg, Devilliers und Joulin, Scanzoni, Ahlfeld, Loewenhardt, C. v. Braun, Wachs, Cohnstein, Zöllner, Olshausen-Veit, Ebell, Auvard, Winckel, Parvin, Barker, Kaltenbach und Runge. Diese entschiedene Majorität bekennt sich also zu dem Satze, dass eine jede zu enge Begrenzung durch das Gesetz recht bedenklich sei.

Wie verhält es sich nun mit der sogen. abnorm langen Schwangerschaftsdauer resp. den sogen. Spätgeburten?

In den letzten 33 Jahren sind in der Litteratur etwa 20 Fälle dieser Art publiziert worden, welche ich in meinem Aufsatze in der Deutschen Klinik von Leyden, Bd. IX, S. 5—10, einzeln besprochen und auf ihre

---

[1]) Die talmudischen Ärzte gaben als normale Schwangerschaftsdauer 271—273 Tage an, doch konnte nach dem Talmud ein Weib auch 12 Monate schwanger gehen. Nach dem türkischen Gesetzbuch sollte die Schwangerschaft 6—24 Monate dauern.

Brauchbarkeit geprüft habe. Von diesen waren neun entschieden nicht stichhaltig, namentlich die Fälle von W. Duncan, Lutz, Krüche, Jaffé, zwei von Greslou und einer von Resnikow, Rossié, Rissmann und Suppe; von den übrigen 11 Fällen genügten fünf auch nicht allen Ansprüchen: v. Pürkhauer, Rigler, F. A. Stahl, Rosenfeld und J. B. Harris, und so blieben nur 6: v. Brosin, Bensinger, A. Martin, Riedinger und zwei von Sprenkel, in denen es sich um Kindergewichte von 5770, 6000, 6200, 6363 und 7470 g und um eine Dauer der Schwangerschaft von 310, 311, 312, 324 und 336 Tagen handelte. Zur kritischen Prüfung solcher Fälle muss man genau auf folgende Punkte achten: Konstitution und Habitus der Gravida, ihr Alter und die Zahl ihrer Schwangerschaften, die Niederkünfte ihrer Mutter und Schwestern, ihre Grösse und Beckenverhältnisse, ihre ersten Menses und deren Wiederkehr, Dauer und Stärke. Dann ihre früheren Niederkünfte. Lage des Kindes, Grösse und Gewicht, etwaige Kunsthülfe. Letzte Menses: Tag, Dauer, Stärke im Vergleich zu den früheren, Kohabitationstag mit der Motivierung der Wahrscheinlichkeit dieses Tages, Tag der ersten Kindsbewegung, Zeit des Wehenanfangs, Tag und Stunde der Niederkunft. Vom Kinde sind Geschlecht, Länge, Gewicht, Fronto-occipitalperipherie, Haut, Nabelschnur, Placenta: Grösse, Gewicht, besondere Befunde zu notieren; der Verlauf der Niederkunft, Dauer, Anomalien, Kunsthülfe, ja endlich sogar der Verlauf des Wochenbettes. Nur wenn man alle diese Punkte genau kontrolliert, kann man, wie ich das l. c. S. 11 an Fall Nr. 851 vom Jahre 1900 gethan habe, beweisen, dass ein Knabe von 56 cm Länge und 4659 g Gewicht doch nur vom ersten Tage der letzten Regel an 277, vom Tage der Konzeption an 263 und vom Tage der ersten Kindsbewegung an 130 resp. 114 Tage getragen worden sei, also trotz der enormen Entwickelung des Kindes nur die mittlere Zeit in utero sich befunden hatte. Der Fall ist folgender:

1900, Nr. 851: 31jähr. fünftgeb. Dienstmagd, kräftig, gross, aus gesunder Familie; 7 lebende Geschwister. 4 Schwestern haben geboren, eine 8 mittelgrosse, eine 2 grosse Kinder.

Parturiens 28. August 1888 zum erstenmal in unserer Klinik entbunden. Knabe 51,5, 3650, 8, 9, 12, 13¹/₂, 9¹/₄, 34¹/₂, Plac. 730, 18 : 20 C. 2. Niederkunft: 19. Mai 1890, 3. Niederkunft· 6. März 1893, Kind nicht besonders gross; 4. Niederkunft: 10. März 1898, Kind nicht so gross wie bei 5. Geburt, doch auch sehr gross. Menses mit 13 Jahren regelmässig alle 4 Wochen, stark, 3—8 Tage lang.

Alle bisherigen Geburten und Wochenbetten normal. Letzte Menstruation wie gewöhnlich 1.—7. Oktober 1899. Konzeptionstag 14. Oktober 1899; erste Kindsbewegung 7. Februar 1900; Tag der Niederkunft 5. Juli nachts 12¹/₄, Dauer der Schwangerschaft: 1. vom 1. Tage der letzten Regel 277 Tage. 2. vom Tage der Konzeption 263 Tage, 3. vom Tage der ersten Kindsbewegung 149 Tage, 4. Tag der ersten Kindsbewegung nach der Konzeption der 114., nach der letzten Regel 130 Tage, also eine in jeder Beziehung dem Mittel sehr nahe stehende Schwangerschaftsdauer; die Frucht aber zeigte folgende Masse: Knabe 56 cm Länge, 4659 g. Kopf 8,5, 10, 12, 14, 10: 38 : 35, 5, L. S. L. spontane Geburt, Placenta 1000 g. 24 : 20, Durchm., 3 cm Dicke, Blutverlust 1000 g.

Die Zahl der Fälle, in welchen so schwere Kinder viel länger getragen wurden, ist jedoch viel grösser; man vergleiche in dieser Beziehung die in meinem Klin. Vortrag (b Breitkopf u. Haertel) 1900 S. 18 u. 19 publizierte Tabelle I, wo bei demselben Gewichte in Nr. 277: 305 resp. 322 Tage Schwangerschaftdauer berechnet sind.

Beweisen also einzelne Beobachtungen in dieser Beziehung nichts, so muss die mittlere Dauer der Schwangerschaft bei möglichst vielen hunderten von 4000 und mehr Gramm schweren Kindern um so grössere Beweiskraft in dieser Hinsicht haben.

Diese berechneten wir aber (l. c. S. 14) wie folgt. Sie dauerte:

241—260 261—270 271—280 281—290 291—300 301—310 311—336 Tage.

Nach dem letzten Menstruationstermin:

in 3,7 % (9) 6,1 % (15) 18,3 % (45) 38,0 % (93) 18,8 % (46) 8,5 % (21) 6,6 % (16).

Nach dem Konzeptionstermin:

in 9,5 % (12) 27,2 % (32) 33,0 % (39) 16,9 % (20) 9,3 % (11) 3,4 % (4).

Wir entnehmen also hieraus, dass bei so schweren Kindern nicht bloss einzelne über die gewöhnliche Zeit der Schwangerschaft getragen wurden, sondern dass 176 = 71,8 % über 280 Tage nach dem ersten Tage der letzten Regel und 74 = 62,7 % nach dem Konzeptionstermin über 270 Tage getragen wurden.

Die untere Grenze ihres intrauterinen Daseins liegt bei 240, die obere bei 336 Tagen.

Bei 31 dieser Fälle betrug bei einer mittleren Kindeslänge von 53,8 cm und einem mittleren Gewicht von 4276 g die Verlängerung nach dem Menstruationstermin 31, nach dem Konzeptionstermin 22,9 Tage. Die mittlere Verlängerung der Schwangerschaft bei 4000 und mehr Gramm wiegenden Kindern beträgt nach dem Menstruationstermin 8,22, nach dem Konceptionstermin 6,8 Tage.

Alles dieses zusammengehalten, so ist wohl nicht mehr zu bezweifeln, dass die obere Grenze der Empfängniszeit mit 302 Tagen entschieden zu niedrig gegriffen ist. Wenn man dagegen als solche 310 Tage annimmt, so sind schon 8,5 % der wichtigeren Übertragungsfälle (s. o. Tabelle) mit berücksichtigt; ausserdem aber muss man die Möglichkeit einer Dauer von 320 Tagen zum Beweise zulassen. Dieser Beweis aber könnte nur dann sicher geführt werden, wenn alle die Punkte, welche wir oben angegeben haben, eingehend berücksichtigt würden. An der Hand dieser Forderungen wird die Entscheidung über die fragliche Dauer der Schwangerschaft in den meisten gerichtlichen Fällen dieser Art sicher nicht besonders schwer fallen. Ihre Häufigkeit ist ja nicht besonders gross, doch kommen vor allen Gerichten Fälle dieser Art auch nicht sehr selten vor. Vergleichen wir hiermit die Frequenz aller Spätgeburten in klinischen Anstalten, so beträgt dieselbe im ganzen 2,8 % und wird bei Verheirateten und in Privatwohnungen sicher noch grösser sein. Unter den Kindern von 4000 und mehr Gramm Gewicht fanden wir 30 oder 12,2% nach einer Dauer der Schwangerschaft von über 302 Tagen geboren d. h. mehr als doppelt soviel wie im Mittel von allen ausgetragenen Kindern (5,8% Issmer).

Dass auch Fälle von 324 tägiger Dauer vorkommen, das beweisen die Beobachtungen von Haris und Brosin, ja sogar von 326 tägiger Dauer, wie die Publikation von Bensinger zeigt.

Im übrigen aber stehen die meisten Fälle von behaupteter ungewöhnlich langer Dauer der Schwangerschaft, wie sie in dem grossen litterarischen Verzeichnis am Eingange aufgeführt sind, z. B. von Hayes (398 Tage), Kirley (461 Tage), Szaszy, Wigodski, Wilson (376 Tage), auf viel zu schwachen Füssen, um einer Widerlegung zu bedürfen; oder sie sind, wie der von Olano publizierte Fall, sicher pathologischen Ursprungs.

Anmerkung: Seit der Publikation meiner letzten Arbeit über die Dauer der Schwangerschaft sind über dasselbe Thema erschienen:

1. Taussig, Fred, On prolonged gestation. Americ. Journ. Obstetr. XLIV. 516. 1902.
2. Enge, J. R,, Über die Dauer der menschlichen Schwangerschaft. Inaug.-Dissert. Leipzig (Georgi) 1902.
3. Gossrau, Georg, Beobachtungen über die Dauer der Schwangerschaft. Inaug.-Dissert. Marburg (Bauer) 1902.
4. Füth. H., Über die Dauer der menschlichen Schwangerschaft. Centralbl. f. Gynäkol. Nr. 39. 1902.

Alle diese Autoren haben meine Beobachtungen und Schlüsse in jeder Beziehung bestätigt.

Verlag von J. F. Bergmann in Wiesbaden.

Soeben ist neu erschienen:

Das Verhalten

der

Muskeln des weiblichen Beckens

im

Zustand der Ruhe und unter der Geburt.

Von

Professor Dr. Hugo Sellheim,

Assistenzarzt an der Frauenklinik der Universität Freiburg i. Br.

Mit 9 Tafeln und 16 Abbildungen im Text.

In Mappe. Preis M. 14.—.

Es gibt Materien, die man genau zu wissen wähnt und deren mangelhafte Kenntnis nur dem klar wird, der genauer auf sie eingehen will und Einzelheiten sucht. Bei Vielem bleiben wir so auf der Oberfläche und die Lückenhaftigkeit unserer Kenntnisse wird uns erst durch eine neue und erschöpfende Darstellung zum Bewusstsein gebracht. Wie auf verschiedenen anderen Gebieten, so hat S. auch in seinem neuesten, seinem Lehrer Hegar gewidmeten Werke durch systematische und mühevolle Untersuchungen Irrtümer berichtigt und neue That-sachen gelehrt. . . . . .

. . . . Neun in natürlicher Grösse gezeichnete Tafeln und sechzehn in den Text gedruckte kleinere Zeichnungen erläutern die klare, präzise Darstellung des Autors und geben ein anschauliches Bild der Vorgänge, in deren Dunkel S.'s ebenso originell und mit grossem persönlichem Geschick ausgeführte, wie geist-reich erdachte Untersuchungen Licht gebracht haben. Die Hoffnung, die S. am Schlusse ausspricht, dass diese Studien an den Muskeln des weiblichen Beckens im Zustand der Ruhe und unter der Geburt einen Baustein zu dem Fundamente der Lehre von dem Mechanismus partus bilden möchten, ist wohl reichlich er-füllt, da sich so viele Betrachtungen über den Geburtsvorgang über blosse Spe-kulationen erheben und durch des Verf.'s Arbeit auf dem festen Grunde exakter Forschung aufgebaut stehen.

H. Schröder i. Centralbl. d. Gynäkologie 1902.

Verlag von J. F. Bergmann in Wiesbaden.

Soeben erschien:

Die Lehre

von den Geschwülsten

mit einem

mikroskopischen Atlas (63 Tafeln mit 296 farbigen Abbildungen)

in zwei Bänden

von

Dr. Max Borst,

Privatdozent und I. Assistent am Pathologischen Institut der Universität Würzburg.

Preis Mk. 50.—, geb. Mk. 53.20.

. . . . Für die Fortentwicklung einer Wissenschaft ist es notwendig, dass von Zeit zu Zeit eine zusammenfassende Darstellung der einzelnen Gebiete erfolgt, welche in einheitlicher und erschöpfender Weise uns einen Ueberblick über den derzeitigen Stand unseres Wissens ermöglicht.

Es gebührt daher Borst der grösste Dank, dass er sich dieser gewaltigen Arbeit auf dem Gebiete der Geschwulstlehre unterzogen hat, und zwar um so mehr, als das von ihm geschaffene Werk in der Tat die so schwer empfundene Lücke in der medizinischen Literatur auszufüllen im stande ist.

Das Werk ist eine umfassende Darstellung der modernen Geschwulstlehre, in welchem unser ganzes derzeitiges Wissen auf diesem Gebiete in erschöpfender und dabei doch verhältnismässig gedrängter Form zusammengefasst ist.

. . . . Es kann hier nicht der Ort sein, über die vom Verfasser in manchen Fragen persönlich vertretenen Ansichten zu diskutieren; nur so viel sei bemerkt, dass der Verfasser stets bestrebt erscheint, auch den Beobachtungen anderer in objektiver Weise gerecht zu werden, und dass er seine eigenen, eventuell abweichenden Anschauungen stets durch sorgfältige eigene Untersuchungen zu begründen sucht. Durch diese Art der Behandlung ist das Werk nicht nur geeignet, einen vollständigen Einblick in alle noch in Diskussion befindlichen Streitfragen zu geben, sondern auch in hohem Masse anregend für weitere Forschung zu wirken. . . . .

. . . . Der dem Werke beigegebene mikroskopische Atlas verleiht demselben noch einen ganz besonderen Wert. Denn die sehr zahlreichen, fast ausnahmslos nach Originalpräparaten des Verfassers von dem Universitätszeichner W. Freytag hergestellten farbigen Zeichnungen sind geradezu musterhaft ausgeführt, überaus klar und instruktiv, nicht minder wertvoll für das leichtere Verständnis des Textes, als für Belehrung und Orientierung bei selbständigen mikroskopischen Untersuchungen . . . .

. . . . Eine sehr verdienstvolle Arbeit bildet noch die am Schluss des Werkes befindliche Literaturübersicht, welche zweifellos die vollständigste derartige Uebersicht über die gesamte Geschwulstliteratur zur Zeit darstellt.

Das Werk ist Borsts Lehrer, Herrn Geheimrat v. Rindfleisch, gewidmet. Es ist ein schönes Denkmal deutscher Forschung und deutschen Gelehrtenfleisses, gleich wertvoll für den Pathologen wie für den Kliniker und Arzt, unentbehrlich für jeden, welcher selbst auf dem dunklen Gebiete der Geschwülste sich mit literarischer Tätigkeit befasst.

G. Hauser, Münchener med. Wochenschrift.

Recept-Taschenbuch
für
Kinderkrankheiten.

Von
Dr. O. Seifert,
Professor an der Universität Würzburg.

Vierte vermehrte Auflage. Gebunden. Preis Mk. 3,20.

In neuester Zeit sind mehrere Recepttaschenbücher für Kinderkrankheiten erschienen. Keines hat jedoch eine so wohlwollende Aufnahme und rasche Verbreitung gefunden wie das vorliegende. Und dasselbe verdient in der That eine günstige Beurtheilung. Sein Verfasser, ein erfahrener Fachmann, hat es vortrefflich verstanden, die richtigen Grenzen innezuhalten und bei zweckmässiger Auswahl und Anordnung des Stoffes nur das zu geben, was der Mediciner braucht und beim Nachschlagen ohne Zeitverlust auffinden kann. Die vorliegende dritte Auflage bringt mancherlei Verbesserungen und Vermehrungen. Eine Anzahl von neuen Arzneimitteln sind aufgenommen und in einem Anhange kurze Anmerkungen über Bäder verzeichnet. Gleich ihren beiden Vorgängern wird auch diese neue Auflage sicherlich zahlreiche Freunde in den ärztlichen Kreisen finden. *Therapeutische Monatshefte.*

Leitfaden
zur
Pflege der Wöchnerinnen und Neugeborenen.

Von
Dr. Heinrich Walther,
Professor an der Universität Giessen, Frauenarzt, Hebammenlehrer.

Mit einem Vorwort von Geh. Med.-Rath Prof. Dr. H. Löhlein, Giessen.

—— Eleg. geb. Mk. 2.— ——

... Der neuerschienene Walther'sche Leitfaden ist mit ganz besonderer Freude deshalb zu begrüssen, weil es bisher an eingehenderen Lehrbüchern der Wochenpflege, welche für den Gebrauch der ausübenden Krankenpflegepersonen bestimmt sind, durchaus mangelte ...

... Das vorzügliche billige Buch, dessen Werth noch durch eine Anzahl vom Verfasser selbst gezeichneter, sehr instructiver Abbildungen erhöht wird, wird hierdurch allen Krankenpflegerinnen und Wochenpflegerinnen auf das Wärmste empfohlen. *Dr. Jacobsohn i. d. „Deutschen Krankenpflege-Zeitung".*

Die
Pflege und Ernährung des Säuglings.

Ein Rathgeber für Mütter und Pflegerinnen.

Von Dr. med. Friedmann,
Kinderarzt in Beuthen.

Geb. Mk. 2.—.

Verlag von J. F. Bergmann in Wiesbaden.

Grundriss

der

Kinderheilkunde

mit

besonderer Berücksichtigung der Diätetik.

Von Dr. Otto Hauser,
Spezialarzt für Kinderkrankheiten in Berlin.

Zweite gänzlich umgearbeitete Auflage.

Preis Mk. 8.—.

Auszug aus dem Inhaltsverzeichnis.

Verlag von J. F. Bergmann in Wiesbaden.

Die

Beurtheilung des Schmerzes

in der

Gynäkologie.

Von

Dr. med. **Richard Lomer,**

Frauenarzt in Hamburg.

Mit einem Vorwort von Dr. A. Sänger, Nervenarzt in Hamburg.

Preis Mk. 2.—.

Zeit- und Streitfragen

über die

Aerztliche Ausbildung

insbesondere über den

geburtshilflich-gynäkologischen Unterricht.

Von

Professor Dr. O. v. Herff in Basel.

Preis Mk. 1.80.

Die Aetiologie

der

geburtshilflichen Dammverletzung

und der

Dammschutz.

Von

Dr. med. **M. Krantz** in Barmen.

Preis Mk. 2.80.

Leitfaden

für die

Nachprüfungen der Hebammen.

Von

Dr. **Karl Waibel.**

k. Bezirksarzt in Kempten.

Dritte umgearbeitete Auflage. Preis eleg. geb. Mk. 1.60.

Verlag von J. F. Bergmann in Wiesbaden.

Gesichtsstörungen und Uterinleiden

Von

Geh. Med.-Rath Professor Dr. A. Mooren in Düsseldorf.

Zweite umgearbeitete Auflage M. 1.80.

Auszüge aus dem Inhaltsverzeichniss:

Diagnose und Therapie

der

nervösen Frauenkrankheiten

in Folge gestörter Mechanik der Sexualorgane.

Von

Dr. med. M. Krantz
in Barmen.

M. 2.40.

Die Wechselbeziehungen zwischen Frauenleiden und allgemeinen, insbesondere nervösen Krankheiten, werden immer noch viel zu wenig beachtet.
Darum muss es als ein Verdienst des Verfassers bezeichnet werden, wenn er
diese, häufig recht schwer zu beurtheilenden Verhältnisse einer monographischen
Bearbeitung unterzogen hat. Die Anordnung des Stoffes ist eine sehr übersichtliche, und die Sprache klar und präcise. Bei der Therapie will Verf. die
Massage in ausgiebiger Weise angewendet wissen, ohne dass deshalb die anderen,
als gut bewährten Heilmethoden ausser Acht gelassen werden. Es ist zu wünschen, dass das Buch einen grossen Leserkreis findet, damit gerade dieses Gebiet eine weitere Bearbeitung findet. Man muss sich nur davor büten, wirklich nervöse Allgemeinleiden, welche durch ein zufällig gleichzeitiges Frauenleiden komplizirt sind, als solche zu verkennen und zu glauben, dass nun alle
die nervösen Symptome verschwinden werden, wenn das Frauenleiden beseitigt ist.

Abel-Berlin, i. d. „Medicin der Gegenwart".

Verlag von J. F. Bergmann in Wiesbaden.

Soeben erschien:

Grundriss

zum Studium

der

GEBURTSHÜLFE

in

achtundzwanzig Vorlesungen

und

fünfhundertachtundsiebenzig bildlichen Darstellungen.

Von Dr. Ernst Bumm,

Professor und Direktor der Universitäts-Frauenklinik in Halle a. S.

Zweite vermehrte Auflage.

━━━ *Gebunden Preis M. 14.60.* ━━━

Aus Besprechungen der ersten Auflage:

Gern folge ich der Aufforderung, vorliegendes Werk hier anzuzeigen; es ist eine Freude, ein neues, originelles und verdienstvolles Stück Arbeit vollendet zu sehen. Das Neue finde ich in den bildlichen Darstellungen. Wenn man mit kritischem Blick unsere modernen, dem Unterricht dienenden Bücher durchstudiert, so fällt der Unterschied der technischen Herstellung der Abbildungen sehr in die Augen und nicht immer zu Gunsten der Deutschen; die Schönheit z. B. der Zinkographien in Kellys Operative Gynecology überraschte uns alle; die sprechende Wahrheit der Bilder liess es uns schmerzlich empfinden, dass solch Werk nur in Amerika möglich sei. Das ist nun vorbei: Bumms Grundriss beweist zu unserer grossen Befriedigung, dass es auch bei uns möglich ist, gleich Vollendetes zu leisten.

Bumm vereinigt die, fast möchte man sagen, hinreissende Schönheit der Abbildungen mit einer sehr grossen Zahl: fast auf jeder Seite ein Bild . . . .

. . . Niemand wird das Werk unbefriedigt aus der Hand legen; dem Verf. wünschen wir, dass er nicht nur durch Herausgabe, sondern auch durch den Erfolg dauernd Befriedigung empfinden möge.

J. Veit (Erlangen) in Centralblatt f. Gynäkologie.

Soeben erschien:

Chirurgie der Notfälle.

Darstellung der dringenden chirurgischen Eingriffe

von

Dr. Hermann Kaposi,

Assistenzarzt der Chirurgischen Klinik Heidelberg.

Gebunden Preis Mark 5.30.

Verlag von J. F. Bergmann in Wiesbaden.

Kurzgefasstes Lehrbuch

der

Mikroskopisch-gynäkologischen Diagnostik

von

Dr. Josef Albert Amann jr.,

Privatdozent der Gynäkologie an der Universität München.

Mit 94 Abbildungen, zum grössten Theil nach eigenen Präparaten.

Preis Mk. 5.40.

Auszug aus dem Inhaltsverzeichniss.

Technik. Gewinnung des Materials und Auswahl der Stücke.
— Vorbereitung des Materials zur Untersuchung. — Bakterien-
nachweis. — Untersuchung der fertigen Schnittpräparate von
Gewebstheilen.
Mikroorganismen. Staphylo- und Streptococcen. — Gonococcen.
— Die Gonococceninfektion des weiblichen Genitaltraktus. —
Baoterium coli commune. — Tuberkelbacillen. — Die Untersuch-
ung der Sekrete des weiblichen Genitalapparates. — Die Lochien.
Organe. Vulva. — Hymen. — Vagina, Uterus. — Tuben. —
Ovarium. — Reste der Urniere und der Urnierengänge.

Zur

Pathologischen Anatomie

des

kindlichen Alters.

Von

Dr. A. Steffen, Stettin.

———— *Preis Mark 8.—.* ————

Knochenerkrankungen

im

Röntgenbilde.

Von

Dr. Alban Köhler,

I. Assistenz-Arzt an der chirurg. Abteilung des St. Josephs-Hospitals zu Wiesbaden.

4⁰. Mit 20 Tafeln und 17 Figuren im Text.

Preis Mk. 20.—.

Verlag von J. F. Bergmann in Wiesbaden.

Lehrbuch

der

Hautkrankheiten

von

Prof. Dr. Eduard Lang

in Wien.

Mit 87 Abbildungen im Text.

—— *M. 14.60.* ——

..... Die eingehende Lektüre des Werkes zeigt, dass auch der schon besser in dem Gegenstand unterrichtete praktische Arzt über den gesamten Inhalt der Dermatologie bequeme und ausreichende Orientierung nach dem gegenwärtigen Stande der Fachdisziplin findet. Die kurze, alles Theoretisiren möglichst vermeidende Fassung des speziellen Theiles, die dem Autor eigenthümliche Klarheit im Ausdruck und eine unbestreitbare glückliche Art, selbst schwierige und Streitfragen in klarer und präciser Weise wiederzugeben, dieselben kritisch zu beleuchten und so auch dem Verständnis des Studierenden nahe zu bringen, werden dem Leser des Buches allerorts angenehm zum Bewusstsein kommen. ...... *Wiener med. Presse.*

Kursus

der

Pathologischen Histologie

mit einem

Mikroskopischen Atlas

von 28 Lichtdruck- und 8 farbigen Tafeln.

Von

Prof. Dr. L. Aschoff,	und	Dr. H. Gaylord,
Marburg a/L.		Prof. d. chirurg. Pathologie u. Direktor d. staatl. Instituts f. Krebsforschung d. Universität Buffalo.

—— Preis gebunden Mark 18.—. ——

Das hervorragend schön ausgestattete Werk besteht aus einem mikroskopischen Atlas und einem beschreibenden Text (340 S.). Die Bilder sind mittels einer vollendeten Technik so naturgetreu dargestellt, dass sie hierin und an Schärfe kaum zu übertreffen sind. Bei eingehender Betrachtung empfiehlt sich sogar der Gebrauch einer Lupe. Der beschreibende Text zu den Bildern und der Leitfaden für die Herstellung der Schnitte, bezw. Aufstriche lassen an Klarheit und Uebersichtlichkeit nichts zu wünschen übrig. Auch als Nachschlagebuch ist das reichhaltige Buch geeignet, da es ein umfängliches Literaturverzeichniss über neuere Fragen von Bedeutung enthält. *Schmidt's Jahrbücher*, Bd. 269, Heft 2, 1901.

Verlag von J. F. Bergmann in Wiesbaden.

Frommel's Jahresbericht

über die

Fortschritte

auf dem Gebiete der

Geburtshilfe und Gynäkologie.

Unter der Mitwirkung von

Dr. Bokelmann (Berlin), Dr. K. Brandt (Christiania), Dr. Bumm (Halle)
Dr. G. Burckhard (Würzburg), Dr. v. Franqué (Prag), Dr. Franz (Halle),
Dr. H. W. Freund (Strassburg i/E.), Dr. Gebhard (Berlin), Dr. Gessner
(Erlangen), Dr. Graefe (Halle), Dr. Herlitzka (Turin), Dr. W. Holleman
(Amsterdam), Dr. K. Holzapfel (Kiel), Dr. L. Knapp (Prag), Dr. Mendes
de Leon (Amsterdam), Dr. Le Maire (Kopenhagen), Dr. V. Müller (St. Peters-
burg), Dr. Mynlieff (Tiel), Dr. Neugebauer (Warschau), Dr. v. Rosthorn
(Heidelberg), Dr. C. Ruge (Berlin), Dr. Sellheim (Freiburg i/Br.), Dr.
Steffeck (Berlin), Dr. Stumpf (München), Dr. Temesváry (Budapest), Dr.
Veit (Erlangen), Dr. Wormser (Basel)

redigirt von

Prof. Dr. E. Bumm   und   **Prof. Dr. J. Veit,**
in Halle.   in Erlangen.

XV. Jahrgang.

Bericht über das Jahr 1901.

Mk. 24.—.

I n h a l t:

Die
Griechischen Götter
und die
menschlichen Missgeburten.
Von
Professor Dr. Schatz,
Geh.-Med.-Rath, Professor der Geburtshülfe an der Universität Rostock.
Mit 62 Abbildungen im Text. — Preis Mk. 2.40.

Die Hämolysine
und ihre Bedeutung für die Immunitätslehre.
Von
Dr. H. Sachs,
Assistent am Königl. Institut für experimentelle Therapie in Frankfurt a. M.
Mk. 1.60.

Pathologische Anatomie
und
Krebsforschung.
Von
Professor Dr. O. Lubarsch, Posen.
Preis Mk. 1.30.

Wesen und Entwicklung
der
Arteriosklerose.
Von
Professor Dr. L. Jores in Bonn.
Mit 18 Abbildungen. — Preis Mk 5.—.

Der Kolpeurynter.
Seine Geschichte und Anwendung in der Geburtshilfe.
Von
Dr. R. Biermer,
Frauenarzt in Wiesbaden.
Mit einem Vorwort von Geh.-Rath Prof. Dr. H. Fritsch in Bonn.
Mit 3 Abbildungen im Text. — Mk. 2.—.

Verlag von J. F. Bergmann in Wiesbaden.

Grenzfragen
des
Nerven- und Seelenlebens.

Herausgegeben von

Dr. L. Löwenfeld   und   **Dr. H. Kurella**
in München.   in Breslau.

Königl. Universitätsdruckerei von H. Stürtz in Würzburg.

Bergmann in Wiesbaden.

Zur

schen Anatomie

des

dlichen Alters.

Von

Dr. A. Steffen, Stettin.

Preis Mark 8. —.

Inhalt.

Dieses Werk ist eine der bemerkenswertheren Erscheinungen der
medicinischen Litteratur, es ist unseres Wissens der erste Versuch, die
sche Anatomie des kindlichen Alters darzustellen. Nachdem schon
die Kinderheilkunde ein eigenes Gebiet der Medicin geworden war, ist
lich fast zu verwundern, dass die mancherlei eigenartigen pathologischen
änderungen, mit denen der Kinderarzt zu rechnen hat, nicht schon früher,
den Krankheiten des Kindesalters, Gegenstand einer gesonderten Dar-
5 geworden sind. Das St.'sche Werk ersetzt diesen Mangel. Noch wert-
aber ist es zweifellos dadurch, dass die von dem verstorbenen Sohne des
gesammelten und ursprünglich zur Veröffentlichung bestimmten 234 Sektion-
hte nicht nur trocken oder mit knappen Erläuterungen wichtigerer Befunde
dergegeben werden, sondern dass ausserdem der erfahrene Kliniker viele sehr
thvolle Winke und Beobachtungen einflicht, die für die Praxis am Kranken-
tte von grösster Bedeutung sind.

. . . Alles in Allem werden sich das St.'sche Werk, namentlich etliche
einer hervorragenden Capitel, wie z. B. das über Diphtherie, Tuberkulose, die
Beachtung aller Pädiater, aber auch der Pathologen und darüber hinaus eines
grossen ärztlichen Kreises erwerben, weil es durch seine Verquickung klinischer
und pathologisch-anatomischer Beobachtungen eine Fülle des Lehrreichen und
Interessanten in handlicher Form und guter Darstellung enthält.

Schmidt's Jahrbücher f. d. gesammte Medicin.

Gynäkologische Tagesfragen.

Besprochen von

Dr. med. H. Löhlein,

ord. Professor der Geburtshilfe und Gynäkologie an der Universität Giessen.

Erstes Heft: I. Kaiserschnittsfrage. II. Die Versorgung des Stumpfes bei Laparo-Hysterektomien. III. Fruchtaustritt und Dammschutz. *Mit Abbildungen.* — *Preis M. 2.—.*

Zweites Heft: IV. Ueber Häufigkeit, Prognose und Behandlung der puerperalen Eklampsie. V. Die geburtshilfliche Therapie bei osteomalacischer Beckenenge. VI. Die Bedeutung von Hautabgängen bei der Menstruation nebst Bemerkungen über prämenstruale Congestion. *Mit Abbildungen.* — *Preis Mk. 2.—.*

Drittes Heft: VII. Zur Diagnose und Therapie des Gebärmutterkrebses. VIII. Zur Ventrifixation der Gebärmutter. IX. Die Verhütung fieberhafter Erkrankung im Wochenbette. *Preis Mk. 2.40.*

Viertes Heft: I. Ovarialtumoren und Ovariotomie in Schwangerschaft, Geburt und Wochenbett. II. Meningocele sacralis anterior als schwere Wochenbetts- und Geburtscomplication. III. Die Symphyseotomie und ihr Verhältniss zum Kaiserschnitt und zur künstlichen Frühgeburt. *Preis Mk. 2.—*

Fünftes Heft: Erfahrungen über vaginale Bauchschnittoperationen. — Die manuelle Beckenschätzung. Wann sind Falschlagen der Gebärmutter Gegenstand der Behandlung? *Preis Mk. 1.60.*

Neubauer und Vogel.

Anleitung zur qualitativen und quantitativen

ANALYSE DES HARNS.

Zehnte umgearbeitete und vermehrte Auflage.

Analytischer Theil

in dritter Auflage bearbeitet von

Dr. H. Huppert,

o. ö. der Medic. Chemie an der k. k. deutschen Universität zu Prag.

—— Mit 4 lithographirten Tafeln und 55 Holzschnitten. ——

Preis: 17 Mark 65 Pf., gebunden in Halbfranz 19 Mark 60 Pfg.

Verlag von J. F. Bergmann in Wiesbaden.

Ueber die Aetiologie des Carcinoms mit besonderer Berücksichtigung der Carcinome des Scrotums, der Gallenblase und des Magens. Von Professor Dr. Gustav Fütterer in Chicago. Mit 82 Abbildungen im Texte und 8 farbigen Abbildungen auf Tafeln. M. 4.—

Arbeiten aus der pathologisch-anatomischen Abteilung des Königl. Hygienischen Instituts zu Posen. Herausgegeben von Professor Dr. O. Lubarsch in Posen. Mit 26 Textabb. und einer Tafel. M. 9.—

Die Methoden der praktischen Hygiene. Lehrbuch zur Beurteilung und Untersuchung hygienischer Fragen. Von Professor Dr. K. B. Lehmann in Würzburg. Zweite erweiterte vollkommen umgearbeitete Auflage. M. 18.60

Der Einfluss des Alkohols auf den Organismus. Von Dr. med. Georg Rosenfeld in Breslau. M. 5.60

Der Hypnotismus. Handbuch von der Lehre von der Hypnose und Suggestion mit besonderer Berücksichtigung ihrer Bedeutung für Medizin und Rechtspflege. Von Dr. med. L. Loewenfeld in München.
M. 8.80, gebunden M. 10.40

Pathologie und Therapie der Herzneurosen und der funktionellen Kreislaufstörungen. Von Professor Dr. August Hoffmann in Düsseldorf. Mit 19 Textabbildungen. M. 7.60

Die Anwendung der physikalischen Chemie auf die Physiologie und Pathologie. Von Dr. Richard Brasch in Kissingen. M. 4.80

Vier Vorlesungen aus der allgemeinen Pathologie des Nervensystems. Von Professor F. W. Mott in London, übersetzt von Dr. Wallach. Mit einem Vorwort von Professor Dr. L. Edinger in Frankfurt a. M. Mit 59 Textfiguren. M. 2.80

Grundriss der Kinderheilkunde mit besonderer Berücksichtigung der Diätetik. Von Dr. med. Otto Hauser, Spezialarzt für Kinderkrankheiten in Berlin. Zweite, gänzlich umgearbeitete Auflage.
M. 8.—, gebunden M. 9.—

Leitfaden für Unfallgutachten. Ein Hilfsbuch zur Untersuchung und Begutachtung Unfallverletzter und traumatisch Erkrankter. Von Dr. Karl Waibel in Kempten. M. 8.—, gebunden M. 9.—

Verlag von J. F. Bergm   - ...-n.

Gynäkologisch⸻

Besp⸻

Dr. me⸻

ord. Professor der Geburtshilf⸻

Erstes Heft: I. Kaiserschnitt⸻.
Laparo-Hysterektomieu. ⸻
dungen. — *Preis M. 2.*⸻

Zweites Heft: IV. Ueber
peralen Eklampsie. V.
Beckenenge. VI. Die ⸻
nebst Bemerkungen ü⸻.
Preis Mk. 2.—.

Drittes Heft: VII. Z⸻
VIII. Zur Veutrifixa⸻
Erkrankung im Woc⸻

Viertes Heft: I. Ova⸻
und Wochenbett.
betts- und Geburt⸻
niss zum Kaisers⸻

Fünftes Heft: E⸻
manuelle Becke⸻
stand der Beha⸻

Neub

Anlei⸻

ANA'

Zehnte

in d r

o. ö. der Medic. C⸻

⸻ Mit 4 lithogra⸻

Preis: 17 Mark 65 P⸻

Lightning Source UK Ltd.
Milton Keynes UK
UKHW012008201118
332601UK00012B/1874/P